Wagner · Wiesenauer
Phytotherapie

Phytotherapie

Phytopharmaka und pflanzliche Homöopathika

Hildebert Wagner, München
Markus Wiesenauer, Weinstadt

2., völlig überarbeitete und ergänzte Auflage
mit 224 Abbildungen und 103 Tabellen

WVG
Wissenschaftliche Verlagsgesellschaft mbH Stuttgart 2003

Anschriften der Autoren

Prof. Dr. Dr. h.c. mult. Hildebert Wagner
Zentrum für Pharmaforschung
Institut für Pharmazeutische Biologie
Butenandtstr. 5
81377 München

Dr. med. Markus Wiesenauer
In der Geiss 8
71384 Weinstadt

1. Auflage erschienen im Gustav Fischer Verlag, Stuttgart 1995

Bibliografische Information Der Deutschen Bibliothek
Die Deutsche Bibliothek verzeichnet diese Publikation in der Deutschen Nationalbibliografie; detallierte bibliografische Daten sind im Internet unter http://dnb.ddb.de abrufbar.

ISBN 3-8047-1815-9

Birkenwaldstr. 44, 70191 Stuttgart
Printed in Germany
Satz: Mitterweger & Partner Kommunikationsgesellschaft, Plankstadt
Druck und Bindung: Kösel, Kempten (www.KoeselBuch.de)
Umschlaggestaltung: Atelier Schäfer, Esslingen

Vorwort 2. Auflage

Die großen Fortschritte, die auf dem Gebiet der phytomedizinischen Grundlagenforschung und der klinischen Studien seit Erscheinen der ersten Auflage erzielt wurden, haben eine Neuauflage des Buches erforderlich gemacht. In einer Zeit des Paradigmawandels in der Arzneimitteltherapie erschien es den Autoren wichtig, dem Arzt die neuen Entwicklungen in der Phytotherapie und ihre gegenwärtige Stellung in Abgrenzung zur Chemotherapie in einer kritisch überarbeiteten Form zu präsentieren. Dadurch wird dem Arzt mehr Sicherheit in der Anwendung von Phytopräparaten und dem Apotheker Unterstützung bei der Patientenberatung geboten. „Rationale Phytotherapie", ein heute oft zitierter Begriff, um die Fortschritte im Wirksamkeitsnachweis von Phytopräparaten zu verdeutlichen, war auch für die Überarbeitung dieser Auflage maßgebend. Von den meisten als Arzneimittel zugelassenen Extraktpräparaten, von denen kontrollierte klinische Doppelblindstudien existieren, wurden die repräsentativsten Studien in Kurzform beschrieben und die Ergebnisse graphisch dargestellt. Soweit noch die eindeutigen klinischen Beweise der Wirksamkeit für Arzneidrogen und deren Zubereitungen fehlen, wurde das vorhandene Erfahrungsmaterial kritisch bewertet sowie Pro und Contra einer Anwendung diskutiert.

Dort, wo die Bioäquivalenz von Extraktpräparaten mit synthetischen Arzneipräparaten bei gleicher Indikation durch eine Doppelblindstudie belegt werden konnte, wurde auf die möglichen Synergieeffekte von Wirkstoffgemischen eines Extraktes als Erklärung für gleiche Wirksamkeit hingewiesen.

Den Präparateanwendungen wurden Angaben über die Krankheitsätiologie, den Pathomechanismus und allgemeine Therapieprinzipien vorangestellt.

Wo die Wirkprinzipien von Phytopräparaten bekannt sind, wurden die vorliegenden pharmakologischen und molekularbiologischen Wirkmechanismen ausführlichst beschrieben. Berücksichtigt wurden in der Neuauflage auch alle bedeutenden Fortschritte auf dem Gebiet der Wirkstoffforschung, schließlich sind sie die Voraussetzung für die in der Zwischenzeit in breitem Maße erfolgte chemische Standardisierung von Extraktpräparaten und die Reproduzierbarkeit von pharmakologischen Untersuchungen sowie klinischen Studien.

Das in der 1. Auflage erstmals eingeführte Konzept neben den Phytotherapie-Regimen auch Behandlungskonzepte der Niederpotenz-Homöopathie aufzunehmen, wurde aus guten Gründen beibehalten. Zum einen verwenden viele Naturheilärzte beide Therapien. Zum anderen liegen für die Niederpotenz-Homöopathika nicht nur viele praktische Erfahrungen vor, sondern es existieren bereits eine Reihe von Plazebo-kontrollierten Studien mit positiven Ergebnissen, die ihre Wirksamkeit belegen.

Alle Präparateverzeichnisse wurden überarbeitet und für die Zwecke der Verordnungspraxis übersichtlicher gestaltet. Die in der Präparateliste aufgeführten Präparate spiegeln nicht immer die Verordnungshäufigkeit wider. Auf Grund der in Deutschland noch nicht abgeschlossenen Nachzulassung – auch der pflanzlichen Arzneimittel – kann es bei Zusammensetzung und Bezeichnung immer wieder zu Änderungen kommen.

Die Autoren danken auch diesmal wieder zahlreichen Hochschullehrern, Fachärzten, Naturheilärzten, Apothekern und Studenten für wertvolle Ergänzungen und Korrekturvorschläge. Für die Mithilfe bei der Bearbeitung der im Buch genannten Präparatelisten bedanken wir uns bei Herrn PhR Hans-Dieter Hirt, Fachapotheker für Offizinpharmazie, und seinem Team. Zu besonderem Dank verpflichtet sind die Autoren Frau Heimhilger, Frau Reimann und Frau Schwarzkopff für alle Schreibarbeiten, Frau Gotovac für die Graphikarbeiten und der Wissenschaftlichen Verlagsgesellschaft Stuttgart für die sorgfältige Lektorierung und die didaktisch hervorragend gestaltete Druckfassung.

Im Frühjahr 2003
H. Wagner, München
M. Wiesenauer, Weinstadt

Inhaltsverzeichnis

Allgemeiner Teil

Spezieller Teil

Allgemeiner Teil

1 Phytotherapie

1.1 Die Kräutermedizin der Frühzeit

Die sog. Kräutermedizin war etwa bis Ende des 18. Jahrhunderts die alleinige Arzneitherapie-Form. Berühmte Ärzte wie Hippokrates (460–377 v. Chr.), Galenos (129–199 n. Chr.), Avicenna (980–1037 n. Chr.), Paracelsus (1493–1541) und die „Botanikärzte" A. Lonicerus, H. Bock, A. Matthiolus und L. Fuchs (14. und 15. Jh.) haben die „Kräuterheilkunde" als erste gelehrt, schriftlich niedergelegt und praktisch weiterentwickelt.

Entdeckt wurden die Arzneipflanzen von den Menschen bei der Suche nach genießbaren Nahrungsmitteln und fortan empirisch für die Behandlung von Krankheitszuständen eingesetzt. In gleicher Weise wurden bestimmte Pflanzen zur Verbesserung und Veredelung von Nahrungsmitteln (Gewürze) oder zur Körperpflege (Kosmetika, Parfüms) aufgefunden. Unsere Vorfahren wußten auch bereits zwischen arzneilich verwendbaren und giftigen Pflanzen zu unterscheiden. Paracelsus erkannte als erster, daß die Frage, was Arzneimittel, was Gift ist, im wesentlichen von der **Dosierung** abhängt. „*Alle Dinge sind Gift und nichts ist ohne Gift. Allein die Dosis macht, dass ein Ding kein Gift ist.*"

In den einzelnen Kontinenten und Ländern haben sich entsprechend einer oft abweichenden Auffassung und Interpretation von Gesundheit, Krankheit und Kranksein des Menschen verschiedene *Medizinschulen* mit zum Teil sehr verschiedenen Therapiekonzepten entwickelt. In diesen spielte die Behandlung mit Arzneipflanzen und ihre Zubereitungen, die „Kräutermedizin", von Anfang an eine dominierende Rolle.

Eigenständige Behandlungsmethoden mit Pflanzenpräparaten haben sich z. B. in Indien, in Form der *Ayurvedischen-* und *Unani-Medizin*, in China und Tibet, in Form der Traditionellen *Chinesischen Medizin*, oder in Japan, in Form der *Kampo-Medizin* entwickelt.

In Europa wurde die Kräutermedizin die beherrschende Behandlungsmethode.

Charakteristisch für die Kräutermedizin, vor allem der fernöstlichen traditionellen Medizin, war ihre Anwendung als Teil einer **ganzheitlichen Krankheitsbehandlung.** Große Bedeutung wurde in der Therapie mit Pflanzen der **Prophylaxe** zuerkannt.

Die **Kombination** von mehreren Drogen in einer „Verschreibung" war bei diesen Therapien fast immer die Regel.

Wie später in der Homöopathie war die Pflanzentherapie der damaligen Zeit stark ursachen- und konstitutions-, d. h. auf den jeweiligen Patienten, bezogen und von *diagnostischen Kriterien* geprägt. Sie berücksichtigte den jeweiligen Krankheitszustand und versuchte diesem die Dosierung anzupassen.

Die Arzneidrogen wurden im Allgemeinen in Pulverform oder als Abkochung (Tee) sowie äußerlich in Form von wässrigen oder öligen Zubereitungen zu Spülungen und Umschlägen angewandt.

1.2 Allgemeine Definitionen

Mit der Entdeckung des Salvarsans durch P. Ehrlich (1854–1915), der Synthese des Antipyrins im Jahre 1890 und der Entdeckung des Penicillins durch A. Fleming (1921) verlor die Kräutermedizin ihre Monopolstellung als alleinige Arzneitherapieform. Die Ära der Chemo- und Antibiotika-Therapie begann. Etwa zu gleicher Zeit gelang es einzelne Pflanzenwirkstoffe wie z. B. das Morphin aus der Mohnkapsel (F.W.A. Sertürner 1805), in reiner Form zu isolieren. Es folgte die Gewinnung der stark wirkenden Herzglykoside aus dem Fingerhut, von Chinin aus der Chinarinde und der Mutterkornalkaloide aus dem Mutterkornpilz. Die ersten pflanzlichen Reinstoffe zeichneten sich alle durch starke pharmakologische Wirkungen aus.

Damit stehen heute neben den synthetischen Arzneipräparaten, den Chemosynthetika und den Antibiotika aus Mikroorganismen **drei Präparateformen aus Pflanzen** für die Therapie zur Verfügung:

- **Rohdrogen,**
- **Mono- oder Multi-Extraktpräparate,**
- **isolierte Reinsubstanzen (Mono)-präparate.**

Alle drei Präparateformen fasst man unter den Begriffen Phytotherapeutika oder Phytopharmaka zusammen. In der Europäischen Union heißen sie „Herbal medicinal products". Sehr häufig werden die zwei deutschen Begriffe synonym gebraucht. Der Gesetzgeber hat den Begriff Phytopharmaka übernommen. Der Vorschlag, die Bezeichnung Phytopharmaka nur für isolierte Reinstoffe (z. B. Digitoxin, Morphin, Reserpin) und die Bezeichnung Phytotherapeutika nur für die Mehrstoffgemische (Rohdroge und Extrakte) zu verwenden, hat sich nicht durchgesetzt.

Die später von F. Weiß (1985) vorgeschlagene Bezeichnung „forte"- und „mite"-Präparate zur Unterscheidung beider Präparate-Typen wird nicht mehr verwendet. Der Gesetzgeber definiert auch ein Extraktpräparat – obwohl ein komplex zusammengesetztes Mehrstoff-Gemisch als „Wirkstoff" – und bezeichnet es als **Phytopharmakon**.

Ein Phytopharmakon ist laut Arzneimittelgesetz (§ 2 und 3, 1976) *„ein Fertigarzneimittel, bestehend aus Pflanzen, Pflanzenteilen in bearbeitetem oder unbearbeitetem Zustand und dazu bestimmt, Krankheiten, Leiden, Körperschäden oder krankhafte Beschwerden zu heilen, zu lindern, zu verhüten oder zu erkennen."*

Im Gegensatz zu den Drogenpräparaten der früheren „Kräutermedizin" sind aber die heutigen Phytopharmaka (Rohdrogen oder Extrakte) in ihrer chemischen Zusammensetzung weitgehend definiert und auf Mindestgehalte an Wirkstoffen **standardisiert**. Sie müssen den Anforderungen des geltenden Arzneimittelgesetzes hinsichtlich **Qualität, Wirksamkeit** und **Unbedenklichkeit** entsprechen. Damit haben diese Präparate den Rang sog. *rationaler Phytopharmaka* erlangt.

Von den rationalen Phytopharmaka mit klinisch nachgewiesener Wirksamkeit zu unterscheiden sind die *traditionell angewendeten Phytopharmaka* (nach § 109a), für deren Qualität und Sicherheit die herstellende Firma garantieren muss, wobei nur erfahrungsmedizinische Dokumentationen, aber keine wissenschaftlichen Unterlagen zur Wirksamkeit vorgelegt werden müssen. Die Indikationen werden von einer Kommission beim Bundesinstitut für Arzneimittel und Medizinprodukte (BfArM) festgelegt.

Eine weitere Präparategruppe stellen die sog. *alternativen bzw. emotionalen Phytopharmaka* dar. Hierzu rechnet man z. B. die Ayurveda-Arzneimittel, die Traditionelle Chinesische Medizin, die Orthomolekulare Medizin, Aromatherapie, die bei uns als nicht registrierte Arzneimittel von Therapeuten verschrieben bzw. vom Patienten über Apotheken zur Selbstmedikation bezogen werden können.

Die erstmals von dem französischen Arzt H. Leclerc eingeführte Bezeichnung **Phytotherapie** beinhaltet heute die Anwendung von Pflanzenpräparaten der vorangegangenen Definitionen. Vom Gesetzgeber ist die Phytotherapie als „Besondere Therapierichtung" eingestuft und anerkannt worden. Ob die Therapie mit pflanzlichen Reinstoffpräparaten auch als Phytotherapie bezeichnet werden soll, ist eine Definitions- und Standpunktfrage. Die hierfür gelegentlich verwendete Bezeichnung „Pharmakotherapie" wäre die logische Konsequenz.

Phytotherapie gehört als „Besondere Therapierichtung" zu den so genannten *Naturheilverfahren*, über die der Arzt nach der Approbationsordnung Kenntnis besitzen muss. Demnach ist Phytotherapie nicht *alternative Medizin*, sondern als *komplementäre Medizin* Teil der heutigen naturwissenschaftlich orientierten Medizin.

1.3 Stoffcharakteristik der Phytopharmaka

Nach § 3 des heutigen Arzneimittelgesetzes (AMG) vom 1.1.1978 gehören hierzu *Pflanzen, Pflanzenteile und Pflanzenbestandteile in bearbeitetem und unbearbeitetem Zustand.*

Tab. 1.1: Stoffcharakteristika von Phytopharmaka

Extrakt- und Rohdrogen-Präparate	Pflanzliche Reinstoffpräparate und Synthetika
Zumeist komplexe Mehrstoffgemische in natürlicher Kombination mit wirkungslosen Begleitstoffen	Isolierte oder synthetisierte reine Einzelstoffe
Wirkprinzipien nur z. T. bekannt oder nicht genau geklärt	Chemische Strukturen bekannt
Chemisch und biologisch bisher nur z. T. standardisiert	Exakt quantitativ zu bestimmen und zu standardisieren
Große Präparateformen-Vielfalt	Wenige Präparateformen
In der Regel nicht injizierbar	Alle Anwendungsformen möglich (p.o., i.m., i.v.)

Je nachdem ob Phytopharmaka in bearbeitetem oder unbearbeitetem Zustand vorliegen, unterscheiden sie sich voneinander sehr deutlich in ihrer chemischen Zusammensetzung, den auf sie anwendbaren Analysen- und Standardisierungsverfahren sowie den von ihnen herstellbaren Präparateformen.

Am deutlichsten unterscheiden sich natürlich die Extrakt- und Drogen-Präparate von den pflanzlichen Reinstoffpräparaten. Die wichtigsten Unterschiede sind in der Tabelle 1.1 aufgeführt.

1.4 Präparateformen der Phytopharmaka

Die häufigste Arzneiform ist der *Fluid-* oder *Trockenextrakt*. Dadurch wird erreicht, dass ca. 3/4 des Trockengewichtes der Ausgangsdroge an pharmakologisch nicht oder zu einem ganz geringen Teil wirksamen polymeren unlöslichen Gerüstsubstanzen (z. B. Zellulose) entfernt sind und es zu einer Anreicherung der Wirkstoffe kommt.

Man erhält Extrakte mit einem Drogen-Extraktverhältnis (DEV) von z. B. 5:1, d. h. dass aus 5 Teilen Droge 1 Teil Extrakt gewonnen werden kann. Die Extraktion erfolgt etwa mit Ethanol, Wasser oder Ethanol/Wasser-Gemischen. Bei der Herstellung von Ätherischölkonzentraten durch Destillation oder lipophile Lösungsmittelextraktion erhält man Konzentrate im Verhältnis 50:1 bis 100:1 entsprechend Gehalten von etwa 1 – 2 % ätherischem Öl in der Droge.

Zu den flüssigen Arzneiformen gehören neben den Fluidextrakten die *Tinkturen*, die *Sirupe*, die *fetten Öle* (Olea), die *Ätherischöle* (Aetherolea) und *Frischpflanzenpresssäfte*.

Infuse, d. h. heiße wässrige Aufgüsse, *Dekokte* und *Mazerate* werden in der Regel aus der getrockneten Droge hergestellt. Da die Wirkstoffe dieser Auszüge enzymatisch oder oxidativ mehr oder minder rasch abgebaut werden, sind diese nach der Herstellung durch den Konsumenten zum sofortigen Verbrauch bestimmt. Diese letzten Auszüge werden als *Teezubereitungen* bezeichnet.

Die meisten Tees werden durch Übergießen der geschnittenen oder pulverisierten Rohdroge mit heißem, d. h. kochendem Wasser im Verhältnis 1 – 1,5 g Droge/Tasse d. h. 150 – 200 ml Wasser, 5- bis 10-minütigem Ziehenlassen und Filtration gewonnen. Ausnahmen: Auszüge von schleimhaltigen Drogen wie z. B. Eibisch (Radix Altheae), Leinsamen (Semen Lini) oder Isländisches Moos (Lichen islandicus) werden durch 15 – 20-minütige *Kaltmazeration* in Wasser gewonnen (siehe hierzu Wichtl 2002; Hiller 1995).

Zu den halbfesten und trockenen Drogenzubereitungen gehören *„Spissum"*- und *„Siccum"*-Extrakte.

Tab. 1.2: Die wichtigsten heute im Gebrauch befindlichen Drogenzubereitungen

Typ	Definition
1. Infus	Heißer Aufguss von Blatt-, Kraut- und Blütendrogen, von Früchten und Samen
2. Dekokt	Abkochung (ca. 30 min. lang) von Holz-, Rinden-, Wurzel- und Früchtedrogen
3. Mazerat	Kaltwasserauszug von Drogen aus primär galenischen Gründen (z. B. Eibischwurzeln)
4. Tinkturen	Drogenauszüge mit reinem Alkohol (Spiritus) oder Alkohol-Wassergemischen in unterschiedlichen Mengenverhältnissen (meist 1:5 bis 1:10)
5. Fluid-Extrakte	Alkoholische Auszüge im Mengenverhältnis 1:2
6. Spissum- und Siccum-Extrakte	Zähflüssige bzw. zum Trocknen eingeengte wässrige oder alkoholische Auszüge
7. Salben	Spissum-Extrakte oder Tinkturen in Emulsionssalbengrundlagen.
8. Olea	Ölige Drogenauszüge, hergestellt von zahlreichen Drogen durch Mazeration oder Digestion mit trocknenden Ölen, z. B. Mandelöl, Erdnussöl oder Olivenöl
9. Aetherolea	Durch Wasserdampfdestillation, Trockendestillation oder Lösungsmittelextraktion gewonnene Ätherischöle
10. Suppositorien	Spissum-Extrakte in leicht schmelzbaren Zäpfchengrundlagen (z. B. Oleum Cacao)
11. Presssäfte	Durch Auspressen frischen Pflanzenmaterials gewonnene wässrige Auszüge
12. Sirupe	Unter Zusatz von Zucker hergestellte zähflüssige Drogenzubereitungen

Eine besondere Form der Trockenextrakte sind die sog. „tassenfertigen“, als Trockenpulver vorliegenden *Instant-Tees*: Diese werden industriell nach verschiedenen Verfahren hergestellt. Die in der Regel mit Wasser-Alkohol-Mischungen erhaltenen Flüssigextrakte werden in einem warmen Luftstrom einem Sprüh-Trocken-Verfahren unterworfen. Die bei diesem Verfahren flüchtig gegangenen Ätherischöle werden nachträglich wieder zugesetzt. Die sog. *Granulat-Tees* gewinnt man dadurch, dass man die flüssigen Drogenextrakte auf Trägermaterialien wie z. B. Saccharose „aufzieht“ und das Ganze in der Wärme trocknet. Beide Tee-Präparate lösen sich gut nur in heißem Wasser.

In der Tabelle 1.2 sind die wichtigsten heute im Gebrauch befindlichen Drogenzubereitungen aufgelistet.

Trockenextrakte und pulverisierte Ganzdrogen können zu *Dragees, Granulaten, Hartgelatinekapseln, Pastillen oder Tabletten* weiterverarbeitet werden.

1.5 Arzneidrogenqualität und Standardisierung (Normierung) von Drogen und Phytopharmaka

Die Qualität der im Arzneimittelhandel befindlichen Drogen und registrierten pflanzlichen Präparaten (siehe auch Wagner und Bauer 1999) ist durch amtliche Prüfrichtlinien festgelegt.

Im deutschen Arzneimittelgesetz ist der Begriff Qualität durch § 4 Abs. 15 verbindlich definiert. Die von den einzelnen Arzneibuchkommissionen festgelegten Qualitätskriterien sind in Form von *Monographien* beschrieben und aufgelistet.

Im Deutschen Arzneibuch DAB 2002 sind 41 Drogen, im Europäischen Arzneibuch 2002, 1. Nachtrag 91 Drogen offizinell.

Nicht in diesen beiden Pharmakopöen enthaltene Drogen findet man z. T. im Deutschen Arzneimittel-Codex (DAC) oder in anderen europäischen Pharmakopöen z. B. im Österreich. Ph.P. (ÖAB 90) oder im Schweizer Ph.P. (PhHelv. 8).

Diese Monographien enthalten Angaben zu:

- **Identitätsprüfungen**
- **Reinheitsprüfungen**
- **Mindestgehalte** an Hauptwirkstoffen und z. T. auch **Wirkwertangaben**.

Als Beispiel ist die Monographie Baldrianwurzel mit Methodenteil aufgeführt (Abb. 1.1).

1.5.1 Identitätsprüfung

Die Identitätsprüfung erfolgt auf makroskopischen und mikroskopischem Wege, durch organoleptische Prüfung, mit Hilfe von chemischen Farbreaktionen der Ganzdroge oder der Drogenauszüge, durch dünnschichtchromatographischen Vergleich oder Drogenextrakte mit Standard-Drogen unter Einsatz von Referenzsubstanzen.

1.5.2 Reinheitsprüfung

Die Reinheitsprüfung deckt sich zum Teil mit den Methoden der Identitätsprüfung. Bei Rohdrogen besteht die Aufgabe darin, unzulässige Beimengungen einer anderen Pflanzenart (Verfälschungen, Schönungsmittel), verdorbene Drogenanteile (z. B. Braunfärbung, Pilz- und Insektenbefall) oder Verunreinigungen bzw. Zusätze nicht pflanzlicher Natur auszuschließen. Dies geschieht z. B. durch eine makroskopische, mikroskopische oder chromatographische Prüfung, durch Ermittlung des Trocknungsverlustes oder Bestimmung des Asche- und Extraktgehaltes. Zusätzlich zählen zu den Reinheitsprüfungen auch die Prüfungen auf „ungewöhnliche Verunreinigungen“. Als ungewöhnliche Verunreinigungen werden

- **Schwermetalle,**
- **Pflanzenschutzmittelrückstände,**
- **Ethylenoxid,**
- **Aflatoxine und**
- **Radioaktivität**

angesehen.

Schwermetalle

Für Schwermetalle gelten Empfehlungen des BMG aus dem Jahre 1991. Die nicht ganz unumstrittenen Grenzwerte betragen demnach für

- Blei 0,5 mg/kg,
- Cadmium 0,2 mg/kg und
- Quecksilber 0,1 mg/kg,

jeweils bezogen auf das Trockengewicht. Ausnahmen gelten bei Cadmium für Leinsamen, Weißdorn und Schafgarbe (0,3 mg/kg), sowie für Birkenblätter, Johanniskraut, Weidenrinde und Stechpalme (0,5 mg/kg).

Baldrianwurzel

Definition

Baldrianwurzel besteht aus allen unterirdischen Teilen von *Valeriana officinalis* L. Die Droge umfaßt den Wurzelstock, die Wurzeln sowie die Ausläufer oder Bruchstücke dieser Teile. Die ganze Droge enthält mindestens 5 ml · kg^{-1}, die geschnittene Droge mindestens 3 ml · kg^{-1} ätherisches Öl, berechnet auf die getrocknete Droge.

Eigenschaften

Die unterirdischen Teile sind gelblichgrau bis blaß bräunlichgrau. Die Droge weist die unter „Prüfung auf Identität, A und B" beschriebenen makroskopischen und mikroskopischen Merkmale auf.

Prüfung auf Identität

A. Der eiförmige bis zylindrische, gelblichgraue bis hellgraubraune Wurzelstock ist bis 50 mm lang und 30 mm im Durchmesser. Gegen die Basis verjüngt er sich oder erscheint zusammengedrückt. Er besitzt zahlreiche Wurzeln, die ihn oft verdecken können. Der Wurzelstock weist an der Oberseite gewöhnlich eine schalenförmige Narbe von den oberirdischen Teilen auf. Stengelreste sind selten vorhanden. Der Längsschnitt zeigt ein Mark mit Lücken und Querwänden. Die zahlreichen, nahezu zylindrischen Wurzeln sind 1 bis 3 mm im Durchmesser, manchmal mehr als 100 mm lang und von der gleichen Färbung wie der Wurzelstock. Die fadenförmigen Seitenwurzeln sind brüchig und nicht sehr zahlreich. Der Bruch ist kurz. Die Ausläufer zeigen verdickte Knoten, getrennt durch längsgestreifte Internodien von 20 bis 50 mm Länge, mit faserigem Bruch.
B. Die Droge wird pulverisiert. Das Pulver ist blaß gelblichgrau bis blaß graubraun. Die Prüfung erfolgt unter dem Mikroskop, wobei Chloralhydrat-Lösung *R* verwendet wird. Das Pulver zeigt folgende Merkmale: Zellen, die ein hellbraunes Harz oder Tröpfchen von ätherischem Öl enthalten; einzelne, rechteckige Steinzellen mit getüpfelten, 5 bis 15 µm dicken Wänden; netzartig verdickte Gefäße; selten Fragmente des Korks und der Epidermism, einige mit Wurzelhaaren. Wird zur Prüfung unter dem Mikroskop eine 50prozentige Lösung *(V/V)* von Glycerol *R* verwendet, zeigt das Pulver zahlreiche Parenchymfragmente mit einfachen oder zusammengesetzten Stärkekörnern; die einfachen Stärkekörner sind rund oder länglich, 5 bis 15 µm im Durchschnitt und zeigen manchmal ein spalt- oder sternförmiges Hilum. Die aus 2 bis 6 Einzelkörnern zusammengesetzten Stärkekörnern sind bis zu 20 µm im Durchmesser.
C. Die Prüfung erfolgt mit Hilfe der Dünnschichtchromatographie unter Verwendung einer Schicht eines geeigneten Kieselgels.

Untersuchungslösung: 1,0 g pulverisierte Droge wird in einem 25-ml-Kolben 15 min lang mit 6,0 ml Methanol *R* geschüttelt und filtriert. Kolben und Filter werden mit einer kleinen Menge Methanol *R* gewaschen, um 5 ml Filtrat zu erhalten. Das Filtrat wird auf etwa 2 ml eingeengt und mit 3 ml einer Lösung von Kaliumhydroxid *R* (100 g · l^{-1}) versetzt. 2mal wird mit je 5 ml Dichlormethan *R* geschüttelt. Nach der Phasentrennung wird die untere Phase (Dichlormethan) verworfen. Die wäßrige Phase wird 10 min lang in einem Wasserbad von 40 °C gehalten. Nach dem Abkühlen wird verdünnte Salzsäure *R* bis zum Auftreten einer sauren Reaktion zugegeben. Erneut wird 2mal mit je 5 ml Dichlormethan *R* geschüttelt. Die vereinigten unteren Phasen (Dichlormethan) werden über wasserfreies Natriumsulfat *R* filtriert, das Filtrat zur Trockne eingedampft und der Rückstand in 1,0 ml Dichlormethan *R* gelöst.

Referenzlösung: 5 mg Fluorescein *R* und 5 mg Sudanrot G *R* werden in Methanol *R* zu 10,0 ml gelöst.

Auf die Platte werden getrennt 2 µl Untersuchungslösung und 10 µl Referenzlösung bandförmig aufgetragen. Die Chromatographie erfolgt mit einer Mischung von 0,5 Volumteilen Essigsäure 98 % *R*, 35 Volumteilen Ethylacetat *R* und 65 Volumteilen Hexan *R* über eine Laufstrecke von 10 cm. Die Platte wird an der Luft trocknen gelassen und bei Tageslicht ausgewertet. Das Chromatogramm der Referenzlösung zeigt im mittleren Abschnitt eine dem Sudanrot G entsprechende rote Zone und im unteren Abschnitt eine dem Fluorescein entsprechende grünlichgelbe Zone. Die Platte wird mit Anisaldehyd-Reagenz *R* besprüht und unter Beobachtung 5 bis 10 min lang auf 100 bis 105 °C erhitzt. Das Chromatogramm der Untersuchungslösung zeigt eine der Hydroxyvalerensäure zugehörige violettblaue Zone bei einer Höhe, die etwa der des Fluoresceins im Chromatogramm der Referenzlösung entspricht, sowie eine violette, der Valerensäure zuzuschreibende Zone bei einer Höhe, die der von Sudanrot G im Chromatogramm der Referenzlösung entspricht. Das Chromatogramm der Untersuchungslösung zeigt ferner in der oberen Hälfte andere, meist schwache, rosa bis violett gefärbte Zonen.

Prüfung auf Reinheit

Extraktgehalt: 2,00 g pulverisierte Droge (250) werden mit einer Mischung von 8 g Wasser *R* und 12 g Ethanol 96 % *R* versetzt und unter häufigem Umschütteln 2 h lang mazeriert. Anschließend wird filtriert. 5 g Filtrat werden im Wasserbad zur Trockne eingedampft. Der bei 100 bis 195 °C getrocknete Rückstand muss mindestens 0,1 g betragen (20,0 Prozent).

Fremde Bestandteile (2.8.2): Höchstens 5 Prozent Stengelanteile und höchstens 2 Prozent andere fremde Bestandteile.

Trocknungsverlust (2.2.32): Höchstens 12,0 Prozent, mit 1,000 g pulverisierter Droge (355) durch 2 h langes Trocknen im Trockenschrank bei 100 bis 105 °C bestimmt.

Asche (2.4.16): Höchstens 12,0 Prozent.

Salzsäureunlösliche Asche (2.8.1): Höchstens 5,0 Prozent.

Gehaltsbestimmung

Die Bestimmung erfolgt nach „Gehaltsbestimmung des ätherischen Öls in Drogen" (2.8.12) unter Verwendung von 40,0 g frisch pulverisierter Droge (500), einem 2000-ml-Rundkolben, 500 ml Wasser *R* als Destillationsflüssigkeit und 0,50 ml Xylol *R* als Vorlage. 4 h lang wird mit einer Geschwindigkeit von 3 bis 4 ml je Minute destilliert.

Lagerung

Gut verschlossen, vor Licht geschützt.

Abb. 1.1: Monographie Baldrianwurzel (Valerianae radix), Europäisches Arzneibuch (Ph. Eur. Nachtrag 2000).

Pflanzenschutzmittelrückstände

Bei der Beurteilung von Pflanzenschutzmittelrückständen gelten seit dem Inkrafttreten des DAB 1997 eigene Regelungen für den Arzneimittelbereich, die aus dem Europäischen Arzneibuch Ausgabe 1997 übernommen wurden. Die Monographie des DAB gibt für 34 Pestizide Grenzwerte an und beschreibt, auf welche Weise Werte für weitere verdächtige Pestizide anhand der tolerierbaren täglichen Aufnahmemenge berechnet werden können. Zusätzlich ist eine Methode zur Bestimmung der Organochlor- und Organophosphorverbindungen sowie von Pyrethroiden angegeben. Sollten in den Arzneipflanzen bzw. Drogen darüber hinaus Pestizide gefunden werden, die im DAB nicht erwähnt sind, müssen EG-Richtlinien zur Beurteilung herangezogen werden, die in der – für Lebensmittel gültigen – Rückstands-Höchstmengen-Verordnung (RHmV vom 1. 9. 1994 in der Fassung der dritten Verordnung zur Änderung der RHmV vom 26. 9. 1997) Eingang gefunden haben. Dort sind Grenzwerte für über 400 Pestizide festgelegt. Darüber hinaus galt in einer Übergangsregelung bis zum 1. September 1998 für „Tee und teeähnliche Erzeugnisse" teilweise die RHmV vom 16. Oktober 1989 in der Fassung vom 22. Februar 1994.

Ist keine Höchstmenge für Tee und teeähnliche Erzeugnisse angegeben, ist die niedrigste bei dem Stoff jeweils angegebene Menge einzusetzen, was für den Arzneimittelbereich eine bedeutende Verschärfung darstellt.

Da die mengenmäßige Relation zwischen Pestizidrückstand und Probenmaterial in der Größenordnung von $1:10^6$ bis $1:10^9$ liegt, handelt es sich bei der Rückstandsanalytik um eine *Spurenanalytik*.

Ethylenoxid

Ethylenoxid darf entsprechend EU-Regelung in Deutschland seit dem 11.8.1988 bei der Darstellung von Arzneimitteln, die aus Pflanzen oder Pflanzenteilen gewonnen werden nicht mehr angewendet werden.

Aflatoxine

Für die Höchstmenge an Aflatoxinen gilt eine BMG-Empfehlung von 1991 bzw. ein Verordnungsentwurf von 1995. Dabei werden die Höchstmengen von Aflatoxin B_1 von 2 µg/kg bzw. die Summe von Aflatoxin B_1, B_2, G_1 und G_2 von 4 µg/kg, wie sie auch für den Lebensmittelbereich gelten, im Arzneimittelbereich analog angewendet.

Für Aflatoxin M_1 wurde ein Grenzwert von 0,05 µg/kg vorgeschlagen.

Radioaktivität

Seit dem Störfall von Tschernobyl hat auch der Grad der radioaktiven Kontamination von Drogen als Qualitätskriterium Bedeutung. Gemäß einer EU-Verordnung vom 22.3.1990 war als Grenzwert eine kumulierte Radioaktivität von Cs 134 und 137 von 370 Bq/kg für Milch, Milcherzeugnisse und Lebensmittel für die Ernährung von Kleinkindern und von 600 Bq/kg für alle anderen betroffenen Erzeugnisse vorgeschrieben. Mit weiteren EU-Verordnungen (22.1.1991, 9.3.1992) wurden Arzneipflanzen wieder ausgenommen. Da bei Einzeldrogen nach wie vor eine radioaktive Belastung vorkommen kann, ist es der Eigenverantwortung des Herstellers überlassen, zur Absicherung eine entsprechende Prüfung vorzunehmen.

Mikrobiologische Verunreinigungen

Zur Prüfung der mikrobiologischen Reinheit gelten die Vorschriften der Ph.Eur. 2000 Nachtr. (5.1.4 Mikrobielle Qualität pharmazeutischer Arzneimittel) sind hauptsächlich die Kategorien 3 und 4 relevant. Kategorie 3A gilt für Zubereitungen zur oralen und rektalen Anwendung: es dürfen höchstens 10^3 aerobe Bakterien und höchstens 10^2 Pilze je g oder ml enthalten und E. coli nicht vorhanden sein.

1.5.3 Gehalts- und Wertbestimmung

Unter der *Gehaltsbestimmung* versteht man die Ermittlung des Gehaltes der „wertbestimmenden" Inhaltsstoffe einer Droge auf chemischem oder physikalisch-chemischem Wege. In der Regel sind die Vorschriften der Arzneibücher auf die Bestimmung einer Inhaltsstoffgruppe und weniger auf die von Einzelkomponenten abgestellt. Die Prozentwerte werden unter Berechnung auf den Hauptinhaltsstoff oder Bezug nehmend auf eine Standardsubstanz erhalten. Anstelle chemischer Methoden werden heute zunehmend die physikalisch-chemischen Methoden, wie z. B. die Gaschromatographie (siehe Abb. 1.2) oder die HPLC-Methode (siehe Abb. 1.3) verwendet.

Die ermittelten Gehalte lassen nur dann eine Aussage über den therapeutischen Wert einer Droge zu, wenn die wertbestimmenden Substanzen zugleich die therapierelevanten Wirkstoffe sind und die einzelnen Komponenten eines Gemisches keine größeren Wirkunterschiede aufweisen. Wenn deutliche Wirkunterschiede vorliegen wie z. B. bei den Herzglykosiden oder zahlreichen Alkaloiden, besteht keine Korrelation zwischen Gesamtgehalt und therapeutischer Wirksamkeit einer Droge. In diesen Fällen müßten alle wirksamen Komponenten getrennt bestimmt werden. Dies kann in einzelnen Fällen mit Hilfe der HPLC-Bestimmungsmethode erreicht werden.

In allen anderen Fällen wäre die *Wirkwertbestimmung* die adäquate Methode. Hierunter versteht man die Bestimmung des biologischen bzw. pharmakologischen Wirkwertes einer Droge. Beispiele für derartige Bestimmungsverfahren sind

- **Sensorische Analyse** z. B. bei Bitterstoffe oder Süßmittel enthaltenden Drogen,
- **Physiologische Methoden** z. B. bei Gerbstoff-, Saponin oder Schleimdrogen,
- **Pharmakologische Bestimmung** z. B. bei Herzglykosid-, oder Alkaloid-Drogen.

Die Angaben der Wirkstärke erfolgen in Form besonderer Wertzahlen (z. B. Bitterwert, Süßwert, Hämolytischer Index, Viskositäts-Zahl, Quellungszahl) oder in Einheiten [z. B. ED_{50} (Effektdosis) oder LD_{50} (letale Dosis)].

Unter **Standardisierung** versteht man die reproduzierbare Herstellung einer Droge oder Drogenzubereitung unter Bezug auf ein Standardpräparat. Von diesem Qualitätsstandard wird erwartet, dass man sich auf diesen bei der Wiederholung einer pharmakologischen Prüfung oder einer klinischen Studie beziehen kann und der auch eine reproduzierbare therapeutische Wirksamkeit gewährleistet.

Unter **Normierung** versteht man die Einstellung einer Droge oder Drogenzubereitung auf einen Normwert an wirksamkeitsbestimmender Substanz (Mindest- oder Höchstgehalt) oder biologischer Wirkung. Die Einstellung erfolgt durch Zumischen wirkstoffreicherer Droge oder durch biologisch inerte Zusätze (z. B. Opiumpulver normatus, Digi-

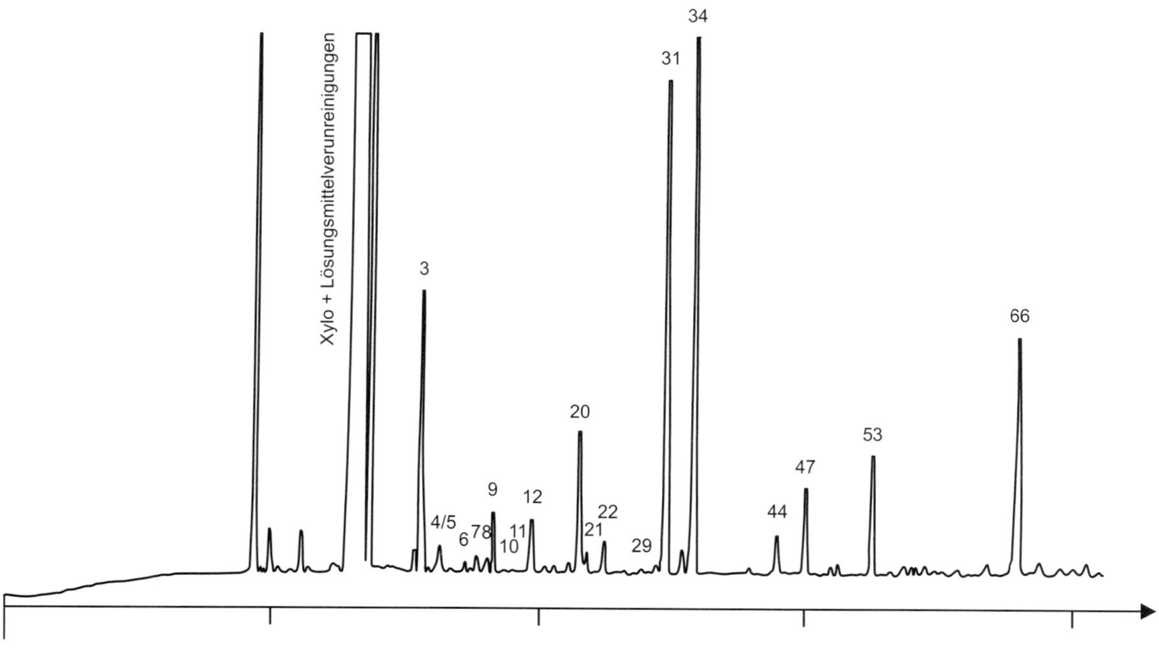

Abb. 1.2: Kapillargaschromatographische Analyse des ätherischen Öls von Melissa officinalis. Die hochauflösende kapillargaschromatographische Analyse (KGC) trennt in ca. 40 Minuten ein durch Wasserdampfdestillation gewonnenes ätherisches Öl von Melissenblättern in über 70 Einzelkomponenten auf, von denen 10 Verbindungen mengenmäßig etwa 90 % aller Verbindungen des ätherischen Öls ausmachen. Jede der Hauptverbindungen des Gemisches kann quantitativ bestimmt werden.

Zuordnung der Hauptpeaks:

3 cis-Hex-3-enol	34 Geranial
9 trans-β-Ocimen	44 Geranylsäure
12 Linalool	47 Geranylacetat
20 Citronellal	53 α-Caryophyllen
31 Neral	66 β-Caryophyllenoxid

GC-Bedingungen: 50 mOV 101 – fused silica.
(Planta med. 46: 95 [1982]).

talis plv. Titratus, DAB, Ph. Eur.). Sind die wirksamkeitsbestimmenden Inhaltsstoffe nicht bekannt, wird der gesamte native Extrakt bzw. die gesamte Droge als „Wirkstoff" betrachtet und auf nicht notwendigerweise pharmakologisch wirksame Leitsubstanzen hin standardisiert.

Eine andere Alternative ist die **HPLC-Fingerprintanalyse**. Sie liefert den Fingerabdruck des niedermolekularen Inhaltsstoffmusters eines Pflanzenextraktes. Damit kann die Identität geprüft und die Inhaltsstoffzusammensetzung eines Pflanzenextraktes durch Vergleich mit einem Standardmuster

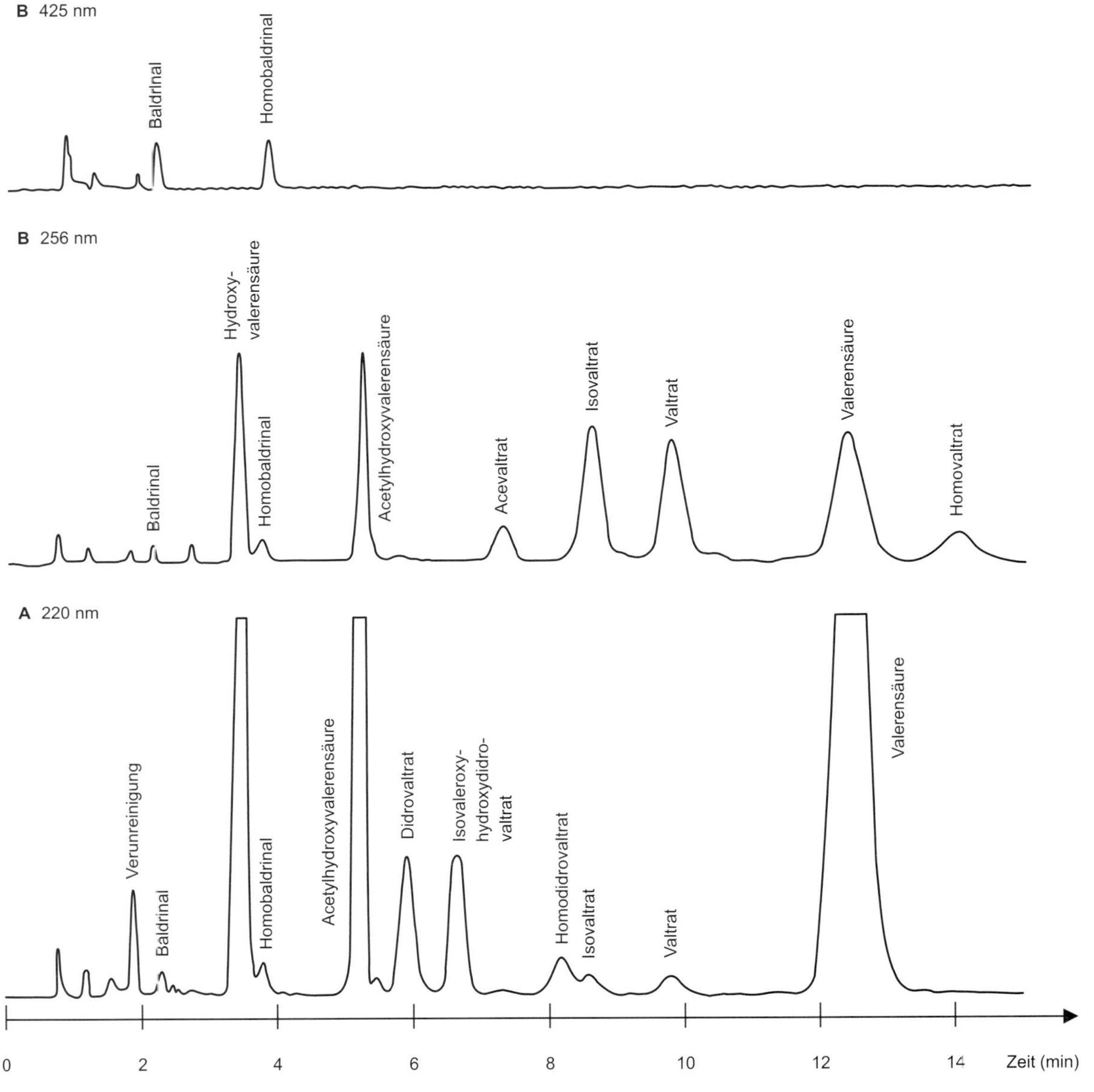

Abb. 1.3: Hochdruckflüssigkeitschromatographie (HPLC) eines mexikanischen Baldrianextraktes. Die analytische Auftrennung eines Pflanzen-Extraktes mit Hilfe der Hochdruckflüssigkeitschromatographie (HPLC), zeigt den technischen Fortschritt, der heute die chemische Kennzeichnung und Standardisierung jedes Pflanzenrohextraktes in kürzester Zeit (15 min.) erlaubt. Die ca. 90 % Begleitstoffe des Extraktes stören den Nachweis der Hauptwirkstoffe (Valeporiate) nicht. Durch die Möglichkeit, die Detektion der aufgetrennten Verbindungen bei verschiedenen Wellenlängen vorzunehmen, erhält man ein differenziertes Bild des Wirkstoffprofils einer Pflanze mit der Möglichkeit, jeden Hauptwirkstoff quantitativ zu bestimmen. Die Analyse liefert Angaben über die Herkunft und Qualität einer Droge.
HPLC-Bedingungen: MN-Nucleosil 5, C-18 (125 × 4 mm ID).
Mobile Phase: Methanol-Wasser = 750 : 250
Detektion bei den Wellenlängen 425 nm (**A**), 256 nm (**B**), 220 nm (**C**).
(Nach G. Tittel u. R. Bos in: Practice of High Performance Liquid Chromatography, S. 373, ed. H. Engelhard, Springer, Berlin 1986).

verglichen werden. Zusätzlich können prominente und strukturell bekannte Hauptverbindungen, sog. Marker-Substanzen, quantitativ bestimmt werden (Bauer et al. 1994, Bauer und Tittel 1996).

Wenn ein **Monodrogenextrakt** vorliegt, kann nach den Vorschriften der Arzneibücher oder durch Fingerprintanalyse die Identität und Konstanz des Inhaltsstoffmusters sichergestellt werden.

Bei Vorliegen eines pflanzlichen *Kombinationspräparates*, das zwei bis höchstens drei Einzeldrogen bzw. Extrakte im Gemisch enthält, kann ebenfalls versucht werden über eine HPLC-Fingerprintanalyse die gleichbleibende Zusammensetzung zu garantieren (siehe 3-dimensionale HPLC-Fingerprintanalyse Abb. 1.4). Voraussetzung ist allerdings, dass die Hauptwirkstoffe der Einzeldrogen bekannt und quantifizierbar sind. Bei Multikombinationspräparaten, die mehr als 3 Einzeldrogen enthalten, ist die Qualitätsprüfung in der Regel nur über die Analyse und Normierung der Einzeldrogen möglich, bevor die Einzeldrogen dann gemischt und zum Kombinationspräparat entwickelt werden.

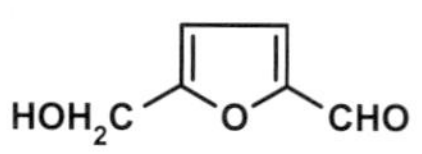

1 5-Hydroxymethyl-2-furfural

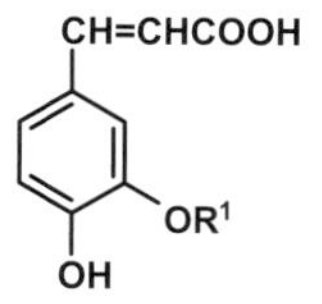

3 Kaffeesäure: R^1 = H

6 Ferulasäure: R^1 = CH_3

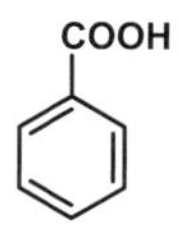

7 Benzoesäure

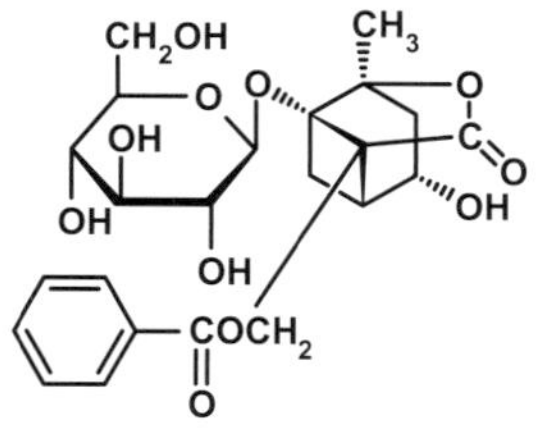

4 Abiflorin

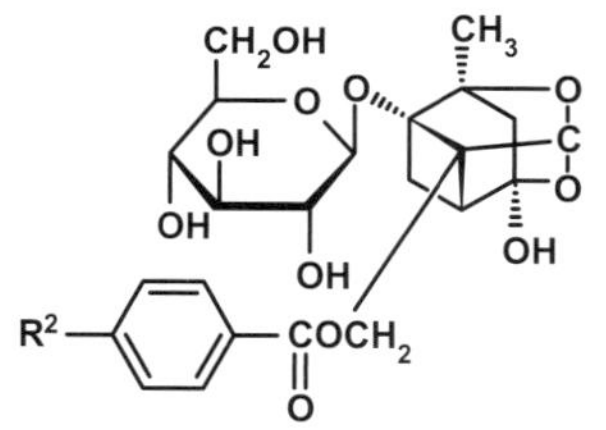

2 Oxypaeoniflorin: R^2 = OH

5 Paeoniflorin: R_2 = H

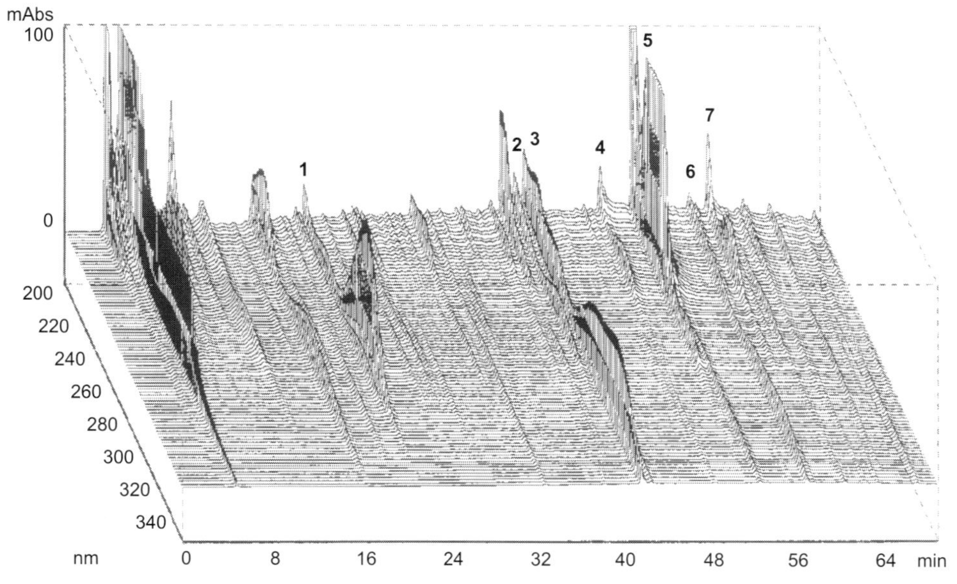

Abb. 1.4: Dreidimensionale HPLC-Fingerprint-Analyse eines japanischen Phyto-Kombinationsextraktpräparates („Shimatsu") bestehend aus Extrakten von Gnidium offic., Paeonia lactiflora, Rehmannia glutinosa und Angelica acutiloba mit den nachgewiesenen Hauptkomponenten der vier Drogen (S. Kojima et al. Phytomedicine **5**: 19-24 (1998).

1.5.4 Äquivalenzkriterien von Drogenpräparaten

Im Zusammenhang mit der Qualitätsprüfung und Standardisierung von Drogen und Drogenzubereitungen erhebt sich die Frage nach der **Phyto-** oder **pharmazeutischen Äquivalenz** und der **Bio-** oder **therapeutischen Äquivalenz** der verschiedenen aus einer oder mehreren bestimmten Drogen hergestellten Phytopräparate des Arzneimittelmarktes. Man spricht von Phytoäquivalenz, wenn die Präparate nach dem gleichen Herstellungsverfahren gewonnen werden und eine gleiche oder sehr ähnliche Inhaltsstoffzusammensetzung besitzen bzw. nach der gleichen Methode standardisiert sind. Von einer Bio- oder therapeutischen Äquivalenz wird erwartet, dass zwei Präparate aus der oder den gleichen Drogen hergestellt wurden und in ihren Wirkungen bzw. Wirksamkeiten gleichwertig sind. Dies kann streng genommen nur durch vergleichende pharmakologische und/oder kontrollierte klinische Studien ermittelt werden.

Inwieweit und ob beide Äquivalenzkriterien für jedes auf dem Markt befindliche Phytopräparat aus einer bestimmten Droge erfüllbar sind, hängt letztlich von dem Stand der analytischen Technik und vom Aufwand/Nutzen-Verhältnis ab. Davon sollte der Gesetzgeber ausgehen, wenn er die Forderung nach beiden Äquivalenzkriterien erhebt (siehe hierzu Gaedcke, 1995, 1996; Blume und Mutschler, 1993; Uehleke et al., 1994 und Gaedcke und Steinhoff, 2000).

1.6 Pharmakologie von Phytopräparaten

Die Erarbeitung des pharmakologischen *in vitro* und *in vivo* Gesamtprofils eines Phytoextraktpräparates ist durch den Umstand erschwert, dass ein komplex zusammengesetztes Mehrstoff-Gemisch vorliegt, das aus Hauptwirkstoffen, Nebenwirkstoffen und pharmakologisch unwirksamen Begleitstoffen besteht. Warum sich diese Extraktform neben den Reinstoffpräparaten bis heute erhalten hat und wieder zunehmend als Anwendungsform angestrebt wird, hat mehrere Gründe:

- Die Therapieerfahrung hat gezeigt, dass ein Pflanzengesamtextrakt in vielen Fällen eine stärkere pharmakologische Wirkung und auch therapeutische Wirksamkeit besitzt als einzelne aus der Pflanze isolierte Wirkstoffe.
- Pflanzenextrakte besitzen darüberhinaus durchweg eine bessere Verträglichkeit und eine größere therapeutische Breite als Reinstoffpräparate.
- Pharmakologische Untersuchungen der letzten 10 Jahre haben vor allem mit neuen molekularbiologischen Methoden ergeben, dass diese Wirküberlegenheit auf *synergistisch agonistischen Wirkeffekten* des Wirkstoffkomplexes einer Droge beruhen muss.

Unter Synergismus versteht man das Zusammentreffen von Wirkgrößen auf mindestens das Doppelte der Wirkung des Einzelstoffes. Der Synergismus kann additiv sein, wenn einzelne Wirkstoffe einer Droge einen gemeinsamen pharmakologischen Angriffspunkt besitzen. Er kann auch überadditiv, d. h. potenzierend sein, wenn verschiedene pharmakologische Angriffspunkte für die Einzelstoffe existieren.

Allerdings kann in einigen Fällen auch das Gegenteil der Fall sein, wenn z. B. einzelne Verbindungen in dem Extrakt zu anderen des gleichen Extraktes eine antagonistische pharmakologische Wirkung entfalten. Eine verminderte Wirkung kann auch resultieren, wenn einzelne Verbindungen mit anderen in Interaktion treten und diese irreversibel binden (z. B. Gerbstoffbindung an Alkaloide).

Für synergistisch pharmakologische Effekte von Gemischen isolierter reiner Pflanzenstoffe gibt es zahlreiche Beispiele:

In der Gruppe der Extraktmonopräparate sei die Kombination *Morphin-Codein* im Opium genannt. Es ist bekannt, dass Codein den analgetischen Effekt des Morphins potenziert, so dass die Konzentration an Morphin in dem Gemisch gesenkt werden kann.

Die beiden in der Ginkgo-Pflanze enthaltenen *Ginkgolide A + B* ergaben im Gemisch nach der Isobol-Methode von Berenbaum (1989) im Thrombozyten-Agglutinations-Test gemessen, eine potenzierende Wirkung (Steinke, 1993).

Bekannt sind potenzierende Effekte von antiviralen Wirkstoffgemischen (Hall und Duncan, 1988), wie sie heute zur AIDS-Behandlung therapeutisch genutzt werden. Kombinationen von Bitterstoffhaltigen Drogen führen immer zu additiven oder potenzierenden Effekten auf die Magensaft- und Gallensekretion.

Für *Pflanzenextrakte* gibt es ebenfalls eine Reihe von Hinweisen über synergistische additive oder potenzierende Effekte, die von den in ihnen enthaltenen Wirkstoffgemischen stammen. Die bestuntersuchten Beispiele sind in Tab. 1.3 zusammengestellt.

Die in einem Pflanzenextrakt enthaltenen Begleit- bzw. Ballaststoffe können die Resorptionsrate

Tab. 1.3: Nachgewiesene Synergieeffekte von Wirkstoffgemischen in Extrakten

Extrakte aus	Wirkstoffgemisch	Literatur
Artemisia annua	Artemisinin und Flavonoide	Phillipson 1999
Kava-Kava (Piper methysticum)	Kawain, Dihydro-Kawain, Methysticin, Dihydromethysticin, Yangonin, Dihydroyangonin	Klohs et al. 1959, Meyer 1967, Singh and Blumenthal 1997
Valeriana officinalis	Valtrat, Didrovaltrat, Valerensäure, Valerenon	Hölzl 1997
Glyzyrrhiza glabra	Glyzyrrhizin, Flavone, Isoflavone, Chalcone	Cantelli-Forti et al. 1994
Croton draconoides und *Croton lechleri*	Polyphenole, Proanthocyanidin-Oligomere	Chen et al. 1994

und letztlich die Bioverfügbarkeit von Wirkstoffen eines Pflanzenextraktes verbessern (Eder und Mehnert, 2000).

1.7 Therapie mit Phytopharmaka

1.7.1 Hauptindikationsgebiete für rationale Phytopharmaka

Basierend auf jahrhundertelanger Anwendungspraxis und den bisher durchgeführten kontrollierten klinischen Studien ergeben sich für die Phytopräparate dieser Klasse nachfolgende Anwendungsbereiche:

- kurzzeitige Behandlung bis zur Diagnosestellung durch den Arzt,
- alleinige Therapie bei leichten bis mittelschweren Erkrankungen bei z. B. Prostatahyperplasie I. + II. Grades oder Herzinsuffizienz NYHA I + II,
- Adjuvanstherapie in Kombination mit Pflanzenreinstoffpräparaten, Antibiotika oder Chemosynthetika bei der Behandlung schwerer Krankheitszustände, z. B. NYHA III,
- weitgehend chemotherapieresistente chronische Erkrankungen z. B. Sinusitis, Allergien, rezidivierende Infektion,
- geriatrische Erkrankungen, degenerative Krankheitszustände, Zystitis,
- Prophylaxe von infektiösen, degenerativen und Stoffwechsel-Erkrankungen,
- Nachbehandlung und Rekonvaleszenz,
- Arztgestützte Selbstmedikation.

Daraus geht hervor, dass Phytopräparate dieser Art – von einigen Ausnahmen abgesehen – nicht für die Akut- und Notfall-Behandlung geeignet sind. Es sind Arzneimittel, die primär von niedergelassenen Ärzten verordnet oder im Rahmen der Selbstmedikation angewendet werden. In Kliniken haben diese Präparate bisher noch wenig Bedeutung erlangt.

1.7.2 Wirkungscharakteristik der Phytopräparate

Im Vergleich zu Reinstoffpräparaten besitzen diese ein günstiges Nutzen-Risiko-Potential, wobei das Maximum der Wirksamkeit sehr häufig erst nach längerer Therapie (Langzeittherapie) erreicht wird. Ein ähnliches Wirksamkeitsprofil, – Wirkeintritt nach einer Latenzphase – besitzen auch viele chemisch-synthetische Arzneimittel wie z. B. Psychopharmaka.

Bei bestimmungsgemäßem Gebrauch sind Phytopräparate der beschriebenen Art **nebenwirkungsarm** oder **-frei** im Gegensatz zu Reinstoffpräparaten. Daraus folgt, dass diese eine **große therapeutische Breite** besitzen, d. h. dass toxische Bereiche bei üblicher Dosierung nicht erreicht werden.

Die Anwendung dieser Phytopräparate ist bezogen auf die an der Wirksamkeit beteiligten Wirkstoffe mit wenigen Ausnahmen eine **„Niedrigdosis-Therapie"**. Die pro Tag tatsächlich verabreichten Wirkstoffmengen (nicht Extraktmenge) liegen in der Regel im Milligrammbereich.

Weshalb trotz dieser relativ geringen Wirkstoffmengen sehr häufig **Bioäquivalenz** mit chemisch-synthetischen Präparaten identischer oder ähnlicher Indikation erreicht wird, kann mit einem **Synergismus** von Wirkstoffgemischen eines Extraktpräparates erklärt werden (siehe auch Pharmakologie und klinischer Wirksamkeitsnachweis S. 12 und 14).

Während sich mögliche überadditive d.h. potenzierende synergistische Effekte von Gemischen reiner Arzneistoffe ohne Schwierigkeiten nach der Isobol-Methode von Berenbaum (1989) nachweisen lassen und z. B. für eine Reihe von antiviral wirkenden Stoffgemischen auch pharmakologisch bereits nachgewiesen wurden (z. B. Hall und Duncan, 1988), ist die Synergie-Wirkung eines Extraktes schwieriger nachzuweisen. Dies geschieht in der Regel durch Wirk- und Wirksamkeitsvergleich isolierter Einzelstoffe oder Wirkstoffgemische mit dem diese enthaltenden Extrakte. Beschrieben wurden solche Synergieeffekte z. B. für die in Tabelle 1.3 aufgeführten Wirkstoffgemische von bekannten Arzneidrogen (Williamson, 1999).

Bei diesen Synergieeffekten muss unterschieden werden zwischen solchen, die durch einen Agonismus einzelner Wirkstoffe eines Extraktes mit gleichem oder ähnlichem Wirkprofil zustandekommen und jenen, die allein durch eine pharmakologische **Polyvalenz** einzelner Inhaltsstoffe eines Extraktes erklärt werden können.

Zu letzteren zählen viele phenolische Verbindungen wie z. B. Flavonoide, Phenolcarbonsäuren, Lignane, Tannine etc., die auf Grund ihrer großen Bindungs-Affinität zu Eiweißverbindungen und damit Enzymen, Rezeptoren u. a. Oberflächenstrukturen von Zellen eine Vielzahl von pharmakologischen Wirkungen entfalten können. Diese Synergismen kommen natürlich therapeutisch nur dann voll zum Tragen, wenn alle Wirkstoffe eines Extraktes eine gleich gute Bioverfügbarkeit besitzen.

Der Grund für die Zusammenstellung von Kombinationspräparaten ist neben einer erwarteten verbesserten multifunktionalen Wirksamkeit, die Vorstellung, dass durch ausgewählte Kombinationen mögliche Nebenwirkungen minimiert oder ausgeschaltet werden können. Beispielsweise wird in der TCM die Süßholzwurzel wegen ihrer „entgiftenden Wirkung" zahlreichen Kombinationspräparaten zugesetzt, um damit die Verträglichkeit zu verbessern. In diesem Zusammenhang muss darauf hingewiesen werden, dass die größere Wirksamkeit von Pflanzeninhaltsstoffen, appliziert in Form eines standardisierten Extraktes, auch durch einen selbst nicht wirksamen Begleitstoff (z. B. Ballaststoff) des Extraktes hervorgerufen werden kann. So können die in einem Herzglykosid-haltigen Extrakt als Begleitstoffe vorkommenden Saponine die Wirksamkeit der Herzglykoside durch eine induzierte erhöhte Resorptionsrate verbessern.

Allerdings ist auch das Gegenteilige möglich, wenn z. B. Gerbstoffe in einem Alkaloid-haltigen Extrakt die Resorption und Bioverfügbarkeit der Alkaloide herabsetzen. Wenn zwischen den einzelnen Kombinationspartnern pharmakokinetische Interaktionen der genannten Art entstehen, die das Nutzen/Risiko-Verhältnis nicht verbessern oder verschlechtern, wäre eine Kombination negativ zu bewerten (siehe Nutzen-Risiko-Bewertung S. 15).

Aus diesem Grund hat der Gesetzgeber verfügt, dass die Sinnhaftigkeit solcher fixer Kombinationen nachgewiesen wird (siehe hierzu Loew, 1997, 1998).

Sinnvoll wären solche Kombinationen demnach nur dann, wenn folgende Voraussetzungen erfüllt sind:

- Jeder arzneilich wirksame Bestandteil leistet einen Beitrag zur positiven Beurteilung des Arzneimittels (AMG 2, § 22 (3a), 1986).
- Unerwünschte Wirkungen von Einzelkomponenten werden durch Dosisreduktion vermindert.
- Die einzelnen Kombinationspartner stimmen im Wirkungseintritt, in der Wirkungsdauer und im Dosierungsintervall überein.
- Die Wirksamkeit und Unbedenklichkeit der Einzelkomponenten ist belegt.

Da die Schwierigkeiten diese Voraussetzungen zu erfüllen mit jeder zusätzlichen Droge einer Kombination steigen, sollten solche Kombinationspräparate nicht mehr als **fünf** Extraktkomponenten enthalten, dies auch schon deshalb, weil die gleiche chemische Zusammensetzung und damit reproduzierbare Wirksamkeit bei mehr als fünf Drogen-Komponenten-Gemischen nur noch schwer zu gewährleisten ist.

1.7.3 Wirksamkeitsprüfung von Phytopräparaten – klinische Studien

Für das Inverkehrbringen eines neuen rational anwendbaren Phytopräparates als zugelassenes Arzneimittel sind seit Inkrafttreten der 5. Novelle zum Arzneimittelgesetz (1994) die gleichen klinischen Wirksamkeitsnachweise und Belege für die Unbedenklichkeit erforderlich wie für chemisch-synthetische Pharmaka. Als Belege für die Wirksamkeit kann zwar auf Aufbereitungsmonographien der Kommission E des früheren Bundesgesundheitsamtes (BGA), heute Bundesinstitut für Arzneimittel und Medizinprodukte (BfArM) oder auf Monographien der European Scientific Cooperative in Phytotherapy (ESCOP) Bezug genommen werden, doch müssen diese dem wissenschaftlichen Erkenntnisstand zum Zeitpunkt der Zulassungsbeantragung entsprechen.

Die bisher für Phytopräparate vorliegenden ca. 400 klinischen Studien wurden größtenteils plazebokontrolliert und doppelblind durchgeführt. Die meisten Studien wurden mit *Mono-Extrakt-Präparaten*, allein von Ginkgo 48, von Hypericum 31, von Crataegus 16, von Echinacea 10, von Gynaekologika > 10, von Prostata-Präparaten > 12 und von Valeriana 8 Studien durchgeführt (Stand 2001).

Dass plazebokontrollierte Doppelblindstudien auch mit *Kombinationspräparaten* mit positivem Ergebnis durchführbar sind, zeigt das Beispiel eines aus 5 Drogen bestehenden Präparates, das nach neuem AMG zur Behandlung der Sinusitis (siehe Seite 116) zugelassen wurde.

Zum positiven Ergebnis aller bisher publizierten klinischen Studien hat die klare Abgrenzung der Indikationsangaben für die einzelnen Präparate nicht unwesentlich beigetragen. In der Regel gelten für alle genannten Präparate leichte bis mittelschwere Krankheitszustände, entsprechend Schweregrad I und II auf einer 4- oder 5 Grad-Skala, als die adäquaten Indikationen.

Als besonders überzeugende Wirksamkeitsprüfungen können jene Studien gewertet werden, bei denen die Phytopräparate gegen bekannte Synthetika gleicher Indikation geprüft wurden (siehe hierzu S. 235). Bei gleicher Wirksamkeit imponieren hier besonders die fehlenden oder sehr geringen Nebenwirkungen des Phytopräparates.

Der Stellenwert der Phytopräparate auf dem deutschen Arzneimittelmarkt ist aus den Verordnungszahlen abzulesen. Unter den insgesamt 1430 meist verordneten Arzneimitteln des Jahres 2002 (Arzneiverordnungsreport, Schwabe und Paffrath, 2002) befanden sich 100 pflanzliche Präparate. Davon entfielen 59 auf Monopräparate (69 %) und 41 auf Kombinationspräparate (31 %). Die Rangfolge der Hauptindikationsgebiete entsprach nachfolgenden Indikationen: Erkrankungen des Zentralen Nervensystems (23 %), der Atemwege (25 %), von Herz-Kreislauf (10 %), der Harnwege (10 %), von Magen, Darm, Leber und Galle (12 %), zur Steigerung der Immunabwehr (6 %), Erkrankungen von Haut und Bindegewebe (10 %) und Gynäkologika (5 %) (siehe hierzu Schulz und Hänsel, 1999, 2001).

Im Vergleich zu den klinischen Wirksamkeitsstudien ist die Zahl der *Bioverfügbarkeits-* und *Pharmakokinetik*-Studien, die bisher mit Phytomono- oder Kombinations-Extrakten durchgeführt werden, noch sehr gering. Dies liegt in der Tatsache begründet, dass es bei dem in einem Monoextraktpräparat vorliegenden Wirkstoffgemisch oft schwierig oder unmöglich ist, die wirksamkeitsbestimmenden Hauptwirkstoffe zu definieren, die dann nach Magen- und Darmpassage im Blut gemessen werden sollen. Es gibt aber erste Studien, die zeigen, dass sowohl bei Mono- als auch Kombinationspräparaten solche Untersuchungen sinnvoll und erfolgreich sein können (Gräfe und Veith, 1999; Bhattaram et al., 2002).

1.7.4 Nutzen-Risiko-Bewertung von Phytopharmaka

Der *jahrhundertelange Erfahrungsschatz*, den die meisten Arzneidrogen aufweisen, hat das Vertrauen weiter Teile der Bevölkerung in die Wirksamkeit, Verträglichkeit und Unbedenklichkeit von pflanzlichen Präparaten gefestigt. Nicht zuletzt hat dieses Vertrauen dazu beigetragen, weshalb der therapeutische Gesamteffekt von pflanzlichen Arzneimitteln eine nicht zu unterschätzende *psychodynamische Wirkkomponente* enthält, wenngleich dies nicht für Phytopharmaka charakteristisch ist (Schulz, 2000).

Wie die in den letzten 15 Jahren durchgeführten kontrollierten klinischen Studien nunmehr belegen, konnten für die geprüften standardisierten Phytopharmaka nicht nur deren *Wirksamkeit* bestätigt, sondern auch die *Bioäquivalenz* zu den entsprechenden Synthetika bewiesen werden, wenn für beide die adäquate Indikation (leichter bis mittelschwerer Erkrankungsgrad) gewählt wurde. Dabei zeigte sich gleichzeitig, dass die *Nebenwirkungen* bei den Phytopräparaten im Vergleich zu den synthetischen Referenzpräparaten entweder völlig fehlten oder sehr gering waren. Als Beispiele können die Nebenwirkungsraten bei der Behandlung mit Ginkgo- und Hypericum-Präparaten angeführt werden. Studien mit 10 815 Altersdemenz-Patienten ergaben für die Ginkgo-Behandlungsgruppe eine Rate von spontanen Nebenwirkungen von nur 1,69 %, während bei einem Vergleichskollektiv von 2141 Patienten, behandelt mit einem synthetischen Nootropikum, die Nebenwirkungsrate bei 5,42 % lag (Linden et al., 1997). Noch günstiger fielen Vergleichsstudien mit Hypericum-Präparaten und synthetischen Antidepressiva aus. Während für die Synthetika Nebenwirkungsraten von 20–50 % registriert wurden, lagen diese bei den Hypericum-Extrakt-Präparaten bei nur 2–5 % (Woelk et al., 1993).

Die Gründe für die relativ geringen Nebenwirkungsraten bei Phytopharmaka sind erklärbar. Sie sind einmal zurückzuführen auf das Vorliegen von allgemein schwächer wirksamen Inhaltsstoffklassen – der Anteil an Phytopräparaten mit stark wirkenden Alkaloiden ist äußerst gering – ferner auf eine andere Dosiswirkungsrelation der Extrakte bzw. Reinstoffe und auf die auf S. ■ beschriebenen Synergieeffekte in Extraktwirkstoffen.

Drogen oder Drogenzubereitungen, die auf Grund neuerer Erkenntnisse ein *gentoxisches, embryotoxisches, mutagenes, kanzerogenes oder stark allergisierendes Potenzial* besitzen oder in Verdacht stehen, eines zu besitzen, wurden bereits per Verordnung vom Arzneimittelmarkt ausgeschlossen. In den Fällen, in denen ein mögliches Risiko für den Menschen nicht völlig ausgeschlossen werden konnte, gibt es in den Monographien und Richtlinien zur Anwendung Warnhinweise bzw. Vorschriften in Bezug auf die Zeitdauer der Anwendung oder die Dosierung. Ein Beispiel hierfür ist der Huflattich mit seinem Gehalt an Pyrrolizidinalkaloiden, die ein gewisses kanzerogenes Potenzial besitzen (siehe hierzu De Smet et al., 1992).

Da in den letzten Jahren Phytopräparate zunehmend auch zur Adjuvanstherapie (additiv) mit synthetischen Arzneimitteln herangezogen wurden, sind in einigen Fällen Interaktionen zwischen beiden bekannt geworden, die ernst genommen werden müssen. Eine erste Zusammenstellung bisher registrierter Interaktionen oder indirekter Hinweise auf solche liegt vor (Ernst, 2000).

Diese können sich äußern in einer Verstärkung, Potenzierung oder Reduktion von Wirkungen des synthetischen Arzneimittels oder in einer Induktion von Enzymreaktionen.

Bekannte Beispiele aus letzter Zeit sind Interaktionen von Hypericum-Inhaltsstoffen mit Östrogenen und Gestagenen, die die Wirkung der hormonellen Kontrazeptiva abschwächen können, oder die Verstärkung von Parkinsonsymptomen bei gleichzeitiger Gabe von Kava-Kava mit Levodopa.

1.8 Gesetzgebung und Phytopräparate

Nach § 3 des AMG gehören zur Definition „Pflanzliches Arzneimittel" Pflanzen, Pflanzenteile und Pflanzenbestandteile in bearbeitetem oder unbearbeitetem Zustand, die dazu bestimmt sind *Krankheiten, Leiden, Körperschäden oder krankhafte Beschwerden zu heilen, zu lindern, zu verhüten oder zu erkennen.*

Bis zum 1.1.1990 musste für sämtliche Arzneispezialitäten einschließlich der Phytopräparate, die im Verkehr bleiben sollen, ein *Nachzulassungs- bzw. Verlängerungsantrag* gestellt werden (§ 7 (3) und 4 AMG). Diese Regelung hatte zum Ziel, Alt- und Neuspezialitäten zu vereinheitlichen. Für die Nachzulassung sind *Unbedenklichkeit, Qualität und Wirksamkeit* nachzuweisen (Artikel 3 § 7 Abs. 4 AMG).

Mit der 5. Novelle zum Arzneimittelgesetz vom 17.8.1994 wurden die Zulassungs- und Nachzulassungsbedingungen für Phytopharmaka geändert. Neu ist, dass die Belege der Wirksamkeit und Unbedenklichkeit nach dem Prinzip der Beweislastumkehr nicht mehr stoffbezogen d. h. von den Angaben zu den einzelnen Drogen in den *Monographien der Kommission E* abgeleitet werden können (siehe hierzu Gaedcke und Steinhoff, 2000). Diese hohen Qualitätsanforderungen können wissenschaftlich und wirtschaftlich nur noch von einem Teil der Phytopharmaka geleistet werden. Dies wird zwangsläufig dazu führen, dass sich der Phyto-Markt in die folgenden fünf Gruppen von Phytopräparaten aufteilen wird.

Tab. 1.4: Rationale Phytopharmaka auf der Basis der Monographien der Kommission E (nach Gaedcke und Steinhoff, 2000)

1. Arzneipflanzen mit präparatespezifischen klinischen Studien			
Indikation	• Durchblutungsstörungen	→	Ginkgo
	• toxische Leberschäden	→	Mariendistel
	• Depressionen	→	Johanniskraut
	• Herzinsuffizienz	→	Weißdorn
	• Dyspepsie/Lipidsenkung	→	Artischocke
	• Prostataadenom (I und II)	→	Sägepalme, Brennnessel
	• Schlafstörungen	→	Baldrian
	• Angstzustände	→	Kava-Kava
2. Arzneipflanzen ohne präparatespezifische klinische Studien			
Indikation	• Schlafstörungen/Unruhe	→	Hopfen, Melisse, Passionsblume
	• Gallenflussstörungen	→	Schöllkraut, Gelbwurz
	• Atemwegserkrankungen	→	Thymian, Schlüsselblume, Efeu

1.8.1 Rationale Phytopharmaka

Extrakt-Präparate müssen für die Zulassung den gleichen strengen Anforderungen von Qualität, Wirksamkeit und Unbedenklichkeit wie für chemisch synthetische oder pflanzliche Reinstoff-Präparate genügen.

Die Extrakte dieser Präparate müssen im Herstellungsverfahren optimiert, normiert bzw. standardisiert, galenisch in Bezug auf Bioverfügbarkeit optimiert, die Dosierungen mindestens monographiekonform, die Wirksamkeit belegt und begründet und in der therapeutischen Anwendung risikoarm sein. Die Präparate können *mit* oder *ohne* präparatespezifische klinische Studien auf dem Markt sein (siehe Tab. 1.4).

Die Präparate des ersten Typs sind von den Monographien der Kommission abgeleitet und ihre Wirksamkeit ist durch präparatespezifische klinische Studien begründet.

Die Präparate des zweiten Typs beziehen ihren Wirksamkeitsnachweis ebenfalls über die Monographien der Kommission E, zu denen aber bis heute keine neueren klinischen Studien publiziert wurden.

1.8.2 Traditionelle Phytopharmaka

Diese Präparate sind nicht monographiekonform. Sie gelten auf Grund langjähriger therapeutischer Erfahrungen aber als anwendungssicher. Ihre Zulassung erfolgt nach § 109a AMG, d. h. dass klinische Studien nicht unbedingt erforderlich sind. Sie müssen, ob freiverkäufliche Altarzneimittel oder neu beantragte Phytopharmaka, durch den Hinweis „traditionelle Anwendung unter Nennung der Anwendungsgebiete" (siehe Tab. 1.5) gekennzeichnet sein. Sie sind nicht apothekenpflichtig.

Tab. 1.5: „Traditionelle" Phytopharmaka

→ Präparate nach § 44 Abs. 1 und 2 AMG
→ Präparate nach § 109a AMG
• zur Unterstützung oder Kräftigung
• zur Besserung des Befindens
• zur Unterstützung der Organfunktion
• zur Vorbeugung
• als mild wirkendes Arzneimittel

1.8.3 2004 – Arzneimittel

Phytopharmaka, die zur Nachzulassung per Antrag gemeldet waren, aber noch vor dem 31.12.1999 auf Grund kaum zu erwartender Zulassung zurückgezogen wurden und damit nur noch bis zum 1.1.2005 verkehrsfähig sind.

1.8.4 Marktfähige Phytopräparate durch Standardzulassung

Bei diesen Präparaten handelt es sich nach § 36 AMG um Monographien von 91 bewährten Phytopräparaten (Monopräparate und Teemischungen), die seit langem apothekenüblich sind, wie z. B. Teepräparate, Tinkturen etc. Präparate, die diesen Standardzulassungen genau entsprechen, sind von der Pflicht der Individualzulassung freigestellt.

1.8.5 Als Lebensmittel eingestufte Phytopräparate

Zu diesen Präparaten, z. T. als *Nahrungsergänzungsmittel*, engl. als *Nutriceuticals, Functional Foods* oder *Food Additives* bezeichnet, zählen einige Drogen zur Herstellung von Teezubereitungen sowie bestimmte Gewürzdrogen, Aromen oder aus Drogen gewonnene Stoffe wie Vitamine, Carotinoide, essentielle Fettsäuren, Eiweißstoffe oder Kohlenhydrate. Voraussetzung für das Inverkehrbringen sind die nachgewiesene Qualität und die Unbedenklichkeit. Ihre Einordnung zu Lebensmitteln ergibt sich aus der „allgemeinen Verkehrauffassung" und der objektiven Zweckbestimmung. Für die Einstufung als Lebensmittel ist maßgebend, dass solche Präparate entweder dazu in der Lage sind Mangelzustände durch Ergänzung zu beheben oder allgemein der „Erhaltung, Pflege und Förderung der Gesundheit" dienen.

Die Präparate dürfen daher mit keiner Heilanzeige versehen sein. Die Auslobung kann nur erfolgen durch Angaben wie zur „Stärkung, Anregung, Unterstützung oder Vorbeugung des Stoffwechsels, der Abwehrkräfte" usw. (siehe hierzu Müller-Römer, 1998).

1.9 Phytopharmaka und europäisches Zulassungssystem

Die Notwendigkeit für Phytopharmaka in Europa harmonisierte Bewertungskriterien zu schaffen, die letztlich auch zur Zulassung eines Phytopharmakons in anderen EU-Staaten als dem Erzeugerland dienen sollen, wurde die European Scientific Cooperative on Phytotherapy (ESCOP) als Dachorganisation aus nationalen Fachgesellschaften für Phytotherapie gegründet. Hauptaufgaben sind die Erstellung von Drogen-Monographie-Vorschlägen und die Förderung der Forschung auf diesem Gebiet. Bis Ende 2002 wurden 50 Monographie-Vorschläge erarbeitet und publiziert. Diese ESCOP-Monographien sind noch nicht offiziell, können aber von pharmazeutischen Unternehmen für Zulassungsverfahren verwendet werden.

Ein zweiter Schritt in Richtung Harmonisierung des Phytomarktes in Europa stellt die Anfang 1997 von der europäischen Zulassungsagentur (EMEA) ins Leben gerufene ‚Ad hoc-Working Group on Herbal Medicinal Products' dar. Aufgabe dieser Gruppe wird es sein den Status pflanzlicher Zubereitungen als Arzneimittel mit rechtlichen Rahmenbedingungen zu versehen und unter Einbeziehung der ESCOP- und WHO-Monographie-Entwürfe die Kriterien für die Wirksamkeit und Unbedenklichkeit festzulegen (siehe hierzu Gaedcke und Steinhoff, 2000).

1.10 Übersicht über die wichtigsten Wirkstoffgruppen von Drogen und daraus hergestellten Arzneizubereitungen

Pflanzen-Wirkstoffe entstammen zumeist dem sogenannten **Sekundärstoffwechsel**. Verbindungen des Sekundärstoffwechsels sind von Pflanze zu Pflanze verschieden. Sie stellen ein *Charakteristikum*, einen *chemischen Fingerprint jeder Pflanze*, dar. Quantitativ variiert dieses Inhaltsstoffmuster je nach Herkunft, Erntezeit und Lagerbedingungen. Aus diesem Grund sind analytische Standardisierungsverfahren (Gehalts- oder Wertbestimmungen) erforderlich, um auch ihre Wirkungen und Wirksamkeiten reproduzierbar zu machen.

Die eigentlichen Wirkstoffe aus dem Sekundärstoffwechsel machen in der Regel nur 0,5 bis höchstens 5 % des Gesamtdrogengewichtes aus. Der Rest entfällt auf pharmakologisch zumeist nicht direkt wirksame sog. Ballast- und Reservestoffe.

Ballast- und Reservestoffe entstammen dem **Primärstoffwechsel.** Hierzu gehören Zellulose, Fette, Proteine und Mineralstoffe, die für das Leben der Pflanze essentiell und daher in allen höheren Pflanzen in etwa gleicher oder ähnlicher Zusammensetzung enthalten sind. Sie machen den Hauptteil einer Pflanze oder Droge aus (bis zu 95 %). Diese Stoffe besitzen, einige ausgenommen, *keine direkten pharmakologischen Wirkungen*, können aber die Wirksamkeit der eigentlichen Wirkstoffe in Extraktpräparaten positiv oder negativ beeinflussen (Löslichkeit, Resorption, Adsorption).

Nachfolgend sind die Grundstrukturen und Haupteigenschaften der Hauptwirkprinzipien von Arzneipflanzen kurz beschrieben.

1.10.1 Alkaloide

In der Pflanze liegen die Alkaloide fast immer an gewöhnliche Pflanzensäuren wie z. B. Äpfel-, Wein- oder Citronensäure gebunden vor.

Dadurch erhalten sie als Salze gute Wasserlöslichkeit und erscheinen gelöst im Zellsaft der Pflanze. Alkaloide finden sich in zahlreichen Familien der „höheren" Pflanzen und dort vorallem in Samen, Rinden, Blättern und Wurzeln. Die Mutterkornalkaloide machen eine Ausnahme, da diese von einem Pilz, der auf Gräsern und Getreide schmarotzt gebildet werden. Bekannte Alkaloide sind z. B. Ephedrin, Morphin, Atropin, Coffein, Chinin oder Reserpin.

Alkaloide (Abb. 1.5) unterscheiden sich von anderen Pflanzenstoffen durch ihren *charakteristischen Stickstoffgehalt* (ein oder mehr Stickstoff-Atome). Sie leiten sich biosynthetisch von den ebenfalls Stickstoff enthaltenden *Aminosäuren* ab. Am Aufbau der meistens sehr kompliziert strukturierten Alkaloide sind auch noch andere einfache Vorstufen beteiligt. Dies ist auch der Grund, weshalb keine für alle Alkaloide geltende Grundstruktur

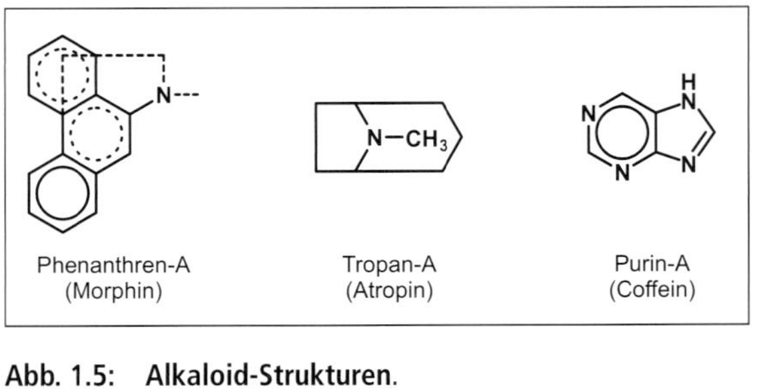

Abb. 1.5: Alkaloid-Strukturen.

angegeben werden kann. Der Stickstoff im Molekül bedingt den zumeist basischen Charakter der Alkaloide, wobei die Art der Stickstoff-Bindung und die strukturelle Umgebung den *Grad der Basizität* bedingen.

Dass wir vor allem unter den Alkaloiden pharmakologisch besonders stark wirksame Verbindungen finden, hängt mit der Anwesenheit von Stickstoff und den sich daraus ergebenden besonderen physikalisch-chemischen Eigenschaften zusammen. Hierzu zählt die *Fähigkeit* zur *Bildung von Ionen und Salzen*, so dass sie Bindungsaffinitäten zu polaren und lipophilen Strukturen entwickeln können. Zahlreiche im Organismus als Neurotransmitter oder Zell-Mediatoren fungierende körpereigene Stoffe leiten sich ebenfalls von Aminosäuren ab bzw. enthalten Stickstoff im Molekül.

Hauptwirkungen: Alkaloide entfalten zumeist starke Wirkungen auf das Zentralnervensystem; dabei finden sich verschiedenartige Wirkungen, die streng strukturabhängig sind. In hohen Dosen wirken zahlreiche Alkaloide toxisch.

1.10.2 Herzglykoside

Diese setzen sich aus einem *Steroidgrundgerüst* (Abb. 1.6) und an diese gebundene *Zuckereinheiten* zusammen.

Das Steroidgerüst ähnelt im Aufbau den Gallensäuren und dem Cholesterin mit dem charakteristischen Unterschied, dass bei den Herzglykosiden an das tetrazyklische Grundgerüst ein 5- oder 6 gliedriger *Lactonring* gebunden ist, der eine wichtige Rolle bei der Bindung an den spezifischen Rezeptor im Herzmuskel spielt. Dieser Rezeptor ist im Herzmuskel lokalisiert und durch eine Na^+, K^+-abhängige ATP-ase charakterisiert. Wirkstätte, Wirkdauer und Toxizität hängen von der Zahl, Art und Stellung der am Steroidgerüst angeordneten Substituenden ab.

Hauptwirkungen: Positiv inotrop, Steigerung der Kontraktionskraft des Herzmuskels.

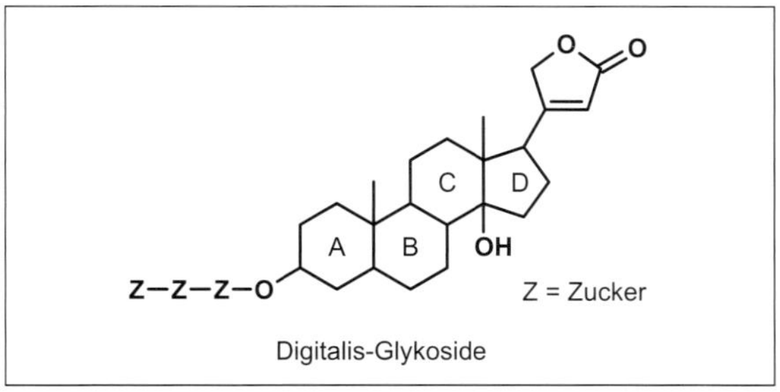

Abb. 1.6: Grundstruktur von Herzglykosiden.

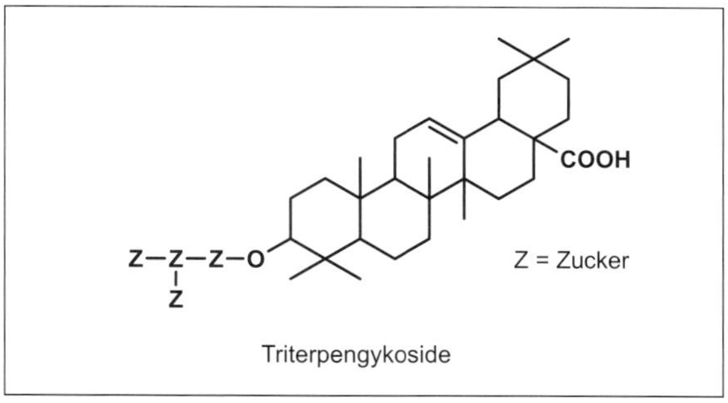

Abb. 1.7: Grundstruktur von Saponinen.

1.10.3 Saponine

Wie bei den Herzglykosiden besitzt das Grundgerüst der Saponine (Abb. 1.7) *terpenoiden Aufbau*, d. h. dass dieses aus Isopreneinheiten, den charakteristischen C-5-*Terpenbausteinen* zusammengesetzt ist. Die meisten Saponine gehören der sog. Triterpen-Reihe und nur wenige der sog. Steroid-Reihe an. An das Triterpengerüst sind wieder *Zuckerketten* gebunden, d. h. die Saponine sind *Glykoside*. Die Anwesenheit eines lipophilen und polaren Anteils im Molekül bedingt den *„amphoteren"* Charakter vieler Saponine.

Diese physikalisch-chemische Eigenschaft befähigt sie, sich an Grenzflächen anzulagern und die Oberflächenspannungen von Systemen herabzusetzen. Der Name Saponine stammt von sapo = Seife, da viele Saponine seifenähnlichen Charakter besitzen. Diese besonderen physikalisch-chemischen Eigenschaften erklären nur einige pharmakologischen Wirkungen (Verflüssigung von Schleim und dadurch expektorierende Wirkung, antimykotische und antibiotische Wirkung, infolge Emulgatoreigenschaften auch resorptionsfördernde Wirkung). Wiederum entscheiden die charakteristischen Substitutionsmuster über die speziellen pharmakologischen Wirkprofile der Saponine.

Hauptwirkungen: Sekretolytisch, antiphlogistisch, antiödematös (kortikomimetisch), antifungal, immunstimulierend.

1.10.4 Flavonoide

Verbindungen mit dieser Sammelbezeichnung kommen mit > 300 Strukturvarianten im Pflanzenreich weit verbreitet vor. Sie finden sich vor allem in den oberirdischen Organen der Pflanze, Blüten, Blättern und Früchten, wo sie zusammen mit den Carotinoiden den Hauptteil der gelben Farbstoffe bilden. Ihr

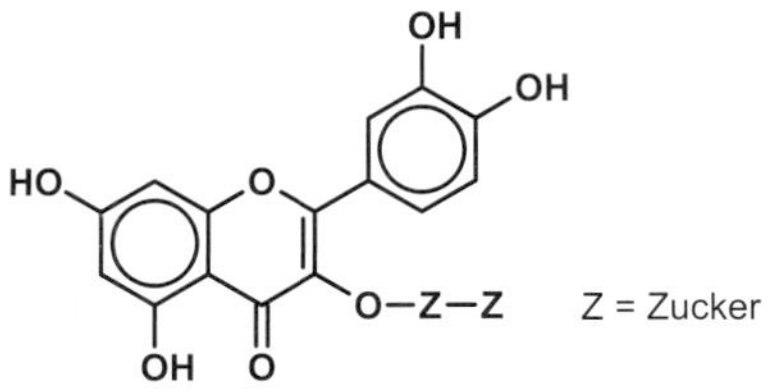

Flavonolglykoside (z. B. Rutin)

Abb. 1.8: Grundstruktur von Flavonoidglykosiden.

mengenmäßiger Anteil in den einzelnen Organen liegt zwischen 0,5 und 3 %, mit Ausnahmen bei den Schnurbaumknospen (ca. 25 %), dem Buchweizen und den Citrusfrüchten (ca. 5–10 %).

Chemisch gehören die Flavonoide in die Klasse der Phenylpropan-Verbindungen, biosynthetisch gebildet aus Bausteinen des Essigsäure- und Zuckerstoffwechsels. Die große Strukturvarianz ist bedingt durch den unterschiedlichen Oxidationsgrad des mittleren Ringes, das Substitutionsmuster mit OH- und Methoxylgruppen in den Ringen A u. B sowie die Verknüpfung mit verschiedenen Zuckern zu Mono- und Diglykosiden (Abb. 1.8).

Die *Pharmakologie* wird bestimmt durch das spezifische Substitutionsmuster, den Grad der Bioverfügbarkeit und Eliminationsgeschwindigkeit der Verbindungen. Die Tatsache, dass die Flavonoide als phenolische Verbindungen starke Bindungen vor allem mit Eiweißstrukturen in der Zelle eingehen, erklärt ihre mannigfachen Wechselwirkungen mit Enzymen und anderen Proteinen.

Hauptwirkungen: antihämorrhagisch, antisklerotisch, venentonisierend, antiphlogistisch, antioxidativ, spasmolytisch, antihepatotoxisch, (Flavanolignane bei Mariendistel) und diuretisch.

1.10.5 Anthranoid-Verbindungen

Diese Verbindungsklasse kommt wie die Flavonoide in Form von *Glykosiden* und *freien Aglykonen* vor (Abb. 1.9). Die meisten Anthrachinone werden aus *Essigsäureketten* aufgebaut. Die trizyklischen Verbindungen mit den charakteristischen Keto-Funktionen allein in C_9- oder C_9- und C_{10}-Stellung tragen zusätzlich *phenolische OH-Gruppen*.

Wenn das Anthron- oder Anthrachinonmolekül OH-Gruppen in 1- und 8-Stellung besitzt, erhält es laxierende Eigenschaften. Hier liegt einer der seltenen Fälle von *strenger Struktur-Wirkungs-Abhängigkeit* vor, so dass für alle Anthrachinone und Anthrone ein gleicher Angriffspunkt angenommen werden kann.

Hauptwirkungen: Laxierend.

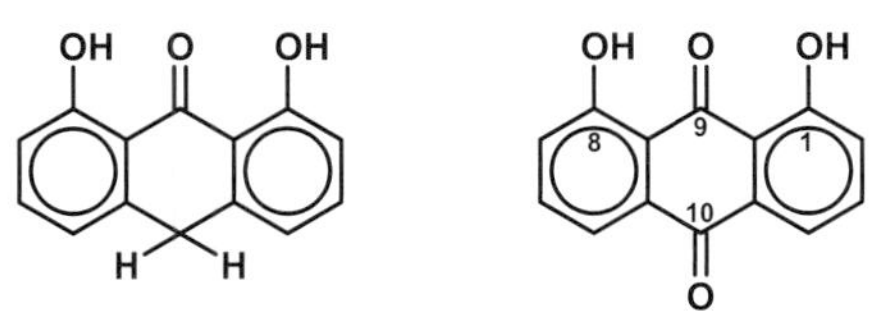

Anthron Anthrachinon

Abb. 1.9: Grundstruktur von Anthranoid-Verbindungen.

1.10.6 Cumarine

Diese Stoffklasse entstammt dem Phenylpropan-, genauer dem *Zucker-Stoffwechsel*. Das charakteristische Strukturelement ist das *Lactonringsystem* (Abb. 1.10).

Während die dimere Molekülform, z. B. das *Dicumarol* blutgerinnungshemmende Eigenschaften besitzt, verfügen die einfacher aufgebauten *Cumarine* je nach Substitutionstyp über sehr vielfältige Wirkeigenschaften, die von UV-Schutz bis zu Wirkungen am Gefäßsystem reicht. Das nichtsubstituierte Cumarin besitzt einen honigartigen Geruch.

Hauptwirkungen: Innerlich: Herz-/Kreislauf, d. h. gefäßaktiv.

Äußerlich: UV-schützend.

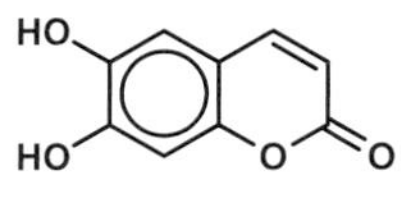

Äsculetin

Abb. 1.10: Struktur des Cumarins Äsculetin (Wirkstoff aus Rosskastanienblättern).

1.10.7 Ätherischöle

Hierunter versteht man ein flüchtiges, zumeist charakteristisch riechendes, öliges Substanzgemisch, das man durch Wasserdampfdestillation aus sogenannten Ätherischöldrogen erhalten kann. Der Hauptteil der Gemische (Abb. 1.11) besteht aus *terpenoiden Verbindungen*, die wie die Steroide oder Triterpene aus *Isopreneinheiten* aufgebaut sind, aber ein wesentlich niedrigeres Molekulargewicht besitzen.

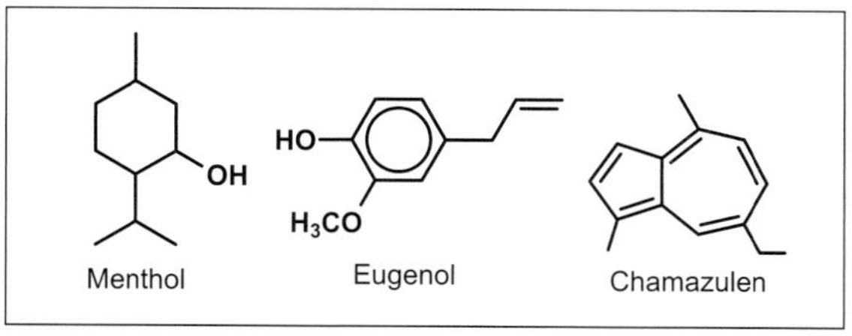

Abb. 1.11: Monoterpen-, Sesquiterpen- und Phenylpropan-Verbindungen von Ätherischölen.

Hierzu gehören *Monoterpene* wie z. B. das Menthol oder *Sesquiterpene* wie z. B. das Azulen der Kamille. Ein kleinerer Teil der Öle besteht aus ebenfalls flüchtigen und charakteristisch riechenden *Phenylpropan-Verbindungen*, wie z. B. das Eugenol der Nelkenfrüchte.

Wegen ihres stark lipophilen Charakters durchdringen Ätherischöle leicht Zellmembranen und können dadurch auch perkutan appliziert Wirkungen entfalten. Die mannigfaltigen Wirkungen der Verbindungen beruhen auf einer Kombination dieser physikalisch-chemischen Eigenschaften mit spezifischen Substitutionsmustern.

Hauptwirkungen: Sekretionsanregend, spasmolytisch, antimikrobiell und antiphlogistisch.

1.10.8 Gerbstoffe

Diese Stoffklasse umfasst wasserlösliche höhermolekulare Verbindungen mit Molekulargewichten zwischen 500 und 3000 Dalton, die in der Pflanze auf enzymatischem Wege aus *einfachen phenolischen Verbindungen* oder *Phenolcarbonsäuren* (Catechine oder Gallussäure) gebildet werden (Abb. 1.12).

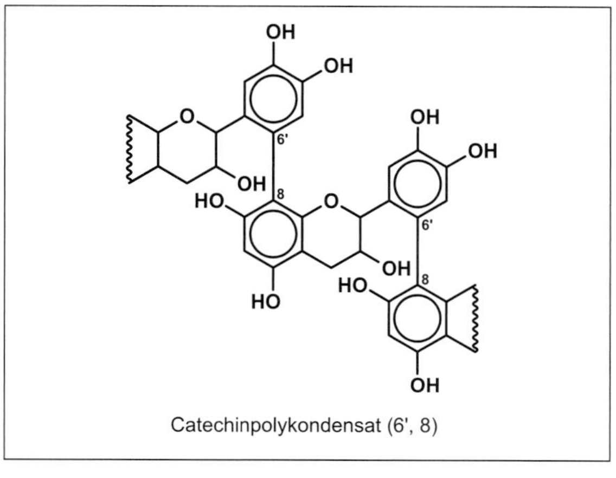

Abb. 1.12: Grundstruktur der Catechingerbstoffe.

Gerbstoffe sind braun oder rötlich gefärbt. Die Anhäufung von *phenolischen OH-Gruppen* verleiht ihnen die Eigenschaft, sich an Eiweißstrukturen zu binden und dadurch adstringend bzw. gerbend zu wirken. In der Pflanze bilden die Gerbstoffe eine Schutzbarriere gegen Mikroorganismen und andere exogene Schadstoffe.

Hauptwirkungen: Adstringierend, antiphlogistisch, antimikrobiell.

1.10.9 Polysaccharide

Diese Stoffklasse entstammt dem **Primärstoffwechsel**. Die bekanntesten Verbindungen sind *Zellulose, Stärke* und *Schleime*.

Chemisch handelt es sich um *Zuckerpolymere* (Molekulargew. zwischen 9000 und einigen Millionen D), die in der Pflanze aus einfachen Zuckern (z. B. Glucose oder Saccharose) durch enzymatische Polymerisation entstanden sind. Die einfachsten Polysaccharide wie z. B. die Glucane (Abb. 1.13) bestehen nur aus Glucose. Je nach Molekülgröße, Zuckerart (sauer oder neutral), Zugehörigkeit zu bestimmten Bindungstypen oder Anwesenheit von Estergruppen oder Alkalimetallen im Molekül, liefern die einzelnen Polysaccharide in Wasser *sol- oder gelartige Raumstrukturen.*

Die pharmakologischen Eigenschaften einiger Polysaccharide sind an im einzelnen noch nicht bekannte Strukturen höherer Ordnung gebunden.

Hauptwirkungen: Antiphlogistisch, laxierend, immunstimulierend, gerinnungshemmend.

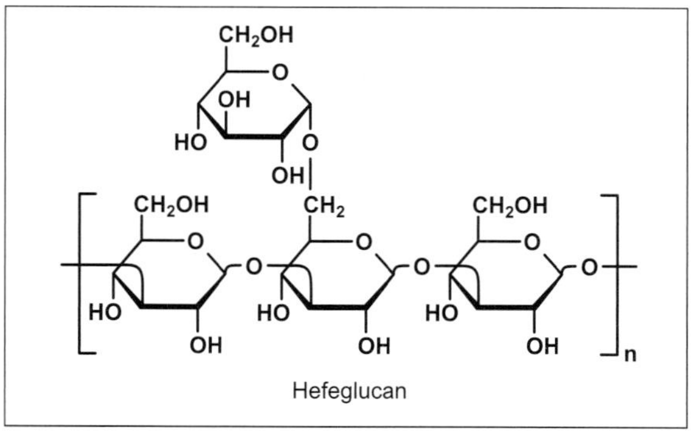

Abb. 1.13: Struktur-Untereinheit eines Polysaccharids (Hefeglucan).

1.10.10 Fette, Öle, Fettsäuren, Phosphatide

Fette oder die sog. *Triglyzeride* (Abb. 1.14) entstammen dem Primärstoffwechsel. Sie sind aus *Glyzerin und gesättigten oder ungesättigten Fettsäuren*, die wiederum aus dem *Essigsäure-Stoffwechsel* stammen, zusammengesetzt. Die Verknüpfungsweise macht sie zu *Estern*. Durch Spaltung in Gegenwart von Laugen erhält man Seifen.

Die meisten Fette und Öle haben als Arzneistoffe selbst keine Bedeutung. Sie spielen aber in der Pharmazie als Hilfsstoffe (Arzneimittelträgerstoffe) für die Herstellung von Salben und Einreibemittel eine gewisse Rolle. Einige wenige Fettsäuren, die gebunden oder ungebunden und in freier Form vorliegen können, wie z. B. die α-Linolsäuren des Nachtkerzenöls oder die Rizinolsäure des Rizinusöls, besitzen definierte pharmakologische Wirkungen.

Die **Phosphatide** stellen eine *Variante der Triglyzeride* dar, in denen ein Fettsäurerest z. B. durch einen phosphat- und einen stickstoffhaltigen Rest (z. B. Phosphorylcholin im Lecithin) ersetzt ist.

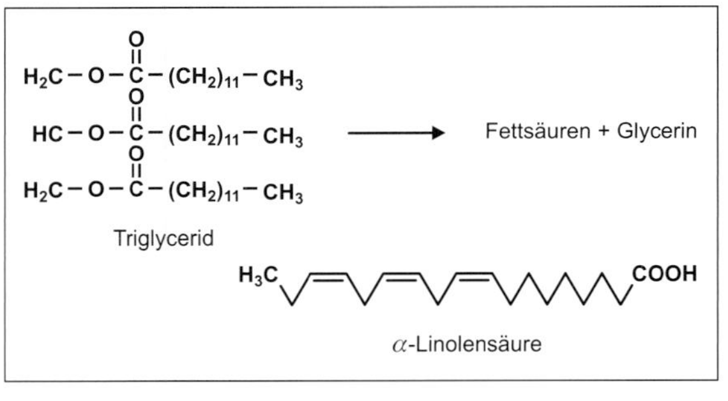

Abb. 1.14: Grundstruktur eines Triglyzerides (Öles).

Literatur

Bauer, R., Tittel, G.: Quality assessment of herbal preparations as a precondition of pharmacological and clinical studies. Phytomedicine **2**: 193–198 (1996).

Bauer, R., Czygan, F.-C., Franz, G., Ihrig, M., Nahrstedt, A., Sprecher, A.: Pharmazeutische Qualität, Standardisierung und Normierung von Phytopharmaka. Z. Phytother. **15**: 82–91 (1994).

Berenbaum, M.: What is synergy? Pharmacol. Rev. **41**: 93–141 (1989).

Bhattaram, V.A., Graefe, U., Kohlert, C., Veit, M., Derendorf, H.: Pharmacokinetics and Bioavailability of Herbal Medicinal Products in Phytomedicine. Supplement 3, (2002).

Blume, H., Mutschler, E. (Hrsg.): Bioäquivalenz-Qualitätsbewertung wirkstoffgleicher Fertigarzneimittel. Govi-Verlag, Frankfurt am Main (1993).

Cantelli-Forti, G., Maffei, F., Hrelia P. et al.: Interaction of licorice on glycyrrhizin pharmacokinetics. Environ. Health Perspect. **102** (Suppl. 9): 65–68 (1994).

Chen, Z.P., Cai, Y., Phillipson, J.D.: Studies on the wound healing properties of Dragon's blood. Planta Medica **60**: 541–545 (1994).

DeSmet, P.A.G.M., Keller, K., Hänsel, R., Chandler, R.F.: Adverse Effects of Herbal Drugs, Vol. 1 Springer, Berlin-Heidelberg-New York (1992).

Ernst, E.: Possible interactions between synthetica and herbal medicinal products. Part I: a systematic review of the indirect evidence. Perfusion **13**: 4–15 (2000).

Eder, M., Mehnert, W.: Pflanzliche Begleitstoffe – wertvolle Hilfsstoffe oder überflüssiger Ballast? Pharmazie in unserer Zeit **29**: 377–384 (2000).

Gaedcke, F.: Phytoäquivalenz – Was steckt dahinter? Dtsch. Apoth. Ztg. **135**: 311–318 (1995).

Gaedcke, F.: Pharmazeutische Äquivalenz – Vorstellung eines Konzeptes für Phytopharmaka. Zeitschr. f. Phytother. **17**: 221–234 (1996).

Gaedcke, F., Steinhoff, B.: Phytopharmaka Wissenschaftliche und rechtliche Grundlagen für die Entwicklung, Standardisierung und Zulassung in Deutschland und Europa. Wissenschaftliche Verlagsgesellschaft, Stuttgart 2000.

Gräfe, E.K., Veit, M.: Untersuchungen zur systemischen Verfügbarkeit von pflanzlichen Wirkstoffen – unter welchen Voraussetzungen sind sie sinnvoll und wünschenswert. In Phytopharmaka V – Forschung und klinische Anwendung, Hrsg. Loew, D., Blume, H.: Dingermann, Th., Steinkopff-Verlag, Darmstadt S. 63 (1999).

Hall, M.J., Duncan, J.B.: Chapt. 8. In Antiviral Agents: The Development and Assessment of Antiviral Chemotherapy (H.-J. Field, ed.), Vol. II pp. 29–84. CRC Press Boca Raton.

Hiller, K.: Pharmazeutische Bewertung ausgewählter Teedrogen. Dtsch. Apoth. Z. **135**: 1425–1440 (1995).

Hölzl, J.: The pharmacology and therapeutics of Valeriana. In Medicinal and Aromatic Plants-Industrial Profiles (P.J. Houghton, ed.) Vol. 1, 55–75, Harwood Academie Publisher (1992).

Klohs, T.W., Keller, K.F., Williams, R.E. et al.: A chemical and pharmacological investigation of *Piper methysticum*. Forst. J. Med. Pharm. Chem. **1**: 59–99 (1959).

Linden, M., Osterheider, M., Schaaf, B., Fleckenstein, G., Weber, H.H.: Fluoxetin in der Anwendung durch niedergelassene Nervenärzte. Münch. Med. Wschr. **134**: 836–840 (1997).

Loew, D.: Stellenwert von Kombinationsarzneimitteln. Klin. Pharmakol. Aktuell **8** (2): 25–29 (1997).

Loew, D.: Mono- und Kombinationspräparate aus pflanzlichen Arzneimitteln. In: Loew, D., Rietbrock, N. (Hrsg.) Phytopharmaka V – Forschung und klinische Anwendung. Steinkopff-Verlag, Darmstadt: S. 121–128 (1998).

Meyer, H.J.: Pharmacology of kava. In Ethnopharmacological Search for Psychoactive Drugs, Washington DC (D.H. Efron, B. Holmstedt and N.S. Kline eds.) pp. 133–140. US Dept. of Health, Education and Welfare, Publ. No. 1645 Government Printing office.

Müller-Römer, D.: Arzneimittelbegriff und Abgrenzung zu anderen Erzeugnissen. In: Blasius, H., Müller-Römer, D., Fischer, J., Arzneimittel und Recht in Deutschland. Wissenschaftliche Verlagsgesellschaft, Stuttgart, S. 50–63 (1998).

Phillipson, J.D.: Traditional medicine treatment for eczema: experience as a basis for scientific acceptance. Eur. Phytotelegram b: 33–40 (1994).

Schulz, K.: The Psychodynamic und Pharmacodynamic effects of Drugs: A Differentiated Evaluation of the Efficacy of Phytotherapy. Phytomedicine **7**: 73–81 (2000).

Schulz, V., Hänsel, R.: Rationale Phytotherapie, Springer Verlag, Heidelberg, 3. Auflage (1999).

Schulz, V., Hänsel, R., Tyler, V.E.: Rationale Phytotherapy 4 ed. Springer Verlag, Heidelberg (2001).

Schwabe, U., Pfaffrath, D., Arzneiverordnungsreport: 2002.

Singh, T.N., Blumenthal, M.: Kava: an overview – Herbalgram **49**: 33–56 (1997).

Steinke, B.: Chemisch-analytische und pharmakologische Untersuchungen von pflanzlichen PAF-Antogonisten und Inhibitoren der Thrombozytenaggregation (Allium-Arten, Ginkgo biloba, Pinellia ternata). Thesis, Munich University, (1993).

Uehleke, B., Frank, B., Reinhard, E.: Bewertung und Vergleichbarkeit von Phytopharmaka. Einführung des Begriffs „Phytoäquivalenz". Dtsch. Apoth. Ztg. **134**: 1772–1774 (1994).

Weiß, F.: Lehrbuch der Phytotherapie, 6. Aufl., Hippokrates Verlag, Stuttgart (1985).

Wichtl, M. (Hrsg.): Teedrogen 4. Auflage. Wissenschaftliche Verlagsgesellschaft, Stuttgart (2002).

Williamson, E.M.: Synergy and other interactions in phytomedicine. Phytomedicine **8**: 401–409 (2001).

Woelk, H., Burkhard, G., Grünwald, J.: Nutzen und Risikobewertung des Hypericum-Extraktes LI 160 auf der Basis einer Drug-Monitoring-Studie bei 3250 Patienten. Nervenheilkunde **12**: 308–313 (1993).

2 Homöopathie

2.1 Definition und Prinzipien

Die Homöopathie basiert auf einem eigenständigen Therapieprinzip, dessen Begründer der Leipziger Hochschullehrer Dr.med.habil. *Samuel Hahnemann* ist (1755–1843). Sie wurde zusammen mit Phytotherapie und Anthroposophie als *Besondere Therapierichtung* im Arzneimittelgesetz von 1976/78 festgeschrieben.

Die Homöopathie läßt sich nach ihrem derzeitigen Verständnis als eine **Regulationstherapie** definieren. Die psychophysische Einheit der Eigenregulation („Gesamtheit") bildet das Korrelat für das homöopathische Therapieverfahren. Ihr Ziel ist die Steuerung der körpereigenen Regulation (= Stimulation) durch ein Arzneimittel (= spezifisch), das jedem einzelnen Kranken (= individuell) in seiner Reaktionsweise entspricht.

Das methodische Vorgehen in der Homöopathie beruht auf der sog. **Ähnlichkeitsregel** (*Simile-Prinzip*) *Similia similibus curentur – Ähnliches kann durch Ähnliches* geheilt werden. Sie ist kein Naturgesetz, sondern stellt eine praktische Handlungsanweisung dar, in einschränkendem Sinne nur ein heuristisches Prinzip (Ritter und Wünstel, 1988).

Die Ähnlichkeitsregel beinhaltet jenes wesentliche Kriterium, das auch bei der Auswahl und Anwendung homöopathischer Arzneimittel zu berücksichtigen ist: die möglichst genaue Übereinstimmung und damit Ähnlichkeit (Simile) zwischen dem Krankheitsbild und dem Arzneimittelbild (Abb. 2.1).

Bei der Arzneimittelwahl kommt es dabei nicht auf eine oberflächliche scheinbare Ähnlichkeit an, sondern die *Arzneiwirkung muss mit dem zu behandelnden Krankheitsbild eine gewisse Übereinstimmung nach Sitz, Art und Charakter* zeigen. Es ist das Verdienst der Homöopathie, im Krankheitsfall Mittel anzuwenden, von denen experimentell am Gesunden nachgewiesen wurde, dass diese im erkrankten Organ ähnliche Reaktionen in Gang zu setzen oder zu fördern in der Lage sind, wie sie der Organismus schon – wenn auch ungenügend – zur Wiederherstellung der Gesundheit eingeleitet hat (Ritter und Wünstel, 1988).

2.2 Arzneimittelbild

Mit dem Begriff des Arzneimittelbildes wird in der Homöopathie die *Wirkungsrichtung und der Wirkumfang eines Arzneimittels* beschrieben. Letztendlich kommt im Arzneimittelbild die *Pharmakodynamik* und damit das Wirkungsprofil der Substanz zum Ausdruck, wobei deren Erkenntnisse auf verschie-

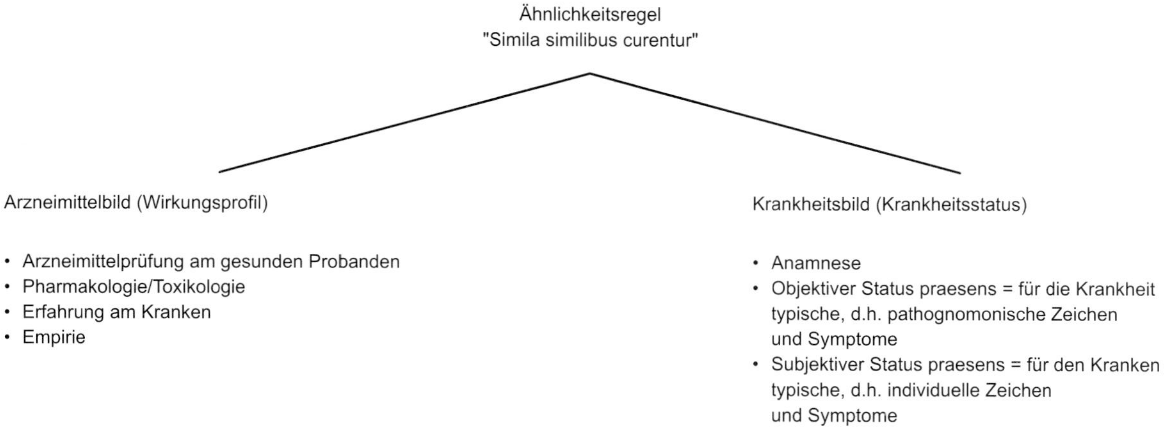

Abb. 2.1: Das homöopathische Behandlungsprinzip.

denen Komponenten beruhen. Ohne Frage muss als wesentlichste Quelle die Arzneimittelprüfung, d. h. das Experiment am gesunden Probanden bezeichnet werden.

Der Arzneiversuch löst beim Gesunden Befindensveränderungen aus. Diese funktionellen Störungen, die sich während der Applikation der Prüfsubstanz als Krankheitssymptome zeigen, müssen exakt beobachtet und aufgezeichnet werden. Diese wiederum indizieren nämlich die geprüfte Arznei gemäß dem Simile-Prinzip in Erkrankungsfällen mit analoger Symptomatik.

Aus historischer Sicht war der *Selbstversuch mit Chinarinde für Hahnemann* der zündende Funke. Er glaubte dabei einen fieberartigen Zustand erlitten zu haben – freilich ohne Temperaturmessung, die damals noch nicht üblich war. Dieser schien ihm der Malaria ähnlich zu sein. Er meinte schon vorher beobachtet zu haben, dass eine chronische Krankheit oft günstig durch das Hinzutreten einer akuten beeinflusst würde – aber nur, wenn sie jener ähnlich und noch dazu die stärkere sei. Also, schloss er, heile ebenso Chinarinde die Malaria, weil sie eine künstliche Krankheit, das Chinafieber, am Gesunden erzeuge und weil dieses der Malaria ähnlich und stärker als sie sei.

1796 wurde unter dem Titel „Über ein neues Prinzip zur Auffindung der Heilkräfte der Arzneisubstanzen" erstmals über den Chinarinden-Versuch von Hahnemann publiziert; er untermauerte seine These anhand von über 50 pflanzlichen und 3 anorganischen Arzneimitteln (Ritter, 1974; Ritter und Wünstel, 1988). Dieser Hinweis verdient insofern besondere Beachtung, da Hahnemann sein Simileprinzip nicht nur mit dem häufig in Frage gestellten „Chinarindenversuch" begründet hat.

Der *Versuch am gesunden Probanden* („**Arzneimittelprüfung**") steht im Mittelpunkt bei der Erstellung eines Arzneimittelbildes. Ergänzt und erweitert werden die Kenntnisse über die Arzneimittelwirkung durch die Anwendung am kranken Menschen und Tier (ex usu in morbis) sowie durch die Erfahrungen aus dem Bereich der Volksheilkunde und der Empirie.

Die Arzneimittelbilder im Sinne der Wirkungsprofile sind keine statischen und endgültig abgeschlossene Erkenntniszustände; durch die permanente Anwendung der Arzneimittel wird der Erkenntnisprozess über die Arzneimittelbilder kontinuierlich optimiert und damit evaluiert.

2.3 Krankheitsbild

Eine homöopathische Behandlung setzt zwingend den phänomenologischen Vergleich zwischen dem Arzneimittelbild und dem Krankheitsbild voraus. Deshalb wird das Erstellen des individuellen Krankheitsbildes ebenfalls zu den Grundprinzipien der Homöopathie gerechnet.

Ausgehend von der homöopathischen Anamnese als eine strukturierte Patientenbefragung wird der Patient zunächst von sich aus über seine Beschwerden berichten (Spontanbericht). Es schließt sich der gelenkte Bericht an, in welchem der Patient gezielt zu seinen geäußerten Beschwerden befragt wird.

Besteht bei dem Patienten eine chronische Krankheit, folgt die indirekte Befragung, die aus praktischen Gründen dem Kopf-zu-Fuß-Schema folgt und mit der für die homöopathische Konstitutionsbehandlung wichtigen Erfassung der so genannten Geistes- und Gemütssymptome schließt (Gawlik, 1999).

Daran schließt sich die Gewichtung und Wertung der erfassten Symptome an, die abschließend repertorisiert werden, um zur eigentlichen homöopathischen Arzneimitteldiagnose zu kommen (Köhler, 1999). Dieses Vorgehen führt zu einem personotropen Homöopathikum (= Konstitutionsmittel), während für die akuten und subakuten Stadien einer

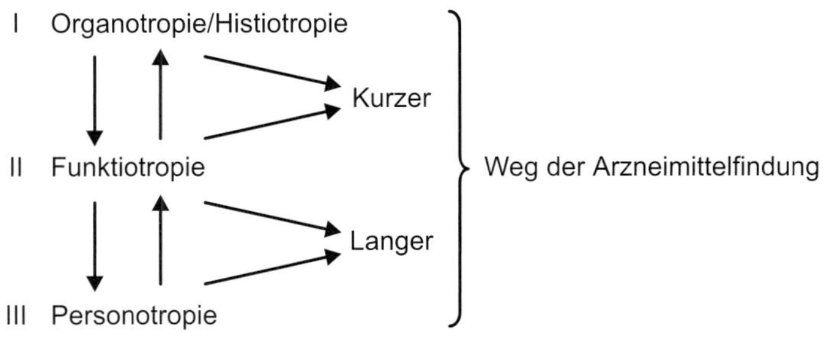

Abb. 2.2: Wirkungsgruppen homöopathischer Arzneimittel.

Erkrankung sich insbesondere organotrop und funktiotrop gewählte Homöopathika eignen. Daraus resultiert eine praxisrelevante Einteilung, die mit der unterschiedlichen Dauer der Anamnese korreliert, weshalb Köhler vom „kurzen" und „langen" Weg der Arzneimittelfindung spricht (Abb. 2.2):

- *Organotrope und histiotrope Homöopathika*, deren Wirkung ein umschriebenes Organsystem resp. Gewebe erfaßt. Das Erkrankungsbild läßt sich häufig mittels typischer Symptome („Syndrom") beschreiben.

Dieser Behandlungsansatz hat sich vor allem bei akuten Krankheiten bewährt, wobei die Homöopathika überwiegend in *tieferen Potenzen* (oder als Urtinktur) eingesetzt werden (z. B. D3, D4, D6).

- *Funktiotrope Homöopathika*, deren Wirkung mehrere Organsysteme differenziert erfaßt. Ihre Anwendung hat sich zur Initial- und Intervallbehandlung auch chronischer Erkrankungen bewährt. Unter diesem Aspekt werden solche Homöopathika zumeist in *mittleren Potenzen* angewendet (z. B. D12, D15).
- *Personotrope Homöopathika*, auch als *Konstitutionsmittel* bezeichnet, deren Wirkung das konstitutionelle Geschehen und den Krankheitsablauf umfassend erfasst. Demnach wird diese Art der Behandlung bevorzugt bei chronischen Erkrankungen durchgeführt und das *streng individuell* ausgesuchte Homöopathikum in *hohen Potenzen* (z. B. C30, C200) als Einmalgabe angewendet.

Entsprechend dieser Einteilung werden in den einzelnen Kapiteln aus praktischen und didaktischen Erwägungen organotrop/histiotrop und funktiotrop wirkende Homöopathika genannt. Als „Niederpotenz-Homöopathika" werden sie gemäß Tab. 2.1 angewendet.

Tab. 2.1: Anwendungsweise von tiefen und mittleren Potenzen von Homöopathika („Niederpotenz-Homöopathika")

Stadium	Applikationsfrequenz	Beispiel
Perakut	Alle 2–3 Minuten 3 Tropfen/1 Tablette	Kollaps
Akut	Alle halbe oder volle Stunde 3 Tropfen/1 Tablette	Fieberhafter Infekt
Subakut	Alle 2 Stunden 3 Tropfen/1 Tablette	Exanthem
Chronisch	2–3 × täglich oder seltener 5 Tropfen/1 Tablette	Colon irritabile

Hinweise: Anzahl der Tropfen entspricht Anzahl der Globuli. Bei eintretender Besserung ist das Intervall entsprechend zu verlängern.

2.4 Dosierungslehre

In der Diskussion um die Homöopathie wird häufig die *Frage der Potenzen* überbewertend in den Vordergrund gedrängt. An dieser Frage wird nicht nur stets und oft fälschlicherweise die alleinige Wirksamkeit von Homöopathika gemessen, sondern teilweise das Prinzip der Homöopathie in Frage gestellt: Das *Dosierungsproblem* ist seit Anbeginn ihr schwierigstes Problem geblieben, das heute noch so wenig bewältigt ist wie ehemals (Ritter und Wünstel, 1988).

Hahnemann verabreichte seine Arzneimittel zunächst in relativ hoher Konzentration z. B. als Urtinkturen. Dabei stellte er häufig eine vorübergehende Verschlechterung des Krankheitszustandes fest. Er ging deshalb dazu über, die Arzneigrundstoffe systematisch zu verarbeiten. Er fand oft eine bessere Wirkung, wenn er durch Verdünnen eine zu heftige Reaktion des Organismus vermieden hatte, zumal Empfänglichkeit und Reaktionsbereitschaft gegenüber der Arznei individuell verschieden sind. So *kam Hahnemann 1801 zur Vorstellung der Potenzierung als Steigerung der Heilkraft und nannte die Verdünnungsstufen seiner Arzneien Potenzen.* Daraus folgte auch die Entwicklung einer eigenständigen Technologie.

2.5 Homöopathische Pharmazie

Die Herstellung homöopathischer Arzneimittel wird heute im wesentlichen nach denselben Grundsätzen durchgeführt, wie sie von Hahnemann aufgestellt wurden (Schindler, 1985; Schorn, 1989). Sie sind im HAB 2002 (Homöopathisches Arzneibuch als Bestandteil des Deutschen Arzneibuches) verbindlich festgelegt (Tab. 2.2).

Man unterscheidet prinzipiell **drei unterschiedliche Herstellungsverfahren** (Tab. 2.3):

Die standardisierten Substanzen (Arzneigrundstoffe) werden mit einer Vehikelsubstanz (Alkohol,

Tab. 2.2: Arzneigrundstoffe für Homöopathika (HAB 2002)

- Pflanzen und definierte Pflanzenteile
- Tiere und deren Ausscheidungsprodukte
- Mineralien und Metalle sowie deren Verbindungen
- Nosoden (pathologisches Gewebe)

Tab. 2.3: Herstellungsverfahren für Homöopathika (HAB 2002)

Arzneigrundstoff und Arzneistoffträger werden verschüttelt/ verrieben:	
1:10	Dezimalpotenz *D1, D2, D3*
1:100	Centesimalpotenz *C1, C2, C3*
1:50 000	LM-(Q)Potenz *LM I, LM II, LM III*

Tab. 2.5: Darreichungsformen für Homöopathika (HAB 2002)

Dilution	Tabletten
Ampullen	Salben
Globuli	Suppositorien
Trituration	Augen-/Nasentropfen

Wasser, Laktose, Sacharose) als Träger verarbeitet. Dies bedeutet eine Verschüttelung oder Verreibung des Ausgangsstoffes mit der Vehikelsubstanz im Verhältnis *1:10 (Dezimalpotenzen „D")* bzw. *1:100 (Centesimalpotenzen „C")* stufenförmig bis zur benötigten Arzneistärke (Potenz).

Demzufolge werden die Dezimalpotenzen („D") jeweils aus einem Teil Ausgangsstoff und 9 Teilen Vehikel hergestellt und als erste Dezimalpotenz („D1") bezeichnet; die weitere pharmazeutische Aufarbeitung erfolgt analog bis zur gewünschten Dezimalpotenz, wobei grundsätzlich keine Zwischenstufen übersprungen werden dürfen. Analog wird mit den Centesimalpotenzen verfahren. Im Prinzip können alle Potenzstufen therapeutisch verwendet werden. (Tab. 2.4)

Neben der zunehmenden Bedeutung der *Q(LM)-Potenzen* generell, werden in Deutschland überwiegend Dezimalpotenzen eingesetzt, während im Ausland C-Potenzen bevorzugt werden. Die Gründe dafür lassen sich wohl nur historisch erklären; auch mangelt es an systematischen Untersuchungen über Wirkungsunterschiede der verschiedenen Potenzreihen (Wiesenauer, 1985).

Galenisch wird in der Homöopathie zwischen *flüssigen und festen Arzneimitteln* unterschieden, woraus verschiedene Darreichungsformen resultieren, die situativ und individuell eingesetzt werden (Tab. 2.5).

2.6 Wirksamkeit und therapeutische Zweckmäßigkeit

Ein wesentlicher Bestandteil der Homöopathie ist ihre **Empirie**, ein umfassendes Erfahrungswissen, auf das nachfolgende Ärztegenerationen aufgebaut haben. Dies erklärt auch die umfangreiche homöopathische Literatur, wo sich als Beleg für die Wirksamkeit eine Vielzahl an therapeutischen Beobachtungen und Mitteilungen findet. Dies wird *arzneimittelrechtlich* auch als sogenanntes *besonderes Erkenntnismaterial* bezeichnet. Im Rahmen der Zulassung homöopathischer Arzneimittel durch das BfArM kommt diesem besondere Bedeutung zu. Beispielhaft ist die Aufbereitungsmonographie von *Arnica montana* wiedergegeben (Abb. 2.3).

Weitere Hinweise auf die Wirksamkeit von Homöopathika resultieren aus veterinärmedizinischen Studien (Albrecht et al., 1999).

Darüber hinaus gibt es inzwischen eine Vielzahl von **klinisch-therapeutischen Studien** mit Homöopathika, wie eine von Kleijnen et al. 1991 und eine von Linde et al. 1997 durchgeführte Meta-Analyse ergab. Trotz methodischer Mängel bei vielen Studien kommen beide Autorengruppen unabhängig voneinander zu der übereinstimmenden Aussage, dass in den Studienergebnissen ein deutlich positiver Trend zum Wirksamkeitsnachweis homöopathischer Arzneimittel vorliegt.

Tab. 2.4: Überwiegend eingesetzte Darreichungsformen in Abhängigkeit häufig verordneter Verdünnungsstufen (in Klammern gesetzt: weniger üblich)

Verdünnungsstufen	Dil.	Tabl.	Trit.	Glob.	Amp.
∅, D1, D2, D3, D4, D6, D8, (D10), D(12), (D15)	X	X	X	(X)	X
D30, D200, D1000;					
C30, C200, C1000	X	(X)	(X)	X	X
LM*VI, XII, XVIII, XXIV, XXX	X	–	–	X	–

*Anstelle des Verschreibungssymbols LM (L = 50, M = 1000), wie es offiziell eingeführt ist, findet sich in der Literatur auch das Zeichen Q-Potenzen, von Quinquagintamillesimal-Potenzen, abgeleitet von 50 000 (lat. quinquaginta mille).

M

Bezeichnung des homöopathischen Arzneimittels:	**Arnica montana (Arnica)** Bundesanzeiger v. 22. November 1985 (BAnz 217a), i. d. F. v. 24. Januar 1989 (BAnz 16) u. v. 8. März 1990 (BAnz 47).
Bestandteile des homöopathischen Arzneimittels:	Entsprechende Zubereitungen aus Arnica montana.
Anwendungsgebiete:	Die Anwendungsgebiete entsprechen dem homöopathischen Arzneimittelbild. *Dazu gehören:* Blutungen aller Art; Myalgie nach Überlastung; Erkrankungen des arteriellen und venösen Systems.
Gegenanzeigen:	Urtinktur: Nasenbluten, Retinablutungen, Apoplexie. Bei äußericher Anwendung bis D 7: Arnikaüberempfindlichkeit.
Nebenwirkungen:	Bei äußerlicher Anwendung bis D 7: In seltenen Fällen können allergische Hautreaktionen auftreten.
Wechselwirkungen mit anderen Mitteln:	Nicht bekannt.
Dosierung und Art der Anwendung:	*Soweit nicht anders verordnet:* Bei akuten Zuständen häufige Anendung alle halbe bis ganze Stunde je 5 tropfen oder 1 Tablette oder 10 Streukügelchen oder 1 Messerspitze Verreibung einnehmen; parenteral 1–2mal täglich auftragen. Flüssige Einreibungen (Externa): 1 Eßlöffel voll mit 1/4 l Wasser verdünnen, 2–3mal täglich zu Spülungen oder Umschlägen verwendet. Bei chronischen Verlaufsformen 1–3mal täglich 5 tropfen oder 1 Tablette oder 10 Streukügelchen oder 1 Meserspitze verreibung einehmen; parenteral 1–2 ml pro Tag. Salben 1–2mal täglich auftragen. Flüssige Einreibungen (Externa): 1 Eßlöffel voll mit 1/4 l Wasser verdünen, 2–3mal täglich zu Spülungen oder Umschlägen verwenden.
Definition des Ausgangsmaterials:	Arnica montana: Nach HAB 1*).
Angaben üder die Herstellung des homöopathischen Arzneimittels:	Nach HAB I.
Darreichungsformen:	Urtinktur, flüssige Verdünnungen, streukügelchen, verreibungen, tabletten, salben, flüssige Einreibungen (Externa); flüssige verdünnungen zur Injektion ab D 4.

*Verwendet werden die gtrockneten unterirdischen Teile von *Arnica montana* l. Sie enthalten mindestens 1,5 Prozent (V/*m*) ätherisches Öl.

Abb. 2.3: Kommission-D-Monographie: Arnica montana.

Eine auch aus bibliographischen Gründen bemerkenswerte systematische Übersichtsarbeit mit Meta-Analyse wurde 1998 von Clausius vorgelegt. Die Autorin schlussfolgert zum Wissensstand, dass kontrollierte klinische Studien zur Homöopathie zahlreich und zu den verschiedensten therapeutischen Anwendungen vorliegen. Gleichwohl extrem konservativen Ansatzes stützen deren Ergebnisse nicht die Ausgangshypothese „Homöopathie ist gleich Plazebo“ (Clausius, 1998). Trotz methodischer Mängel bei vielen Studien kommt die Autorin zu der Aussage, dass in den Studienergebnissen ein positiver Trend zum Wirksamkeitsnachweis von Homöopathika vorliegt.

In neuer Zeit werden auch zunehmend systematische Untersuchungen experimenteller Art durchgeführt, um die Wirkweise der Homöopathie erforschen zu können. Dazu zählen u. a. Arbeiten von Harisch und Kretschmer (1990), die an Enzymsystemen Effekte von Hochpotenzen (C200, C1000) nachweisen konnten. Dabei sind auch die experimentellen Studien zur physikalischen Struktur homöopathischer Potenzen zu nennen, die von Weingärtner (1992) mit C30 und tiefer durchgeführt wurden.

Besondere Erwähnung bedürfen die mit Pollen C30 bei der Pollinosis mehrfach durchgeführten Studien, die methodisch sauber mit doppelblindem plazebokontrolliertem Design angelegt sind. Dabei ergab sich jedesmal ein statistisch signifikanter Unterschied zugunsten des Verums. Trotz teilweiser massiver Kritik konnte die Glaubwürdigkeit der Studienergebnisse nicht erschüttert werden (Reilly et al., 1986), obwohl die Ergebnisse von einer anderen Forschungsgruppe später nicht mehr eindeutig reproduziert werden konnten (Lewith 2002).

Eine viel zu wenig bekannte Doppelblindstudie wurde von Schwab (1990) mit Sulfur-Hochpotenzen (bis C1000) bei Dermatosen durchgeführt. Es wurden ebenfalls statistisch signifikante Unterschiede zugunsten des Verums gefunden.

Alle bisherigen Erklärungen über die homöopathische Wirkweise insbesondere von Hochpotenz-Homöopathika können nicht darüber hinwegtäuschen, dass es sich um hypothetische Vorstellungen handelt. Dazu gehört auch die derzeit favorisierte These, wonach das Homöopathikum nicht stofflich, sondern informativ wirke. Diese „pharmakologische Information" greife in den gestörten Regelkreis ein und führe zur Heilung (Bayr 1982).

Andererseits hat Eskinazi (1999) zahlreiche Beispiele aus der Naturwissenschaft zusammengestellt, die die Prinzipien der Homöopathie nachvollziehbar erscheinen lassen.

Die **Anwendung von Homöopathika** umfasst ein breites Indikationsspektrum (Tab. 2.6), was ihre therapeutische Zweckmäßigkeit dokumentiert. Sie können bei einer Vielzahl von funktionellen und organischen Erkrankungen eingesetzt werden (= mögliche Indikation). Solche Anwendungsbereiche für das einzelne Homöopathikum wurden auch mit den Aufbereitungsmonographien von der Arzneimittelkommission D am Bundesgesundheitsamt nach definierten Kriterien erarbeitet (Lagoni 1988).

Die **Grenzen für eine Homöopathie** ergeben sich im wesentlichen aus dem Verständnis einer Reiz- und Regulationstherapie: der erkrankte Organismus muss noch fähig sein, auf den durch die homöopathische Arznei gesetzten Reiz – *actio* – mit einer Antwort – *reactio* – reagieren zu können.

Fieberkrampf, Koliken oder septische Abszedierungen sind akute Krankheitsbilder, bei denen andere Therapiemaßnahmen in den Vordergrund treten. Dabei können Homöopathika als zusätzliche und damit den Heilungsverlauf aktiv unterstützende Behandlung angewendet werden (= *relative Indikation*). Andererseits gibt es Krankheiten (z. B. akuter Myokardinfarkt), die schon dem Verständnis nach nicht homöopathisch, sondern mit konventionellen Therapiemaßnahmen behandelt werden müssen (= *keine Indikation*).

Tab. 2.6: Indikationsbeispiele für eine Homöotherapie

- *Mögliche Indikation:* z. B. Sinu-Bronchitis, Gastroenteritis, Varikosis
- *Relative Indikation:* Koliken, septischer Abzess, Scharlach
- *Keine Indikation:* Akuter Myokardinfarkt, Thromboembolie, Läusebefall

Insgesamt betrachtet liegt die Bedeutung der Homöopathie gerade darin, dass sie zu einer sinnvollen, risikoarmen und kostengünstigen Erweiterung unseres Therapiespektrums beitragen kann (Gaus et al., 1987; Görlich und Wünstel, 1988).

Unter Beachtung der grundsätzlichen Ausschlusskriterien (z. B. Negativliste) sind homöopathische Mono- und Kombinationspräparate erstattungsfähig und sind damit zu Lasten der GKV zu verordnen.

2.7 Kombinationspräparate

Arzneimittelrechtlich gehören die fixen Kombinationen homöopathischer Einzelmittel (Komplexmittel) zur homöopathischen Therapierichtung und unterliegen somit auch der Beurteilung durch die Arzneimittelkommission D am BfArM. Solche Kombinationen beruhen in der Regel auf zwei oder mehreren, nach organotropen Gesichtspunkten ausgewählten Homöopathika. Sie lassen sich wie folgt kategorisieren:

- *Homotrope Kombination:*
  Homöopathika mit gleicher Organotropie und Wirkungsrichtung.
- *Heterotrope Kombination:*
  Homöopathika mit verschiedener Organotropie und Wirkungsrichtung.
- *Heterologe Kombination:*
  Homöopathika und andere Wirkprinzipien.

Während Neuzulassungen in aller Regel nur noch als homotrope Kombinationen möglich sind, gibt es bei den Altregistrierungen weiterhin alle drei Kombinationsarten. Im Zuge der Nachzulassung werden jedoch nur noch homotrope Kombinationen verkehrsfähig sein, nicht jedoch heterologe; bei heterotropen Kombinationen ist die Sinnhaftigkeit speziell zu belegen. Die entsprechenden Transparenzkriterien sind publiziert (Dingermann et al., 2000).

Von daher sind **homotrope Kombinationen** als therapeutische Einheit zu bewerten und stellen ge-

Tab. 2.7: Entscheidungsmatrix für homöopathische Kombinationspräparate

- Nosologisch vergleichbare Wirkungsrichtung der Kombinationspartner (= homotrope Kombination)
- idealerweise: 3–5 Partner
- positiv monographierte Einzelmittel
- Präparatespezifisches Erkenntnismaterial

rade für den in der homöopathischen Einzelmitteltherapie weniger Erfahrenen auf vielen Indikationsgebieten eine Alternative dar; sie werden nach konventionellen Kriterien angewendet, d. h. ihr Anwendungsbereich ist per Indikationsgabe definiert. Im Gegensatz zu den Einzelmitteln liegen über fixe Kombinationen von Homöopathika zahlreiche kontrollierte Studien vor.

Sowohl in der *ärztlichen Verordnungspraxis* wie auch im Rahmen der *Selbstmedikation* kommt den homöopathischen Kombinationspräparaten große Bedeutung zu. Insbesondere im Behandlungsspektrum naturheilkundlich tätiger Ärzte – im Gegensatz zur strengen Behandlung mit dem homöopathischen Einzelmittel – finden Kombinationspräparate breite Anwendung. Sie werden dort vielfach im Sinne von „Naturheilmittel" oder „Biologische Arzneimittel" eingesetzt.

Eine Entscheidungsmatrix für sinnvolle Kombinationspräparate zeigt Tab. 2.7.

2.8 Selbstmedikation

Vor dem Hintergrund einer zunehmenden Akzeptanz naturgemäßer Heilmethoden finden Homöopathika auch in der Selbstmedikation immer mehr Zuspruch. In der Regel handelt es sich dabei um eine Gesundheitsstörung, die ohne weitere Diagnostik selbst behandelt werden darf. Die Grenzen für eine erlaubte Selbstmedikation sind fließend und hängen vom Patienten und der Situation ab, was eine entsprechende Informationspflicht des Apothekers notwendig macht. Wird im Bereich der erlaubten Selbstmedikation eine Therapieempfehlung für ein Homöopathikum gegeben, so sollte es sich um einen motivierten Patienten handeln, der diese Therapierichtung akzeptiert. Für die Selbstmedikation haben sich *fixe Kombinationen homöopathischer Einzelmittel besonders bewährt* (Abb. 2.4).

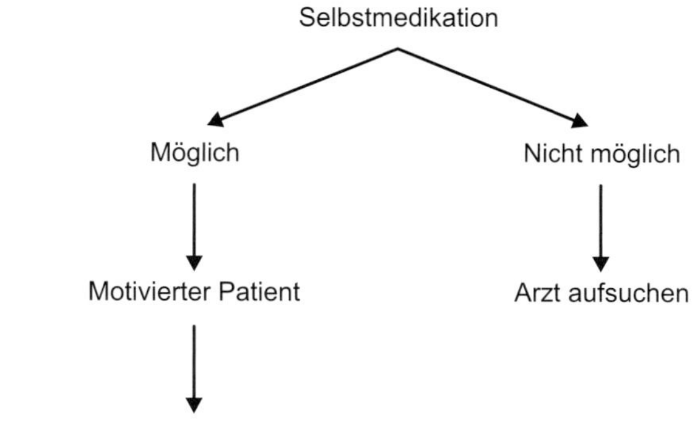

Abb. 2.4: Entscheidungshilfe Selbstmedikation Homöopathie.

Literatur

Literatur, die zum weiterführenden Verständnisstudium der Homöopathie empfohlen wird

Bayr, R.: Kybernetische Denkmodelle der Homöopathie. Haug, Heidelberg (1982).

Bayr, G., Stüber, M.: Haplopappus baylahuen. Haug, Heidelberg (1986).

Braun, A.: Methodik der Homöotherapie, 5. Aufl. Sonntag, Stuttgart (1995).

Dingermann, Th. (Hrsg.): Transparenzkriterien für pflanzliche, homöopathische und anthroposophische Arzneimittel. Karger, Basel (2000).

Eskinazi, D.: Homeopathy re-revisited. Arch. Intern. Med. **159:** 1981–1987 (1999).

Gaus, W., Häussler, S., Wiesenauer, M.: Verkauf und Anwendung homöopathischer Arzneimittel. Dtsch. Apoth. Z. **127**: 2251–2255 (1987).

Gawlik, W.: Homöopathie und konventionelle Therapie. 3. Aufl. Hippokrates, Stuttgart (1997).

Gawik, W.: Arzneimittelbild und Persönlichkeitsportrait. 3. Aufl. Hippokrates, Stuttgart (1999).

Görlich, H.D., Wünstel, G.: Pflanzliche homöopathische Medikamente mit allergischer Potenz. Ärztezeitschr. Naturheilverf. **29**: 811–818 (1988).

Haidvogl, M.: Homöopathie für Kinderärzte. F. Enke, Stuttgart (1997).

Jütte, R.: Homöopathie im europäischen Trend. Biol. Med. **28**: 242–247 (1999).

Köhler, G.: Lehrbuch der Homöopathie, Band 1 u. 2, 7. Aufl. Hippokrates, Stuttgart (1999).

Kranz, R., Rosenmund, A.: Über die Motivation zur Verwendung komplementärmedizinischer Methoden. Schweiz. Med. Wochenschr. **128**: 616–622 (1998).

Lagoni, N.: Nachzulassung homöopathischer Arzneimittel. Dtsch. Apoth. Z. **128**: 2299–2303 (1988).

Mössinger, P.: Homöopathie und naturwissenschaftliche Medizin. Hippokrates, Stuttgart (1984).

Ritter, H., Wünstel, G.: Homöopathische Propädeutik, 2. Aufl. Hippokrates, Stuttgart (1988).

Ritter, H.: Samuel Hahnemann – sein Leben und Werk in neuer Sicht. Haug, Heidelberg (1974).

Schindler, H.: Zur Geschichte des deutschen Arzneibuchs. Dtsch. Apoth. Z. **125**: 942–946 (1985).

Schorn, G.: Das homöopathische Arzneibuch. Dtsch. Apoth. Z. **129**: 107–112 (1989).

Wichtl, M.: Homöopathika-Phytotherapeutika-Naturheilmittel. Dtsch. Apoth. Z. **126**: 1155–1158 (1986).

Weingärtner, O.: Fixe Kombinationen homöopathischer Einzelmittel. Dtsch. Apoth. Z. **133**: 3367–3371 (1993).

Weingärtner, O.: Homöopathische Potenzen. Springer, Heidelberg (1992).

Wiesenauer, M. (Hrsg.): DAZ-Fortbildung Homöopathie. Deutscher Apotheker Verlag, Stuttgart (1988).

Wiesenauer, M., Groh, P., Häussler, S.: Naturheilkunde als Beitrag zur Kostendämpfung. Fortschr. Med. **110**: 311–314 (1992).

Wiesenauer, M., Elies, M., Krüger, E.: Homöopathische Komplexmittel. Dtsch. Apoth. Z. **133**: 4575–4578 (1993).

Wiesenauer, M.: Homöopathie für Apotheker u. Ärzte. Deutscher Apotheker Verlag, Stuttgart (2000).

Literatur über Doppelblindstudien mit Homöopathika (eine Auswahl)

Albrecht, H., Schütte, A.: Homeopathy versus antibiotics in metaphylaxis of infections diseases. Alternative Therapies **5**: 64–68 (1999).

Brigo, B., Bosco, O.: Homoeopathic treatment of migraine: a sixty case, double-blind controlled study. Vol. of Proceedings. Congress LMHJ, Airlington (USA) (1987).

Clausius, N.: Kontrollierte Klinische Studien zur Homöopathie. KVC-Verlag, Essen (1998).

Claussen, C.F., Bergmann, J., Bertora, G., Claussen, E.: Klinisch-experimentelle Prüfung und äquilibriometrische Messungen zum Nachweis der therapeutischen Wirksamkeit eines homöopathischen Arzneimittels. Arzneimittel-Forsch./Dg, Res. **34**: 1791–1798 (1984).

Ferley, J.P., Zmirou, D., D'Admehar, D., Balducci, F.: A controlled evaluation of a homoeopathic preparation in the treatment of influenza-like syndroms. Br. J. Clin. Pharmacol. **27**: 329–335 (1989).

Fisher, P.: Rhus toxicodendron in the treatment of fibromyalgia: a double-blind Plazebo-controlled trial with cross over. J. OMHJ Volume **1**: 26–28 (1988).

Gassinger, C.A.: Klinische Prüfung zum Nachweis der therapeutischen Wirksamkeit des homöopathischen Arzneimittels Eupatorium perfoliatum D2 bei der Diagnose „grippaler Infekt". Arzneimittel.-Forsch./Drug. Res. **31**: 732–736 (1981).

Gibson, R.G., Gibson, S.L.M., MacNeill, A.D., Buchanan, W.W.: Homoeopathic therapy in rheumatoid arthritis: evaluation by double-blind clinical therapeutic trial. Br. J. Clin. Pharmacol. **9**: 453–459 (1980).

Harisch, G., Kretschmer, M.: Jenseits von Milligramm. Springer, Heidelberg (1990).

Hoffmann, Th.: Neuere naturwissenschaftliche Hinweise für eine Wirksamkeit homöopathischer Hochpotenzen. Med. Inaug.-Diss., Würzburg (1987).

Kienle, G.: Wirkung von Carbo betulae D6 bei respiratorischer Partialinsuffizienz. Arzneimittel Forsch./Drug. Res. **23**: 840–842 (1973).

Kleijnen, J., Knipschild, P., ter Riet, G.: Clinical trial of homoeopathy. Br. Med. J. **302**: 316–323 (1991).

Lewith, G.T., Watkins, A.D., Hyland, M.E., Shaw, S., Broomfield, J.A., Dolan, G., Holgate, S.T.: Use of ultramolecular potencies of allergen to treat asthmatic people allergic to house dust mite, Double blind randomised controlled clinical trial, B.M.J. **324:** 1–5 (2000).

Linde, K., Clausius, N., Ramirez, G., Melchart, D., Eitel, F., Hedges, L.V., Jonas, W.B.: Are the clinical effects of homoeopathy Plazebo effects? A meta-analysis of Plazebo-controlled trials. The Lancet **350**: 834–843 (1997).

Lüdtke, R., Wilkens, J.: Arnica 30 DH after knee surgery – three randomised double-blind clinical trials. FACT **3**: 190 (1998).

Mayaux, M.J., Guihard-Moscato, M.L., Schwartz, D.: Controlled clinical trial of homoeopathy in postoperative ileus, the Lancet I: 528–529 (1988).

Mössinger, P.: Zur Behandlung der Otitis media mit Pulsatilla. Kinderarzt **16**: 581–582 (1985).

Rahlfs, V.W., Mössinger, P.: Asa foetida bei Colon irritabile. Dtsch. Med. Wschr. **104**: 140–143 (1979).

Reilly, D.T., Taylor, M.A., McSharry, Ch., Aitchnison, T.: Is homoeopathy a Plazebo response? Lancet II: 881–886 (1986).

Schwab, G.: Lässt sich eine Wirkung homöopathischer Hochpotenzen nachweisen? Med. Inaug.-Diss., Freiburg (1990).

Wiesenauer, M., Gaus, W.: Wirksamkeitsnachweis eines Homöopathikums bei chronischer Polyarthritis; eine randomisierte Doppelblindstudie bei niedergelassenen Ärzten. Akt. Rheumatol. **16**: 1–9 (1991).

Wiesenauer, M., Lüdtke, R.: A Data-Analysis of the homoeopathic treatment of pollinosis with Galphimia glauca. Forsch. Komplementärmed. **3**: 230–234 (1996).

Spezieller Teil

Allgemeine Erläuterungen zum speziellen Teil

Arzneibuchdrogen

Derzeit haben für Deutschland folgende amtliche Arzneibücher Geltung:

- das **Deutsche Arzneibuch** (DAB),
- das **Europäische Arzneibuch** (Ph. Eur.)
- das **Homöopathische Arzneibuch** Bd I und II.

Die Zahl der im DAB 2002 enthaltenen Drogen-, Extrakte-, Ätherischöle- und Pflanzenreinstoffe-Monographien beläuft sich auf 41, die des Europäischen Arzneibuches 2002 auf 191 und die des Homöopathischen Arzneibuches auf 130.

M Drogenmonographien

Neben den Monographien der Arzneibücher gibt es Arzneidrogen-Monographien, die von einer am Bundesgesundheitsamt eingesetzten Zulassungs- und Aufbereitungskommission für den humanmedizinischen Bereich (Arzneimittelkommission E) erstellt wurden. Bis heute existieren ca. 300 Monographien von insgesamt ca. 400 zur Bearbeitung vorgesehenen Drogen. Sie sind als sog. Positiv- oder Negativ-Kurzmonographien (siehe Abb. 2.3) veröffentlicht und in diesem Buch mit dem Zeichen **M** gekennzeichnet. Diese Monographien wurden bis zum Jahre 1998 erarbeitet und bilden immer noch für die Zulassung von Arzneidrogen mit daraus hergestellten Präparaten eine anerkannte Grundlage, obwohl z.Z. außer Kraft gesetzt.

In den Kurzmonographien sind die Hauptbestandteile, Anwendungsgebiete mit Gegenanzeigen, Nebenwirkungen und Wechselwirkungen mit anderen Mitteln, die Dosierungen und Art der Anwendung dargestellt und bewertet.

Dort wo die Kommission auf Grund nicht ausreichend belegter Wirksamkeit den bisher angegebenen Anwendungsbereich als ungenügend dokumentiert bezeichnet hat oder auf Grund von hohem Nebenwirkungspotenzial zu einer negativen Nutzen-/Risiko-Bewertung gekommen ist, ist dies im Text entsprechend vermerkt. Die „Verkehrsfähigkeit" dieser Drogen ist auch bei den negativ eingestuften Drogen noch gegeben, sofern nicht die Zulassung durch Beschluss des BfArM widerrufen wurde.

! Die am Textrand stehenden *Ausrufezeichen* weisen auf *Gegenanzeigen* in der Therapie oder auf *Nebenwirkungsrisiken* bei Drogen oder Drogeninhaltsstoffen hin, die die Anwendungsmöglichkeit einschränken oder ihre Anwendung verbieten.

Darüberhinaus gibt es noch Monographien von **ESCOP** (European Scientific Cooperative on Phytotherapy), derzeit 80 Monographien in 6 Fasc. und WHO (World Health Organisation) Monographien.

Arzneipräparate

Die in den Kapiteln „Präparatebeispiele" aufgeführten Präparate stehen in der Verordnungshäufigkeit an bevorzugter Stelle und finden sich aufgelistet:

a) **Rote Liste.** Verzeichnis der Fertigarzneimittel der Mitglieder des Bundesverbandes der Pharmazeutischen Industrie e. V., Frankfurt a. M., Editio Cantor, 88326 Aulendorf.
b) **Präparate Liste der Naturheilkunde** 2002, Verlagsgesellschaft Tischler GmbH, Postfach 30 17 70, 10747 Berlin.
c) **Pharmaindex Phytopharmaka** (pflanzliche Mono- und Kombinationspräparate einschließlich Homöopathika). IMP Kommunikationsgesellschaft mbH, 63263 Neu-Isenburg, Am Forsthaus, Gravenbruch 9.

Rezepturen

Zahlenangaben bei Tee-Rezepturen und anderen Rezepturbeispielen geben stets *Gewichtsteile* (z. B. in Gramm) an. Sind mehrere Drogen aufgeführt, die zu gleichen Gewichtsteilen verwendet werden, wird dies bei der jeweils letzten Droge einer solchen Gruppe durch die Abkürzung „aa" unter Vermerk des Gewichtsteils angegeben (aa = *ana partes aequales; zu gleichen Teilen* einwiegen), bzw. durch „aa ad" (*ana partes aequales ad = zu gleichen Teilen* auffüllen *auf* die angegebenen Gewichtsteile).

H Homöopathischer Teil

Dieses Zeichen (nach dem allopathischen Teil) markiert den Anfang des Homöopathie-Textteils. Die genannten Homöopathika sind für die jeweiligen Anwendungsgebiete positiv monographiert.

3 Herz-, Kreislauf- und Gefäßerkrankungen

Hauptindikationen für Phytopharmaka:

Keine Indikationen: akute Stadien, z.B.

Kreislaufschock

Primäre und sekundäre Kardiomyopathien

Endokarditis

Myokarditis

Perikarditis

3.1 Herzinsuffizienz (H.I.)

3.1.1 Behandlungsprinzipien und Anwendungsgebiete

Da eine kausale Therapie der H.I. in den wenigsten Fällen möglich ist, kann die Behandlung auch mit Phytopharmaka zwangsläufig *nur symptomatisch* sein.

Die Präparatewahl richtet sich primär nach dem Schweregrad der bestehenden Herzinsuffizienz und den Begleiterscheinungen, d. h. der nachgewiesenen Einschränkung der Arbeits- und Leistungsfähigkeit des Herz-Kreislaufsystems.

Wenn man die Einteilung der Herzinsuffizienz in *vier Schweregrade* (nach einem Vorschlag der **N**ew **Y**ork **H**eart **A**ssociation = *NYHA*) der Präparatewahl zugrundegelegt, kommt man zu folgender Behandlungsregel:

Reine isolierte Herzglykoside für NYHA III und IV (siehe Kap. 3.1.2.1)

- Manifeste *Ruheinsuffizienz.*
- Auftreten von *Insuffizienzzeichen* in körperlicher Ruhe.
- *Beginnende Ruheinsuffizienz*, Auftreten von Beschwerden bei leichter körperlicher Tätigkeit.

Standardisierte herzglykosidhaltige oder andere kardiotrop wirkende Drogenextrakte bevorzugt für NYHA I und II sowie III als Adjuvans (siehe Kap. 3.1.2.2)

- Beschwerden bei körperlicher Tätigkeit (*Belastungsinsuffizienz*).
- Beginnende *Herzinsuffizienz* ohne Beschwerden bei körperlicher Tätigkeit.
- Zur *Erhaltungstherapie*, um z.B. die Fortentwicklung einer Herzinsuffizienz zu bremsen oder den Leistungszustand insbesondere älterer Menschen zu erhalten.
- Als *Zusatztherapie* zu einer notwendigen Behandlung mit Reinglykosiden oder zur Weiterbehandlung nach einer Glykosidtherapie. Im ersten Fall kann unter Umständen die Glykosiddosierung reduziert werden.
- Bei *Digitalis-Unverträglichkeiten.*

Chemisch-synthetische Therapieansätze bei der chronischen manifesten Linksinsuffizienz des Herzens sind:

Diuretika oder *Vasodilatatoren* zur Verminderung der Vorlast und Nachlast des Herzens, ferner synthetische *ACE-Hemmer* (z. B. Captopril®), *Ca-Antagonisten* (z. B. Verapamil® oder Nifedipin) und β-Blocker (z. B. Beloc®).

3.1.2 Drogen und Präparategruppen

3.1.2.1 Reine Herzglykoside zur p.o., i.v. und s.c. Anwendung (Tab. 3.1)

Chemie (Abb. 3.1)

Die Herzglykoside der Cardenolid- und Bufadienolid-Reihe leiten sich wie die Gallensäuren und Nebennierenrinden- oder Sexualhormone vom tetrazyklischen 10,13-Dimethyl-cyclopentano-perhydrophenanthren ab.

Die Ringe A und B sind in der Regel *cis*-, die Ringe B und C *trans*- und die Ringe C und D *trans*-verknüpft.

Die Glykoside von Digitalis, Strophanthus, Adonis, Thevetia, Convallaria, Apocynum und Erysimum gehören dem **Cardenolid-Typ** zu und besitzen am C-17 β-ständig gebunden einen 5 gliedrigen γ-Lactonring, die Glykoside des **Bufadienolid-Typs** einen 6 gliedrigen δ-Lactonring.

Die einzelnen Glykoside unterscheiden sich voneinander in der Zahl und Art der Substituenden im Ring und in der Zahl, Struktur und Verknüpfungsweise der Zucker.

Die chemisch abgewandelten Herzglykoside enthalten zusätzlich an den endständigen Zuckern Acetyl- oder Methylgruppen, wodurch die Lipophilie und die orale Resorptionsrate verbessert werden.

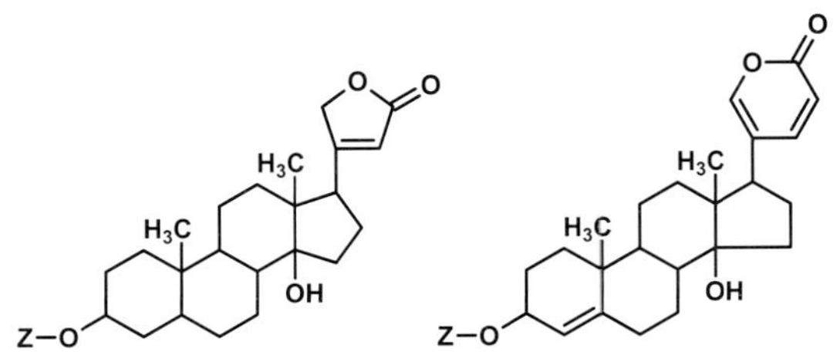

Cardenolid-Typ
Digitalis
Strophanthus
Convallaria
Adonis
Nerium

Z = Zucker
(Digitoxose,
Glucose, Rhamnose,
Cymarose, Thevetose,
Oleandrose u. a.)

Bufadienolid-Typ
Urginea (Scilla)
Helleborus

Abb. 3.1: Herzglykoside vom Cardenolid- und Bufadienolid-Typ.

Pharmakologie

Alle Herzglykoside wirken **qualitativ** gleich, sie führen in therapeutischen Dosen zu einer Verbesserung der Ökonomie der Herzarbeit, die systolische Herzmuskelkraft wird verstärkt (*positiv inotrope Wirkung*). Sie wirken außerdem *negativ chronotrop, negativ dromotrop* und *positiv bathmotrop*.

In **quantitativer** *Hinsicht wirken die einzelnen Herzglykoside verschieden*. Sie unterscheiden sich in der Resorptionsquote, Latenzzeit bis zum Wirkungseintritt, Abklingquote (Wirkungsverlust/Tag) und damit in der Wirkungsdauer und Kumulationsgefahr (siehe dazu Rietbrock et al. 1983).

Tab. 3.1: Herzglykosid-Monopräparate

Reinglykosid/Droge	Handelspräparate mit isolierten Glykosiden	Handelspräparate mit chem. abgewandelten Glykosiden*
Digitoxin/Gitoxin, (Ph.Eur.) Digitalis purpureae folium (Blatt des Roten Fingerhuts)	Digimerck®, Digimed®, Coramedan®	–
Digoxin, (Ph.Eur.) Digitalis lanatae folium (Blatt des Wolligen Fingerhuts)	Digacin®, Dilanacin®, Lanicor®, Lenoxin®	–
Metildigoxin	–	Lanitop®
β-Acetyl-Digoxin	–	Digostada®, Digotab®, Novodigal®-Tabl., Gladixol N®, Stillacor®
g-Strophanthin, Strophanthi grati semen (Strophanthussamen)	Strodival®	–
Proscillaridin, Urgineae maritimae (Scillae) bulbus (Meerzwiebel) (DAB)	Talusin®	–

*Die durch Partialsynthese abgewandelten Herzglykoside enthalten zusätzlich Acetyl- oder Methylgruppen, wodurch die Pharmakokinetik verändert und die Bioverfügbarkeit verbessert werden.

Tab. 3.2: Standardisierte Herzglykosid-Drogen („Digitaloid-Drogen")

	Droge	Hauptinhaltsstoffe	Hauptanwendungsgebiete (lt. Arzneim.-Kommission-E)
M	*Convallariae herba norm.* *(Maiglöckchenkraut)* DAB Wirkwert = 0,2 % Convallatoxin; W = 1,50–2,67 mg/g	Gesamtglykosidgehalt ca. 0,2–0,3 % Convallatoxin (ca. 40–45 % der Gesamtglykoside), Convallatoxol u. a.	Leichte Belastungsinsuffizienz (Stadien I–II), Altersherz, Cor pulmonale
M	*Adonidis herba norm.* *(Adoniskraut)* DAB Wirkwert = 0,2 % Cymarin; W = 1,67–2,40 mg/g	Gesamtglykosidgehalt ca. 0,25 % Adonitoxin (ca. 0,07 %) u. a.	Leichte nicht digitalisbedürftige Herzleistungsschwäche, nervöse Herzbeschwerden
M	*Oleandri folium norm.* *(Oleanderblätter)* Wirkwert = 0,5 % Oleandrin; W = 4,16–6,00 mg/g	Gesamtglykosidgehalt ca. 1–2 %, Oleandrin, Oleaside, Odorisid A u. a.	Nur in Kombinationspräparaten bei leichter Herzinsuffizienz und vegetativ-funktionellen Herzbeschwerden
M	*Scillae bulbus norm.* *(Meerzwiebel)* DAB Wirkwert = 0,2 % Proscillaridin A; W = 1,74–2,30 mg/g	Gesamtglykosidgehalt ca. 0,25–0,4 %, Scillaren A, Proscillaridin A u. a.	Leichte Herzinsuffizienz bei verminderter Nierenleistung

3.1.2.2 Standardisierte herzglykosidhaltige Extrakte zur p.o. Anwendung

Die Drogen, aus denen diese Extrakte hergestellt werden, entsprechen in ihren Wirkwerten den Anforderungen von DAB oder Ph.Eur. Die Drogen sind nach der Knaffel-Lenz-Methode an Meerschweinchen auf wirkäquivalente Glykosidgehalte eingestellt, d. h. dass jedes eingestellte Drogenpulver (Pulv. normatus oder titratus) einen **Wirkwert** besitzen muss, der einem bestimmten Gehalt des jeweiligen Referenzglykosides entspricht. Der Wert für das **Wirkungsäquivalent (W)** wird in mg Referenzglykosid/g Droge angegeben. Die wichtigsten Drogen sind in Tab. 3.1 und Tab. 3.2 zusammengefasst.

Nur in Kombinationspräparaten Verwendung finden die Digitaloiddrogen:

Adonis vernalis (herba) – Adoniskraut
Nerium oleander (folium) – Oleanderblätter

Pharmakologie (Tab. 3.3)

Bei den Monoextrakt-Präparaten und den Kombinationspräparaten, bei denen die herzglykosidhaltigen Extrakte konzentrationsmäßig überwiegen, entspricht das Wirkprofil qualitativ weitgehend dem der jeweiligen Hauptglykoside.

Durch Begleitstoffe (z. B. Flavonglykoside oder Saponine) können die Wirkprofile modifiziert werden oder zusätzliche Wirkeigenschaften hervortreten.

In einer experimentellen Studie, durchgeführt an einem isolierten menschlichen Herzmuskelpräparat, konnte gezeigt werden, dass ein Herzglykoside enthaltendes Extraktkombinationspräparat in seiner Potenz und Effektivität vergleichbar war mit der durch Digoxin erreichbaren inotropen Wirkung. Die Effektivität war vergleichbar mit der positiv inotropen Wirkung von Ca^{2+} (15 mmol/l) (Schwinger und Erdman, 1992). Da die orale Bioverfügbarkeit bei den herzglykosidhaltigen Extrakt-Präparaten trotz Standardisierung auf bestimmte Gesamtglykosidgehalte nur annähernd angegeben werden kann und eine therapeutische Einstellung kaum möglich ist, werden diese Extrakt-Präparate nur noch wenig bei Patienten mit funktionellen Herzbe-

Tab. 3.3: Pharmakologie der herzglykosidhaltigen Drogenextrakte

Drogenextrakte von	Pharmakologie
Convallaria majalis	In den Wirkeigenschaften zwischen Digitoxin und g-Strophanthin stehend
Adonis vernalis	Ähnliches Wirkprofil wie Convallaria; Zusätzlich koronardilatierende und sedative Wirkung
Nerium oleander	Im Wirkprofil ähnlich den Digitalisglykosiden, aber ohne deren Kumulationswirkung; Flavonolglykoside vermutlich für die koronardilatorischen und diuretischen Wirkungen verantwortlich
Urginea (Scilla) maritima	Positiv inotrop auf das Arbeitsmyokard, erniedrigt nachhaltig den pathologisch erhöhten Venendruck über eine Tonisierung peripherer Gefäße; stark diuretische Wirkung

schwerden, beginnender bzw. leichter Belastungsinsuffizienz, Kreislauflabilität und bei älteren Personen angewendet.

3.1.2.3 Nicht herzglykosidhaltige Drogen und Extrakt-Präparate

M **Crataegi flos** und **folium**, Weißdorn-Blüten und -Blätter, Ph.Eur./ESCOP.
Crataegus monogyna und C. laevigata.
Neben der offiziellen Blüten- und Blattdroge werden auch die Früchte zur Extraktbereitung verwendet.

Als wertbestimmende Hauptinhaltsstoffe (Abb. 3.2) aller drei Drogenteile gelten die **Flavonol-O-glykoside** (Rutin, Hyperosid u. a.), die **Flavon-C-glykoside** (Vitexin, Vitexin-2″-O-rhamnoside u. a.) und die **Procyanidine** B_2 und B_5. Letztere leiten sich von den *Flavanen* ab. Sie besitzen Dimer- oder Oligomerstruktur.

Zusätzlich sind in der Droge noch Catechine, Phenolcarbonsäuren (z. B. Chlorogensäure), Amine (z. B. Phenylethylamin, Tyramin), Xanthinderivate (z. B. Adenin, Adenosin) und Triterpensäuren (z. B. Crataegolsäure) enthalten. Die aus Blättern und Blüten bestehende Droge enthält ca. 1 % Flavonole und 1–3% oligomere Procyanidine. Die im Handel befindlichen Weißdornextrakte sind z. T. auf Flavonoide, einige auch auf Procyanidine standardisiert. Die bisher klinisch untersuchten Extrakte enthalten ~ 2 % Flavonoide und 5–6 % Procyanidine (Abb. 3.2).

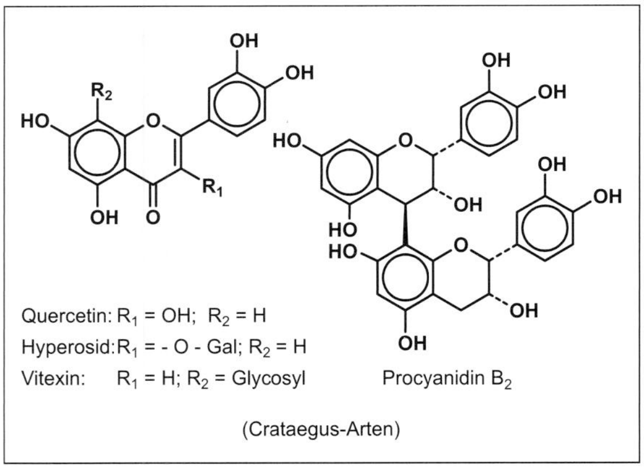

Abb. 3.2: Hauptinhaltsstoffe der Crataegus-Droge.

Pharmakologie

Da an der Wirkung von Crataegus-Extrakten vermutlich *mehrere Wirkprinzipien wie Procyanidine, Flavon-C-glykoside und möglicherweise auch die Amine und Triterpensäuren* beteiligt sind, ist eine pharmakologische Zuordnung schwierig. Hinzu kommt, dass ein Teil der bisher für die Untersuchungen verwendeten Extrakte noch nicht einheitlich auf bestimmte Wirkstoffgehalte standardisiert ist.

Die **oligomeren Procyanidine** (OPC) werden im Vergleich zu den Flavonoiden vom Magen-Darm-Trakt offenbar gut und rasch resorbiert (Mävers und Hensel, 1974). Die Wirkdauer nach p. o. und i. v. Gabe scheint allerdings begrenzt zu sein (1–2 St. bzw. 10–20 min).

Bei i. v. Gabe von **OPC** konnte bei narkotisierten Katzen und am wachen Hund bei p. o. Gabe die *Myokarddurchblutung* dosisabhängig gesteigert werden. Im zweiten Versuch imponierte vor allem der beobachtete Langzeiteffekt (Gabard und Trunzler, 1983; Mävers und Hensel, 1974; Roddewig und Hensel, 1977) (siehe Abb. 3.3 und 3.4).

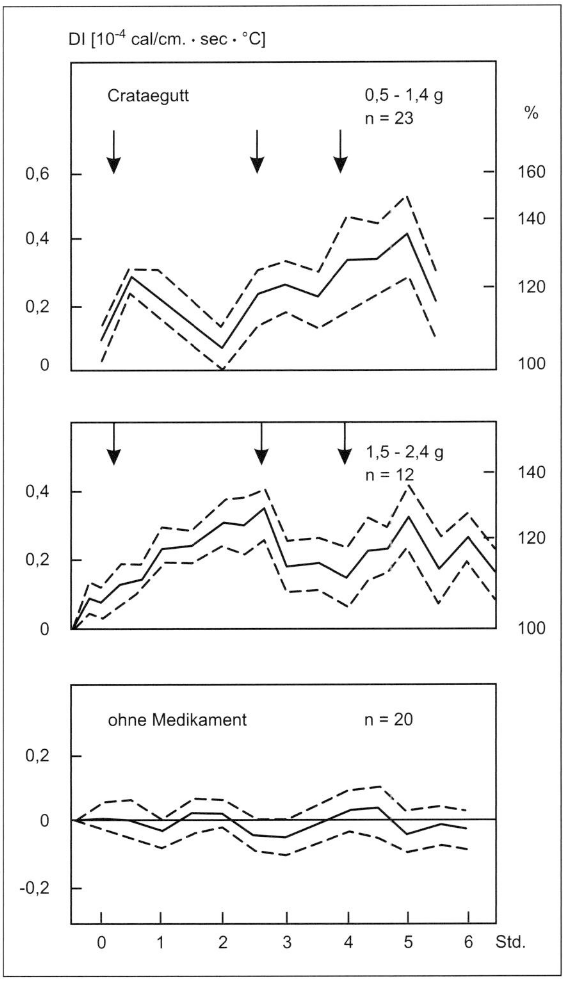

Abb. 3.3: Zunahme der Myokardruhedurchblutung in der Muskulatur des linken Herzventrikels nach dreimaliger oraler Gabe von 0,5-1,4 g (a) und 1,5-2,4 g (b) Crateaegus (Crataegutt®)-Extrakt im Vergleich zu (c) ohne Medikament, ermittelt durch Wärmeleitmessung am wachen Hund mit einer chronisch implantierten Wärmeleitsonde (Mävers und Hensel, 1974).

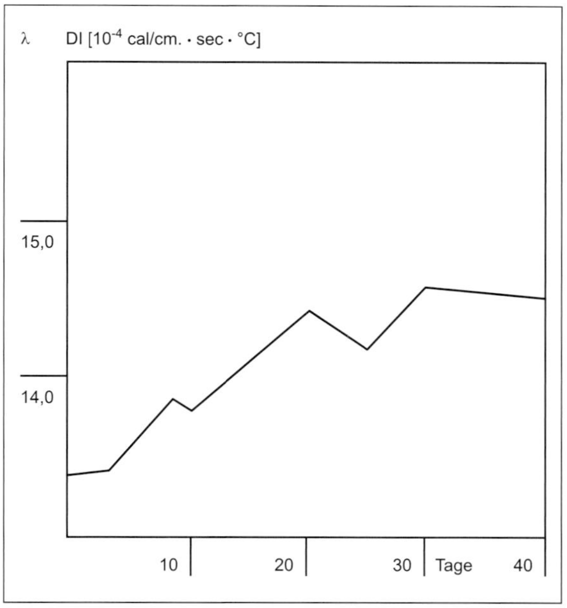

Abb. 3.4: Kontinuierliche Zunahme der morgendlichen Ruhedurchblutung des Myokards beim Hund im Verlauf einer 30-tägigen Gabe eines Crataegus-Extraktes (Crataegutt®). Nach Erreichen eines maximalen Wertes wurden etwa 120 % des Ausgangswertes erreicht (Mävers und Hensel, 1974).

Crataegus-Extrakte (C.E.) zeigen an isolierten Herzmuskelzellen von Ratten, an perfundierten isolierten Langendorff-Meerschweinchenherzen, am isolierten Vorhof und *in vivo* an Ratten, Hunden und Katzen eine *positiv inotrope* Wirkung (Zunahme der Kontraktionsamplitude und des Schlagvolumens) (Joseph et al., 1995).

Schon früher wurde ausserdem eine koronardilatierende Wirkung festgestellt, die mittlerweile durch Messung eines hyperpolarisierenden und relaxierenden Effektes an Herzkranzgefäßen des Menschen bestätigt werden konnte (Siegel et al., 1994).

Für einen zusätzlichen antiarrythmischen Effekt spricht die verlängerte Refraktärzeit und eine positive Korrelation von Refraktärzeit mit der inotropen Wirkung (Pöpping et al., 1994).

C.E. haben außerdem einen ökonomisierenden Einfluss auf den Sauerstoff- und Energieverbrauch (Erhöhung der Hypoxietoleranz).

Das von dem der Herzglykoside verschiedene Wirkprofil könnte auf eine Hemmung der für den Abbau von 3′, 5′-cAMP verantwortlichen intrazellulären Phosphodiesterase (Rückstuhl et al., 1979) und auf eine Erhöhung der Ca^{2+}-Permeabilität in den Ca^{2+}-speichernden Zellorganen zurückzuführen sein.

Nach *in vitro*- und *in vivo* Untersuchungen besitzt vor allem die Procyanidin angereicherte Weißdornextrakt-Fraktion auch eine kardioprotektive Wirkung. Es wird vermutet, dass diese durch die Radikalfängereigenschaft und ein Elastase-Hemmpotenzial der Procyanidine und Flavonoide zustande kommt (Chatterjee et al., 1997).

Neu ist auch die Beobachtung, dass Crataegus-Extrakte bei hoher Dosierung eine ACE-Hemmwirkung entfalten. (Tauchert et al., 1994). Ob diese auf dem Gehalt an Procanidinen beruht, für die im *in vitro* Modell eine ACE-hemmende Wirkung nachgewiesen werden konnte, (Wagner et al., 1991), ist noch nicht geklärt.

Neuere *in vitro* Untersuchungen an Meerschweinchen-Aorten-Streifen mit verschieden hergestellten Crataegus-Extrakten ergaben pharmakologisch äquivalente Wirkungen mit allen Extrakten, die mit 40–70 % Alkohol-Wasser Gemischen hergestellt wurden (Vierling et al., 2000).

Zusammenfassend kann man folgern, dass die bisher nachgewiesenen Wirkeigenschaften von Crataegus auf einen Synergismus mehrerer Wirkstoffklassen zurückzuführen sind. Crataegus zeigt Wirkungen, die teils denen von Digitalis, teils ACE-Hemmern und β-Rezeptorenblockern entsprechen. An den Wirkmechanismus sind auch N-Oxid und Endothelin-Domänen beteiligt.

Im Einzelnen lassen sich die **Wirkeigenschaften von Crataegus-Extrakten** wie folgt definieren:

- Steigerung der Kontraktionskraft (positiv inotrop),
- Frequenzneutralität auf Spontanfrequenz (chronotrop neutral),
- Verkürzung der AV-Überleitungszeit (positiv dromotrop),
- Verlängerung der effektiven Refraktärzeit (negativ bathmotrop),
- Erhöhung der Toleranz gegenüber Sauerstoffmangel,
- Senkung des peripheren Gefäßwiderstandes und
- kardioprotektive Wirkung am Ischämiemodell.

Zusammenfassende Literaturübersichten über die Pharmakologie von Crataegus-Präparaten stammen von Ammon und Händel (1981), Siegel und Casper (1995) und Kaul (1998).

Klinische Wirksamkeit-Therapiestudien

Bis 2002 wurden 16 kontrollierte klinische Studien mit alkoholischen auf 2,2 % Flavonoide standardisierten Crataegus-Blatt-Blüten-Extrakten durchgeführt. Davon waren sechs Plazebo-Doppelblind-Studien und eine Doppelblind-Vergleichsstudie gegen Captopril®. Die Tagesdosierungen betrugen zwischen 160 mg und 900 mg, die meisten weniger als 300 mg, und die Behandlungszeiten zwischen 21 bis 56 Tagen. Gemessen wurden bei 8 Studien Arbeitstoleranz, die anaerobe Schwelle mittels Spiroergometrie, die Ejektionsfraktion, das Druck-Frequenz-Produkt und die Verringerung der subjektiven Beschwerden.

Crataegus Therapiestudie 1

Indikation. Stabile Herzinsuffizienz Stadium II nach NYHA.

Präparat. Dragees enthaltend 200 mg Crataegus-Spezial-Extrakt LI 132 (Faros®), aus Blüten und Blättern, stand. auf 2,2 % Flavonoide.

Studienart. Plazebokontrollierte Doppelblindstudie mit 78 männlichen und weiblichen Patienten im Alter von 45 bis 73 Jahren.

Behandlungsart. 8-wöchige Behandlung mit einer Tagesdosis von 600 mg Extrakt bzw. Plazebo (3 × tgl. 1 Dragee), zuzüglich einer wash-out Phase von einer Woche. Haupt-Ausschlusskriterien: Herzinsuffizienz der NYHA-Stadien III + IV, Angina pectoris in Ruhe, Herzinfarkt in den letzten 3 Monaten, Vorhofflimmern, ventrikuläre Extrasystolen im Stadium Lown IV, AV-Block 2. + 3. Grades.

Prüfkriterien. Arbeitstoleranz unter fahrradergometrischer Belastung. Klinische Symptomatik, subjektive Befindlichkeit und Verträglichkeit, Blutdruck, Herzfrequenz und Druck-Frequenz-Produkt in Ruhe und unter Belastung, statistische Auswertung Wilcoxon- und Mann-Whitney-U-Test

Studienergebnis. Der Mittelwert der Arbeitstoleranz bei der Fahrradergometrie betrug in der Verumgruppe bei Aufnahme 79 Watt, am 28. Tag 99 Watt und am 56. Tag 107 Watt. In der Plazebogruppe betrugen die entsprechenden Werte 71, 74 und 76 Watt. Die Gruppenunterschiede waren am 28. und 56. Tag statistisch hochsignifikant ($p < 0{,}001$) (Abb. 3.5).

Die Differenzierung zwischen Verum und Plazebo fand ausschließlich in den höheren Belastungsstufen statt. Unter Verum sanken der systolische Blutdruck von 171 auf 164 mm Hg und die Herzfrequenz von 116 auf 110 Schläge/Min. Keine signifikante Veränderung beim diastolischen Blutdruck unter Verum sowie bei Blutdruck und Herzfrequenz unter Plazebo.

Die Mittelwerte des Druck-Frequenz-Produktes zeigten unter Crataegus-Therapie signifikante Gruppenunterschiede vom Tag 0 bis zum 56. Tag im Sinne einer Verringerung der Herzarbeit. Gleichzeitig hatte bei den Patienten nach 56 Tagen unter Crataegus-Therapie die Häufigkeit der Beschwerdesymptome im Vergleich zu Plazebo signifikant abgenommen. (Abb. 3.6) (Schmidt et al., 1994).

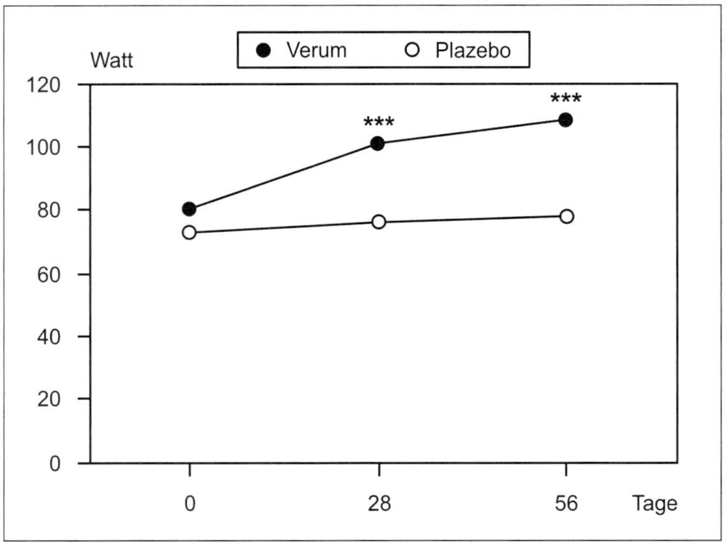

Abb. 3.5: Mittelwerte der fahrradergometrischen Arbeitstoleranz im Verlauf einer 56-tägigen Therapie mit 3 × täglich 200 mg Crataegus-Extrakt/Tag. (Schmidt et al., 1994).

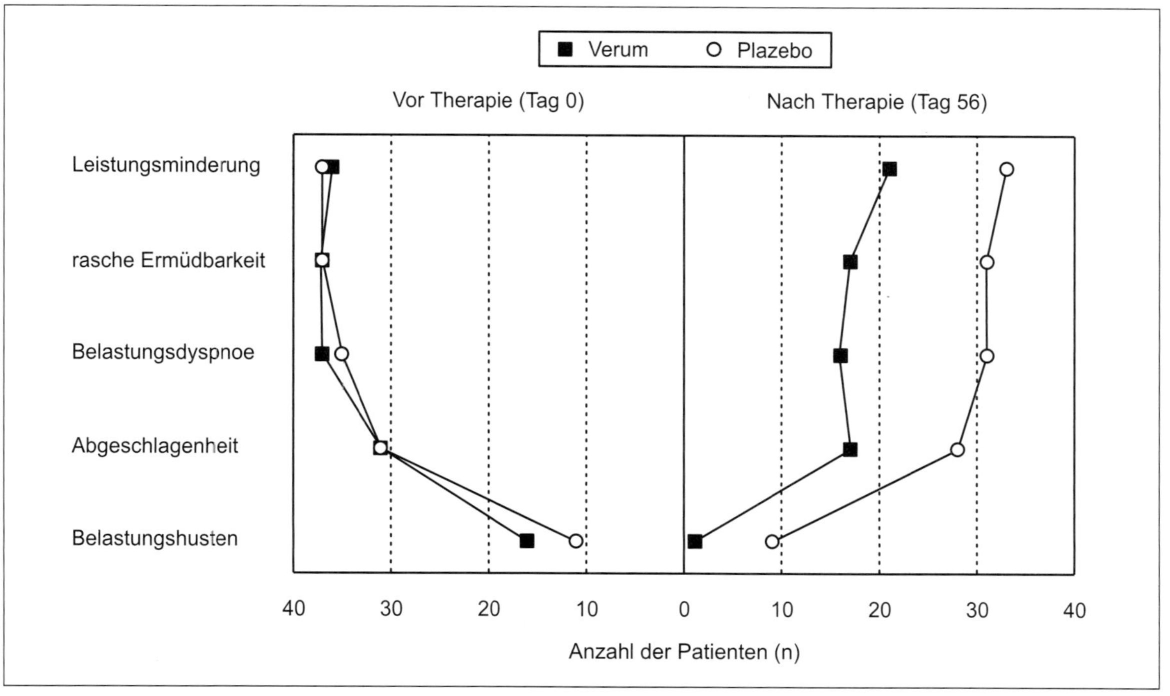

Abb. 3.6: Häufigkeit der Hauptbeschwerdesymptome vor und nach Therapie mit 3 × tägl. 200 mg Crataegus-Extrakt/Tag im Vergleich zu Plazebo (Schmidt et al., 1994).

Crataegus Therapiestudie 2

- In einer plazebokontrollierten Cross-over Studie wurde die Wirkung von 900 mg Crataegus-Extrakt im Vergleich zu 0,3 mg Methyldigoxin auf die kutane Mikrozirkulation bei 12 gesunden Probanden im Alter von 25 Jahren geprüft. Die Präparate wurden einmalig eingenommen. Unmittelbar vor Einnahme sowie 1, 3 und 6 Stunden danach wurden bei den Probanden Hämatokritwert, Aggregabilität der Erythrozyten, Plasmaviskosität, Erythrozyten-Fließgeschwindigkeit in Nagelfalzkapillaren der Finger prä- und postischämisch sowie Herzfrequenz und Blutdruck gemessen. Der Hämatokritwert war 6 Std. nach der Einnahme des Crataegus-Präparates im Mittel um 3,2 % erniedrigt, bei Methyldigoxin unverändert. In allen anderen Parametern wurden in beiden Gruppen keine positiven Wirkungen registriert (Fischer et al., 1994).

Crataegus-Therapiestudie 3

Indikation. Herzinsuffizienz, Stadium II nach NYHA.

Präparat. Trocken-Extrakt aus Blüten und Blättern von Crataegus, extrahiert mit Methanol.

Droge: Extrakt-Verhältnis 5–7:1 stand. auf 2,2 % Flavonoide, 300 mg Trockenextrakt pro Dragee.

Vergleichspräparat. Captopril, 12,5 mg pro Dragee.

Studienart. Multizentrische Doppelblindstudie unter Einschluss von 95 Patienten mit einem mittleren Alter von 63 Jahren. Die Dosierung betrug in beiden Behandlungsgruppen 3 × 1 Dragee, die Behandlungsdauer 56 Tage mit einer vorangestellten 7-tägigen Wash-out Phase.

Prüfkriterien. Zu den Zeitpunkten 0, 28 und 56 Tage erschöpfende Fahrradergometrie, Messung der maximalen Arbeitstoleranz in Watt. Zusätzliche Parameter: Beschwerde-Score, Druck-Frequenz-Produkt, globales Wirksamkeitsurteil.

Ergebnis. In beiden Behandlungsgruppen wurden im Therapie-Verlauf signifikante Verbesserungen der Arbeitstoleranz (konfirmatorische Parameter) beobachtet. Die Mittelwerte stiegen vom 0. bis zum 56. Tag statistisch hochsignifikant von anfangs 53,3 Watt (Crataegus-Gruppe) bzw. 84,6 Watt (Captopril-Gruppe) auf 97,4 bzw. 99,2 Watt an (Abb. 3.7). Zwischen beiden Prüfmedikationen waren keine signifikanten Unterschiede zu verzeichnen, so dass beide Behandlungen als gleichwertig wirksam bei Patienten mit Herzinsuffizienz im Stadium NYHA II anzusehen sind. Die subjektiven Beschwerden (Score-Bewertung) zeigten ebenfalls in beiden Behandlungsgruppen eine signifikante Besserung (Abb. 3.8). Leichte Nebenwirkungen wurden in beiden Behandlungsgruppen bei je 3 Fällen registriert.

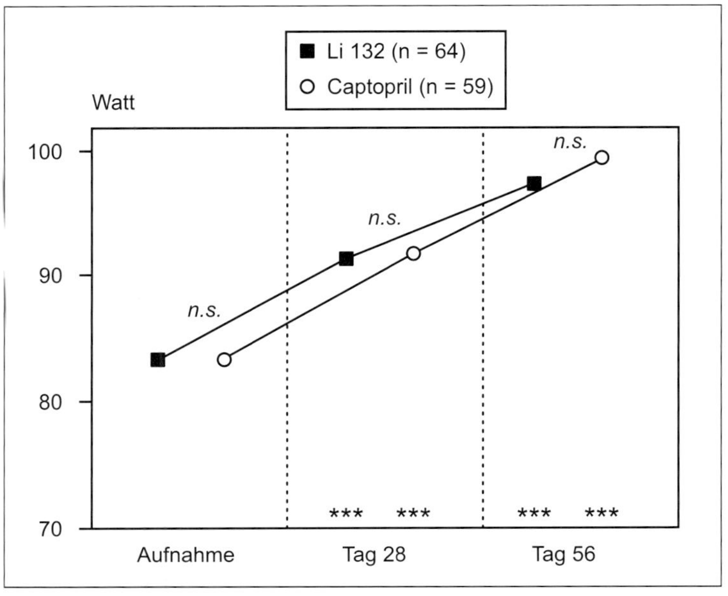

Abb. 3.7: Therapie mit hochdosiertem Crataegus-Extrakt (900 mg/Tag). Arbeitstoleranz (Mittelwerte) herzinsuffizienter Patienten vor, während und nach 8-wöchiger Therapie mit Crataegus-Extrakt (LI 132) bzw. Captopril: hochsignifikanter Anstieg in beiden Gruppen, keine Signifikanz im Gruppenvergleich. (Tauchert et al., 1994).

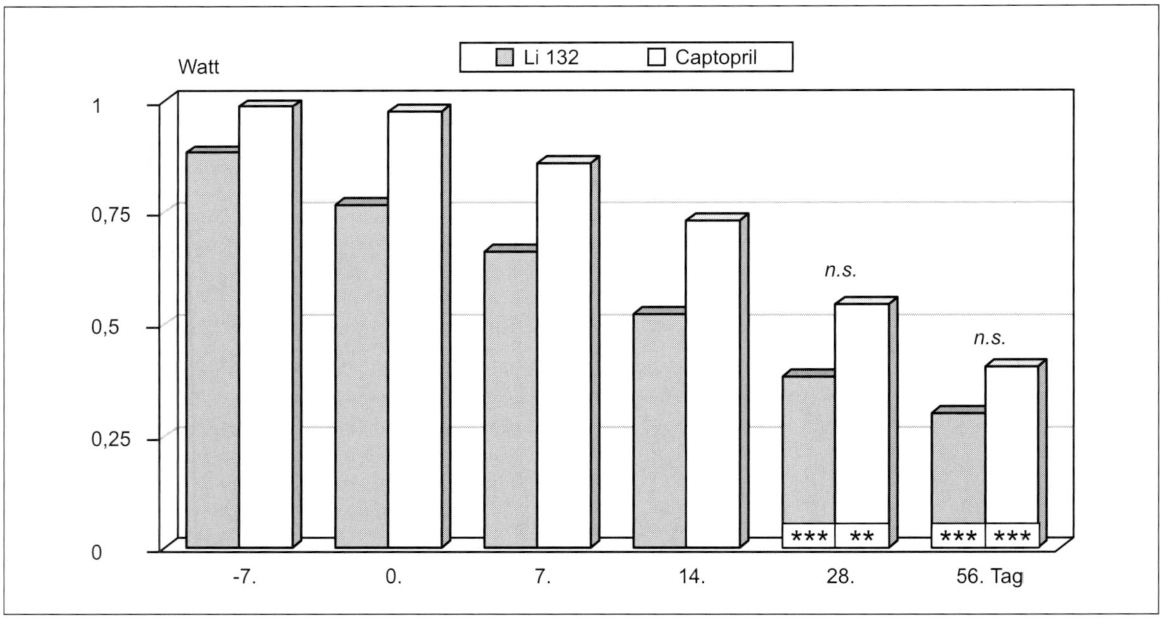

Abb. 3.8: Therapie mit hochdosiertem Crataegus-Extrakt (900 mg/Tag). Mittlerer Beschwerde Score herzinsuffizienter Patienten vor, während und nach 8-wöchiger Therapie mit Crataegus-Extrakt (LI 132) bzw. Captopril: eine signifikante Besserung in beiden Behandlungsgruppen. (Tauchert et al., 1994).

In der Captopril-Gruppe trat ein Fall mit schwerem Reizhusten auf, der zum Therapie-Abbruch zwang (Tauchert et al., 1994; 1995).

Eine kürzlich durchgeführte Studie mit 1800 mg u. 900 mg Crataegusspezialextrakt WS 1442 (Crataegutt® novo 450) bestätigte die dosisabhängige Wirkung des Extraktes auf die Belastungstoleranz bei Patienten mit Herzinsuffizienz (Tauchert 2002).

Crataegus-Therapiestudie 4

Eine Anwendungsbeobachtung wurde bei 940 niedergelassenen Ärzten mit dem Weißdorn-Präparat Faros® 300 bei insgesamt 3664 Patienten mit einer Herzinsuffizienz im Stadium I und II durchgeführt. Die Dosierung betrug 900 mg/Tag. Nebenwirkungen wie Magen-Darm-Beschwerden, Herzklopfen, Schwindel, Kopfschmerzen und Flush-Symptomatik wurden nur bei 1,3 % der Patienten gemeldet. Die Auswertung der Ergebnisse zeigt, dass mit Blutdrucksenkungen nur bei hypertoner, nicht dagegen bei normo- oder hypotoner Ausgangslage und Frequenzsenkungen nur bei tachykarder, nicht dagegen bei normfrequenter oder bradykarder Ausgangslage zu erwarten sind (Schmidt et al., 1998).

Crataegus-Therapiestudie 5

Eine erste internationale, randomisierte, multizentrische, plazebokontrollierte Studie (SPICE-Studie) mit einem Spezialextrakt der Firma Schwabe (Crataegutt® novo 450 = C.E.WS1442) ist mit Beginn des Jahres 2000 angelaufen. Die Studie soll mit ca. 2300 Patienten mit Herzinsuffizienz NYHA II – III an 120 Prüfzentren in sieben Ländern über 24 Monate durchgeführt werden. Geprüft werden soll der postulierte kardioprotektive Effekt von Weißdornextrakt auf die Mortalität von Herzinsuffizienz-Patienten (Holubarsch et al., 2000). Erste Zwischenergebnisse scheinen dies zu bestätigen.

Hauptindikationen

Hieraus ergeben sich für Crataegus-Extrakte folgende Hauptanwendungsgebiete:
- Leichte funktionelle Herzbeschwerden,
- Leichte stenokardische Beschwerden,
- Noch nicht digitalisbedürftiges Altersherz,
- Leichte Formen von bradykarden Herzrhythmusstörungen,
- Zum physikalischen Ausdauertraining im Alter als adjuvante bzw. ergänzende Maßnahme.

In der Monographie „Weißdornblätter mit Blüten" der Kommission E von 1994 werden als Anwendungsgebiete genannt: *Nachlassende Leistungsfähigkeit des Herzens entsprechend dem Stadium II nach NYHA*.

Die Behandlungsdauer soll mindestens 6 Wochen betragen.

Als tägliche Dosierung werden 600 mg stand. Extrakt oder mehr empfohlen. Da Wechselwirkungen fehlen und Crataegus-Präparate eine große therapeutische Breite besitzen, ist eine Kombination mit ACE-Hemmern und Diuretika sinnvoll.

3.1.2.4 Weitere nicht-herzglykosidhaltige Drogen und Extrakt-Präparate

Die meisten der in Tab. 3.4 aufgelisteten Drogen wirken schwach positiv inotrop, tonisierend oder koronardilatierend. Gelegentlich sind in entsprechenden Kombinationspräparaten noch Extrakte aus Baldrian, Melisse, Johanniskraut oder Herzgespannkraut mit sedierender bzw. psychoäquilibrierender Wirkung enthalten.

Tab. 3.4: Weitere nicht-herzglykosidhaltige Drogen mit Hauptwirkungen

	Droge	Beschriebene Hauptwirkungen
M	*Visci herba (Viscum album)* DAB	Antihyperton*
M	*Arnicae flos (Arnica montana)* Ph.Eur./ESCOP	Positiv inotrop*
	Cacti flos (Cactus grandiflorus)	Koronardilatierend*
	Leonuri herba (Leonurus cardiaca)	Positiv inotrop, sedierend
M	*Ammi visnagae fructus (Ammi visnaga)*	Koronardilatierend, leicht positiv inotrop
M	*Campher* Ph.Eur.	Antihypoton, Kreislauftonisierend

* bisher wissenschaftlich nicht belegt.

Von den in der Tabelle aufgeführten Drogen existieren von ***Viscum album*** einige Mono- und Kombinationspräparate (z. B. Ascoviscum®N Dragees, Mistel Curarina® Tropfen, Craviscum® mono Tropfen), von **Ammi visnaga** einige Extraktmonopräparate (Khellagan®N Dragees, Steno-loges®-Tropfen) und von **Campher** ein Kombinationspräparat mit Crataegus (Korodin® Tropfen). Arnica, Cactus und Leonurus sind nur noch in Form von Homöopathischen Urtinkturen oder in Kombinations-Präparaten auf dem Markt.

3.1.2.5 Phytopräparate – Herz-Kreislauferkrankungen

Herzglykosid-Extrakt-Präparate (Mono- u. Kombinationspräparate z. B.

• Convacard® Dragees	Maiglöckchen-Extrakt eingestellt auf 1,2 mg native Convallariaglykoside/Dragee
• Digitalysat® Bürger Scilla-Digital-Tropfen	100 ml enth. Meerzwiebelextrakt entspr. 18 mg Scilla Gesamtglykoside ber. als Proscillaridin
• Scillase N Kapseln	0,09 mg Meerzwiebelextrakt standard. auf 0,009 mg Gesamtglykoside/Kapsel
• Valdig® N Bürger Lösung	Maiglöckchen-Auszug entspr. 0,65 mg Convallaria-Gesamtglykoside ber. als Convallatoxin

Weißdorn-Präparate

• Craegium® 240 Dragees	240 mg Crataegus-Extrakt/Dragee
• Crataegutt® novo 450 Filmtabletten	450 mg Crataegus-Extrakt standard. auf 78–90,0 mg oligomere Procyanidine/Tablette
• Cratecor® Filmtabletten	80 mg Crataegus-Trockenextrakt standard auf 15 oligomere Procyanidine/Tablette
• Esbericard® novo Dragees	175 mg Crataegus-Extrakt/Dragee
• Faros® 300/600 überzogene Tabletten	300 mg/600 mg Crataegus-Trockenextrakt/Tablette
• Orthangin® Novo Filmtabletten	145 mg Crataegus-Extrakt/Tablette

Kombinations-Präparate

• Miroton® Dragees	Extraktkombination aus Adoniskraut, Maiglöckchenkraut, Oleanderblätter - + Meerzwiebel (Einzelextrakte auf bestimmte MSE*) eingestellt).
• Miroton® Lösung	Einzelextrakte, analog Miroton® Dragees, eingestellt auf MSE 1 g = 35 Tropfen enthalten 181 MSE

Andere Kombinationen z. B.

• Asgoviscum® N Kapseln/Lösung	Extraktkombination aus Weißdornfrüchten, Mistelkraut und Knoblauch
• Korodin®-Herz-Kreislauf-Tropfen	100 g enthalten 97,3 g Weißdornfrüchte-Extrakt, 2,5 g Campher und 0,2 g Menthol
• Lacoerdin® Mg Plus	Kombination aus Extrakten von Maiglöckchenkraut, Weißdornblätter mit Blüten u. Früchten + Magnesiumhydrogenaspartat + Magnesiumhydrogenphosphat + Magnesiumsulfat

*) MSE = Meerschweinchen-Einheiten

- Oxacant® N Dragees — Extraktkombination aus Maiglöckchenkraut, Adoniskraut, Weißdornfrüchte, -blätter und -blüten, Johanniskraut, Cactus grandiflorus, Besenginsterkraut, Melissenblätter, Baldrianwurzel und Herzgespannkraut

3.2 Koronare Herzkrankheit (Angina pectoris)

3.2.1 Behandlungsprinzipien

Da heute für die Behandlung des Angina-pectoris Anfalls, für das Präinfarktsyndrom und den Myokardinfarkt Nitrate, die synthetischen Betarezeptorenblocker und Calcium-Antagonisten die Mittel der Wahl geworden sind, haben heute Phytopharmaka nur noch bei leichteren stenokardischen Beschwerden in Form von wenigen Präparaten, meistens in Form von Kombinationspräparaten auch als Externa Bedeutung.

3.2.2 Drogen und Präparategruppen

3.2.2.1 Ammeos visnagae fructus (Echte Ammeifrüchte) M

Off.: DAC, *Ammi visnaga.*

Die ursprünglich aus Ägypten und dem Vorderen Orient stammende Droge wurde in der Volksmedizin der Mittelmeerländer als Tee bei Nierenkoliken und Asthma eingesetzt. Eingang in die Therapie stenokardischer Beschwerden haben erst die aus der Droge isolierten Wirkstoffe **Khellin** und **Visnadin** gefunden.

Khellin (DAC) (0,5 – 1 %) ist ein **Furanochromonderivat** mit einem charakteristischen γ-Pyronring, **Visnadin** (0,1 – 0,3 %) ein **Ester-Pyranocumarinderivat** mit einem charakteristischen α-Pyronring (Abb. 3.9). Obwohl die chemischen Grundstrukturen beider Verbindungen verschieden sind, leiten sich beide als biosynthetische Zwitter aus dem Phenylpropan- und Terpen-Stoffwechsel ab. Aus dem Khellin wurden die strukturabgewandelten *synthetischen Verbindungen* Carbocromen (z. B. Intensain®) und die Cromoglicinsäure (z. B. Intal®) entwickelt.

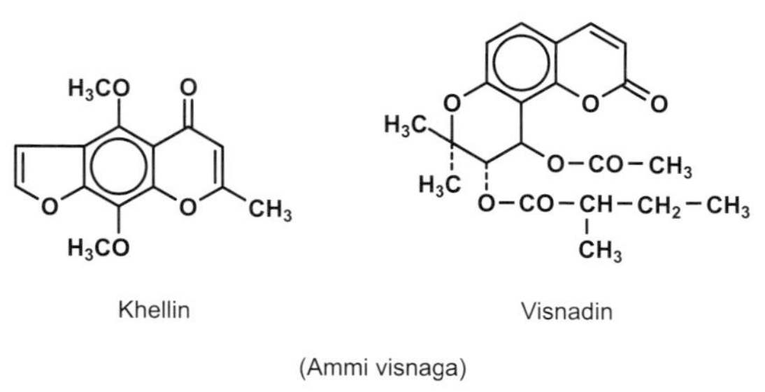

Abb. 3.9: Hauptinhaltsstoffe der *Ammi visnaga*-Droge.

Pharmakologie

Das in Wasser praktisch *nicht lösliche Khellin* wird nach p. o. Gabe langsam resorbiert und offenbar auch nur langsam eliminiert. Über die Resorption und Pharmakokinetik von Visnadin liegen keine genauen Angaben vor. Am Hund zeigt das Visnadin bei p. o. Applikation gute Wirksamkeit. Beide Verbindungen üben ihre spasmolytische Wirkung auf die Koronargefäße durch Angriff an der glatten Muskulatur aus, wobei beim Khellin die spasmolytische Komponente auf die Koronarien überwiegt.

Der Vorteil ist bei *Visnadin* zu werten, dass die erhöhte Durchblutung ohne Zunahme des Sauerstoffverbrauchs erfolgt. Visnadin senkt gleichzeitig den Lactat-Pyruvat- und Glucose-Spiegel im venösen Blut und erhöht den Gehalt an freien Fettsäuren. Das Herzzeitvolumen erhöht sich, ohne dass die Frequenz und der arterielle Blutdruck verändert werden.

Da nach Einnahme von Ammi-visnaga-Präparaten in einigen Fällen pseudoallergische Reaktionen, reversibler cholestatischer Ikterus und erhöhte Leber-Transaminase Werte beobachtet wurden, hat die Kommission E die Monographie mit der ursprünglichen Indikationsaussage „leichte stenokardische Beschwerden" wieder zurückgezogen und die Droge mit einer Negativ-Monographie versehen.

3.2.2.2 Crataegus-Extrakte

Wie im Kapitel 3.1 Herzinsuffizienz an Hand von pharmakologischen Untersuchungen und klinischen Studien gezeigt werden konnte, besitzen Crataegus-Extrakte auch koronardilatierende Wirkeffekte.

Therapiestudien

Es existieren mehrere plazebokontrollierte Doppelblindstudien (O'Conolly et al., 1987; Wang et al., 1984; Hanák und Brückel, 1983) in denen gezeigt werden konnte, dass Crataegusextrakte zu einer erhöhten Koronardurchblutung und Ökonomisierung des myokardialen Sauerstoffverbrauchs bei Stadium I und II der Angina pectoris und damit zu einer Minderung stenokardischer Beschwerden führen bzw. die Zahl der Angina-pectoris-Attacken reduzieren und den Nitroglycerinverbrauch helfen einzuschränken.

Die Wirkung von Crataegus-Extrakten wird in diesem Sinne als **antihypoxisch** und **koronardilatatorisch** beschrieben.

3.2.2.3 Theophyllin

St.pfl.: Camellia sinensis.

Das Alkaloid Theophyllin (Abb. 3.10) aus den Blättern von *Camellia sinensis* (Teestrauch) wird heute *fast nur noch synthetisch* hergestellt. Die *koronardilatierende* Wirkung kommt vermutlich über eine Inhibierung der Phosphodiesterase in der Gefäßmuskulatur zustande. Seine Wirkung ist nicht sehr stark und langdauernd. Effektiver sind die *Theophyllinderivate* Proxyphyllin, Diprophyllin und Etofyllin sowie die Kombination von Theophyllin mit Ethylendiamin (Euphyllin) (siehe Lehrbücher der Pharmakologie).

3.2.2.4 Papaverin

St.pfl.: Papaver somniferum.

Das Alkaloid Papaverin (Abb. 3.10), ein Nebenalkaloid des Opiums, von *Papaver somniferum,* wirkt vermutlich nach dem gleichen Mechanismus wie Theophyllin. Die *koronardilatierende* Wirkung wird nicht als sehr hoch eingeschätzt (siehe Lehrbücher der Pharmakologie).

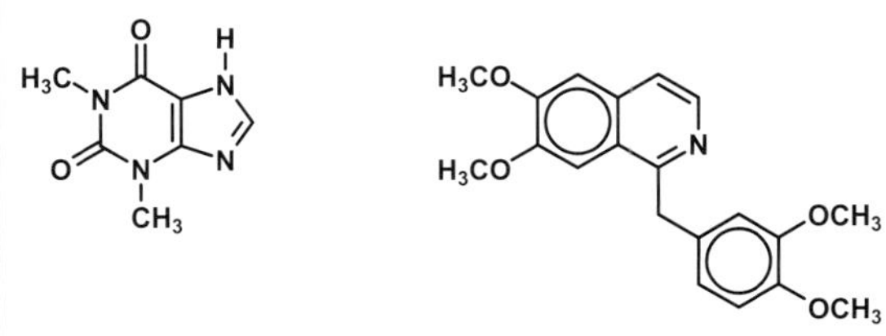

Theophyllin (Thea sinensis)

Papaverin (Papaver somniferum)

Abb. 3.10: Hauptalkaloid der Blätter des Teestrauchs und ein Nebenalkaloid von Opium.

3.2.2.5 Scharfstoff- und Ätherischöl-Drogen

Galangae rhizoma (Galgantwurzel)
Off.: Ph.Helv., DAC, *Alpinia officinarum.*
Zingiberis rhizoma (Ingwerwurzel)
Off.: Ph.Eur., ESCOP, *Zingiber officinalis.*

Diese Drogen sind primär als Gewürzdrogen zur *Magensaftsekretionssteigerung* (Stomachika) bekannt. In der Volksmedizin werden die Drogenpulver gelegentlich in Salbenform oder auch peroral zur *Angina-pectoris-Behandlung* eingesetzt (siehe auch Herzsalben 3.2.2.6). Eine koronardilatierende Wirkung könnte auf reflektorischem Wege über eine Vagusreizung und Freisetzung von Prostaglandinen zustande kommen.

Der gleiche oder ein ähnlicher Wirkmechanismus dürfte für die nachstehenden ätherischen Öle gelten:
Rosmarini Aetheroleum (Rosmarinöl)
Off.: Ph.Eur., ESCOP, *Rosmarinus officinalis.*
Camphora (Campher)
Off.: Ph.Eur., *Cinnamomum camphora.*
Piceae Aetheroleum (Fichtennadelöl)
Off.: DAB, *Picea abies* und *Abies sibirica.*

3.2.2.6 Phytopräparate – Koronarmittel

Interna z. B.

- Stenocrat® Mono Filmtabletten/Tropfen — Weißdornblätter mit Blüten (300 mg/94 mg)
- Weißdornextrakt-Monopräparate siehe Präparateliste S. 44

[1] In **M** keine Angabe über koronardilatierende Wirkung.

Externa („Herzsalben"):

Diese Präparate dienen zur sog. *Segmenttherapie*, die an traditionelle Heilmethoden wie Rubefazientia (z. B. Senf, Ameisensäure, Bienengift), Schröpfen oder Neuraltherapie nach Huneke anknüpft. Die Segmenttherapie von „Brustschmerzen" verfolgt das Ziel, durch Unterbrechung der Schmerzleitung oder über kutiviszerale Reflexe durch hyperämisierende und spasmolytische Effekte segmental auftretende Schmerzen zu beseitigen und den Kreislauf anzuregen. Die heutige perkutane Angina-pectoris-Therapie mit nitroglyzerinhaltigen Klebefolien (Nitroderm TTS) geht im Prinzip den gleichen Weg.

Die meisten Präparate enthalten neben Crataegus-, Valeriana- oder Arnica-Extrakten vor allem Ätherischöle wie z. B. Campher, Rosmarinöl, Fichtennadelöl, Eucalyptusöl oder Senföl.

Externa z. B.

• Cor-Select® Salbe	Weißdorn-Extrakt, Baldrian-Extrakt, Campher, Allylsenföl, Pfefferminz- und Melissenöl + Benzylnicotinat
• Cor-Vel® Truw Herzsalbe	1 g enthält 38 mg Campher, 17 mg Levomenthol, 29 mg Fichtennadelöl, 60 mg Rosmarinöl
• Kneipp® Herzsalbe	100 g enthalten 8 g Rosmarinöl, 4 g Campher + 4 g Levomenthol

Anwendungsempfehlung:

Von den Herzsalben wird ein 1–3 cm langer Salbenstrang mehrmals täglich in die Herzgegend einmassiert.

3.3 Herzrhythmusstörungen

Diese treten in Form von Reizbildungs- und/oder Reizleitungs-Störungen (R.St.) (bradykard, tachykard) auf. Sie stellen keine eigenständigen Erkrankungen dar, sondern sind Symptome oder Komplikationen von kardialen oder systemischen Grunderkrankungen, wobei vegetative Einflüsse eine große Rolle spielen.

3.3.1 Behandlungsprinzipien und Anwendungsgebiete

Für die Behandlung aller Formen von Rhythmusstörungen haben heute primär Chemosynthetika oder Alkaloidreinstoffpräparate und nur in wenigen Fällen Extraktpräparate oder Kombinationen dieser mit Reinstoffen Bedeutung.

Die Therapie mit Phytopräparaten beschränkt sich daher auf die Behandlung von psychovegetativ bedingten Herzrhythmusstörungen und versteht sich ausschließlich als adjuvante Therapie (siehe Lehrbücher der Pharmakologie und Brisse, 1989; Effert, 1988; Steinbeck, 1988; Witzke-Gross und Gilfrich, 1988).

Pharmakotherapeutisch unterscheidet man drei Behandlungsmöglichkeiten:
- Eine direkte Beeinflussung des Leitungssystems durch pflanzliche Antiarrhythmika wie z. B. **Ajmalin** oder **Chinidin**. Ajmalin ist bei tachykarden R.St., Chinidin bei infektbedingten R.St. angezeigt.
- Beseitigung von Faktoren, die zur Auslösung von Herzarrhythmien führen, wie z. B. Herzhypoxie, Herzdilatation oder Störungen des Elektrolyt- und Säure-Basengleichgewichtes, z. B. durch **Crataegus**-Extrakte adjuvant zu chemisch-synthetischen Arzneimitteln.
- Bei leichten Herzrhythmusstörungen ist auch das **Besenginsterkraut** (Cytisi scoparii herba) in Form der **Sarothamnus-Tinktur** zur alleinigen Therapie ausreichend.
- Unterdrückung von Einflüssen seitens des vegetativen Nervensystems bzw. deren Transmittersubstanzen wie z. B. durch **Atropin**.

Zusätzlich oder alternativ werden außerdem synthetische Antiarrhythmika, β-Rezeptorenblocker, Herzglykoside oder synthetische Parasympatholytika bzw. zentral sedierende Synthetika angewendet. Bei tachykardem Vorhofflimmern und Bestehen einer manifesten Herzinsuffizienz ist die Kombination mit Herzglykosiden angezeigt.

Soweit möglich sind die auslösenden Ursachen wie z. B. Hyperthyreosen, Azidose oder Hypokaliämie zu behandeln.

3.3.2 Drogen und Präparategruppen

3.3.2.1 Chinidin

Off.: Ph.Eur. (Chinidinsulfat), *Cinchona succirubra.*

Chinidin (Abb. 3.11) aus der Rinde von *Cinchona succirubra*, besitzt das Grundgerüst der *Chinaalkaloide*, bestehend aus dem Chinolin- und Chinuclidin-Ringsystem. Es liegt als Nebenalkaloid vor (0,1 – 0,5 %) und ist optisch isomer zum Hauptalkaloid Chinin (1 – 4 %). Es wird zum Teil aus den Mutterlaugen der Chininfabrikation und zum anderen Teil partialsynthetisch durch Isomerisierung aus Chinin gewonnen.

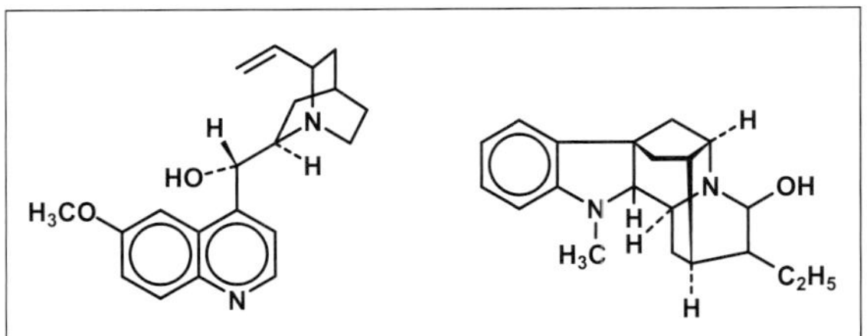

Chinidin (Chinchona succirubra)

Ajmalin (Rauwolfia serpentina)

Abb. 3.11: Nebenalkaloide der Chinarinde und Rauwolfia-Wurzel.

Pharmakologie

Pharmakologisch wirkt Chinidin ähnlich wie Chinin. Seine Antimalariawirkung ist aber gering. Dafür besitzt Chinidin eine *Wirkung auf das Herz-Reizleitungssystem*. Es wirkt membranstabilisierend mit spezifischer Hemmwirkung auf den raschen Na^+-Einstrom und repolarisierenden K^+-Ausstrom.

Indikation. Chinidin ist ein *depressiv wirkendes Antiarrhythmikum*, das vor allem bei Vorhofflimmern und zur Behandlung der supraventrikulären und ventrikulären tachykarden Arrhythmien eingesetzt wird. Chinidin *verstärkt die Herzglykosid-Wirkung*. Es wird oral sehr gut resorbiert. Wirkungsmaximum 1 – 3 Std. nach p. o. Einnahme. Für die Dauerbehandlung eignen sich nur Retardpräparate.

3.3.2.2 Ajmalin

Off.: ÖAB, *Rauwolfia serpentina, R. vomitoria.*

Ajmalin (Abb. 3.11), ein Hauptalkaloid von *Rauwolfia serpentina* und *R. vomitoria* besitzt wie Reserpin das Grundgerüst des Yohimbans. Es unterscheidet sich von dem Reserpin durch einen hexacyclischen Ringaufbau. Es ist eine Indolinbase. Durch Quarternisierung des Carbinolamin-Stickstoffs mit einem Propylrest wurde das partialsynthetische Abwandlungsprodukt *Prajmalium (Neo-Gilurytmal)* erhalten.

Pharmakologie

Es besitzt einen *dem Chinidin sehr ähnlichen Wirkungsmechanismus*. Es wirkt durch Verlangsamung der Depolarisations- und Repolarisationsgeschwindigkeit sowie durch eine Verzögerung der Reaktivierung des Natriumsystems.

Indikation. Ajmalin wird bei eingeschränkter p. o. Resorption wie Chinidin bei supraventrikulären und ventrikulären Tachykardien, Extrasystolen, Vorhofflimmern und -flattern eingesetzt. Gegenanzeigen sind die dekompensierte Herzinsuffizienz, Bradykardie und der partielle oder totale AV-Block. Die Bioverfügbarkeit von Ajmalin bei peroraler Applikation ist gering.

3.3.2.3 Besenginsterkraut-Spartein

Off.: DAC, *Cytisus scoparius.*

Spartein (Abb. 3.12), das Hauptalkaloid von *Cytisus scoparius*, dem Besenginster, hat eine Chinolizidin-Struktur ohne chemische Verwandtschaft mit den China- oder Rauwolfia-Alkaloiden. Es ist wie das Nicotin eine ölige und mit Wasserdampf flüchtige Base.

Der **Besenginsterkraut-Extrakt** ist ein auf einen Sparteingehalt von 0,1 % standardisierter alkoholischer Gesamtextrakt, der noch Nebenalkaloide, biogene Amine (Tyramin und Dopamin) und einen hohen Prozentsatz an Flavonglykosiden enthält. Die schwach diuretische Wirkung des Extraktes ist vermutlich auf die Flavonoide zurückzuführen.

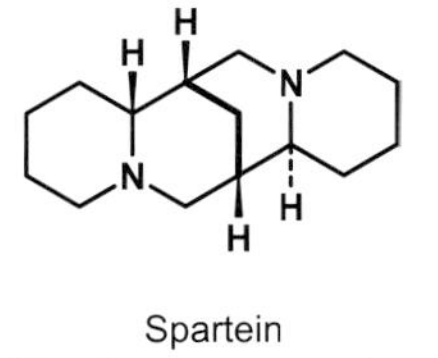

Spartein (Sarothamnus scoparius, Spartium junceum)

Abb. 3.12: Spartein, das Hauptalkaloid von *Cytisus (Sarothamnus) scoparius* und *Spartium junceum*.

Pharmakologie

Spartein hemmt den Natrium-Transport durch die Zellmembran, beeinflusst aber kaum den Kalium- und Calcium-Transport. Im Vergleich zu anderen Antiarrhythmika übt es nur einen geringen negativ inotropen Effekt aus.

Indikationen: Sinustachykardie, ventrikuläre Extrasystolen, Vorhofflimmern und Parasystolie bei Schrittmachern, lt Arzneim.-Kommission E funktionelle Herz- und Kreislaufbeschwerden. Da es auch eine uteruserregende Wirkung besitzt, darf es nicht während der Schwangerschaft eingesetzt werden. Spartein ist nicht verschreibungspflichtig, was auf seine relativ geringe Toxizität zurückzuführen ist. Den anderen Antiarrhythmika ist Spartein wegen geringerer Bioverfügbarkeit und kurzer Halbwertszeit weit unterlegen.

3.3.2.4 Crataegus-Extrakt

Da der Weißdornextrakt gefäßdilatierende Wirkung besitzt und die Toleranz gegenüber Sauerstoffmangel erhöht, kann er adjuvant zu den Reinalkaloiden eingesetzt werden. Die Wirksamkeit erreicht ein Optimum allerdings erst nach 4–5 Wochen Therapiedauer.

3.3.2.5 Phytopräparate – Herzrhythmusstörungen

Alkaloidmonopräparate

Chinidin-hydrogensulfat

• Chinidin-Duriles® Retardtabletten	1 Tablette enthält 250 mg Chinidin-hydrogensulfat
• Chinidin-retard-Isis® Filmtabletten	1 Tablette enthält 250 mg Chinidinhydrogensulfat

Ajmalin

• Gilurytmal® 10, 50 mg/10 ml Injektionslösung	1 Ampulle enthält 10/50 mg Ajmalin
• Neo-Gilurytmal® Filmtabletten	1 Tablette enthält 20 mg Prajmaliumbitartrat
• Tachmalcor® Dragees	1 Dragee enthält 25 mg Detajmiumbitartrat

Extrakt-Tinkturen-Präparate

Besenginster-Tinktur/Extrakt

• Spartiol® Tropfen	standard. auf 1 mg Spartein in 1 ml Spartiol

Crataegus-Extrakte

• Craegium® 240 Dragees	240 mg Extrakt
• Crataegutt® novo Filmtabletten	450 mg Extrakt
• Crataegutt® Tropfen	in 1 ml (20 Tropfen) = 94 mg Extrakt
• Faros® 300 mg überzogene Tabletten	300 mg Extrakt
• Orthangin® Novo Filmtabletten	145 mg Extrakt
• Senicor® N Kapseln	200 mg Extrakt

(siehe auch Präparateliste S. 44)

3.4 Periphere arterielle Verschlusskrankheit (pAVK)

3.4.1 Behandlungsprinzipien und Anwendungsgebiete

Anwendungsgebiete

Stadien I bis IV nach der Stadieneinteilung von Fontaine

- Stadium I: Keine Beschwerden.
- Stadium II: Claudicatio intermittens.
- Stadium IIa: Claudicatio intermittens nach schmerzfreier Gehstrecke $\geq$ 200 m.
- Stadium IIb: Claudicatio intermittens nach schmerzfreier Gehstrecke $\leq$ 200 m.
- Stadium III: Ruheschmerz in Horizontallage.
- Stadium IVa: Akrale Läsion im Stadium II (häufig mit Diabetes mellitus).
- Stadium IVb: Akrale Läsion und Ruheschmerz.

! **Keine Anwendungsgebiete für Phytopharmaka:** Stadien III und IV nach Fontaine sowie Gefäßverschlüsse durch Thromben und frischer Schlaganfall.

Behandlungsprinzipien

Chronisch periphere arterielle Durchblutungsstörungen, die zum größten Teil durch Einengung der Gefäßlumina infolge atherosklerotischer Gefäßwandveränderungen entstehen, benötigen Präparate, die
- die Fließeigenschaften des Blutes verbessern,
- die Blutstromgeschwindigkeit steigern,
- zur Gefäßdilatation führen und
- das Herzzeitvolumen erhöhen.

Hauptangriffspunkte sind *Störungen in der Prostacyclin-Thromboxan-Biosynthese in den Gefäßen und Thrombozyten.* Vorrangig bei allen Maßnahmen ist die Ausschaltung aller relevanten Risikofaktoren wie z. B. erhöhter Triglyzerid- und Cholesterinspiegel, Rauchen, Übergewicht und Bewegungsarmut.

Die Behandlung **zerebraler Mangeldurchblutung**, die nur bei 15–20 % der Patienten durch *atherosklerotische oder embolische Prozesse (vaskuläre Form)* bedingt ist und bei den anderen durch einen gestörten Sauerstoff-/Glucose/Phosphorylierungsstoffwechsel (hirnorganisches Psychosyndrom) zustandekommt, zielt bei den vaskulären Formen auf die Wiederherstellung der Durchblutung im Ischämiebezirk sowie Bekämpfung von Hirnödemen und bei den anderen Formen auf die Verbesserung der Glucose- und Sauerstoffutilisation.

! (siehe S. 243 Kap. Hirnleistungsstörungen)

3.4.2 Drogen und Präparategruppen

3.4.2.1 Ginkgo folium (extractum) (Ginkgoblatt Extrakt) – *Ginkgo biloba* M[1]

Off.: Ph.Eur. (folium), DAB (extr.).

Die bisher aus den Blättern isolierten *Hauptverbindungen*: die lipophilen Diterpenlactone *Ginkgolid* A, B und C (ca. 0,06 %) und das Sesquiterpenlacton *Bilobalid* (ca. 0,02 %) (Abb. 3.13), von Quercetin, Isorhamnetin und Kämpferol abgeleitete O-Acylglykoside (ca. 10 %), Biflavonoide (Ginkgetin, Isoginkgetin), Katechine, Procyanidine, Shikimisäure und 6-Hydroxykynurensäure.

[1] Positiv-Monographie für einen spezifischen Aceton-Wasser-Extrakt.

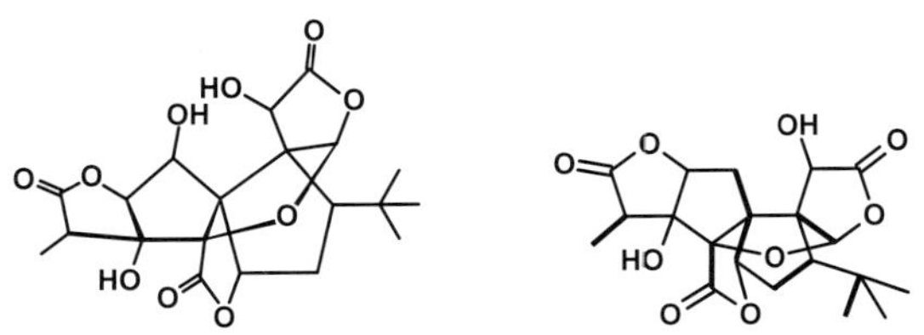

Ginkgolid	R_1	R_2	R_3
A	OH	H	H
B	OH	OH	H
C	OH	OH	OH

Bilobalid

Abb. 3.13: **Hauptterpenverbindungen von *Ginkgo biloba.***

Pharmakologie

Die meisten Untersuchungen wurden mit zwei nach Spezialverfahren hergestellten Blattextrakten (Rökan, Tebonin = EGB 791 und Kaveri = LI 1370) durchgeführt. Diese Extrakte sind auf Flavonolgesamtglykoside und Terpenlactone standardisiert.

1. **Wirkungen im Blut bzw. am Gefäß**
- Hemmung der Thrombozytenaggregation und -adhäsivität.
- Hemmung der Erythrozytenaggregation und gleichzeitige Zunahme der Erythrozytenflexibilität.
- Steigerung der Leukozytenflexibilität.
- Senkung der Vollblutviskosität.
- Hämolyse-Protektion.

2. **Wirkungen am Gefäß**
- Vasodilation vermutlich durch Regulation des gestörten Thromboxan-Prostacyclin-Gleichgewichts (Steigerung der Prostacyclin-Synthese, Hemmung der Thromboxan-Synthese) durch PAF-Antagonismus und erhöhte Freisetzung des „endothelial-derived relaxing-factors" (EDRF) (Radikalfängereigenschaft!).
- Beeinflussung des Arteriolen- und Venolentonus über metabolisch vermittelte und zum Teil in die Neurotransmission eingreifende Prozesse.
- Stabilisierung der Kapillarpermeabilität.

3. **Wirkungen im Gewebe**
- Verhinderung pathologischer Lipidperoxidation durch Neutralisierung toxischer Sauerstoffradikale.
- Förderung der Sauerstoff- und Glucose-Aufnahme und Verwertung.
- Hemmung des zytotoxischen Hirnödems.
- Hemmung der primären Neurotoxizität.

(über weitere Effekte siehe S. 243 Hirnleistungsstörungen)

Wie aus Abb. 3.14 hervorgeht, erhöht der Ginkgo-Spezial-Extrakt bei Ratten die Hypoxietoleranz.

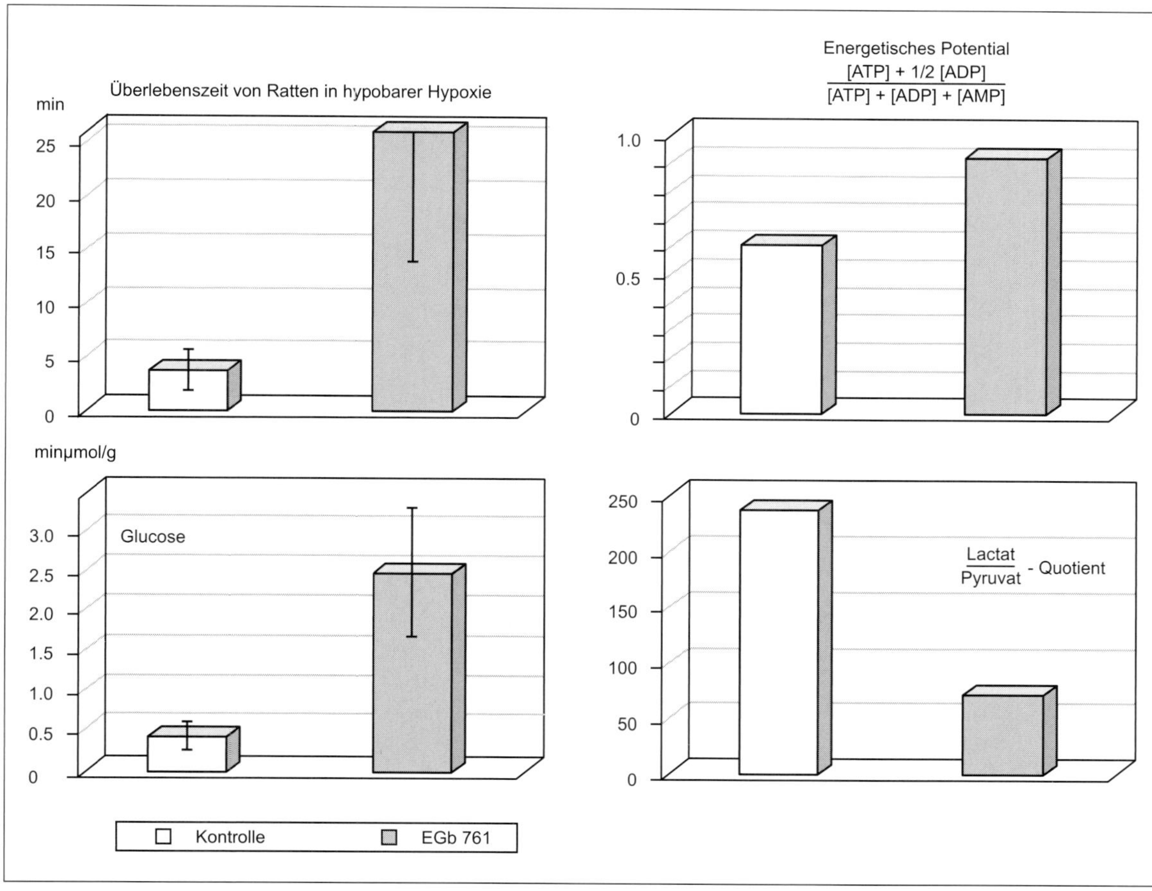

Abb. 3.14: Erhöhung der Hypoxietoleranz von Ratten durch Ginkgo-Spezialextrakt EGb 761. Der Ginkgo-Extrakt erhöhte die Hypoxietoleranz von Ratten erheblich. Obwohl die EGb-behandelten Ratten etwa 6mal länger der hypobaren (180 mm Hg) Hypoxie ausgesetzt waren, zeigten diese Tiere einen wesentlich besseren Status ihres cerebralen Energiestoffwechsels (Karcher et al., 1984).

Die Überlebenszeit von Ratten in hypobarer Hypoxie war gegenüber der der Kontrolltiere um das 6fache erhöht. Das energetische Potential und die Glucose-Konzentration im Gehirngewebe waren angestiegen, der Lactat/Pyruvat-Quotient dagegen stark erniedrigt (Karcher et al., 1984).

Von den reinen Ginkgo-Inhaltsstoffen wurden bisher nur die *Ginkgolide* und das *Bilobalid* pharmakologisch genauer untersucht.

Die **Ginkgolide** besitzen nach den *in vitro* Untersuchungen eine PAF-antagonistische und damit thrombozytenaggregationshemmende Wirkung (Oberpichler et al., 1990), wobei für ein Ginkgolid A und B-Gemisch eine synergistisch potenzierende gemessen werden konnte (Steinke, 1994). Ginkgolid B zeigt im Tierversuch (Ratten) eine neuroprotektive Wirkung. Wie aus Abb. 3.15 ersichtlich, ist der Prozentsatz von geschädigten Neuronen nach einer 10 min-Vorderhirnischämie im CA1-Band des Hippocampus signifikant vermindert. Im CA3- und CA4-Band waren die Schäden vergleichsweise gering, ein signifikanter Effekt konnte hier nicht nachgewiesen werden (Oberpichler et al., 1990).

Für das **Bilobalid** werden aufgrund tierexperimenteller Untersuchungen eine *antiödematöse*, gegenüber neurotoxischen Myelinschäden protektive und die zerebrale Hypoxietoleranz erhöhende Wirkung beschrieben (Beck et al., 1986).

Über die Ginkgo-spezifischen **Flavonoide** liegen keine speziellen Untersuchungen vor, doch kann man aus früheren Arbeiten über Flavonolglykoside eine antiödematose und antihämorrhagische Wirkung ableiten. Ob dabei den Acylglykosiden eine besondere Gefäßwirkung zukommt, ist unbekannt. Eine PAF-antagonistische Wirkung konnte ausgeschlossen werden.

Wegen des polyvalenten Wirkmechanismus von Ginkgo-Extrakten ist eine genaue Zuordnung der beschriebenen Wirkungen zu den verschiedenen Ginkgo-Hauptwirkstoffen noch nicht möglich.

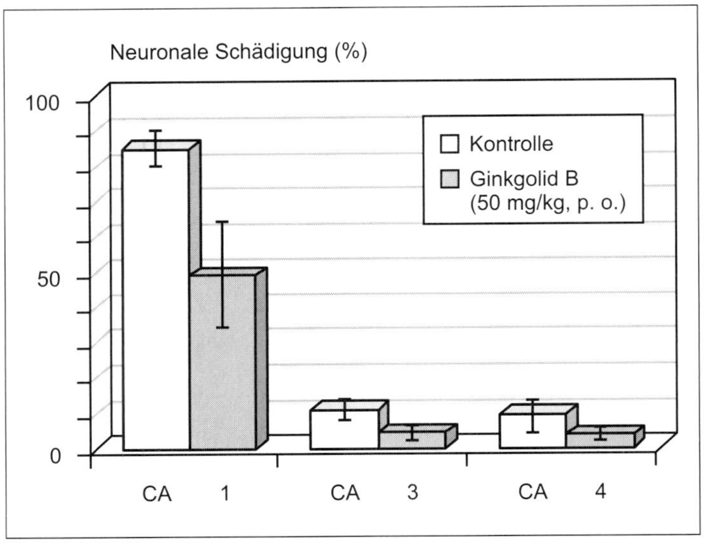

Abb. 3.15: Der Prozentsatz an geschädigten Neuronen wird nach 10 min Vorderhirnischämie der Ratte im CA1-Band des Hippocampus signifikant vermindert. Im CA3- und CA4-Band sind unter Kontrollbedingungen die Schäden vergleichsweise gering und ein signifikanter Effekt von Ginkgolid B ist nicht nachweisbar (Oberpichler et al., 1990).

Eine Auflistung der Experimentalarbeiten zur Pharmakologie des Ginkgo-Extraktes finden sich bei Chatterjee und Koch (1993), Fünfgeld (1988), sowie Braquet (1986, 1989), Krieglstein (1990) und de Feudis (1998).

Klinische Studien

Die Monographie der Kommission E von 1994 hat zwei Ginkgo-Spezial-Extrakten, Egb 761 (Hersteller Dr. Willmar Schwabe) und LI 1370 (Hersteller: Lichtwer Pharma), die Anwendung bei peripheren arterieller Verschlusskrankheit (pAVK) zuerkannt. Die Indikation lautet: *„Verbesserung der schmerzfreien Gehstrecke bei peripherer arterieller Verschlusskrankheit im Stadium II nach Fontaine (Claudicatio intermittens) im Rahmen physikalisch-therapeutischer Maßnahmen, insbesondere Gehtraining"*

Über die Anwendung bei Tinnitus aureum und Hirnleistungsstörungen siehe Kap. 8 S. 243

- Bis heute sind mit den beiden Ginkgo-Extrakten 16 Therapiestudien bei Patienten mit pAVK im Stadium II nach Fontaine durchgeführt worden. Die meisten Studien waren randomisiert und plazebokontrolliert. Einige Studien wurden auch gegen synthetische Arzneimittel bei gleicher Indikation durchgeführt. Die Ergebnisse sind in Form von 2 Meta-Analysen zusammengefasst (Schneider, 1992; Letzel und Schoop, 1992).
- Bei Dosierungen von 120–160 mg Ginkgo-Extrakt pro Tag und einer Behandlungsdauer von 3–6 Monaten nach 2- bis 6-wöchiger „Run-in-Phase" betrug die Zunahme der schmerzfreien Gehstrecke gegenüber der Plazebogruppe zwischen 30 und 60 %. Das Ergebnis war somit signifikant und therapierelevant.

Folgende Ergebnisse wurden bei vier verschiedenen Patientenkollektiven erreicht:

- Verlängerung der Gehstrecke (Laufbandergometrische Messung) unter gleichzeitiger Verringerung der Schmerzintensität,
- Verstärkung von Therapieeffekten eines physikalischen Trainings,
- Verbesserung der Gehstreckenleistung bei bereits austrainierten Patienten.

Im Vergleich zu synthetischen Pharmaka war bei besserer Verträglichkeit der Ginkgo-Präparate kein wesentlicher Unterschied im Endergebnis feststellbar (Letzel und Schoop, 1992).

Für Tebonin® (120 mg/d Egb 761 oral) ist in Abb. 3.16 die kontinuierliche Zunahme der schmerzfreien Gehstrecke bei Patienten mit pAVK Stadium IIb nach Fontaine graphisch dargestellt (Peters et al., 1998).

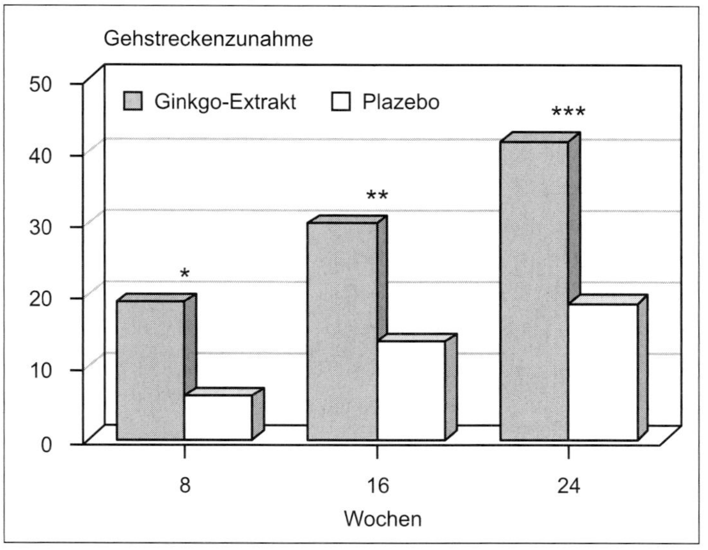

Abb. 3.16: **Zunahme der schmerzfreien Gehstrecke bei peripherer arterieller Verschlusskrankheit** im Verlauf einer 24-wöchigen Therapie mit dem Ginkgo-Spezialextrakt Egb 761 im Vergleich zu Plazebo *= $p < 0{,}05$; **= $p < 0{,}01$; ***= $p < 0{,}001$ (Peters et al., 1998).

3.4.2.2 Phytopräparate – Periphere arterielle Verschlusskrankheiten

Präparatecharakteristik und Darreichungsform

Bei den Ginkgo-Fertigarzneimitteln handelt es sich um mit Aceton oder Aceton-Wasser aus Ginkgo-Blättern hergestellte Spezialextrakte, die auf bestimmte Flavonolglykosid- und Terpenlacton-Gehalte (Ginkgolide, Bilobalid) standardisiert sind. Sie sollen mindestens 22–27 % Ginkgo-Flavonolglykoside und 5–7 % Terpenlactone enthalten. Auf Grund der allergisierenden Potenz der in Ginkgoblättern vorkommenden Ginkgolsäure darf der Gehalt an dieser Säure in der Tagesdosis nicht > 5 ppm liegen, d. h. dass eine Tablette mit 40 mg bzw. 120 mg weniger als 0,2 µg bzw. 0,6 µg Ginkgolsäure enthalten darf. Bei flüssigen Zubereitungen liegt dieser Wert bei < 0,2 µg/ml < 20 Tropfen.

Für die Indikation pAVK sollen 120–160 mg des Spezialextraktes pro Tag verabreicht werden mit einer Applikationsdauer von mindestens 6 Wochen.

Phytopräparate

Ginkgo

• Duogink® 3000 Dragees	60 mg Ginkgo-Extrakt standard. auf 13,2–16,2 mg Flavonglykoside/Dragee
• Gingium® Filmtabletten/Lösung	40 mg standard. Ginkgo-Extrakt/Tablette bzw. 1 ml
• Gingopret® Filmtabletten/Lösung	40 mg standard. Ginkgo-Extrakt/Tablette bzw. 1 ml
• Kaveri® 50 Filmtabletten	50 mg standard. Ginkgo-Extrakt/Tablette
• Kaveri® 40 Tropfen	40 mg Ginkgo-Extrakt/ml
• Rökan® 40 mg/ Plus 80 mg Filmtabletten	40 mg/80 mg standard. Ginkgo-Extrakt/Tablette
• Tebonin® forte 40 mg Filmtabletten	40 mg standard. Ginkgo-Extrakt/Tablette
• Tebonin® forte 40 mg Lösung	40 mg standard. Ginkgo-Extrakt/ml
• Tebonin® spezial 80 mg Filmtabletten	80 mg standard. Ginkgo-Extrakt/Tablette
• Tebonin® intens 120 mg Filmtabletten	120 mg standard. Ginkgo-Extrakt/Tablette

Dosierungsempfehlung:

Ginkgopräparate mit 40 mg Extraktmenge/Tablette bzw. 1 ml Lösung 3 mal täglich 1 Filmtablette bzw. 20 Tropfen.

Zur unterstützenden Therapie:

z. B. Rutinhaltige Präparate

• Fagorutin® Buchweizen-Tabletten	500 mg Herba Fagopyri escul. pulv. + 30 mg Troxerutin/Tablette

Anwendung: 3-mal täglich vor dem Essen 2 Tabletten mit Flüssigkeit einnehmen.

• Troxerutin®-ratiopharm Kapseln	300 mg Troxerutin/Kapsel

Anwendung: 3-mal täglich 1 Kapsel zu den Mahlzeiten.

3.5 Arterielle Hypertonie

Die Möglicheiten des Einsatzes von Phytopräparaten richten sich nach Art und Schwere der Hypertonie.

Man unterscheidet folgende **Hypertonieformen:**

Primäre, stabil-chronische oder essentielle Hypertonie. Sie macht etwa 90 % aller Hochdruckformen aus. Die Ätiologie ist noch weitgehend unbekannt. Außer Stress, erhöhter Kochsalzzufuhr, scheinen genetische Faktoren eine grosse Rolle zu spielen. Möglicherweise kommt diese Hypertonie über eine Störung des Katecholamin-, Renin-, Angiotensin-, Aldosteron- und Natriuretin-Stoffwechsels zustande.

Sekundäre Hypertonie. Sie kann renoparenchymatischen, renovaskulären, endokrinen oder *kardiovaskulären* Ursprungs sein.

Hypertensive Krise. Beispielhaft sei die hypertensive Enzephalopathie genannt.

Labile Hypertonie. Meistens bedingt durch psychischen Stress bzw. durch Erkrankungen des Nervensystems und Lebensumstände.

3.5.1 Behandlungsprinzipien und Anwendungsgebiete

Ziel der Hochdruckbehandlung ist es, einen möglichst konstanten *Blutdruckbereich nicht über 140/90 mm Hg* im Idealfall, bei älteren Personen 150–160/90–95 mm Hg (Grenzwerthypertonie), zu erreichen. Neben der Behandlung der die Grundkrankheit hervorrufenden Hypertonie durch Kochsalzrestriktion, diätetische Maßnahmen, Einschränkung des Alkoholkonsums, Nicotinabstinenz und Bewegungstherapie können folgende **Präparatetypen** zum Einsatz kommen:

a) Diuretika
b) Substanzen, die den Sympathikus beeinflussen
c) Direkte Vasodilatantien
d) Hemmstoffe des Renin-Angiotensin-Systems
e) Kalziumantagonisten
f) Aldosteron-Antagonisten.

Es gibt **Phytopräparate** aus der Gruppe a, b und c, doch keine mit der Wirkung der Gruppe d, e und f.

Die Behandlung der *leichten Hypertonie* oder der *sog. Grenzwerthypertonie* nach dem Stufenschema der deutschen Liga zur Bekämpfung der Hypertonie kann mit *pflanzlichen Extraktpräparaten* erfolgen. Hier nützt man vor allem ihre diuretische, sedierende und koronardilatierende Wirkung aus. In der zweiten Stufe können Phytopharmaka zusammen mit Saluretika und Herzglykosiden eingesetzt werden.

Phytopharmaka sind auch dann angezeigt, wenn der Patient synthetische Antihypertensiva schlecht verträgt oder die Gabe eines stärker wirksamen Mittels klinisch nicht gerechtfertigt ist.

– Für die *Behandlung schwerer Formen (fixierte Hypertonie)* eignen sich neben den synthetischen Präparaten *nur Reserpin-Reinstoffpräparate.* **!**
– Für die Behandlung der *hypertensiven Krise* sind auch Phytoreinstoffpräparate *nicht* geeignet. **!**
– Über die Möglichkeit der *Hypertonie-* bzw. *Atherosklerose-Prophylaxe* siehe Kap. 3.7.

3.5.2 Drogen und Präparategruppen

3.5.2.1 Rauwolfiae radix (Indische Schlangenwurzel) M

Off.: DAB
Reserpin, *Rauwolfia serpentina.*

Von den in der Wurzelrinde vorkommenden ca. 50 Indolalkaloiden besitzen nur die Alkaloide **Reserpin** (ca. 1 %), **Rescinnamin, Deserpidin** und **Serpentin** blutdrucksenkende Eigenschaften (Abb. 3.17).

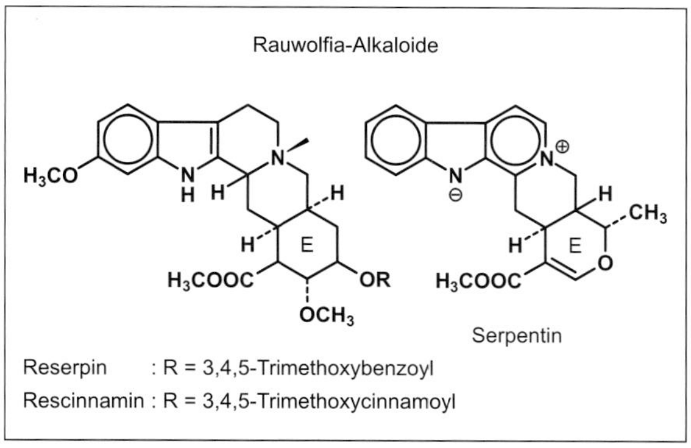

Abb. 3.17: Rauwolfia-Alkaloide.

Die drei ersten Alkaloide, tertiäre Indolalkaloide, besitzen das Grundgerüst des *Yohimbans*. Sie sind schwache Basen. Das Serpentin unterscheidet sich davon nur darin, dass es einen heterozyklisch aufgebauten E-Ring besitzt und dem sog. *Corynanthein-* oder *Raubasin-Typ* zugehört. Serpentin ist eine starke Base.

Pharmakologie

Reserpin, Rescinnamin und Serpentin wirken blutdrucksenkend durch *Hemmung der Sympathikusfunktion* und die dadurch bedingte Senkung des peripheren Widerstandes, der Herzfrequenz und des Herzzeitvolumens. Die Hemmung der Sympathikusfunktion *(neuroleptische Wirkung)* kommt durch Hemmung des Noradrenalin-Transports in die Speichervesikel der peripheren, sympathischen Nerven und der adrenergen Neuronen des Gehirns zustande. Reserpin wird zu ca. 40 % resorbiert. Der blutdrucksenkende Effekt tritt langsam ein.
Bei Dauertherapie ist mit einer Reihe von **Nebenwirkungen** zu rechnen, wozu depressive Verstimmung, Müdigkeit und Potenzstörungen zählen.

Unerwünschte **Wechselwirkungen** mit verschiedenen anderen Pharmaka, z. B. Digitalisglykosiden, Alkohol u. a. sind zu beachten.

Wegen dieser Nebenwirkungen mit geringer therapeutischer Breite werden Reserpin-Monopräparate und Rauwolfia Gesamtextrakte nicht mehr angewendet. Sie sind nur noch als Niedrigdosishomöopathika auf dem Markt (z. B. Homviotensin®) (Wolf, 1999). In Drittewelt- und östlichen Ländern dagegen gehört lt. Liste der WHO Reserpin immer noch zu den Standard-Antihypertensiva.

3.5.2.2 Oleae folium (Olivenblätter) M

St.pfl.: Olea europaea.

Bei dem angenommenen Wirkprinzip, **Oleuropein,** handelt es sich um ein Seco-Iridoidglykosid, ein Monoterpen mit esterartig gebundenem Dihydroxyphenyläthanol. Nach Petkov und Manolov (1972) wirkt Oleuropein im Tierversuch hypotensiv, darüber hinaus noch antiarrhythmisch und koronardilatierend. Kürzlich wurde im In-vitro-Versuch eine schwache Ca-antagonistische Wirkung nachgewiesen (Rauwald et al., 1991).

Nach **M** ist die therapeutische Wirksamkeit bei Hypertonie durch klinische Studien nicht belegt.

3.5.2.3 Visci herba (Mistelkraut) M

Off.: DAB, *Viscum album*

Bisher konnte noch keine der bisher aus der Mistel isolierten Verbindungen der immer wieder beschriebenen, aber bisher durch keine kontrollierte Studie bewiesene blutdrucksenkende Wirkung zugeordnet werden. Deshalb muss diese Wirkung nach **M** überprüft werden. Sollten hierfür eines Tages wissenschaftliche Beweise vorgelegt werden können, kommen als Wirkprinzipien nur die Flavonverbindungen und/oder die Lignan- bzw. Phenylpropanverbindungen Syringin, Syringaresinol bzw. das Eleutherosid E in Frage, da z. B. eine verwandte Verbindung, das Lignan Pinoresinol, blutdrucksenkende Eigenschaften besitzt (Sih et al., 1976).

3.5.2.4 Allii sativi (ursini) bulbus (Knoblauch, Bärlauch) M

Off.: Ph.Eur., ESCOP (Knoblauchpulver), *Allium sativum/ursinum.*

Für die blutdrucksenkende Wirkung sollen nach älteren Arbeiten schwefelhaltigen Peptide (Scordinine) (Kritchesky, 1975) verantwortlich sein. Tatsächlich konnten in Knoblauch- und Bärlauchblättern und Zwiebeln dieser Pflanzen Glutamylcysteinsulfoxide nachgewiesen werden, die im In-vitro Test eine *ACE-hemmende Wirkung ergaben* (Wagner et al., 1991).

Ob diese Verbindungstypen auch in vivo Wirksamkeit besitzen, ist noch nicht untersucht. Das für die Blutdrucksenkung auch immer wieder genannte Adenosin, das in Knoblauchzwiebeln und mehr noch in Bärlauchblättern enthalten ist, kann für diesen Effekt kaum in Frage kommen, da Adenosin peroral im Magen-Darm-Trakt abgebaut und praktisch nicht resorbiert wird und zudem nur eine kurze Halbwertszeit im Blut hat.

Die blutdrucksenkende Wirkung von Knoblauchpräparaten ist tierexperimentell mehrfach nachgewiesen worden (siehe Übersichten bei Koch und Hahn, 1988 sowie Reuter, 1991 und Jacob et al., 1991). Die Wirkung soll über einen direkten vasodilatorischen Effekt zustande kommen (Jung et al., 1989). Knoblauchpräparate besitzen aber auch bei hoher Dosierung (600–1200 mg Knoblauchpulver/Tag) nur eine schwache blutdrucksenkende Wirkung. Nach einer Meta-Analyse von 8 klinischen Studien fand man nur bei vier Studien eine deutliche Senkung des diastolischen, bei drei Studien auch eine Reduktion des systolischen Blutdrucks. (Silagy und Neil, 1994). Von der Arzneim.-Kommission-E ist Hypertonie als Indikation auch nicht genannt worden. Ob Knoblauchpräparate mit den üblichen blutdrucksenkenden Synthetika kombiniert werden sollen, um durch Dosisreduktion die Nebenwirkungen der Synthetika zu minimieren, ist strittig.

Über die Möglichkeit der Knoblauch-Anwendung zur Atheroskleroseprophylaxe siehe Kap. 3.7.2.1 S. 59.

3.5.2.5 Phytopräparate – Arterielle Hypertonie

Knoblauch-Präparate z. B.

• Carisano® Dragees	200 mg Knoblauchzwiebelpulver standard. auf mind. 1000 µg Allicin)
• Kneipp® Knoblauch Dragees N	225 mg Knoblauchpulver
• Revalgen® aktiv Kapseln	öliger Auszug aus 400 mg Knoblauchpulver
• Sapec® Dragees	300 mg Knoblauchpulver

3.6 Hypotonie (orthostatische Kreislaufbeschwerden)

Man unterscheidet zwischen *primärer oder chronischer* und *sekundärer Hypotonie*. Am häufigsten ist die erste Form, entweder Symptom einer konstitutionellen Schwäche oder Ausdruck eines *psychosomatischen Syndroms*. Die sekundäre Hypotonie kann Folge einer Reihe von Grunderkrankungen sein (z. B. M. Addison, Aortenstenose, Morbus Parkinson, Hypothyreose, Diabetes insipidus u. a.) oder medikamentös induziert sein (z. B. Antihypertensiva oder Antidepressiva).

3.6.1 Behandlungsprinzipien und Anwendungsgebiete

Lange Zeit wurde der orthostatischen Hypotonie kein besonderer Krankheitswert zugemessen. Wie die Ergebnisse aus Untersuchungen des Honolulu-Heart-Programmes aber zeigen, ist die orthostatische Hypotonie unter Berücksichtigung zusätzlicher Risikofaktoren ein Ernst zu nehmendes Krankheitsbild. Dieses bedarf vor allem bei älteren Personen dann einer Behandlung, wenn der Patient unter ständiger Müdigkeit, Schwindel, Benommenheit oder Kopfschmerzen leidet (Masaki, 2000). Wenn eine hydrotherapeutische Maßnahme (Wechselduschen und Sauna), sportliche Betätigung, kochsalzreiche Diät zur Vermehrung des Plasmavolumens oder coffeinhaltige Getränke zu keiner Verbesserung führen, können Phytopharmaka mit Erfolg eingesetzt werden, vor allem, wenn eine vegetative Regulationsstörung vorliegt. Für die Behandlung der sympathikotonen Hypotonie-Form kommt in erster Linie *Dihydroergotamin* in Frage.

Die Behandlung der **sekundären Hypotonie** richtet sich nach der Grundkrankheit. Blutdrucksteigernde Mittel sind nur selten nötig. Im übrigen hat die Behandlung auf die Beseitigung oder Linderung des Grundleidens hinzuwirken (siehe auch Amberger et al., 1984; Hilbig, 1989).

Die Behandlung eines **Kreislaufschocks** als Folge einer akuten Minderdurchblutung lebenswichtiger Organe und der kardiogene Schock sind *keine* Anwendungsgebiete für Phytopharmaka. In diesem Falle kommen die stark wirkenden synthetischen Adrenalin- oder Noradrenalin-Abkömmlinge vom Typ des Etilefrins zur Anwendung. **!**

3.6.2 Drogen und Präparategruppen

3.6.2.1 Dihydroergotamin

Ein hydriertes Mutterkornalkaloid (Abb. 3.18), das in einer gut wasserlöslichen Form (Mesilat) vorliegt, wirkt *vasokonstriktorisch*, erhöht den *Gefäßtonus*, vermehrt den venösen Rückfluss und erhöht den Blutdruck. Diese Wirkung kommt vor allem durch die Stimulierung von α-adrenergen Rezeptoren zustande. Es dient außer zur Migränebehand-

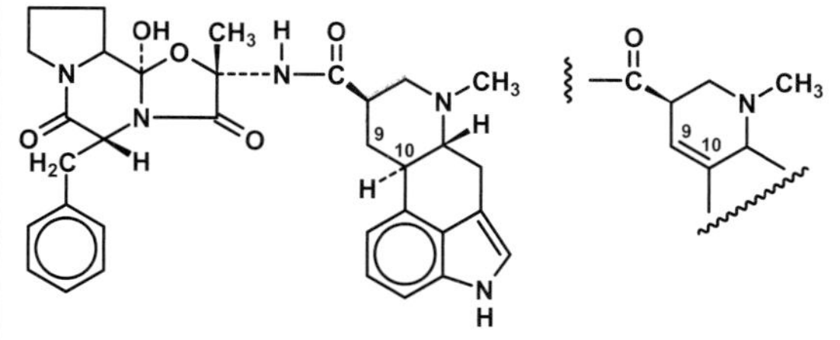

Abb. 3.18: Dihydroergotamin.

lung zur Behandlung des hypotonen Symptomenkomplexes und orthostatischer Kreislaufstörungen.

3.6.2.2 Coffeinhaltige Drogen

M Coffeae semen (Kaffeebohnen), Coffein, *Coffea arabica.*

M Colae semen (Kolanuss), *Cola nitida. Off.:* Ph.Eur.

Theae folium (Teeblätter), *Thea sinensis.*

Coffein besitzt eine *schwache und nur kurzdauernde blutdruckerhöhende Wirkung.* Die Wirkung kommt über einen Adenosinagonismus, den dadurch herbeigeführten Anstieg der intrazellulären Calciumkonzentration und über eine Hemmung der Phosphodiesterase und den damit verbundenen cAMP-Anstieg zustande. Anstelle von Coffein können auch Kaffee, Schwarzer Tee, Mate-Tee, Kakao- und Guarana- oder Cola Getränke verwendet werden, die kurzfristig wirksame Antihypotonika für den Vagotoniker sind.

Die *durchschnittliche Dosis zur Kreislaufanregung* beträgt 0,1 g Coffein p. o. Diese Menge entspricht der ungefähren Menge, die in ca. 150 ml Kaffeegetränk enthalten ist.

3.6.2.3 Rosmarini folium (Rosmarinblätter) M

Off.: Ph.Eur. (folium), DAB (aeth.), *Rosmarinus officinalis* – Rosmarini aetheroleum.

Die in dem Öl enthaltenen Monoterpene, vor allem **Campher**, 1,8-Cineol und α-Pinen besitzen eine leicht hautreizende Wirkung. Innerlich wie äußerlich wirkt Campher *herz- und kreislaufanregend.*

Die äußerliche Anwendung kann durch Einreibung oder in Form von Bädern erfolgen (siehe auch S. 439f.). Die kreislauftonisierende Wirkung kommt bei äußerlicher Anwendung auf reflektorischem Wege zustande.

3.6.2.4 Camphora (Campher) M

Off.: Ph.Eur., Natürlicher D (+)-Campher, gewonnen aus dem Holz und Zweigen des Kampferbaumes *Cinnamomum camphora*, daneben der partialsynthetische rac. Campher.

Campher wurde schon lange innerlich als zentrales Analeptikum bei hypotonen Kreislaufbeschwerden eingesetzt. Die Monographie Campher der Kommission E aus dem Jahre 1984 gab für Campher bei innerlicher Anwendung als Indikation *hypotone Kreislaufregulationsstörungen* an. Eine äußerliche Anwendung allein oder mit anderen Ätherischölen in Form von *Herzsalben* ist ebenfalls üblich.

Kürzlich wurde in einer doppelblind geführten, randomisierten plazebokontrollierten 2fach Cross-over-Studie bei gesunden männlichen Probanden die pharmakodynamische Wirkung von Campher nach sublingualer Gabe (20 bis 120 mg) untersucht. Gemessen wurde ein deutlicher dosisabhängiger Blutdruckanstieg mit einem mittleren Maximum von etwa 6 mm Hg und ein Anstieg des totalen peripheren Widerstandes (Belz et al. 2000).

In ähnlicher Weise wurde mit Patienten mit Herzinsuffizienz im Stadium NYHA II eine doppelblinde, randomisierte, kontrollierte Studie mit einer Kombination aus Campher (90 mg/Tag) plus Crataegus-Früchte-Extrakt (900 mg/Tag) (Korodin®-Tropfen) im Vergleich zu Crataegus allein durchgeführt. Gemessen wurde die Leistungsfähigkeit der Patienten am Fahrradergometer vor und 8 Wochen nach Behandlung mit dem Kombinationspräparat und Crataegus allein. (Hermann et al., 1996; Belz et al., 2000).

3.6.2.5 Phytopräparate – Hypotonie

Dihydroergotamin

• Agit® depot sanol Retardkapseln	5 mg Dihydergotaminmesilat/Kapsel
• DHE Puren Tabletten	2,5 mg Dihydergotaminmesilat/Tablette

• DHE Ratiopharm Retardkapseln	5,0 mg Dihydergotaminmesilat/Kapseln
• Dihydergot® Tropflösung	2 mg Dihydergotaminmesilat/ml = 20 Tropfen

Ätherischöl-Präparate

Innerlich:

• Campher – 70 % Ethanol-Lösung	5–10 Tropfen auf Würfelzucker
• Kneipp® Rosmarin Pflanzensaft	2–3 × täglich 1 Esslöffel für Erwachsene
• Korodin Herz-Kreislauf-Tropfen®	100 g enthalten: 2,5 g Campher + 97,3 g Extr. Fruct. Crataegi (3 × täglich 10 Tropfen auf Würfelzucker, bei drohendem Schwächeanfall und drohendem Kollaps alle 15 Min. 5 Tropfen einnehmen)

Äußerlich:

• Campherspiritus DAB, Camphersalben	enthält 10–25 % Campher (zum Einreiben)
• Cor-Vel® Truw Herzsalbe	enthält Campher + Rosmarinöl, Fichtennadelöl + Menthol
• Kneipp® Herzsalbe	enthält Campher + Rosmarinöl + Levomenthol
• Pectocor® N Salbe	100 g enthalten 10 g Campher (1–3 × täglich einen 1–2 cm langen Salbenstrang in die Herzgegend einreiben)

• Balneotherapeutika (Rosmarin- und Lavendelvollbäder mit oder ohne Campher) siehe S. 446

3.7 Atheroskleroseprophylaxe – Hyperlipidämie

3.7.1 Behandlungsprinzipien und Anwendungsgebiete

Der Nutzen von Medikamenten zur Atheroskleroseprophylaxe wird heute allgemein sehr unterschiedlich beurteilt, wenn nicht überhaupt in Frage gestellt. Dies gilt auch für Phytopräparate. Ursache für diese kontroverse Auffassung ist das *fast völlige Fehlen von überzeugenden klinischen Langzeitstudien.*

Wenn man den prophylaktischen Wert von Präparaten mit diesem Anspruch bejaht, ist dieser nur so zu verstehen, dass hiermit im günstigen Falle minimierende Einflüsse auf ursächliche Faktoren und Risikofaktoren der Atherosklerose-Entstehung ausgeübt werden.

Zu diesen Risikofaktoren gehören
- Hypercholesterinämie,
- Hyperlipidämie,
- Erhöhte Thrombozytenaggregationsneigung und erhöhte Blutviskosität.

Daher können Präparate sinnvoll sein, die folgende Wirkungen besitzen:
- Senkung des Cholesterinspiegels durch Hemmung der Cholesterinresorption aus der Nahrung, Mehrausscheidung von Gallensäuren oder Verringerung des HDL/LDL-Verhältnisses.
- Senkung des Triglyzeridspiegels.
- Minderung einer erhöhten Thrombozytenaggregationsneigung (fibrinolytische Wirkung).
- Minderung erhöhter Blutviskosität.
- Blutdruckreduktion.

Anwendungsempfehlung für pflanzliche Lipidsenker und zu erwartende Wirkungen:

Allgemein gilt, dass auch pflanzliche Lipidsenker diätetische Maßnahmen nicht ersetzen können, d. h. dass zusätzlich zur Verordnung eines Lipidsenkers auf spezielle Diätverordnungen nicht verzichtet werden kann.

Die bisherige Erfahrung zeigt, dass pflanzliche Lipidsenker, gleich ob vorwiegend als Lebensmittel oder Arzneimittel eingesetzt, *nur bei Cholesterinblutspiegelwerten > 200 mg/dl und < 250 mg/dl zu empfehlen und genügend effektiv* sind, während ab > 250 mg/dl die Fibrate und Nicotinsäure und ab 300 mg/dl bevorzugt HMG-CoA-Reduktasehemmer, Ionenaustauscher und Antioxidantien die Mittel der Wahl sind.

Die Hauptindikationen für pflanzliche Lipidsenker sind demnach leichtere Fettstoffwechselstörungen, insbesondere *Hypercholesterinämien sowie*

Tab. 3.5: Pflanzliche Präparate zur Lipidsenkung (siehe auch 3.7.2.1 – 3.7.2.10)

Droge/Substanz	g/Tag	Senkung in Prozent	
		Cholesterin	Neutralfette
Knoblauchpulver	0,8–0,9	5–20	10–20
Ess. Phospholipide (Sojalecithin)	2–3	5–10	?
Fischöl	5–8	?	10–30
Sitosterin	3–6	5–15	0
Haferkleie	100	10–15	?
Pektine	5–30	5–20	?
Guar	15	6–8	13–17

Hyperlipoproteinämien vom Typ IIa bzw. Typ IIb. Die triglyzeridsenkenden Eigenschaften sind bei *Knoblauch* am überzeugendsten, bei den anderen pflanzlichen Lipidsenkern weniger gut belegt.

Ein Vorteil der als Arzneimittel eingesetzten pflanzlichen Lipidsenker wie z. B. der Knoblauch- und Zwiebelpräparate gegenüber den synthetischen Präparaten liegt in ihrer *multifaktoriellen Wirksamkeit bei gleichzeitig fehlenden oder geringen Nebenwirkungen.* Bei Knoblauch- und Zwiebelpräparaten imponieren vor allem die gleichzeitig mit der Lipidsenkung einhergehenden thrombozytenaggregationshemmenden, fibrinolytischen, die Blutrheologie verbessernden und blutdrucksenkenden Eigenschaften.

Die lipidsenkende Wirkung kommt in der Regel *erst nach mehrwöchiger Behandlung* zum Tragen.

Die *Wirkungsmechanismen* der pflanzlichen Lipidsenker *sind nur zum geringen Teil geklärt.* Sie unterscheiden sich aber zumindest von denen der Fibrate und Nicotinsäure.

Pflanzliche Lipidsenker können ohne weiteres mit den synthetischen Lipidsenkern kombiniert werden.

In Tab. 3.5 sind die durchschnittlich empfohlenen Tagesangaben der wichtigsten pflanzlichen Lipidsenker und die nach mehrwöchiger Behandlung zu erwartende prozentuale Reduktion an Cholesterin- und Neutralfett-Blutwerten aufgelistet.

3.7.2 Drogen und Präparategruppen

3.7.2.1 Allii sativi bulbus (Knoblauchzwiebel) M

Off.: Ph.Eur./ESCOP (Knoblauchpulver), Allium sativum.

Die Hauptwirkstoffe des Knoblauchs und seiner Zubereitungen stellen schwefelhaltige teils wasserlösliche, teils wasserunlösliche Verbindungen dar (Abb. 3.19). In der normal gelagerten Zwiebel stellt die wasserlösliche Aminosäure **Alliin**, ein (+)-Allyl-L-cysteinsulfoxid, die Hauptverbindung dar. Sie ist nur unter gewissen Bedingungen stabil. Der Gehalt schwankt zwischen 0,1 und 1,5 %. Zusätzlich findet man in wässrigen Auszügen schwefelhaltige Glutamylpeptide, die als Speichersubstanzen für Alliin und γ-Glutamyl-Cysteine gelten. Beim Zerkleinern der Zwiebel bzw. bei Wasser- oder Wasser/Alkohol-Extraktion entstehen in einem Fermentationsprozess durch Einwirkung des Enzyms Alliinase primär das nicht mehr wasserlösliche flüchtige **Allicin**, das Diallylthiosulfinat, und durch weitere Umwandlungsprozesse verschiedene lipophile Folgeprodukte. Hierzu gehören die **Allylsulfide** sowie die Verbindungen der **Ajoen-** und **Vinyldithiin-Reihe.**

An weiteren Verbindungen enthält Knoblauch noch das wasserlösliche, nicht schwefelhaltige **Adenosin** (Purinderivat), sowie Polysaccharide, Saponine, Vitamine u. a.

Über die Chemie der Knoblauchinhaltsstoffe gibt es neuere Zusammenfassungen von Reuter und Sendl (1994) sowie Koch und Lawson (1996).

Präparatetypen

Die chemische Zusammensetzung der auf dem Markt befindlichen Knoblauchpräparate hängt demnach ganz von deren Herstellungsweise und der Art der *galenischen Zubereitung* ab. Es ist nur logisch anzunehmen, dass auch die Wirksamkeit der einzelnen Präparate außer von der Dosierung von der je-

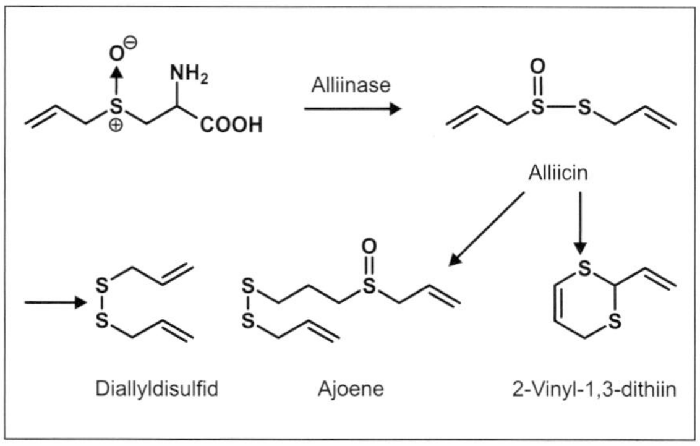

Abb. 3.19: Hauptwirkstoffe des Knoblauchs.

weiligen Zusammensetzung und den Wirkstoffgehalten abhängt.

Knoblauchtrockenpulver

Präparate dieses Typs werden durch Zerschneiden der Zwiebel, schonendes Trocknen der Zwiebelstücke und mechanisches Pulverisieren gewonnen. Die Präparate enthalten je nach den angewendeten Trocknungsbedingungen bis zu 1,5 % Alliin und zusätzlich schwefelhaltige Glutamylpeptide sowie Adenosin. Der Gehalt an Abbauprodukten einschließlich Allicin liegt zwischen 0,3 % und 0,5 %.

Wesentlich für die therapeutische Wirksamkeit ist, dass solche Präparate noch *intakte Alliinase* enthalten, da man annimmt, dass auch nach Einnahme solcher Präparate eine enzymatische Umwandlung von Alliin (Prodrug) in Allicin und die anderen Folgeprodukte Voraussetzung für eine optimale Wirksamkeit ist.

Präparate, die so bereitetes Knoblauchpulver enthalten, sind auf 1,0–1,4 % Alliin entsprechend 0,5–0,7 % Allicin eingestellt und enthalten intakte Alliinase.

Knoblauch-Ölmazerate

Präparate dieses Typs werden durch Mazeration zerkleinerter Knoblauchzwiebeln mit Sojaöl, Weizenkeimöl oder Rüböl hergestellt. Sie *enthalten nur die Fermentationsfolgeprodukte des Alliins* bzw. *Allicins* wie z. B. Allylsulfide, Ajone und Vinyldithiine. Eine Standardisierung auf Vinyldithiine bzw. Alliciäquivalente ist vorgeschlagen worden.

Ätherisches Knoblauchöl (Destillationsöle)

Diese werden durch Zerkleinern der Zwiebel, Suspendieren in Wasser und anschließende Wasserdampfdestillation hergestellt. Man erhält 0,2–0,3 % Ölausbeute. Die Öle enthalten bevorzugt die aus Alliin bzw. Allicin durch enzymatischen und Hitzeabbau entstandenen *Oligosulfide*. Eine Standardisierung auf Propyldi(tri)sulfid ist vorgeschlagen worden.

Pharmakokinetische Untersuchungen von Knoblauchpräparationen und Knoblauchreinstoffen

(siehe auch Abb. 3.20)

Pharmakokinetische Untersuchungen wurden mit nicht markiertem Alliin, ^{35}S-Alliin und mit nicht markiertem Allicin durchgeführt. Die Ergebnisse lassen sich wie folgt zusammenfassen:

Orale Gaben von 100 mg Alliin/kg ergaben bei Versuchen mit Ratten nach Messung der Plasmakonzentration eine *relative Bioverfügbarkeit* von etwa 16 % innerhalb von 4 Std. Während weder Allicin noch Diallyldisulfid im Plasma nachweisbar waren, wurde bei p. o. Gabe von 2 g bzw. 4 g/kg

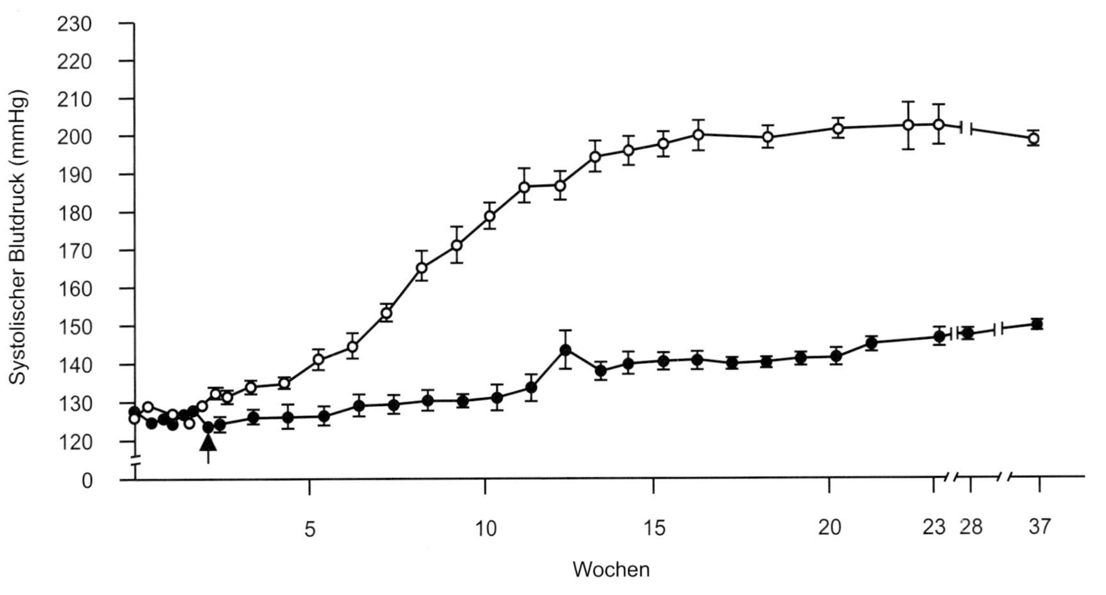

Abb. 3.20: Verlauf des Blutdrucks bei knoblauchbehandelten spontan hypertensiven Ratten (untere Kurve) und Kontrolltieren über einen Zeitraum von ca. 9 Monaten (Zeitpunkt 0 entspricht dem Liefertermin der Versuchstiere, d. h. einem Lebensalter von ca. 3 Wochen). Dosierung: 1 g Knoblauchpulver/kg KG täglich zum Standardfutter (Jacob et al., 1991).

Knoblauchpulver (Kwai®) entsprechend 32 bzw. 64 mg/kg Alliin eine deutliche erhöhte *Ausscheidung schwefelhaltiger Komponenten* im 24 h Urin, gemessen als „hydrolysierbare SH-Gruppen", beobachtet (Pentz et al., 1991).

Nach Gabe von 8 mg ^{35}S-Alliin/kg bei Ratten war die *maximale Blutkonzentration* bereits nach 10 Min. erreicht. Die *Ausscheidung* der ^{35}S-Alliin Äquivalente erfolgte überwiegend renal (Lachmann und Radek, 1991).

Bei Versuchen an der isoliert perfundierten Rattenleber konnte mit hohen Allicindosierungen (100 µg/400 µg/min) nur bei der höheren Dosierung noch Allicin (ca. 5 %) nachgewiesen werden, was für einen *hohen First-Pass Effekt von Allicin* spricht (Egen-Schwind et al., 1991).

Besonders aufschlussreich war der Befund, nachgewiesen an verschiedenen Organpräparaten der Ratte, dass im Organismus der Ratte Alliinase-ähnliche Enzymsysteme nur in geringerem Maße vorliegen (Pentz et al., 1991). Dies würde die Hypothese stützen, dass bei Pulverpräparaten zur Umsetzung von Alliin in Allicin *intakte Alliinase aus der Droge erforderlich* ist, was in den heutigen *Knoblauchpulverpräparaten* realisiert ist.

Pharmakologie

Die in den letzten 10 Jahren mit standardisierten Knoblauchpräparaten und Reinsubstanzen durchgeführten **In-vitro-** und **Tierversuche** sind in der nachfolgenden Tab. 3.6 zusammengestellt.

Alliin selbst hat nur Prodrug-Funktion. Die Hauptwirkung muss demnach den sekundären Umwandlungsprodukten (Allicin, Ajoene, Vinyldithiine oder Allylsulfide) zukommen.

Für die *thrombolytische, fibrinolytische und antiphlogistische Wirkung* kommen in erster Linie die Ajoene und Allylsulfide, in geringerem Maße die Vinyldithiine und Allicin in Frage.

Ob Allicin selbst überhaupt eine direkte pharmakologische Wirkung an den Gefäßen ausübt, muss *bezweifelt* werden, da viele Knoblauchpräparate mit nachgewiesener Wirkung kein oder nur wenig Allicin enthalten und Allicin außerdem in der Leber schnell verstoffwechselt wird.

Den schwefelhaltigen Peptiden, früher „Scordinine" bezeichnet, könnte eine *blutdrucksenkende Wirkung* zukommen, da im In-vitro-Test für das wasserlösliche in Knoblauch- und Bärlauchblatt-Extrakten enthaltene γ-Glutamyl-S-allyl-cysteinsulfoxid eine ACE-hemmende Wirkung nachgewiesen werden konnte (Wagner et al., 1991a) (siehe auch Abb. 3.20, Jacob et al., 1991).

Das in Knoblauchpulverpräparaten enthaltene *Adenosin* dürfte an der thrombozytenaggregationshemmenden Wirkung *nicht* beteiligt sein, da es einmal nur in relativ niedriger Konzentration in Knoblauchpräparaten enthalten ist und zum anderen bei p. o. Applikation vor der Resorption zum größten Teil abgebaut sein dürfte.

Knoblauchpräparate haben *verschiedene Angriffspunkte*. Ein *Synergismus* einzelner Knoblauchinhaltsstoffe in den Präparaten ist sehr wahrscheinlich.

Eine Zusammenfassung der wichtigsten bisher veröffentlichten pharmakologischen Arbeiten findet sich bei Koch und Hahn, 1988; Reuter, 1995; Reuter und Sendl, 1994 und Koch und Lawson, 1996.

Die wichtigsten aus diesen pharmakologischen Untersuchungen ableitbaren Effekte von Knoblauchpräparaten können beschrieben werden als

- thrombolytisch,
- fibrinolytisch,
- antiphlogistisch (COX_1 – 5 LIPOX-hemmend),
- antioxidativ, iNO-hemmend* (kardioprotektiv),
- Cholesterinbiosynthese-hemmend und
- vasodilatierend.

Daraus ergibt sich ein polyvalenter Wirkmechanismus, der als *antiatherogen* bzw. *antiatherosklerotisch* interpretiert werden kann.

Toxikologie, Nebenwirkungen

Die LD_{50}-Werte bei der Maus lagen für Allicin bei 60 mg/kg i. v. bzw. 120 mg/kg s.c. bei der Akut-Toxizitätsprüfung. Nach 6-monatiger oraler Verfütterung von 2 g/kg Knoblauch-Extrakt an Ratten wurden keine Veränderungen in wichtigen Blutwerten, histologischen Parametern und in der Nierenfunktion festgestellt.

Bei den im Rahmen von klinischen Studien registrierten Nebenwirkungen beim Menschen steht die Geruchsbildung an erster Stelle, gefolgt von gastrointestinalen Beschwerden (Blähungen, Übelkeit, Diarrhöen), allergischen Reaktionen (Kontaktekzeme) und orthostatischen Kreislauf-Beschwerden (Schwindel, Kopfschmerzen, Hypertonie) (Beck und Grünwald, 1993). Über eine Interaktion bzw. agonistische Wirkung mit gleichzeitig eingenommenen Antikoagulantien oder Thrombozytenaggregationshemmern im Sinne einer Verstärkung des antikoagulativen Effektes wird ebenfalls berichtet (Burnham, 1995).

* Nicht zu verwechseln mit der von Das (1995) beobachteten Aktivierung der endogenen NO-Synthase, die zu einer Gefäßdilatation führen kann. Die Hemmung der iNO-Synthase bedeutet Reduktion überhöhter gefäßschädigender NO-Produktion.

Tab. 3.6: In-vitro- und Tierversuche mit Knoblauchpräparaten

Substanz/Präparat	Versuchsanordnung	Wirkeigenschaften	Autoren
I. In vitro/ex vivo			
Allicin	Humanes thrombozytenreiches Plasma (PRP)	Thrombozytenaggregationshemmung	McNamara et al., 1991
Lipophile stand. Extrakte von Knoblauch	a) Humanes PRP	a) Hemmung der PAF- u. ADP-induzierten Thrombozytenaggregation	Wagner et al., 1991b
	b) Cyclooxygenase (CO)	b) Hemmung der CO	Sendl et al., 1992a
	c) 5-Lipoxygenase (5-LO) (Schweineleukozyten)	c) Hemmung der 5-LO	
Stand. Knoblauchpulver	Lipidperoxidase, DPPH (Nitrogen-Radikale)	Antioxidative Wirkung, Radikalfängereigenschaft	Kourounakis und Rekka, 1991
Wässriger Knoblauchextrakt herg. aus stand. Knoblauchpulver/Allicin	Primärkulturen von Rattenhepatozyten und humanen HepG2-Zellen	Hemmung der Cholesterin-Biosynthese	Gebhardt, 1991
Stand. Knoblauchpulver	Lebermikrosomen von Mäusen (HMG-CoA-Reduktase)	Hemmung der Cholesterin-Biosynthese	Brosche et al., 1991
Wässriger Knoblauchextrakt, hergest. aus stand. Knoblauchpulver/Ajoen	Isolierte Gefäßstreifen der Karotisarterie des Hundes	Membranhyperpolarisation und Tonushemmung	Siegel et al., 1991
Verschiedene Knoblauchextrakte, Allicin, Ajoen, Allyldisulfid	Lebersuspension von Mäusen nach In-vivo-Behandlung	Hemmung der Cholesterin-Biosynthese	Sendl et al., 1992b
Stand. Knoblauchpulver	Granulozyten	Antioxidativ	Siegers et al., 1999
Stand. Knoblauchpulver	Intima Zellkultur	Antiatherogen	Orekhov et al., 1995, 1997
Stand. Knoblauchpulver	Thrombozyten	Aggregationshemmend	Das et al., 1995
Stand. Knoblauchpulver	Human-Koronararterien	Vasodilatorisch	Siegel et al., 1998
Stand. Knoblauchpulver u. Allicin	Leberzellkultur	Hemmung der Cholesterin-Biosynthese	Gebhardt und Beck, 1996
Allicin, Ajoen	Makrophagen	iNO-Synthasehemmend	Dirsch et al., 1998
II. Tierversuche			
Stand. Knoblauchpulver	Modell der spontan hypertensiven Ratte (Achi-Okamoto) (siehe Abb. 3.20)	Blutdrucksenkung, kardioprotektive Wirkung	Jacob et al., 1991
Frischer Knoblauch/ Knoblauchpulver/Allicin	TSH-Bestimmung in Hypophyse und Serum von Ratten + Gewichtsparameter + histologische Untersuchungen	Hemmung der Schilddrüsensekretion im Kurzzeitversuch, Erhöhung im Langzeitversuch	Winterhoff und Egen-Schwind, 1991
Stand. Knoblauchpulver	Rattenmodell	Antiatherogen	Heinle und Betz, 1994
Stand. Knoblauchpulver	Rattenmodell	iNO-Synthase aktivierend, vasodilatorisch	Petradza et al., 1998

Klinik, Therapiestudien

Von den mehr als 30 kontrollierten klinischen Studien, die von 1986 bis 2000 mit Knoblauchpräparaten publiziert wurden, sind die meisten mit stand. Knoblauchpulver und nur einige mit Knoblauchöl bzw. Ölmazerat durchgeführt worden.

Die Studien verteilen sich auf folgende drei Hauptindikationen

- A Atherosklerose-Prävention bzw. Hemmung ihrer Progredienz,
- B Hyperlipidämie und
- C Hypertonie.

Die bis 1996 publizierten Studien sind tabellarisch erfasst und beschrieben bei Koch und Lawson (1996), Reuter und Sendl (1994) sowie Schulz und Hänsel (1999).

Die Ergebnisse können wie folgt zusammengefasst werden:

Bei Messung der atherosklerotischen Plaquevolumina im Bereich der Arteria carotis communis kam es in einer 4-jährigen Studie zu einer signifikanten (5 – 18 %) Reduktion der Plaquevolumina (Koscielny et al., 1999). Die altersbedingte Verhärtung der zentralen Arterien, über 2 Jahre gemessen über den Anstieg der Pulswellengeschwindigkeit war bei 50 – 80-jährigen Menschen gegenüber einer Kontrollgruppe deutlich verlangsamt (Breithaupt-Grögler et al., 1997) (Therapiestudie 1).

Die signifikantesten Wirkungen wurden bei *erhöhten Blutfett- bzw. Blutcholesterinwerten* erzielt, wenn die Applikation über mehrere Wochen bis maximal 6 Monate hinweg erfolgte. Die Reduktion lag im Bereich von 5 bis maximal 23 %. Die mittlere Senkung von LDL-Cholesterin lag bei 16 %. (Mader, 1990, 1991; Vorberg und Schneider, 1990; Brewitt und Lehmann, 1991; Ernst et al., 1985, 1986; Auer et al., 1989; Kandziora, 1988).

Von den ca. 20 Studien, die bisher mit Wirkung auf den Cholesterin- und Triglyzerid-Spiegel unter Einnahme von Knoblauchpräparaten durchgeführt wurden, kann die Studien von Mader et al. (1990) als besonders repräsentativ gelten (siehe Therapiestudie 2). Insgesamt scheint Knoblauch bei Menschen mit Cholesterinwerten bis 250 mg/dl die besten Effekte zu liefern. Bei Werten > 300 mg/dl müssen zur medikamentösen Behandlung die synthetischen Lipidsenker eingesetzt werden.

Deutlich war der *Einfluss auf die rheologische Akutwirkung*. Die akute Hämatokrit-Senkung betrug 5 – 10 %, wobei angenommen wird, dass diese durch eine „endogene Hämodilution“ infolge einer leichten Vasodilatation im arteriolären Gefäßsystem zustande kommt. Die beobachtete Vasodilatation führte zu einer Zunahme der Erythrozytengeschwindigkeit um ca. 55 % (Harrenberg et al., 1988; Wolf et al., 1991; Jung et al., 1991).

Der *Einfluss auf die Hypertonie war schwach* und lag nach dem Ergebnis von 8 dokumentierten Studien zwischen 7 und 9 % (zit. nach Reuter, 1991).

Die spontan erhöhte *Thrombozytenaggregation* und die Menge an zirkulierenden *Thrombozytenaggregaten* nimmt signifikant ab, wobei verschiedene Hemmmechanismen im Arachidonsäurestoffwechsel diskutiert werden (Jung et al., 1991; Bordia, 1986).

Epidemiologische Studien zur Frage der *prophylaktischen Wirkung von Knoblauchverzehr auf koronare Herzerkrankungen* belegen eine gefäßprotektive Wirksamkeit. Die Reinfarktquote und Morbidität war nach 3jährigem Knoblauchkonsum erniedrigt. Die *Fibrinolyseaktivität* hatte zugenommen, der *Fibrinogenspiegel* abgenommen (Bordia, 1989; Sainani et al., 1979; Grünwald, 1989).

Indikationen, Dosierung und Standardisierung von Knoblauchpräparaten

Die Kommission E (1988) sieht in der Monographie „Knoblauchzwiebel“ (**M**), die folgenden **Anwendungsgebiete** vor:
„Zur Unterstützung diätischer Maßnahmen bei Erhöhung der Blutfettwerte und zur Vorbeugung altersbedingter Gefäßveränderungen“.

Damit ist die Wirkung des Knoblauchs auf die Risikofaktoren der Atherosklerose und daraus ableitbare Wirksamkeit als Prophylaktikum in der Langzeittherapie offiziell anerkannt. Nach den Leitlinien der EAS-Kommission[1] würde dies heißen, dass eine Knoblauchtherapie v. a. bei den Hyperlipidämie-Gruppen A, B und D gerechtfertigt und sinnvoll ist.

Diese Angaben und Anwendungsempfehlungen dürften nach den in der Zwischenzeit durchgeführten über 40 kontrollierten klinischen Studien kaum wesentliche Änderungen erfahren.

Dosierungen

In der Monographie der Kommission E wird eine Dosierungsempfehlung von täglich 4 g **Frischknoblauch** angegeben. Bei einem mittleren Gehalt von 1 % Allicinäquivalent des Frischknoblauchs würde dies einer Menge von ca. 40 mg Alliin und ca. 20 mg Allicin, die aufgenommen werden, entsprechen.

Für die **Pulverpräparate** entspräche dies einer Tagesdosis von 600 – 1200 mg Knoblauchpulver. Die meisten der bisher durchgeführten Studien (Kwai®, Sapec®, Carisano®) wurden mit 900 mg/Tag Knoblauchpulver durchgeführt. Dies würde einer Menge von nur 2,7 g Frischknoblauch entsprechen.

[1] Europ. Arteriosclerosis Society

Bei den **Ölmazerat-Präparaten** liegen die von den Herstellern angegebenen Mengen zwischen 18 mg bis 1,2 g(!), meistens jedoch bei ca. 0,7 g/ Tag, d. h. hier können keine genauen Richtwerte angegeben werden, da die chemische Zusammensetzung der Präparate sehr unterschiedlich ist.

Bei den **Destillationsölpräparaten** liegen die pro Tag bisher verwendeten Mengen zwischen 1,5 und 5 mg Öl/Kapsel bzw. Dragee.

Bei diesen Dosierungsangaben ist nicht berücksichtigt, ob das Präparat zur bloßen Lipidsenkung oder prophylaktisch zur Minimierung von Risikofaktoren, d. h. zur Vorbeugung arteriosklerotischer Gefäßerkrankungen eingesetzt wird. Es wäre plausibel anzunehmen, dass die Dosierungen zur Prophylaxe weit niedriger anzusetzen sind.

Standardisierung

Pulverpräparate werden heute auf **Alliin** (1,0–1,4 %) bzw. ein **Allicinäquivalent** oder freisetzbare Allicinmenge standardisiert. Ölmazerate und Destillationsöle sind bisher noch nicht standardisiert. Eine mögliche Standardisierung wäre die auf Ajone, Vinyldithiine, Sulfide bzw. auf Allicinäquivalente, aus denen diese Produkte gebildet werden.

Knoblauch Therapiestudie 1

Indikation. Koronare Herzerkrankung, Reinfarktgefährdung.

Präparat. Knoblauchölextrakt (nicht standardisiert).

Studienart. Plazebokontrollierte Studie mit 432 Patienten nach überstandenem Herzinfarkt.

Behandlungsart. Täglich 0,1 mg Knoblauchölextrakt/kg Körpergewicht, 3 Jahre lang. Die individuell notwendige Medikation mit Koronartherapeutika wurde beibehalten.

Prüfkriterien. Messung der Mortalitätsrate, Anzahl der Reinfarkte nach 3-jähriger Behandlung. Zusätzlich wurden die Blutdruck- und Cholesterinwerte vor und nach Abschluss der Studie gemessen.

Ergebnis. Die Anzahl der Todesfälle war bereits nach zweijähriger Therapie in der Verumgruppe signifikant niedriger (Abb. 3.21). Die Anzahl der nicht-tödlichen Reinfarkte war nach 3 Jahren in der Verumgruppe signifikant niedriger als in der Plazebogruppe (Abb. 3.22). Blutdrurck- und Cholesterinwerte waren ebenfalls gegenüber Plazebo signifikant erniedrigt (Bordia, 1989).

Knoblauch Therapiestudie 2

Indikation. Hyperlipidämie.

Präparat. Standardisiertes Knoblauchtrockenpulver in Drageeform eingestellt auf 1,3 % Allicin.

Studienart. Multizentrische Plazebo-kontrollierte Doppelblindstudie an 261 Patienten (134 in der Verum-, 127 in der Plazebo-Gruppe) in 30 allgemeinärztlichen Fachpraxen.

Behandlungsart. 4 Dragees enthaltend 800 mg Knoblauchtrockenpulver/Tag bzw. Grundstoff ohne Knoblauchpulver über einen Zeitraum von 4 Monaten.

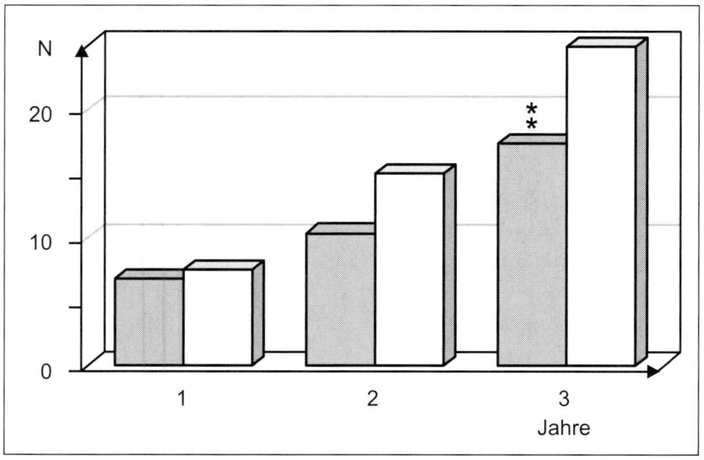

Abb. 3.21: Einfluss der Knoblauchbehandlung auf die Todesrate nach Herzinfarkt. In einer plazebokontrollierten Studie wurden 432 Patienten mit Zustand nach Herzinfarkt über drei Jahre entweder mit einem Knoblauchölextrakt oder mit einem Plazebo behandelt. Anzahl der Todesfälle insgesamt im Vergleich von Verum- (dunkle Säulen) zur Plazebo-Gruppe (helle Säulen). Die Mortalität ist bereits nach zweijähriger Therapie in der Verum-Gruppe signifikant niedriger (Bordia, 1989).

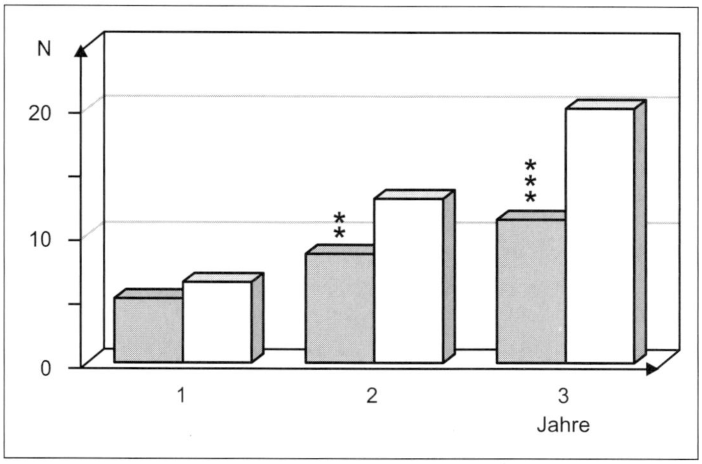

Abb. 3.22: Einfluss der Knoblauchbehandlung auf die nicht tödlichen Reinfarkte.
In einer plazebokontrollierten Studie wurden 432 Patienten nach Herzinfarkt über drei Jahre entweder mit einem Knoblauchölextrakt oder mit einem Plazebo behandelt. Anzahl nicht tödlicher Reinfarkte in der Verum- (dunkle Säulen) gegenüber der Plazebo-Gruppe (helle Säulen). Die Anzahl der Reinfarkte war nach dreijähriger Behandlung in der Verum-Gruppe signifikant niedriger als in der Plazebo-Gruppe (Bordia, 1989).

Prüfkriterien. Analyse des Totalcholesterin- und Triglycerid-Wertes im Plasma vor sowie 4, 8, 12 und 16 Wochen nach Beginn der Studie. 221 Patienten konnten bezüglich der Cholesterinwerte, 219 bezüglich der Triglyceridwerte beurteilt werden.

Ergebnis. In der Verumgruppe sanken die durchschnittlichen Cholesterin-Werte von 266 auf 235 mg/dl (entsprechend 12 %), die mittleren Triglycerid-Werte von 226 auf 188 mg/dl (entsprechend 17 %). Die beste Wirksamkeit zeigte sich in der Gruppe der Patienten mit Ausgangs-Cholesterin-Werten zwischen 250 und 300 mg/dl. Die Unterschiede zwischen Verum- und Plazebo-Gruppen waren statistisch hochsignifikant ($p < 0{,}001$), (Mader, 1990).

3.7.2.2 Allii ursini folium, -bulbus (Bärlauchblätter, -zwiebel)

St.pfl.: Allium ursinum.

Bisher gibt es *nur Bärlauchpräparate als Diätetika oder Lebensmittelzusatzstoffe.* Die Wirkstoffanalyse hat gezeigt, dass Bärlauchblattpulver oder „Zwiebel"extrakte qualitativ eine sehr ähnliche chemische Zusammensetzung besitzen, dass aber der quantitativen Wirkstoffzusammensetzung von denen der Knoblauchpräparate verschieden sind. Mengenmäßig liegen beim Bärlauch die %-Gehalte an schwefelhaltigen Verbindungen mit Ausnahme der Peptide (Wagner und Sendl, 1990) etwa bei *⅓ der Knoblauchzwiebeln,* d. h. dass bei Annahme des gleichen pharmakologischen Wirkprofils *Bärlauchzwiebel-Präparate 3 × höher dosiert werden müssten, um die gleichen Effekte zu erzielen* (Sendl et al., 1992a).

Die bisherige volksmedizinische Anwendung des Bärlauchs deckt sich praktisch mit der des Knoblauchs.

3.7.2.3 Allii cepae bulbus (Küchenzwiebel) M

St.pfl.: Allium cepa.

Die Chemie der Küchenzwiebel *ähnelt der des Knoblauchs.* Anstelle des Alliins des Knoblauchs enthält sie als genuine Verbindungen Methyl-, Propyl- und 1-Propenyl-Verbindungen des Cysteinsulfoxides (Abb. 3.23). Diese werden bei der Fermentation analog in Allicin-Homologe umgewandelt. Außer Cycloalliin und Adenosin wurden außerdem als weitere schwefelhaltige Verbindungen Sulfinyldisulfide (Cepaene) sowie Hydroxyfettsäuren und Flavonglykoside isoliert. Der äußerst instabile tränenreizende Stoff der Küchenzwiebel wurde als Thiopropanal-5-oxid identifiziert.

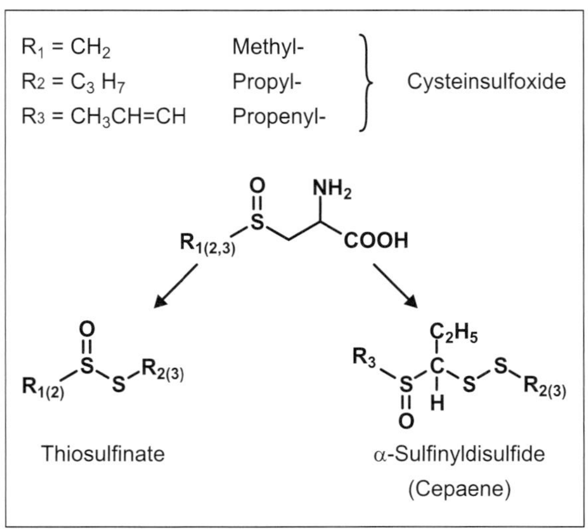

Abb. 3.23: Hauptwirkstoffe der Küchenzwiebel.

Pharmakologie und Probandenversuche

Neben der *antiasthmatischen* Wirkung (siehe Kap. 4.: Atemwegserkrankungen) wurden für Zwiebelextrakte *thrombozytenaggregationshemmende, fibrinolytische* und *antiphlogistische* Wirkungen nachgewiesen (Menon et al., 1968; Baghurst, 1977; Phillips und Poyser, 1978; Augusti und Mathew, 1974; Makheja et al., 1979a, b; Vanderhoek et al., 1980; Srivastara, 1984; Wagner et al., 1988).

Worauf diese Wirkungen im einzelnen zurückzuführen sind, ist noch nicht genau geklärt. Man kann aber annehmen, dass analog dem Knoblauch die Thiosulfinate und zusätzlich die Cepaene hierfür verantwortlich zu machen sind. Ein Wasserdampfdestillat und ein Ätherextrakt besitzen Fibrinolyseaktivität (Augusti und Mathew, 1974). Dasselbe wurde für das Cycloalliin nachgewiesen.

Die *Thiosulfinate und Cepaene* erwiesen sich als starke Cyclooxygenase- und 5-Lipoxygenasehemmer und Inhibitoren der Leukozyten-Chemotaxis (Wagner et al., 1990; Dorsch et al., 1990).

In einem *Probandenversuch* konnte die durch eine fettreiche Mahlzeit verminderte fibrinolytische Aktivität durch gekochte Zwiebeln wieder erhöht werden (Menon et al., 1968). Die Thrombozytenaggregation wurde durch Einnahme von gebratenen Zwiebeln gehemmt (Baghurst et al., 1977).

3.7.2.4 Essentielle Phospholipide

Off.: DAB (Sojalecithin), *Glyzine max.*

Unter dem Namen Essentiale (forte) ist ein Präparat im Handel, das aus der **Sojabohne** (*Glyzine max = Soja hispida*) gewonnen wird und nahezu reines *„Sojalecithin"* darstellt. Chemisch handelt es sich um einen zur Stoffklasse der Phosphatide gehörenden Cholinphosphorsäurediglyzeridester, in dem der Fettsäureanteil überwiegend aus ungesättigten Fettsäuren, speziell Linolsäure (ca. 70 %) Linolen- und Ölsäure besteht. Handelsübliche „Lecithinprodukte" stellen demgegenüber Gemische aus Phosphatidylcholin, Phosphatidyl-ethanolamin, -serin, und Inosit dar (Abb. 3.24).

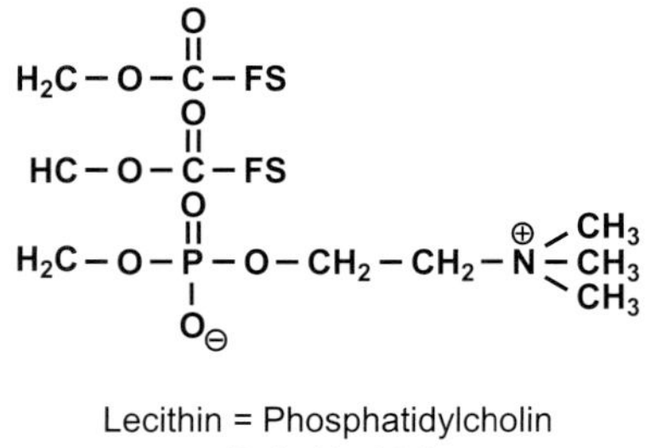

Abb. 3.24: **Phospholipide der Sojabohne.**

Pharmakologie

Untersuchungen mit oral appliziertem, doppelt radioaktiv markiertem Sojalecithin haben gezeigt, dass dieses nach Resorption in etwa gleichem Radioaktivitätsverhältnis wieder in Leber und anderen Organen erscheint, so dass dieses Lecithin entweder ungespalten resorbiert wird oder nach Teilhydrolyse im Darm und Passage der Darmwand wieder zu intaktem Lecithin resynthetisiert wird.

Klinik

Es liegen Arbeiten vor, die zeigen, dass es bei einer p. o. Verabreichung von 20–40 g Phospholipiden entsprechend etwa 6–8 Kapseln Essentiale forte, heute Lipostabil® forte = 2–3 g Reinlecithin täglich über mehrere Monate zu einer Senkung des Serumcholesterins (Serum-LDL) kam (Rebmann 1974, Reynolds 1982). Die Triglyzerid- bzw. Cholesterinsenkung soll über eine Änderung des Verhältnisses im HDL („high density lipoproteins") zu LDL („low density lipoproteins") zustande kommen, da man auch diätetisch durch Zufuhr hochungesättigter Fettsäuren diese Relation in Richtung der protektiven Wirkung verschieben kann. Es wird allgemein angenommen, dass die HDL allgemein den Cholesterinabtransport fördern.

3.7.2.5 Fischöle

Die auf dem Markt befindlichen Fischölpräparate enthalten Öle, die von *Hochseefischen*, hauptsächlich von Makrele, Sprotte, Sardine, Meeresforelle, Hering und Lachs gewonnen werden. Eine andere Quelle sind die den *„Lebertran" liefernden Fische* vom Kabeljau und Dorsch-Typ.

Die Öle enthalten außer Vitamin A, D und E, Jod und gesättigten Fettsäuren überwiegend **ungesättigte Fettsäuren der C_{16}-, $_{18}$-, $_{20}$- und C_{22}-Reihe**. Die Ölpräparate sind in der Regel auf *Eicosapentaensäure* und *Docosahexaensäure-Gehalte*

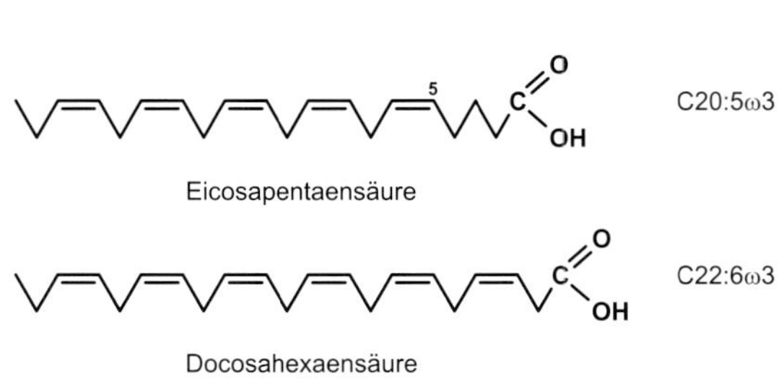

Abb. 3.25: **ω-3-Fettsäuren von Fischölen.**

standardisiert. Diese Fettsäuren gehören im Gegensatz zu den bevorzugt in Pflanzen vorherrschenden ω-6-Fettsäuren zur Klasse der sog. ω-3-Fettsäuren mit der 1. Doppelbindung hinter dem dritten C-Atom von der Methylgruppe (-Ende) aus gerechnet (Abb. 3.25).

Pharmakologie

Die Fettsäure der ω-3 Reihe (z. B. Eicosapentaensäure) werden im Prostaglandinstoffwechsel zu Thromboxan TX_3, Prostaglandin PGE_3 und PGI_3, sowie in die Leukotriene LTB_5 und LTD_5 umgewandelt. Diese Metabolite wirken bevorzugt *antiaggregatorisch auf Thrombozyten* und *vasodilatatorisch* und damit allgemein hemmend auf die Atherombildung. Diese Wirkung scheint bei den ω-6-Fettsäuren zu fehlen oder geringer zu sein. Bei erhöhter regelmäßiger Zufuhr der ω-3-Fettsäuren kommt es zu einer Senkung der Plasmatriglyzeride und Änderung des Lipoproteinprofils (Künzel und Bertsch, 1989; Harris et al., 1983; Sanders und Mistry, 1984; Sanders, 1987). Außerdem wird auch die Blutviskosität herabgesetzt (Ernst, 1987). Beschrieben wurden *blutdrucksenkende* und *antiphlogistische* Effekte (Singer, 2000). Über den Mechanismus der Triglyzeridsenkung gilt vermutlich das gleiche wie bei den Phospholipiden beschrieben. (siehe auch Tab. 3.5).

In Tab. 3.7 sind die bisher gemessenen Hemmwirkungen der Omega-3-Fettsäuren auf die Atherombildung bzw. Atherosklerose zusammengestellt (nach Singer, 2000).

Tab. 3.7: Hemmende Wirkungen der Omega-3-Fettsäuren auf die Arterienverkalkung (Atherosklerose)

	Wirkung
Gerinnungsförderndes und gefäßverengendes Thromboxan A_2	↓
Gerinnungshemmende und gefäßerweiternde Prostaglandine I_2 und I_3	↑
Klebrigkeit (Aggregabilität) der roten Blutkörperchen und Blutplättchen	↓
Entzündliche Komponente der Arteriosklerose	↓
Aktivierender Faktor der Blutplättchen (PAF)	↓
Gerinnungsförderndes Fibrinogen	↓
Blutviskosität	↓
Blutfette (insbesondere Triglyceride)	↓
Gefäßverengende Wirkung der Kreislaufhormone (insbesondere Noradrenalin)	↓
Blutdruck	↓

Förderung bzw. Zunahme (↑); Hemmung bzw. Abnahme (↓)

Klinik

Doppelblindstudien, die in den letzten 10 Jahren mit Omega-3-Fettsäuren (siehe Formelbilder 3.25) bei Personen mit Hyperglyzeridämie durchgeführt wurden, ergaben in allen Fällen eine deutliche Senkung der Triglyzerid-Werte (bis zu 35 %). Gleichzeitig kam es auch zu einer positiven Veränderung des HDL- und VLDL-Cholesterins sowie Erniedrigung des Blutdrucks.

Diabetiker scheinen davon in besonderem Maße zu profitieren, wie eine Metaanalyse zeigte (Morris et al., 1993).

Bestätigt werden diese Studien durch epidemiologische Studien. Als Fazit kann man aus den über 100 Publikationen ableiten, dass ω-3-Fettsäuren geeignet sind die durch Hyperglyzeridämie bedingten kardiovaskulären Risikofaktoren zu reduzieren. Da diese Fettsäuren darüberhinaus auch weitere Risikofaktoren (z.B. Bluthochdruck-, Entzündungen, das metabolische Syndrom) positiv beeinflussen, scheinen die ω-3-Fettsäuren maßgeschneiderte natürliche Substanzen für die Behandlung von Fettstoffwechselstörungen speziell von Diabetikern zu sein (siehe Übersichtsartikel Richter et al., 2001).

Präventivstudien

In einer englischen Langzeitstudie kam es bereits nach 1 Monat zu einem Abfall des Fibrinogens, das sich nach 36 Therapiemonaten von 3,2 g/l auf 2,4 g/l reduziert hatte. Der Triglyzeridspiegel war schon nach einem Monat von 300 mg/dl auf 220 mg/dl abgesunken (Saynor und Gillot, 1997).

Mehrere Studien, die in den letzten 10 Jahren in Holland, USA, England und Frankreich durchgeführt wurden, kamen übereinstimmend zu dem Ergebnis, dass durch einen vermehrten Fischverzehr nicht nur primär viele Herzinfarkte vermieden, sondern auch die Quote wiederholter Infarkte (sog. Reinfarkte) deutlich verringert wurden.

Die bisher umfangreichste Studie **(GISSI-Präventionsstudie)** wurde in Italien durchgeführt (Valagessa, 1999). Beobachtet wurden in dieser Studie in 172 Zentren über 35 Jahre 11 324 Patienten, die bis zu 3 Monate vorher einen Herzinfarkt erlitten hatten. Die Patienten wurden in 4 Gruppen unterteilt und erhielten täglich entweder Gelatine-Kapseln mit 1 g Omega-3-Fettsäuren (als Ethylester mit Eicosapentaensäure und Docosahexaensäure im Verhältnis 1:2), eine Kapsel mit 300 mg Vitamin E, eine Kombination von beiden oder keine Kapsel (Kontrollgruppe). Alle Patienten nahmen entsprechend den landesüblichen Ernährungsgewohnheiten eine („herzgesunde") Mittelmeerkost zu sich. Außerdem erhielten sie bereits Medikamente zur Verhütung weiterer Komplikationen (Betablocker, Calziumantagonisten, Acetylsalicylsäure). Am Ende der Studie waren in der Gruppe mit der Einnahme von Omega-3-Fettsäuren 57 Patienten (= 20 %) weniger verstorben als in der Kontrollgruppe. In der Gruppe mit Omega-3-Fettsäure + Vitamin E fand sich ein ähnliches Ergebnis (19 % weniger Todesfälle), während in der Vitamin-E-Gruppe das Sterberisiko 13 % betrug.

3.7.2.6 Avena sativa (Haferkleie)

Haferkleie enthält neben Zellulose und Hemizellulosen wasserlösliche, gelbildende, *hochmolekulare Schleimstoffe*, die sich aus **neutralen Glucanen** und **sauren Galacturorhamnanen** zusammensetzen.

Im Gegensatz dazu enthält z. B. die *Weizenkleie* nicht-gelbildende Ballaststoffe.

Durch Zufuhr von ca. 100 g Haferkleie entsprechend ca. 20 g Ballaststoffe täglich kann innerhalb von 2–3 Wochen das *Gesamtcholesterin* um ca. 13 %, das LDL-Cholesterin um ca. 14 % *gesenkt* werden (Kirby et al., 1981; Gold und Davidson, 1988) (siehe auch Tab. 3.5).

In einer ähnlich angelegten Studie konnte bei der gleichen täglich verabreichten Menge innerhalb von 14 Wochen eine Gesamtcholesterinabnahme von 16 % und gleichzeitiger Reduktion des LDL-Spiegels um 21 % erreicht werden (Fischer et al., 1991). Der cholesterinsenkende Effekt ist auf die gelbildenden Ballaststoffe beschränkt. *Weizenkleie zeigte diesen Effekt nicht.*

Der Mechanismus der cholesterinsenkenden Wirkung ist ungeklärt. Man nimmt an, dass Abbauprodukte der hochmolekularen Schleimstoffe die Cholesterinsynthese in der Leber hemmen. Dadurch könnte es zu einer erhöhten Inkorporation von LDL in die Leber kommen. Eine andere mehr einleuchtende Erklärung ist, dass die Schleimstoffe Cholesterin absorbieren und dadurch die Resorption von Cholesterin verzögern. Die Folge wäre ein erhöhter Cholesterinbedarf der Leber, der über die Aufnahme von LDL-Cholesterin gedeckt würde. Dadurch wird die Menge an LDL im Plasma abgesenkt. Ein solcher Wirkungsmechanismus entspräche in etwa den von Anionenaustauscherharzen vom Typ des Cholestyramin.

3.7.2.7 Pectine

Off.: ÖAB

Pectine sind im Zellsaft von Pflanzen vor allem von Früchten (Äpfel, Birne, Orange, Beeren) gelöst vorkommende *Zuckerpolymere*, die aus teilweise mit Methanol vernetzten *Galacturonsäureketten* bestehen. Sie können auch aus dem in den Zellwänden gebundenen wasserunlöslichen **Protopectinen** durch Protopectinasen oder durch Kochen unter Druck im schwach sauren Milieu hergestellt werden.

In wäßriger Lösung haben vor allem die niederveresterten Pectine die Eigenschaft, unter gewissen Bedingungen (Anwesenheit von Zuckern, Säuern oder Salzen) *unter Ausbildung einer Netzstruktur in den Gelzustand überzugehen.* In dieser Form können sie dann zu Pulver oder Granulaten verarbeitet werden. Pectine werden heute bevorzugt aus Apfelschalen und Zitrusfrüchten hergestellt.

Pharmakologie

Pflanzliche Ballaststoffe vom Typ der Pectine können bei regelmäßiger und erhöhter Zufuhr zu einer *Mehrausscheidung von Cholesterin* führen, wobei es bei Gaben von 5–30 g/Tag zu einer Serumcholesterinsenkung von 5–20 % des Ausgangswertes kommen kann. Wahrscheinlich entsteht dieser Effekt wie beim Cholestryamin über eine vermehrte Gallensäuresalzausscheidung im Blut (Kasper, 1985). (siehe auch Tab. 3.5)

3.7.2.8 Guar

Off.: Ph.Eur. *Cyamopsis tetragonoloba*

Guar ist ein aus der indischen Büschelbohne (*Cynopsis tetragonoloba*) gewonnenes Reservepolysaccharid, ein *Galaktomannan* (MG = 220,00). Die Grundstruktur setzt sich aus β-1 $\rightarrow$4-verknüpften D-Mannoseeinheiten zusammen, die an jeder 2. Einheit ein Galaktosemolekül in α-1,6-Bindung enthalten.

Pharmakologie

Durch Guar lassen sich bei einer Dosierung von 3 × 5 g/Tag der Cholesterinspiegel um 6–8 % und der Triglyceridspiegel um 13–17 % senken. Der Effekt betrifft die als *atherogen klassifizierten LDL.*

Indikationen für eine Monotherapie sind leichtere Formen der *Hyperlipoproteinämie Typ IIa und Typ IIb.* Für schwere Erkrankungen mit Serumcholesterinspiegeln über 250 mg/dl kommt nur eine Kombinationsbehandlung mit einem nicht pflanzlichen Lipidsenker in Betracht.

Die WHO hat Guar für „unbegrenzten Gebrauch" zugelassen. In Deutschland ist das Polysaccharid als Fremdzusatz bis zu 20 g/kg zugelassen.

Es gibt im Lebensmittelhandel eine Vielzahl von Guar-Präparaten, die vor allem zu Formula-Diäten und auch zur Adjuvanstherapie des *Diabetes Typ I und II* eingesetzt werden.

3.7.2.9 β-Sitosterin – (siehe auch Kap. 6 Prostatahyperplasie S. 208)

β-Sitosterin unterscheidet sich vom Cholesterin durch eine zusätzliche Äthylgruppe in der C-17-Seitenkette. Es lässt sich leicht aus Soja- oder Maismehl großtechnisch herstellen (Abb. 3.26).

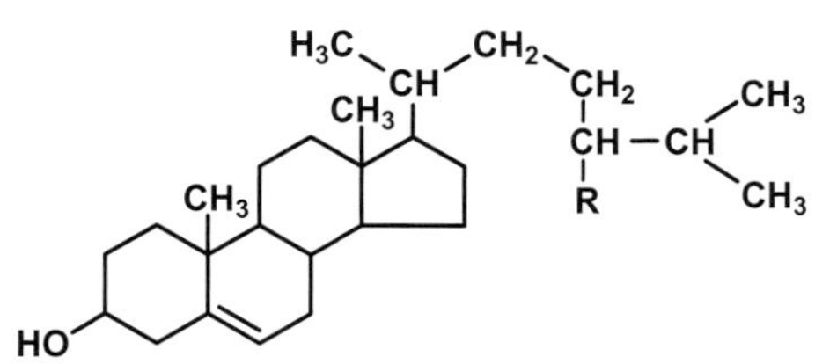

Abb. 3.26: β-Sitosterin.

Pharmakologie

β-Sitosterin führt bei einer Dosierung von täglich 3–6 zu einer Reduktion des LDL-Cholesterin bzw. Cholesterin im Plasma um ca. 20 % (Oster et al., 1976; Etminan et al., 1979). Für die *cholesterinsenkende Wirkung* gibt es eine einfache Erklärung. β-Sitosterin besetzt die Cholesterinrezeptoren an den Mukosazellen des Darmes und verhindert die Bindung von Cholesterin aus dem Darm, das dann durch die Fäzes ausgeschieden wird. Sitosterin selbst wird nur wenig resorbiert. Damit stehen etwa 1/3 des vom Körper benötigten Cholesterins (Darm-Pool) nicht mehr zur Verfügung. Durch den Resorptionsverlust an Cholesterin wird zwar die endogene Cholesterinsynthese aktiviert, doch kann diese insgesamt den Verlust nicht kompensieren. (siehe auch Tab. 3.5)

Indikation. Familiäre (Typ IIa) und multifaktorielle Hypercholesterinämie.

3.7.2.10 Guggul (Falsche Myrrhe)

St.pfl.: Commiphora wightii (mukul)
Die aus Indien, Pakistan und Arabien stammende Droge entspricht in Aussehen und Form der offiziellen Myrrhe. Die Droge enthält ca. 1,5 % ätherisches Öl, 50–60 % Harzprodukte, aus denen die Guggulsterone I–II isoliert wurden, sowie 30–35 % Schleimstoffe.

Den Guggulsteronen I und II wird die *Cholesterin-* und *Triglyzerid-senkende* und *Blutplättchenaggregationshemmende Wirkung* zugeschrieben. Im experimentellen Arthritismodell zeigten die gleichen Sterole eine mit dem Phenylbutazon vergleichbare *antiphlogistische* Wirkung (Satyarati, 1991 in Literatur „Therapie der Hyperlipidämie").

3.7.2.11 Phytopräparate – Atheroskleroseprophylaxe

Knoblauchpulver- und Ölpräparate z. B.

• Carisano® Dragees	200 mg Knoblauchzwiebelpulver standard. auf mind. 1000 µg Allicin/Dragee
• Knoblauch-Kapseln N	280 mg Knoblauchölmazerat/Kapsel
• Kwai® forte 300 mg Dragees	300 mg Knoblauchzwiebelpulver/Dragee
• Sapec® Dragees	300 mg Trockenpulver aus Allium sativum standard. auf 1,0–1,4 % Alliin, entspr. 0,5–0,7 % Allicin/Dragee
• Tegra® magensaftresistente Dragees	5 mg Knoblauchzwiebelöl/Dragee

Kombinationspräparate

existieren mit Weißdornfrüchten, Knoblauch, Mistel, Hopfen und Rutin

- Ilja Rogoff® Dragees

oder Johanniskraut-Weizenkeimölmazerat, Knoblauchölmazerat, Retinol und α-Tocopherolacetat

- Klosterfrau Aktiv Kapseln

Fischölpräparate

• Bilatin® Fischöl-Kapseln 1000 mg	1000 mg Fettes Öl vom Hochseefisch standard. auf 140 mg Icosapent und 100 mg Doconexent/Kapsel
• Eicosapen® Kapseln	750 mg Fettes Öl vom Hochseefisch standard. auf 105 mg Eicosapentaensäure und 75 mg Docosahexaensäure/Kapsel

Als Dosierung zur Langzeittherapie werden 5–7 g Öl/Tag empfohlen.

Essentielle Phospholipide

• Lipopharm® Kapseln	300 mg Sojaphosphatide/Kapsel
• Lipostabil® 300 forte Kapsel	300 mg essentielle Phospholipide (= EPL) mit überwiegend Linol-, Linolen- und Ölsäure/Kapsel

Guar-Präparate

• Guar-Verlan® Granulat	1 Beutel (7 g) enthält 6,65 g Guarmehl

Sitosterin-Präparate

Derzeit nicht im Handel

Pectin-Präparat

• Aplona® Granulat	1 Beutel enthält 4,9 g getrocknetes Apfelpulver

Haferkleie-Präparate

Als Nahrungsergänzungsmittel erhältlich.

Von Gugguol gibt es entsprechende Präparate in der Ayurvedischen Medizin.

3.8 Venöse Erkrankungen

3.8.1 Behandlungsprinzipien und Anwendungsgebiete

Anwendungsgebiete

Man unterteilt in akute und chronische Venenerkrankungen:

Die **akute Phlebitis** ist charakterisiert durch oberflächliche entzündete Venen mit Thrombose (Thrombophlebitis).

Die **chronische** Veneninsuffizienz, zumeist Folge tiefer Venenthrombosen mit Veränderungen der Venenwand und Zerstörung von Venenklappen, lässt sich entsprechend ihren Schweregraden in *3 Stadien* einteilen (Marshall und Loew, 1994).

- Das *erste Stadium* ist durch Varizenbildung (Varikosis) und leichtes Ödem gekennzeichnet.
- Im *zweiten Stadium* findet man neben dem Ödem eine Hyperpigmentation und Zeichen einer Atrophie.
- Das *dritte Stadium* umfasst Ödembildung sowie abgeheilte Unterschenkelgeschwüre (postthrombotisches Syndrom).

Behandlungsprinzipien (siehe Fischer, 1984)

Als **Basistherapie** kommen neben der Operation primärer Varizen die *Varizenverödung, Bewegungsübungen*, die *Hydrotherapie* und die Behandlung mit *Kompressionsverbänden* (Stützstrümpfe) in Frage. Die letzteren erhöhen den venösen Rückstrom durch Verbesserung der Klappenfunktion und unterstützen die rückstromfördernde Muskelpumpe.

Die *Phytotherapie* von Venenleiden ist eine symptomatische, konservative Behandlungsmethode, vor allem in den *Anfangsstadien* der venösen Erkrankungen und in den *Stadien I und II*. Sie hat das Ziel, die gestörte Gefäßdurchlässigkeit zu verringern, die überdehnten Venen auf ihren normalen Querschnitt zu bringen und den Abbau bzw. die Beseitigung einer interstitiellen Flüssigkeitsansammlung zu erreichen. Daraus lassen sich die *drei wesentlichen therapeutischen Grundprinzipien ableiten:*

1. **Ödemprotektion**
2. **Ödemausschwemmung** und
3. **Venentonisierung**.

Außerdem kann die Herabsetzung der Gerinnungsfähigkeit des Blutes und die Steigerung des Lymphflusses wichtig sein. (s. Lymphmittel S. 317 u. 395).

Phytopräparate *sind allein oder adjuvant anwendbar:*

- *bei akuten, oberflächlichen oder tiefen Venenthrombosen,* wenn eine Thrombektomie nicht erforderlich bzw. nicht möglich ist.
- zur *Nachbehandlung akuter Thrombophlebitiden*, vor allem um der erneuten Thrombenbildung entgegenzuwirken.
- zur Behandlung der *chronischen Veneninsuffizienz*, die durch Venenerweiterung, Klappeninsuffizienz, Ödembildung und Geschwürbildung kompliziert ist.
- Bei *venösen Ulzera* müssen neben den anderen Methoden Infektionen, Entzündungen und Ödeme beseitigt und die Granulation angeregt werden.
- Bei *akuten Thrombophlebitiden* sind zusätzlich Fibrinolytika, Antikoagulantien und Antiphlogistika angezeigt bei Beachtung der Blutungsrisiken, die bei Magenulzera, Nierensteinen, Arteriosklerose, hohem Blutdruck und hohem Lebensalter gegeben sein können.
- Die zur Verfügung stehenden Phytopräparate sind einteilbar in *Ödemprotektiva*, die *eigentlichen Venenmittel*, die *Venentonika, Adstringentia* und *Diuretika*. Letztere sind allerdings für die Dauerbehandlung venös bedingter Ödeme nicht geeignet. Eine Übersicht gibt Tab. 3.8.

Tab. 3.8: Drogen mit Wirksamkeit bei Venenerkrankungen

Droge/Reinstoff	Beschriebene Wirkung/ Wirksamkeit
Hippocastani semen (Extrakt) Aescin	Ödemprotektiv
Centellae (Hydrocotylidis) *asiaticae herba* (Extrakt)	Regulierend auf die Bindegewebsneubildung, antiphlogistisch, wundheilungsfördernd
Rusci aculeati radix (Extrakt)	Venentonisierend, ödemprotektiv
Flavonol-O-glykoside (Rutin, Hydroxyethylrutin, Hesperidin, Diosmin)	Ödemprotektiv, venentonisierend
Buchweizenkraut (Fagopyri herba)	Ödemprotektiv
Roter Weinlaubextrakt	Ödemprotektiv
Pirei maritimae cortex (Extrakt)	Angioprotektiv, antioxidativ, antiphlogistisch
Meliloti albi herba (Extrakt)	Venentonisierend, Lymphflusssteigernd
Spartein-sulfat	Venentonisierend
Dihydroeregotamin (DHE)	Venentonisierend
Digitalis purpureae folium (Extrakt), Digitoxin	Lymphflusssteigernd, diuretisch
Hamamelidis virginianae folium (Extrakt)	Adstringierend
Solidago-Extrakt	Diuretisch

3.8.2 Drogen und Präparategruppen

3.8.2.1 Hippocastani semen/extractum (Rosskastaniensamen-Extrakt) M

Off.: DAB, *Aesculus hippocastanum*

Hauptwirkprinzip der Droge ist das β-**Aescin** (Abb. 3.27), das in den Samen in einer Konzentration von 3–5 % in Form eines Ester-Triterpensaponingemisches vorliegt. In den meisten Gemischen liegt das β-Aescin mit einem Umesterungsgemisch, dem **Kryptoaescin**, im Verhältnis 1:1 vor. Dieses Gemisch bezeichnet man als α-**Aescin**. Die Saponine leiten sich von den beiden Triterpensapogeninen **Protoaescigenin** und **Barringtogenol C** ab. Der Zuckeranteil der Aesculus-Saponine besteht übereinstimmend aus 1 Molekül Glucuronsäure und 2 Molekülen Glucose. Der hämolytische Index von reinem β-Aescin beträgt 100 000, während Kryptoaescin keine hämolytische Wirkung besitzt.

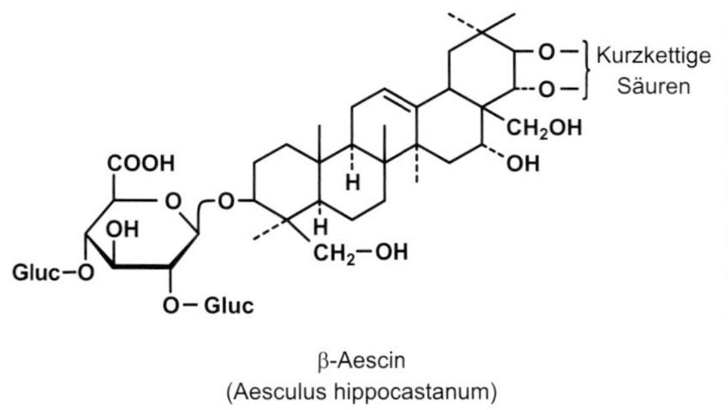

Abb. 3.27: β-Aescin, Hauptwirkstoff von Rosskastaniensamen.

Pharmakologie

Da Aescin lokal entzündliche Eigenschaften entfaltet, darf es *nur p. o. oder i. v.* verabreicht werden.

Bei der Bewertung der bisher erzielten tierexperimentellen Ergebnisse muss zwischen β- *und* α-*Aescin* unterschieden werden. β-Aescin ist weniger gut wasserlöslich als α-Aescin und wird bei p. o. Zufuhr nur zu etwa 5 % resorbiert. α-Aescin besitzt etwa die doppelte Resorptionsquote. Die *Eliminations-Halbwertzeit* ist durch die stärkere Plasma-Eiweißbindung beim α-Aescin größer als beim β-

Aescin. Die relative orale Bioverfügbarkeit von Aescin ist im Vergleich zur i. v.-Applikation mit ca. 1 % sehr gering. Die Plasmakonzentrationen, die man 2–3 Stunden nach Einnahme von Rosskastanienpräparaten bzw. 100 mg Aescin erreichte, liegen zwischen 15 und 30 ng/ml. Da die Extraktbegleitstoffe eines Präparates die Resoprtion von Aescin beeinflussen, erreicht man eine Wirkäquivalenz mit den Aescin-Retard-Präparaten im Vergleich zu einem zugelassenen Referenzpräparat erst nach mehreren Tagen ständiger Einnahme (Steady state Studie). Bei lokaler Applikation in Salbenform werden 2–3 % der applizierten Dosis durch die Haut absorbiert.

Aescin wirkt *ödemprotektiv bzw. antiexsudativ,* d. h. primär auf die erhöhte Gefäß- und Membranpermeabilität in der ersten Phase der Entzündung.

Bei *i. v. Anwendung* (Polidocanolödem der Katze) erreicht Aescin das Maximum seiner Wirkung erst nach 15–20 Std. 16 Std. nach der Applikation hemmen 0,1 mg/kg die Entwicklung des Eiweißödems in der Muskulatur stärker als 1 Std. nach der Applikation (Felix, 1984). Die *ödemprotektive Wirkung* ist wahrscheinlich nicht auf eine „Gefäßabdichtung" zurückzuführen, sondern kommt vermutlich dadurch zustande, dass das Aescin die Anheftung, Aktivierung und Infiltration von Neutrophilen an das Endothel und dadurch den Proteoglykanabbau der Venen verhindert (Bongelet et al., 1997). Die Aescinwirkung lässt sich weder durch α- oder β-Blocker noch durch Atropin aufheben, was gegen einen Angriff an Sympathikus oder Parasympathikus-Rezeptoren spricht.

Die *Wirkung wird als unspezifisch beschrieben,* da die Wirkung von der Art der Noxe unabhängig ist und z. B. auch bei der glatten Muskelzelle beobachtet werden kann (Felix, 1985).

Aescin *erhöht in subhämolytischen Dosen die Blutviskosität und den kolloidosmotischen Druck* (Felix, 1974).

α-Aescin übt im Tierversuch einen vasoaktiven biphasischen Effekt auf Venen und Arterien aus. Auf eine vorübergehende initiale Dilatation folgt eine Tonisierung (Felix et al., 1984).

Aescin besitzt auch eine *natriuretische Wirkung* (Vogel und Marek, 1962).

Die ödemprotektive Wirkung dürfte beim Menschen allerdings nur dann zu erwarten sein, wenn das Gewebe noch gesund oder nur wenig geschädigt ist.

Dosierung. Die übliche Dosis von Aescin beträgt initial oral 90–120 mg und nach Eintritt einer Besserung 40–60 mg als Erhaltungsdosis. In schweren Fällen können initial 5 mg i. v. injiziert werden.

Klinik

Indikation. In der Monographie „Hippocastani semen" der Arzneim.-Kommission E wird für einen Rosskastaniensamenextrakt (eingestellt auf einen Triterpenglykosid-Gehalt von 16–20 % ber. als Aescin) die Behandlung der *„chronischen Veneninsuffizienz (z. B. Schmerzen und Schweregefühl in den Beinen, nächtliche Wadenkrämpfe, Juckreiz und Beinschwellungen)"* angegeben. Von den bisher durchgeführten sieben plazebokontrollierten Doppelblindstudien mit Extraktpräparaten (eingestellt auf 100 mg Aescin) sind die folgenden von hohem Aussagewert: Neiss und Böhm, 1976; Friedrich et al., 1978; Steiner und Hillemanns, 1986; Lohr et al., 1986; Bisler et al., 1986; Rudofsky et al., 1986 und Diehm et al., 1996.

Nachstehend sind die beiden letzten Studien vorgestellt.

Therapiestudie 1

Indikation. Varikosis, chronisch venöse Insuffizienz.

Präparat. Rosskastaniensamenextrakt (Venostasin® retard) 300 mg stand. auf Aescin, 50 mg/Kapsel.

Studien und Behandlungsart. Plazebokontrollierte Doppelblindstudie. 19 Patienten erhielten morgens und abends eine Kapsel Verum, 20 Patienten erhielten 2 × täglich eine Plazebo-Kapsel über jeweils 28 Tage.

Prüfkriterien. Volumetrische Messungen des Volumens von Fuß und distalem Unterschenkel mittels Flüssigkeitsplethysmographie, Messung der venösen Kapazität, von Fessel- und Wadenumfang sowie Erfassung subjektiver Symptome der CVI. Die Auswertung erfolgte mittels des Chi-Quadrat-Testes.

Ergebnis. Nach 4-wöchiger Behandlung Abnahme des Unterschenkel- und Fußvolumens bei Fixierung eines reduzierten Blutvolumens (Änderung des extravasalen Volumens) (Abb.. 3.28).

Die venöse Kapazität, gemessen vor und während der Therapie, ergab keinen signifikanten Unterschied zwischen Verum und Plazebo. Hochsignifikante Unterschiede wurden dagegen gemessen für die extravasalen Volumenänderungen an den Füßen und distalen Unterschenkeln. Alle sub-

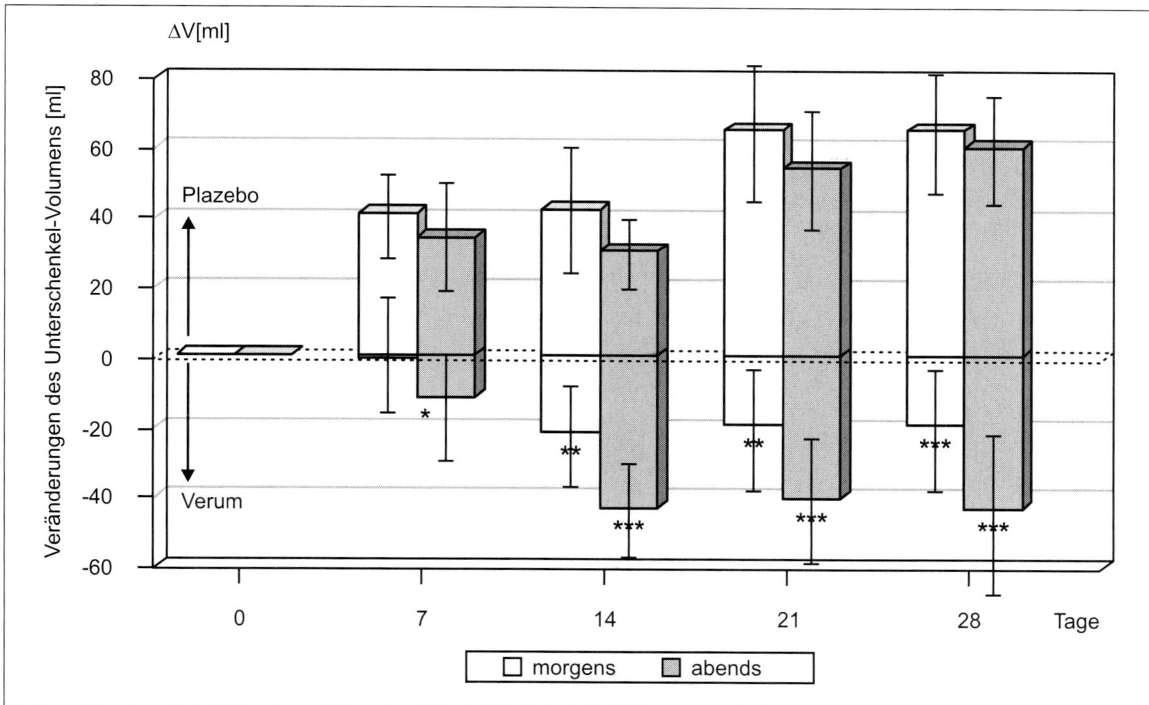

Abb. 3.28: Volumetrische Messungen des Volumens von Fuß und distalem Unterschenkel bei Fixierung eines reduzierten Blutvolumens (Änderung des extravasalen Volumens) im Vergleich zwischen Rosskastaniensamenextrakt und Plazebo; Mittelwerte ± SEM von n = 19 (Verum) bzw. n = 20 (Plazebo) Patienten. * = p < 0,05; ** = p < 0,01; *** = p < 0,001, jeweils im Vergleich zwischen Verum und Plazebo (Rudofsky et al., 1986).

jektiven Symptome zeigten eine signifikante (p < 0,05) günstigere Beurteilung des Verums als Plazebo mit Ausnahme des Wadenkrampfes. Besserungen auch bei dem Befund „prätibiale Impressionen" (Rudofsky et al., 1986).

Therapiestudie 2

Indikation. Varikosis, chronisch venöse Insuffizienz.

Präparat. Rosskastaniensamenextrakt (Venostasin® retard) 300 mg stand. auf Aescin 50 mg/Kapsel.

Studienart. Randomisierte, teilverblindete, plazebokontrollierte Vergleichsstudie durch Anwendung von Rosskastanienpräparat und von Kompressionsstrümpfen der Klasse II im Parallelgruppendesign mit 240 Patienten.

Behandlungsart. 2 × täglich 1 Kapsel über 12 Wochen.

Prüfkriterien. Veränderungen des Unterschenkelvolumens (ml).

Ergebnis. Wie aus Abb. 3.29 hervorgeht, verminderten sich die Unterschenkel-Volumina im Mittel um 49 ml (n = 95) (Rosskastanien-Extrakt) und 47 ml (n = 99) unter der Behandlung mit Stützstrümpfen und um 10 ml unter Plazebo.

Damit sind beide Behandlungsverfahren statistisch äquivalent (p = 0,001). (Diehm et al., 1996).

Toxikologie, Nebenwirkungen

In Übereinstimmung mit den tierexperimentellen Ergebnissen sind bisher nach jahrzehntelanger Anwendung am Menschen keine toxischen Erscheinungen durch Überdosierung beobachtet worden. Bei Anwendung nichtretardierter Rosskastanien-Extraktpräparate, entsprechend 100 mg Aescin, wurden bei zahlreichen Patienten Magenbeschwerden registriert.

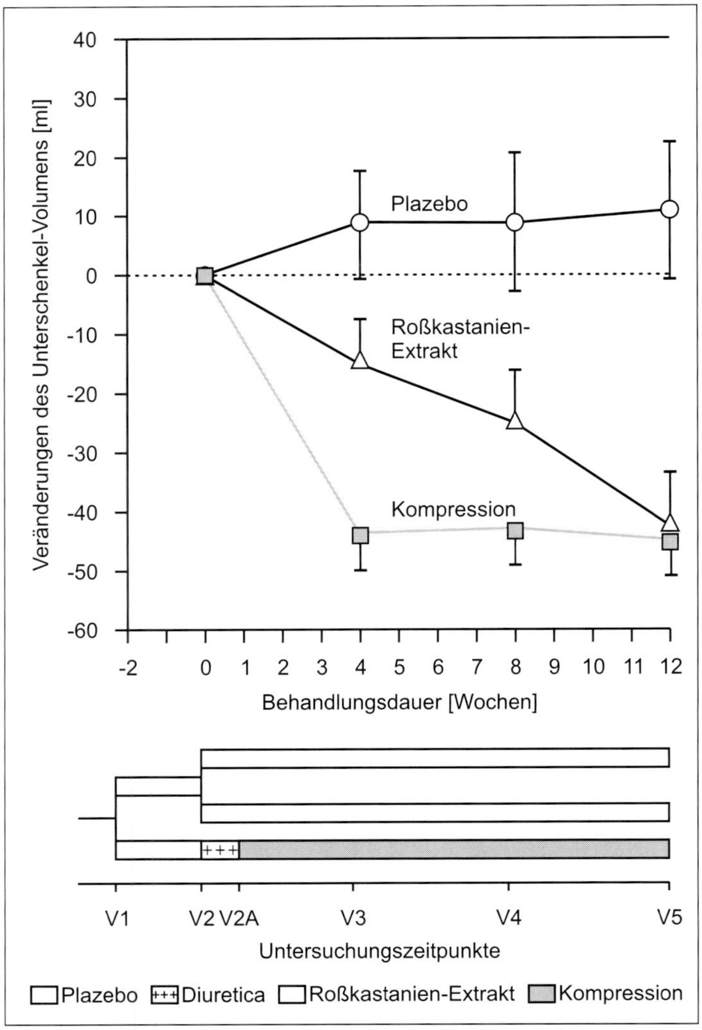

Abb. 3.29: Abnahme der Ödem-Volumina des besonders stark betroffenen Unterschenkels unter Behandlung mit Rosskastanienextrakt und Kompressionsstrümpfen im Vergleich zu Plazebo (Diehm et al., 1966).

3.8.2.2 Centellae (Hydrocotylidis) asiaticae herba (extractum) (Wasserschnabelkraut-Extrakt)

Off.: Ph.Eur. *Centella asiatica* (syn.: *Hydrocotyle asiatica*)

Chemie und Pharmakologie

Extrakte dieser ursprünglich aus Madagaskar stammenden, heute in ganz Ostasien verbreiteten Pflanze wurden früher zur Leprabehandlung eingesetzt. Durch die Aufklärung der Hauptwirkstoffe und detaillierte pharmakologische Untersuchungen wurde die heutige Anwendung von wirkstoffangereicherten Extrakten zur Behandlung chronischer Veneninsuffizienz begründet. Als die wertbestimmenden *Hauptwirkstoffe* gelten die Triterpensaponine *Asiaticosid, Madecassosid* und ihre Aglykone *Asiatsäure* und *Madecassinsäure* (Abb. 3.30). Daneben enthält die Droge noch Flavone und ätherisches Öl.

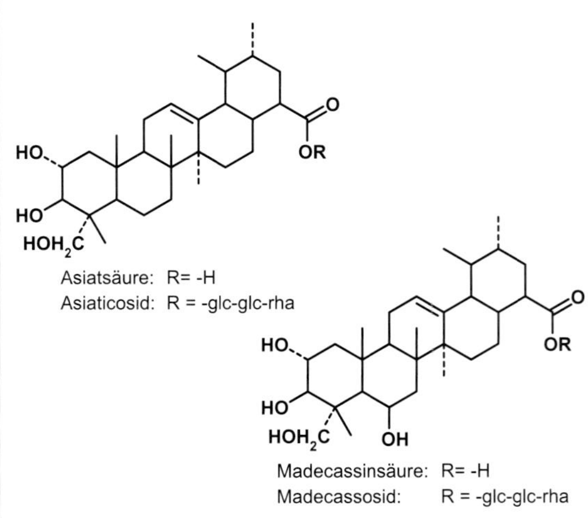

Abb. 3.30: Hauptwirkstoffe der *Centella asiatica*-**Droge.**

Da nach den neuesten Untersuchungen Asiaticosid auch eine signifikante antiproliferative Wirkung auf Muskelzellen der Koronargefäße besitzt, ist denkbar, dass *Centella*-Extrakte in Zukunft auch zur Verhinderung der transkoronaren Angioplastie und damit einer drohenden luminaren Gefäßstenosierung eingesetzt werden können (Skaletz-Rorowski et al., 2000).

Pharmakologisch konnte in Tierversuchen vor allem ein durch Bindegewebsneubildung den Hautvernarbungsprozess beeinflussender Effekt als ein wesentlicher Mechanismus für die wundheilende Wirkung topisch angewendeter *Centella*-Extrakte nachgewiesen werden (Brinkhaus et al., 2000). Bei oraler oder parenteraler Applikation von Extrakten und isolierten Triterpensaponin-Verbindungen wurden antiulzeröse, antivirale, immunmodulierende und antientzündliche Wirkungen festgestellt (Brinkhaus et al., 2000).

Klinische Studien

Es gibt bis heute sieben klinische Studien mit *Centella*-Präparaten davon vier plazebokontrollierte Doppelblindstudien, bei Patienten mit dem Krankheitsbild einer chronischen Veneninsuffizienz, eines postphlebitischen Syndroms, einer Varikosis, von Striae gravidarum und Cellulitis.

Eingesetzt werden für die bis viermonatige Oralbehandlung standardisierte Centella-Extrakte, eine Triterpensaponin-Fraktion bzw. das Präparat Centellase®, eine Fraktion enthaltend 30 % Madecass-Säure, 30 % Asiatsäure und 40 % Asiaticosid. Einige Studien wurden im Vergleich zu dem Rutosid-Präparat Venoruton® durchgeführt. Die Dosierungen lagen zwischen 30 und 60 mg/Tag. Zur Beurteilung des Behandlungserfolges wurden Messungen des Knöchelumfangs, des vaskulären Tonus, des Venendrucks (Doppler Sonographie), der Kapillarpermeabilität und der Mikrozirkulation herangezogen. In einer Studie wurden zwischen 30 und 80 Patienten behandelt. In allen Fällen waren die Studienergebnisse signifikant besser als Plazebo oder eine Kontrollgruppe, wobei sich die beschriebenen Nebenwirkungen auf gelegentliche allergische Kontaktdermatitis, Magenbeschwerden oder leichter Schwindel beschränkten.

Zwei als repräsentativ geltende plazebokontrollierte Doppelblindstudien mit insgesamt 106 Patienten wurden von Belcaro et al. (1990 a und b) durchgeführt.

Da die bisherigen Behandlungen mit sehr unterschiedlich zusammengesetzten Präparaten erfolgt sind, sind die Ergebnisse der Studien nicht streng vergleichbar. Weitere Studien unter genau definierten Bedingungen sind daher notwendig.

Eine zusammenfassende Darstellung über die Chemie, Pharmakologie und Klinik von *Centella asiatica* findet sich bei Brinkhaus et al., 2000. Eine Methode zur HPLC-Bestimmung der Hauptsaponine zur Standardisierung von Centella-Extrakt-Präparaten stammt von Günther und Wagner, 1966. Über die Anwendung von Centella-Präparaten bei dermatologischen Erkrankungen siehe Kapitel Hautkrankheiten S. 424.

3.8.2.3 Rusci aculeati rhizoma (Mäusedornwurzelstock) M

St.pfl.: Ruscus aculeatus

Hauptwirkstoffe sind die Ruscus-Saponine, **Ruscin** und **Ruscosid** bzw. die Aglykone **Ruscogenin** und **Neo-Ruscogenin** (Abb. 3.31). Im Gegensatz zum Aescin besitzen diese Verbindungen eine *Steroidsapogenin-Struktur*, die in einer Spirostanol- oder Furostanol-Form vorliegen kann.

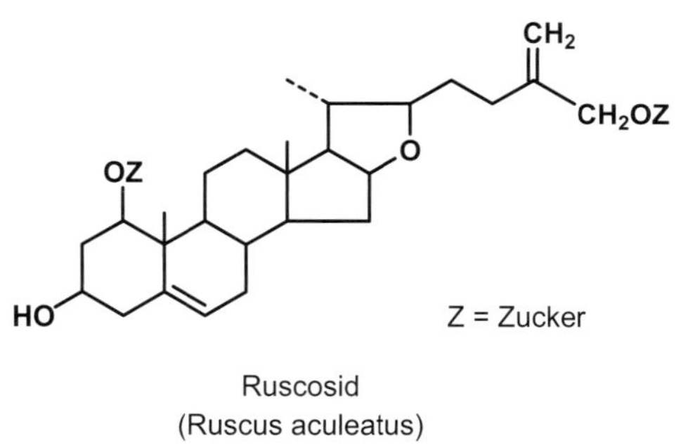

Abb. 3.31: Hauptwirkstoff der Mäusedorn-Droge.

Pharmakologie und Klinik

Literatur siehe bei Marcelon und Vanhoutte, 1984; Rauwald und Janssen, 1988 und Brinkhaus et al., 2000.

Pharmakologische Untersuchungen deuten darauf hin, dass die *venentonisierende* und *ödemprotektive* Wirkung von Ruscus-Extrakten durch Aktivierung präsynaptischer α-Rezeptoren und durch Hemmung des Elastinabbaus in der Venenwand zustande kommt. Untersuchungen einer belgisch-französischen Arbeitsgruppe (Bouaziz et al., 1999) ergaben, dass der Ruscus-Extrakt bei Endothelzellen, die unter Hypoxie gehalten wurden, bei einer Konzentration von 50 µg/ml in der Lage war, die in der Kontrolle stark abfallende ATP-Konzentration (um ca. 30 %) vollkommen zu unterbinden. Auch die Aktivierung der Phospholipase A_2 konnte durch Vorinkubation mit Ruscus-Extrakt signifikant vermindert werden. Die tonisierende Wirkung soll bei Venen stärker als bei Artenin sein. Sie ist aber schwächer als jene von Dihydroergotamin und von klassischen Sympathomimetika.

Hinsichtlich *Dosierung, Aufnahme, Verteilung und Halbwertzeit* gilt das gleiche wie für Rutinderivate.

Eine randomisierte plazebokontrollierte Doppelblindstudie mit Venobiase® mono bei 40 Patientinnen mit einer chronischen, venösen Insuffizienz lieferte nach 30-tägiger Medikation bei der kapillaroskopischen Untersuchung des Kapillarbettes an der Konjuktiva eine signifikante Verbesserung ($p < 0{,}05$) der eingeschränkten Mikrozirkulation (bestehend aus Stase, Erythrozytenaggregation, Ödem und Thrombose) gegenüber Plazebo (Questel und Walrant, 1983).

Die übliche Dosierung des *Ruscus*-Präparates Venobiase® mono beträgt 2–3 Kapseln entsprechend 100–150 mg Extrakt oder 7–10 mg Gesamtruscogenin/Tag.

Eine weitere randomisierte Doppelblindstudie, durchgeführt bei gesunden Probanden, die unter Wärmebelastung längere Zeit stehen mussten, kam zu dem Ergebnis, dass unter Ruscus-Extraktgabe (150 mg Extrakt) der Venentonus und der Blutrückfluss deutlich zugenommen und das Gewebevolumen im Knöchelbereich signifikant abgenommen hatten (Rudofsky, 1989).

Indikationen lt. Arzneim.-Kommission-E adjuvant bei chronisch venöser Insuffizienz (v.a. bei Schmerzen, Schweregefühl in den Beinen, nächtliche Wadenkrämpfe, Juckreiz, Schwellung, adjuvant bei Hämorrhoiden).

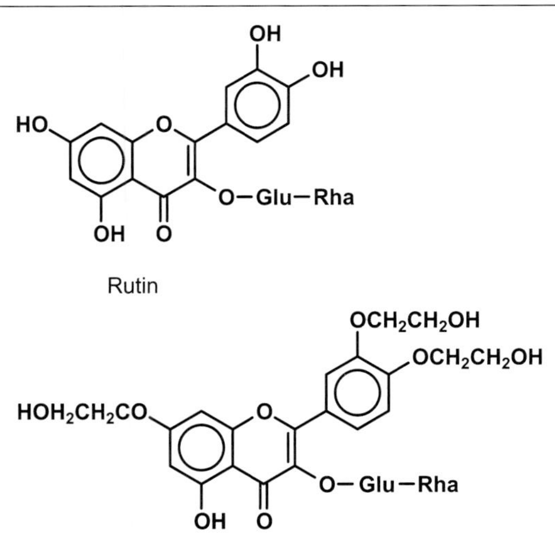

Abb. 3.32: Ödemprotektivwirkende Bioflavonoide.

3.8.2.4 Flavonoidglykoside – Rutin (Abb. 3.32)

Off.: DAB, ÖAB, Ph.Helv.

Wegen der geringen Wasserlöslichkeit von Rutin hat man durch Partialsynthese gut wasserlösliche Verbindungen hergestellt. Die bekannteste ist das **Hydroxyethyl-Rutin** (Abb. 3.32), ein Gemisch aus Tri- und Tetrahydroxyethyl-Rutin (Troxerutin). Es wird aus Rutin durch Umsetzung mit Ethylenoxid hergestellt. Eine andere Verbindung ist das aus Hesperidin durch Methylierung darstellbare **Trimethylhesperidinchalkon**.

Unter den im Pflanzenreich weit verbreiteten Flavonoiden entfalten einige Strukturtypen eine ausgesprochen **ödemprotektive** und **venentonisierende** Wirkung. Die bekannteste Verbindung ist das Quercetin-3-O-rutinosid **Rutin**.

Die gleichen Flavonoide besitzen auch die als erstes entdeckte *antihämorrhagische Wirkung*. Diese Flavonoide werden heute auch unter dem Begriff der „Bioflavonoide" zusammengefasst. (Tab. 3.9)

Pharmakologie und Klinik

Die meisten Studien zur Resorption, Pharmakokinetik und Wirkung existieren von Hydroxyethylrutin (HR).

Es zeigt eine außergewöhnliche *Pharmakokinetik*. Das O-(β-Hydroxyethyl)-Rutin ist im Tierversuch (Etacrynsäureödem am Hinterlauf der narkoti-

Tab. 3.9: Ödemprotektiv wirkende Bioflavonoide

Flavonoide	Vorkommen
Rutin (Quercitrin + Quercetin)	Fagopyrum-Arten, Eucalyptus-Arten, *Sophora japonica*, Solidago-Arten
Hesperidinkomplex (Hesperidin, Naringin bzw. Hesperidinchalcon)	Zitrusfrüchte (Orange, Zitrone, Pampelmuse u. a.)
Diosmin (7-O-Rutinosid des 3,5,7-Trihydroxy-4'-methoxyflavons)	*Barosma betulina* (Buccoblätter); partialsynthetisch durch Dehydrierung aus Hesperidin herstellbar

sierten Katze) oral bei einer Resorptionsquote von mehr als 10 % wirksamer als die i.v. Applikation. Orale Gaben von 20 mg/kg als Tagesdosis – vier Tage lang gegeben – wirken ebenso stark wie 200 mg/kg bei einmaliger Applikation. 20 mg/kg i. v. gegeben hemmen das Eiweißödem noch nicht signifikant. Hieraus errechnet sich eine Erhaltungsdosis von 5–20 mg/kg und Tag (Felix et al., 1983).

Der *Wirkungsmechanismus* ist noch nicht eindeutig geklärt. Die bis jetzt vorliegenden an Tieren gewonnenen Versuchsergebnisse geben Hinweise, dass Flavonoide am Endothel angreifen und die PGE_2-Bildung hemmen (Svensjö, 1975). Außerdem konnte eine Hemmung der Thrombozyten- und Erythrozytenaggregation nachgewiesen werden. Die In-vitro-Inhibierung der 5-Lipoxygenase und/oder Cyclooxygenase durch einige Flavonoide (z. B. Quercetin, Katechin) ist gut belegt (Wagner, 1989).

Diosmin hemmt den Noradrenalinabbau und verstärkt dadurch die Venentonisierung (Engst, 1985).

Eine Zusammenfassung der pharmakologischen Ergebnisse, die mit Hydroxyethylrutin durchgeführt wurden, findet sich in der Firmenbroschüre „Venoruton" (Novartis, Schweiz).

Es liegen Doppelblindstudien vor für die Indikationen krampfaderbedingte Ödeme, variköses Syndrom und Schwangerschaftsvarikosis.

Klinik

Therapiestudie

Indikation. Chronische Veneninsuffizienz des Grades II nach Widmer.

Präparat. β-Hydroxyethylrutosid (HR) pur. in wässriger Lösung.

Studienart. Randomisierte, plazebokontrollierte Doppelblindstudie bei 90 weiblichen Patientinnen mit sechs Verumgruppen (500, 600, 900, 1000, 1200 und 1500 mg/die) und zwei Plazebogruppen. Als Plazebo diente Aqua bidest.

Behandlungsart. 1 × täglich die angegebenen Menge nach dem Frühstück über 12 Wochen mit einer Nachbeobachtungszeit von 4 Wochen ohne weitere Behandlung.

Prüfkriterien. Beinvolumina und Schweregrad der subjektiven Symptome (z. B. müde, schwere Beine) wurden zu den Zeitpunkten 0, 2, 4, 8, 12 und 16 Wochen ermittelt.

Ergebnis. Während der 12-wöchigen Behandlungsperiode blieben die Beinvolumina in beiden

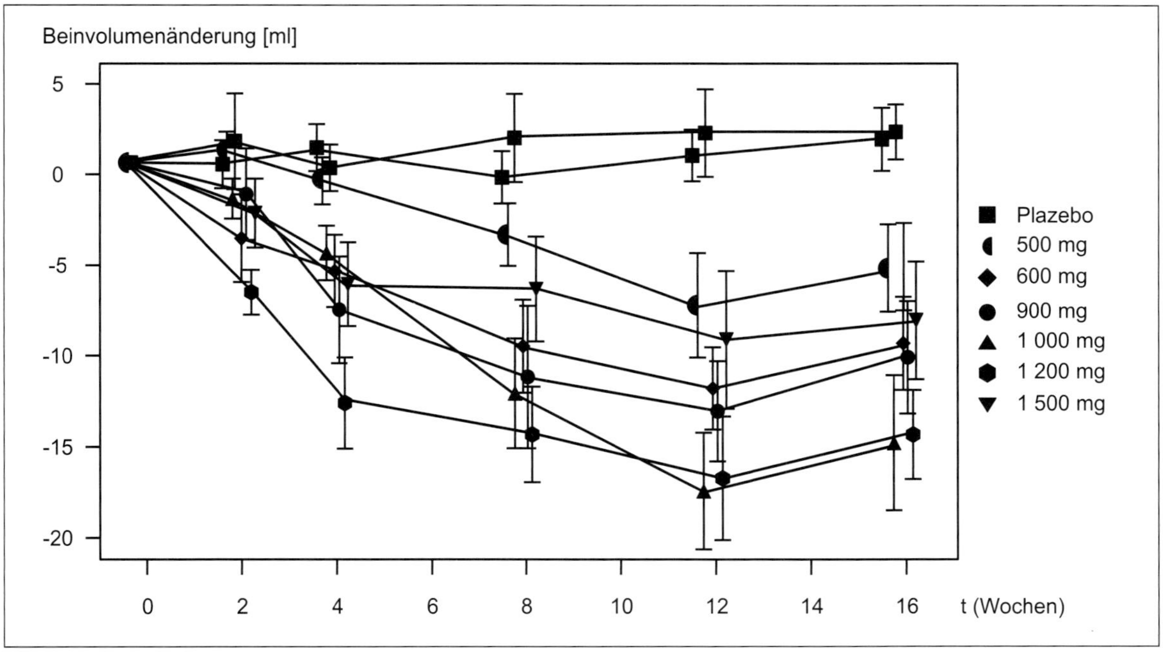

Abb. 3.33: Beinvolumenreduktion unter den verschiedenen Dosierungen von Hydroxyethyl-Rutosid gegenüber Plazebo im Verlauf einer 16-wöchigen Behandlung (Rehn et al., 1994).

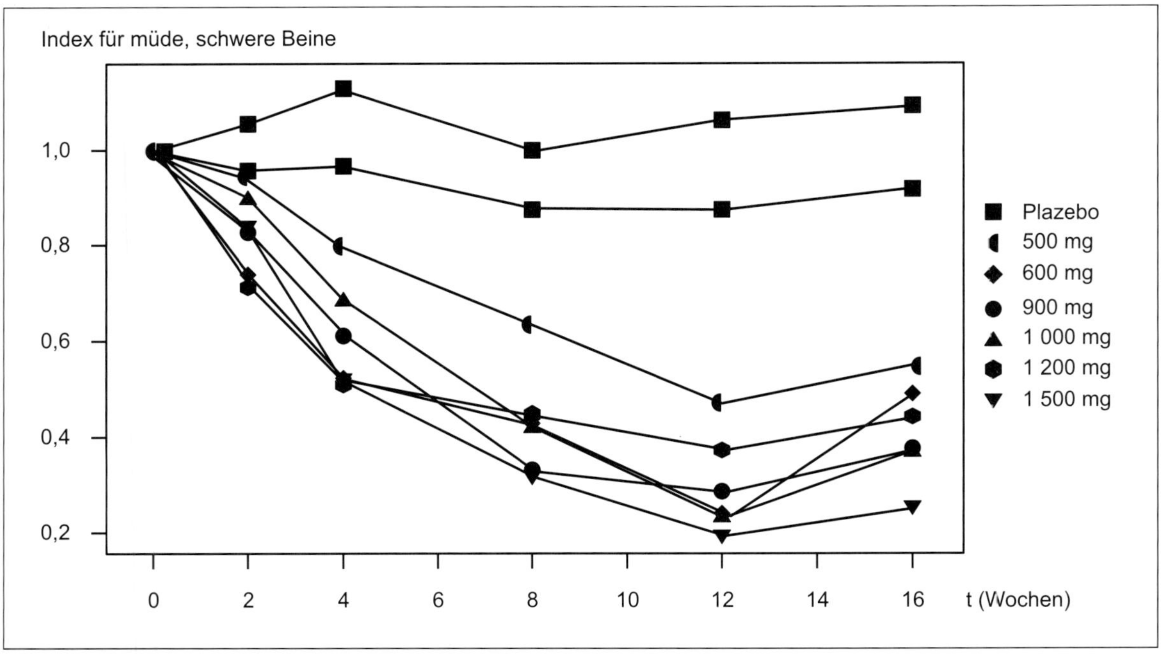

Abb. 3.34: Verbesserung der subjektiven Symptomatik unter Hydroxyethyl-Rutosid Behandlung am Beispiel des Kriteriums „müde, schwere Beine". (Rehn et al., 1994).

Plazebogruppen nahezu unverändert oder zeigten eine ansteigende Tendenz. In allen Verumgruppen wurden die Volumina deutlich reduziert: nach 12 Wochen zwischen minus 8 ml (500 mg) und 18 ml (1000 mg) (siehe Abb. 3.33). Gleichzeitig verbesserte sich unter der Verumbehandlung die subjektive Symptomatik am Beispiel des Kriteriums „müde, schwere Beine". (Abb. 3.34). In Abb. 3.35 ist die Abhängigkeit der Wirksamkeit von HR von der Dosis dargestellt. Nach 4-wöchiger Nachbeobachtung wurde ein leichter Wiederanstieg des Ödemvolumens beobachtet, jedoch blieben die Volumina auch nach dieser Zeit deutlich unter den Ausgangswerten zu Beginn der Studie und unter den Plazebowerten. Signifikanz der Unterschiede bei allen Verumbehandlungen und den jeweiligen Plazebobehandlungen ($p < 0{,}05$) (Rehn et al., 1994).

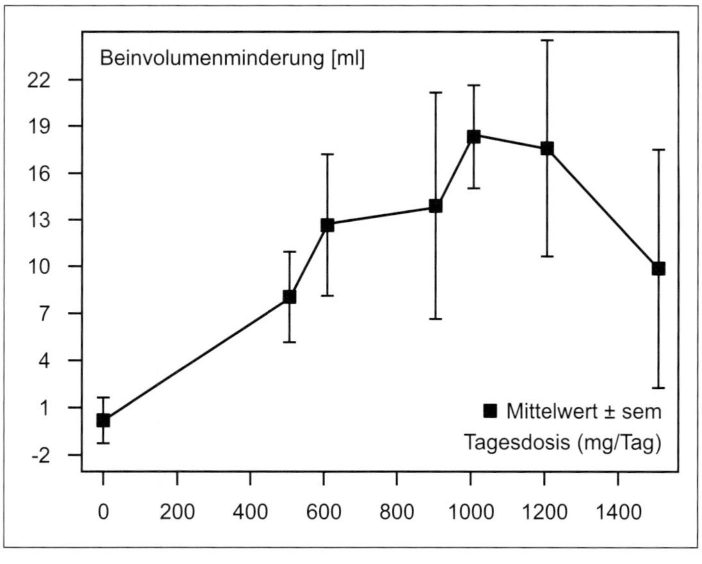

Abb. 3.35: Dosis-Wirksamkeits-Kurve von Hydroxyethyl-Rutosid nach 12 Wochen Behandlungszeit (Rehn et al., 1994).

3.8.2.5 Fagopyri herba (Buchweizenkraut)

St.pfl.: Fagopyrum esculentum.
Das aus Kulturen stammende Kraut von *Fagopyrum esculentum* enthält als Hauptinhaltsstoffe die Flavonolglykoside **Rutin** (2–8 %), Hyperosid, Quercitrin, Phenolcarbonsäuren (z.B. Chlorogensäure, Gallussäure, Salicylsäure) und das Dianthron Fagopyrin.

Die für Buchweizenkraut-Extrakte ermittelten pharmakologischen Wirkungen sind in erster Linie auf das Rutin zurückzuführen, d.h. die antiödematöse und die Mikro- und Makrozirkulation steigernde Wirkung deckt sich weitgehend mit der von reinem Rutin bzw. Troxerutin (Müller, Schiebel-Schlosser 1998). Beobachtungsstudien und eine Doppelblindstudie mit Buchweizentee bzw. Buchweizenkraut in Tablettenform bei Patienten mit chronisch venöser Insuffizienz ergaben während einer 12-wöchigen Prüfphase mit 3-mal täglich 1 Tasse Buchweizenkraut-Tee aus einem Filterbeutel zu 1.8 g oder 3-mal 2 Tabl. (500 mg Buchweizenkraut + 30 mg Troxerutin/Tabl.) Wasserverluste im Unterschenkel von ca. 60–100 ml, während das Volumen bei der Plazebogruppe konstant blieb. Gleichzeitig besserten sich Spannungs- und Schweregefühl, Schmerzen und Wadenkrämpfe deutlich stärker als bei Plazebo (Kiesewetter et al. 1996; Ihme et al. 1996). Da das phototoxisch wirkende Fagopyrin in den gebrauchsfertigen Teezubereitungen nicht mehr nachweisbar ist (Koetter 1996), ist eine phototoxische Reaktion bei Anwendung von Buchweizenkraut als Tee (Koetter 1996) auch bei länger dauernder Anwendung völlig ausgeschlossen.

3.8.2.6 Roter Weinlaubextrakt

Seit kurzem steht ein Flavonoide, Procyanidine und Anthocyane enthaltender Extrakt aus roten Weinblättern zur innerlichen Behandlung der chronischen Veneninsuffizienz zur Verfügung. Die Wirkung des Extraktes beruht auf einer Abdichtung von Endothelspalten, so dass der Ausstrom von Plasma und Wasser in das Gewebe verhindert wird. Außerdem schützt der Extrakt die venulären Endothelzellen vor schädigenden Entzündungsmediatoren und verbessert die Mikrozirkulation in den Gefäßen. In einer randomisierten, plazebokontrollierten doppelblind multizentrisch durchgeführten Studie mit 720 mg/Tag konnte bei Patienten mit chronischer Veneninsuffizienz nach 12-wöchiger Behandlung eine Ödemreduktion von 100 ml erreicht werden (Kiesewetter et al. 2002).

3.8.2.7 Pini maritimae cortex/extractum (Französ. Mittelmeer-Kiefer)

St.pfl.: Pinus maritima.
Die chemischen Hauptverbindungen der Extrakte (Wasser-Extrakt Pycnogenol®) sind monomere Flavon- und Flavonol-Verbindungen z. B. Katechin, Epicatechin, Taxifolin), kondensierte Flavone (Proanthocyanidine) und Phenolcarbonsäuren (z. B. Gallussäure, Vanillinsäure, γ-Hydroxybenzoesäure, Kaffeesäure und Zucker-Ester).

Pharmakologie

Für Pycnogenol® wurden folgende Effekte gemessen:
- angioprotektive Wirkung in spontan hypertensiven Ratten mit genetisch bedingter anomalen Kapillarpermeabilität,
- antioxidative Wirkung stärker als grüner Teeextrakt und Ginkgo biloba Extrakt,
- Inhibierung der NO-Produktion von vaskulären Endothelialzellen,
- Reduktion der Thrombozytenaggregation,
- antiphlogistische Wirkung im Croton-Öl-induzierten Ohrödem bei der Maus,
- Inhibierung der Elastase und Kollagenase aktivierter Makrophagen,
- Inhibierung der Expression des ICAM-1 Adhäsion-Moleküls in humanen Endothelialzellen.

Eine Zusammenfassung der Ergebnisse findet sich bei Petrassi et al., 2000.

Frühere klinische Studien wurden jetzt mit stand. Pycnogenol® bei 20 Patienten mit chronischer venöser Insuffizienz in einer plazebokontrollierten Doppelblindstudie wiederholt. Nach 60-tägiger Behandlung mit 100 mg – 2 × 3 Kapseln/Tag – kam es zu einer statistisch signifikanten Reduktion der „Schwere" in den Beinen (~ 44 %) und der Schwellungs-Score-Werte (53 %). Die Wirksamkeit wird insgesamt mit „gut bis sehr gut" bei 24 von 27 Patienten im Vergleich zu Plazebo (mässig 7 und „gut" 1 von 8 Patienten) bewertet. Keine Nebenwirkungen oder Veränderungen in den hämatologischen und biochemischen Parametern wurden beobachtet (Petrassi et al., 2000; Gulati, 1999 und Packer et al., 1999).

Siehe auch Literaturzusammenstellungen bei Gabor, 1975; Wurm, 1975.

3.8.2.8 Meliloti herba/extractum (Steinklee) M

Off.: ESCOP, DAC, *Melilotus officinalis* u. *altissimus*

Als die Wirkprinzipien sind in erster Linie die in verschiedenen Formen vorliegenden **Cumarine** anzusehen: offenkettige glykosidierte Vorstufe (Melilotosid), nicht substituiertes Cumarin, Dihydrocumarin, Scopoletin und Umbelliferon (Abb. 3.36).

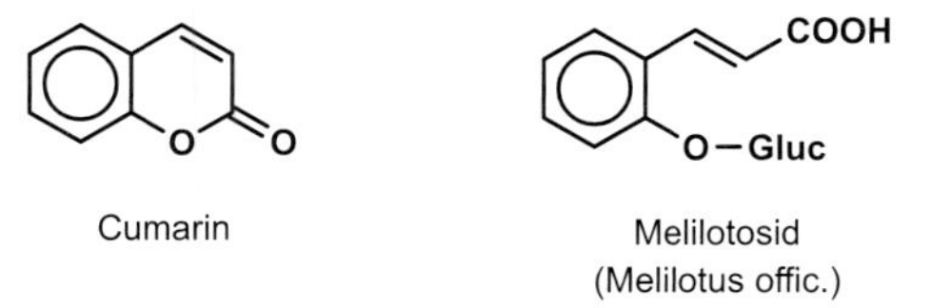

Abb. 3.36: Hauptwirkstoffe des Steinklees.

Pharmakologie

Die vorliegenden pharmakologischen Untersuchungen sind spärlich. Für Melilotus-Extrakte werden folgende Wirkungen beschrieben: *entzündugshemmend, spasmolytisch, lymphflusssteigernd* (Felix, 1985), *dilatierende* Wirkung auf arteriovenöse Anastomosen, *Verbesserung der Blutrheologie.*

Indikation lt. Arzneim.-Kommission-E bei chronisch venöser Insuffizienz, adjuvant bei Thrombophlebitis u. postthrombotischem Syndrom, adjuvant bei Hämorrhoiden und Lymphstauungen.

3.8.2.9 Weitere Wirkstoffe

Sparteinsulfat (Besenginster)

St.pfl.: Sarothamnus scoparius
Spartein *steigert den Venentonus* durch *Erhöhung des venösen Drucks* und verbessert die Strömungsdynamik in den Varizen (siehe auch S. 48).

Digitoxin zur lokalen Anwendung

Off.: Ph.Eur.
Digitoxin wirkt nach perkutaner Resorption *gefäßkontrahierend* und dadurch *venentonisierend.* Gleichzeitig wirkt es *lymphflusssteigernd.* Die innerliche Anwendung von Präparaten mit herzglykosidhaltigen Extrakten hat das Ziel, bei kardial bedingtem Ödem über die Steigerung der Herzmuskelkraft der Lymphstauung entgegenzuwirken.

Dihydroergotamin (DHE)

Die Wirkung des hydrierten Secalealkaloids (Formel Abb. 3.18, S. 57) äußert sich in einer Kontraktion der Venen in Armen und Beinen mit Umverteilung des Blutes in den Thoraxraum. Die auch an den *Varizen* nachweisbare *Tonisierung* führt zu einer Beschleunigung der venösen Hypertension und Verbesserung des Blutrücktransportes aus den gestauten Venolen (Engst, 1985). Bemerkenswert ist die Tonisierung auch der tiefen Venen.

Hamamelidis folium/extractum (Hamamelisblätter) M

Off.: Ph.Eur., ESCOP (folium) – *Hamamelis virginiana.*
Siehe Hämorrhoidal-Präparate S. 183.

3.8.2.10 Phytopräparate – Venenerkrankungen

Rosskastanienpräparate z. B.

• Aescorin® forte Kapseln	180–260 mg Rosskastaniensamenextrakt entspr. 50 mg Aescin/Kapsel
• Noricaven® retard Tabletten	263,2 mg Rosskastaniensamenextrakt entspr. 50 mg Triterpenglykoside berechnet als Aescin/Tabl.
• Venalot® novo Depot Retard-Kapseln	240–290 mg Rosskastaniensamenextrakt entspr. 50 mg Triterpenglykoside berechnet als Aescin/Kapsel
• Venoplant retard S Tabletten	263,2 mg Rosskastanienextrakt entspr. 50 mg Triterpenglykoside berechnet als Aescin/Tablette
• Venopyronum® N forte Kapseln	166,67–250 mg Rosskastaniensamenextrakt entspr. 40 mg Triterpenglykoside berechnet als Aescin/Kapsel

• Venostasin® retard Retard-Kapseln	263 mg Rosskastaniensamenextrakt mit 50 mg Aescin/Kapsel

Mäusedorn-Wurzel- und Centella-Präparate

• Fagorutin Ruscus Kapseln	36–37,5 mg Mäusedornwurzelextrakt/Kapsel standard. auf mind. 4,5 mg Gesamtruscogenine
• Phlebodril® mono Kapseln	150 mg Mäusedornwurzelextrakt/Kapsel
• Venelbin® ruscus Filmtabletten	60 mg Mäusedornwurzelextrakt standard. auf 5 mg Gesamtruscogenine/Tablette
• Venobiase® mono Kapseln	48–63 mg Mäusedornwurzelextrakt standard. auf 3,5 mg Gesamtruscogenine/Kapseln
• Centellase® Kapseln (GioFil Comp., Internet)	Centella-Extrakt standard. auf 40 % Asiaticosid, 30 % Asiatsäure und Madecasssäure; 30–60 mg Extrakt/Tag

Flavonoid-Präparate

• Fagorutin-Buchweizen Tabletten/Tee	500 mg Buchweizen Tabletten (standard. auf 4 % Rutin) + 30 mg Troxerutin/Tablette
• Tee	1800 mg Buchweizen
• Rutinion®/FT Tabletten	50/100 mg Rutosid/Tablette
• Tovene® 300 Kapseln	300 mg Diosmin/Kapseln
• Pycnogenol® Kapseln (Horphag Res/CEP, Internet)	Pinus maritima Rindenextrakt standard. auf Procyanidine; 2 × 3 Kapseln/Tag (= 200–300 mg Extrakt)
• Antistax® Venenkapsel	1 Kapsel enthält 180 mg Trockenextrakt aus roten Weinlaubblättern
• Antistax® Venentropfen	100 ml enthalten 6 g Dickextrakt aus Weinlaubblättern

Anwendungsempfehlung:
4 Wochen lang morgens 1 und abends 2 Kapseln mit Wasser einnehmen oder 4 Wochen lang 2-mal tägl. 30 Tropfen, dann tägl. 30 Tropfen.

Kombinationspräparate

die am häufigsten miteinander kombinierten Extrakte bzw. Reinsubstanzen sind:

Extr. Hippocastani, Extr. Hamamelidis, Extr. Rusci acul., Extr. Meliloti, Ginkgo-Extrakt, Hydroxyethylrutin bzw. Troxirutin, Trimethyl-hesperidin-methylchalcon, Diosmin, Heparin, Aescin, Asculin, Spartein-SO_4, Dihydroergotamin (DHE) und verschiedene Synthetika z. B.:

- Essaven® Kapseln
- Pascovenol® Classic-Dragees
- Venacton® Tropfen

Externa *(Salben, Lotionen, Gele)*

Es überwiegen die Präparate mit Rosskastanienextrakt, Arnika- und Hamamelis-Extrakten als Mono-Präparate z. B.

- Venoplant Top Hamamelis Creme

• Venostasin® N Salbe,	Rosskastanien-Extrakt
Kneipp® Arnica-Gel/Venensalbe	Arnika-Extrakte

zusätzlich:

• Antistax® Venencreme	Extrakt aus Weinlaubblättern
• Phlebodril® N Creme	Mäusedorn-Extrakt

3.9 Homöopathie bei Herz-Kreislauf-Erkrankungen

H

3.9.1 Indikationen

Analog der auf S. 26 gemachten Einteilung umfasst der Anwendungsbereich der Homöopathika insbesondere die **funktionell-vegetativen Störungen**. Bei fortschreitender Organmanifestation (z. B. Herzinsuffizienz Stadium III und IV) *relativiert* sich ihre Indikation. Solches schließt aber nicht aus, dass diese Präparategruppe im Stadium III adjuvant eingesetzt werden kann.

Der **fixierte Hypertonus** ist *per se keine Indikation* für eine Homöotherapie, was in einer kontrollierten klinischen Studie bestätigt wurde (Hitzenberger et al., 1982). Auffallend dabei war jedoch die Beobachtung, dass Begleiterscheinungen, wie sie durch den Hypertonus wie auch durch die antihypertensive Therapie auftreten, gut auf Homöopathika ansprechen.

Demgegenüber kann der **labile Hypertonus** oftmals homöotherapeutisch beherrscht werden; solches gilt auch für die *Anfangsstadien einer arteriellen Durchblutungsstörung* sowie für das *Raynaud-Syndrom.*

Bei **Herzrhythmusstörungen**, zumal wenn eine vegetative Überlagerung deutlich wird, können ebenfalls Homöopathika angewendet werden (bevorzugt Konstitutionsmittel). Die dabei indizierten Homöopathika werden oftmals auch zur Arteriosklerosebehandlung eingesetzt.

Weniger geeignet ist diese Präparategruppe für den **pektangionösen Anfall**. Zur *Intervall-Behandlung* lassen sich jedoch homöopathische Arzneimittel ebenfalls einsetzen, dabei ist eine längerfristige Behandlung notwendig.

Bei peripheren arteriellen Verschlusskrankheiten werden Homöopathika insbesondere auch zur Behandlung der Schmerzen und Missempfindungen eingesetzt (Fontaine IIa und b; s. S. 49).

Auch bei der Indikation „Herz-Kreislauf-Erkrankungen" *überlappen* sich die Anwendungsbereiche der Homöopathika, so dass auf eine klinische Einteilung (siehe oben) verzichtet wird. Aus didaktischen Gründen werden die Organ- und Funktionsaffinitäten „Herz" und „Kreislauf" gewählt, zumal sie mit den Wirkungsprofilen der Homöopathika korrelieren.

Besonders sei darauf hingewiesen, dass zur Behandlung von Herz-Kreislauf-Erkrankungen neben *mineralischen Homöopathika* bevorzugt solche aus der *tierischen Gruppe* verwendet werden. Es handelt sich vor allem um *Schlangen- und Spinnengifte*, die – entsprechend ihrer Toxikologie – eine deutliche Affinität zum Gefäßsystem besitzen. Daraus resultiert auch ihre klinische Anwendung u. a. bei pektanginösen Zuständen, zur Nachbehandlung eines Myokardinfarktes sowie bei arteriellen Gefäßerkrankungen.

3.9.2 Herz

Pflanzliche Homöopathika

Aconitum napellus D12, Dil.
Plötzlich einsetzende, zumeist nächtliche Herzbeschwerden und Herzrasen verbunden mit Atemnot; allgemeine Ruhelosigkeit und große Angst („Präkordialangst").

Adonis vernalis D3, Dil.
Unspezifische Herzbeschwerden, schnelle, subjektiv belastende Pulsunregelmäßigkeiten, auch im Verlaufe fieberhafter Infekte oder bei Schilddrüsenstörungen (Hyperthyreose).

Apocynum cannabinum D2, Dil.
Herzinsuffizienz mit Belastungsdyspnoe, Ödembildung und Arrhythmie.

Convallaria majalis D3, Dil.
Herzunruhe, unregelmäßige Pulstätigkeit, insbesondere bei funktionellen Herzbeschwerden (z. B. „Raucher-Extrasystolie").

Digitalis D6, Dil.
Herzunregelmäßigkeit mit Angstgefühl, Schwindel- und Schwächegefühl sowie Kopfschmerzen sind – im Gegensatz zur Digitalis-Substitution mit Reinglykosiden – die homöopathische Anwendung.

Iberis amara D3, Dil.
Herzbeschwerden vor allem beim Liegen auf der linken Seite; unregelmäßiger Puls sowie Allgemeinsymptome wie Schwindelgefühl, Atemnot, Meteorismus. Zur „Herzkräftigung" nach akuten Erkrankungen und Operationen.

Kalmia latifolia D4, Dil.
Herzsensationen verschiedener Empfindungen mit Pulsunregelmäßigkeiten („tumultartige Herzaktion"); auch in den Arm ausstrahlende Schmerzen. Es besteht eine enge Beziehung zum rheumatischen Formenkreis, z. B. rheumatische Karditis (vgl. Spigelia).

Leonorus cardiaca D3, Dil.
Funktionelle Herzbeschwerden, auch mit Oberbauchbeschwerden (z. B. Roemheld-Syndrom).

Lycopus virginicus D3, Dil.
Herzschmerzen, die sich im Liegen verstärken; allgemeine Herzunruhe mit Tachyarrhythmien. Soll auf die Herzfunktion rhythmusstabilisierend wirken.

Myrtillocactus D2, Dil.
Krampfartige, stechende Herzbeschwerden bei pektangionösen Anfällen; bewährt zur Myokard-Nachbehandlung (zu beobachten ist oftmals eine Einsparung von Nitro-Präparaten).

Prunus laurocerasus (Laurocerasus) D2, Dil.
Unregelmäßiger, kleiner Puls mit insbesondere nächtlich auftretenden Hustenanfällen, auch im Sinne einer Stauungsbronchitis.

Selenicereus grandiflorus (Cactus) D3, Dil.
Pektanginöse Beschwerden mit starkem Druckgefühl präkordial, auch in den linken Arm ausstrahlende Schmerzen. Parästhesien, Dyspnoe, Blutandrang zum Kopf.

Spigelia anthelmia D6, Dil.
Stechende Herzschmerzen, Pulsunregelmäßigkeit verbunden mit Angst und Unruhe. Eingesetzt bei Angina pectoris im Intervall sowie als Adjuvans bei entzündlichen Herzerkrankungen, auch rheumatischer Genese.

Hinweis: Apocynum und Prunus laurocerasus können als Mischung (aa) eingesetzt werden; erfahrungsgemäß lässt sich dadurch der Beginn einer Substitutionstherapie hinauszögern (Einsparungseffekt) resp. die Verträglichkeit von chemisch-synthetischen Kardiaka verbessern.

3.9.3 Kreislauf

Pflanzliche Homöopathika

Arnica montana D12, Dil.
Labiler Hypertonus mit Ohrensausen, Schwindel, gehäuftem Nasenbluten bei zumeist hochrotem, gedunsenem Gesicht.

Hinweis: Bei postapoplektischen Zuständen auch zur intravenösen Applikation (z. B. D12, täglich 1 Ampulle).

Cytisus scoparius (Spartium scoparium) D2, Dil.
Pektanginöse Beschwerden, Extrasystolie.

Crataegus D4, Dil.
Herzbeschwerden und Kreislaufstörungen bei gestressten Menschen; angesprochen wird – im Gegensatz zur phytotherapeutischen Anwendung – eher die funktionell-vegetative Störung.

Haplopappus baylahuen D2, Tabl.
Orthostatische Dysregulation mit typischen Beschwerden wie Schwindel, Schwarzwerden vor den Augen beim Stehen, kalte Hände und Füße, RR-Erniedrigung.

Nicotiana tabacum (Tabacum) D6, Dil.
Kreislaufstörungen mit Schwindel und Übelkeit; bewährt auch bei Kinetosen.

Veratrum album D4, Dil.
Akute Kreislaufschwäche mit frequentem Puls; blass und kaltschweißig.

Artemisia abrotanum (Abrotanum) D3, Dil.
Periphere Durchblutungsstörungen mit Schmerzen und Parästhesien, bewährt u. a. bei Perniones, auch lokal als Abrotanum-Salbe und beim Raynaud-Syndrom.

Espeletia grandiflora D3, Dil.
Periphere Durchblutungsstörungen mit Ameisenlaufen und Kältegefühl („Raucherbein"); pektanginöse Zustände.

Secale cornutum D6, Dil.
Funktionelle und organische Gefäßerkrankungen (z. B. arteriosklerotisch, diabetisch) mit Schwindel, migräneartigen Kopfschmerzen und Innenohrstörungen; auch Zustand nach Apoplex mit Verwirrtheits- und Verstimmungszustand.

Mineralische Homöopathika

Argentum nitricum D12, Dil.
Nervöse Herzbeschwerden

Acidum arsenicosum (Arsenicum album) D12, Dil.
Angstzustände mit Herzbeschwerden

Aurum metallicum D12, Tabl.
Hypertonie, arteriosklerotische Beschwerden

Barium carbonicum D12, Tabl.
Hypertonie, arteriosklerotische Beschwerden

Kalium carbonicum D12, Tabl.
Beginnende Herzinsuffizienz

Kreosotum D6, Dil.
Durchblutungsstörungen

Nitroglycerinum (Glonoinum) D6, Dil.
Angina pectoris

Phosphorus D12, Dil.
Funktionelle Herzbeschwerden

Plumbum metallicum D12, Tabl.
Hypertonie, arteriosklerotische Beschwerden

Strontium carbonicum D12, Tabl.
Hypertonie, arteriosklerotische Beschwerden

Sulfur D12, Tabl.
Hypertonie

Tierische Homöopathika*

Lachesis mutus D12, Amp.
Herzbeschwerden mit Hypertonie

Latrodectus mactans D12, Amp.
Angina pectoris

Naja D12, Amp.
Kreislauflabilität, Blutdruckschwankungen

Tarantula hispanica D12, Amp.
Angina pectoris

Therapiestudie

Indikation. Orthostatische Dysregulation; Hypotonie.

Präparat. Haplopappus baylahuen D2 Tabletten versus Etilefrin 5 mg Tabletten.

Studienart. Randomisierte Doppelblindstudie bei Hypotonie und orthostatischer Dysregulation. Wesentliche Ausschlusskriterien waren Schwangere und Kinder unter 6 Jahren.

Behandlungsart. Morgens, mittags und nachmittags jeweils eine Tablette vor dem Essen. Andere kreislaufwirksame Therapiemaßnahmen (medikamentös/nicht-medikamentös) waren nicht erlaubt.

Prüfkriterien. Umfassende Befindlichkeitsskala mit typischen Symptomen der orthostatischen Dysregulation; Messung von Puls und Blutdruck im Sitzen und Stehen. Studiendauer: 6 Wochen.

Ergebnis. 15 niedergelassene Ärzte behandelten insgesamt 41 Patienten, 19 Patienten waren in der mit Haplopappus und 22 Patienten in der mit Etilefrin behandelten Gruppe. Sowohl in den subjektiven Kriterien wie auch bei Puls und Blutdruck waren sich beide Präparate gleichwertig (Tab. 3.10).
Über unerwünschte Wirkungen wurde nicht berichtet (Wiesenauer und Gaus, 1987).

Tab. 3.10: Zusammenfassung der teststatistischen Auswertung n = 41 (nach Wiesenauer und Gaus, 1987)

Symptom	Alpha-Fehler (Signifikanzniveau)	Besserer Erfolg bei
Objektive Befunde		
RR syst. sitzend	0,06	(Etilefrin)
RR diast. sitzend	0,83	
Pulsfrequenz sitzend	0,85	
RR syst. stehend	0,86	
RR diast. stehend	0,68	
Pulsfrequenz stehend	0,83	
Subjektive Befunde		
Müdigkeit	0,78	
Lange Anlaufzeit nach dem Aufstehen	0,77	
Konzentrationsschwäche	0,08	(Haplopappus)
Neigung zu Kopfschmerzen	0,60	
Schwindelgefühl	0,09	(Haplopappus)
Schwarzwerden vor den Augen	0,69	
Herzklopfen bei geringer Belastung	0,87	
Feuchte, kalte Extremitäten	0,96	
Wetterfühligkeit	0,72	
Erschöpfungserscheinungen	0,98	
Niedergeschlagenheit	0,52	
Angstgefühle	0,66	
Alle subjektiven Befunde zusammen	0,17	(Haplopappus)

*) auch p. o. Applikation

3.9.4 Venenerkrankungen

Für die chronisch-venöse Insuffizienz beinhaltet die Homöopathie eine ganze Reihe von therapeutischen Ansätzen. Neben der Behandlung der *Varikosis* – hier insbesondere der damit verbundenen subjektiven Symptome – mit Acidum hydrofluoricum, Calcium fluoratum oder Acidum silicicum (Silicea) können Homöopathika auch zur Behandlung der *akuten oberflächlichen* und als *Adjuvans bei der tiefen Phlebitis eingesetzt* werden (Tab. 3.11). Dazu eignen sich erfahrungsgemäß solche Homöopathika mit am besten, die aus *Schlangengiften* hergestellt werden (z. B. Lachesis und Crotalus).

Die Behandlung eines *Ulcus cruris* ist mit Homöopathika ebenfalls möglich. Die Beurteilung eines Erfolgs ist oftmals nicht einfach. Es sei darauf hingewiesen, dass physikalische Maßnahmen einschließlich der Kompressionsverbände eine Conditio sine qua non sind.

In der Homöopathie verwendete Externa sind *überwiegend pflanzlicher* Art, z. B. Calendula officinalis, Echinacea oder Hamamelis virginiana.

Pflanzliche Homöopathika

Aesculus hippocastanum D6, Dil.
Schwellung der Beine mit Schmerzen, die am Abend, nach längerem Stehen und in der Wärme zunehmen. Es besteht eine Thromboseneigung.

Hamamelis virginiana D6, Dil.
Berührungsempfindliche, schmerzhafte Varizen bei Neigung zu rezidivierenden Phlebitiden; auch beim postthrombotischen Syndrom sowie bei schwangerschaftsbedingter Varikosis.

Tab. 3.11: Akute Phlebitis (oberflächlich/tief)

Als Mischinjektion i. v.:	
Initialtherapie:	*Danach:*
Lachesis mutus D12	Lachesis mutus D12
Echinacea D6	Echinacea D6
Pyrogenium C30 aa	Hamamelis virginiana D6 aa
	1–2 × tägl. 1 Amp. bis zum Abklingen der Akutsymptomatik (längstens 10 Tage)

Melilotus officinalis D6, Dil.
Rezidivierende Thrombophlebitiden bei Varikosis.

Pulsatilla pratensis D12, Dil.
Chronisch-venöse Insuffizienz mit praeklimakterischer Verschlechterung; enge Beziehung zum weiblichen Hormonhaushalt.

Hinweis: Bei Berücksichtigung der Individualsymptomatik werden die genannten Homöopathika auch bei Hämorrhoidalleiden eingesetzt (vgl. Seite 185).

Therapiestudie

Indikation. Primäre Varikosis.

Präparat. Homöopathisches Kombinationspräparat (Poikiven Tropfen) bestehend Melilotus D1, Aesculus D1, Hamamelis D1, Carduus marianus D1, Arnica D_1, Lycopodium D4 und Lachesis D6.

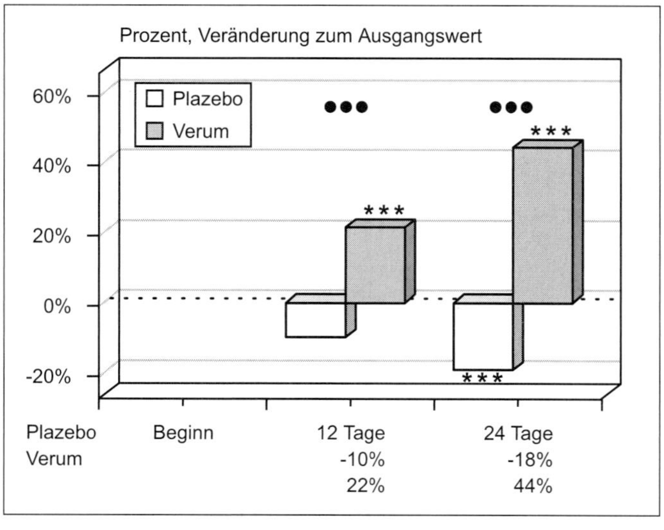

Abb. 3.37: Einfluss eines pflanzlichen Homöopathikums auf die venöse Wiederauffüllzeit. Venöse Wiederauffüllzeit (Messwerte und Symbole siehe Tab. 3.12 (Saradeth et al., 1992).

Studienart. Randomisierte, plazebokontrollierte Doppelblindstudie mit je 30 Patienten in den Gruppen.

Behandlungsart. Dreimal täglich 20 Tropfen für 24 Tage.

Prüfkriterien. Objektive, klinische Parameter: venöse Wiederauffüllzeit (VWZ); Fußvolumen, Knöchelumfang; Wadenumfang.

Subjektive Beinbeschwerden; hämorheologische Parameter (Hämatokrit, Plasmaviskosität, Erythrozytenaggregation).

Studienergebnis. Die Ergebnisse zeigen ausschließlich in der Verum-Gruppe eine signifikante Verbesserung der venösen Wiederauffüllzeit um 44 %. Unter Plazebo fällt diese sogar um 18 % ab (Abb. 3.37). Auch das durchschnittliche Fußvolumen sinkt im Vergleich zur Plazebogruppe signifikant deutlicher in der Verum-Gruppe. Der Beinumfang zeigt in keiner der Gruppen eine signifikante Abnahme. Ein relevanter Einfluss auf die Blutrheologie war während des Untersuchungszeitraumes von 24 Tagen nicht festzustellen (Tab. 3.12).

Kein Patient klagte über Nebenwirkungen. In der Verumgruppe wurden im Vergleich zu Plazebo signifikant häufiger Verbesserungen hinsichtlich der subjektiven Beschwerden angegeben (Saradeth et al., 1992).

Literatur

Allopathie

Chronische Herzinsuffizienz und koronare Herzkrankheiten

Herzglykoside

Ammon, H.P.T., Händel, M.: Crataegus, Toxikologie und Pharmakologie. Planta Med. **43**: 105, ed. 209, ebd. 313 (1981).

Chatterjee, S.S., Koch, E., Jaggy, H., Krzeminski, T.: Arzneim. Forsch/Drug Res. **47** (II): 821–825 (1997).

O'Conolly, M., Bernhöft, G., Bartsch, G.: Behandlung älterer multimorbider Patienten mit stenokardischen Beschwerden – Eine plazebokontrollierte Cross-over-Doppelblindstudie mit Crataegutt novo, Therapiewoche **37**: 3587 (1987).

Fischer, K., Jung, F., Koscielny, I., Kiesewetter, H.: Crataegus-Extrakt vs. Methyldigosin in Weißdorn als pflanzliches Cardiacum (Hrsg. M. Tauchert, G. Siegel, V. Schulz). Münch. Med. Wschr. **136** (Suppl. 1): 35–38 (1994).

Gabard, B., Trunzler, G.: Zur Pharmakologie von Crataegus, In: Rietbrock, N., Schnieders, B., Schuster, I. (Hrsg.): Wandlung der Therapie der Herzinsuffizienz, S. 43. Vieweg, Braunschweig (1983).

Hanák, Th., Brückel, M.H.: Behandlung von leichten stabilen Formen der Angina pectoris mit Crataegutt novo. Therapiewoche **34**: 4331–4333 (1983).

Holubarsch, C.J.F., Colucci, W.S., Meinertz, Th., Gaus, W., Tendere, M.: Survival and Prognosis: Investigation of Crataegus Extrakt WS 1442 incongestine heart failure (SPICE)-rationale, study design and study protocol. European Journal of Heart Failure **2**: 431–437 (2000).

Joseph, G., Zhao, Y., Klaus, W.: Pharmakologisches Wirkprofil von Crataegus-Extrakt im Vergleich zu Epinephrin, Amrinon, Milrinon und Digoxin am isoliert perfundierten Meerschweinchenherzen. Arzneim. Forsch./Drug Res. **45**: 1261–1265 (1995).

Kaul, R., (Hrsg.) Der Weißdorn. Wissenschaftl. Verlagsges. GmbH, Stuttgart (1998).

Tab. 3.12: Objektive klinische Parameter in beiden Patientenkollektiven (Mittelwerte ± 1 SEM)

Parameter (Einheit)	Gruppe	Ausgangswerte	12. Tag	24. Tag
VWZ (sec)	V	23,9 ± 1,9	29,2 ± 2,5●●●	34,4 ± 3,0●●●
	P	31,9 ± 2,6	28,7 ± 2,5	26,1 ± 2,2●●●
Fußvolumen (ml)	V	3138 ± 48	3085 ± 44●●	3113 ± 48●
	P	3128 ± 50	3104 ± 49●●	3104 ± 48
Minimaler Knöchelumfang	V	22,12 ± 0,19	22,0 ± 0,19	22,03 ± 0,19
(cm)	P	22,22 ± 0,22	22,25 ± 0,20	22,22 ± 0,20
Maximaler Wadenumfang	V	36,65 ± 0,33	36,50 ± 0,31◆	36,55 ± 0,32
(cm)	P	36,82 ± 0,35	36,93 ± 0,36	36,57 ± 0,36●

Erläuterungen (Abb. 3.37 u. Tab. 3.12)

V Verumgruppe
P Plazebogruppe
● Signifikante zeitliche Veränderung innerhalb einer Gruppe verglichen mit dem Ausgangswert (Längsschnittvergleich). ●: $p \leq 0{,}05$, ●●: $p \leq 0{,}01$, ●●●: $p \leq 0{,}001$.
◆ Signifikant unterschiedliche Absolutveränderung zum Ausgangswert zwischen beiden Gruppen (Querschnittsvergleich)
* Signifikanter Gruppenunterschied der Messwerte (Querschnittsvergleich) (Saradeth et al., 1992)

Mävers, W.H., Hensel, H.: Veränderungen der lokalen Myokarddurchblutung nach oraler Gabe eines Crataegusextraktes bei nicht narkotisierten Hunden. Arzneim.-Forsch. (Drug Res.) **24**: 783 (1974).

Pöpping, S., Fischer, Y., Kammermeier, H.: Crataegus-Wirkung auf Kontraktion und O_2-Verbrauch isolierter Herzzellen. Münch. Med. Wschr. **136** Suppl. 1: 39–46 (1994).

Rietbrock, N, Schnieders, B., Schuster, J. (Hrsg.): Wandlungen in der Therapie der Herzinsuffizienz. Vieweg, Braunschweig, Wiesbaden (1983).

Roddewig, C., Hensel, H.: Reaktion der lokalen Myokarddurchblutung von wachen Hunden und narkotisierten Katzen auf orale und parenterale Applikation einer Crataegusfraktion (oligomere Procyanidine). Arzneim.-Forsch. (Drug Res.) **27**: 1407 (1977).

Rückstuhl, M., Berietz, A., Anton, R., Laudry, Y.: Flavonoids are selective cyclic GMP-Phosphodiesterase inhibitors. Biochem. Pharmacol. **28**: 535 (1979).

Schmidt, U., Albrecht, M., Podzuweit, H., Ploch, M., Maisenbacher, J.: Hochdosierte Crataegus-Therapie bei herzinsuffizienten Patienten NYHA-Stadium I und II. Z. Phytother. **19**: 22–30 (1998).

Schmidt, U., Kuhn, U., Ploch, M., Hübner, W.D.: Efficacy of the Hawthorn (Crataegus) Preparation LI 132 in 78 patient with chronic congestive heart failure defined as NYHA function class II, Phytomedicine **1**: 17–24 (1994).

Schwinger, R.H.G., Erdmann, E.: Die positive inotrope Wirkung von Miroton, Z. Phyrother. **13**: 91–95 (1992).

Siegel, G., Casper, U.I., Walter, A., Heather, R.: Weißdorn-Extrakt LI 132. Dosis-Wirkungs-Studie zum Membranpotential und Tonus menschlicher Koronararterien und des Heindelepaillarmuskels. Münch. Med. Wschr. **136** (Suppl 1): 47–56 (1994).

Siegel, G., Casper, U.: Crataegi folium cum flore in Phytopharmaka in Forschung und klinischer Anwendung (Hrsg. D. Loew u. N. Rietbrock). D. Steinkopff-Verlag, Darmstadt: S. 1–15 (1995).

Tauchert, M., Loew, D.: Crataegi folium cum flore bei Herzinsuffizienz, in Forschung und klinischer Anwendung (Hrsg. D. Loew, N. Rietbrock), Steinkopff-Verlag, Darmstadt, S. 136 (1995).

Tauchert, M., Ploch, M., Hübner, W.D.: Wirksamkeit des Weißdorn-Extraktes LI 132 im Vergleich mit Captopril – Multizentrische Doppelblindstudie bei 132 Patienten mit Herzinsuffizienz im Stadium II nach NYHA. Münch. Med. Wschr. **136** (Suppl. 1): 27 (1994).

Tauchert, M.: Efficacy and safety of crataegus extract WS 1442 in patients with chronic stable New York Heart association class-III heart failure. Am. Heart J. **143:** 910–915 (2002).

Vierling, W., Günther, B., Franck, U., Wagner, H., Brand, N., Gaedcke, F., Sensch, K.H., Schneider, E., Scholz, M.: 3. Int. Phytomedicine Kongress München, 11.–13. Oktober 2000. Phytomedicine, Vol. **7** Suppl. II: S. 45 (2000).

Wagner, H., Elbl, G., Lotter, H., Guinea, M.: Evaluations of natural products as inhibitors of angiotensin-I-converting enzyme (ACE). Pharm. Pharmacol. Lett. **1**: 15–18 (1991).

Wang, W.L., Zhang, W.Q., Lin, F.Z., Yu, X.C., Zhang, P.W., Liu, Y.N., Chi, H.C., Yin, G.X., Huang, M.B.: Therapeutic effect of Crataegus pinnatifida on 46 cases of angina pectoris – a double blind study. J. Trad. Chin. Med. **4**: 293 (1984).

Herzrhythmusstörungen

Brisse, B,: Anwendung pflanzlicher Wirkstoffe bei kardialen Erkrankungen. Z. Phytother. **10**: 107–110 (1989).

Effert, S.: Bradykarde Herzrhythmusstörungen. In: Riekker, G. (Hrsg.): Therapie innerer Krankheiten, 6. Aufl., S. 12–18. Springer, Berlin, Heidelberg, New York (1988).

Steinbeck, G.: Tachykarde Rhythmusstörungen. In: Rikker, G. (Hrsg.): Therapie innerer Krankheiten, 6. Aufl., S. 19–26. Springer, Berlin, Heidelberg, New York (1988).

Witzke-Gross, I., Gilfrich, H.I.: Herzrhythmusstörungen – Krankheitsbild und medikamentöse Therapie. Dtsch. Apoth. Z. **128**: 2445–2454 (1988).

Periphere arterielle Verschlusskrankheit

Beck, T., Abdel-Rhaman, M.M., Bidenberg, G.W., Oberpichler, H., Krieglstein, I.: Comparative study on the effects of two fractions of Ginkgo biloba on local cerebral blood flow and on brain metabolism in the rat under hypoxia, in: Krieglstein, I. (ed.): Pharmacology of Cerebral Ischemia, Elsevier, Amsterdam (1986).

Braquet, P.: Involvment of PAF-acether in various immune disorders using BN 52021 (ginkgolide B): a powerful acether antagonist isolated from Ginkgo biloba. In: Advan. Prostagl., Thrombox. Leucot. Res. **16**: 179–198 (1986).

Braquet, P. (ed.): Ginkgolides: Chemistry, Biology, Pharmacology and Clinical Perspectives. J.R. Prous-Science Publ., Barcelona Vol. I (1988), Vol. II (1989).

Chatterjee, S.S., Koch, E.: Experimentelle Grundlagen für die therapeutische Anwendung von Ginkgoextrakt Egb 761® bei der Behandlung vaskulärer Erkrankungen. Hämostaseologie **13**: 11–27 (1993).

De Feudis, F.V.: Ginkgo biloba extract (Egb 761®) From chemistry to the clinic. Ullstein Medical, Wiesbaden 1998, ISNB 3-86126-173-1.

Fünfgeld, E.W. (ed.): Rökan: Ginkgo biloba, Recent results in pharmacology and clinic. Springer, Berlin, Heidelberg, New York (1988).

Karcher, L., Zagermann, P., Krieglstein, J.: Effect of an extract of Ginkgo biloba on rat brain energy metabolism in hypoxia. Naunyn-Schmideberg's Arch. Pharmacol. **327**: 31–35 (1984).

Krieglstein, J.: Hirnleistungsstörungen. Wissenschaftl. Verlagsgesellschaft mbH, Stuttgart (1990).

Letzel, H., Schoop, E.: Ginkgo-biloba Extrakt EgB 761 und Pentoxityllin bei Claudicatio intermittens. VASA **21**: 403–410 (1992).

Oberpichler, H., Sauer, D., Roßberg, C., Mennel, H.D., Krieglstein, I.: PAF antagonist ginkgolide B reduces postischemic neuronal damage in rat hippocampus, J. Cereb. Blood Flow Metabol. **10**: 133–135 (1990).

Peters, H., Kieser, M., Hölscher, U.: Demonstration of the efficacy of Ginkgo biloba special extract Egb 761® on intermittent claudication – A Plazebo-controlled, double-blind multicenter trial. VASA **27**: 100–110 (1998).

Schneider, B.: Ginkgo-biloba-Extrakt bei peripheren arteriellen Verschlusskrankheiten, Arzneim. Forsch/Drug. Res. **42**: 428–436 (1992).

Steinke, B.: Chemisch-analytische und pharmakologische Untersuchungen von pflanzlichen PAF-Antagonisten und Inhibitoren der Thrombozytenaggregation (Allium-Arten, Ginkgo biloba, Pinellia ternata) Dissertation, München 1993.

Arterielle Hypertonie

Jakob, R., Ehrsam, M., Ohkubo, T., Rupp, H.: Antihypertensive und kardioprotektive Effekte von Knoblauchpulver (Allium sativum). Med. Welt **7a**: 39–42 (1991).

Jung, F., Wolf, S., Kiesewetter, H. et al.: Wirkung von Knoblauch auf die Fließfähigkeit des Blutes, Ergebnisse plazebokontrollierter Pilotstudien an gesunden Probanden. Natur- und Ganzheitsmedizin **9**: 190–223 (1989).

Koch, H.P., Hahn, G.: Knoblauch, Grundlagen der therapeutischen Anwendung von Allium sativum, S. 103–106. Urban & Schwarzenberg, München, Wien, Baltimore (1988).

Kritchevsky, D. (Ed.): Hypolipidemic Agents. S. 385, Springer, Berlin, Heidelberg, New York. 1975.

Petkov, V., Manolov, P.: Pharmacological analysis of the iridoid oleuropein. Arzneim. Forsch. (Drug Res.) **22**: 1476 (1972).

Rauwald, H.W., Brehm, O., Odenthal, K.P.: Evaluation of the calcium antagonistic activity of Peucedanum ostruthium and Olea europaea constituents. Pharm. Pharmacol. Lett. **1**: 78–81 (1991).

Reuter, H.D.: Arzneimitteltherapie heute, Phytopharmaka, Bd. 1, Spektrum Allium sativum, Aesopus-Verlag, Zug (1991).

Sih, C.J., Ravijumar, P.R., Huang, F.C., Buckner, C., Whitlock, H. Jr.: Isolation and synthesis of pinoresinol diglucoside (Eucommia ulmoides, Oliver), a major antihypertensive principle of Tu-Chung. J. Am. Chem. Soc. **98**: 5412 (1976).

Wagner, H., Elbl, G., Lotter, H., Guinea, M.: Evaluation of natural products as inhibitors of angiotensin I-converting enzyme (ACE). Pharm. Pharmacol. Lett. **1**: 15–18 (1991).

Wolf, R.: Hochdrucktherapie, eine homöopathische Alternative. Eine Therapiestudie mit Homviotensin® und Metoprolol. Ärztl. Forschung **46**: 1–6 (1999).

Hypotonie

Amberger, H.G., Heinrich, F.: Spektrum Antihypotonika, Aesopus Verlag, Zug (Schweiz) (1984).

Belz, G.G., Breithaupt-Grögler, K., Butzer, R., Herrmann, V., Malerczyk, C., Mang, C., Roll, S.: Klinische Pharmakologie von D-Campher in Phytopharmaka VI (ed. Rietbrook, N.) Steinkopf-Verlag, Darmstadt (2000).

Hermann, V., Butzer, R., Roll, S., Malercyk, C., Belz, G.G.: Hemodynamic responses to a cumulative dosage of Korodin Herz-Kreislauf-Tropfen. Eur. J. Clin. Pharmacol. **50**: 544 (1996).

Hilbig, W.P.: Hypotonie – mehr als nur Abweichung von der Norm. Pharm. Z. **134**: 383–388 (1989).

Masaki, K.H.: Orthostatic hypotension in the elderly: the Honolulu Heart program in Phytopharmaka VI (ed. Rietbrock, N.), Steinkopf-Verlag, Darmstadt (2000).

Atherosklerose Prophylaxe – Therapie der Hyperlipidämie

Auer, W., Eiber, A., Hertkorn, E., Höhfeld, E., Köhrlo, U., Lorenz, A., Mader, F., Merx, W., Otto, G., Schmidt-Otto, B., Taubenheim, H.: Hypertonie und Hyperlipidämie: In leichteren Fällen hilft auch Knoblauch. Multizentrische und plazebokontrollierte Doppelblindstudie zur lipid- und blutdrucksenkenden Wirkung eines Knoblauchpräparates. Allgemeinarzt **11**: 205–209 (1989).

Augusti, K.T., Mathew, P.T.: Lipid lowering effect of allicin (diallyl disulphide oxide) on long term feeding to normal rats. Experientia **30**: 468 (1974).

Baghurst, K.I., Raj, M.I., Truswell, A.S.: Onions and platelet aggregation. Lancet **101**: 1051 (1977).

Beck, E., Grünwald, J.: Allium sativum in der Stufentherapie der Hyperlipidämie. Med. Welt **4**: 516–520 (1993).

Berlin, 2. Knoblauch-Symposium. Med. Welt 7a Sonderheft (1991).

Bordia, A.: Klinische Untersuchungen zur Wirksamkeit von Knoblauch. Apotheken Magazin **6**: 128–131 (1986).

Bordia, A.: Knoblauch und koronare Herzkrankheit. Dtsch. Apoth. Z. **129** (Suppl 15): 16–17 (1989).

Breithaupt-Grögler, K., Ling, M., Boudoulas, H., Belz, G.G.: Protective Effect of Chronic Garlic Intake on Elastic Properties of Aorta in the Elderly. Circulation **96** (8): 2649–2655 (1997).

Brewitt, B., Lehmann, B.: Lipidregulierung durch standardisierte Naturarzneimittel. Multizentrische Langzeitstudie an 1209 Patienten. Wasserarzt **5**: 47–55 (1991).

Brosche, T., Siegers, C.P., Platt, D.: Auswirkungen einer Knoblauch-Therapie auf die Cholesterinbiosynthese sowie auf Plasma- und Membranlipide, Med. Welt **7a** 10–11 (1991).

Burnham, B.E.: Garlic as a possible risk for postoperative bleeding. Plast Recon Surg. **95**: 213 (1995).

Das, I., Khan, N.S., Sooranna, S.R.: Potent activation of nitric oxide synthase by garlic: a basis for its therapeutic applications. Curr Med Res Opin **13**: 257–263 (1995).

Dirsch, V.M., Kiemer, A.K., Wagner, H., Wollmar, A.M.: Effect of allicin and ajoene, two compounds of garlic, on inducible nitric oxide synthase. Atherosklerosis **139**: 333–339 (1998).

Dorsch, W., Schneider, E., Bayer, Th., Breu, W., Wagner, H.: Antiinflammatory effects of onions: inhibition of chemotaxis of human polymorphnuclear leucocytes by thiosulfinates and cepaenes. Int. Arch. Allerg. and Appl. Imm. **92**: 39–42 (1990).

Egen-Schwind, C., Eckard, R., Kemper, F.H.: Stoffwechsel von Allicin in der isoliert perfundierten Rattenleber. Med. Welt **7a**: 49 (1991).

Ernst, E.: Effekte von Fischölkapseln auf Blutrheologie, Thrombozyten-Aggregation und Lipide. Therapiewoche **87**, 3091 (1987) und Basisinformation und Literaturdossier, Eicosapen, Hormon-Chemie München.

Ernst, E., Weihmayr, Th., Matrai, A.: Knoblauch plus Diät senkt Serumlipide. Ärztl. Praxis **XXXVIII**: 1748–1749 (1986).

Ernst, E., Weihmayr, Th., Matrai, A.: Garlic and blood lipids. Br. med. J. **291:** 139 (1985).

Etminan, K., Gau, H.-P., Kanokvichitra, S.Ch., Eickenbusch, W.: β-Sitosterin bei Hypercholesterinämie. Z. Allg., Med. **55**: 1503 (1979).

Fischer, S., Erg, A., Keul, J., Leitzmann, C.: Einfluss einer ballaststoffangereicherten Kost auf die Ernährungsgewohnheiten und die Blutfettwerte bei Hypercholesterinämikern. Akt. Ernähr.-Med. **16**: 303–309 (1991).

Gebhardt, R., Beck, H.: Differential Inhibitory Effects of Garlic-Derived Organosulfur Compounds on Cholesterol Biosynthesis in Primary Rat Hepatocyte Cultures. Lipids **31**: 1269–1276 (1996).

Gebhardt, R.: Multiple Wirkung von Knoblauchextrakten auf die Cholesterin-Biosynthese. Med. Welt **7a**: 12–13 (1991).

Gold, K.K., Davidson, D.M.: Oat-bran as cholesterol reducing dietary adjuvant in an young healthy population. West J. Med. **148**: 299–302 (1988).

Grünwald, J.: Knoblauch und Arteriosklerose. Dtsch. Apoth. Z. **129**: 28 (Suppl. 15), 13–16 (1989).

Harrenberg, I., Giese, C., Zimmermann, R.: Effect of dried garlic on blood coagulation and serum cholesterol levels in patients with hyperlipoproteinemia. Atherosclerosis **74**: 247–249 (1988).

Harris, W.S. et al.: The comparative reductions of the plasma lipids and lipoproteins by dietary polyunsaturated fats: Salmon oil versus vegetable oils. Metabolism **32**: 179 (1983).

Heinle, H., Betz, E.: Effects of Dietary Garlic Supplementation in a Rat Model of Atherosclerosis. Arzneim.Forsch./ Drug Res **4** (1): 614–617 (1994).

Jacob R., Ehrsam, M., Ohkubo, T., Rupp, H.: Antihypertensive und kardioprotektive Effekte von Knoblauchpulver (Allium sativum). Med. Welt **7a**: 39–41 (1991).

Jung, F., Kiesewetter, H., Pindur, G., Jung, E.M., Mrowietz, C., Wenzel, E.: Thrombozytenfunktionshemmende Wirkung von Knoblauch. Med. Welt **7a**: 18–19 (1991).

Kandziora, J.: Blutdruck- und lipidsenkende Wirkung eines Knoblauch-Präparates in Kombination mit einem Diuretikum. Ärztl. Forsch. **35**: 3–8 (1988).

Kasper, H.: Ernährungsmedizin und Diätetik, 5. Aufl. Urban & Schwarzenberg, München, Wien, Baltimore (1985).

Kirby, R., Anderson, I.W., Siding, B., Rees, E.D., Chen, W.I.L., Miller, R.E., Kay, R.M.: Oat-bran intake selectively lowers serum low density lipoprotein cholesterol concentration of hypercholesterolemic men. Am. J. clin. Nutr. **34**: 824–829 (1981).

Koch, H.P., Hahn, G.: Knoblauch, Grundlagen der therapeutischen Anwendung von Allium sativum. Urban & Schwarzenberg, München-Wien-Baltimore (1988).

Koch, H.P., Lawson, L.D: Garlic, The Science and Therapeutic Application of Allium sativum L. and Related Species. 2 ed., Williams & Wilkins, Baltimore, Philadelphia, London (1996).

Koscielny, J., Klüßendorf, D., Latza, R., Baumann-Baretti, B., Mayer, B., Siegel, G., Kiesewetter, H.: The antiatherosclerotic effect of Allium sativum. Atherosclerosis, **144**: 237–249 (1999).

Kourounakis, P.N., Rekka, E.: Die Aktivität von Knoblauchpulver und Alliin als Antioxidantien und Fänger freier Radikale. Med. Welt **7a** 42 (1991).

Künzel, U., Bertsch, S.: Clinical experiences with a standardized commercial fish oil product containing 33.5 % w-3-fatty acids – A field trial with 3958 hyperlipemic patients in general practioner practice. In: Chandra (ed.): Health Effects of Fish and Fish oils. St. John's Canada (1989).

Lachmann, G., Radek, W.: Pharmakokinetik von ^{35}S-Alliin bei Ratten. Med. Welt **7a**: 48 (1991).

Mader, F.H.: Treatment of hyperlipidaemia with garlic powder tablets. Arzneim.-Forsch. (Drug Res.) **40**: 1111–1116 (1990).

Mader, F.H.: Lipidsenkung durch Knoblauch. Med. Welt **7a**: 4–5 (1991).

Makheja, A.N., Vanderhoek, J.Y., Bailey, J.M.: Effects of onion (Allium cepa) extract on platelet aggregation and thromboxane synthesis. Prostagl. Med **2**: 413 (1979a).

Makheja, A.N., Vanderhoek, J.Y., Bailey, J.M.: Inhibition of platelet aggregation and thromboxane synthesis by onion and garlic. Lancet **I**: 781 (1979b).

McNamara, D.B., Mayeux, Ph.R., Agrawal, K.C., Tou, J., Kadowitz, Ph.J.: Die biologische Wirkung von Allicin. Med. Welt. **7a**: 35–36 (1991).

Menon, I.S., Kendal, R.Y., Dewar, H.A., Newell, D.J.: Effects of onion on blood fibronolytic activity. Brit. med. J. **3**: 351 (1968).

Morris, M.C., Sacks, F., Rosner, B.: Does fishoil lower blood pressure? A meta-analysis of controlled trials. Circulation **88**: 523–533 (1993).

Orekthow, A.N., Tertov, V.V., Sobenin, I.A., Pivovarova, E.M: Direct Antiatherosclerosisrelated Effects of Garlic. Ann Med **27**: 63–65 (1995).

Oster, P., Schnierf, G., Henck, C.C., Greten, H., Gundert-Remy, U., Hasse, W., Klose, G., Nothelfer, A., Rasetzer, H., Schellenberg, B., Schmidt-Gayk, H.: Sitosterin bei familiärer Hyperproteinämie Typ II. Dtsch. med. Wschr. **101**: 1308 (1976).

Pedraza-Chaverri, J., Tapia, E., Medina-Campos, O.N., de los Angeles Granados, M., Franco, M.: Garlic prevents hypertension induced by chronic inhibition of nitric oxide synthesis. Life Sciences **62**: 71–77 (1998).

Pentz, R., Guo, Z., Siegers, C.P.: Bioverfügbarkeit und Stoffwechsel von Thiokomponenten aus verschiedenen Knoblauchpräparaten. Med. Welt **7a**: 46–47 (1991).

Phillips, C., Poyser, N.L.: Inhibition of platelet aggregation by onion extracts. Lancet **1**: 1051 (1978).

Rebmann, H.: Lecithin. Verlag Chemie, Weinheim (Ullmanns Encyclopedia der technischen Chemie, 4. Aufl., Bd. **16**, S. 105–107 (1978).

Reuter, H.D.: Allium sativum und Allium ursinum. Part 2: Pharmacology and Medicinal Application. Phytomedicine **2**: 73–91 (1995).

Reuter, H.D., Sendl, A.: Allium sativum und Allium ursinum: Chemistry, Pharmacology and Medical applications. Econo. Med. Plant Res. **6**: 56–108 (1994).

Reuter, H.D.: Spektrum Allium sativum L. Aesopus Verlag, Zug (Schweiz) (1991).

Reynolds, I.E.F., Martindale, P.: The Extra Pharmacopaeia, 28th edn. Pharmaceutical Press, London (1982).

Richter-Windach, W.O., Bertsch, S., Müller, S.-D.: Omega-3-Fettsäuren bei Hypertriglyzeridämie von Diabetikern, Dtsch. Apoth. Ztg. **141** (15): 1801–1814 (2001).

Sainani, G.S., Desai, D.B., Gorhe, N.H., Pise, D.V., Sainani, P.G.: Effect of garlic and onion on important lipid and coagulation parameters in alimentary hyperlipaemia. J. Ass. Phys. Ind. **27**: 57–64 (1979).

Sanders, T.A.B., Mistry, M.: Controlled trials of fish oil supplements on plasma lipid concentration. Brit. J. Clin. Pract. **38/31**: 78 (1984).

Sanders, T.A.B.: Fish and coronary heart disease. Brit. Heart J. **57**: 214–219 (1987).

Satyarati, G.V., Guggulipid: A Promising Hypolipidaemic Agent. In: Wagner, H., Farnsworth, N.F. eds.: Gum Gugguli (Commiphora wightii) in Economic and Medicinal Plant Research, Vol. 5. Academic Press, London (1991).

Saynor, R., Gillot, T.: Changes in blood lipids and fibrinogen with a note on safety in a long term study on the effects of ω-3 fatty acids in subjects receiving fish oil supplements and followed for seven years. Lipids **27**: 533–538 (1997).

Schulz, V., Hänsel, R.: Rationale Phytotherapie. 4. Aufl. Springer Verlag Berlin, Heidelberg, New York (1999).

Sendl, A., Elbl, G., Steinke, B., Redl, K., Breu, W., Wagner, H.: Comparative pharmacological investigations of Allium ursinum and Allium sativum. Planta med. **58**: 1–7 (1992a).

Sendl, A., Schliak, M., Löser, R., Stanislaus, F., Wagner, H.: Inhibition of cholesterol synthesis in vitro by extracts and isolated compounds prepared from garlic and wild garlic, Atherosclerosis **94**: 79–85 (1992b).

Siegel, G., Nuck, R., Schnalke, F., Michel, F.: Molecular evidence for phytopharmacological K^+ channel opening by garlic in human vascular smooth muscle cell membranes. Phytotherapy Research **12**: 149–151 (1998).

Siegel, G., Emden, J., Schnalke, F., Walter, A., Rückborn, K., Wagner, K.G.: Wirkungen von Knoblauch auf die Gefäßregulation. Med. Welt **7a**: 32–34 (1991).

Siegers, O.: Toxikologische Bewertung von Knoblauch- und Knoblauchinhaltsstoffe, Dtsch. Apoth. Z. **129**, Suppl. 15, 11–13, Nr. 28, 1. Symp. Lüneburg (1989).

Siegers, P., Röbke, A., Pentz, R.: Effects of garlic preparations on superoxide production by phorbol ester activated granulocytes. Phytomedicine **6**: 13–16 (1999).

Silagy, C., Neil, A.: A meta-analysis of the effect of garlic on blood pressure. J. Hypertension **12**: 463–468 (1994).

Singer, P.: Was sind, wie wirken Omega-3-Fettsäuren? Umschau-Zeitschr.-Verl. Breidenstein, 3. Aufl. Frankfurt a. Main (2000).

Srivastava, K.C.: Effects of aqueous extracts of onion, garlic and ginger on plateletaggregation and metabolism of arachidonic acid in the blood vascular system; in vitro study. Prost. Leuk. M. **13**: 227 (1984).

Valagessa, F.: Dietary supplementation with ω-3 polyunsaturated fatty acids and vitamin E after myocardial infarction: results of the GISSI-Prevenzione Trial. Lancet **354**: 447–455 (1999).

Vanderhoek, J.Y., Makheja, A.N., Bailey, J.M.: Inhibition of fatty acid oxygenases by onion and garlic oils. Biochem. Pharmakol. **29**: 3169 (1980).

Vorberg, G., Schneider, B.: Therapie mit Knoblauch. Randomisierte Doppelblindstudie, Natur u. Ganzheitsmed. **3**: 53–66 (1990).

Wagner, H., Bayer, Th., Dorsch, W.: Das antiasthmatische Wirkprinzip der Zwiebel (Allium cepa L.) Z. Phytother. **9**: 165–170 (1988).

Wagner, H., Sendl, A.: Bärlauch und Knoblauch. Dtsch. Apoth. Z. **130**: 1809–1815 (1990).

Wagner, H., Elbl, G., Lotter, H., Guinea, M.: Evaluation of natural products as inhibitors of angiotensin I-converting enzyme (ACE). Pharm. Pharmacol. Lett. **1**: 15–18 (1991a).

Wagner, H., Breu, W., Redl, K., Sendl, A., Steinke, B.: Wirkung von Allium-Arten auf den Arachidonsäurestoffwechsel und die Thrombozytenaggregation. Med. Welt. **7a**: 42 (1991b).

Wagner, H., Dorsch, W., Bayer, Th., Breu, W., Willer, F.: Antiasthmatic effects of onions: inhibition of 5-lipoxy-genase and cyclooxygenase in vitro by thiosulfinate and „cepaenes". Prostaglandin, Leukotrienes Essential Fatty Acids **39**: 59–62 (1990).

Winterhoff, H., Egen-Schwind, C.: Die Wirkung von Knoblauch auf das Rattenendokrinum. Med. Welt **7a**: 44 (1991).

Wolf, S., Jung, F., Arend, O., Kiesewetter, H., Reim, M.: Vaskuläre Wirkung von Knoblauch. Med. Welt **7a**: 24–25 (1991).

Venenerkrankungen

Belcaro, G.V., Grimoldi, R., Guidi, G.: Improvement of Capillary Permeability in Patients with venous Hypertension treated with TTFCA. Angiology **4**: 533–540 (1990a).

Belcaro, G.V., Rulo, A., Grimaldi, R.: Capillary Tiltration and Ankle Edema in Patients with Venous Hypertension treated with TTFCA. Angiology **1**: 12–18 (1990b).

Bisler, H., Pfeifer, R., Klühen, N., Pauschinger, P.: Wirkung von Rosskastanienextrakt auf die transkapilläre filtration bei chronisch venöser Insuffizienz. Dtsch. Med. Wschr. **111**: 1321–1328 (1986).

Bongelet, C., Roland, I.H., Ninano, N., Arnould, Th., Remacle, J., Michiels, C.: Effect of Aescine on hypoxia-induced neutrophil adherence to umbilical rein endothelium. Eur. Journal of Pharmacology. **345**: 89–95 (1997).

Bouaziz, N. et al.: Effects of Ruscus extract and hesperidin methylchalcone on hypoxia-induced activation of endothelial cells. Intern. Angiol. 306–312 (1999).

Brinkhaus, B., Lindner, M., Schuppan, D., Hahn, E.G.: Chemical pharmacological and clinical profile of the East Asian medical plant Centella asiatica. Phytomedicine **7**: 427–448 (2000).

Diehm, A., Tranepisch, H.J., Lange, S., Schmidt, C.: Comparison of leg compression stocking and oral horse-chest nut seed extract therapy in patients with chronic venous insufficiency. Lancet **347**: 292–294 (1996).

Engst, R.: Medikamentöse Therapie der chronisch venösen Insuffizienz. Apoth. Jour. **9**: 332 (1985).

Felix, W.: Arzneimitteltherapie heute. Bd. **45**. Spektrum Venenmittel. Aesopus-Verlag, Zug (1986).

Felix, W.: Medikamentöse Therapie bei venösen Abflussstörungen. Therapiewoche **24** 3366 (1974).

Felix, W.: Venentonisierung und Ödemprotektion durch Venenpharmaka. Swiss Med. **6**, Nr. 4a: 61 (1984).

Felix, W.: „Venenmittel" pflanzlicher Herkunft. Dtsch. Apoth. Z. **125**: 1333 (1985).

Felix, W., Nieberle, J., Schmidt, G.: Wirksamkeit von O-(β-Hydroxyethyl)-rutosiden bei p. o. Applikation und Unspezifität ihrer protektiven Wirkung. In: Voelter, W., Jung, G. (Hrsg.): O-(β-Hydroxyethal)rutoside, neue Ergebnisse in Experiment und Klinik, S. 65–74. Springer, Berlin-Heidelberg-New York (1983).

Felix, W., Schneider, E., Schmidt, A., Grimm, G.: Vasoaktive Wirkungen von α-Aescin. In: Fischer, Chronische Veneninsuffizienz, S. 93. (Hrsg.): Schattauer, Stuttgart-New York (1984).

Fischer, H. (Hrsg.): Chronische Veneninsuffizienz. Pathogenese und medikamentöse Therapie, Schattauer Verlag Stuttgart-New York (1984).

Friederich, H.C., Vogelsberg, H., Neiss, A.: Ein Beitrag zur Bewertung von intern wirksamen Venenpharmaka. Z. Hautkr. **53**: 369–374 (1978).

Gabor, M.: Abriss der Pharmakologie von Flavonoiden unter besonderer Berücksichtigung der antiödematösen und antiphlogistischen Effekte. Akadémiai Kiado, Budapest (1975).

Günther, B., Wagner, H.: Quantitative determination of triterpenes in extracts and phytopreparations of Centella asiatice. Phytomedicine **3**: 59–65 (1990b).

Gulati, O.P.: Pycnogenol® in venous disorders: a review. Eur. Bull. Drug Res. **7**: 8–13 (1999).

Ihme, N., Kiesewetter, H., Jung, F., Hoffmann, K.H., Birk, A., Müller, A., Grützner, K.I.: Leg oedema protections from buckwheat herb tea in patients with chronic venous insufficiency: A single centre randomised double-blind placebo-controlled clinical trial. Eur. J. Chin. Pharmacol. **50**: 43–47 (1996).

Kiesewetter, H., Hoffmann, K.H., Birk, A., Grützner, K., Müller, A.: Efficacy of a Buckwheat Herb-Troxerutin combination in patients with chronic venous insufficiency. Phytomedicine **3**: Suppl. 1,84 (1996).

Koetter, U., Theurer, C.: Occurrence of Fagopyrum spec., in the dried leaves of Buckwheat and its transition into different preparations. Phytomedicine **3**: Suppl. I, 225 (1996).

Lohr, E., Geranien, G., Jesau, P., Fischer, H.: Ödemprotektive Therapie bei chronischer Veneninsuffizienz mit Ödemneigung. Münch. Med. Wschr. **128**: 579–581 (1986).

Marcelon, G., Vanhoutte, P.M.: Mechanism of action of Ruscus extract. Inter. Angio. **3**: 74–76 (1984).

Marshall, M., Loew, D.: Diagnostische Maßnahmen zum Nachweis der Wirksamkeit von Venenpharmaka. Phlebologie **23**: 85–91 (1994).

Müller, A., Schiebel-Schlosser, G.: Buchweizen. Wissenschaftliche Verlagsgesellschaft Stuttgart (1998).

Neiss, B., Böhm, C.: Zum Wirksamkeitsnachweis von Rosskastaniensamenextrakt beim varikösen Symptomenkomplex. Münch. Med. Wschr. **7**: 213–216 (1976).

Packer, L., Rimbach, G., Virgili, F.: Antioxidant activity and biological properties of a procyanidin rich extract from pine (Pinur maritima) bark, Pyconogenol. Free Radical Biology and Medicine **27**: 704–724 (1999).

Petrassi, C., Mastromarino, A., Spartera, C.: Pycnogenol® in chronic venous insufficiency. Phytomedicine **7**: 383–388 (2000).

Questel, R., Walrant, P.: Bilan de l'essai randomisé Venobiase contre Plazebo dans l'insuffisance veineuse. Observation de la microcirculation par capillarographic conjonctivale. Gaz. Med. de France **90**: 508–513 (1983).

Rauwald, H.W., Janssen, B.: Desglucoruscin und Desglucoruscosid als Leitstoffe des Ruscus-aculeatus-Wurzelstocks. Pharm. Z. Wiss. **1**: 61–68 (1988).

Rehn, D., Unkauf, M., Vix, I.-M.: (β-Hydroxyethyl)-rutoside bei Venenleiden. Pharm. Ztg. **139**: 2152–2158 (1994).

Rudofsky, G., Neiss, A., Otto, K., Seibel, K.: Ödemprotektive Wirkung und klinische Wirksamkeit von Venostasin retard im Doppelblindversuch. Phlebologie und Proktologie Heft 2 (1986).

Rudofsky, K.G.: Venentonisierung und Kapillarabdichtung. Die Wirkung der Kombination aus Ruscus-Extrakt and Trimethylhesperidinchalcon bei gesunden Probanden unter Wärmebehandlung. Fortschr. Med. 430–434 (1989).

Skaletz-Rorowski, A., Kroke, A., Breithardt, G., Wagner, H.: 3. Int. Congress on Phytomedicine 11.–13. October 2000, Phytomedicine Supp. II, Vol. **7**, S. 114.

Steiner, M., Hillemanns, H.G.: Untersuchung zur ödemprotektiven Wirkung eines Venentherapeutikums. Münch. Med. Wschr. **31**: 551–552 (1986).

Svensjö, E. et al.: Effect of inhibition of PGE_2-activity on FITC-dextran permeability in the hamster microvasculature, 8th Europ. Conf. Microcirculation, Le Tourquet 1974. Bibl. anat. (Karger), **13**: 303 (1975).

Vogel, G., Marek, M.L.: Zur Pharmakologie einiger Saponine, Arzneim. Forsch. (Drug Res.) **18**: 426 (1962).

Wagner, H.: Search for new constituents with potential antiphlogistic and antiallergic activity. Planta med. **55**: 235–241 (1989).

Wurm, G.: Flavonoide als Arzneimittel: Biologische Verfügbarkeit und Biotransformation, Dtsch. Apoth. Z. **115**: 355–360 (1975).

Homöopathie

Herz-Kreislauf-Erkrankungen

Bayr, G., Stübler, M.: Haplopappus baylahuen: Archiv für homöopathische Arzneimittelforschung, Band 2. Haug, Heidelberg (1986).

Ernst, E., Saradeth, T., Resch, K.L.: Complementary treatment of varicose veins – a randomized, Plazebo-controlled, double-blind trial. Phlebology **5**: 157–163 (1990).

Gawlik, W.: Mikroangiopathie – Homöopathische Therapie mit Heilpflanzen. Ärztezeitschr. Naturheilverf. **27**: 202–205 (1986).

Gawlik, W.: Periphere arterielle Durchblutungsstörungen. Dtsch. Apoth.-Z. **127**: 1921–1923 (1987).

Hötzer, K.: Kalmia latifolia in der Nachbehandlung von rheumatischen Herzerkrankungen. Allg. hom. Z. **217**: 246–248 (1972).

Saradeth, T., Ernst, E., Resch, K.L.: Medikamentöse Therapie bei primärer Varikosis. Eine randomisierte, plazebokontrollierte, doppelblinde Studie mit Poikiven. Der Allgemeinarzt **14** (6): 556–566 (1992).

Stübler, M.: Akute Notfälle bei Herz-Kreislauf-Erkrankungen. Erfahrungsheilkunde **34**: 518–520 (1985).

Wiesenauer, M.: Behandlungsmöglichkeiten des Ulcus cruris varicosum. Ärztezeitschr. Naturheilverf. **26**: 90–96 (1985).

Wiesenauer, M., Gaus, W.: Orthostatische Dysregulation: Z. Allg. Med. **63**: 18–23 (1987).

Wiesenauer, M.: Haplopappus baylahuen. Allg. hom. Zeitg. **232**: 107–112 (1987).

Wiesenauer, M.: Behandlungsmöglichkeiten bei Hypotonie und Orthostase. Ärztezeitschr. Naturheilverf. **33**: 580–584 (1992).

Wiesenauer, M.: Venenerkrankungen. Therapeutikon **4**: 506–507 (1990).

Wünstel, G., Wiesenauer, M.: Akute und chronische Venenerkrankungen. Dtsch. Apoth. Z. **128**: 117–120 (1988).

4 Atemwegserkrankungen

Hauptindikationen für Phytopharmaka:

Keine Indikationen:

Schwere bakterielle, virale oder fungale Infektionen

Karzinome, z. B. Pleura-, Bronchial-Ca

Status asthmaticus

4.1 Bronchitis

4.1.1 Anwendungsgebiete, Behandlungskonzepte und Wirkeigenschaften

Anwendungsgebiete

Die **akute irritative Bronchitis** (akuter Reizhusten) und die **Bronchitiden**, die in der Regel auf dem Boden einer viralen, bakteriellen oder Pilz-Infektion entstehen, führen zu entzündlichen Veränderungen der Schleimhäute. Es kommt zur vermehrten Durchblutung, Ödembildung, Zellabstoßung und als Folge davon zu erhöhter Schleimproduktion, Husten und Atemnot.

Die **chronische Bronchitis**, mitverursacht durch rezidivierende Infekte, chronische Sinusitiden, bronchiale Allergien sowie übermäßiges Rauchen, verläuft in der Regel in drei Stufen: Husten und Auswurf, Atemnot und respiratorische irreversible Insuffizienz, obstruktives Emphysem.

Behandlungskonzepte

Die meisten der für die Behandlung zur Verfügung stehenden Phytopräparate stellen *Kombinationspräparate* dar, in denen mehrere Wirkeigenschaften vereinigt sind, was von Vorteil ist.

Der Vorteil zur Bronchitisbehandlung besteht darin, dass z.B. die ätherischen Öle neben der oralen Anwendung bevorzugt topisch, d. h. durch *Inhalation oder durch Einreiben in die Haut zur Applikation* kommen können. Die damit zugeführten hohen Wirkstoffkonzentrationen am Wirkort tragen zur Verflüssigung des Bronchialsekrets und zum Feuchthalten der Atemluft bei, wodurch auch das Austrocknen der Schleimhäute verhindert wird.

Aus einem *Tee* kommen primär Wirkstoffe auf reflektorischem Wege, weniger auf systemischem Wege, zur Wirkung. Die gleichzeitig zugeführte hohe Wassermenge trägt zur Verflüssigung des Bronchialsekretes bei.

Selbstmedikation bei bronchitischen Erkrankungen ist nur anzuraten bei akuten, nicht fiebrigen Krankheitssymptomen, die nicht mit eitrigem Auswurf verbunden sind und bei denen die Beschwerden nicht länger als 3–4 Tage andauern. (Gefahr der Verschleppung und Chronifizierung) **!**

Bei den Drogen zur Bronchitis-Behandlung stehen die sog. *Expektorantien* an erster Stelle. Da die Bronchitis ein multifaktorielles Geschehen ist, sind zusätzlich Drogen mit *antiphlogistischen, bronchospasmolytischen, antibakteriellen* und *antitussiven* Wirkeigenschaften angezeigt. Ideal sind solche Drogen wie z. B. einige ätherische Öle, die mehrere der genannten Wirkeigenschaften in sich vereinigen. Bei rein infektbedingten Bronchitiden sind zusätzlich Drogen mit immunstimulierenden

Wirkungen sinnvoll (siehe Echinacea und Erkältungskrankheiten S. 297).

Wirkeigenschaften

Unter **Expektorantien** versteht man Drogen und Wirkstoffe, die durch Verflüssigung des Schleimes (*Mukolytika*), durch Steigerung der Sekretion des Schleimes (*Sekretolytika*), Beschleunigung des Schleimtransportes (*Sekretomotorika*) oder durch Bildung von Surfactant die Entfernung einer pathologisch vermehrten Schleimmenge (*Hyperkrinie*) oder eines Schleimes mit erhöhter Viskosität (*Dyskrinie*) zum Ziele haben.

Die **Mukolyse** erfolgt durch Stoffe, die in der Lage sind, die Quervernetzung des Schleimes aufzubrechen und dadurch die Zähigkeit des Schleimes verringern. Beschrieben wird dies für *N-Acetyl-Cystein* und für *Saponine*.
Die *Sekretolyse* besteht in einer Erhöhung des Wassergehaltes des Bronchialsekretes. Sie kann induziert werden durch Verbindungen wie z. B. bestimmte *ätherische Öle, Saponine* oder *Ipecacuanhae radix (Emetin)*, die durch lokale Reizung der Bronchialschleimhaut oder/und reflektorisch über die Reizung der Magenschleimhaut – über den sog. gastropulmonalen Reflex – die Sekretion anregen.
Die **sekretomotorische Wirkung** bezieht sich auf die Aktivität des Flimmerepithels der Bronchialschleimhaut (Zilien), die durch die sog. *ziliäre Clearance* für einen Abtransport von Schleim sorgt. Die Geschwindigkeit liegt zwischen 4–20 mm/min. Zu den Pflanzenstoffen mit stimulierender Wirkung auf die Ziliarfrequenz gehören z. B. die β-Sympathomimetika wie z. B. *Theophyllin*, aber auch *Saponine* und *ätherische Öle*.
Unter **Surfactant** versteht man eine von Pneumozyten der Alveolen gebildete oberflächenaktive Flüssigkeit, die im Alveolenbereich die Reinigungs- bzw. Abtransport-Funktion des dort fehlenden Flimmerepithels übernimmt. Surfactant verhindert das Verkleben von Schleimplaques. Es ist außerdem für die *Phagozytose* von Partikeln im alveolären Raum und dadurch für die Infektionsabwehr von Wichtigkeit. Man kann annehmen, dass vor allem die *Saponine* und *ätherischen Öle* auch die Surfactant-Produktion stimulieren.

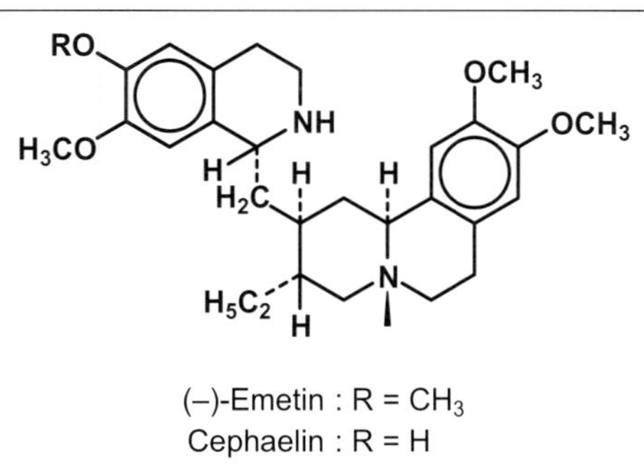

(–)-Emetin : R = CH_3
Cephaelin : R = H

(Cephaelis acuminata)

Abb. 4.1: Strukturformeln von Emetin und Cephaelin.

4.1.2 Drogen und Präparategruppen

4.1.2.1 Ipecacuanhae radix (Brechwurzel)

Off.: Ph.Eur.; *Cephaelis ipecacuanha* und *C. acuminata*.

Für die expektorierende Wirkung verantwortlich sind die beiden Hauptalkaloide **Emetin** und **Cephaelin** (Abb. 4.1), die in den Drogen in einer Konzentration von 2–9 % enthalten sind. Die Alkaloide leiten sich biosynthetisch von 2 Mol Dopamin und einem Monoterpen ab. Ein Teil der Moleküle besitzt Tetrahydroisochinolin-, der andere Chinazolin-Struktur. Für Ipecac. plv. norm. ist ein Mindestgehalt von 1,9–2,1 % Alkaloide vorgeschrieben.

Pharmakologie

Die Alkaloide wirken peroral bei geringer Dosierung (ca. 0,4 mg Emetin, entsprechend etwa 20 mg Wurzelpulver) reizend auf die Magenschleimhaut und in 15–30 min über die Erregung des Parasympathikus auf reflektorischem Wege *stimulierend auf die Bronchialsekretion*. Bei höherer Dosierung (0,5–2 g) wirkt Ipecacuanha-Wurzel *emetisch*. Da die Alkaloide sehr oxidationsempfindlich sind, werden das Ipecac.-Infus und die Ipecac.-Tinktur heute praktisch nicht mehr verwendet. Verwendung finden daher heute ausschließlich Extrakt- oder Reinalkaloide enthaltenden Fertigpräparate.

Bei längerer Medikation kann es zu Nebenwirkungen vor allem im Magen-Darm-Bereich kommen.

4.1.2.2 Ätherischöldrogen und Aetherolea

Weitere Ätherischöldrogen:

Campher	*Cinnamomum camphora*
Quendelkraut	*Thymus serpyllum*
Alantwurzel	*Inula Helenium*
Pimpinellewurzel	*Pimpinella saxifraga*
Haselwurz	*Asarum europaeum*

Die Wirkstoffe der 9 Ätherischöle (Tabelle 4.1) gehören zu den beiden Hauptklassen der *Monoterpene und Phenylpropan-Verbindungen* (Abb. 4.2).
Die **Monoterpene** leiten sich formal vom 2,6-Dimethyloctadien ab. Sie liegen teils monozyklisch (z. B. Menthol), teils wie bei allen anderen bizyklisch vor. Sie unterscheiden sich außerdem voneinander nur in der Art und Stellung der Sauerstoffsubstitutenden sowie in der Stereochemie. Thymol besitzt als Ausnahme einen aromatischen Ring.
Die **Phenylpropan-Verbindungen**, wie z. B. das *trans*-Anethol, leiten sich aus dem Zuckerstoffwechsel ab und besitzen zumeist phenolischen Charakter.
Alle genannten Verbindungen sind leicht flüchtig, mit Wasserdampf destillierbar, sie besitzen charakteristische Gerüche und permeieren wegen ihrer starken Lipophilie leicht in die Haut.

Tab. 4.1: Ätherischöldrogen und Ätherischöle mit bevorzugt expektorierender und sekretolytischer Wirkung.

	Droge/Aetheroleum	Hauptwirkstoffe	Beschriebene Wirkungen
M	*Anisi fructus/Anisi stellati fructus (Aetherol.) (Anisfrüchte)* u. Anethol (Ph.Eur. (aeth.)) *Pimpinella anisum/Illicium verum*	**tr-Anethol**, Methylchavicol, Anisaldehyd (ca. 2 % Gesamtöl)	Expektorierend, spasmolytisch, antibakteriell
M	*Foeniculi fructus (Aetherol.) (Fenchelfrüchte)* (DAB (aeth.)) *Foeniculum vulgare*	**Fenchon, tr.-Anethol** (ca. 4 % Gesamtöl)	Sekretolytisch, expektorierend, antimikrobiell
M	*Thymi herba (Aetherol.) Thymi (Thymianöl)* und *Thymol* (Ph.Eur. (aeth.)) *Thymus vulgaris, Th. zygis*	**Thymol,** Carvacrol (ca. 1,2 im % Gesamtöl, davon 0,5 % Thymol)	Sekretomotorisch, broncho-spasmolytisch, antibakteriell
M	*Eucalypti Aetheroleum (Eukalyptusöl)* und *Cineol* (Ph.Eur. (aeth.)) *Eucalyptus globulus* u. andere Arten	**1,8-Cineol** (Eucalyptol), Piperiton, α-Phellandren (ca. 1–3 % Gesamtöl, davon ca. 70 % 1,8-Cineol	Sekretomotorisch, expektorierend, schwach spasmolytisch, lokal hyperämisierend
M	*Piceae Aetheroleum (Fichtennadelöl)* (DAB) Picea-Arten	**Bornylacetat,** α, **β-Phellandren,** α, β-Pinen (5–10 % Gesamtöl)	Sekretolytisch, antibakteriell, lokal hyperämisierend
	Pini pumilionis Aetheroleum (Latschenkiefernöl) Pinus und Picea-Arten	α, **β-Phellandren** (ca. 60 %), Bornylacetat (ca. 10 %), α, β-Pinen (ca. 10%)	Sekretolytisch, antibakteriell, expektorierend
M	*Terebinthinae Aetheroleum (Terpentinöl)* verschiedene Pinus-Arten u. *Larix decidua*	α, **β-Pinen,** Terpinen-4-ol, Bornylacetat, Caren (ca. 20–25 % Gesamtöl)	Bronchosekretolytisch, antiseptisch, lokal hyperämisierend
M	*Menthae piperitae folium (Aetherol.) (Pfefferminzöl) u. Menthol* (Ph.Eur.; ESCOP (aeth.)) *Mentha piperita* u. andere Arten	**Menthol,** Estermenthol, Menthon (ca. 1,2–1,5 % Gesamtöl, davon 35–40 % Menthol und Menthon)	Sekretolytisch, spasmolytisch, antibakteriell, kühlend
M	*Salviae folium (Aetheroleum) Salvia officinalis*	**1,8-Cineol**, Campher, Thujon (ca. 1,5 % Gesamtöl)	Sekretolytisch, expektorierend, adstringierend, antibakteriell, fungistatisch, virustatisch
	„Myrtol" (Äther. Ölgemisch aus Eucalyptus- und Citrus-Droge)	Stand. auf 25 % Limonen, 25 % Cineol und 6,7 % (+)-α-Pinen	Sekretolytisch, expektorierend

Pharmakologie

Die für die einzelnen Öle und ätherischölenthaltenden Präparate angegebenen Wirkungen decken sich nicht in jedem Fall mit den Ergebnissen experimenteller Untersuchungen (Hauschild, 1973; Dolder, 1978; Schneider, 1978; Boyd, 1970, 1972; Boyd und Sheppard, 1970, 1971; Schäfer und Schäfer, 1981; Chibanguza et al., 1984). Dies hängt zum Teil damit zusammen, dass die Wirkungen sehr stark von der **Dosierung**, der **Applikationsweise** (inhalativ, perkutan, oral bzw. Lutschen) und natürlich von der **Art** des **verwendeten Öles** bzw. der Ölmischung d. h. von deren Dampfdruck abhängen. Beispielsweise wurden bei geringer Dosierung *sekretolytische* und *sekretverdünnende* Effekte gemessen, während es bei hohen Dosen zu einem *„Umkehreffekt"*, d. h. zu einer Hemmung der Sekretolyse und auch zu einer Lähmung der Ziliartätigkeit kam (Dolder, 1978; Hauschild, 1956).

Dosierung und Applikationsweise

Inhalativ gute expektorierende Wirkung zeigten im Tierexperiment *Fenchelöl, Melissenöl, Zitronenöl, Terpentinöl* und die verschiedenen *Pinus-Öle*, während Eukalyptusöl und Anisöl sich hierbei als nicht wirksam erwiesen (Boyd, 1970, 1972). Ob die Verhältnisse denen beim Menschen entsprechen, ist ungeklärt.

Durch Blutspiegelmessung nach **Inhalation** eines Ätherischölgemisches (Campher, Menthol, Eukalyptus- und Pinus-Öle) konnte gezeigt werden, dass bei einer Wassertemperatur von 80 °C aus 5 g Salbe und 500 ml Wasser 60–70 %, das sind 0,1–0,3 g der in der Inhalationsluft befindlichen Gesamtterpene, durch pulmonale Resorption in das Blut aufgenommen werden. Da die Eliminationshalbwertzeiten der Terpene relativ kurz sind (30–40 min), ist eine Kumulation im Organismus auch bei langfristiger Applikation nicht zu erwarten

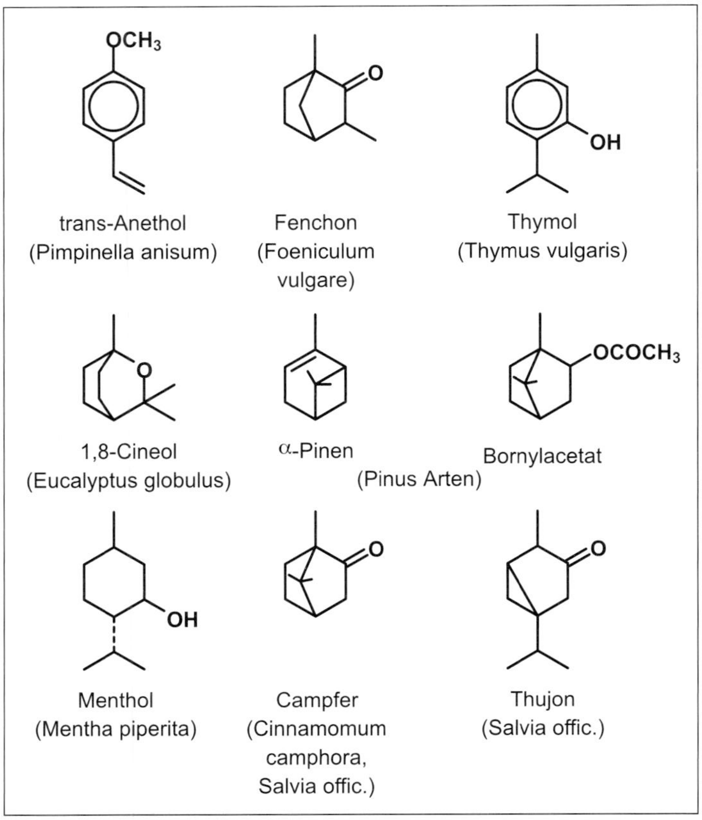

Abb. 4.2: Die Hauptterpene der expektorierend und sekretolytisch wirkenden Ätherischöldrogen.

(Römmelt et al., 1988). Schäfer und Schäfer (1981) konnten im Tierversuch nachweisen, dass bereits bei geringeren Konzentrationen der gleichen ätherischen Öle bei intratrachealer Insufflation signifikante pharmakologische Wirkungen (Bronchospasmolyse) zu erzielen sind. Daraus kann man schließen, dass ätherische Öle bei Inhalation die Bronchialschleimhäute erreichen.

Bei **peroraler Applikation** werden ätherische Öle schnell und nahezu quantitativ resorbiert. Aufgrund der geringen Mengen, die im Tierexperiment 60 min nach **perkutaner Applikation** in der Exspirationsluft gemessen wurden (1–5 %), kann gefolgert werden, dass die auf diesem Wege zur Wirkung gelangenden ätherischen Ölmengen und damit die Bioverfügbarkeit gering sind. In Probandenversuchen haben aber Schuster et al., 1986 gezeigt, dass aus einer terpenhaltigen Salbe (2 g) die Terpene bereits 5 bis 15 Minuten nach lokaler Applikation auf die Haut im Plasma eine maximale Konzentration von insgesamt ca. 20 ng/ml erreichten. Sie sind dort noch 3 Stunden nach Applikation nachweisbar. Daraus folgt, dass ätherische Öle auch nach transdermaler Absorption pharmakologisch wirksam sind. Bei Verwendung von Ätherischöldrogen zur **Teemedikation** sind aber keine nennenswerten expektorierenden Wirkungen außer sinnesphysiologische Effekte zu erwarten, da die pro Tasse Tee aufgenommenen Ätherischölmengen allein wegen der geringen Wasserlöslichkeit der ätherischen Öle gering sind.

Einzelwirkungen

Aus Tierexperimenten wird geschlossen, dass *Eukalyptusöl, Myrtusöl (Myrtol), Thymianöl* und *Anisöl (Anethol)* sowie die Ätherischölverbindungen *α-Asaron* und o-*Methylisoeugenol* ihre **expektorierende** Wirkung eher einem indirekt reflektorischen Wirkmechanismus über die Reizung der sensiblen Magennerven verdanken. Für alle anderen Öle wird allein oder bevorzugt ein *direkter Reizeffekt* und damit eine direkte Stimulierung der sezernierenden serösen Drüsenzellen der Bronchien für die **Sekretolyse** und damit für den expektorierenden Effekt angenommen (Schneider, 1978). Bisher wenig beachtet wurde, dass Terpene auch die Oberflächenspannung der Alveolen zu senken vermögen (Zänker und Blümel, 1983).

Für das *Cineol*, den Hauptwirkstoff des *Eukalyptusöls*, wurde am Kaninchen eine **sekretionsfördernde** Wirkung nachgewiesen (Boyd und Sheppard, 1971). In vitro übte Cineol einen **Surfactantähnlichen Effekt** aus und setze die Oberflächenspannung von Lipidfilmen herab (Zänker et al., 1980). Diese Eigenschaft wurde in Inhalationsversuchen mit Kaninchen bestätigt, wobei Cineol zu einer erhöhten Inspirationskapazität führte.

Die Hautirritationen, vor allem wenn sie bei perkutaner Applikation erzeugt werden, können über die Freisetzung von Entzündungsmediatoren (Prostaglandine, Histamin) oder kutisviszerale Reflexe Muskelspasmen lösen bzw. durch Freisetzung von Corticoiden **antiphlogistische** Wirkungen hervorrufen. Die zweite Wirkung bezeichnet man als „Gegenreizung" („counter irritant effect"). Schließlich können hierdurch auch **körpereigene Abwehrfunktionen** in Gang gesetzt werden.

Darüberhinaus können einige Öle, wie z. B. *Thymusöl, Zimtöl, Nelkenöl* oder *Pinusöle* zumindest in vitro stark die Prostaglandinsynthese hemmen (Wagner et al., 1986), so dass man bei lokaler Anwendung eine **antiphlogistische** Wirkung erwarten kann, die nicht auf einem Gegenreizungs-Effekt beruht.

Thymianöl, Eukalyptusöl, Salbeiöl und weitere Öle wirken **antibakteriell** (Deininger, 1985), Pfefferminzöl auch **virucid** gegen Herpes simplex Virus Typ 1 und 2 (Schuhmacher et al. (2003). Die für eine entsprechende Wirkung erforderliche Konzentration dürfte aber höchstens bei inhalativer bzw. topischer Anwendungsform erreicht werden.

Pfefferminzöl besitzt eine **spasmolytische** Wirkung und erzeugt darüber hinaus auf der Haut noch eine starke **Kühlwirkung**. Ein Gemisch aus *Eukalyptusöl und Menthol* erwies sich im Tierversuch ebenfalls als bronchospasmolytisch (Schäfer und Schäfer, 1981). Die gleiche Wirkung wurde für *Eugenol, Methyleugenol* (Wagner et al., 1979) und für *trans-Isoasaron*, den Hauptwirkstoff des *Asarum-europaeum-Öles* (Gracza et al., 1988) festgestellt. Systematische Untersuchungen über die spasmolytische Wirkung von ätherischen Ölen wurden von Brandt (1988) durchgeführt.

An der Trachea des Meerschweinchens zeigten *Nelkenöl, Angelikaöl* und eine Melissengeistölgesamtmischung (*MG-Öl*) die stärkste Wirkung (Abb. 4.3). Von den Hauptverbindungen des *Nelken- und Melissenöles* erwiesen sich Eugenol und Eugenolacetat am stärksten wirksam (Abb. 4.4). Im Vergleich zu Isoprenalin oder Papaverin waren die spasmolytischen Wirkungen der Öle um 1/10 bis 1/100 schwächer (Abb. 4.5).

Literatur: siehe auch Schilcher, 1984; Deininger, 1985.

Nebenwirkungen (s. Schilcher, 1984; 1999)
Bei der Inhalation von ätherischen Ölen kann es zu einer starken lokalen Reizung kommen, so dass bei *Asthmatikern, Kindern* oder *Allergikern* sogar ein Bronchospasmus ausgelöst wird.

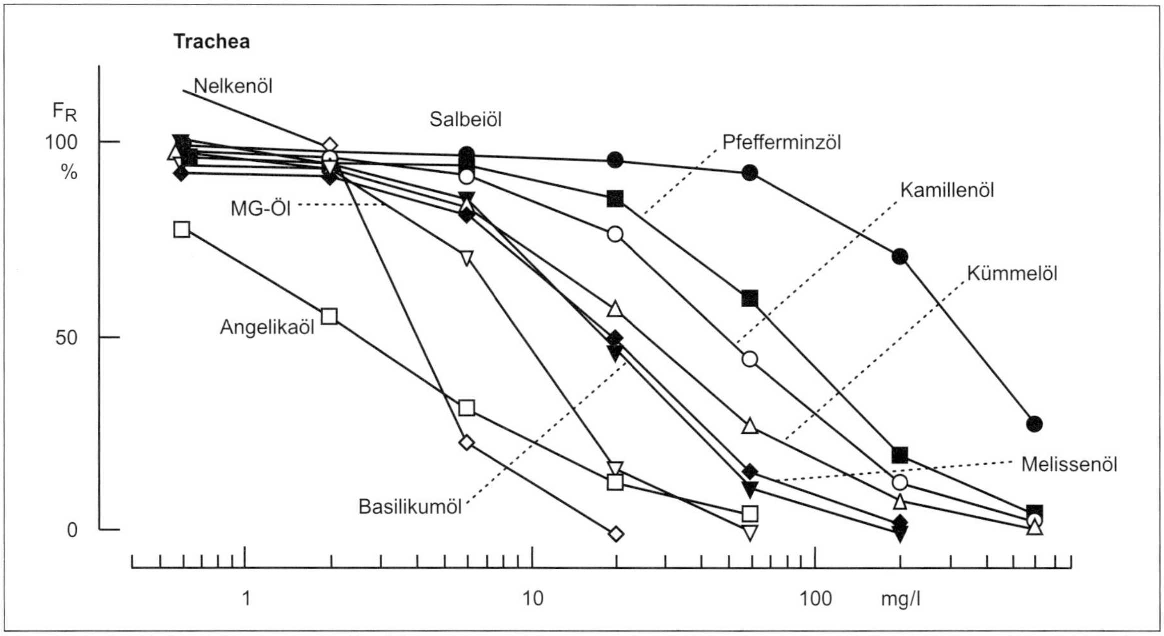

Abb. 4.3: Spasmolytische Wirkung ätherischer Öle auf die glatte Muskulatur der Meerschweinchen-Trachea.
Ordinate: F_R = Ruhekraft; Ausgangswert vor Substanzzugabe jeweils = 100 % gesetzt (nach Brandt, 1988).

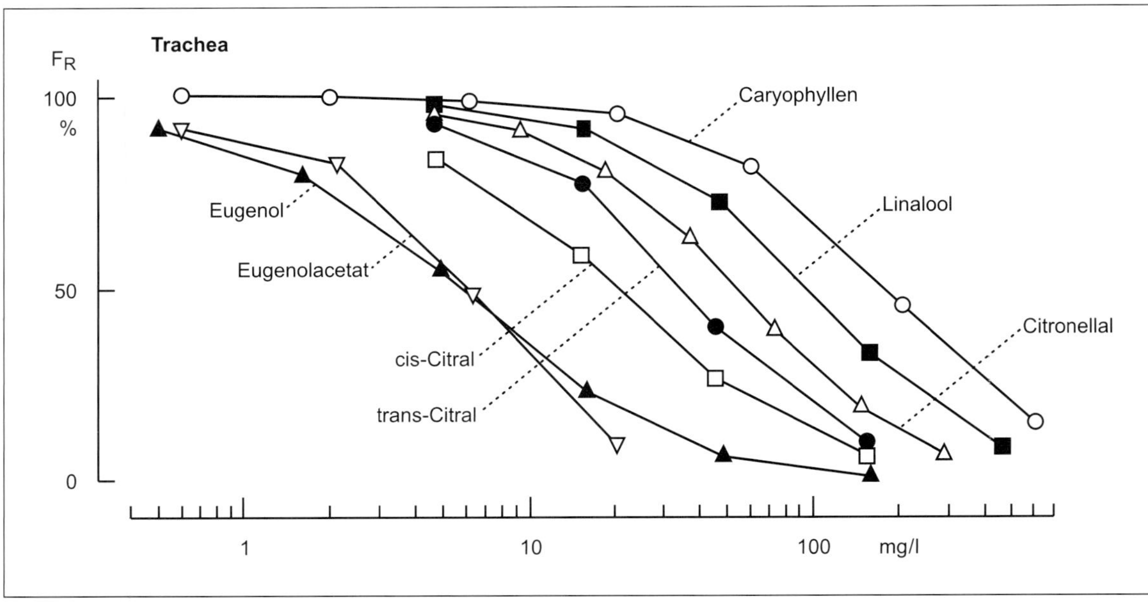

Abb. 4.4: Spasmolytische Wirkung der Hauptbestandteile von Nelkenöl und Melissenöl auf die glatte Muskulatur der Meerschweinchen-Trachea. Ordinate: F_R = Ruhekraft; Ausgangswert vor Substanzzugabe jeweils = 100 % gesetzt (Brandt, 1988).

! Stark 3-Caren-haltige Pinusöle oder Eukalyptusöle können starke *Nierenentzündungen* hervorrufen.

! Mentholhaltige Präparate sind bei *Säuglingen* sowohl bei oraler als auch lokaler Applikationsweise *kontraindiziert*, da Laryngospasmen, Dyspnoe und allergische Reaktionen beobachtet wurden.

β-Pinen-haltige Öle (Pinusöle) wirken in hohen Dosen *nierenreizend*, Thujon, Thymol und Terpentinöl leberschädigend. Das ätherische Öl der Alantwurzel besitzt wegen des Gehaltes an Alantolacton *allergische Potenz*. !

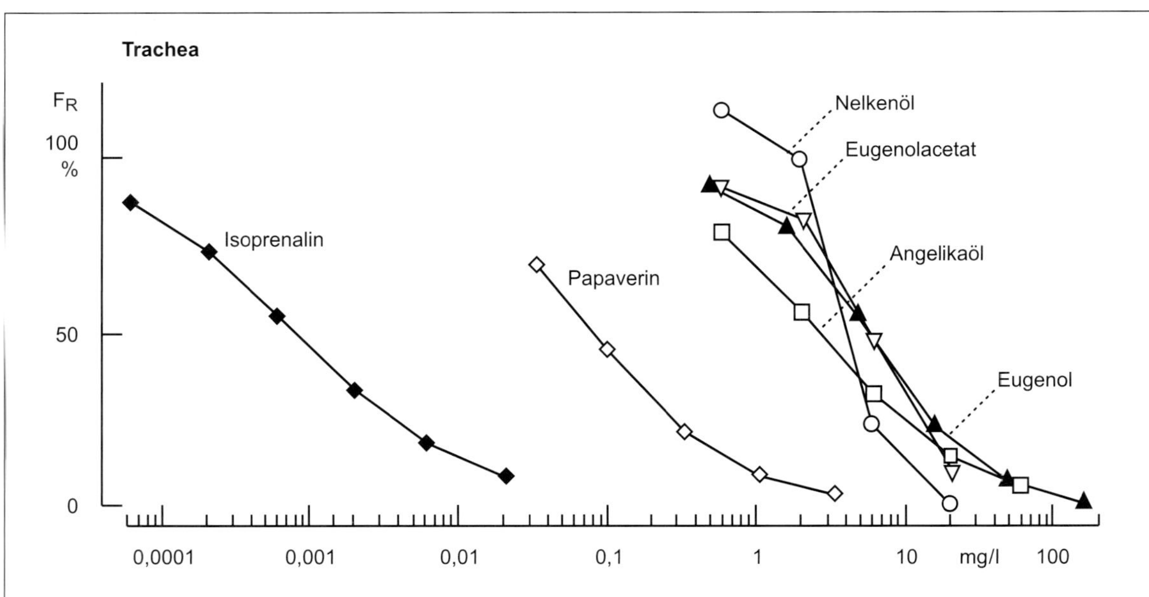

Abb. 4.5: Spasmolytische Wirkung von Nelken- und Angelikaöl sowie Eugenol und Eugenolacetat auf die glatte Muskulatur der Meerschweinchen-Trachea im Vergleich zu Papaverin und Isoprenalin. Ordinate: F_R = Ruhekraft; Ausgangswert vor Substanzzugabe jeweils = 100 % gesetzt (Brandt, 1988).

4.1.2.3 Schleimdrogen

Die Schleime der aufgeführten acht Drogen (Tab. 4.2) stellen Gemische von neutralen und sauren Polysacchariden dar, die bei der Hydrolyse nur Glucose und Mannose (Homoglykane) oder mehrere Zuckerbausteine (Heteroglykane) liefern. Für die **sauren Schleime** ist die **Galakturonsäure** charakteristischer Zuckerbaustein. Nach ihrer Zuckerzusammensetzung teilt man die Schleime in *Mannane/Glucane, Gluco- und Galakto-Mannane, Xylane oder Rhamnogalakturane* ein. Als typischer Vertreter kann der saure Schleim des Eibisch-Schleimpolysaccharides gelten. Wie das Formelbild (Abb. 4.6) zeigt, besteht eine Untereinheit aus 11 Zuckermolekülen, die in 1 → 4, 1 → 3 und 1 → 2 Bindungen miteinander verknüpft sind. Je nach Zuckerzusammensetzung, Bindungsverhältnissen und Veresterungs- und Verzweigungsgrad bilden die Schleime Raumstrukturen höherer Ordnung, d. h. helikale Ketten, Doppel- oder Triphelhelices, die zum Teil Kalzium eingelagert enthalten und dadurch eine dreidimensionale Netzstruktur ergeben. Die Quervernetzung erfolgt über heteropolare Hauptvalenz- und Wasserstoffbrückenbindungen. Die Molgewichte der Schleime liegen zwischen ca. 50 000 und 2 Millionen.

Chemisch-physikalische Eigenschaften

Die durch Kalt- oder Heißwasser-Mazeration oder Extraktion aus der Droge (Membranen oder Vakuolen) herauslösbaren Schleime liefern als Solbildner mit Wasser visköse, nichtklebrige Lösungen (Hydrokolloide). Die wasserunlöslichen Schleime dagegen quellen, bilden Gele und eignen sich nur zur Anwendung als Laxantien.

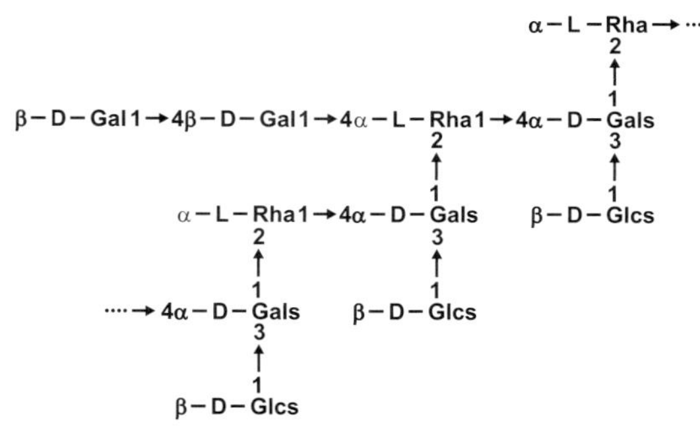

Strukturfragment (Undecasaccharid-Untereinheit) des Althaea-Schleimes

Abb. 4.6: Althaea-Polysaccharid als Prototyp eines Schleimpolysaccharides.

Tab. 4.2: Schleimdrogen mit bevorzugt antiphlogistischer Wirkung.

	Droge/Stammpflanze	Schleimpolysaccharide	Beschriebene Wirkungen
M	*Farfarae folium/flos* (Huflattich-Blätter u. Blüten) Tussilago farfara*	Bis zu 8 % saurer Schleim, der bei der Hydrolyse Glucose, Galaktose, Arabinose, Xylose und Uronsäure liefert; Quellungszahl: mind. 15	Antiphlogistisch (siehe Anwendungsbeschränkung, Pharmakologie S. 100)
M	*Plantaginis folium/herba (Spitzwegerich-Blätter, -Kraut)* (DAB) *Plantago lanceolata*	Wenig Schleim, zusätzlich die Iridoide Aucubin und Catalpol, Phenolcarbonsäuren sowie Senföl	Reizmildernd, adstringierend, antibakteriell
M	*Foenugraeci semen (Bockshornkleesamen)* (Ph.Eur.) *Trigonella foenumgraecum*	20–30 % Schleim (Mannogalaktane), zusätzlich Steroidsaponine	Reizmildernd
M	*Lichen islandicus (Isländisches Moos)* (Ph.Eur./ESCOP) *Cetraria islandica*	Ca. 50 % Polysaccharide (Lichenin, Isolichenin), bestehend aus 1,3- und 1,4α-Glucanen, zusätzlich Flechtensäuren; Quellungszahl: mind. 5	Reizmildernd, schwach antibakteriell
M	*Althaeae radix (Eibischwurzel)* (Ph.Eur.; ESCOP) *Althaea offic.*	Bis zu 15 % Schleim, bestehend aus Galaktorhamnanen, Glucanen und Arabinogalaktanen; Quellungszahl: mind. 8–10	Reizmildernd, die mukoziliare Aktivität hemmend, Phagozytose-steigernd
M	*Althaeae folium (flos) (Eibisch-Blätter u. Blüten)* (Ph.Eur.) *Althaea offic.*	Bis zu 6 % Schleim, Zusammensetzung wie bei Wurzel; Quellungszahl: mind. 12	Reizmildernd
M	*Malvae folium, flos (Malven-Blätter u. Blüten)* (Ph.Eur. (flos)) *Malva silvestris* u. *neglecta*	Bis zu 8 % Schleim, der bei der Hydrolyse Glucose, Arabinose, Rhamnose und Galaktose liefert	Reizmildernd
M	*Verbasci flos (Wollblume) Verbascum densiflorum*	Bis zu 2 % Schleim, zusätzlich Flavonoidglykoside und Saponine	Reizmildernd, Schleimhaut-positiv

* Farfarae folium, aus pyrrolizidinfreien Huflattich Zuchtsorten.

Qualitätskriterien für Schleimlösungen ist die in Centistokes angegebene Viskosität. Der Grad der Viskosität einer Schleimlösung hängt vom Molekulargewicht des Polysaccharids und dem Verzweigungsgrad der Zuckerketten ab. Stark verzweigte Strukturen ergeben Schleime mit hoher Viskosität. Die Viskositäten der Schleimlösungen schwanken zwischen 5 und 15 cSt. Centi-Stokes [cSt] ist ein Maß für das Fließverhalten von Schleimen, bestimmt im Kapillarviskosimeter. Die Qualität der Rohdroge wird dagegen nach der Quellungszahl bewertet.
Die Viskosität bestimmt auch in erster Linie die pharmakologischen Eigenschaften.

Pharmakologie

Schleime besitzen eine *einhüllende, Oberflächen abdichtende Wirkung*. Sie können, wenn sie langsam Schlund und Trachea passieren, die bei der Bronchitis gelegentlich auftretenden „Löcher" schliessen (Kurz, 1989). Dadurch wird ein Teil der beschriebenen antiphlogistischen und Hustenreiz mildernden Wirkung erklärt. Der zweite Effekt soll darin bestehen, dass der Schleim als Sol die *Verflüssigung des zähen Bronchialsekretes* begünstigt.

An der Wirkung der Schleimauszüge sind zum Teil auch andere wasserlösliche drogenspezifische Wirkstoffe beteiligt, z. B. sind beim **Isländischen Moos** die in der Droge enthaltenen antiphlogistisch und antibiotisch wirksamen Flechtensäuren an der Gesamtwirkung beteiligt. Die Schleimpolysasccharide von *Lichen islandicus* besitzen darüber hinaus noch eine immunmodulierende Wirkung (Ingolfsdottir et al., 1998). *Nebenwirkungen* sind von Schleimdrogen bisher nicht bekannt geworden (Geyer et al., 1986; Kartnig, 1987). Schleimstoffe können allerdings die Resorption von anderen Arzneimitteln, gleichzeitig eingenommen, vermindern.

Huflattich aus Wildsammlung enthält in allen Pflanzenteilen stark wechselnde Mengen an **Pyrrolizidinalkaloiden** (z. B. Senkirkin), die ein hepatotoxisches und kanzerogenes Potential besitzen. Aus diesem Grund wird die Anwendung von Huflattich-Blüten, -Kraut und -Wurzel laut **M** nicht für vertretbar gehalten. Da in der Zwischenzeit aber alkaloidfreie Huflattich-Droge aus einer angebauten Zuchtsorte zur Verfügung steht, (Kopp et al., 1998) sollte nur noch diese zur Anwendung kommen. **!**

Tab. 4.3: Saponindrogen mit bevorzugt expektorierender und antiphlogistischer Wirkung.

	Droge/Stammpflanze	Hauptwirkstoff	Beschriebene Wirkungen
M	*Primulae radix (Schlüsselblumenwurzel)* nur noch selten Flos Primulae c. calycibus *Primula veris* (offizielle Arzneiprimel) *Primula elatior* (Waldschlüsselblume)	4–10 % eines Saponingemisches mit 2 Hauptsaponinen, die sich vom Primulagenin A ableiten. Trockenextrakte (ca. 15 % Saponine), zusätzlich die Salicylsäureglykoside Primulaverin und Primverin	Expektorierend, schwach antiphlogistisch, sekretolytisch
M	*Senegae radix (Senegawurzel)* (Ph.Eur.; ESCOP) *Polygala senega*	8–10 % eines Saponingemisches, Senegasaponine A–D, zusätzlich Salicylsäureverbindungen	Expektorierend
M	*Saponariae rubrae radix (Gemeines Seifenkraut) Saponaria officinalis*	2–5 % eines Saponingemisches mit Quillajasäure als Aglykon	Expektorierend
M	*Saponariae albae radix (Weiße Seifenwurzel) Gypsophila paniculata* u. andere Arten	Saponingemisch mit dem bisdesmosidischen Gypsosid A als Hauptsaponin	Expektorierend
M	*Liquiritiae radix (Süßholzwurzel)* (Ph.Eur.) *Glyzyrrhiza glabra* u. andere Varietäten	3–5 % Glyzyrrhizin als Hauptsaponin, zusätzlich die Flavonoide Liquiritin und Liquiritigenin	Expektorierend, sekretolytisch, antiödematös, antiphlogistisch, spasmolytisch
M	*Violae tricoloris herba (Stiefmütterchenkraut) Viola tricolor*	Saponingemisch, zusätzlich Salicylsäureverbindungen	Expektorierend, schwach antiphlogistisch (in **M** keine Angabe zu dieser Indikation)
M	*Hederae folium (Efeublätter) Hedera helix*	7–15 % eines Saponingemisches mit den Hauptsaponinen Hederacosid C, α-Hederin und Hederacosid B, zusätzlich Flavonglykoside und Phenolcarbonsäuren	Expektorierend, broncholytisch, haut- und schleimhautreizend, antiphlogistisch

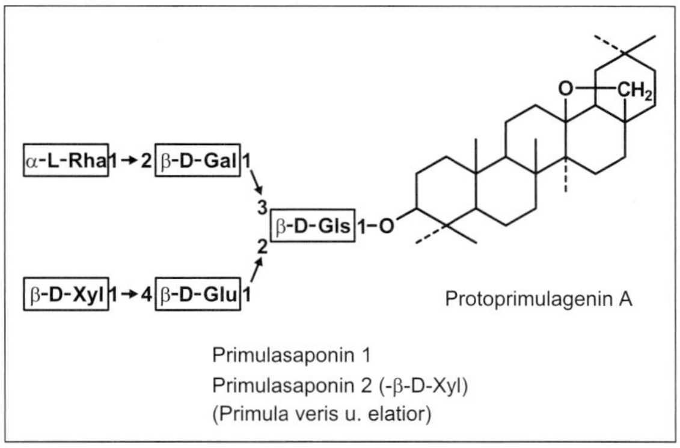

Abb. 4.7: Primulasaponine als Prototypen expektorierend wirkender Saponine.

4.1.2.4 Saponin-Drogen

Die Saponine (Abb. 4.7) der in Tabelle 4.3 genannten Drogen besitzen alle im Aglykon-Teil die **pentazyklische Triterpenstruktur** des **12-Oleanans**. Die Sapogenine unterscheiden sich voneinander nur im Substitutionstyp, d. h. in der Zahl, Art und Stellung zusätzlicher Hydroxyl-, Aldehyd- und Methylgruppen im Molekül. Die Zucker, vorwiegend Glucose, Galaktose, Rhamnose, Xylose und Glykuronsäuren, sind mit Ausnahme der Saponine von Gypsophila-Arten in Form einer mehr oder minder langen Zuckerkette an die OH-Gruppe in C-3-Stellung gebunden *(Monodesmoside)*.

Bei den *Bisdesmosiden* von Gypsophila-Arten sind zusätzlich Zucker an eine Carboxylgruppe in C-17-Stellung gebunden.

Die *Rosskastaniensaponine* enthalten im Unterschied zu den meisten anderen zusätzlich kurzkettige Fettsäuren an OH-Gruppen des Ringsystems gebunden *(Estersaponine)*. Die grosse Oberflächenaktivität der meisten Saponine ist wesentlich durch den amphophilen Charakter des Gesamtmoleküls, lipophiler Aglykonteil und hydrophiler Zuckerteil, bedingt.

Pharmakologie

Die praktisch für alle Saponine der Tabelle 4.3 charakteristische **expektorierende** Wirkung kommt sehr wahrscheinlich in erster Linie durch eine Schleimhautreizung und eine dadurch lokal oder reflektorisch über den Parasympathikus ausgelöste **Sekretolyse** zustande. Dass eine Verflüssigung des Schleimes und Viskositätsreduzierung auch über die Herabsetzung der Grenzflächenspannung durch Saponine möglich ist, wird bezweifelt. Voraussetzung hierfür wäre, dass die Saponine bei peroraler Zufuhr intakt in die Bronchien gelangen, was bei der geringen Resorbierbarkeit im Darm kaum zu erwarten ist. Deshalb ist auch die *mukolytische Wirkung der Saponine vom Mechanismus her nicht zweifelsfrei geklärt.*

Zusätzliche **antiödematöse** bzw. **antiphlogistische** Wirkung besitzt das *Glyzyrrhizin* der *Süßholzwurzel*. Die als „kortikomimetisch" beschriebene Wirkung des Glyzyrrhizins ist vermutlich auf eine Strukturähnlichkeit von Glyzyrrhizin mit Cortison zurückzuführen. Glyzyrrhizin wirkt vermutlich antiphlogistisch durch Hemmung des Cortisonabbaus in der Leber.

Wegen dieser Wirkung kann es bei längerer Applikation zu **Nebenwirkungen** (Hypokaliämie, Hypernatriämie, Ödeme) kommen, weshalb Zubereitungen von *Süßholzwurzeln nicht länger als 6 Wochen* angewendet werden sollen (Martindale, 1982). !

Die zusätzliche **spasmolytische** Wirkung von Süßholzextrakten ist auf die im Extrakt vorhandenen Flavonverbindungen (Liquiritigenin und Isoliquiritigenin) zurückzuführen.

Bei Anwendung von *Primula-* und *Viola-Gesamtextrakten* könnte die **antiphlogistische** Wirkung der in diesen zusätzlich vorkommenden Salicylsäurederivate zum Tragen kommen.

Die antiphlogistische Wirkung von *Efeuextrakten* dürfte dagegen von den Saponinen und Flavonen stammen (Süleyman et al. 2003).

4.1.2.5 Immunstimulantien

Bei chronischer Bronchitis und rezidivierenden Infekten, die durch ein geschwächtes bzw. supprimiertes Immunsystem mitverursacht werden, können pflanzliche Präparate mit die unspezifische Abwehr stimulierender Wirkung eingesetzt werden, da an der Abwehr von Infektionserregern und Fremdkörperpartikeln in der Lunge neben der spezifischen Abwehr vor allem auch das **unspezifische Immunsystem** beteiligt ist. Hierzu gehören die *Granulozyten, Makrophagen*, die *Pneumozyten Typ II*, das *Komplement-System* und das *Lymphdrainage-System*. Die alveolären Makrophagen liegen direkt dem Alveolenepithel auf. Die Pneumozyten Typ II, die selbst auch zur Phagozytose befähigt sind, produzieren das am Transport und der Beseitigung von Partikeln beteiligte Surfactant. Das Lymphsystem ist für die Beseitigung der aus den Alveolen in die Lymphe übertretenden kleinen Moleküle verantwortlich.

Zur **Immunstimulierung** können adjuvant sowohl präventiv als auch therapeutisch die im Kapitel 9 „Abwehrschwäche" aufgelisteten pflanzlichen Extraktpräparate eingesetzt werden. Bewährt haben sich *Echinacea*-Zubereitungen und Extrakte von *Pelargonium sidoides* und *P. reniforme* (Umckaloabo®).

Ausführliches zur Anwendung von Echinacea-Präparaten siehe Kapitel 9 „Abwehrschwäche“, S. 297.

Die Wurzelrinde der heute in Südafrika (Kapland) angebauten beiden Pelargonium-Arten wurde früher von den Eingeborenen zur Tuberkulosebehandlung verwendet und im letzten Jahrhundert als *Radix Umckaloabo* oder Stevenskur nach Europa eingeführt. Die erst in letzter Zeit in Gang gekommene Wirkstoffforschung ergab als Hauptinhaltsstoffe Cumarine, Procyanidine, Phenolcarbonsäuren und Gerbstoffe. Neben einer direkten antibakteriellen Wirkung wurden vor allem Makrophagen aktivierende und Interferon freisetzende Wirkungen gemessen.

Diese und die seit kurzem vorliegenden klinischen Studienergebnisse haben die *Umckaloabo-Tinktur* in unserem Arzneiangebot als ideales Immunstimulans etabliert.

4.1.3 Klinische Studien

Indikation: akute und chronische Bronchitis

Die mit Ätherischöl-Kombinationspräparaten und Exrakten von Primelwurzel und Efeublättern (Saponine) und Umckaloabo-Extrakt durchgeführten kontrollierten Einfach- und Doppelblindstudien beziehen sich auf folgende Indikationen:
- Chronische Bronchitis,
- Starker Reizhusten (Keuchhusten) und
- Lungenemphysem.

Zur Beurteilung der Wirksamkeit dienten ausser den subjektiven Prüfparametern u. a. lungenfunktionsanalytische Messungen, Sputum-Auswurfmenge und Frequenz, Viskosimetrie des Sputums, Hustenfrequenz, Seromucoidgehalt, Blutbild, Leukozytenzahl und Bakterienflora. In einigen Fällen wurde gegen eine Kontrollgruppe, die Theophyllin und β-Adrenergika erhielt, geprüft.

Therapiestudien

Therapiestudie 1

Indikation. Akute und chronische Bronchitiden.

Präparat. Ätherischölkombination in Salbenform enthaltend Eukalpytus-, Pinus- und Terpentinöl sowie Menthol (Pinimenthol® Salbe)

Studienart. Randomisierte Doppelblindstudie mit 100 männlichen Patienten (50 Patienten in der Kontrollgruppe).

Behandlungsart. 14 Tage lang 3mal täglich Brust- und Rückeneinreibung, zusätzliche Basismedikation durch eine Kombination aus Theophyllin und β-Adrenergika.

Prüfkriterien. Als objektive Parameter: Lungenfunktionsmessung, Sputummessung, Subjektive Parameter: Husten, Atemnot.

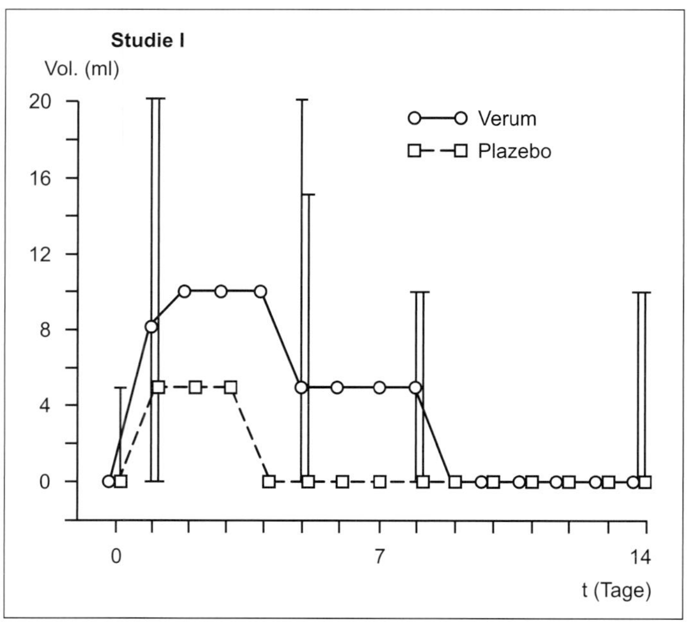

Abb. 4.8: Einfluss eines Phytopharmakons auf den zeitlichen Verlauf der Sputummenge bei einer Bronchitisbehandlung. Zeitlicher Verlauf der Sputummenge (abends), gemessen während einer 14-tägigen Therapie bei 100 Patienten, Verum 50 Patienten (Linsenmann und Swoboda, 1986).

Ergebnis. Alle Therapieunterschiede in den subjektiven Parametern waren auf dem 5 %-Niveau statistisch signifikant gesichert und klinisch relevant, ebenso die Lungenfunktionswerte, Resistance und IGV. In der Sekretolyse konnte aufgrund der unzureichenden Messmethodik nur eine deutliche Tendenz beobachtet werden. Die zusätzliche Salbentherapie zeigte gegenüber der alleinigen Kombinationstherapie von Theophyllin-Adrenergikum eine gesicherte Überlegenheit (siehe Abb. 4.8) (Linsenmann und Swoboda, 1986).

Therapiestudie 2

Indikation. Akute und chronische Bronchitiden.

Präparat. Ätherischölkombination in Kapselform enthaltend Anethol, Cineol und Pinusöl (Pinimenthol N Kaps.).

Studienart. Kontrollierte Doppelblindstudie mit 40 Patienten.

Behandlungsart. 10 Tage lang p. o. eine Kapsel/Tag zusätzlich täglich Bad Emser Sole-Inhalation.

Prüfkriterien. Lungenauskultation (Giemen, Pfeifen, Rasseln, vesikuläres Exspirium), Sputumkonsistenz, Atemnot, Hustenqualität, Lungenfunktionsprüfung mit Vitalograph Respirometer am 1. und 5. Tag und nach Abschluss.

Ergebnis. Praktisch identisch mit der Bewertung von Studie 1 (siehe Abb. 4.9) (Stafunsky et al., 1989).

Therapiestudie 3

Indikation. Akute Bronchitis.

Präparat. Bronchipret® Filmtablette enthaltend 60 mg Primulae radix alkohol. Extrakt (DEV 6,0–7,0:1) und 160 mg Thymi herba alkohol. Extrakt (DEV 5,9–10,0:1).

Studienart. Kontrollierte Multizenter-Vergleichs-Studie bei 7783 Patienten, darunter 2000 Kinder mit Bronchipret (1. Behandlungsgruppe) im Vergleich zu Ambroxol, N-Acetylcystein (NAC) und verschiedenen Phytopräparaten (2. Behandlungsgruppe). 4629 Pat. nahmen Bronchipret und 3154 Pat. ein Vergleichspräparat (davon 1055 Pat. Ambroxol und 1326 Pat. N-Acetylcystein).

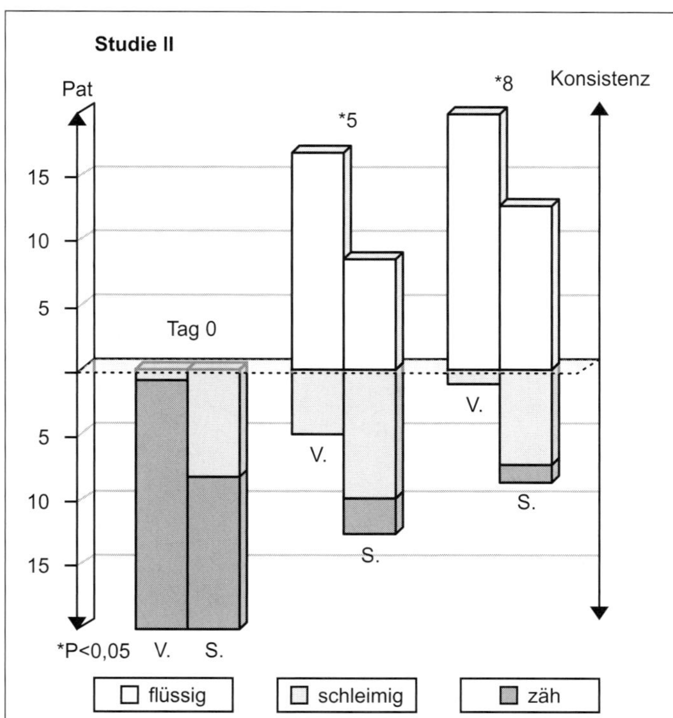

Abb. 4.9: Einfluss eines Phytopharmakons auf den Verlauf der Sputumkonsistenz während einer Behandlung. Verlauf der Sputumkonsistenz während einer 10-tägigen Therapie von akuter Tracheobronchitis mit ätherischen Ölen und Sole-Inhalation (V.) und alleiniger Sole-Inhalation (S.) (Stafunsky, 1989).

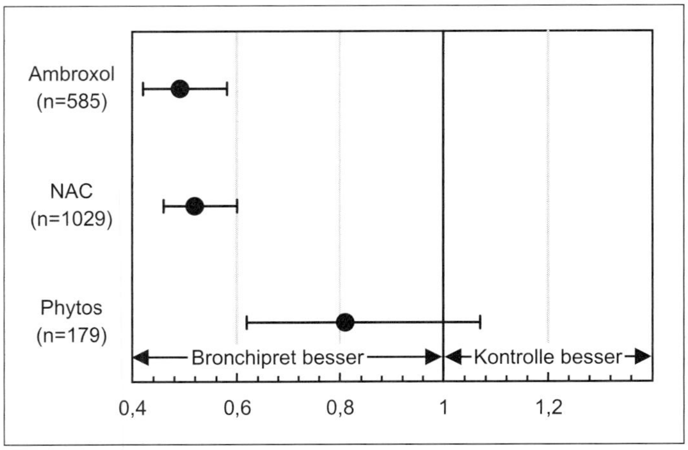

Abb. 4.10: Kontrollierte Multicenter-Studie mit Bronchipret® im Vergleich zu Ambroxol, N-Acetylcystein (NAC) und anderen mukoaktiven Drogen, im Gesamt Bronchitis Score (Ernst et al., 1997).

Applikationsform. 3 mal täglich 1 Filmtablette Bronchipret® bzw. das Vergleichspräparat entsprechend den Verordnungsangaben über einen Zeitraum von 10 Tagen.

Prüfkriterien. In die Befund- und Symptomen-Bewertung zu Beginn und am Ende der 10-tägigen Therapie waren folgende Maßnahmen miteingeschlossen: Körpertemperatur, Auskultations-Husten bei Tag und Nacht, Schmerzen beim Husten, Sputum-Qualität sowie Sputumviskosität.

Ergebnis. Bronchipret® erwies sich statistisch sowohl in dem Erwachsenen als auch in dem Kinderkollektiv gegenüber Ambroxol und N-Acetylcystein in der Wirksamkeit und Verträglichkeit als signifikant besser (siehe Abb. 4.10) (Ernst et al., 1997).

Therapiestudie 4

Indikation. Leichte und mäßige, chronisch obstruktive Bronchitis.

Präparate. Wässrig-ethanolischer Efeu-Extrakt mit DEV 5–7,5 , Prospan® Tropfen und Ambroxol Tabl.

Studienart. Randomisierte Doppelblindvergleichsstudie mit 99 Patienten (49 Pat. in der Prospan®- und 48 Patienten in der Ambroxol-Gruppe.

Behandlungsart. Gruppe I: 3–5 mal täglich 20 Tropfen Prospan bzw. 3 mal täglich eine Plazebo-Tablette. Gruppe II: 3–5 mal täglich Plazebo-Tropfen und 3 mal täglich 1 Tablette Ambroxol. Die Behandlungsdauer betrug 4 Wochen. Die applizierte Menge Efeuextrakt/Tag 60 mg entsprechend 400 mg Efeu-Droge, die von Ambroxol 90 mg.

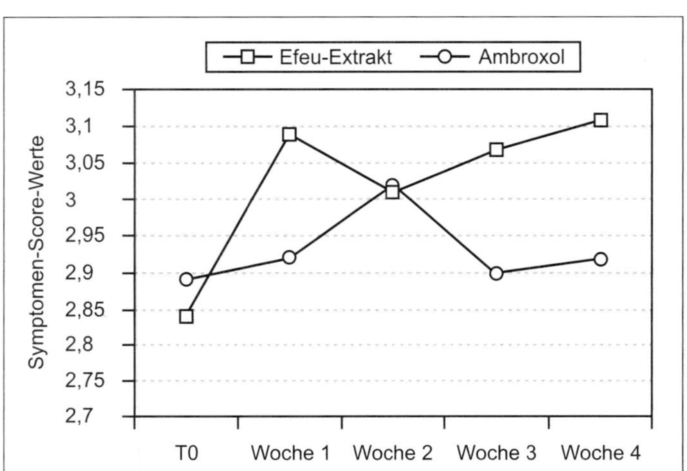

Abb. 4.11: Vital-Kapazitätsmessungen unter einer 4-wöchigen Behandlung mit stand. Efeu-Extrakt Prospan® bzw. Ambroxol (Meyer-Wegener, 1993).

Prüfkriterien. Zielparameter waren die spirometrisch gemessene Vital- und Sekundenkapazität, der Auskultations- und Perkussionsbefund, Peakflow und die Beurteilung der Wirksamkeit durch den Arzt.

Ergebnis. Zwischen Prospan® und Ambroxol war kein wesentlicher Unterschied zu erkennen. Beide Substanzen waren in der Bewertung subjektiver und objektiver Parameter annähernd gleichwertig (Abb. 4.11). Bei Prospan berichteten 7 Patienten, bei Ambroxol 6 über unerwünschte Nebenwirkungen. Ein Studienabbruch war wegen eines Ereignisses in der Ambroxol-Gruppe erforderlich (Meyer-Wegener et al., 1993).

Therapiestudie 5

Indikation. Akute Bronchitis

Präparat. Ethanolischer Umckaloabo – Fluidextrakt (Eps 7630)

Studienart. Multizentrische, prospektive, randomisierte, doppelblinde, plazebokontrollierte Studie mit 124 Patienten (64 in der Umckaloabo-Gruppe und 60 in der Plazebo-Gruppe). Ausgeschlossen waren Patienten mit zwingender Indikation für eine Antibiotika-Therapie, Behandlung mit Antibiotika in den letzten 4 Wochen, allergischem Asthma oder Immunsuppression.

Applikationsform. 3 mal täglich 40 Tropfen über einen Zeitraum von 7 Tagen. Bei Fieber $\geq$ 39 °C war die Gabe von 500 mg Paracetamol erlaubt.

Prüfkriterien. Nach Eingangsuntersuchungen und Erhebung des klinischen Befindens sowie verschiedener Laborparameter, Kontrolluntersuchungen nach 3–5 Tagen und 7 Tagen, am 7. Tag zusätzlich die Bestimmung von Laborparameter. Für die Beurteilung der Wirksamkeit im Vergleich zu Plazebo war die Veränderung der Gesamtscores der bronchitisch-typischen Symptome am Tag 7 im Vergleich zum Tag 0 maßgebend.

Ergebnis. Die mittlere Abnahme der Gesamtscores der bronchitisch-typischen Symptome am Tag 7 betrug in der Verum-Gruppe 7,2 $\pm$ 3,1 Punkte, in der Plazebo-Gruppe 4,9 $\pm$ 2,7 Punkte. 98,4 % der Patienten und 96,7 % der Ärzte beurteilten die Verträglichkeit von Umckaloabo als „sehr gut" bzw. „gut" (Golovatiouk und Chuchalin, 2002).

Eine Übersicht über die bisher durchgeführten fünf randomisierten kontrollierten Studien mit Efeu-Extrakt-Präparaten bei chronischer Bronchitis bzw. Bronchialasthma – davon nur eine plazebokontrolliert (Mansfeld et al. 1998) – geben Hofman et al. (2002).

Weitere klinische Studien wurden durchgeführt mit Sinupret® und Bronchipret® bei Patienten mit akuter und chronischer Bronchitis im Vergleich zu den synthetischen Arzneimitteln N-Acetyl-Cystein und Ambroxol (Pinnow et al., 1991; Egetenmeier, 1992). In allen Studien erwiesen sich die beiden Phytopräparate in den Gesamt-Bronchitis-Score-Werten gleichwertig oder sogar überlegen, wobei die Nebenwirkungsrate bei den Phytopräparaten unter 1,0 % lag (Egetenmeier, 1992). Beim Vergleich von Sinupret® mit Ambroxol bei Patienten mit chronischer Bronchitis war die „Mucoziliare Clearance"-Rate in etwa gleich. (Matthys 1988) (siehe auch Kapitel Sinusitis S. 116).

4.2 Symptomatischer Husten

Husten ist ein Symptom der verschiedensten Krankheiten. Die häufigsten Ursachen sind Infekte, Asthma und chronische Bronchitis.

4.2.1 Indikationen für Antitussiva und Einteilung der Präparate

Da der Husten ein wichtiger Schutzreflex ist, um Schleim aus den Atemwegen zu entfernen, darf dieser Reflex *nicht völlig ausgeschaltet* werden.

Antitussiva sind daher nur angezeigt bei *unproduktivem und quälendem*, vor allem *nächtlichem Reizhusten* und sogenannten *trockenem Reizhusten*, bei pathologisch-anatomischen Veränderungen im Larynx- und Pharynxbereich oder bei Bronchialkarzinom.

Die akute oder chronische Bronchitis ist nur in wenigen Fällen eine Indikation für Antitussiva. Notwendig ist ihr Einsatz bei Patienten, die durch eine Grundkrankheit und/oder Fieber geschwächt sind, denn Hustenreize führen aufgrund intrathorakaler Drucksteigerung zu einer erheblichen Belastung des Herz-Kreislaufsystems. Wenn die normale oder medikamentös stimulierte Schleimsekretion einsetzt und der trockene Husten in den produktiven übergeht, entfällt die Anwendung von Antitussiva.

Man kann die hustenstillenden pflanzlichen Mittel in **zwei Gruppen** unterteilen:

- Präparate, die das „Hustenzentrum" dämpfen
- Präparate, die zur Verminderung des Hustenreizes beitragen.

Präparate der ersten Gruppe wirken *zentral durch Angriff in der Medulla oblongata*. Hierzu gehören die stark („narkotisch") wirkenden Alkaloide der Opium-Reihe.

Die zweite Gruppe, die nicht narkotisch wirkenden Präparate, greifen *peripher* an und wirken antitussiv, indem sie die Reizaufnahme an den sensiblen Nervenendigungen bzw. die Weiterleitung der Erregung in den afferenten Nervenfasern hemmen, die Expektoration fördern und/oder zu einer Bronchospasmolyse führen.

4.2.2 Drogen und Präparategruppen

4.2.2.1 Antitussiva mit zentralem Angriffsort

Hierzu gehören die aus dem Opium gewonnenen Rein-Alkaloide **Codein** und **Noscapin** (Abb. 4.12) und eine Reihe von diesen abgeleitete partialsynthetische Verbindungen, wie z. B. Hydrocodon (Dicodid), oder Dihydrocodein (Paracodin), sowie die rein synthetischen Präparate Levopropoxyphen oder Normethadon.

Hydrocodon unterliegt dem Betäubungsmittelgesetz.

Codein ist der Monomethylether des *Morphins* (3-Methylmorphin). Es gehört mit dem Morphin zu der in Papaver-Arten und im Opium vorkommenden Klasse der Phenanthrenalkaloide. Biosynthetisch wird es wie Morphin und Thebain über eine Benzylisochinolin-Zwischenstufe aus 2 Mol Dopa aufgebaut.

Noscapin besitzt wie z. B. Papaverin die *Benzylisochinolin-Grundstruktur*. Es enthält noch eine zusätzliche Phthalidgruppe.

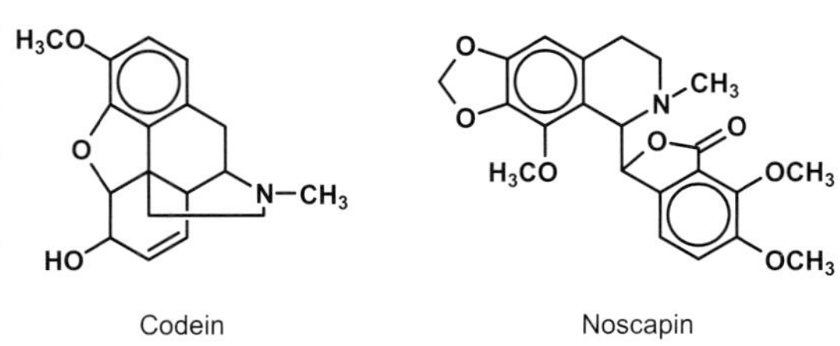

(Papaver somniferum)

Abb. 4.12: Opiumalkaloide.

Pharmakologie

Die Benzylisochinolin-Verbindungen besitzen mit Ausnahme von Noscapin auch allgemein *sedierende* Wirkung, sowie eine Reihe von Nebenwirkungen wie z. B. *Atemhemmung* und *Obstipation* und, wieder Noscapin ausgenommen, ein mehr oder minder starkes **Suchtpotential**. Aus diesem Grund sollten Präparate dieses Typs nur in besonders schweren Fällen und nicht bei Kleinkindern angewandt werden. **!**

4.2.2.2 Antitussiva mit peripherem Angriffsort

Von den im Kapitel Expektorantien (Tab. 4.1, 4.2 und 4.3) aufgeführten Drogen werden heute in Form von Mono- oder Kombinationspräparaten bevorzugt nur noch folgende Drogen und ihre Zubereitungen verwendet:

Ätherischöldrogen

– Thymiankraut (Thymi herba)	– Thymianöl (Thymi aetherol.)
– Anisfrüchte (Anisi fructus)	– Anisöl (Anisi aetherol.)
– Eucalyptusblätter (Eucalypti folium)	– Eucalyptusöl (Eucalypti aetherol.)
– Pfefferminzblätter (Menthae pip. folium)	– Pfefferminzöl (Menthae aetherol.)
– Fenchelfrüchte (Foeniculi fructus)	– Fenchelöl (Foeniculi aetherol.)
Saponin-Drogen	**Schleimdrogen**
– Efeublätter (Hederae folium)	– Spitzwegerichblätter (Plantaginis folium)
– Primelwurzel (Primulae radix)	– Isländischmoos (Lichen islandicus)
– Seifenkrautwurzel (Saponariae radix)	

In einzelnen Kombinationspräparaten ist zusätzlich noch *Droserae herba* (Sonnentaukraut) enthalten.

Das früher verwendete **Emetin** aus der Ipecacuanha-Wurzel und das Ephedra-Kraut bzw. dessen Hauptalkaloid **Ephedrin** werden heute als Antitussiva nicht mehr eingesetzt.

Therapiestudien

Therapiestudie 1

Indikationen. Reizhusten, Keuchhusten, chronische spastische Bronchitiden bei Kindern.

Präparat. Das auf Saponine standardisierte flüssige Efeu-Extrakt-Präparat Prospan®.

Studienart. Kontrollierte Studie mit 50 Kleinkindern (1–8 Jahre), die mit der Basistherapie zusätzlich zum Phytopräparat behandelt wurden. Die Kontrollgruppe (50 Kinder) erhielt nur die übliche Therapie.

Behandlungsart. 8- bis 10mal täglich 15–35 Tropfen oder 3- bis 4mal täglich die doppelte Dosis.

Prüfkriterien. Hustenanfälle/Tag.

Ergebnis. Ein Therapieeffekt wurde als erzielt angenommen, wenn das aufgestellte Limit von 3 Hustenanfällen/Tag erreicht war. Bei den zusätzlich mit dem Phytopräparat behandelten Kindern wurden im Durchschnitt 10 Tage früher, d. h. bereits nach 14 Tagen die gewünschten Erfolge erreicht. Aus der Abbildung 4.13 geht hervor, dass das Phytopräparat mehr auf die Frequenz der Anfälle und erst in zweiter Linie auf ihre Intensität wirkt (Stöcklin, 1959).

Therapiestudie 2

Indikation. Husten als Folge einer akut respiratorischen Erkrankung viraler Genese.

Präparat. Spitzwegerich-Fluidextrakt, EDV = 1:1, (Broncho-Sern®).

Studienart. Prospektive offene multizentrische Anwendungsbeobachtung (AWB, Post-Marketing, Surveillance-Studie, gem. § 67 Abs. 6 AMG) mit 593 ambulanten Patienten in 52 Zentren.

Behandlungsart. Pro Tag 10–30 ml des Fluidextraktes über einen Beobachtungszeitraum von 7 bis 14 Tagen.

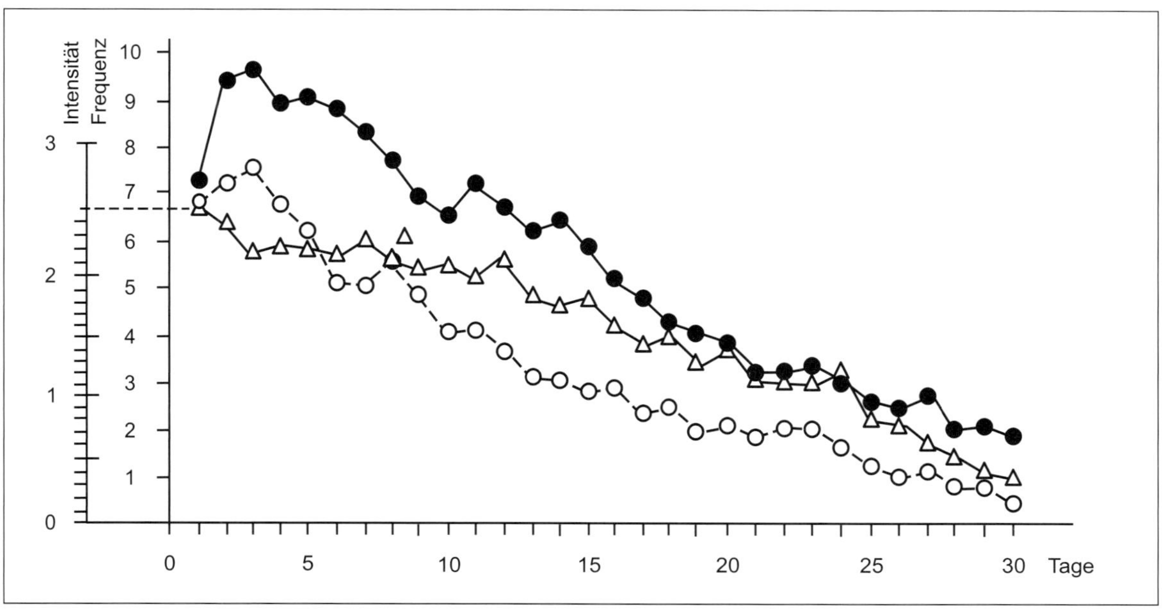

Abb. 4.13: Einfluss eines Phytopharmakons auf Intensität und Frequenz von Hustenanfällen. Anfallintensität = Zahl der täglichen Hustenanfälle multipliziert mit dem betreffenden Schweregrad. Anfallfrequenz = Hustenanfälle/Tag
○-○ = Verlauf der Anfallsfrequenz unter üblicher Therapie
△-△ = Verlauf der Anfallsfrequenz unter üblicher Therapie + Phytotherapie
●-● = Verlauf der Anfallsintensität unter üblicher Therapie + Phytotherapie (Stöcklin, 1959).

Prüfkriterien. Evaluierungskriterien waren respiratorische Symptome (skaliert), *Wirksamkeit im Arzt- und Patientenurteil* (skaliert) und Verträglichkeit im Arzt und Patienten-Urteil.

Ergebnis. Die mittleren Scores sowie die relativen Rückbildungsraten von 13 relevanten Einzelscores lagen zwischen 55 und 80 %. Bei 70 % der Patienten trat die Wirkung innerhalb von 3 Tagen ein. Im Patientenurteil lag die globale Wirksamkeit bei 58,3 % (gut), 27,4 % (ausgezeichnet) und 88 % (mäßig) (Kraft, 1997).

4.2.2.3 Phytopräparate – Bronchitiden und Husten

Die genauen Mengen an Tropfen, Saft und Sirup können, wenn nicht anderes verordnet, den offiziellen Präparate-Gebrauchsanweisungen entnommen werden.

Alle flüssigen Arzneizubereitungen werden mit Wasser und am besten vor oder zu den Mahlzeiten eingenommen. Bei Kleinkindern sind die in den Gebrauchsanweisungen angegebenen Dosisreduktionen zu beachten. In der Pädiatrie und bei Alkoholabhängigen haben die alkoholfreien Präparate (Dragees, Tabletten oder Presssäfte) unbedingten Vorrang.

Ätherischöl- und Extrakt-Präparate zur peroralen Anwendung

zum Beispiel:

Präparat	**Zusammensetzung**
• Bronchoforton® Kapseln	1 Kaps. enth. je 75 mg Pfefferminz-, Eukalyptus- und Anis-Öl
• Eucalyptus-ratiopharm® Erkältungskapseln	150 mg Eukalyptusöl/ Kapsel
• Exeu® Kapseln	200 mg Eukalyptusöl/ Kapsel
• Fenchelsaft® N mit Bienenhonig	138 mg Fenchelöl/100 ml
• Gelomyrtol®/forte dünndarmlösliche Kapseln	120/300 mg Myrtol/ Kapsel
• Mirfusot® 50 Tropfen	Thymian-Fluid-Extrakt
• Pinimenthol® Erkältungskapseln (Magensaft-resistente Kapseln)	200 mg Eukalyptusöl/ Kapsel
• Soledum® Hustensaft	Thymian-Fluid-Extrakt
• Thymipin® Tropfen und Hustensaft	Thymian-Fluid-Extrakt
• Umckaloabo® Tropfen	100 g enthalten 80 g Auszug aus den Wurzeln von Pelargonium reniformis/ sidoides

---

• Aspecton® Hustentropfen	Thymian-Fluid-Extrakt
• Bronchipret® Saft	Fluid-Extrakte aus Thymian und Efeu
• Bronchoforton® Saft/Tropfen	100 g enth. 0,25 g/2,5 g Efeublatt-Extrakt
• Broncho-Sern® Sirup	7,5 ml enth. 1,875 g Spitzwegerich-Fluid-Extrakt
• Drosithym® Bürger Lösung/Saft	Extrakt von Thymiankraut, Primelwurzel und Droserakraut
• Expectysat® N Bürger Hustensaft/Lösung	Primula- und Thymian-Extrakt
• Florabio Huflattichsaft	100 ml enth. Presssaft aus frischen Huflattichblättern
• Isla-Moos® Pastillen	1 Past. enthält 80 mg wässr. Isländisch Moos-Extrakt

• Kneipp® Huflattisch Pflanzensaft	–
• Kneipp® Hustensaft Spitzwegerich	Spitzwegerich-Presssaft
• Prospan® akut Hustenbrause-Tabletten/ Hustensaft/ Husten-Tabletten	Efeublatt-Extrakt
• Sinuc® Brause-tabletten, Dragees und Saft	Efeublatt-Extrakt
• Sinuforton® Kapseln	Thymian- und Primel-wurzelextrakt + Anisöl

Chemisch definierte Antitussiva
(nur Erwachsene und Kinder über 4 oder 6 Jahre)

• Antitussivum Bürger® Tabletten	Codeinphosphat 30 mg
• Bronchicum® Mono Codein Tropfen	100 ml enthalten Codein-phosphat · ½ H_2O 3,25 g entspr. 2,4 Codein-Base
• Codicaps®N Kindersaft	15 ml [3 Messlöffel] enthalten 30 mg Codein · 1 H_2O
• Codipront® mono Saft	100 g [90 ml] enthalten Codein · Poly[styrol, divinylbenzol]sulfonat 1100 mg [entspr. 200 mg Codein]

Fertigpräparate zur Inhalationsanwendung

zum Beispiel:

• Aerosol-Spitzner®N Inhalations-flüssigkeit	Kiefernnadel-, Edel-tannenzapfen-, Latschen-kiefern- und Eukalyptusöl
• Hustagil® Inhalationsöl	Thymian-, Eukalyptus-, Latschenkiefern-, Kiefernnadel- und Nelkenöl
• Liniplant® Inhalat Flüssigkeit	Eukalyptus- und Cajeputöl
• Pinimenthol® liquid Flüssigkeit	Eukalyptus-, Kiefern-nadelöl und Levomenthol

Anwendungsempfehlung

Für die Inhalation werden in der Regel 2–5 Tropfen entsprechend 80–180 mg reines ätherisches Öl, eine entsprechende Menge der Fertiglösung/ 1 l kochendes Wasser verwendet. Bei Einsatz von Balsamen wird ein haselnussgroßes Stück (5–10 cm) in die gleiche Menge heißes Wasser gegeben.

Fertigpräparate zur perkutanen Anwendung

• Aspecton® Balsam	Campher, Thymian- und Eukalyptusöl
• Erkältungsbalsam ratiopharm® E Salbe	Campher, Eukalyptus- und gereinigtes Terpentinöl
• Pinimenthol® Erkältungssalbe	Eukalyptus-, Kiefern-nadelöl und Levomenthol
• Transpulmin® Balsam Creme	Cineol, Campher, Levomenthol

Anwendungsempfehlung

Für die perkutane Anwendung stehen primär Salben oder Balsame zur Verfügung. Sie werden in einem Strang von 5–10 cm Länge auf Brust- oder Rückenpartien aufgetragen und verrieben.

Bronchialhusten- und Hustenteepräparate (Fertigtees und Standard-Tees)

Die meisten auf dem Markt befindlichen Fertigtees sind so zusammengesetzt, dass sie eine Mehrfachwirkung, also eine expektorierende, entzündungswidrige, spasmolytische und antitussive Wirkung besitzen. In der Praxis wird daher auch nicht zwischen Bronchial- und Hustentees unterschieden. Man kann allerdings auch so rezeptieren, dass eine mehr expektorierende oder mehr antitussive Wirkung resultiert. Für eine Teemischung mit bevorzugt expektorierender Wirkung eignen sich hauptsächlich die schleim- und saponinhaltigen Drogen wie z. B. Althaeae radix, Farfarae folium, Verbasci flos, Violae radix, Liquiritiae radix und die Ätherischöldroge Anisi fructus, für Husten-Tees bevorzugt Schleimdrogen und von den Ätherischöldrogen Thymiankraut, Anisfrüchte und Fenchelfrüchte.

Zum Beispiel:

• Em-eukal® Husten- und Brusttee	Trockenextrakte in Pulverform aus Eibischwurzel, Fenchel, Anis, Süßholzwurzel, Fenchel- und Anisöl
• Heumann Bronchialtee Solubifix Pulver	Trockenextrakte aus Eibischwurzel, Süßholzwurzel und Primelwurzel mit Anis- und Thymianöl
• Kneipp® Husten- und Bronchialtee	Fenchelfrüchte, Schlüsselblumen mit Kelch, Thymiankraut und Spitzwegerichkraut

Bewährte Tee-Rezepturen
(aus Standard-Zulassung und DAC/NRF)

Anisfrüchte	(Anisi fructus)	10,0 g
Süßholzwurzel	(Liquiritiae radix)	10,0 g
Isländischmoos	(Lichen islandicus)	20,0 g
Eibischwurzel	(Althaeae radix)	30,0 g
Huflattichblätter	(Farfarae folium)	30,0 g

Eibischwurzel	Althaeae radix	30,0 g
Anisfrüchte	Anisi fructus	25,0 g
Süßholzwurzel	Liquiritiae radix	25,0 g
Primel	Primulae radix	25,0 g

Eibischwurzel	Althaeae radix	25,0 g
Fenchelfrüchte	Foeniculi fructus	10,0 g
Isländischmoos	Lichen islandicus	10,0 g
Spitzwegerichkraut	Plantaginis lanc. herba	15,0 g
Süßholzwurzel	Liquiritiae radix	
Thymiankraut	Thymi herba	30,0 g

Eibischwurzel	Althaeae radix	40,0 g
Süßholzwurzel	Liquiritiae radix	
Huflattichblätter	Farfarae folium	20,0 g
Wollblume	Verbasci flos	10,0 g
Anisfrüchte	Anisi fructus	10,0 g

Teebereitung

Da die Zufuhr von Wasser einen sehr wesentlichen Anteil an der Verflüssigung des Bronchialsekretes hat, sollte die tägliche Menge Tee 2–3 Liter pro Tag betragen. Für die Teebereitung werden 1/2 gehäufter Teelöffel der Teemischung für 1/4 l kochendes Wasser vorgeschlagen. Die mittlere Tagesdosis liegt bei 4 und 10 g, die man auf 3–4 Tassen Tee über den Tag verteilt zu sich nimmt.

4.3 Asthma bronchiale

4.3.1 Pathogenese des Asthmas und Behandlungsprinzipien

Pathogenese und Formen des Asthma bronchiale

Bei keiner der obstruktiven Atemwegserkrankungen ist die richtige Diagnosestellung so entscheidend für die Differentialtherapie und Prognose wie beim Asthma bronchiale. Es sind mehr als 25 verschiedene Krankheitsbilder bekannt. Einige wichtige sind in der Tab. 4.4 aufgeführt.

Man unterscheidet zwischen dem **Extrinsic-** und dem **Intrinsic-Asthma** und im speziellen zwischen

- *belastungsinduziertem und berufsbedingtem Asthma bronchiale,*
- *Analgetikaintoleranz,*
- *Asthma durch Nahrungsmittelbestandteile und Zusätze,*
- *allergische bronchopulmonale Aspergillose,*
- *Status asthmaticus (als Sonderform).*

Tab. 4.4: Wichtige Krankheitsbilder der „Atemnot".

Lungenembolie	Asthma cardiale
Lungenemphysem	Pseudokrupp
Chronische Bronchitis	Angio-Ödem Hyperventilationssyndrom
Chronisch obstruktive Bronchitis	Alveolitis
Aspiration	Okklusive Schlafapnoe

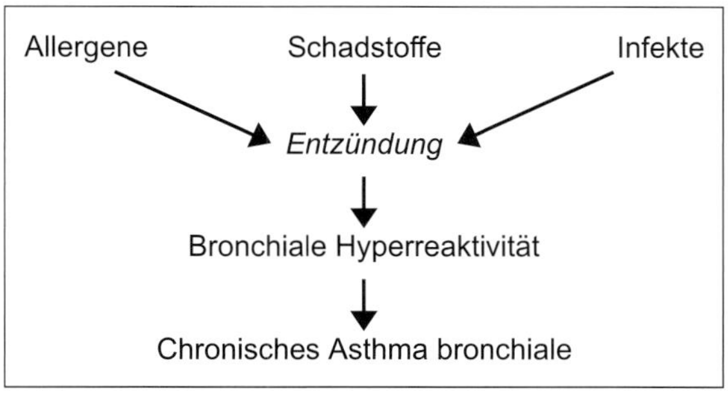

Abb. 4.14: Die zentrale Bedeutung der Entzündung in der Pathogenese des Asthma bronchiale.

Man begreift heute v. a. das chronische Asthma bronchiale als *Folge einer chronischen Entzündung des Bronchialsystems*, die durch allergische Reaktionen, Schadstoffe und Infektionen ausgelöst werden kann. Diese bewirkt zunächst eine bronchiale Hyperreaktivität, verändert dann Lungenfunktionsparameter und ruft schließlich eine akute oder chronische Bronchialobstruktion hervor (Dorsch, 1990) (Abb. 4.14).

Ein wichtiger initialer Schritt in der Auslösung des Asthmas stellt die *Freisetzung von Mediatoren* aus Mastzellen, neutrophilen und eosinophilen Granulozyten sowie sekundären Effektorzellen wie z. B. Makrophagen dar. Hierzu zählen Leukotrien C_4, D_4, PAF, Prostaglandin D_2 und $F_{2\alpha}$, HETE[1], Bradykinin, Histamin u. viele andere.

Diese bewirken z. B. eine Kontraktion der glatten Bronchialmuskulatur, eine zelluläre Infiltration, Schleimhautödem und eine Steigerung der Mukussekretion.

Behandlungskonzepte

Die **kausale Therapie** besteht in
- Allergiekarenz,
- Spezifischer Hyposensibilisierung,
- Infektbekämpfung und Herdsanierung,
- Psychotherapie.

Die **symptomatische medikamentöse Therapie** verwendet
- Bronchodilatoren,
- Expektorantien,
- Antitussiva,
- Antiphlogistika (Mastzellenstabilisatoren).

Die Wahl des geeigneten Therapeutikums richtet sich danach, welche Symptomatologie im Vordergrund steht, der Bronchospasmus wie z. B. bei akutem Anfall oder die bronchiale Hypersekretion wie z. B. bei den chronischen Verlaufsformen.

Beim **Status asthmaticus** und mittelschwerem Asthma bronchiale kommen nur Glucocorticoide, und die schnell wirkenden Anticholinergika (Atropinabkömmlinge), oder β-Adrenorezeptorantagonisten (β-Sympthomimetika (Ephedrinabkömmlinge) zum Einsatz.

Für die *Intervallbehandlung* eignen sich Theophyllin und Khellinpräparate und zur Prophylaxe hauptsächlich die von Khellin abgeleiteten Cromoglycin-Präparate.

Der Einsatz von Phytopharmaka in Form von Extraktpräparaten beschränkt sich auf die adjuvante Behandlung, vor allem der chronischen Verlaufsformen des Asthma und der bronchialen Hypersekretion mit Expektorantien, Broncholytika und Antiphlogistika.

4.3.2 Drogen und Präparategruppen

4.3.2.1 Theophyllin und Derivate (Abb. 4.15)

St.pfl.: Thea sinensis.

Theophyllin leitet sich vom Xanthin oder 2,6-Dioxopurin ab. Da es *Säureamidstruktur* besitzt, zeigt es wie das Theobromin eine saure Reaktion. Vom Coffein unterscheidet es sich als Trimethylderivat des Xanthins durch das Fehlen einer Methylgruppe.

Theophyllin kann aus den Blättern von *Thea sinensis* (Teestrauch) isoliert werden. Heute wird es praktisch nur noch synthetisch dargestellt, desgleichen die zahlreichen *Theophyllinderivate wie z. B. Etofyllin, Pentoxyfyllin oder Diprophyllin* (Abb. 4.15).

Pharmakologie und Therapie

Theophyllin wird oral, i. m. oder i. v. appliziert. Es wirkt *broncholytisch, antitussiv* und stimuliert zusätzlich die mucoziliäre Clearance. Entsprechend den internationalen Richtlinien wird heute Theophyllin bevorzugt bei Patienten mit schwerem Asthma zur Prophylaxe nächtlicher Asthmaanfälle eingesetzt, wenn sich die Krankheit in dieser Stufe nicht mehr durch höhere Dosen inhalierter β_2-Adrenorezeptoragonisten allein kontrollieren lässt. Die bronchialerweiternde und auch antientzündliche Wirkung des Theophyllins soll zum größten Teil über eine unselektive Hemmung der Phosphodiesterase zustande kommen. Eine Hemmung der Phosphodiesterase wiederum bedeutet über die Inhibierung der cGMP- und cAMP-Spaltung eine Relaxation der glatten Muskulatur und eine Hemmung von Entzündungsprozessen. (Bodem et al., 1997).

[1] Hydroxyeicosatetraensäure

4.3.2.2 Atropin (Abb. 4.15)

Off.: Ph.Eur. (Atropinsulfat), *Atropa Belladonna.*

Atropin (Abb. 4.15) wird aus den Blättern der Tollkirsche *Atropa Belladonna* (Belladonnae folium) gewonnen. Es ist ein Parasympatholytikum (*Anticholinergikum*). Es besitzt eine *dilatierende* Wirkung auf das Bronchialsystem, *hemmt* aber gleichzeitig die Bronchialsekretion und *lähmt* das Flimmerepithel. Histamin- und serotoninbedingte Bronchialspasmen reagieren *nicht* auf Atropin. Heute werden anstelle von Atropin inhalativ anwendbare chemisch abgewandelte Atropinderivate wie z. B. das Ipratropiumbromid (Berodual®, Atrovent®) eingesetzt.

4.3.2.3 Ephedrae herba (Meerträubchenkraut)

Off.: DAB (herba), Ph.Eur. (Ephedrin) *Ephedra vulgaris*

(-)**Ephedrin** (Abb. 4.15) leitet sich biosynthetisch von der Aminosäure *Phenylalanin* ab. Das natürliche Ephedrin liegt in der linksdrehenden L-Form vor. Es wird heute ausschließlich synthetisch hergestellt. Razemisches Ephedrin ist als Ephetonin im Handel.

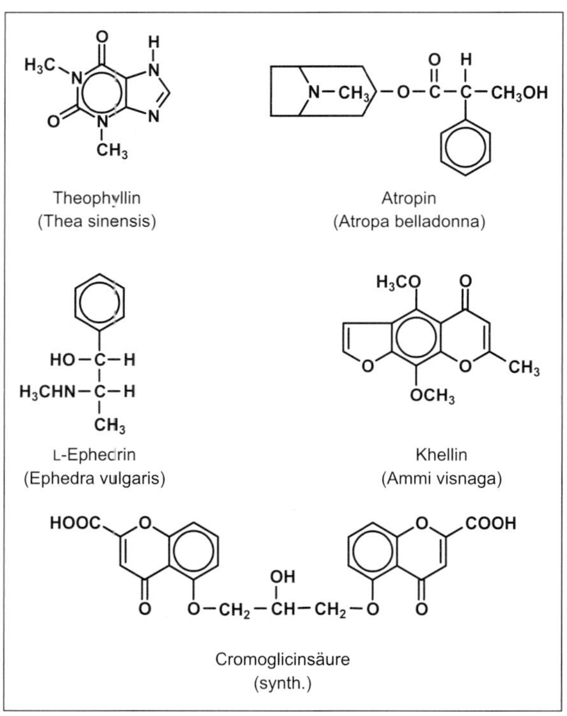

Abb. 4.15: Strukturen der wichtigsten antiasthmatisch wirkenden Pflanzenwirkstoffe und der synthetischen Cromoglicinsäure.

Pharmakologie

Beide Ephedrine führen als *indirekt wirkende Sympathomimetika* zur Freisetzung von Noradrenalin. Sie wirken dadurch *bronchodilatatorisch*. Die heute verwendeten ebenfalls β-sympathomimetisch wirkenden synthetischen Verbindungen wie z. B. Salbutamol oder Fenoterol leiten sich vom Ephedrin bzw. Adrenalin ab.

! **Indikation.** Asthmoide Bronchitis, Emphysem, Keuchhusten. Nicht beim Status asthmaticus!

Als Gegenanzeigen und Anwendungsbeschränkung gelten: Hypertonie, Thyreotoxikose, Phäochromozytom, Engwinkelglaukom, Prostataadenom mit Restharnbildung.

4.3.2.4 Ammeos visnagae fructus und herba (Echte Ammeifrüchte)

Off.: DAB, *Ammi visnaga*, Khellin.

Hauptwirkstoff ist das Furanochromonderivat Khellin (0,5 – 1 %) (Abb. 4.15).

Khellin ist das 1-Methyl-5,8-dimethoxy-6,7-furano-chromon. Biosynthetisch wird diese Verbindung aus dem Phenylpropan- und Acetat-Stoffwechsel aufgebaut. Der Furanring wird über aktives Isopren gebildet.

Pharmakologie

Khellin besitzt wie das Papaverin eine bronchospasmolytische Wirkung. Das Khellin diente als Strukturmodell für die peroral nicht mehr wirksame synthetische **Cromoglicinsäure**. Die nur zur Inhalation geeignete Verbindung wirkt nicht mehr direkt spasmolytisch, verhindert aber durch Stabilisierung der Mastzellmembran die Freisetzung von Entzündungsmediatoren aus den Mastzellen. Die Cromoglicinsäure wirkt *nur prophylaktisch*. Sie ist im *Asthmaanfall unwirksam.*

Indikation. Allergisches u. belastungsinduziertes Asthma.

4.3.2.5 Hederae folium (Efeublätter) M

St.pfl.: Hedera helix.

Die Droge enthält 7 – 15 % eines Saponingemisches mit den Hauptsaponinen Hederacosid C, α-Hederin und Hederacosid β, zusätzlich Flavonglykoside und Phenolcarbonsäuren.

Die Wirkung von Efeuextrakten wird als broncholytisch, und expektorierend beschrieben. Der spasmolytische Effekt dürfte auf einem Synergismus von Saponinen und Flavonen beruhen.

Indikation lt. Arzneim.-Kommission-E Katarrhe der Luftwege und symptomatische Behandlung chronisch entzündlicher Bronchialerkrankungen

Therapiebeispiel

Indikation. Asthma bronchiale.

Präparat. Efeublattextrakt Prospan® (Hustentropfen).

Studienart. Doppelblinde, plazebokontrollierte Cross-over-Studie bei 24 Kindern im Alter von 4 bis 12 Jahren.

Behandlungsart. 2 mal tägl. 25 Tropfen = 35 mg Extrakt entsprechend 210 mg Droge/Tag über 3 Tage unter Einhaltung einer Wash-out Phase von 3–5 Tagen.

Prüfkriterium. Hauptzielparameter war der Atemwegswiderstand. Als Nebenzielparameter wurden gemessen intrathorakales Gasvolumen, Residualvolumen, Vitae- und Sekunden-Kapazität. Gemessen wurde am 1. Therapietag 3 Stunden nach sowie am 3. Therapietag vor Medikation.

Ergebnis. Das Präparat führte zu einer statistisch signifikanten Verbesserung insbesondere des Atemwegswiderstandes und des intrathorakalen Gasvolumens (Mansfeld et al., 1998).

4.3.2.6 Allii cepae bulbus (Zwiebel) M

St.pfl.: Allium cepa.

Chemie, Pharmakologie

Nachdem der frische Zwiebelsaft in der Volksmedizin schon immer mit Erfolg gegen Husten, Bronchitis und Asthma verwendet worden war, ist es kürzlich gelungen, die im Chloroformextrakt des Saftes enthaltenen **Thiosulfinate** als die *antiasthmatisch* wirksamen Komponenten der Droge zu identifizieren (Dorsch et al., 1989; Wagner et al., 1989). Es handelt sich um die in dem Formelschema Abb. 4.16 gezeigten fünf Alkylthiosulfinsäureester (Thiosulfinate), die bei der Extraktion der Droge auf enzymatischen Wege aus genuinen Vorstufen gebildet werden.

An der *antiphlogistischen Wirkung* von Zwiebelextrakten sind außerdem die ebenfalls neu entdeckten **Sulfinyldisulfide (Cepaene)** beteiligt (Wagner et al., 1990).

Diese Thiosulfinate hemmen
- die anti-IgE-induzierte Freisetzung von Histamin aus peripheren Granulozyten,
- die Leukotrien-Biosynthese in vorstimulierten Granulozyten durch Hemmung der 5-Lipoxygenase und
- die Thromboxan-B_2-Biosynthese in menschlichem plättchenreichem Plasma und Lungenfibroblasten.

Da die Thiosulfinate in vitro sowohl die Cyclooxygenase als auch die 5-Lipoxygenase hemmen, handelt es sich um potente duale Hemmstoffe der Prostaglandin-Kaskade (Wagner et al., 1990).

Lyophilisierte Zwiebelextrakte inhibieren nach p. o. Gabe eine durch Ovalbumin oder PFA-Inhalation ausgelöste Bronchialobstruktion, gemessen am sensibilisierten Meerschweinchen mit dem Ganz-

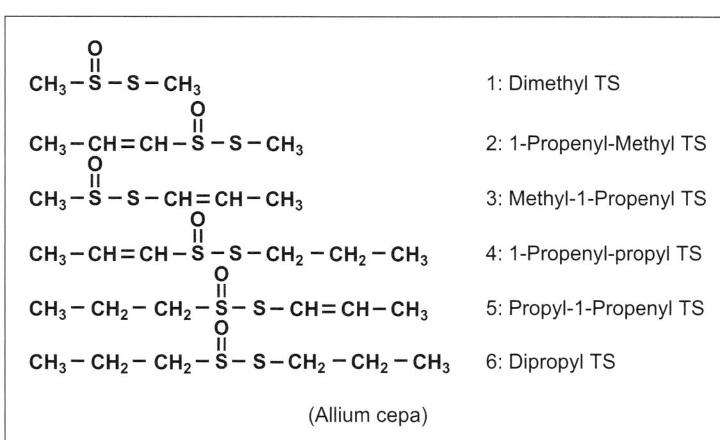

Abb. 4.16: Antiasthmatisch wirksame Thiosulfinate der Zwiebel.

körper-Pletysmographen (Dorsch et al., 1987). In einem Humanversuch waren 150 ml ethanolischer Zwiebelextrakt, prophylaktisch gegeben, in der Lage, einen durch Hausstaubmilbenextrakt ausgelösten Asthmaanfall nahezu völlig zu unterdrücken.

Bewertung. Obwohl damit das Vorliegen eines antiasthmatischen Prinzips in der Zwiebel und die Richtigkeit der volksmedizinischen Anwendung bewiesen sind, können die bisher auf dem Markt befindlichen Zwiebelpräparate (z. B. Sanhelios® Zwiebelöl N Kapseln oder Zwiebel-Caps) *noch nicht für eine rationale Asthmatherapie empfohlen* werden. Das gleiche gilt für den selbst hergestellten Zwiebelpreßsaft. Die Zwiebel-Fertigpräparate, eingesetzt bisher nur zur Behandlung der Hyperlipidämie, enthalten die eigentlichen Wirkstoffe in nicht standardisierter Form. Von selbst hergestellten Zwiebelpresssäften ist ebenfalls keine gleichbleibende chemische Zusammensetzung zu erwarten. Solange daher keine geeignete galenische Form für ein standardisiertes Präparat gefunden ist, sind die genannten Präparate zur rationalen Therapie noch nicht geeignet. Außerdem stehen klinische Untersuchungen und damit der exakte Wirksamkeitsbeweis noch aus.

In der **M** ist Asthma als Indikation nicht genannt.

4.3.2.7 Phytopräparate – Asthma bronchiale

Theophyllin und Derivate z. B.

- Aerobin® mite 200 mg/Aerobin® normo 300 mg/Aerobin® forte 400 mg Retardkapseln
- Bronchoretard® 350/-100 junior/-200 mite/ -500 forte Retardkapseln

• Solosin® retard/ retard mite Filmtabletten/Tropfen	1 Filmtablette enthält 270/135 mg Theophyllin frei; 1 ml (24) Tropfen 104 mg Theophyllin frei

Atropinderivate z. B.

- Atrovent® Dosier Aerosol/ Atrovent® 250 µg/2 ml Fertiginhalat/ Atrovent® 500 µg/2 ml Fertiginhalat Lösung/Atrovent Inhaletten® Kapseln

• Ventilat® Dosier-Aerosol	1 Sprühstoß enthält 0,1 mg Oxitropiumbromid
• Ventilat® Pulverkapseln zur Inhalation	1 Kapsel enthält 0,1 mg Oxitropiumbromid in 5 mg Pulver

Ephedra-haltige Präparate z. B.

• Asthma 6®-N-flüssig	100 ml enthalten 0,16 g Ephedrin-HCl, 2,13 g Tinct. Herba Grindeliae und 2 g Radix Senegae Fluidextrakt
• Ephepect® Pastillen	Ephedrin-HCl + Ammoniumchlorid, Extrakt aus Thymian, Primulawurzel + Anisöl, Fenchelöl, Pfefferminzöl, Eukalyptusöl

Khellin-haltige Präparate z. B.

• Asthmakhell® N Flüssig-Verdünnung zum Einnehmen	Amni visnaga Urtinktur und fünf andere homöopathische Pflanzen-Extrakt-Verdünnungen D 2/D 3/D 5
• Khellangan® N Dragees	100 mg standardisierter Trockenextrakt entspr. 10 mg γ-Pyrone berechnet als Khellin

Cromoglicinsäure-Präparate z. B.

- Intal® Inhalationskapseln
- Vividrin® Inhalationslösung

4.4 Oto-Rhinopathien

4.4.1 Anwendungsgebiete und Behandlungsprinzipien

Hauptindikationen für Phytopharmaka

Akute und chronische Infekt- und Allergie-bedingte **Rhinopathien** z. B.

- Rhinitis catarrhalis (Erkältungsrhinopathien),
- Rhinitis vasomotorica,
- Pollinosis,
- exsudative und eitrige Sinusitiden und

– infektbedingte Entzündungen des Gehörgangs und der Nase.

Adjuvante Behandlung:
– Chronische Infekte,
– Alle Folgen von Erkältungskrankheiten.

Keine Anwendungsgebiete
– Schwere Infektionen des Mittel- und Innenohrs und der Nebenhöhlen,
– Hörsturz,
– Tumorerkrankungen.

Behandlungs-Ziele und -Formen bei allen entzündlichen Erkrankungen

Angezeigt sind Phytopharmaka mit folgenden **Wirkeigenschaften**:
– antiphlogistisch, antiallergisch und schleimhautabschwellend,
– schleimhautbefeuchtend und sekretionsfördernd bei Gefahr der Schleimhautepithelaustrocknung,
– schleimhautsekretionshemmend bei wäßrig-seröser Hypersekretion,
– mastzellenstabilisierend,
– antibakteriell, desinfizierend,
– schleimhautregenerationsfördernd,
– immunstimulierend.

Die Therapie erfolgt **primär symptomatisch und lokal** in Form von **Salben, Balsamen und Inhalationen** (mit Wasserdampf oder Sole-Feuchtzerstäuber). Bei Säuglingen und Kleinkindern empfehlen sich besser hypertone kochsalzhaltige Tropfpräparate. Allgemein haben aber die modernen Dosierkammerpumpsprays gegenüber der Tropfpipetten-Applikation wegen besserer Dosierbarkeit Vorteile. Als Trägermedien für Arzneistoffe finden heute kaum noch Fette, sondern wäßrige Medien, Hydrogele auf Methylcellulosebasis und hypertone Kochsalzlösungen Verwendung. Die direkte Inhalation von reinen ätherischen Ölen ist – Kamillenöle ausgenommen – wegen der Gefahr der Schleimhautirritationen nicht angezeigt.

Immunmodulatorisch wirkende Präparate kommen gelegentlich lokal, meistens aber parenteral oder peroral zur Anwendung (siehe 4.4.2.5).

4.4.2 Drogen und Präparategruppen

4.4.2.1 Ätherischöldrogen

Siehe auch Kapitel Bronchitis S. 94

Von den bereits im Kapitel Bronchitits und in Tabelle 4.1 angegebenen Ätherischölen kommen zur inhaltiven bzw. topischen Behandlung nur solche in Frage, die nicht oder nur schwach irritierend bzw. hyperämisierend wirken, aber zu einer genügend starken Schleimhautsekretion führen.

Letzteres ist erwünscht, um das Austrocknen der Schleimhäute zu verhindern und die Mukoziliartätigkeit aufrechtzuerhalten.

4.4.2.2 Chamomillae aetheroleum/flos (Kamillenöl/-blüten)

St.pfl.: Chamomilla recutita.

Ideale Eigenschaften besitzt das **Kamillenöl**, da es weder irritierend noch hyperämisierend wirkt. Seine flüchtigen Hauptterpene, das Chamazulen und das (-) α-Bisabolol verfügen über stark antiphlogistische Eigenschaften, nachgewiesen in zahlreichen topischen Entzündungsmodellen. Die Wirkung scheint über eine Hemmung von verschiedenen Entzündungsmediatoren und eine ACTH-Aktivierung zustande zu kommen (Carle und Isaac, 1987).

Indikationen. Exsudative und eitrige Sinusitiden, chronische, eitrige, fötide Mittelohrentzündungen, Ozäna, Rhinitis und Heuschnupfen für eine alleinige oder zusätzlich zur notwendigen Antibiotika-Therapie.

4.4.2.3 Weitere Ätherischöle

Andere häufig verwendete Ätherischöle sind *Pfefferminzöl* bzw. *Menthol, Fichten-* und *Kiefernnadelöl, Eucalyptusöl, Kampfer und Terpentinöl.* Vermutlich beruht die hohe Akzeptanz des Pfefferminzöls und Menthols, des Kampfers und Eucalyptusöls in erster Linie auf dem Kältegefühl, das diese durch Reizung der Kälterezeptoren in der Nasenschleimhaut hervorrufen. Es kommt zu einer subjektiven Besserung der Beschwerden. Darüber hinaus scheint durch den Kältereiz reflektorisch eine Vasokonstriktion und damit ein Abschwellen der Nasenschleimhaut zu erfolgen.

! Wegen der Gefahr reflektorischer Herz-Kreislauf- und Atemdepressionen sowie eines Glottiskrampfes dürfen Ätherischöle, vor allem Menthol, *bei Säuglingen und Kleinstkindern nicht in die Nase* appliziert werden.

Als *Anwendungsformen* dieser Ätherischöle kommen Inhalationen Salben, Pastillen, Lutschtabletten oder Gurgelwässer in Frage. Als Zusätze zu Badewasser siehe Kapitel Balneotherapie S. 439.

Zur *innerlichen Anwendung* vor allem von trockener Rhinitis und Sinusitis steht das *Myrtenöl* zur Verfügung. Wegen der geringen Bioverfügbarkeit muss es allerdings sehr hoch dosiert werden (0,35 bis 1,0 g/Tag).

Kontrollierte klinische Studien mit Ätherischölpräparaten beziehen sich auf die Indikationen „akute und chronische Sinusitiden und Sinu-Bronchitiden“ (Linsenmann und Swoboda, 1986; Strafunsky et al., 1989; Dorow et al., 1987).

4.4.2.4 Sympathomimetika und Antiasthmatika

Z. B. Ephedrin, DL-Norephedrin oder Pseudoephedrin (siehe auch Kapitel Asthma bronchiale S. 112).

4.4.2.5 Immunmodulatoren

Bei der Behandlung von akuten und chronisch-entzündlichen Erkrankungen der Nasennebenhöhlen gewinnen neben sekretolytisch und lokal abschwellend wirkenden Präparaten auch immunstimulierend wirkende Präparate zur adjuvanten Therapie an Bedeutung (Schmaltz, 1991). Dies ist verständlich, da dieser Erkrankung fast immer eine virale Infektion und eine chronische Entzündung zugrunde liegt.

Neben beweiskräftigen klinischen Studien zur Wirksamkeit bei den angegebenen Indikationen, existieren zahlreiche Erfahrungsberichte und eine langjährige Praxis, die den Versuch einer Behandlung z. B. mit Echinacea-haltigen Präparaten oder immunmodulierend wirkenden Sekretolytika rechtfertigt.

(Präparate siehe Kap. 9: „Immunmangelzustände“ S. 239.)

4.4.2.6 Phytopräparat Sinupret®

Dieses in der Sinusitisbehandlung mit gutem Erfolg schon seit langem eingesetzte und seit 1994 mit der Indikation „*Akute und chronische Entzündung der Nasennebenhöhlen*“ zugelassene Kombinationspräparat, bestehend aus Extrakten von *Gentianae radix, Primulae flos, Rumicis herba, Sambuci flos und Verbenae herba*, stellt aus zwei Gründen eine besondere Arzneiform dar. Das Präparat enthält mit Ausnahme von Primulae flos keine typischen Drogen zur Behandlung von Atemwegserkrankungen und die täglich verabreichte Gesamtpulvermenge beträgt weniger als 0,5 g und liegt damit deutlich niedriger als die von der Kommission E für die Einzeldrogen gegebenen Anwendungsempfehlungen.

In der Zwischenzeit sind die Hauptinhaltsstoffe dieser fünf Drogen bekannt, so dass eine gewisse Zuordnung zu bestimmten pharmakologischen Wirkungen möglich ist. Die Polyvalenz der Drogenkombination setzt sich zusammen aus sekretolytischen, antiphlogistischen und immunstimulierenden Eigenschaften (März, 1999; Schwartner, 1997). Nachgewiesen wurden im Tierversuch sekretolytische und in *in vitro* Versuchen Phagozytose-stimulierende Eigenschaften.

Die Drogenkombination erwies sich als wirksam im Infektionsbelastungsmodell und im Asthmamodell am Meerschweinchen.

Klinische Studien

Es existieren 12 kontrollierte randomisierte, überwiegend doppelblinde klinische Studien, davon 4 im Vergleich zu Plazebo und 8 im Vergleich zu anderen Sekretolytika wie z. B. Gelomyrtol®, Flumucil®, Mucosolvan® oder Ambroxol (Richstein und Mann, 1980; Ernst et al., 1992; Lechler, 1986; Berghorn, 1991; Rödig et al., 1992; Neubauer, 1994; März et al., 1997). Die Studien bescheinigen dem Präparat eine statistisch signifikante Überlegenheit gegenüber Plazebo. Zwei Doppelblindstudien lieferten hinsichtlich Wirksamkeit und Verträglichkeit ein nicht nur gleichwertiges sondern noch besseres Ergebnis als Ambroxol. Die Rate an Nebenwirkungen lag unter 1 % (Ernst et al., 1997).

Dieses zunächst erstaunliche Ergebnis deutet daraufhin, dass hier ein weiteres Beispiel für einen synergistisch potenzierenden Effekt von Wirkstoffen bzw. Einzeldrogen in einer gegebenen Kombination vorliegt.

Therapiestudie 1

Indikation. Akute Sinusitis.

Präparat. Kombinationspräparat aus Gentianae radix, Primulae flos, Rumicis herba, Sambuci flos, Verbenae herba-Extrakten (Sinupret® Dragees).

Studienart. Randomisierte Doppelblindstudie Verum vs. Plazebo mit 78 Patienten in der Verum- und 77 Patienten in der Plazebogruppe auf Basis einer Therapie mit Antibiotikum (Doxycyclin) und abschwellenden Nasentropfen (Xylomatezolin).

Behandlungsart. 2 × täglich ein Dragee 2 Wochen lang.

Prüfkriterien. Röntgenbefund der Nasennebenhöhlen, Patientenurteil, klinische Parameter (durch Rhinoskopie).

Ergebnis. Der therapeutische Effekt der Verumgruppe war statistisch signifikant größer als der Therapieerfolg in der Gruppe Plazebo + Basistherapie (Chi-Quadrat-Test; p = 0,01). Sekretolytische Therapie zusätzlich zur konventionellen Therapie mit Antibiotikum und abschwellenden Nasentropfen steigert die Erfolgsraten.

Die Zielkriterien Röntgenbefund, klinische Parameter und Patientenurteil sind die wesentlichen Indikatoren bei dieser Erkrankung. Die klinischen Befunde korrelieren eindeutig mit dem Ergebnis für die Zielvariablen (Rödig et al., 2000) (Abb. 4.17 und 4.18)

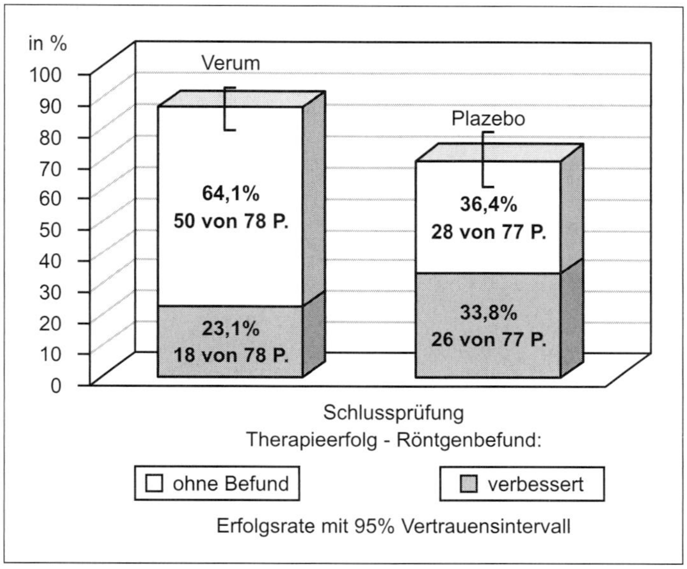

Abb. 4.17: Therapieerfolg – Röntgenbefund der Nasennebenhöhlen bei der Sinusitis-Therapie mit Sinupret® (Rödig et al., 1992).

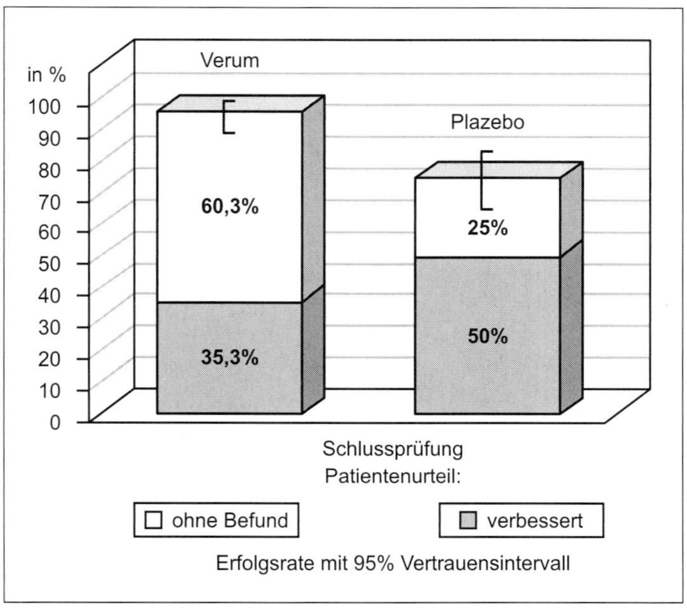

Abb. 4.18: Therapieerfolg – Patientenurteil bei der Sinusitis-Therapie mit Sinupret® (Rödig et al., 1992).

Therapiestudie 2

Indikation. Akut bakterielle Sinusitis.

Präparat. Sinupret® Dragee (Zusammensetzung wie Therapiestudie 1).

Studienart. Plazebokontrollierte, randomisierte Doppelblindstudie bei 160 Patienten mit akuter bakterieller Sinusitis. Die Patienten erhielten eine übliche antibiotische und abschwellende Standardtherapie (Vibramycin® = Doxycyclin und Otriven® = Xylometazolin).

81 Patienten erhielten Sinupret, 79 ein Plazebo.

Behandlungsart. 2 × täglich ein Dragee 2 Wochen lang.

Prüfkriterien. Die primären Kriterien: der röntgenologische Befund und das Patientenurteil. Sekundärkriterien: Mukosale Schwellung, Sekretion, Durchgängigkeit der Nase, Kopfschmerz, Vereiterung.

Ergebnis. Wie aus Abb. 4.19 ersichtlich, ergaben die klinischen Variablen signifikante Unterschiede in den Responsraten und den 95 % Vertrauensintervallen um diese Differenzen sowie Überlegenheit von Sinupret für die variablen mukosale Schwellung, nasale Obstruktion, Kopfschmerz und positive Trends für die nasale Durchgängigkeit. Kein Unterschied wurde bei der Sekretionsmenge registriert.

Das Patientenurteil sowie die röntgenologischen Befunde zeigen, dass die Basistherapie durch Sinupret eine Steigerung erfahren hat. (Neubauer und März, 1994).

4.4.2.7 Petasiteswurzelstock – Petasitidis folium (Pestwurzblätter)

St.pfl.: Petasites hybridus.

Über die Hauptwirkstoffe von *Petasites hybridus*, die Petasine, siehe Kapitel Neurologische Erkrankungen – Migränebehandlung 8.3.4 S. 256)

Da die wildwachsende Petasites hybridus Art auch potentiell cancerogene Pyrrolizidinalkaloide enthält, wurde eine Chemovarietät gezüchtet (Petzell-Pestwurz), die sich durch einen hohen Petasin-, aber sehr niedrigen Pyrrolizidinalkaloid-Gehalt auszeichnet. Der jetzt zur Verfügung stehende CO_2-Extrakt enthält in 58 mg Pestwurzextrakt 8 mg Petasine. Der Petasites-Wurzel- und Blattextrakt besitzt wie von Bickel et al. (1994) beschrieben, eine Leukotriensynthesehemmende Wirkung, untersucht an peritonealen Makrophagen, Granulozyten und Eosinophilen. Diese Wirkung wurde kürzlich von

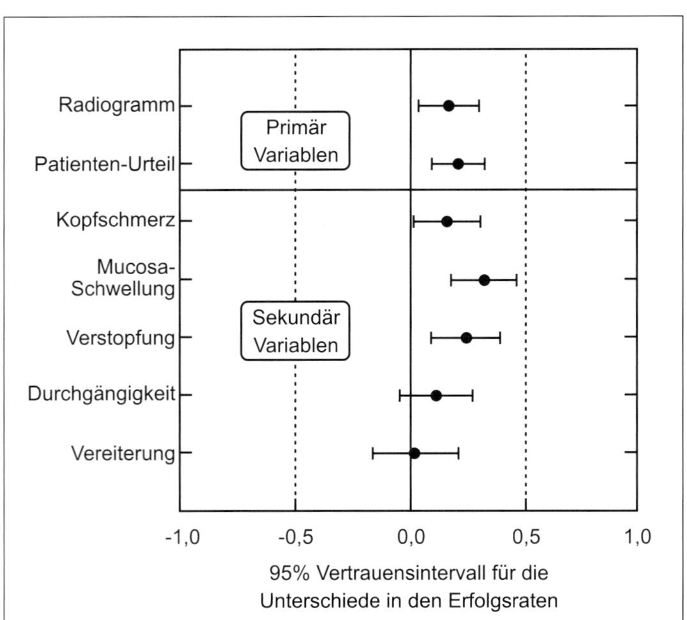

Abb. 4.19: 95 % Vertrauensintervalle für die Unterschiede in den Erfolgsraten von Sinupret® bei den verschiedenen klinischen Variablen (Neubauer und März, 1994).

Scheidegger et al. (1998) und Thomet et al. (2000) für den Extrakt und die Petasine bestätigt. Die Stärke der Leukotriensynthesehemmung durch den Petasitesextrakt erwies sich mit der des 5-Lipoxygenasehemmers Zileuton vergleichbar.

In der Zwischenzeit wurden zwei plazebokontrollierte randomisierte Doppelblindstudien, eine davon multizentrisch und prospektiv angelegt, mit dem Pestwurzblattextrakt Ze 339 bei Patienten mit *allergischer Rhinitis* im Vergleich zu Cetrizin (Zyrtec®) durchgeführt. Zwischen beiden Präparaten konnten keine relevanten Unterschiede in der Wirksamkeit gefunden werden (Käufeler et al. 2000; Schapowal et al. (2002).

4.4.2.8 Galphimia-Blätter

St.pfl.: Galphimia glauca (syn. *Thryallis glauca*).

Die Blätter dieser in Mexico und Südamerika wachsenden Liane wurden von den Eingeborenen zur Wundreinigung und als Sedativum verwendet. Auf einer Expedition wurde die Pflanze von Dr. W. Schwabe für die Arzneimittelentwicklung entdeckt. Orientierende Voruntersuchungen mit verschiedenen homöopathischen Zubereitungen deuteten auf eine antiallergische Wirkung des Extraktes hin. Die phytochemischen Untersuchungen führten zur Isolierung von Triterpenen, Di-, Tri-, und Tetra-O-galloylchinasäure, Ellagsäure, Gallussäure und Flavonol-galloyl-glykosiden. Die Tetra-O-galloylchinasäure wirkte im plethysmographischen Tiermodell am Meerschweinchen in einer Konzentration von 5 mg bei peroraler Applikation inhibitorisch auf die Ovalbumin und PAF-induzierte Bronchokonstriktion (Dorsch et al. 1992). Die Tetra-O-galloylchinasäure besitzt außerdem in vitro eine Anti-HIV-Wirkung. An der antiallergischen Wirkung und den Einsatz von Galphimia D6 in der Behandlung von Pollinosis (klin. Studie siehe Kapitel Homöopathie 4.6.6 S. 127) dürften außer den Gallussäurederivaten auch die anderen phenolischen Verbindungen beteiligt sein (Müller et al. 1998).

4.4.2.9 Phytopräparate – Oto-Rhinologika

Kamillenblüten-Extrakte und Blüten zur Inhalation z. B.

• Kamille® Spitzner N Lösung	Kamillenblütenextrakt
• Kamillin Robugen® Konzentrat Lösung	Kamillenblütenextrakt
• Kamillosan® Konzentrat Lösung	Kamillenblütenextrakt
• Kamillan® supra Nasenspray Flüssigkeit	Kamillenblütenfluid-extrakt

Anwendungsempfehlungen

- Die *Blütendroge:* 2 Esslöffel Droge mit 1/2 l kochendem Wasser übergießen und den Dampf einatmen.
- Das *Kamillenöl* allein zur Inhalation.
- Die *Kamillenflüssigextrakte* (z. B. Kamillosan®-Konz. Lsg., Kamille® Spitzner) – 1 Teelöffel Extrakt auf 1/2 l heißes Wasser und bei grober Düse inhalieren.

Weitere Ätherischöldrogen

• Denosol® Erkältungs-Raumspray	Cineol, Levomenthol, Campher, Thymol
• Liniplant®-Inhalat Flüssigkeit	1 g enth. 700 mg Eucalyptusöl und 250 mg Cajeputöl
• Sanopinwern® Inhalat	Eukalyptus-, Kiefernnadelöl
• Thymipin®N Erkältungsbalsam	Thymianfluidextrakt, Campher und Eucalyptusöl
• Tumarol® Creme zur Inhalation	Eukalyptusöl, Campher, Levomenthol
• Wick® Inhalierstift N	Levomenthol, Campher
• Tetesept® Schnupfenspray	Eukalyptus-, Pfefferminzöl und Menthol, Kamillenblüten, Salbeiblätter, Thymianextrakt

Immunstimulantien

- Echinacea Mono- und Kombinationspräparate siehe S. 307
- Tonsilgon® Tropfen/Dragees — Alkohol.-wässriger Extrakt aus Eibischwurzel, Eichenrinde, Kamillenblüten, Löwenzahnkraut, Schachtelhalmkraut, Schafgarbenkraut und Walnussblätter

zur Rhinitis (Pollinosis) Behandlung

- Petaforce V Kaps. — 1 Kaps. enth. 25 mg Petasiteswurzelstock-Extrakt

zur Sinusitis-Behandlung

- Sinupret® Tropfen/Sinupret® forte Dragees allein oder in Kombination bzw. Wechsel mit
  a) Gelomyrtol® forte oder Soledum® Kapseln p. o. Anw.: tägl. 2–4 Kapseln
  b) Kamillen Inhalationen und Nasenspülungen
  c) Rhinomer®1 (Soft)/ Rhinomer®2 (Medium)/ Rhinomer®3 (intensiv) — Steriles isotonisiertes Meerwasser
  d) Rhinospray Atlantiklösung als Nasensprays
  e) Stas® JHP Erkältungs-Tropfen (zusammen mit Minzöl)

4.5 Erkrankungen des Mund- und Rachenraumes

4.5.1 Anwendungsgebiete und Behandlungsprinzipien

Hauptindikationen

Phytotherapeutisch behandelbar sind folgende vor allem durch virale, bakterielle und fungale Infekte ausgelöste schmerzhafte, zum Teil eitrige, mit Schluckbeschwerden oder Heiserkeit verbundene Entzündungen und Schwellungen des Zahnfleisches, des Mundes und des Rachenraumes

- Gingivitis,
- Soor,
- Stomatitis,
- Pharyngitis, Laryngitis,
- Tonsillitis.

! *Schwere Infektionen bedürfen der Antibiotikatherapie (cave: AIDS).*

Behandlungskonzept

Die Behandlung durch Phytopharmaka erfolgt in erster Linie **symptomatisch** und äußerlich durch Präparate zum *Gurgeln, Inhalieren, Sprühen, Spülen* oder *Lutschen*.

Eine gleichzeitige **kausale Therapie** zur Reduktion der Keimzahl ist hierdurch *nur in geringem Maße erreichbar.* Die zur Verfügung stehenden Präparate zeichnen sich durch antiphlogistische, adstringierende, schwach antiseptische und schwach antibiotische Wirkungen aus. Die *Wiederherstellung eines intakten Schleimhautzustandes* ist das Ziel einer solchen Behandlung.

Zur **innerlichen Anwendung** stehen nur wenige Phytopharmaka zur Verfügung. Da die meisten Infekte infolge mangelhafter Immunabwehr zum Ausbruch kommen, ist der Einsatz von *systemisch wirksamen Präparaten mit immunstimulierender Wirkung sinnvoll.* Neuerdings gewinnen auch *lokal* anwendbare Immunstimulantien an Bedeutung. Hierdurch lassen sich unter Umständen die Krankheitsdauer abkürzen und die Rezidivhäufigkeit verringern. Bei Risikopatienten eignen sich diese Immunstimulantien auch zur *Prophylaxe*.

4.5.2 Drogen und Präparategruppen

4.5.2.1 Chamomillae flos (Kamillenblüten) M

Off.: Ph.Eur.; *Chamomilla recutita.* Siehe auch Kap. 4.4: „Oto-Rhinologika“.

Hohe Effektivität besitzen nur solche Auszüge, die mit *hohem Alkoholgehalt* hergestellt wurden, da nur hierdurch der Ätherischölanteil und die anderen mehr hydrophilen Wirkstoffe quantitativ erfasst werden.

Als die **Hauptwirkprinzipien** alkoholisch wässriger Extrakte gelten neben den *antiphlogistisch wirkenden* Terpenen wie Chamazulen und die Bisabolole, und die **Flavonoide** (z. B. Apigenin, Apigenin-7-glucosid). Die Kamillen-Flavonoide wirken bei *topischer Anwendung* ebenfalls antiphlogistisch, so dass mit diesen Extraktpräparaten eine höhere Wirksamkeit erreicht wird als mit den reinen Ölpräparaten. Die antibakterielle Wirkung des Kamillenöls ist gering.

Im *Teeaufguss* sind ausser wenig Ätherischöl die Flavonglykoside und die antiphlogistisch und immunstimulierend wirkenden Schleimpolysaccharide enthalten (siehe Tab. 4.5).

Tab. 4.5 Wirkprofile verschiedener Kamillenpräparate.

Wirkprinzip	Günstigste Präparateform	Zu erwartende Wirkung
Ätherischöl	Destillat/alkohol. Extr.	Antiphlogistisch (spasmolytisch, antiseptisch)
Flavonoide	Alkohol. Extr./wässriger Auszug	Antiphlogistisch, spasmolytisch
Schleimpolysaccharide	Wässriger Auszug	Antiphlogistisch, immunstimulierend

4.5.2.2 Salviae folium (Salbeiblätter) M

Off.: Ph.Eur., ESCOP; *Salvia officinalis.*

Wie bei der Kamille ist die Wirksamkeit dieser Droge auf mindestens **2 Wirkprinzipien** zurückzuführen: auf das **Ätherischöl** und die **Gerbstoffe bzw. Flavonoide**. Als Hauptwirkstoffe des Öls gelten *Thujon, Cineol, Campher* und *Thujylalkohol*. Sie wirken antiseptisch und fungizid. Die Gerbstoffe besitzen *antiphlogistische und adstringierende* Eigenschaften. Diese werden durch die Flavonoide verstärkt. Die Adstrinktion führt zur Abdichtung der Gefäße und Gewebe, wodurch der Heilprozess gefördert wird. Die beste Wirksamkeit ist wiederum von den *alkoholischen Extrakten* zu erwarten, da in diesen beide Wirkprinzipien in hoher Konzentration enthalten sind.

Im selbst hergestellten *Salbeitee* kommt primär die *Gerbstoffwirkung* zum Tragen. Ein Aufguss, der wegen der Flüchtigkeit des Öls nicht gekocht werden darf, enthält nur noch 0,15–0,02 % Ätherischöl.

Indikation lt. Arzneim.-Kommission-E Entzündungen der Mund- und Rachenschleimhaut.

4.5.2.3 Weitere Ätherischöldrogen

Thymiankraut	– Thymi herba
Pfefferminzblätter	– Menthae pip. folium
Eukalyptusblätter	– Eucalypti folium
Nelken	– Caryophylli fructus
Sandelholz	– Santali lignum
Fenchel	– Foeniculi fructus
Schafgarbenkraut	– Millefolii herba

4.5.2.4 Gerbstoffdrogen

M Eichenrinde (Quercus cortex) (Ph.Eur.); *Quercus robur.*

M Rhabarberwurzel (Rhei radix) (Ph.Eur.); *Rheum palmatum.*

M Ratanhiawurzel (Ratanhiae radix) (Ph.Eur., zusätzlich Tct. Ratanhiae); *Krameria triandra.*

M Tormentill-Wurzel (Tormentillae radix) (Ph.Eur.); *Potentilla tormentilla.*

Die gut wasserlöslichen Gerbstoffe, die zu 10–20 % in den Drogen enthalten sind, werden mit Ausnahme der Ratanhia-Tinktur wegen ihres unangenehmen Geschmacks nur selten allein verwendet. Genutzt werden ihre *adstringierenden* und *antiphlogistischen* Wirkungen.

4.5.2.5 Myrrhe M

Off.: Ph.Eur., zusätzl. Tct. Myrrhe; *Commiphora*-Arten.

Der *antispetische, granulationsfördernde, antiphlogistische* und *adstringierende* Effekt der Tinktur stammt von dem **Ätherischöl (Eugenol)** und den **Harzsäuren**.

Die aus dem Myrrhe-Harz hergestellte Myrrhentinktur gehört zu den nicht offizinellen Standardzubereitungen der Mund- und Rachentherapeutika.

Indikation lt. Arzneim.-Kommission-E leichte Entzündungen der Mund- und Rachenschleimhaut.

4.5.2.6 Hydrastis Rhizoma (Hydrastis Rhizom) M

St.pfl.: Hydrastis canadensis.

Bei dieser Droge handelt es sich um eine Alkaloiddroge, die die beiden antibakteriell wirksamen Alkaloide **Berberin** und **Hydrastin** enthalten. Die Anwendung als Mundantiseptikum in Form einer standardisierten Extraktlösung verdankt die Droge dem zusätzlichen Gehalt an antibakteriellen und adstringierend wirkenden **Gerbstoffen**.

4.5.2.7 Schleimdrogen

Von den als Expektorentien bekannten Drogen (siehe Kapitel 4.1: „Bronchitis“) hat nur das **Isländische Moos**, in erster Linie *Cetraria islandica*, in Form eines wässrigen Gesamtextraktes zur Pastillenanwendung Bedeutung erlangt. Die antiphlogistische und immunstimulierende Wirkung der Polysaccharide wird durch die zusätzlich vorhandene schwach antibiotisch bzw. antibakteriell wirksame Cetrar- und Fumarcetrarsäure synergistisch ergänzt.

4.5.2.8 Immunstimulantien

Extraktpräparate, die eine immunstimulierende Wirkung besitzen, können wie bei der adjuvanten Behandlung von Entzündungen der Ohren und Nase auch bei Erkrankungen des Mund- und Rachenraumes sinnvoll eingesetzt werden.

In Frage kommen Präparate, wie sie im Kapitel 10, „Immunmangelzustände“ S. 293 aufgelistet sind.

Es gibt Hinweise, dass beim Lutschen oder beim Spülen Wirkstoffe direkt mit dem *rachenassoziierten Immunsystem* in Kontakt treten und eine Immunantwort auslösen können. Das rachenassoziierte Immunsystem, das aus dem lymphatischen Waldeyerschen Rachenring und den Rachen-, Gaumen- und Zungen-Tonsillen besteht, enthält die für die Immun-Abwehr wichtigen B- und T-Lymphozyten, die Makrophagen und die follikulär-dendritischen Zellen. Die letztgenannten Zellen binden an ihrer Oberfläche Antigene und präsentieren sie den Lymphozyten und Makrophagen.

In den *Gaumentonsillen* fand man eine mittlere Ig-Verteilung von 64 (IgG): 30 (IgA): 4 (IgM): 2 (IgD). Die Tonsillen nehmen damit eine Mittelstellung zwischen darmassoziiertem lymphatischen Gewebe und Lymphknoten ein (Papst et al., 1986).

4.5.2.9 Phytopräparate – Erkrankungen des Mund- und Rachenraumes

- Kamillenpräparate siehe Präparate S. 119

andere Ätherischöl-Präparate z. B.

• Salviathymol® N Flüssigkeit	Salbei-, Eukalyptus-, Pfefferminz-, Nelken-, Fenchel-, Anisöl, Levomenthol, Thymol
• Salus® Salbei-Tropfen	Extrakt aus Salbei
• Salbei Curarina® Tropfen	Salbeiblätter-Fluidextrakt
• Gingivitol® N Lösung	Extr. Rhiz. Hydrastis canad. standardisiert auf Berberin und Hydrastin
• Inspirol® P forte Tinktur	Myrrhentinktur
• Isla-Moos® Pastillen/Isla-Mint® Pastillen	Wässrige Auszüge aus Isländisch Moos
• Pyralvex® Lösung	Rhabarberwurzelextrakt + Salicylsäure
• ratioSept® Mund- und Rachentinktur Lösung	Ratanhiatinktur DAB

4.6 Homöopathie bei Atemwegserkrankungen H

4.6.1 Indikationen

Die Behandlung von Atemwegserkrankungen mit Homöopathika umfasst sowohl **akute wie chronische Prozesse**. In Abhängigkeit der Ursache (z. B. bakteriell/viral/allergisch) und der Manifestation (z. B. Sinu-Bronchitis) lassen sich Homöopathika als Monotherapie oder aber auch in Kombination mit anderen Behandlungsverfahren einsetzen.

Schwerer verlaufende Krankheitsprozesse und hier insbesondere solche bakterieller Genese (z. B. Bronchopneumonie) *sind primär kein Indikationsgebiet für Homöopathika*. Sie können aber in Abhängigkeit von der Symptomatik adjuvant und insbesondere zur Nachbehandlung eingesetzt werden.

Der Einsatz von Homöopathika orientiert sich weniger am pathophysiologischen Geschehen im Sinne definierter Angriffspunkte und Wirkungsmechanismus, sondern mehr an der dominierenden Symptomatik („*Leitsymptome*“). Von daher lässt sich eine grobschematische Zuordnung der Wirkungseigenschaften von Homöopathika vornehmen (Abb. 4.20). Dem Behandlungsprinzip entsprechend sind Überschneidungen möglich.

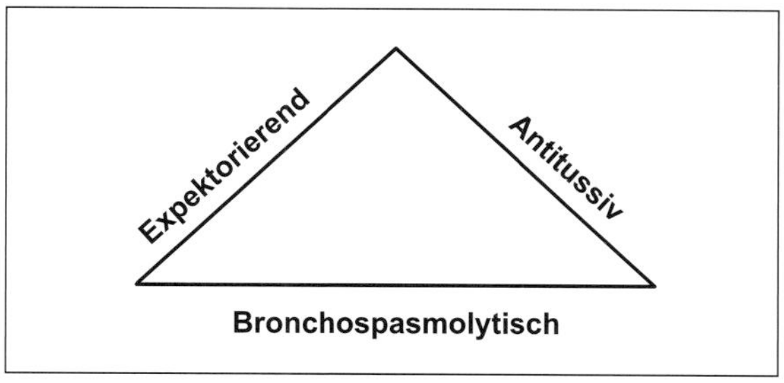

Abb. 4.20: Hauptwirkeigenschaften von Homöopathika.

Neben den aus der *Phytotherapie* bekannten Drogen wie Ipecacuanhae radix, Polygalae radix oder Pulmonariae herba werden in der Homöopathie weitere Pflanzen verwendet. Zusätzlich finden sich in der Gruppe der *tierischen und mineralischen Stoffe* wichtige, diesen Anwendungsbereich umfassende Homöopathika.

Die *pflanzlichen und tierischen Homöopathika* werden im allgemeinen mehr bei *akuten und subakuten Verläufen* eingesetzt, während die der *mineralischen Gruppe häufiger bei chronischen* Prozessen Anwendung finden.

Die chronische Bronchitis wie auch das Asthma bronchiale sollten mit *personotrop wirkenden Homöopathika (Konstitutionsmittel)* behandelt werden. Zur Anfangs- und Intervallbehandlung eignen sich auch *organotrope Homöopathika*; hierbei ist eine freie Kombination mit anderen Therapiestrategien (chemisch-synthetische Pharmaka) oftmals unumgänglich (Tab. 4.6).

Tab. 4.6: Stadienabhängige Kombinationsmöglichkeiten von allopathischer und homöopathischer Therapie bei obstruktiven Atemwegserkrankungen (als Beispiel).

Therapie/Stadium	Akut	Intervall	Langzeit
Allopathisch	X	(x)	(X)
Organotrop/funktiotrop	(X)	X	
Personotrop		(X)	X

4.6.2 Akute Bronchitis

Die Behandlung der akuten Bronchitis erfolgt *überwiegend mit organotrop wirkenden Homöopathika aus der pflanzlichen Gruppe*. Im Gegensatz zur phytotherapeutischen Anwendung orientiert sich ihre Verordnung als Homöopathikum am Syndrom: bei der Bronchitis imponiert zunächst die trockenentzündliche Phase, der dann das katarrhalische Stadium folgt.

Im Hinblick auf den Symptomenwandel während einer akuten Bronchitis kann ein Wechsel des indizierten Mittels notwendig werden; es sind dann die unter „chronischer Bronchitis" genannten Arzneimittel ebenfalls zu berücksichtigen.

Pflanzliche Homöopathika

Bryonia cretica D6, Dil./Tabl.
Trockener Husten mit starken Thoraxschmerzen bei pleuritischer Mitbeteiligung; subfebrile Temperatur. Auch im Verlaufe eines grippalen Infektes. Deutliche Verschlechterung durch Bewegung und in Wärme.

Drosera D6, Dil./Tabl.
Anfallsweise Husten (pertussiform, krampfartig mit Schleimauswurf endend, erschwerte Atmung mit Zyanoseneigung. Verschlechterung nachts.

Euspongia officinalis (Spongia) D4, Dil./Tabl.
Trocken-rauher, kruppöser Husten mit Atemnot und Heiserkeit; ausgeprägte Trockenheit im Mund-Rachenraum. Nächtliche Verschlechterung.

Hedera helix D6, Dil./Tabl.
Reizhusten mit Fließschnupfen und katarrhalisch entzündetem Rachenraum. Verschlechterung beim Sprechen und in Wärme.

Hyoscyamus niger D4, Dil./Tabl.
Trockener, insbesondere nächtlicher Hustenreiz bei deutlicher Verschlechterung im Liegen.

Rumex crispus D4, Dil./Tabl.
Trockener Kitzelhusten, schmerzhaft und krampfartig. Es besteht eine große Kälteempfindlichkeit. Besserung durch Wärme.

Mineralische Homöopathika – Leitsymptom „Sekretarmer Husten"/ Differentialsymptomatik	
Causticum D6, Tabl.	Harninkontinenz
Corallium rubrum, D6, Tabl.	Hustenanfälle
Cuprum aceticum D6, Tabl.	Spastik
Phosphorus D12, Dil.	Pneumonie (adjuvant!)

4.6.3 Chronische Bronchitis

Die Behandlung der chronischen Bronchitis erfordert einen differenzierten Einsatz homöopathischer Arzneimittel. In erster Linie sollten *konstitutionell*

Tab. 4.7: Kombinationspräparate.

Bronchiselect®	Monapax®
Lomabronchin®	Tussistin®

wirkende Homöopathika angewendet werden, um die Disposition für Folgekrankheiten und rezidivierende Infekte zu minimieren.

Die nachstehend genannten Homöopathika werden vor allem zu Therapiebeginn bzw. zur Intervalltherapie, auch bei passagerer Krankheitsverschlechterung eingesetzt. Auch die oftmals notwendige Kombination verschiedener Therapiemaßnahmen sei hingewiesen (Tab. 4.7).

Pflanzliche Homöopathika

Cephaelis ipecacuanha (Ipecacuanha) D6, Tabl./Dil.
Sekretreiche, asthmoide Bronchitis mit zähem Sputum bei starker Übelkeit und rezidivierendem Erbrechen.

Hydrastis canadensis D4, Dil.
Weißlich-gelbe Schleimhautsekretion der Atemwege (Sinu-Bronchitis); das reichliche Sekret unterhält den beständigen Hustenreiz sowie das Räuspern.

Lobaria pulmonaria (Sticta) D6, Dil./Tabl.
Bellender, schmerzhafter Husten mit Auswurf bei zähschleimigem Nasen-Rachen-Sekret (Sinu-Bronchitis); abgeschwächtes Geruchsvermögen. Atemnot mit Besserung beim Aufsitzen.

Oenanthe aquatica (Phellandrium) D6, Dil.
Zunächst sekretarmer, dann sekretreicher Husten mit reichlich zähflüssigem Sputum. Atemnot bei Kurzatmigkeit.

Polygala senega (Senega) D6, Dil.
Zähschleimiges Sekret bei eher trockenem Husten; das Sputum kann nicht abgehustet werden. Begleitende Thoraxschmerzen beim Husten; dyspnoisches Bild, vor allem auch beim Altersemphysem.

Mineralische und tierische Homöopathika – Leitsymptom „sekretreicher Husten"/ Differentialsymptomatik	
Kalium stibyltartaricum (Antimonium tartaricum), D6, Tabl.	starke Verschleimung
Carbo vegetabilis D6, D12, Dil./Tabl.	erschwertes Atmen
Stannum jodatum D6, Tabl.	Schwächezustand
Dactylopius coccus (Coccus cacti), D6, Tabl.	Fadenziehendes Sekret

Therapiestudie

Indikation. Akute Erkrankungen der Atemwege (Rhinobronchitis, Rhinopharyngitis, Tracheitis etc.) bei Kindern.

Präparat. Kombinationspräparat bestehend aus Echinacea angustifolia D2, Drosera D4, Yerba santa D4, Ephedra D4, Ipecacuanha D6 und Rumex D4 (Lomabronchin® Tropfen).

Studienart. Randomisierte Doppelblindstudie mit 40 Kindern (Durchschnittsalter ca. 3 Jahre). In der Vergleichsgruppe waren ebenfalls 40 Kinder mit Bromhexinhydrochlorid-Tropfen (Bisolvon®) behandelt worden.

Behandlungsart. Dreimal täglich 16 bis 17 Tropfen durchschnittlich (je nach Alter) für 10 Tage bzw. bis zur Symptomfreiheit.

Prüfkriterien. Ziel der Studie war es, die Äquivalenz bzw. Nichtäquivalenz der beiden Behandlungsgruppen festzustellen.

Hauptzielkriterium. Abheilzeit.
Nebenzielkriterien: Zahl der Hustenanfälle, Art des Hustens, Hustenintensität, zeitliches Auftreten des Hustens, Art des Schnupfens, Fieber.

Ergebnis. Die Abheilzeit in der Lomabronchin-Gruppe war um 0,7 Tage kürzer als in der Bisolvon-Gruppe, jedoch war der Unterschied nicht signifikant ($p = 0{,}066$). In praktisch allen Parametern war der Verlauf der Symptomatik gleichartig, jedoch mit zum Teil tendenziell besseren Ergebnissen für Lomabronchin (Abb. 4.21 und 4.22). Am 6. Tag hatten signifikant mehr Patienten unter Lomabronchin keinen Husten mehr als unter Biosolvon (Abb. 4.21). In beiden Gruppen traten keine Nebenwirkungen auf. (Stippig und Kaiser, 1994).

4.6.4 Asthma bronchiale

Der *akute Asthma-Anfall ist primär keine Indikation für die Homöotherapie.* Wie in der Phytotherapie können aber Homöopathika bei anfallsartiger „leichter" Atemnot eingesetzt werden, was dementsprechende therapeutische Erfahrung voraussetzt.

Die Homöotherapie des Asthma bronchiale erfordert insbesondere eine *konstitutionelle Langzeit-*

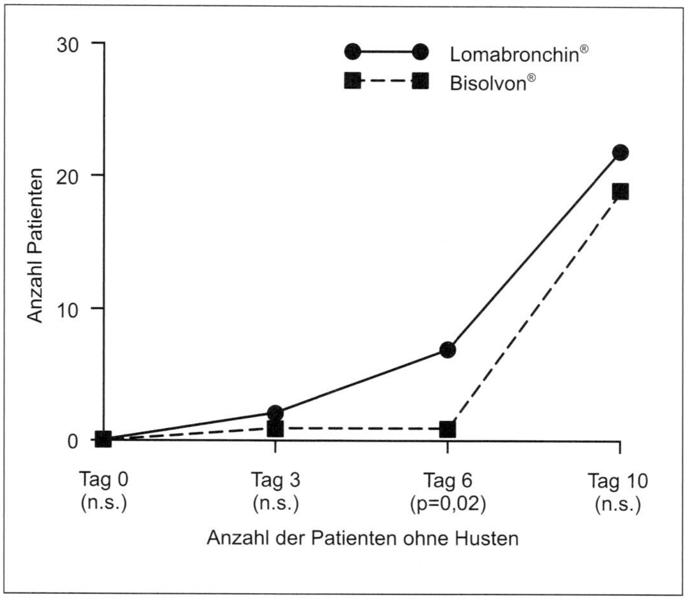

Abb. 4.21: Einfluss des pflanzlichen Homöopathikums und von Bisolvon® auf die Hustensymptomatik (Stippig und Kaiser, 1994).

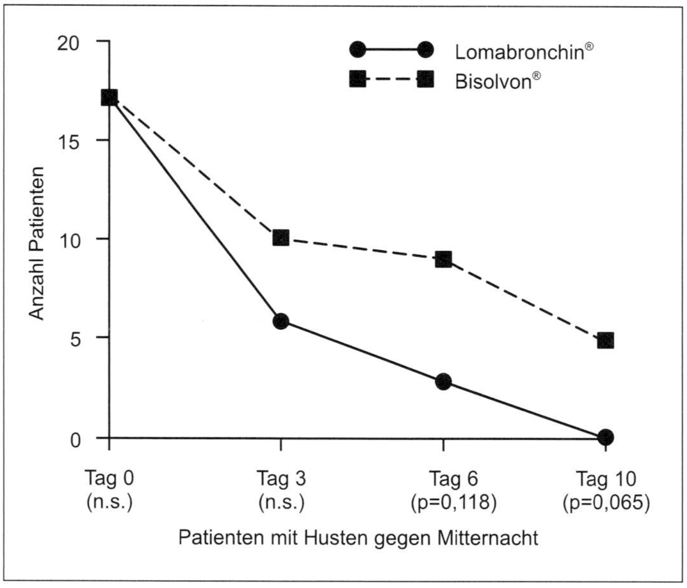

Abb. 4.22: Einfluss des pflanzlichen Homöopathikums und von Bisolvon® auf die Hustensymptomatik (Stippig und Kaiser, 1994).

therapie, wobei zur Anfangs- und Intervalltherapie die nachstehend genannten Homöopathika eingesetzt werden können. Im übrigen sind differentialtherapeutisch auch die unter „Chronische Bronchitis" genannten Arzneimittel zu beachten. Dies betrifft auch und gerade eine sinnvolle Kombinationsbehandlung mit unterschiedlichen Ansatzpunkten (siehe Abb. 4.18).

Für die *„Reizkörpertherapie" des Asthma bronchiale* kommt auch die *Eigenblutbehandlung* bzw. potenzierte Eigenblutnosode in Betracht (Tab. 4.8). Sie kann entweder als Monotherapie oder in Kombination mit dem indizierten Homöopathikum eingesetzt werden. Empirisch bewährt hat es sich auch, das Homöopathikum an die entsprechenden *Akupunktur-Punkte* zu quaddeln.

Zum Indikationsgebiet Asthma bronchiale sind mehrere Doppelblindstudien veröffentlicht worden. Wenngleich die Anwendung eher unter dem Aspekt der Isopathie erfolgt, konnte die Signifikanz von C30-Potenzen vs. Plazebo reproduziert werden.

Tab. 4.8: Eigenblut-Behandlung.

Eigenblut:

Venös entnommenes Eigenblut (0,2–0,5 ml) wird allein oder zusammen mit Formica rufa D6 oder D12 im wöchentlichen Wechsel mit Cortison D12 oder D30 als Mischinjektion i. m. während 10 Wochen injiziert.

Eigenblutnosode:

Kapillär entnommenes Eigenblut (1 Tropfen) wird nach homöopathisch-pharmazeutischen Vorschriften verarbeitet und wie folgt peroral appliziert (Säuglinge und Kleinkinder entsprechend 2 Tropfen auf Wasser):

C5: 3 × pro Woche morgens nüchtern 5 Tropfen

C7: 2 × pro Woche morgens nüchtern 5 Tropfen

C9: 2 × pro Woche morgens nüchtern 5 Tropfen

C12: 1 × pro Woche morgens nüchtern 5 Tropfen

Therapiestudie

Indikation. Patienten mit Asthma bronchiale, die auf Hausstaubmilben allergisch reagieren.

Präparat. Homöopathische C30-Dilution von Hausstaubmilbenextrakt vs. Plazebo.

Studienart. Randomisierte Doppelblindstudie in 38 Praxen in Großbritannien.

Behandlungsart. Nach einer vierwöchigen Beobachtungsperiode erhielten die randomisierten Patienten entweder das Homöopathikum oder Plazebo in einer Einzeldosis und anschließend 16-wöchiger Beobachtungszeit.

Prüfkriterien. Klinische Parameter FEV1, Tagebuchaufzeichnungen mit morgendlichem und abendlichem Peakflow, visuelle Analogskala der Asthma-Schwere sowie Angaben zur Lebensqualität.

Ergebnis. 242 Patienten wurden randomisiert, 202 von ihnen beendeten die Studie. Nach der statistischen Auswertung verbesserten sich drei der erhobenen Parameter signifikant: PEF-Wert morgens, Asthmaschweregrad auf der visuellen Analogskala, persönliches Befinden. In jedem Fall konnte ein Zusammenhang zwischen der Behandlung und der Verbesserung nachgewiesen werden. Die Basiswerte vor der Behandlung waren äquivalent, die Verbindung war effektiv und die Verbesserung war unabhängig davon, ob die Patienten an die Komplementärmedizin glaubten oder nicht (Lewith, 2000).

Pflanzliche Homöopathika

Aralia racemosa D6, Dil./Tabl.
Trockener Husten mit Fremdkörpergefühl im Rachen; Atemnot beim Hinliegen resp. nach kurzem Schlaf. Starke Empfindlichkeit gegen Zugluft. Oftmals auch allergischer Genese.

Datura stramonium (Stramonium) D12, Dil.
Krampfartiger, trockener Husten, heisere Stimme. Unruhiger Patient mit Angstgefühl; schweißig, rote Gesichtsfarbe. Deutliche Verschlechterung nachts.

Grindelia robusta D6, Dil.
Atemnot bei schwerlöslichem Schleim, Hustenanfälle mit keuchender Atmung, Erstickungsgefühl.

Lobelia inflata D4, Dil./Tabl.
Trockener Reizhusten mit zunehmender Spastik und Atemnot. Häufige Begleitsymptome sind Kreislauflabilität (Vagotonie), Schwächegefühl und Übelkeit. Kaltschweißig, blasses Gesicht und Angstgefühl.

Solanum dulcamara (Dulcamara) D6, Dil./Tabl.
Rauher-bellender Husten, asthmoide Beschwerden infolge von feuchter Kälte. Atemnot nach Temperatur- und Wetterwechsel.

4.6.5 Rhinitis, Sinusitis, Otitis

Erkrankungen der oberen Luftwege imponieren oft als chronisch-rezidivierende Prozesse und können sich klinisch als antibiotikaresistenter Fokus zeigen, wie z. B. das *sinubronchitische Syndrom*. Dieses unterhält das chronisch-entzündliche Geschehen und kann auch als „*Infektallergie*“ auftreten.

Dies ist häufig mit einer allergischen Rhino-Konjunktivitis verbunden (4.6.6 Pollinosis).

Vor diesem Hintergrund muss die Behandlung mit Homöopathika als *systemisch* bezeichnet werden, so dass dieser Therapieansatz zugleich als „*allgemeine Umstimmung*“ zur Reduzierung der Infektanfälligkeit zu verstehen ist. Dies ist ohne Frage die Hauptdomäne der Homöotherapie, gleichwohl auch das akute Geschehen unter ihr Indikationsspektrum fällt. Auf die bewährte Möglichkeit der Eigenblutbehandlung sei hingewiesen (s. Tab. 4.8).

Weitere Hinweise finden sich im Kapitel 14.3.3 (Pädiatrie).

Pflanzliche Homöopathika

Allium cepa D6, Dil.
Stark reizendes, wässriges Nasensekret; Begleitkonjunktivits. Es kommt zu gehäuftem Niesen, auch kann ein Reizhusten bestehen.

Atropa belladonna (Belladonna) D6, Tabl.
Die Entzündung beginnt sich zu lokalisieren: stark gerötete Mund- und Rachenschleimhaut, hellrote, vergrösserte Tonsillen mit Schluckbeschwerden, stechende Ohrenschmerzen; erhöhte Temperatur.

Euphrasia officinalis D4, Dil.
Konjunktivitis mit brennender Sekretion, Begleitrhinitis, auch allergischer Ursache.

Galphimia glauca D6, Dil.
Allergisch bedingte Rhinitis und Konjunktivitis, oft auch mit bronchospastischen Verläufen.

Auch prophylaktisch anzuwenden: ca. 6 Wochen präsaisonal Galphimia D12, 1 × tägl. 5 Tropfen.

Luffa operculata (Esponjilla) D6, D12, Tabl./Dil.
Wässriges oder zäh-schleimiges Nasensekret mit Schleimstraße im Rachen, Kopfschmerzen und druckschmerzhafte Nasennebenhöhlen. Reduziertes Allgemeinbefinden. D12 besonders bei wässrigem Sekret.

Phytolacca americana D6, Tabl./Dil.
Dunkelrote Rachenschleimhaut mit Tonsillenhyperplasie; bis in die Ohren ausstrahlende Schluckbeschwerden. Reduziertes Allgemeinbefinden bei subfebrilen Temperaturen.

Thuja occidentalis D12, Dil.
Chronisch-rezidivierende Atemwegsinfekte mit zähschleimigem Nasensekret und Hustenattacken. Deutliche Verschlechterung durch nasskaltes Wetter.

Mineralische Homöopathika

Nachstehend sind die wichtigsten mineralischen Homöopathika (Tab. 4.9) aufgelistet.

Tab. 4.9: Mineralische Homöopathika.

Ferrum phosphoricum D6, D12, Tabl.	Infekte der Atemwege (Rhinitis, Otitis)
Hydrargyrum sulfuratum rubrum (Cinnabaris) D6, Tabl.	Sinu-Bronchitis
Kalium bichromicum D6, Tabl.	Sinu-Bronchitis
Barium jodatum D6, Tabl.	Hyperplasie des lymphatischen Rachenringes
Calcium carbonicum D12, Tabl.	Chron.-rezidiv. Atemwegserkrankungen

4.6.6 Pollinosis

Während neuerdings in der Phytotherapie Petasiteswurzelextrakte zur Verfügung stehen, gibt es demgegenüber in der Homöopathie einen bewährten Therapieschatz. Bemerkenswert ist dabei, dass es sehr viele klinisch-kontrollierte Studien bei der Pollinosis gibt. Aus Sicht der Praxis bewährt sich insbesondere bei akuten Beschwerden der organotrope Ansatz, während zur längerfristigen Behandlung personotrope Homöopathika notwendig sind. Empirisch sehr bewährt ist die Eigenblut-Nosode, hier insbesondere auch in der Kinderheilkunde (Tab. 4.8).

Therapiestudie

Indikation. Allergische Rhino-Konjunktivitis (Pollinosis).

Präparat. Galphimia glauca in verschiedenen Potenzen.

Studienart. Meta-Analyse von 7 randomisierten, doppelblinden, plazebokontrollierten Studien und von 4 nicht-plazebokontrollierten Studien.

Behandlungsart. 3–5-mal tägliche Einnahme (je nach Studie unterschiedliche Potenzen und Darreichungsformen).

Prüfkriterien. Relative Chance in der individuellen Einschätzung des Patienten am Beispiel der Augensymptomatik.

Ergebnis. Die allgemeine Erfolgsrate lag für die Augensymptome in der Verumgruppe etwa 1,25-mal höher als in der Plazebogruppe. Die Erfolgsrate wurde in der Verumgruppe zu 79,3 % geschätzt (Konfidenzintervall: 74,1–85 %). Galphimia glauca war einem Plazebo bei der Pollinosis-Therapie signifikant überlegen. Die Erfolgsraten lagen in der Größenordnung chemisch-synthetischer Antiallergika. Über unerwünschte Wirkungen wurde nicht berichtet (Wiesenauer und Lüdtke, 1996) (Abb. 4.23).

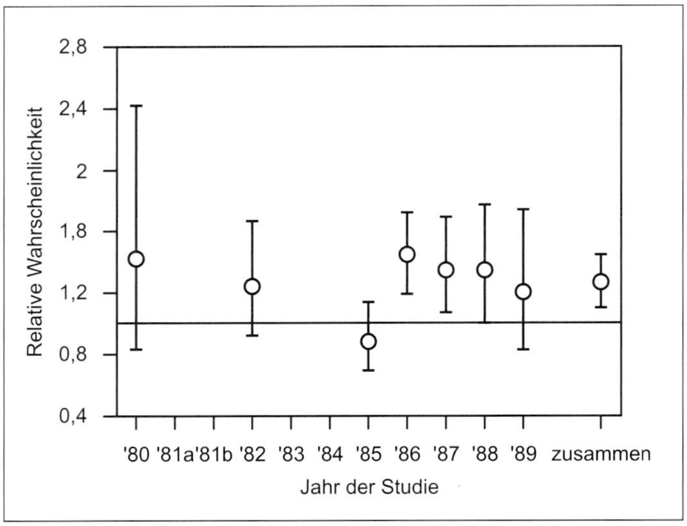

Abb. 4.23: Geschätzte relative Wahrscheinlichkeiten der Wirksamkeiten mit ihren 95 % Vertrauensintervallen (Wiesenauer, 1996).

Eine vergleichende Studie wurde von Weiser et al. (1999) vorgelegt. Ziel der Doppelblindstudie war die Untersuchung der Wirksamkeit und Verträglichkeit eines homöopathischen Nasensprays – es enthält *Galphimia glauca, Luffa operculata, Histaminum* und *Sulfur* – im Vergleich zur intranasalen Therapie mit Cromoglicinsäure bei der allergischen Rhinitis. Dabei konnte die Äquivalenz sowie Verträglichkeit belegt werden.

Galphimia glauca D4, Glob.
Starker Fließschnupfen mit gehäuftem Niesen; *Konjunktiven entzündlich gerötet*, tränend. Erschwertes Durchatmen, *asthmoide Komponente.*

Euphrasia officinalis D6, Dil.
Brennend heißes Tränensekret; Blepharospasmus mit Lichtscheu. Mildes wässriges Nasensekret.

Sinapis nigra D4, Dil.
Scharf brennendes Nasensekret mit wechselseitiger Nasenschleimhautschwellung; gehäuftes Niesen.

Hitze- und Brenngefühl an den Augen und im Rachenraum.

Schoenocaulon officinale (Sabadilla) D6, Dil.
Anfangs *wässriges, danach dickflüssigeres Nasensekret*, auch mit verlegter Nasenatmung. Gefühl von Brennen an Auge und Nase; *starker Juckreiz am Gaumen, Kreislauflabilität* (anamnestisch gehäufte Rhino-Sinusitiden).

Arundo donax D6, Dil.
Starker Juckreiz am Auge, in der Nase, im Gehörgang und im Rachenbereich. Fließschnupfen mit Niesanfällen.

Propolis D6, Dil.
Allergische Reaktionen an den Schleimhäuten mit Augentränen und wässrigem Nasensekret; *ekzematöse Hautbelastung* (Atopiker).

Literatur

Allopathie

Berghorn, K., Langer, W., März, R.W.: Doppelblindstudie Sinupret Tropfen vs. Plazebo auf Basis einer Therapie mit Antibiotikum und abschwellenden Nasentropfen bei akuter Sinusitis (N = 128) klinischen und biometrischen Gutachten. Bionorica GmbH, Neumarkt.

Bickel, D., Röder, T., Bestmann, H.J., Brune, K.: Identification and characterization of inhibitors of peptido-leucotriene-synthesis from Petasites hybridus. Planta Med. **60**: 318–322 (1994).

Bodem, S.H.: Theophyllin und neue Inhibitoren der Phosphodiesterase bei Asthma Pharmaz. Ztg. **142**: 1973–1979 (1997).

Boyd, E.M.: A review of studies on the pharmacology of expectorants and inhalants. Int. J. Clin. Pharmacol. Therap. Toxicol. **3**: 55–60 (1970).

Boyd, E.M.: Studies on respiratory tract fluid. Arzneim.-Forsch (Drug-Res.) **22**: 612–616 (1972).

Boyd, E.M., Sheppard, E.P.: The effect of inhalation of citral and geraniol on the output and composition of respiratory tract fluid. Arch. intern. Pharmacodyn. Ther. **188**: 5–13 (1970).

Boyd, E.M., Sheppard, E.P.: An autumn-enhanced mucotropic action of inhaled terpens and related volatile agents. Pharmacology **6**: 65–80 (1971).

Brandt, W.: Spasmolytische Wirkung ätherischer Öle. Z. Phytother. **9**: 33–39 (1988).

Carle, C., Isaac, O.: Die Kamille – Wirkung und Wirksamkeit. Z. Phytother. **8**: 67 (1987).

Chibanguza, F., März, R., Sterner, W.: Zur Wirksamkeit und Toxizität eines pflanzlichen Sekretolytikums und seiner Einzeldrogen. Arzneim.-Forsch. (Drug Res.) **34**: 32–36 (1984).

Deininger, R.: Neues aus der Terpenforschung. Kassenarzt **7**: 1–12 (1985).

Dolder, R.: Arzneiformen zur Anwendung an Auge, Ohr und Nase, In: Sucker, H., Fuchs, P., Speiser, P. (Hrsg.): Pharmazeutische Technologie. Thieme Stuttgart (1978).

Dorow, P., Weiss, Th., Felix, R., Schmutzler, H.: Einfluss eines Sekretolytikums und einer Kombination von Pinen, Limonen und Cineol auf die mukoziliare Clearance bei Patienten mit chronisch obstruktiven Atemwegserkrankungen. Arzneim.-Forsch. (Drug Res.) **37**: 1378–1381 (1987).

Dorsch, W., Addmann-Grill, B., Bayer, T., Ettl, M., Hein, G., Jaggy, H., Ring, I., Scheftner, P., Wagner, H.: Zwiebelextrakte als Asthma-Therapeutika? Allergologie **10**: 316–324 (1987).

Dorsch, W., Wagner, H., Bayer, Th.: Asthmaschutzwirkung von Zwiebelextrakten: Wirkprofil von Thiosulfinaten. Allergologie **12** (9): 388–396 (1989).

Egetenmaier, J., Beierlein, ■, März, R.W., Weitkunat, R.: Klinisch und Biometrisches Gutachten. Randomisierte Doppelblindstudie Sinupret Tropfen v. Mucosolvan Tropfen bei akuter Bronchitis, Bionorica GmbH, Neumarkt (1992).

Ernst, E., März, R.W., Sieder, C.: Akute Bronchitis: Nutzen von Sinupret. Fortschritte der Medizin. **115**: 52–53 (1997).

Ernst, E., März, R.W., Sieder, C.: A controlled multi-centre study of herbal versus synthetic secretolytic drugs for acute bronchitis. Phytomedicine. **4**: 287–293 (1992).

Ernst, E., März, R.W., Sieder, Ch.: Der Nutzen von Sinupret bei akuter Bronchitis im Vergleich zu üblichen Expektorantien. Fortschritte der Medizin. **11**: 52–53 (1997).

Galovatiouk, A., Chuchalin, A.G.: Wirksamkeit eines Extraktes aus *Pelargonium* sidoides (EPs 7630) im Vergleich zu Placebo bei Patienten mit akuter Bronchitis. In Phytopharmaka VII. Schulz, V., Rietbrock, N., Roots, I., Loew, D. (eds.) Steinkopff-Verlag Darmstadt (2002).

Geyer, M., Mayer, H., Pfandl, A., Engelhard, G.M.: Isländisches Moos – eine alte Heilpflanze aus heutiger Sicht. Pharm. Z. **131**: 2298 (1986).

Gracza, L., Spieler, H., Gerster, G.: Asarum europaeum L. – Untersuchungen zur Qualität, Wirkung, Wirksamkeit und Unbedenklichkeit der Haselwurz. Therapeutikon **11**: 634–643 (1988).

Hauschild, E.: Pharmakologie und Grundlagen der Toxikologie. Thieme, Leipzig (1973).

Hofmann, D., Hecker, M., Völp; A.: Efficacy of dry extract of ivy leaves in children with bronchial asthma – a review of randomised controlled trials. Phytomedicine **10**. (2003) (in press).

Ingolfsdóttir, K., Jurcic, K., Wagner, H.: Immunomodulating polysaccharides from aqueous extracts of *Cetraria islandica* (Iceland moss). Phytomedicine. **5**: 333–339 (1998).

Kartnig, Th.: Cetraria islandica – Isländisches Moos, Z. Phytother. **8**: 127 (1987).

Käufeler, R., Thomet, O.A.R., Simon, H.-U., Meier, B., Brattström, A.: Der Pestwurzextrakt Ze 339 – Wirkprinzipien und klinische Pharmakologie. In Phytopharmaka VI, Forschung und klinische Anwendung. N. Rietbrock (Hrsg.) Steinkopff-Verlag Darmstadt (2000).

Kopp, B., Wawrosch, C., Lebade, R., Wiedenfeld, H.: PA-freie Huflattichblätter. Dtsch. Apoth. Ztg. **137**: 4066–4069 (1997).

Kraft, K.: Therapeutisches Profil eines Spitzwegerichkraut-Fluidextraktes bei akuten respiratorischen Erkrankungen im Kindes- und Erwachsenenalter. In Phytopharmaka III, D. Loew u. N. Rietbrock (Hrsg.) Steinkopff-Verl. Darmstadt 1997, S. 199.

Kurz, H.: Antitussiva und Expektorantien. Wiss. Verlagsgesellschaft Stuttgart (1989).

Lechler, J., Ismail, C., März, R.W.: Double-blind, Plazebo controlled randomized clinical trial injuvenile asthmatics with chronic sinusitis. Joint Meeting of European Respiratory Society, Pediatric Assembly and European Society of Pediatric Allergy and Clinical Immunology Berlin (1999).

Linsenmann, P., Swoboda, M.: Therapeutische Wirksamkeit etherischer Öle bei chronisch-obstruktiver Bronchitis. 14tägiger klinischer Doppelblindversuch mit Pinimenthol. Therapiewoche **36**: 1162–1166 (1986).

März, R.W.: Evaluation of Phytomedicine, Clinical, pharmacological and toxicological data of Sinupret®. Dissertation, University of Utrecht (1999).

Mansfeld, H.J., Höhre, H., Repges, R., Dethlefsen, U.: Therapie des Asthma bronchiale mit Efeublätter-Trockenextrakt. Münch. Med. Wochenschrift. **140**: 26–30 (1998).

Martindale: The Complete Drug Reference. Pharmaceutical Press (PnP) im Dtsch. Apotheker Verlag. 33. Auflage (2002).

Matthys, H.: Bronchial Clearance Measurement with radioaerosols in humans. In Braga P.C., Allegra, L. (Eds) Methods in Bronchial Mucology pp 377–393 Raven Press Ltd.

Meyer-Wegener, J., Liebscher, K., Hettich, M.: Efeu versus Ambroxol bei chronischer Bronchitis. Zeitschr. für Allgemeinmedizin. **68**: 61–66 (1993).

Müller, A., Reiter, S., Wirth, C., Wagner, H.: Anticomplementary flavonoids from *Galphimia glauca*. Phytomedicine **5**(5): 341–345 (1998).

Neubauer, N., März, R.W.: Plazebo-controlled, randomized double-blind clinical trial with Sinupret® sugar coated tablets on the basis of a therapy with antibiotics and decongestant nasal drops in acute sinusitis. Phytomedicine. **1**: 177–181 (1994).

Pabst, R.: Die Tonsillen, wichtige Organe des Immunsystems? Med. Mo. Pharm. **9**: 70 (1986).

Pinnow, R., Wilhelmy, H.J., März, R.W., Weitkunat, R.: Klinisches und Biometrisches Gutachten. Vergleichsstudie Sinupret Dragees vs. Mucret Retardtabletten bei akuter Bronchitis. Bionorica GmbH, Neumarkt (1991).

Richstein, A., Mann, W.: Zur Behandlung der chronischen Sinusitis mit Sinupret®. Ther. d. Gegenw. **119**(a): 1055–1060 (1980).

Rödig, E., Neubauer, N., März, R.: Doppelblindstudie mit Sinupret bei akuter Sinusitis. Firmen-Dokumentation Bionorica.

Rödig, E., Neubauer, N., Berghorn, K.: Results of two controlled clinical trials with Sinupret® resp. Plazebo in patients with acute sinusitis receiving a basic therapy with an antibiotic and decongestant nasal drops. Phytomedicine Suppl. II 2001 (4th and Int. Congress on Phytomedicine Sept. 10.–13. Sept. 2000. Munich).

Römmelt, H., Schnitzer, W., Swoboda, M., Senn, E.: Pharmakokinetik ätherischer Öle nach Inhalation mit einer terpenhaltigen Salbe. Z. Phytother. **9**: 14 (1988).
Schäfer, D., Schäfer, W.: Pharmakologische Untersuchungen zur broncholytischen und sekretolytisch expektorierenden Wirksamkeit einer Salbe auf Basis von Menthol, Campher und ätherischen Ölen. Arzneim.-Forsch. (Drug-Res.) **31**: 82 (1981).
Schapowal, A., Schrader, E., Senti, G., Kunze, G., Schellenberg, R., Dudeck, J., Boedeker, R. H. : Randomised controlled trial of butterbur and cetivizine for treating seasonal allergic rhinitis BMJ **324:** 144–146 (2002).
Schilcher, H.: Ätherische Öle – Wirkungen und Nebenwirkungen. Dtsch. Apoth. Z. **124**: 1433–1442 (1984).
Schilcher, H.: Phytotherapie in der Kinderheilkunde. 3. Aufl. Wiss. Verlagsges. Stuttgart (1999).
Schmaltz, B.: Steigerung der körpereigenen Abwehr bei chronischer Sinusitis. Therapiewoche **41**: 266–69 (1991).
Schneider, G.: Expektorantien unter besonderer Berücksichtigung biogener Wirkstoffe, In: Der Respirationstrakt und seine medikamentöse Beeinflussung, 59–70, Schriftenreihe der Bundesapothekerkammer, Frankfurt (1978).
Schuhmacher, A., Reichling, J., Schnitzler, P.: Virucidal effect of peppermint oil on the enveloped viruses herpes simplex virus type 1 and type 2 in vitro, Phytomedicine **10**: 2003 (in press).
Schuster, O., Haag, F., Priester, H.: Transdermale Absorption von Terpenen aus den ätherischen Ölen der Pinimenthol-S-Salbe. Med. Welt **37**: 100 (1986).
Schwartner, C.: Entzündungshemmende und antioxidative Wirkstoffe aus Rumex acetosa L. und anderen Arzneipflanzen. Dissertation, München 1997.
Stafunsky, M., von Manteuffel, G.E., Swoboda, M.: Therapie der akuten Tracheobronchitis mit ätherischen Ölen und mit Soleinhalation – ein Doppelblindversuch. Z. Phytother. **10**: 130–134 (1989).
Süleyman, H., Mshvildadze, V., Gepdivemen, A., Elias, R.: Acute and chronic antiinflammatory profile of the ivy plannt, Phytomedicine **10**: 2003 (in press).
Stöcklin, P.: Klinische Erfahrungen mit dem Hustenmittel Prospan. Praxis, Schweiz. Rundsch. Med. **48**: 934 (1959).
Wagner, H., Jurcic, K., Deininger, R.: Über die spasmolytische Wirkung von Eugenolestern und -äthern. Planta Med. **37**: 9–14 (1979).
Wagner, H., Wierer, M., Bauer, R.: In vitro Hemmung der Prostaglandin-biosynthese durch ätherische Öle und phenolische Verbindungen. Planta Med. **3**: 184–187 (1986).
Wagner, H., Bayer, Th., Dorsch, W.: Das antiasthmatische Wirkprinzip der Zwiebel (Allium cepa L.). Therapeutikon **3** (5): 266–275 (1989).
Wagner, H., Dorsch, W., Bayer, Th., Breu, W., Willer, F.: Antiasthmatic effects of onions, inhibition of 5 lipoxygenase and cycloocygenase in vitro by thiofulfinates and cepaens. Prostaglandins, Leukotriens and Essential Fatty Acids **39**: 59–62 (1990).
Wagner, H.: Pflanzliche Immunstimulanzien. Dtsch. Apoth. Z. **131**: 117 (1991).
Zänker, K.S., Tölle, W., Blümel, G., Probst, I.: Evaluation of surfactant-like effects of commonly used remedies for colds. Respiration **39**: 150–157 (1980).
Zänker, K.S., Blümel, G.: Terpene included lowering of surface tension in vitro: A rationale for surfactant substitution. Res. exp. Med. (Bal) **182**: 33–38 (1983).

Homöopathie

Friese, K.-H.: Homöopathie in der HNO-Heilkunde. 3. Aufl. Hippokrates Verlag Stuttgart (1998).
Lewith, G.T.: A double-blind randomised controlled clinical trial of ultramolecular potencies of house dust mite in asthmatic patients. Forsch. Komplementärmed. **7**: 46 (2000).
Reilly, D.T., Taylor, M.A., Beattie, N.G.M., Campbell, J.H., McSharry, C., Aitchison, T.C.: Is ecidence for homeopathy reproducible? Lancet. **344**: 1601–1606 (1994).
Stippig, S.G., Kaiser, P.M.: Randomisierte Doppelblindstudie mit Lomabronchin versus Bromhexinhydrochlorid. Allgemeinarzt (1994).
Taylor, M.A., Reilly, D., Llewellyn-Jones, R.H., McSharry, C., Aitchison, T.C.: Randomised controlled trial of homeopathy versus Plazebo in perennial allergic rhinitis with overview of four trial series. Br. Med. Journ. **321**: 471–476 (2000).
Weiser, M., Gegenheimer, L.H., Klein, P.: A randomized equivalence trial comparing the efficacy and safety of Luffa comp. – Heel nasal spray with cromolyn sodium spray in the treatment of seasonal allergic rhinitis. Forsch. Komplementärmed. **6**: 142–148 (1999).
Wiesenauer, M.: Homöotherapie bei allergischen Atemwegserkrankungen. Dtsch. Apoth. Z. **127**: 1565–1568 (1987).
Wiesenauer, M.: HNO-ärztliche und allergologische Praxis der Homöopathie. Hippokrates Verlag, Stuttgart (1995).
Wiesenauer, M., Lüdtke, R.: A meta-analysis of the homoeopathic treatment of pollinosis with Galphimia glauca. Forsch. Komplementärmed. **3**: 230–234 (1996).

5 Funktionsstörungen und Erkrankungen der Verdauungsorgane

Hauptindikationen für Phytopharmaka:

Keine Indikationen:

Akute erosive Gastritis mit gastrointestinalen Blutungen
Magen- und Darmulzera im Akutstadium
Colitis ulcerosa und
Morbus Crohn im floriden fortgeschrittenen Stadium
Infekt-Enterokolitis (z. B. Thyphus oder Ruhr)
Leberzirrhose im fortgeschrittenen Stadium
Virus Hepatitis B+C
Gallensteine
Ileus
Tumorerkrankungen

5.1 Dyspepsien, Oberbauchsyndrom

Es handelt sich im wesentlichen um Funktionsstörungen des *Magens*, der *Galle*, des *Pankreas* und des *Darmes*. Da Organveränderungen morphologisch selten nachweisbar sind, sind die Ursachen häufig psychosomatischer Natur.

Sie äußern sich in Störungen des Tonus, der Motilität, der Sekretion und der Resorption der beteiligten Organe. Hierzu zählen Symptome wie z.B.:

Appetitlosigkeit
Übelkeit
Sodbrennen
Aufstoßen
Druckgefühl im Oberbauch
Flatulenz und Regurgitation
Reizdarm (Colon irritabile)

Sie werden häufig unter dem Begriff des „Oberbauchsyndroms" oder „Reizmagensyndroms" zusammengefasst. Dahinter verbergen sich z. B. auch Maldigestion, Malabsorption und Refluxerkrankungen. Diese müssen diagnostisch ausgeschlossen werden.

5.1.1 Behandlungsprinzipien

Die Behandlungsart der Dysfunktionen richtet sich nach der Art der vorherrschenden Symptome. Neben den diätetischen Maßnahmen bzw. Nahrungsmittelkarenz kommen Phytopräparate mit folgenden Wirkqualitäten zum Einsatz:
- sekretionssteigernd (Magen, Galle Pankreas),
- motilitätsfördernd,
- spasmolytisch,
- antiphlogistisch,
- enzymsubstituierend.

Diesen Wirkqualitäten entsprechen die in der nachstehenden Tabelle 5.1 aufgeführten drei Drogen- bzw. Wirkstoffgruppen, wobei sich vor allem die Ätherischöle durch Mehrfachwirkungen auszeichnen.

Tab. 5.1: Drogen zur Behandlung von Dyspepsien.

Drogen/Wirkstoff-Gruppen	Hauptwirkungen
Ätherischöle/Scharfstoff-Drogen (Aromatika/Akria, Karminativa)	Sekretionssteigernd, (Speichel + Magensaft) spasmolytisch, cholagog, antiphlogistisch, antimikrobiell
Bitterstoffdrogen (Amara)	Sekretionssteigernd, (Speichel + Magensaft) cholagog, tonisierend auf die glatte Muskulatur
Enzyme	Zur Substitution bei verminderter Enzymproduktion

5.1.2 Drogen und Präparategruppen

5.1.2.1 Ätherischöl- und Scharfstoff-Drogen

Bei den pharmakologisch relevanten Wirkstoffgruppen (Abb. 5.1) der 14 Ätherischöl- und Scharfstoff-Drogen von Tab. 5.2 handelt es sich um flüchtige, aromatisch riechende und zum Teil scharf schmeckende azyklische, mono- oder bizyklische **Monoterpene** (z. B. Menthol, Fenchon, Carvon, Anethol, Linalool, α-Phellandren, 1,8-Cineol), um **Sesquiterpene** (z. B. Chamazulen), um **Phenylpropan**-Verbindungen (z. B. β-Asaron) oder um **phenolische** Verbindungen mit Seitenketten (z. B. Gingerole).

Die Wirkstoffe des **Knoblauchs** und der **Zwiebel** werden erst bei der Aufarbeitung der Drogen aus schwefelhaltigen Aminosäuren (z. B. *Alliin*) durch Enzymeinwirkung (*Alliinase*) freigesetzt, s. S. 59. Es handelt sich um kettenförmig aufgebaute niedermolekulare, zum Teil flüchtige Sulfide und/oder Sulfoxid-Verbindungen mit charakteristischem Geruch (z. B. Allicin, Ajoen, Diallyldisulfid).

Die aus Brassica-Arten entstehenden schwefelhaltigen **Senföle** werden ebenfalls erst bei der Aufarbeitung der Droge aus den sogenannten **Glucosinolaten** durch das Enzym Myrosinase freigesetzt (Abb. 5.1). Sie sind mit Ausnahme des wasserlöslichen Benzyl-Senföls des weißen Senfs ebenfalls flüchtig und stechend riechend.

Pharmakologie der Ätherischöle

Ihre vielfältigen pharmakologischen Wirkungen auf molekularbiologischer Ebene resultieren zunächst aus ihrer *Lipophilie und großen Affinität zu Membranstrukturen*, des weiteren aus ihren *vielfältigen Substitutionsmustern* und ihrer *Stereochemie*. Dabei ist zu unterscheiden zwischen Direktwirkungen auf Organe und sog. Fernwirkungen, die über Geruchs-, Geschmacks- oder Hautreize ausgelöst werden oder auf reflektorischem Wege und über chemische Mediatoren (Hormone) Organfunktionen beeinflussen.

Die für die Behandlung von Funktionsstörungen des Magens und Darms relevanten **pharmakologischen Wirkungen** lassen sich wie folgt zusammenfassen:

Ätherischölbestandteile wirken **sekretionsfördernd** *auf direktem und reflektorischem Wege*. Es kommt zur Freisetzung von Salzsäure, Pepsin, Ga-

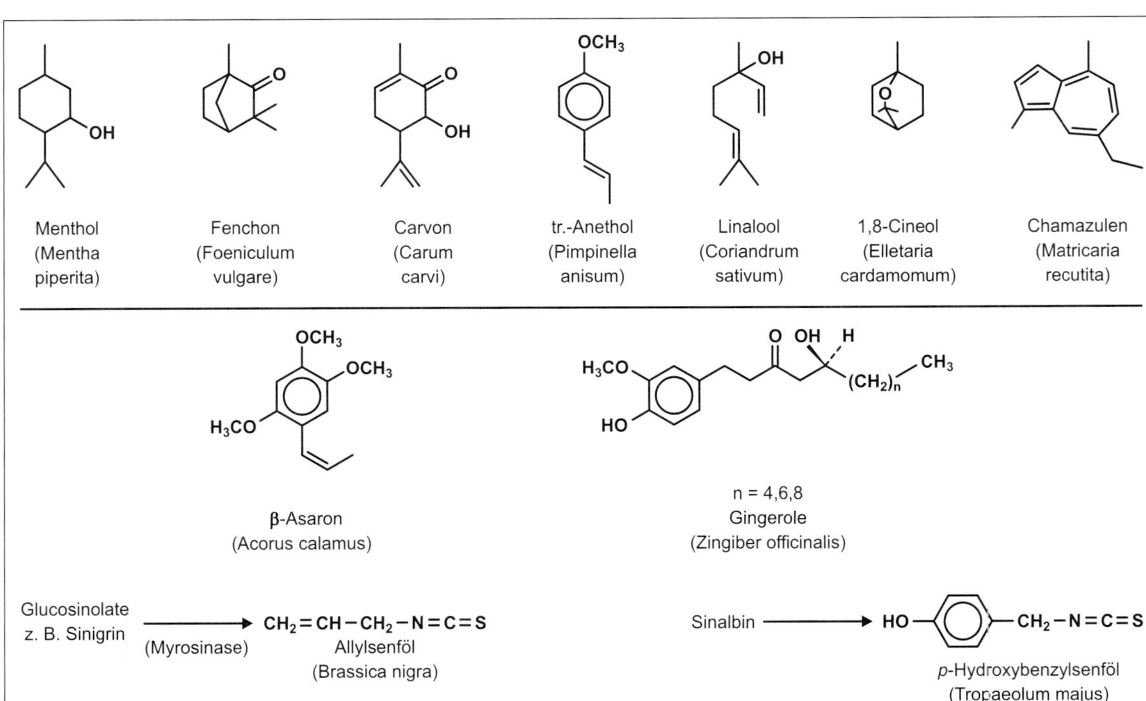

Abb. 5.1: Karminativ wirkende Ätherischöle und Scharfstoffe

Tab. 5.2: **Ätherischöl- und Scharfstoff-Drogen mit beschriebenen Hauptwirkungen.**

	Droge/Stammpflanze	Hauptwirkstoffe	Beschriebene Wirkungen
M	*Menthae fol. und aetherol.* *Pfefferminzblätter und -öl* Ph.Eur.; ESCOP (Mentha piperita)	Ca. 1,2–1,5 % Ätherischöl mit den Terpenen: Menthol (35–70 %), Menthylacetat (3–17 %), Menthon (25–40 %) und Menthofuran (2,5–5 %)	Spasmolytisch, cholagog, karminativ
M	*Foeniculi fructus und aetherol.* *Fenchelfrüchte und Fenchelöl* DAB Ph.Eur.; ESCOP (Foeniculum vulgare)	2–8 % Ätherischöl mit Fenchon (ca. 20 %), trans-Anethol (50–70 %), Foeniculin u. a.	Spasmolytisch, sekretolytisch, karminativ
M	*Carvi fructus und aetherol.* *Kümmelfrüchte und -öl* Ph.Eur.; ESCOP (fruct.) (Carum carvi)	3–7 % Ätherischöl mit Carvon (50–80 %), Limonen, Carbeol u. a. Terpene	Spasmolytisch, antibakteriell, karminativ
M	*Anisi fructus und aetherol.* *Anisfrüchte und -öl* Ph.Eur.; ESCOP (fruct.) (Pimpinella anisum)	Bis zu 2% Ätherischöl mit tr-Anethol (80–90 %), Methylchavicol, Anisaldehyd	Spasmolytisch, sekretolytisch, antibakteriell
M	*Coriandri fructus* *Corianderfrüchte und -öl* Ph.Eur. (Coriandrum sativum)	Bis zu 1 % Ätherischöl mit Linalool (60–70 %), Geraniol, Borneol u. a. TKW (ca. 20 %)	Spasmolytisch, karminativ
M	*Angelicae radix* *Angelikawurzel* DAB, ÖAB, Ph.Eur. 2002 (Angelica archangelica)	0,3–1,3 % Ätherischöl mit α- und β-Phellandren (20–40 %) und α-Pinen (bis 30 %); daneben die Cumarine Xanthotoxin, Imperatorin und Umbelliferon	Spasmolytisch, cholagog, karminativ
M	*Cardamomi fructus* *Kardamomfrüchte* DAC (Elletaria cardamomum)	2–8 % Ätherischöl mit 1,8-Cineol (über 50 %), α-Terpineol, Terpenylacetat (ca. 2 %)	Cholagog, karminativ
M	*Matricariae (Chamomillae) flos und aetherol. Kamillenblüten und -öl* Ph.Eur.; ÖAB (Öl) (Matricaria recutita)	0,5–1,8 % Ätherischöl mit Chamazulen, Bisabolole, Bisabololoxide, Eninbicycloether	Antiphlogistisch, spasmolytisch, antibakteriell
Scharfstoff-Drogen (einschließlich Senföldrogen)			
M	*Calami rhizoma Kalmuswurzel* ÖAB, Helv, DAC (Acorus calamus)	2–7 % Ätherischöl mit β-Asaron (bis 80 %) und Iso-Eugenolmethyläther, zusätzlich Bitterstoffe	Karminativ
M	*Galangae rhizoma Galgantwurzel* DAC, Helv (Alpinia officinarum)	Ca. 5 % Ätherischöl und scharfschmeckendes Harz (Galangol, Alpinol)	Spasmolytisch, antiphlogistisch, antibakteriell, karminativ
M	*Zingiberis rhizoma Ingwerwurzel* Ph.Eur.; ESCOP (Zingiber officinalis)	2,5–3 % Ätherischöl mit den Hauptkomponenten Zingiberen (60 %) und Zingiberol, daneben die Scharfstoffe Gingerol und Methylgingerol	Spasmolytisch, cholagog, antiemetisch, karminativ
M	*Allii sativi bulbus Knoblauch* (Allium sativum) Ph.Eur.; ESCOP	Ca. 1 % Alliin (Allylcysteinsulfoxid), Folgeprodukte von enzymatischen Umwandlungen bei der Aufarbeitung: Allicin, Ajoene, Vinyldithiine, Diallyl- u. a. Sulfide	Antibakteriell
M	*Andere Allium-Arten,* z. B. Allium cepa	Verschiedene Alkylsulfide und Thiosulfinate aus Vorstufen bei der Aufarbeitung entstanden	Antibakteriell
M	*Sinapis nigri semen/aetherol.* *Schwarzer Senf* ÖAB, Helv, DAC (Brassica nigra)	Ca. 1,0–1,2 % Sinigrin, Allylsenföl liefernd	Bakteriostatisch

Tab. 5.2: **Ätherischöl- und Scharfstoff-Drogen mit beschriebenen Hauptwirkungen** *(Fortsetzung)*

	Droge/Stammpflanze	Hauptwirkstoffe	Beschriebene Wirkungen
M	*Sinapis albae (Erucae) semen* *Weißer Senf* (*Sinapis alba*)	Ca. 2,5 % Sinalbin, p-Hydroxybenzylsenföl liefernd	Bakteriostatisch
M	*Tropaeoli aetherol.* *Kapuzinerkresseöl* (*Tropaeolum majus*)	Glucotropaeolin, p-Hydroxybenzylsenföl liefernd	Bakteriostatisch
M	*Iberis amari herba (semen)* *Schleifenblumenkraut* (Bitterer Bauernsenf) (*Iberis amara*)	Glucoiberin Senföle liefernd, ferner Ibamarin (Bitterstoff) und Cucurbitacine	Bakteriostatisch, karminativ

strin, Histamin und Prostaglandinen und dadurch zur *Stimulierung der Magen- und Darmmotilität* (siehe Glatzel, 1968).

Einige Ätherischöle besitzen ausgesprochen **spasmolytische Eigenschaften** (Wagner und Sprinkmeyer, 1973; Brandt, 1988; Rees et al., 1979; Leicester und Hunt, 1982; Dew et al., 1984). Am Ileum-Längsmuskelpräparat des Meerschweinchens zeigten besonders das *Melissenöl, Pfefferminzöl, Nelkenöl* und *Angelikaöl* mit IC_{50}-Werten von 5–10 mg/l die stärkste spasmolytische Wirkung.

Von den reinen Ätherischölkomponenten wirkten *Eugenol, Caryophyllenoxid, Citral, Citronellal* am stärksten erschlaffend auf das Ileum.

Kümmelöl, Anisöl und *Fenchelöl* zeigten in dieser Versuchsanordnung keinen spasmolytischen Effekt. Es ist daher anzunehmen, dass diese Öle ihre nachgewiesene Wirkung bei Meteorismus nicht einem spasmolytischen Effekt, sondern einer anregenden Wirkung auf die **Darmmotorik** verdanken.

Übereinstimmend ergaben Versuche am Meerschweinchen-Ileum, dass Ätherischölmischungen bzw. entsprechende Extraktkombinationen, wie sie in zahlreichen Präparaten vorliegen, stärkere, d. h. synergetische bzw. überadditive Wirkungen besitzen im Vergleich zu den Einzelkomponenten (Forster, 1983).

Bei der Bewertung der spasmolytischen Wirkung von *karminativ wirkenden Präparaten* aus Ätherischöldrogen ist zwischen reinen Ätherischölmischungen und alkoholischen Gesamtextrakten zu unterscheiden.

Alkoholische Extrakte aus *Kümmel, Fenchel* und *Kamille* zeigen ebenfalls deutliche spasmolytische Wirkungen, die hier aber zum Teil auf andere Extraktbestandteile (z. B. Flavone) als nur Ätherischöle zurückgeführt werden können (Forster, 1983). Der spasmolytische Effekt wird mit einer Hemmung der Calcium-Mobilisierung, möglicherweise einer direkten Hemmung des Calcium-Einstroms in die Zelle, erklärt.

Pfefferminzöl und sein Haupttерpen, das Menthol, wirken über einen Ca^{2+}-Antagonismus spasmolytisch auf die glatte Muskulatur des Magens und Darms. Dieser Wirkungsmechanismus ist bisher in der Terpenreihe nur für das Menthol nachgewiesen worden.

Einige Öle, z. B. *Pfefferminzöl, Melissenöl* oder *Lauchöle*, besitzen zusätzlich eine **cholagoge bzw. choleretische Wirkung** (siehe Glatzel, 1968 und Kapitel „Galleerkrankungen"). Das *Pfefferminzöl* wird z. B. bevorzugt bei Spasmen der Gallenwege und beim Reizkolon gegeben.

Zahlreiche Ätherischöle, z. B. *Pfefferminzöl, Fenchelöl, Senföl*, besitzen auch **antibakterielle, antimykotische** und **viruzide** Wirkungen (Deininger, 1985).

Durch die ausgesprochen **karminative** (blähungstreibende) Wirkung einiger Ätherischöle wird eine Kreislaufentlastung erreicht, die Beschwerden des „gastrokardialen Symptomenkomplexes" (Roemheld-Syndrom) mildert.

Über die **antiphlogistische** Wirkung des Kamillenöles siehe nächstes Kapitel S. 144.

Einige Ätherischöle können bei nichtbestimmungsgemäßem Gebrauch, bei **Überdosierung** oder bei entsprechend disponierten Personen Reizerscheinungen im Magen und Darm, verbunden mit Übelkeit, Erbrechen und Durchfall, auslösen (siehe auch Kapitel Bronchitis, S. 93). Bekannt geworden sind Nebenwirkungen bei Zufuhr hoher Mengen *Pfefferminzöl* (z. B. Vorhofflimmern, Benommenheit, Allergien), oder *Kümmelöl* (zentrale Erregung, Schwindel, Bewusstseinsstörungen). **!** **!**

Pharmakologie der Scharfstoffe und Senföle

Scharfstoffe steigern ebenfalls die Speichelsekretion und regen wie die Bitterstoffe auf reflektorischem Wege die *Magensaftsekretion und Peristaltik des Darmes* an. Die *reflektorische Wirkung* wird durch Erregung von Schmerz- und Thermo-Rezeptoren ausgelöst.

Die beschriebene *antianginöse Wirkung* der **Galgant-Droge** wird wahrscheinlich durch eine Vagusreizung und Stimulierung des Vasomotoren- und Respirationszentrums und/oder Herz/Kreislaufentlastung beim sog. Roemheld-Syndrom als Folge einer karminativen Wirkung ausgelöst.

Die **Senföle** wirken gegenüber zahlreichen grampositiven und gramnegativen Bakterien im in vitro-Versuch *antibakteriell* und *antimykotisch*. Das Allicin des *Knoblauchs* hemmt das Wachstum von hämolytischen Streptokokken, Bacillus subtilis, Proteus-, Enteritis- und Paratyphusbazillen, Typhusbazillen, Dysenteriebazillen, Streptokokken, Viren u. a. (s. Glatzel, 1968). Diese antimikrobiellen Wirkungen sind die Ursache, weshalb diese Drogen z. B. bei Gärungsdyspesien eingesetzt werden.

Therapiestudien mit Ätherischöl-Kombinationspräparaten

Mit Ausnahme der Therapie des Reizdarmsyndroms mit dem Monopräparat Pfefferminzöl wurden die meisten klinischen Doppelblindstudien mit Ätherischölhaltigen Kombinationspräparaten ohne oder mit Bitterstoffextraktzusatz durchgeführt. Zwei Studien wurden vergleichend gegen Metoclopramid, eine zweite gegen Cisaprid durchgeführt. Offenbar lassen sich komplexe pathophysiologische Zustände, wie sie im gastrointestinalen Bereich die Regel sind, mit synergistisch wirkenden Kombinationspräparaten besonders effektiv behandeln.

Die **Indikationen** nach Kommission E sind: *(Gärungs-)Dyspepsien, Meteorismus, spastische Obstipationen, allgemeine funktionelle Oberbauchbeschwerden und Reizmagen bzw. Reizdarmsyndrom, Appetitlosigkeit.*

Alle Studien hatten signifikant bessere Ergebnisse als Plazebo. Bei Vergleichsstudien mit synthetischen Präparaten schnitten die Phytopräparate gleich gut bzw. besser (Tab. 5.3).

Therapiestudie 1

Indikation. Meteorismus, Säuglingsdyspepsie und spastische Obstipation.

Präparat. Flüssiges Kombinationspräparat enthaltend alkoholische Fluidextrakte (31 %) von Kamillenblüten, Pfefferminzblätter, Fenchel, Kümmel u. Pomeranzenschalen (Carminativum Hetterich Tropfen).

Studienart. Randomisierte Doppelblindstudie mit 19 Kindern in der Verumgruppe und 18 Kindern in der Plazebogruppe. Als Schichtungskriterien wurden Altersgruppen unterschieden.

Behandlungsart. 3 Tage lang täglich 30 Tropfen (Altersklasse 1, < 1 Jahr), 45 Tropfen (Altersklasse 2, 1 bis < 5 Jahren) 60 Tropfen (Altersklasse 3, 5 und mehr Jahre). Die tägliche Gesamtdosis wurde auf 3 Einzeldosen verteilt.

Tab. 5.3: Therapiestudien mit Extrakt-Kombinationspräparaten.

Präparate-Typ	Indikation	Literatur
Kamille-, Pfefferminz-, Kümmel-, Fenchel- u. Orangenschalen-Extrakte Kombinationspräparat (Carminativum® Hetterich N Tropfen)	Meteorismus, Roemheldscher Symptomenkomplex, Säuglingsdyspepsie, spast. Obstipation	Schwenk und Horbach, 1978 (siehe Therapiestudie 1)
Kümmel-, Pfefferminz- u. Wermut-Extrakte-Kombinationspräparat (Anethol Lomapharm)*	Funktionelle Oberbauchbeschwerden (nichtulzeröse Dyspepsie)	Westphal und Hörning 1995 (siehe Therapiestudie 2)
Pfefferminz- u. Kümmelöl-Kombinationspräparate	Nichtulzeröse Dyspepsie	May et al., 1996
Acht überwiegend Ätherischöldrogen-Extrakte + senfölhaltiger Extrakt aus dem bitteren Schleifenblumenkraut enthaltendes Kombinationspräparat (Iberogast®-Tinktur)	Reizmagen- und Reizdarmsyndrom	McLean und Hübner-Steiner, 1987; Nicolay, 1984

*) heute ersetzt durch Lomatol®-Tropfen mit ähnlicher Extraktzusammensetzung

Prüfkriterien. Sonographie des Abdomens zur Feststellung des prozentualen Anteils der Sichtbarkeit der Aorta vor und nach Behandlung.

Ergebnis. Wie aus Abb. 5.2a und 5.2b hervorgeht, ist die Aorta vor der Behandlung nur abschnittsweise sichtbar. Nach 3tägiger Behandlung ist die Aorta vom Unterrand der Leber bis zu ihrer Aufteilung sichtbar.

In Abb. 5.3a und 5.3b sind die Verläufe der prozentualen Sichtbarkeit der Aorta bei der Sonographie graphisch dargestellt. In der Verumgruppe ist eine Tendenz der Zunahme der Sichtbarkeit d. h. ein Verschwinden der Blähungen, in der Plazebogruppe das Gegenteil zu beobachten (Schwenk und Horbach, 1978).

a)

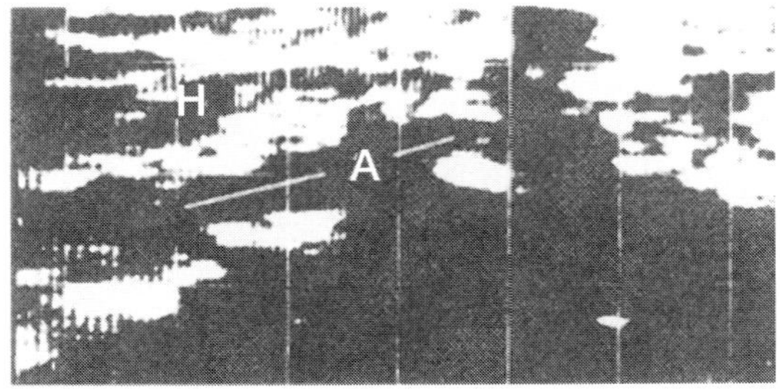

b)

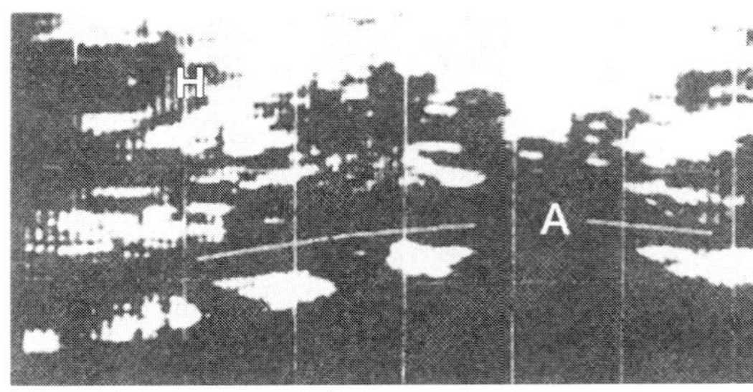

Abb. 5.2a u. b: Einfluss eines Kombinationspräparates auf Meteorismus, Dyspepsie und spastische Obstipation gemessen durch Sonographie des Abdomens. Sonographische Längsschnittuntersuchung des Oberbauches bei einem 5-jährigen Jungen (H = Hepar, A = Aorta).
A Ohne Vorbereitung: Nur ein Abschnitt der Aorta ist sichtbar.
B Nach einer dreitägigen Vorbereitung mit dem Phytopräparat: Die Aorta ist vom Unterrand der Leber bis zu ihrer Aufteilung sichtbar (Schwenk und Horbach, 1978).

Therapiestudie 2

Indikation. Funktionelle Oberbauchbeschwerden (nicht-ulzeröse Dyspepsie, NUD).

Präparat. Ein mit 45 %igem Ethanol aus Wermutkraut, Kümmel, Pfefferminzblättern hergestelltes Tinkturengemisch + Kümmel- und Pfefferminzöl (Lomatol®, früher Anethol 36 Lohmann® N).

Studienart. Randomisierte Doppelblindstudie mit 30 Patienten gegen 30 Patienten, die mit Metoclopramid[1]-Tropfen behandelt wurden.

Behandlungsart. Bis zu 14 Tage (bzw. bis Symptomfreiheit) dreimal täglich 25 Tropfen ca. 20 min vor den Mahlzeiten.

Prüfkriterien. Ziel der Studie war es, die Äquivalenz oder Nichtäquivalenz der beiden Präparate festzustellen.

Hauptzielkriterium: Abheilzeit

Nebenzielkriterien: Magendruck/Schmerz, Übelkeit, Aufstoßen, Sodbrennen, Magenkrämpfe, Brechreiz, Völlegefühl, Appetitlosigkeit (jeweils anhand eines verbalen Scores), Befindlichkeit (10 cm visuelle Analogskala), Globalurteil durch Arzt und Patient (verbaler Score).

Bewertung

Die *mittlere Behandlungsdauer* war in der Phytopharmakon-Gruppe statistisch signifikant kürzer als in der Metoclopramid-Gruppe. Auch bei den meisten anderen Messparametern war das Phytopräparat nach dem 7. Tag der Behandlung dem Vergleichspräparat überlegen (Beispiele: siehe Abb. 5.4, 5.5).

Nebenwirkungen traten hochsignifikant häufiger unter Metoclopramid auf als unter dem Phytopharmakon. 13mal Dyskinesien und/oder Schwindel nach Metoclopramid, einmal Übelkeit unter dem Phytopharmakon bei fraglichem Zusammenhang mit dem Prüfpräparat.

Bei je 10 Patienten in beiden Gruppen war der *Prolactin-Spiegel* bestimmt worden. Dieser stieg in der Metoclopramid-Gruppe signifikant an, während er sich in der Phyto-Gruppe kaum veränderte (Westphal und Hörning 1995).

---
[1] Synthetischer Dopamin-Antagonist, enthalten z. B. in Paspertin® oder Viaben®.

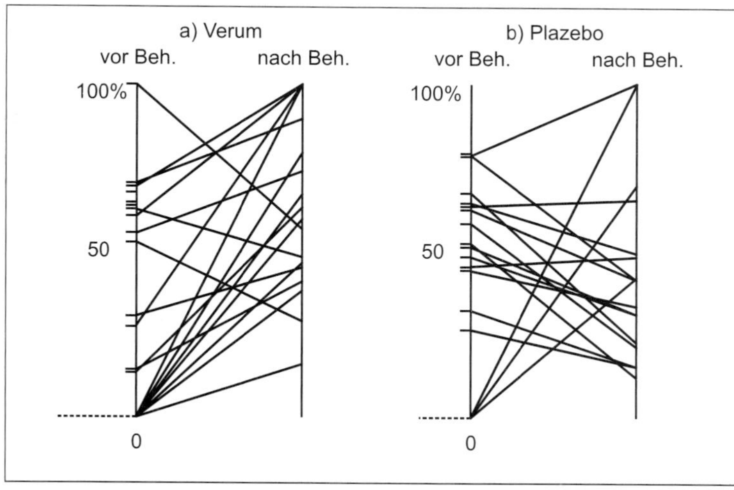

Abb. 5.3a u. b: Graphische Darstellung der sonographischen Ergebnisse von Abb. 5.2a und b. Graphische Darstellung der Verläufe der prozentualen Sichtbarkeit der Aorta bei Ultraschalluntersuchungen (A = Verum, B = Plazebo) (Schwenk und Horbach, 1978).

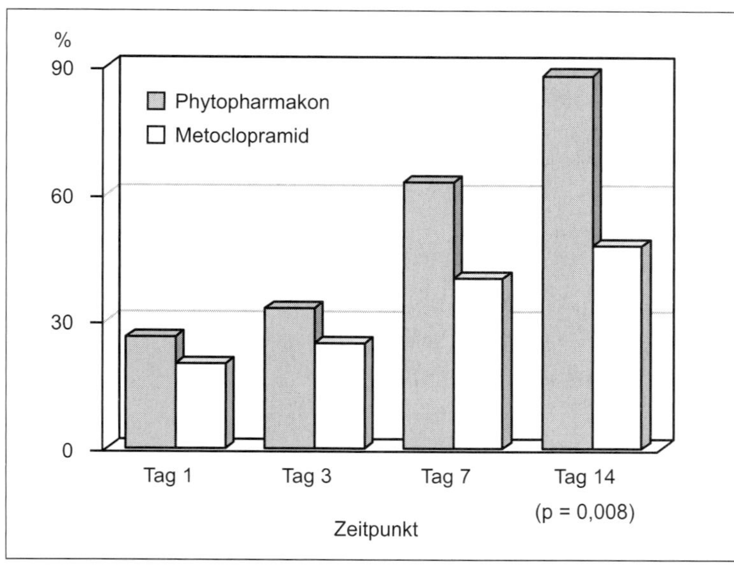

Abb. 5.4: Einfluss des Phytopharmakons auf das Symptom Magenkrämpfe im Vergleich zu Metoclopramid: Phytopharmakon versus Metoclopramid: Anteil der Patienten ohne Magenkrämpfe (Westphal und Hörning, 1995).

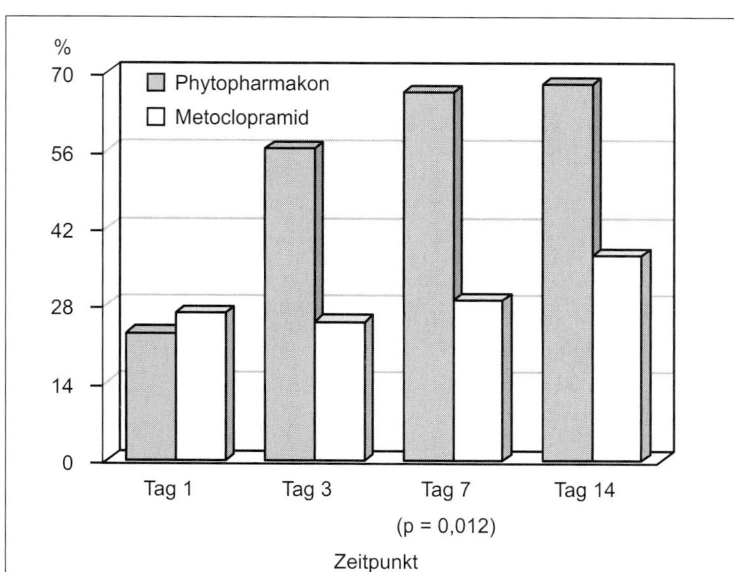

Abb. 5.5: Einfluss des Phytopharmakons auf das Symptom Sodbrennen: Phytopharmakon versus Metoclopramid. Anteil der Patienten ohne Sodbrennen. (Westphal und Hörning, 1995).

Mit einem anderen Kombinationspräparat (Iberogast®), das neben dem senfölhaltigen Extrakt aus der Schleifenblume (*Iberis amara*) noch sieben weitere Ätherischöle und Bitterstoffe führende Drogenextrakte enthält, wurden in den letzten Jahren zahlreiche randomisierte, Doppelbindstudien mit sehr guten Ergebnissen vor allem bei der funktionellen Dyspepsie und beim Colon irritabile durchgeführt (Saller et al. 2002).

Therapiestudien mit Pfefferminzöl

Insgesamt wurden seit 1979 neun kontrollierte klinische Studien allein mit Pfefferminzöl durchgeführt, davon 7 plazebokontrollierte Doppelblindstudien im Cross-over-Design (z. B. Rees et al., 1979; Dew et al., 1984, Leicester und Hunt, 1982). Eine Meta-Analyse durchgeführt von Pittler und Ernst (1998) kommt zu der Beurteilung einer signifikanten Überlegenheit von Pfefferminzöl gegenüber Plazebo. Es imponierte vor allem die Reduktion der *Spasmen* und der *abdominalen Schmerzen*.

Therapiestudie 3

Indikation. Reizdarmsyndrom (Colon irritabile).

Präparat. Pfefferminzöl-Kaps. (Colpermin®).

Behandlungsart. Plazebokontrollierte klinische Studie im Parallelgruppen-Design mit 110 Patienten (41/52 vs. 21/49).

28 Tage mit insgesamt 0,6 ml Pfefferminzöl (Colpermin®) täglich 15–30 Min. vor den Mahlzeiten (in 3 Einzeldosen von jeweils 3–4 Tropfen pro 30 ml Wasser).

Prüfkriterien. Der Therapieerfolg wurde gemessen an den Parametern: Abdominaler Schmerz, Spannung, Stuhlfrequenz und Flatulenz. (siehe Abb. 5.6)

Bewertung. Das Gesamtergebnis war statistisch signifikant besser als Plazebo ($p < 0{,}05$) (Liu et al., 1997).

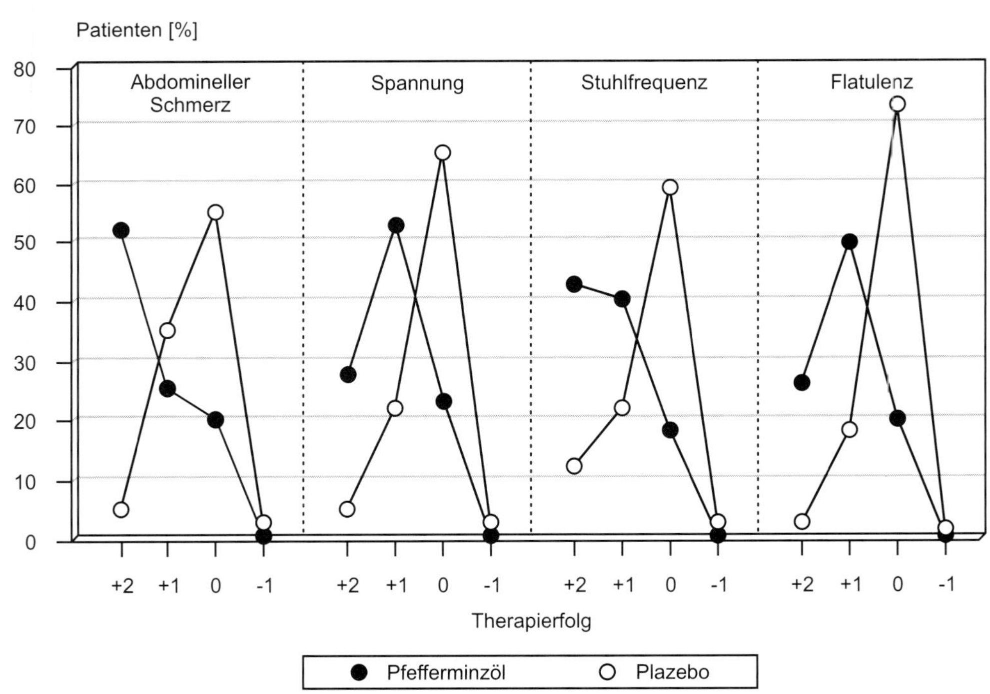

Abb. 5.6: Therapieerfolg von 0,6 ml Pfefferminzöl/Tag bei einer 4-wöchigen Therapie von Patienten mit Reizdarmsyndrom gegen Plazebo. Ansprechraten in den Hauptzielkriterien: + 2 = wesentliche Besserung; + 1 = mäßige Besserung; 0 = keine Veränderung; – 1 = Verschlechterung der Symptome. (Liu et al., 1997).

5.1.2.2 Bitterstoff-Drogen (einschließlich Amara aromatica)

Chemie

Die meisten Bitterstoffe der in Tabelle 5.4 aufgeführten Bitterstoffdrogen (Abb. 5.7) gehören zur Stoffklasse der **Mono- und Sesquiterpene.**

Hierzu zählen die Bitterstoffe des **Enzians**, des **Wermuts**, des **Tausendgüldenkrauts**, des **Benediktenkrauts**, und zum Teil auch von der **Bitterorange**. Als Prototypen können das am bittersten schmeckende Iridoidesterglykosid Amarogentin des *Enzians* mit einem Bitterwert von 1:58 Millionen und das Absinthin bzw. Anabsinthin des *Wermuts* mit Bitterwerten von ca. 1:13 Millionen gelten.

Die Bitterstoffe des **Bitterholzes** *(Quassia amara)*, das Quassin bzw. Neoquassin, gehören der **Seco-Triterpenreihe** an. Sie besitzen Bitterwerte von ca. 1:17 Millionen.

Die Bitterwirkung der **Chinarinde** ist auf das **Alkaloid Chinin** und das zusätzlich in der Rinde enthaltene Triterpensäureglykosid *Chinovin* zurückzuführen. Der Bitterwert für Chinin-Hydrochlorid liegt bei 1:200 000.

Die Bitterstoffe der **Kondurangorinde** besitzen ein *Steroid*-Grundgerüst.

Für den bitteren Geschmack der **Pomeranzenschalen** sind neben den Limonoiden mit terpenoider Struktur die Flavanonglykoside **Naringin** und **Neohesperidin** verantwortlich. Diese besitzen wesentlich niedrigere Bitterwerte als die terpenoiden Verbindungen.

Pharmakologie

Bitterstoffe wirken, wenn sie nicht zu hoch dosiert werden, **sekretionssteigernd** durch Direktwirkungen im Magen und auf reflektorischem Wege über eine Erregung der Bitterrezeptoren in den Geschmacksknospen des Zungengrundes. Die Rezeptoren befinden sich am Ende von zottenartigen Plasmafortsetzen (Mikrovilli), die aus den 20–30 Sinneszellen einer Geschmacksknospe in einen Porus hineinragen.

Für die Erregung ist abgesehen von besonderen strukturellen Besonderheiten eine bestimmte Mindestkonzentration (Schwellenkonzentration = 10^{-3} bis 10^{-6} Mol/l) an Bitterstoffen erforderlich. Die Weiterleitung der Geschmacksempfindung erfolgt hauptsächlich über den N. glossopharyngeus. Gleichzeitig wird auch der N. vagus beeinflusst.

Dies führt reflektorisch zur *Steigerung von Speichel- und Magensekretion (enzephalische oder vagale Phase der Magensekretion)*. Die Drüsenschläuche der Magenmukosa werden dadurch verstärkt zur Produktion von Salzsäure und Pepsin angeregt. Die 2. Phase der Sekretion, die gastrische Phase, setzt

Tab. 5.4: Verdauungsfördernde Bitterstoffdrogen mit Hauptwirkstoffen.

	Droge/Stammpflanze	Hauptwirkstoffe
M	*Gentianae radix Enzianwurzel* Ph. Eur., ESCOP *Gentiana lutea*	Bitterstoffglykoside mit Secoiridoidgerüst (Gentiopikrin 2–3,5 %, Amarogentin (0,05 %) u. a.), Xanthone, Gentianose (Trisaccharid, bitter) und 5–8 % (Gentiobiose, bitter)
M	*Absinthii herba Wermutkraut* Ph. Eur., ESCOP (Tct. Abs.), Helv (Artemisia absinthium)	0,15–0,4 % Sesquiterpenlacton-Bitterstoffe (Absinthin, Artabsin) und 0,2–0,8 % Ätherischöl, Chamazulen, Thujon, Thujylalkohol
M	*Centaurii herba Tausendgüldenkraut* Ph. Eur. (*Centaurium minus*)	Bitterstoffe Gentiopikrin, Swertiamarin, Amarogentin
M	*Aurantii pericarpium Pomeranzenschalen* ÖAB, Ph. Helv. Helv (*Citrus aurantium* subsp. *amara*)	Bitter schmeckende Flavanonglykoside Neohesperidin und Naringin, Triterpen Limonin, 1–2 % Ätherischöl mit Limonen u. a. Terpenen
M	*Quassiae lignum Jamaika-Bitterholz* (*Picrasma excelsa, Quassia amara*)	Bitterstoffe Quassin, Neoquassin (0,1–0,2 %)
M	*Cnici benedicti herba Benediktinerkraut* ÖAB (*Cnicus benedictus*)	Ca. 0,25 % Sesquiterpenbitterstoffe, u. a. Cnicin und Artemisiifolin, ca. 0,3 % Ätherischöl
M	*Chinae cortex Chinarinde* Ph. Eur. (*Chinchona pubescens*)	3–14 % bittere Chinolinalkaloide: Chinin (1–3 %), Chinidin (1–4 %), Cinchonin (2–8 %); zusätzlich das bittere Triterpensäureglykosid Chinovin und Gerbstoffe (mind. 7 %)
M	*Condurango cortex Condurango-Rinde* ÖAB, Helv (*Marsdenia condurango*)	1–2 % des Bitterstoffgemisches Condurangin
M	*Cichorii radix (herba) Wegwarten-Wurzel/-kraut* (*Cichoryum intybus*)	Terpenoide Bitterstoffe z. B. Lactopicrin, Lactacin und Cichoriin

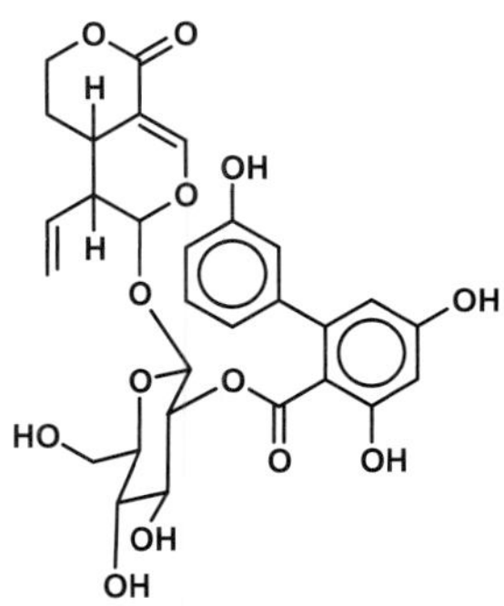

Amarogentin
(Gentiana lutea)

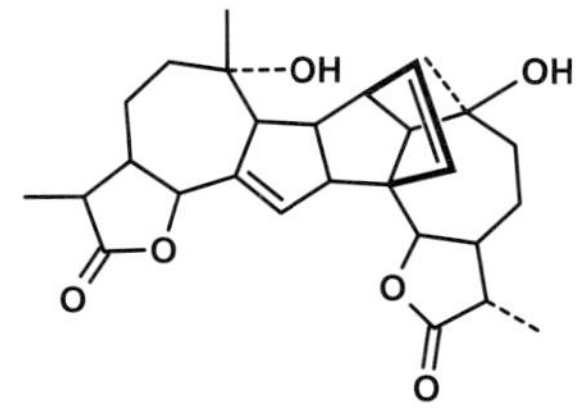

Absinthin
(Artemisia absinthium)

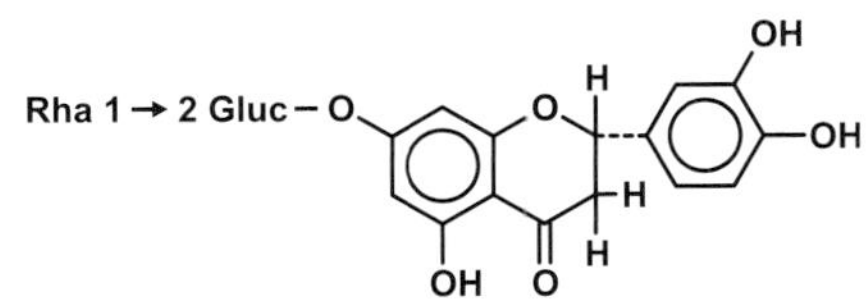

Naringin
(Citrus aurantium)

Abb. 5.7: Hauptbitterstoffe von Enzianwurzel, Wermutkraut und Pomeranzenschalen.

ein, wenn die Bitterstoffe zusammen mit der Nahrung in den Magen gelangen. Das daraufhin freigesetzte Gastrin, ein Polypeptid, wirkt auf humoralem Wege weiter sekretionssteigernd. Es stimuliert außerdem die Motorik des Magens und Darms (*enterale Phase der Magensekretion*) und regt die Produktion von Galle- und Pankreas-Saft an. Dass Bitterstoffe auch auf lokalem und humoralem Wege, und vermutlich stärker als bisher angenommen wurde, die *Gastrinfreisetzung* und eine *Pepsinogenaktivierung* induzieren, konnte von Amann und Maiwald (1988) durch Messung der gastralen Proteolyse bewiesen werden. Bitterstoffe setzen damit einen Mechanismus in Gang, der letztlich zu einer verbesserten Verdauung der Nahrung und Resorptionssteigerung von lebenswichtigen Nahrungsstoffen führt. Die insgesamt durch Bitterstoffe ausgelöste Sekretionszunahme beträgt zwischen 20 % und 80 % (siehe auch Kapitel Galleerkrankungen S. 157).

Wesentliche Voraussetzung für die Wirkung der Bitterstoffe ist, dass sie etwa ½ Stunde vor der Nahrungszufuhr gegeben werden (Aperitif!).

Da die sekretionssteigernde Wirkung von Drogenextrakten im wesentlichen vom **Bitterwert**[1] der jeweiligen Droge abhängt, kann man sich bei der Wahl und Dosierung der Droge an einer Wertskala (Tab. 5.5) orientieren. Zu hohe Konzentrationen an Bitterstoffen können gegenteilige Effekte, Sekretions- und Appetit-Hemmung, auslösen.

[1] Bitterwert = reziprokaler Wert derjenigen Konzentration eines Arzneimittels, in der dieses eben noch bitter schmeckt.

Bitterstoffe, vor allem Enzian, wirken **reflektorisch** auch auf das **Herz-Kreislaufsystem**, so dass es zu einer Abnahme des Herzschlagvolumens kommt.

Die praktische Erfahrung mit Tinkturen oder Tees von bitterstoffhaltigen Drogen sind so überzeugend, dass sich klinische Studien erübrigen.

Für die Teeanwendung bei Völlegefühl und Blähungen nach fettreicher Mahlzeit haben sich 2–3 Tassen Wermut-Tee bestens bewährt.

Hauptindikationen für Bitterstoffdrogen nach Kommission E: Dyspeptische Beschwerden, Völlegefühl, Blähungen, Appetitlosigkeit, Dyskinesie der Galle.

Tab. 5.5: Bitterwerte der wichtigsten Bitterstoffdrogen.

Droge	Bitterwerte (Arzneibuchangaben)
Quassiae lignum (Bitterholz)	40 000–50 000
Gentianae radix (Enzianwurzel)	10 000–30 000
Absinthii herba (Wermutkraut)	10 000–25 000
Condurango cortex (Condurangorinde)	ca. 15 000
Centaurii herba (Tausendgüldenkraut)	2000–10 000
Aurantii imm. pericarpium (Pomeranzenschalen)	600–2500
Cardui benedicti herba (Benediktenkraut)	800–1500
Chinae cortex (Chinarinde)	ca. 1000

5.1.2.3 Verdauungsenzyme

Viele Oberbauchbeschwerden, die mit Blähungen, Druck im Epigastrum, Maldigestion und Durchfällen einhergehen, sprechen gut auf Enzymsubstitution an. Die Verabreichung von Enzymen ist somit *nicht nur bei Patienten mit chronischer Pankreatitis* angezeigt.

Da die gastrale Proteolyse unverzichtbarer Teil der physiologischen Sympathikusfunktion von Magen und Darm ist und alle cholinergen und gastrinabhängigen Vorgänge im Gastrointestinaltrakt steuert, ist die *Kombination* von Pepsin oder einem dem Pepsin in der Wirkung vergleichbaren Enzym wie Lipasen, Proteasen und Amylasen aus Pankreas oder solchen pflanzlicher Herkunft sinnvoll.

Besondere Bedeutung haben die sog. *Zweiphasen-Enzymatika* erlangt, die durch eine besondere Galenik (Kombination von magensaftlöslichen und resistenten Drageeüberzügen) eine milieuabhängige, stufenweise Enzymfreisetzung von Pepsin bzw. intraduodenal benötigten Enzymen gewährleisten.

Enzyme aus Pflanzen und Mikroorganismen

Diese Enzyme unterscheiden sich z. B. von den Pankreasenzymen nur hinsichtlich Wirkintensität, Substratspezifität und pH-Wirkungsoptima.

Papain (Papayotin)

Dieses Enzym wird aus dem Milchsaft (Papayotin) der unreifen, fleischigen Früchte (Beeren) des *Melonenbaumes (Carica papaya, Caricaceae)* gewonnen. Papain mit einem MG von ca. 21 000 spaltet vorwiegend Peptidbindungen, an denen basische Aminosäuren beteiligt sind. Das pH-Optimum liegt bei 6,5. Je nach Qualität spalten Papain-Handelsprodukte das 35fache bis 250fache ihres Gewichtes an koagulierbarem Hühnereiweiß. Es wird leicht oxidiert und ist im Magen wenig beständig. Bei dem Papayotin handelt es sich um ein Handelsrohprodukt.

Bromelain

Dieses Enzym wird aus dem Presssaft der „Mutterstümpfe“ von *Ananas comosus* (Bromeliaceae) gewonnen. Es entspricht in seiner Aktivität in etwa dem Papain. Es wird auf internationale Einheiten (Hämoglobin als Substrat) standardisiert.

Ficin

Dieses Enzym wird aus dem frischen Milchsaft verschiedener *Ficus-Arten* gewonnen.

Cellulasen (Hemicellulasen)

Diese Enzyme werden aus *Bakterien oder Pilzen* gewonnen. Das bekannteste vegetabile Enzymkonzentrat ist jenes aus *Aspergillus oryzae*. Es wird auf Cellulase-, Protease- bzw. Amylase-FIP-Einheiten standardisiert.

Lipasen

Lipasen werden entweder aus dem Pankreas oder dem Pilz *Rhizopus arrhizus* dargestellt. Sie werden nach FIP-Einheiten standardisiert.

5.1.2.4 Phytopräparate – Dyspepsien, Oberbauchsyndrom, Reizungen und Reizdarmsyndrom

Den Vorzug haben flüssige Zubereitungen (Tinkturen, Säfte und Teeaufgüsse) vor Dragees, Kapseln oder Tabletten. Bei bitterstoffhaltigen Präparaten ist eine flüssige Zubereitung ebenfalls vorzuziehen, da durch den Kontakt mit den Bitterstoffrezeptoren der Zunge bereits die enzephalische Phase der Verdauung eingeleitet wird.

Die Präparate werden vor bzw. zwischen den Mahlzeiten mit Wasser eingenommen. Wenn in der Selbstmedikation nach 1–2-wöchiger Einnahme keine Besserung erkennbar ist, muss ein Arzt zur diagnostischen Abklärung aufgesucht werden.

• Abdomilon® N Liquidum	Auszug aus Wermutkraut, Kalmuswurzel, Angelika- und Enzianwurzel und Melissenblätter
• Carminativum Hetterich N Tropfen	Auszug aus Kamillenblüten, Pfefferminzblätter, Fenchel, Kümmel und Pomeranzenschalen
• Carvomin® forte Lösung	Auszug aus Angelikawurzel, Benediktenkraut und Pfefferminze

• Digestivum-Hetterich® S Tropfen	Enziantinktur
• Iberogast® Tinktur	Auszüge aus bitterer Schleifenblume, Angelikawurzel, Kamillenblüten, Kümmelfrüchte, Mariendistelfrüchten, Melissenblätter, Pfefferminzblätter, Schöllkraut und Süßholzwurzel
• Lomatol® Tropfen/Dragees	Auszug aus Pfefferminze, Fenchel, Kümmel und Wermut
• Ventrimarin® novo Tinktur	Auszug aus Angelikawurzel, Enzianwurzel und Wermutkraut
• JHP Rödler Tropfen	Minzöl
• Japanöl Ol. Menth. jap. Lösung	Minzöl
• Mentacur® magensaftresistente Kapseln	0,2 ml = 182 mg Pfefferminzöl/Kapsel

Teefertigpräparate

• Kneipp® Verdauungs-Tee N	Mischung aus Kamille, Fenchel, Tausendgüldenkraut
• Hevert Majocarmin-Tee	Mischung aus Anis, Fenchel, Kümmel, Kamille und Pfefferminze

Tee-Rezepturbeispiele

1. Rp:

Kümmelfrüchte (Carvi fructus)	Pfefferminzblätter (Menthae pip. folium)
Fenchelfrüchte (Foeniculi fructus) aa 20,0 g	Melissenblätter (Melissae folium) aa 30,0 g

2. Rp:

Kümmelfrüchte (Carvi fructus)	Enzianwurzel (Gentianae radix)
Fenchelfrüchte (Foeniculi fructus)	Kalmusrhizom (Calami rhizoma) aa 5,0 g
Wermutkraut (Absinthii herba)	Tausendgüldenkraut (Centaurii herba) 10,0 g

Schafgarbenkraut (Millefolii herba) aa 25,0 g

3. Rp:

Kümmelfrüchte (Carvi fructus)	Schafgarbenkraut (Millefolii herba) ad 100,0 g

Fenchelfrüchte (Foeniculi fructus) aa 20,0 g

4. Rp:

Kümmelfrüchte (Carvi fructus)	Schafgarbenkraut (Millefolii herba) 20,0 g
Anisfrüchte (Anisi fructus)	Pfefferminzblätter (Menthae pip. folium) 15,0 g
Fenchelfrüchte (Foeniculi fructus)	Baldrianwurzel (Valerianae radix) 5,0 g

Enzym-Kombinationspräparate z. B.

• Arbuz® Tabletten	45,9 mg Papain und 161 mg Pankreaspulver (v. Schwein)/Tablette
• Bromelan-POS® magensaftresistente Tabletten	Bromelain standard. auf mindestesn 500 FIP-Einheiten
• Floradix® Multipretten Kräuter-Dragees	Bromelain, Enzymgemisch aus Aspergillus oryzae und 13 Extrakte bzw. Ätherischöle
• Wobenzym® N magensaftresistente Tabletten	Enzyme aus Pankreas, Ananas squamosa, Carica papaya, Papain, Chymotrypsin, Proteasen und Rutosid

5.2 Akute und chronische Gastritis sowie Ulkus-Krankheiten

5.2.1 Anwendungsgebiete und Behandlungsprinzipien

Anwendungsgebiete

Die **akute Gastritis**, ausgelöst durch exogene Noxen wie z. B. Alkohol oder Medikamente, ist in der Regel auf die Schleimhäute beschränkt. Sie heilt nach Beseitigung der Noxen gewöhnlich rasch ab.

Bei der **chronischen Gastritis** unterscheidet man den gegen die Parietalzellen gerichteten Antikörperbedingten *Typ A* (Fehlen der Salzsäureproduktion) und den vorwiegend gegen gastrinbildende Zellen gerichteten mit Reflux von Duodenalsaft in den Magen verbundenen *Typ B*. Beide Typen der chronischen Gastritis führen zu einer hormonellen und vagalen Störung der normalen Verdauungsvorgänge. Bei der chronischen Schleimhautatrophie vom Typ B kommt es ohne Behandlung sehr häufig zur *Ulkusentwicklung*. Bei höhergradiger Schleimhautdysplasie besteht ein erhöhtes Risiko für Eisen- und Vitamin-B_{12}-Mangelanämien und Magenkarzinome.

Ulcus ventriculi und Ulcus duodeni entstehen als Folge eines Übergewichtes an *aggressiven ulzerogenen Faktoren* im Magen- und Duodenalsaft (z. B. Salzsäure, Pepsin, Gallensäuren) gegenüber *defensiven protektiven Faktoren* (z. B. genügende Schleimproduktion, Schleimhautdurchblutung und Epithelregeneration). Neuerdings werden auch *gastropathogene Bakterien- und Pilzinfektionen* (z. B. durch Heliobacter pylori) als Ursachen für die Ulkusentstehung diskutiert.

Behandlungsprinzipien und -ziel

Die Behandlungsziele bei **Gastritiden, Ulcus ventriculi** und **Ulcus duodeni** sind in etwa die gleichen:

Ausschalten der pathologisch überhöhten Säure- und Pepsin-Produktion durch *sekretionshemmende sog. antipeptische* (anticholinergische) Mittel wie *Atropin* bzw. *Belladonna*-Extrakte sowie Einsatz von *schleimhautprotektiven Mitteln*.
Bis vor kurzem stand bei der Behandlung der peptischen Ulzera die Hemmung der Säuresekretion im Vordergrund. Heute neigt man dazu, Ulzera über eine Zytoprotektion der Magen-Mukosa zu behandeln. Dieser Umschwung in der Behandlungsstrategie ist auf Ergebnisse von Langzeit-Tierversuchen mit Sekretionshemmern zurückzuführen, bei denen die Induktion von Magentumoren beobachtet wurde. Stoffe, die zur Zytoprotektion der Mukosa beitragen, betreffen besonders die Ulkus-Entwicklungsphase, die Mikrozirkulation, die Bikarbonat-Sekretion und die Zellerneuerung der Mukosa. Hierzu zählen vor allem *Süßholz-Präparate*.

Linderung von Schmerzen und Spasmen durch *analgetisch* und *spasmolytisch* wirksame Präparate wie z. B. *Belladonnaextrakte*. Zusätzlich sind *antiphlogistisch* wirkende Mittel (z. B. *Kamille- oder Süßholz-Präparate*) und sedierend wirkende Drogen angezeigt.

Diätetische Maßnahmen, d. h. Vermeiden saurer, sehr süßer oder gewürzter Speisen und Getränke, erhitzter Fette, faserreichem Gemüse, frischem Brot, Kaffee und Alkoholika; statt dessen z. B. reizlose Breikost.

Absetzen von ulzerogenen Arzneimitteln (z. B. Salicylsäurederivate, Indometacin, Phenylbutazone).

Klärung der allgemeinen Situation des Patienten (Arbeitsstress, allgemeine Überforderung, soziale, wirtschaftliche Schwierigkeiten!).

5.2.2 Drogen und Präparategruppen

5.2.2.1 Belladonnae folium (Belladonna radix) (Tollkirschblätter und -wurzel) M

Zusätzlich Extrakte, Tinkturen, Atropin-Sulfat
Off.: Belladonnae radix (ÖAB); Atropinsulfat (Ph.Eur.), *Atropa belladonna.*

Sowohl Blätter als auch Wurzel enthalten 0,3 bis 1,0 % Gesamtalkaloide. Die *Hauptalkaloide* sind das **L-Hyoscyamin** und **DL-Atropin** (Abb. 5.8), die *Nebenalkaloide* Apoatropin, Belladonnin, Scopolamin und Cuskhygrin. Die Hauptalkaloide gehören der Tropan-Reihe an und stellen Tropasäureester des Tropin-3α-ol dar. Atropin ist die nicht optisch aktive Razemat-Form, Hyoscyamin die optisch aktive linksdrehende Form. Dieser Unterschied bedingt, dass beide in qualitativer und quantitativer Hinsicht etwas andere Wirkeigenschaften besitzen.

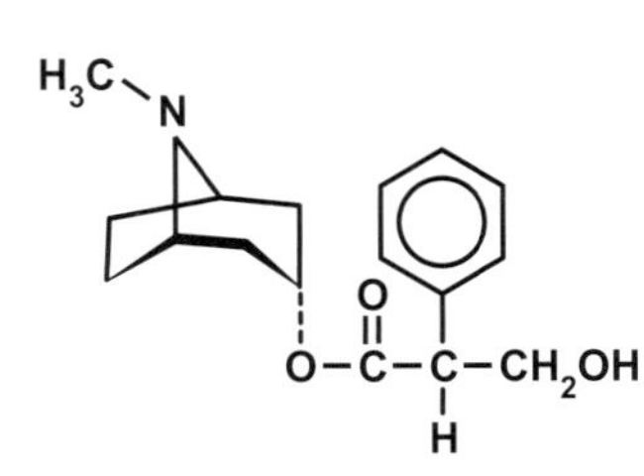

Atropin
(Razemat 1:1 von S- und R-(+)-Hyoscyamin)

Abb. 5.8: **Strukturformel von Atropin.**

Pharmakologie

Atropin und Belladonnaextrakte wirken *parasympatholytisch*. Sie wirken durch kompetitive Verdrängung des Acetylcholins *anticholinergisch*. Dies äußert sich u. a. in einer Einschränkung der Säure- und Pepsin-Produktion im Magen. Dadurch werden gleichzeitig Tonus und Motilität des Magens und Darms eingeschränkt, sodass eine spasmolytische und schmerzlindernde Wirkung resultiert.

Die Wirkung des Belladonnaextraktes ist nicht der des reinen Atropins gleichzusetzen, da im Extrakt der Blätter und der Wurzel der Gehalt an Hyoscyamin überwiegt und die Begleitalkaloide zusätzlich die Gesamtwirkung modifizieren.

5.2.2.2 Chamomillae (Matricariae) flos (Kamillenblüten) M

Zusätzlich Extractum fluid.
Off.: Ph.Eur. (flos), *Chamomilla recutita.*

Die Kamille enthält drei Wirkprinzipien: **Ätherischöle, Flavonoide** und **Schleimstoffe**. Im durch Destillation gewonnenen Ätherischöl (0,25–1,0 %) sind die Terpenoide Chamazulen (2–15 %), das (–)α-Bisabolol (10–25 %) (Abb. 5.9), die (–)-Bisabololoxide A, B, C und ein *cis(trans)*-En-in-Dicycloether (20–30 %) enthalten. Die Bisabolole und das Chamazulen gehören der Sesquiterpen-Reihe an. Der En-in-Dicycloether entstammt biosynthetisch dem Fettsäurestoffwechsel (Abb. 5.9).

Pharmakologie

Wie Untersuchungen am Carragenin- und Dextran-Ödem sowie an der Adjuvans-Arthritis der Ratte gezeigt haben wirken **Chamazulen** und das (–)α-**Bisabolol** *antiphlogistisch* (Jakovlev et al., 1983). Das α-Bisabolol besitzt außerdem eine in der Wirkintensität dem Papaverin vergleichbare *spasmolytische* sowie eine *antipeptische* und kurativ *antiulzerogene* Wirkung (Isaac und Thiemer, 1975; Jakovlev et al., 1983; Achtherat-Tuckermann et al., 1980; Schilcher, 1987).

Die *spasmolytische* Wirkung des Öls auf die glatte Muskulatur des Darmes kommt in erster Linie dem En-in-Dicycloether und in geringerem Maße den anderen Terpenen zu. Im Vergleich zu den klassischen steroidalen und nicht steroidalen Antiphlogistika beträgt die antiphlogistische Wirkung der Terpene allerdings nur etwa 1/50–1/100.

Die **Kamillenflavone** (Apigenin-, Luteolin- und andere Flavon- sowie Flavonol-Glykoside), die sowohl in den alkoholischen Extrakten als auch im Teeaufguss enthalten sind, wirken *spasmolytisch* und *antiphlogistisch* (della Loggia, 1985). Die spasmolytische Wirkung der Flavone beträgt etwa 1/3 bis 1/2 der Papaverinwirkung. Für die antiphlogistische Wirkung werden Prostaglandinsynthase- und Lipoxygenase-Hemmwirkungen verantwortlich gemacht (Wurm et al., 1980; Welton et al., 1986).

Die **Schleimstoffe**, die in der Droge in einer Konzentration von ca. 10 % enthalten sind, bestehen aus uronsäurehaltigen sauren Heteroxylanen. Sie wirken auf Schleimhäute gebracht *entzündungshemmend* und *reizmildernd*. Sie entfalten außerdem in einigen In-vitro-Testmodellen eine *immunstimulierende* Wirkung.

Die pharmakologische Wirksamkeit der verschiedenen Kamillenpräparate hängt stark von der

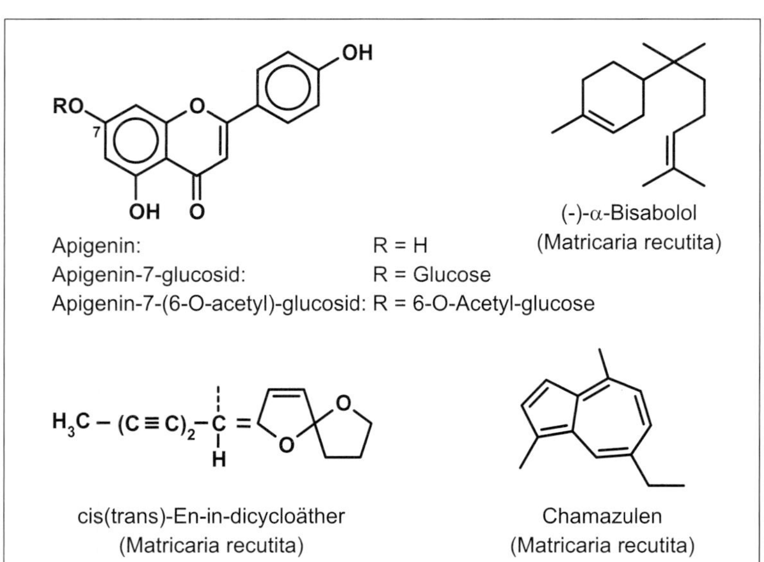

Abb. 5.9: Strukturen einiger Haupt-Flavone und Terpene der Kamille.

gewählten **Extraktart** ab. Während man z. B. durch einen *wässrigen Teeaufguss* höchstens 15 % des in der Droge enthaltenen Ätherischöls extrahiert, werden auf diese Weise die Flavonolglykoside und Schleimstoffe annähernd quantitativ aus der Droge herausgelöst. Bei *alkoholischen Extrakten* entscheidet der verwendete Alkoholprozentgehalt über die Höhe der in den jeweiligen Präparaten zu erwartenden lipophilen und hydrophilen Wirkstoffkonzentrationen. Schleimstoffe sind in rein alkoholischen Extrakten nicht mehr vorhanden.

! **Nebenwirkungen**. Früher hat man bei Anwendung von Kamillenpräparaten *allergische Reaktionen* beobachtet (Hausen et al., 1984). Diese sind auf das *Acantholid*, ein Sesquiterpenlacton, zurückzuführen, das nur in der Hundskamille und einigen Sorten, z. B. der argentinischen Kamille, nachgewiesen wurde. Offizinelle Kamillendroge und Arzneipräparate sind garantiert ohne allergisches Potentional.

Indikation lt. Arzneim.-Kommission-E gastrointestinale Spasmen, entzündliche Erkrankungen des Gastrointestinaltraktes

5.2.2.3 Liquiritiae radix (Süßholzwurzel) M

Zusätzlich Fluidextrakte und Succus Liquiritiae (Lakritze).
Off.: Ph.Eur. (radix), *Glycyrrhiza glabra.*

Die Droge enthält zwei Wirkprinzipien, das **Glyzyrrhizin** (5–15 %) (Abb. 5.10) und die **Flavonoide** Liquiritin und Isoliquiritin mit ihren Aglykonen Liquiritigenin und Isoliquiritigenin.

Glyzyrrhizin ist ein saures Triterpenglykosid, das in der Droge als Calcium- und Kaliumsalz vorliegt. Es schmeckt ca. 50mal süßer als Rohrzucker.

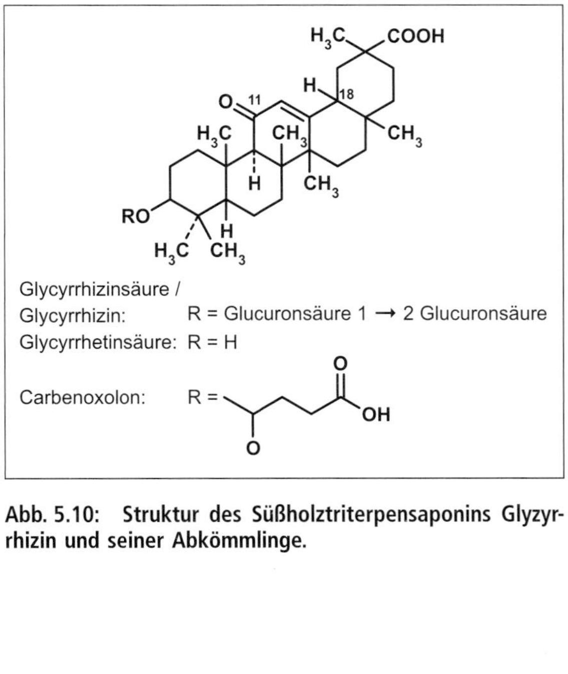

Abb. 5.10: Struktur des Süßholztriterpensaponins Glyzyrrhizin und seiner Abkömmlinge.

Pharmakologie und Klinik

Glyzyrrhizin und die hieraus durch Hydrolyse erhältliche α,β-Glyzyrrhetinsäure wirken bei topischer Anwendung im Magen stark *antiphlogistisch*. Diese Wirkung dürfte zu einem Teil über die Hemmung der Prostaglandinsynthese sowie Lipoxygenase zustande kommen (Inoue et al., 1986; Tamura et al., 1979). Die Glyzyrrhetinsäure besitzt in vitro eine *komplementinhibierende* Wirkung (Wagner et al., 1987). Durch gleichzeitige Inhibierung des Glukokortikoidabbaus in der Leber bremst das Glyzyrrhizin die Pepsinaktivität und schützt durch Erhöhung der Viskosität des Magenschleimes die Epithelzellen der Magenschleimhaut.

In der Substanz **Carbenoxolon** liegt das Na-Salz des Bernsteinsäurehalbesters der Glyzyrrhetinsäure vor. Seine Wirkung kommt wahrscheinlich lokal durch eine Erhöhung der Prostaglandin-Konzentration in der Schleimhaut über eine Hemmung des Prostaglandinabbaus zustande. Es *erhöht die Schleimsekretion*, beeinflusst aber nicht die Säuresekretion. Bei *Überdosierung* kommt es zu ähnlichen Nebenwirkungen wie bei erhöhter Kortikoidzufuhr (Aldosteronismus, Ödeme, Hypokaliämie, Bluthochdruck). *Deshalb dürfen süßholzextrakthaltige Präparate nicht längere Zeit gegeben werden.* 0,5 g Glyzyrrhizinsäure entsprechend 3–10 g Wurzeldroge und weit weniger Lakritze/Tag gelten als ungefährlich. Auf dem Markt befindliche Präparate enthalten zwischen 100 und 300 mg Süßholzextrakt. Zur Vermeidung von Nebenwirkungen verwendet man am besten einen durch Säurefällung oder ähnliche Verfahren glyzyrrhizinsäurearm gemachten Extrakt (weniger als 3 %). !

Die **Liquiritia-Flavonoide**, die vor allem in den Succus-Liquiritiae-Präparaten als Aglykone vorliegen, wirken *stark spasmolytisch.*

Indikation lt. Arzneim.-Kommission-E Ulcus ventriculi oder duodeni.

Therapiestudien: Übersicht

Es existieren einige **Doppelblind-** bzw. **Einfachblindstudien** mit Liquiritia-Extrakthaltigen Kombinationspräparaten zur Behandlung des Ulcus ventriculi (Bonzo, 1979; Morgan et al., 1981). Dabei ist bemerkenswert, dass auch ein glyzyrrhizinfreies Kombinationspräparat gegenüber dem Carbenoxolon nur wenig schlechter abschnitt (Montgomery und Cookson, 1972).

5.2.2.4 Muzilaginosa – Pectine

Sofern wässrige Auszüge von Schleimdrogen, z. B. Tees verwendet werden oder Ganzdrogen (z. B. Lini semen), die im Magen den Schleim freigeben, kann von diesen Arzneiformen eine lokal reizmildernde **schleimhautprotektive Wirkung** erwartet werden. Man nimmt an, dass die Schleime eine Schutzschicht über entzündete, nicht mehr von der natürlichen Mucinschicht bedeckten Stellen der Magenschleimhaut legen und so der Entzündung entgegenwirken. In ähnlicher Weise wirken vermutlich Pectine.

Die wichtigsten Drogen:

M Lini semen, Leinsamen.

M Althaeae folium, Eibischblätter.

M Althaeae radix, Eibischwurzel.

M Malvae folium, Malvenblätter.

5.2.2.5 Phytopräparate – Gastritis und Ulkus-Krankheiten

Belladonna-Präparate

• Belladonnysat® Bürger Lösung	Auszug aus frischen Belladonnablättern (100 ml entsprechen 50 mg Gesamtalkaloide berechnet als Hyoscyamin)
• Belladonnysat® Bürger Saft	Auszug aus frischen Belladonnablättern (5 ml = 1 Messlöffel entsprechen 0,5 g Belladonna-Gesamtalkaloide berechnet als Hyoscyamin)

Kamillenpräparate

alle Präparate wie bei dyspeptischen Krankheiten siehe S. 142

Kombinationspräparate

mit Leinsamen (-schleim) oder Süßholzwurzel

• Iberogast® Tinktur	siehe S. 142

Tee-Rezepturen

Rp 1:	Rp 2:
Kamillenblüten (Matricariae flos) tot. 30,0 g	Kamillenblüten (Matricariae flos) tot. 50,0 g
Süßholzwurzel (Liquiritiae radix) conc. 40,0 g	Süßholzwurzel (Liquiritiae radix) conc. 50,0 g
Pfefferminzblätter (Menthae pip.) folium conc. 30,0 g	

Die Teemischung mit 150 ml kochendem Wasser übergießen, 10 Minuten ziehen lassen, abseihen und 2–3 mal täglich 1 Tasse trinken.

Kamillen-Rollkur

Ca. 15–20 g Kamillenblüten mit 1 l heißem Wasser übergießen, 5–10 Minuten ziehen lassen und nach dem Abseihen in eine Thermosflasche abfüllen. Morgens nüchtern zwei Tassen warm trinken, 10 Minuten auf dem Rücken liegen, dann für 10 Minuten auf die linke und weitere 10 Minuten auf die rechte Seite rollen und anschließend 10 Minuten auf den Bauch rollen. Der Rest des Tees soll nachmittags oder abends getrunken werden. Die Rollkur ist mindestens acht Tage lang zu wiederholen.

Süßholzpräparate bei Ulkus-Erkrankungen

• Ulgastrin® Neu Tabletten	1 Tablette enthält 200–280 mg Süßholzwurzel-Extrakt

Kombinationspräparate

mit Kamille

- Ulcu Pasc® Filmtabletten
- Ulcu Pasc® Tropfen
- Ullus® Magenkapseln N

Süßholz-Teerezeptur

½ Teelöffel geschnittene Droge mit einer Tasse kaltem Wasser ansetzen, kurz aufkochen und nach dem Abseihen 3–5 mal täglich eine Tasse trinken. Die mittlere Tagesdosis soll 10 g Droge entsprechend 250 mg Glyzyrrhizin nicht überschreiten.

Schleimdrogen-Präparate

- Pascomag® Pulver Auszug aus Leinsamen und Kamillenblüten + Bismutnitrat

Leinsamenschleim

- 2–3 Esslöffel Leinsamen (geschrotet oder zerkleinert) mit ½ l Wasser über Nacht vorquellen lassen, dann kurz aufkochen, durch ein Mulltuch abseihen und in eine Thermosflasche füllen. Über den Tag verteilt schluckweise trinken.

- Linusit® Darmaktiv (in Beutelform)

5.3 Lebererkrankungen und Leberintoxikationen

5.3.1 Anwendungsgebiete und Behandlungsprinzipien

Behandlungsprinzipien

Es gibt für die verschiedenen Lebererkrankungen keine effektive kausale Lebertherapie. Deshalb können Phytopharmaka nach dem derzeitigen Kenntnisstand nur zur *symptomatischen* und *adjuvanten* Behandlung eingesetzt werden.

Tatsache ist, dass von den niedergelassenen Ärzten in großem Umfang Lebertherapeutika pflanzlicher Herkunft eingesetzt werden. Die beobachteten Erfolge beziehen sich auf die Besserung oder Normalisierung von Laborparametern, Reduktion der klinischen Symptome und das subjektive Befinden der Patienten. Sehr häufig bessern sich oder verschwinden Sekundärerscheinungen wie Appetitstörungen, Blähungsneigung, Obstipation und Stauungszeichen (Ikterus). Bei Patienten mit Leberzirrhose konnten mit einem Mariendistelpräparat (Legalon®) die Überlebenschancen verbessert werden.

Phytopharmaka haben auch deshalb Vorzüge, weil z. B. bei voll entwickelter Leberzirrhose Chemotherapeutika und Kortikosteroide wegen ihres negativen Einflusses auf Abwehrleistungen des Organismus und der Leber kontraindiziert sind und daher die Überlebenschancen verschlechtern.

Wirkprofile und Anwendungsgebiete von Leberdrogen und ihren Präparaten (siehe Übersichtstabelle Tab. 5.6)

Von den heute zur Verfügung stehenden Phytopharmaka werden folgende **Wirkeigenschaften** beschrieben:

- *Entzündungshemmend*
- *Leberstoffwechselstützend* und *regenerationsfördernd*, z. B. durch Steigerung der Proteinsynthese des nicht geschädigten Teils des Leberparenchyms
- *Schutzwirkung der Hepatozytenmembran (leberprotektiv)* durch direkte Membranwirkung und Neutralisierung von Lebertoxinen (z. B. Sauerstoffradikale) über einen Radikalfänger-Mechanismus
- *Lipolytisch*
- *Antifibrotisch*
- *Immunstimulierend* (z. B. zur Kompensation einer medikamentös ausgelösten Immunsuppression)
- Durch *Besserung der metabolen Leber-Prozesse* positiver Einfluss auf *Dysregulationen von Galle und Darm*

Demnach sind hepatotrope Phytopharmaka **nur zur adjuvanten Behandlung** folgender Lebererkrankungen geeignet:

- *Leberparenchymveränderungen* (ausgelöst z. B. durch Alkohol, Medikamente, Zytostatikatherapie-, Umwelt- oder gewerbliche Gifte).
- *Virale, bakterielle und parasitäre Infektionen* der Leber.

Tab. 5.6: Leberdrogen und Präparate – (siehe Präparateliste S. 153 f.)

– Cardui mariae (Silybi mariae) fructus (extractum) – Silymarin (Wirkstoffkonzentrat aus Silybi fructus)	– Mariendistel-Präparate
– Cynarae folium (extractum)/ Cynarin	– Artischocken-Präparate
– Sojalecithin	– Essentiale® forte®
– Betain	– Flacar®
– Leberwirksame Drogen der chinesischen und indischen traditionellen Medizin.	–

- Funktionelle Störungen, z. B. *kompensierte Leberzirrhose.*
- *Primär biliäre Zirrhose.*

In den letzten 5 Jahren liegen außerdem neue klinische Studienergebnisse und Erkenntnisse der Grundlagenforschung vor, die vor allem den Einsatz von Phytopharmaka aus der Mariendistel als sinnvoll erscheinen lassen.

Aus der Praxis wird außerdem von guten Erfolgen berichtet, wenn ein Leber-Phytopharmakon in **Kombination mit einem Chemotherapeutikum oder Zytostatikum** (z. B. bei Tumor- oder Tuberkulose-Therapie) gegeben wird, um die oft zwangsläufig hiermit verbundene oder zu erwartende Leberschädigung zu antagonisieren.

Während eine Kombination mehrerer pflanzlicher Lebertherapeutika nicht üblich ist, werden diese Lebermittel sehr häufig mit **Choleretika und Cholagoga kombiniert**, da bei blutchemischen Anzeichen einer prähepatischen, intrahepatischen und auch posthepatischen Cholostase die Mobilisation des Galleflusses von Vorteil sein kann.

5.3.2 Drogen und Präparategruppen

5.3.2.1 Cardui mariae (Silybi mariae) fructus (Mariendistelfrüchte) M

Off.: DAB, *Silybum marianum* (syn. *Carduus marianus*).

Das leberwirksame Prinzip der Droge besteht aus einem Wirkstoffkomplex (Silymarin), der sich im wesentlichen aus **Silybin (= Silibinin)**, **Isosilybin** (Abb. 5.11), **Silydianin** und **Silychristin** zusammensetzt (Wagner 1981). Die drei miteinander isomeren Verbindungen, die zusammen etwa 2–3 % bezogen auf die getrockneten Drogen ausmachen, gehören zu der bis dahin im Pflanzenreich nicht bekannt gewesenen Klasse der *Flavanolignane*. In diesen ist die Struktur des Flavanonols Taxifolin (Abb. 5.11) mit der des Ligninbausteins Coniferylalkohol kombiniert.

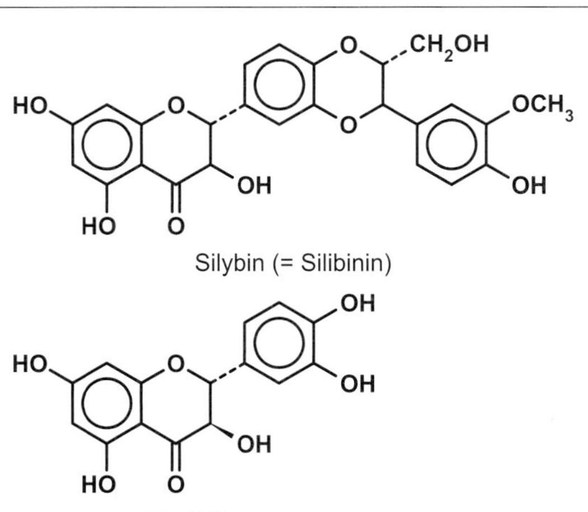

Abb. 5.11: Struktur von Silybin und dem flavonoiden Grundkörper Taxifolin.

Pharmakologie

Lit.: (Siehe auch Zusammenstellung von Leng-Peschlow und Strenge-Hesse, 1991 und Wagner, 1981).

Wie Untersuchungen mit ^{14}C-markiertem Silibinin an der Ratte und am Hund gezeigt haben, wird Silibinin bei peroraler Applikation zu etwa 50 % *resorbiert* und gelangt zu etwa 10 % der applizierten Menge in den *enterohepatischen Kreislauf.* Die *Ausscheidung* erfolgt zum größten Teil bilär in Form von Sulfat- und Glucuronidkonjugaten. Diese Ergebnisse stimmen gut mit den Ergebnissen der Untersuchungen am Menschen überein (Down, 1976; Braatz und Mennicke, 1979).

Silymarin, Silibinin oder wasserlösliches Silibinindihydrohemisuccinat-Dinatrium *antagonisieren in vitro und in vivo die schädigende Wirkung von hepatotoxischen Stoffen* (Ethanol, Tetrachlorkohlenstoff, Thioacetamid, N-Galaktosamin, Toxine des Knollenblätterpilzes (Phalloidin und α-Amanitin)). Die Untersuchungen wurden an Hepatocyten-Kulturen, Leberperfusionspräparationen bzw. Ratten durchgeführt (Vogel et al., 1975; Rauen und Schriewer, 1971; Frimmer und Kroher, 1975; Hikino et al., 1984).

Die Wirkung von Silymarin bzw. Silibinin auf molekularbiologischer Basis wird mit einer *membranstabilisierenden Wirkung und Angriff an der RNA-Polymerase I in den Leberzellkernen* erklärt. Im ersten Fall wird durch Bindung von Silibinin an Membran-Proteine das Eindringen von toxischen Verbindungen in die Hepatozyten verhindert. Im zweiten Fall erhöht sich durch eine schnellere und vermehrte Bildung von ribosomaler RNA die Eiweißsyntheserate und damit die Regenerationsfähigkeit der noch gesunden Leberzellen (Sonnenbichler et al., 1976, 1984, 1986) (Abb. 5.12). Diese Wirkungen äußern sich in einer schnellen Normalisierung pathologischer Serumenzymwerte. Silymarin ist zwar nicht aus pharmakodynamischer, aber aus pharmakokinetischer Hinsicht als *leberspezifisch* anzusehen.

An der hepatoprotektiven Wirkung von Silymarin sind nach neuesten tierexperimentellen Untersuchungen folgende Hemmmechanismen beteiligt: Silibinin hemmt in dosisabhängiger Weise die Bildung von Superoxid-Anionradikalen (O^{2-}), Stick-

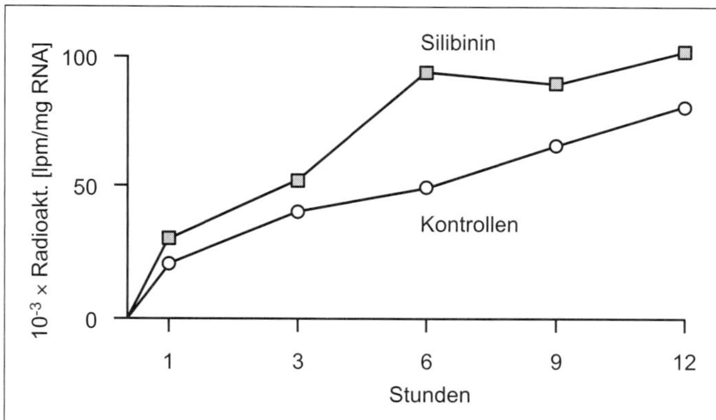

Abb. 5.12: Gesteigerte ribosomale RNA-Synthese in Hepatozyten von Ratten nach i. p. Verabreichung von 50 mg Silibinin. Die RNA-Syntheserate wurde über den Einbau von ^{3}H-UTP bestimmt. (Sonnenbichler et al., 1976).

stoffoxid (NO) und Leukotrien B (LTB_{γ}) aus Kupfer-Zellen von Ratten. Eine Leukotrien-Inhibierung wurde auch in Phagozytosezellen von menschlicher Leber gemessen (Dehmlow et al., 1996).

Silymarin (SIL) war bei oraler Applikation (25/50 mg/kg) in der Lage, die bei Ratten durch Injektion von Natriumamidotrizoat (Ethibloc®) hervorgerufene Gallengangsokklusion (GGO) und nachfolgende Leberfibrose (biliäre Fibrose) um 30–35 % zu hemmen. Für das Ausmaß der Fibrogenese wurde das Prokollagen III Peptid (P III P) als Marker benutzt. (Boigk et al., 1997).

Bei einer tierexperimentellen Vergleichsstudie mit D-Penicillamin und Colchicin schnitt Silymarin mit einer 50 %igen Senkung des hepatischen Kollagengehaltes am besten ab, unabhängig davon ob Silymarin von der 1. bis 6. Woche (prophylaktisch) oder von den Wochen 4 bis 6 (therapeutisch) verabreicht wurde (Schuppan, 1994).

Über die Fibrose der Leber als Wegbereiter der Zirrhose und antifibrotische Therapieansätze siehe Schuppan (1995).

Bei den *akut toxischen Hepatitiden* werden durch die Therapie Indikatoren einer Leberschädigung, GOT, GPT und der Enzyminduktion, die γ-GT, signifikant gebessert.

Bei *chronischen Hepatitiden* wird nach den histologischen Befunden und den laborchemischen Parametern das Ausmaß der zellulären und morphologischen Destruktionen signifikant reduziert.

Die Stimulierung des zellulären Stoffwechsels durch *Aktivierung der ribosomalen RNA-Polymerase* führt zur vermehrten Bereitstellung von Stoffwechselprodukten, zur Reparation bereits eingetretener zellular-struktureller Schäden bis hin zur Erhöhung der Mitoserate mit dem Resultat einer verbesserten Regeneration.

Im Gegensatz zu Extrakten von *Chelidonium majus, Curcuma longa* und *Artemisia absinthium* konnte mit einem Silybum-Extrakt eine signifikante, aber nur flüchtige *Zunahme der Cholerese im Sinne eines cholekinetischen Effektes* gemessen werden. Es kam bei alleiniger Gabe des Silybumextraktes aber zu einem Anstieg der Lipase-, nicht aber der Amylasetätigkeit (Baumann, 1975).

Wirksamkeitsstudien und Therapie

Während im Jahre 1986 von der Kommission E für die Mariendisteldroge monographisch nur „dyspeptische Beschwerden" angegeben wurden, sind für Silymarin-Präparate auf Grund von Studien folgende Indikationen formuliert worden: **Toxische Leberschäden, zur unterstützenden Behandlung bei chronisch-entzündlichen Lebererkrankungen und Leberzirrhose**.

Für Zubereitungen werden 200–400 mg Silymarin (angereicherter Wirkstoffkomplex enthaltend Silybin, Isosilybin, Silydianin und Silychristin) berechnet als Silybin empfohlen.

Für die Behandlung von *Knollenblätterpilz-Vergiftungen* steht zur Infusionstherapie das Handelspräparat Legalon® SIL, ein wasserlösliches Silybinhemisuccinat, zur Verfügung. Tagesdosis 20 mg Silybinin/kg KG in 24 Stunden, verteilt auf 4 Infusionen von jeweils 2 Stunden Dauer.

Bisher wurden mit dem Präparat Legalon® 11 kontrollierte Studien, davon 5 randomisierte **Doppelblindstudien**, 3 kontrollierte Studien und 4 offen angelegte Studien, mit der Prüfindikation *„toxischer Leberschaden"* durchgeführt. Die verursachenden Noxen waren: Psychopharmaka, Narkosemittel, Antiepileptika, Tuberkulostatika und Ethanol (Feher et al., 1989; Fintelmann und

Albert, 1980; Lahtinen et al., 1981; Saba et al., 1976; Kurz-Dimitrowa, 1971; Filip et al., 1977; Di Mario et al., 1981; Salmi und Sarna, 1982; Martines et al., 1980; Held 1992). Die Dosierungen betrugen 3 × 140 mg täglich. Weitere Studien wurden mit Legalon® zur unterstützenden Behandlung bei chronisch-entzündlicher Lebererkrankung sowie bei Leberzirrhose durchgeführt Benda et al., 1980; Ferenci et al., 1989). Zur Pharmakokinetik existieren ebenfalls eine Reihe von Untersuchungen.

In den meisten Studien kam es zu einer Verbesserung der Leberwerte und des Allgemeinbefindens. Bei Patienten mit Leberzirrhose resultierte mit Legalon® eine signifikant erhöhte Überlebensquote.

Bei einer **Doppelblindstudie** bei *alkoholbedingten Lebererkrankungen* konnte außer einer Normalisierung der Leberfunktionswerte auch eine Erhöhung von pathologisch erniedrigter Lymphozyten-Transformations-Fähigkeit und Erythrozyten-Superoxid-Dismutase-Aktivität beobachtet werden (Feher et al., 1990). Damit konnte gleichzeitig gezeigt werden, dass Silymarin außer einer Membranstabilisierung auch antioxidative und immunmodulierende Aktivitäten besitzt.

In einer Anwendungsbeobachtung bei Patienten mit Fettleber, Fettleber-Hepatitis und Zirrhose kam es bei 20 von 998 Patienten zu Nebenwirkungen, die am häufigsten mit Durchfall, Blähung, Völlegefühl und Übelkeit angegeben wurden.

Ansonsten wurde die Verträglichkeit mit „sehr gut" bis „gut" bezeichnet (Schuppan et al., 1998).

Durch Silibinin (Silibininhemisuccinat-Infus) konnte nach der von Floersheim dokumentierten Sammelstudie mit 205 Knollenblätterpilz-Vergiftungsfällen bei konsequenter Silibininanwendung die Mortalität deutlich gesenkt werden (Floersheim, 1987).

Legalon® 140 zeigte im Vergleich zu verschiedenen anderen Fertigarzneimitteln aus Mariendistelfrüchten nicht nur ein erhöhtes *in vitro*-Freisetzungverhalten, gemessen als Silybin, sondern auch bei Probandenversuchen die höchste Silybin-Bioverfügbarkeit, gemessen 2 Stunden nach Verabreichung des Präparates als freies Silybin in den Plasmaproben.

Die Silymarin-haltigen Extrakte wiesen somit allgemein eine bessere Bioverfügbarkeit als die reinen Silybin-Präparate auf. (Frömming et al., 1999).

Therapiestudie

Indikation. Leberzirrhose.

Präparat. Ein mit Silymarin hochangereicherter Silybum-marianum-Extrakt in Drageeform enthaltend 70 mg Silymarin in 100 mg Dragee (jetzt: Legalon® 70 Protect Kaps.).

Studienart. Doppelblind prospektive und randomisierte Studie an 170 Patienten mit Leberzirrhose, davon 87 in der Verumgruppe (46 Alkoholiker und 41 Nichtalkoholiker) und 83 in der Plazebogruppe. Die Patienten wurden entsprechend dem Zirrhosegrad nach Child-Turcotte in 3 Schweregrade (Child A, B, C) unterteilt.

Behandlungsart. 3mal täglich 140 mg Silymarin. Keine anderweitige Behandlung mit Steroiden oder D-Penicillamin. Die Patienten wurden angehalten keinen Alkohol zu konsumieren.

Prüfkriterien. Die Diagnosestellung „Leberzirrhose" erfolgte innerhalb von 2 Jahren vor Aufnahme des Patienten in die Studiengruppe. Bei 70 % der Patienten wurde die Diagnose durch eine Leberbiopsie bestätigt. Außer der Überlebensrate wurden die üblichen Leberfunktionswerte (z. B. Transaminasen, Pseudocholinesterase, SGPT, Bilirubin, alkalische Phosphatase u. a.) in Abständen durchgeführt. Durch SGTP-Bestimmung wurde ermittelt, dass 33 Patienten in der Plazebogruppe und 26 Patienten in der Verumgruppe Alkohol konsumieren. Die Auswertung erfolgte mit Hilfe eines Computerprogrammes, die Statistikberechnung nach Wilcoxon-Breslov sowie Mantel-Cox.

Ergebnis. Wie aus der Abb. 5.13 hervorgeht, betrug nach 4 Jahren die Insgesamt-Überlebensrate 58 % in der Silymarin-Gruppe und 39 % in der Plazebogruppe ($p = 0{,}036$). Bei den „alkoholischen" Zirrhotikern war die Todesrate in der Plazebogruppezweimal so hoch wie in der Silymaringruppe. Aus der Verumgruppe starben 24 Patienten, aus der Plazebogruppe 37 Patienten in

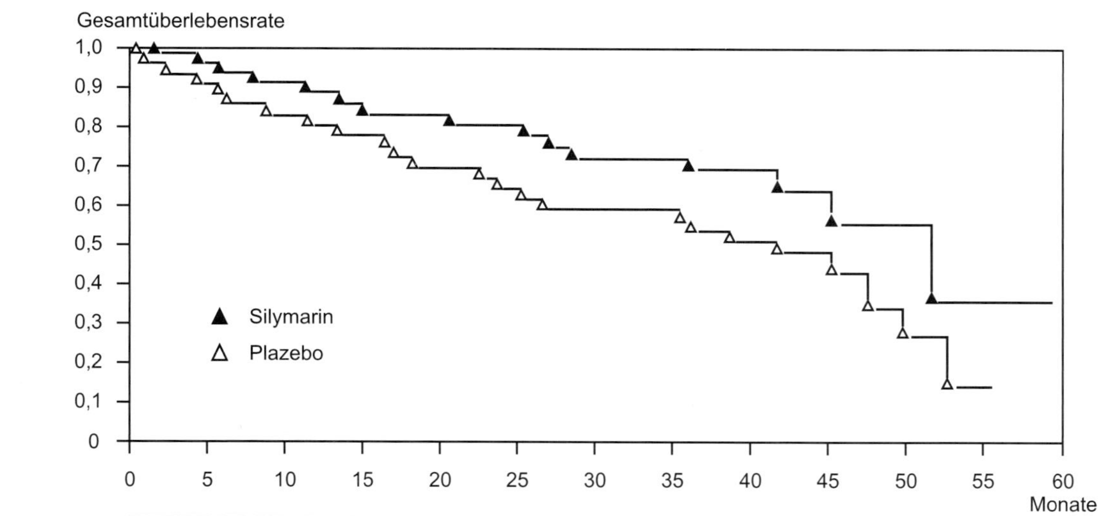

	0	5	10	15	20	25	30	35	40	45	50	55	60
Silymarin	87	80	73	66	58	48	37	30	27	16	6	2	1
Plazebo	83	73	63	60	51	46	31	27	18	14	5	1	0

Abb. 5.13: Überlebenskurven von 170 mit Silymarin bzw. Plazebo behandelten Leberzirrhose-Patienten (Kaplan-Meier-Analyse-Methode). (Wilcoxon-Breslov Test p = 0,036; Mantel-Cox Test p = 0,058).

dem Beobachtungszeitraum von ca. 41 Monaten. Bei den nichtalkoholischen Zirrhotikern war zwischen der Plazebo- und Silymarin-Gruppe kein signifikanter Unterschied. Bei der Child-A-Gruppe war die Überlebensrate in der Silymarin-Gruppe signifikant verbessert (p = 0,03), nicht dagegen in den Child-B- und -C-Gruppen (Ferenci et al., 1989).

5.3.2.2 Cynarae folium (Artischockenblätter) M

St.pfl.: Cynara scolymus.

Als Hauptwirkstoffe der Drogen gelten das **Cynarin**, der Dikaffesäureester der Chinasäure (ca. 0,03–0,03 %), der Sesquiterpenbitterstoff **Cynaropikrin** (Abb. 5.14) und die Flavone Luteolin-Glykoside Cynarosid und Scolymosid.

Pharmakologie

Für Extrakte der Artischocke wurde neben der im Kapitel Gallemittel S. 157 behandelten choleretischen Wirksamkeit auch eine
- Leberschutz-,
- Leberregenerationsfördernde und
- Lipid-(Triglyzerid-Cholesterin)-senkende Wirkung festgestellt.

Kürzlich durchgeführte Untersuchungen ergaben für einen Artischockenspezialextrakt folgende weitere Wirkungen: Hemmung der hepatischen Cholesterinneusynthese (Gebhardt, 1998a) und *antioxidative* bzw. *zytoprotektive* Effekte, nachgewiesen an Hepatozyten Kulturen (Gebhardt, 1998b + c).

Es wird angenommen, dass der Artischockenextrakt durch Hemmung der Cholesterindenovosynthese, durch erhöhte Cholerese und Hemmung der

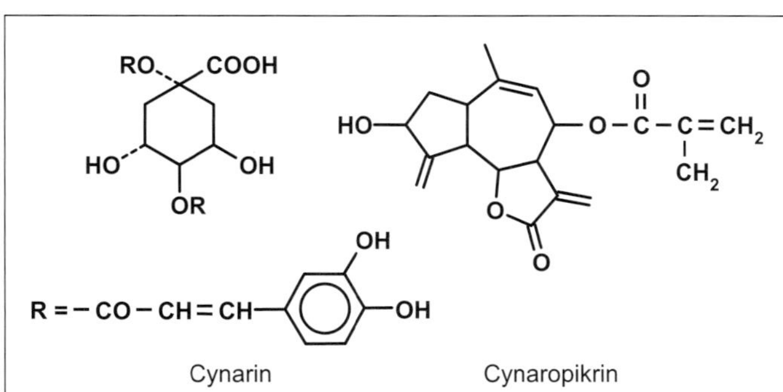

Abb. 5.14: Strukturformeln von Cynarin und Cynaropikrin.

LDL-Oxidation auch eine Präventivwirkung auf den Pathomechanismus der Arteriosklerose ausübt.

Für den Leberschutz scheint primär das *Cynarin* verantwortlich zu sein.

An der *choleretischen* Wirkung ist neben *Cynarin* auch das *Cynaropikrin* beteiligt.

Die *Leberschutzwirkung* wurde im Tierexperiment durch Inhibierung von durch Arsen und Megaphen induzierten Leberschäden bewiesen (Scholz und Kretschmar, 1958; Adzet et al., 1987). Dieses Ergebnis wurde im klinischen Versuch durch Behebung einer Arsenobenzol-Vergiftung im Rahmen einer Lues-Behandlung bestätigt.

Die *leberregenerierende Wirkung* des wässrigen Extraktes wurde an teilhepatektomierten Ratten gewichtsmäßig und durch Bestimmung von Mitose-Index und Zunahmerate von Hepatozyten sowie des RNA-Gehaltes bestimmt (Maros et al., 1966).

Die *Triglycerid- und Cholesterin-senkende Wirkung von Cynarin* wurde an Hyperlipidämie-Patienten festgestellt (Hammerl et al., 1973; Montini et al., 1975).

Mit einem Cynara-Extrakt-haltigen Kombinationspräparat (Cynarix comp) wurden bei Patienten mit *Cholezystopathien* vor allem bei *Dyskinesien der Gallenwege* und bei dem *Postcholezystektomie-Syndrom* gute Ergebnisse erzielt (Kainz, 1971) (siehe auch 5.4.2.3).

Indikation lt. Arzneim.-Kommission-E dyspeptische Beschwerden v.a. die auf Störungen des Leber- und Galle-Systems zurückzuführen sind.

5.3.2.3 Sojalecithin (Lecithinum ex soja) M

Off.: DAB (entölt). *Glycine max. (soja).*

Das aus den Samen (Sojabohne) durch Auspressen oder Acetonextraktion erhältliche Sojaöl enthält ca. 5–10 % eines Phospholipidgemisches (Rohlecithin) (Abb. 5.15), aus dem durch Alkoholfällungen reines Sojalecithin (= Phosphatidylcholin) erhalten werden kann. Das Phosphatidylcholin-Molekül setzt sich aus dem Diglyzeridteil, Phosphorsäure und Cholin zusammen. Der Diglyzeridteil enthält vorwiegend die *ungesättigten Fettsäuren Öl-, Linol- und Linolensäure.* Sojalecithin ist in hochgereinigter Form in dem Präparat Essentiale® enthalten.

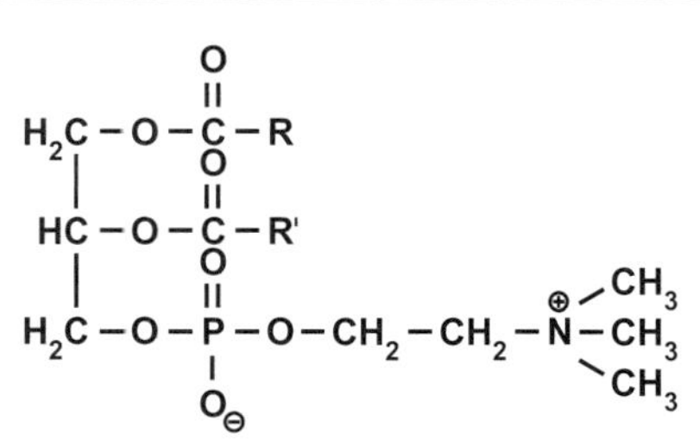

Lecithin (Phosphatidylcholin)
R, R' = meist ungesättigte Fettsäuren

Abb. 5.15: Strukturformel von Lecithin.

Pharmakologie und Klinik

Lecithin wird bei peroraler Anwendung im Darm zu Lysolecithin hydrolysiert und teilweise in der Darmmukosa wieder zu Phosphatidylcholin reazyliert (Hölzl und Wagner, 1971).

Da das Lecithin von der Zelle in toto aufgenommen wird, wird ein hoher Energiespareffekt erreicht.

Lecithin führt zu einer *Senkung des Cholesterin- und Fettspiegels in der Leber* und bei pathologisch verändertem α/β-Lipoproteinmuster zu dessen Normalisierung.

Lecithin besitzt *Leberschutzwirkung* und vermag bei lebertoxischen Schäden durch Antibiotika oder Tuberkulostatika die erhöhten Serumtransaminasewerte (SGOT- und SGPT) wieder zu senken (Peters, 1986).

Indikation lt. Arzneim.-Kommission-E zur Verbesserung des subjektiven Beschwerde-Bildes bei Appetitlosigkeit, Druckgefühl im rechten Oberbauch auf Grund einer Nahrungsmittelvergiftung oder chronischen Hepatitis.

Therapiestudien: Übersicht

Insgesamt wurden bisher 10 kontrollierte Therapiestudien mit Sojalecithin (EPL = essentielle Phospholipide = Essentiale®) bei Patienten mit chronischer Lebererkrankung durchgeführt. Von diesen wurden 4 statistisch als signifikant eingestuft. Bei Gabe von 1800–270 mg EPL Substanz verringerten sich die erhöhten Transaminasewerte nach Behandlung mit Rifampicin, Isoniacid und Ethanbutol, es kam zur Senkung des γ-Globulins, des β-Lipoproteins, des Apolipoproteins B und des Gesamtcholesterins. Der Albumin-Globulin Quotient nahm zu und die Stenose sowie Fibroseprozesse wurden gehemmt.

An 81 Patienten mit *kompensierter Leberzirrhose* mäßiger Aktivität wurde 6 Monate lang täglich 3 × 2 Kapseln Essentiale® forte verabreicht. Bei keinem Patienten wurde ein akuter Schub der Erkrankung festgestellt. Folgende Parameter wurden verändert: Signifikante Erholung der Albuminspiegel, Senkung des γ-Globulins, Zunahme des Albumin/Globulin Quotienten, Rückgang des ALT-Spiegels, Senkung des β-Lipoprotein-Spiegels, Apolipoproteins B und Gesamtcholesterins (Peters und Prokop, 1986).

17 Patienten mit „*aktiven Tuberkuloseformen*" erhielten zusätzlich zu einer 3monatigen kombinierten Rifampicin-Behandlung (RMP + Isoniacid + Ethanbutol) täglich parenteral 1000 mg EPL-Substanz (10 ml Essentiale® zur Infusion). Die unter reiner Tuberkulostatikum-Behandlung erhöhten Transaminase- und SGPT- sowie SGOT-Werte lagen bei der Kombinationsbehandlung signifikant tiefer. Es wurden in der Kombination mit EPL in keinem Fall intrahepatische Cholestasen (Erhöhung von alk. Phosphatase, GLDH und Bilirubin) beobachtet (Kuntz et al., 1978).

5.3.2.4 Betain – Beta vulgaris (Rote Rübe)

Betain ist die lipotrop wirkende Verbindung der roten Bete (Abb. 5.16). Das Betain wird in Fertigarzneimitteln als Salz verwendet. Da es sich vom Cholin nur durch die Carboxylgruppe anstelle der CH_2OH-Gruppe unterscheidet, gehört es wie dieses und Methionin zu den *hepatotropen* Verbindungen.

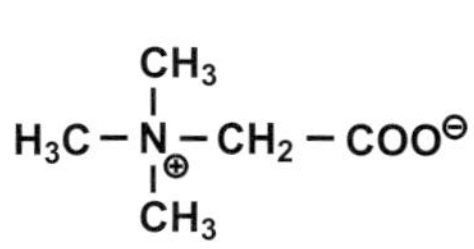

Betain

Abb. 5.16: Strukturformel von Betain.

Pharmakologie

Man nimmt an, dass diese Wirkung durch Beteiligung am *Transmethylierungskreislauf des Fettstoffwechsels* in der Leber und an der Resynthese des Methionins zustande kommt. Das für den Aufbau der Phosphatide wichtige Cholin kann seine Methylgruppe nur über sein Oxydationsprodukt Betain auf andere Verbindungen übertragen.

5.3.2.5 Drogen der Volksmedizin Indiens und Chinas:

Eclipta alba (Indien)
Wedelia calendulacea (Indien)
Rehmannia glutinosa (China)
Picrorrhiza curroa (Indien)
Phyllanthus amarus (Indien)
Schizandra chinensis (China)

Ihre Wirkungen sind bevorzugt leberprotektiv und regenerationsfördernd, zum Teil auch *entzündungshemmend*. Die Wirkstoffe mit diesem Wirkprofil gehören zur Stoffklasse der Cumestane (Wedelia, Eclipta), Lignane (Phyllanthus, Schizandra) und Iridoide (Rehmannia).

Ein *Kombinationspräparat*, in dem einige dieser Drogenextrakte enthalten sind, ist unter dem Namen Liv 52 (Himalaya Drug Comp., Indien) in der Schweiz als Arzneimittelpräparat zugelassen.

5.3.2.6 Phytopräparate – Lebererkrankungen, Leberintoxikationen

Mariendistelfrüchte-Monoextrakt-Präparate z. B.

• Legalon® 70 Protect oder 140 Kapseln	86,5–93,3 mg bzw. 186,7–193 mg Extrakt aus Mariendistelfrüchten entspr. 70 mg bzw. 140 mg Silymarin berechnet als Silibinin/Kapsel
• Legalon® SIL Ampullen bei Knollenblätterpilzvergiftung	20 mg (= 4 × tägl. 5 mg) Silibinin-Hemisuccinat/kg KG in 24 Std. verteilt auf 4 Infusionen von jeweils 2 Std. über 4–5 Tage anwenden
• Legalon® Suspension	100 g Extract. Fructus Cardui mariae enthaltend 1,3 g (entspr. 1 g Silymarin) mit mind. 0,43 g Silibinin (1 Messlöffel) enthält 100 mg Silymarin)

Dosierungsempfehlung:

Kapseln 70/140: Zu Beginn der Behandlung 3 mal täglich 2 Kapseln Legalon® 70, bzw. 3 mal täglich 1 Kapsel Legalon® 140. Als Erhaltungsdosis 3 mal täglich 1 Kapsel Legalon® 70 bzw. 2 mal täglich 1 Kapsel Legalon® 140.

Suspension: Zur Initialbehandlung und in schweren Fällen 4 mal täglich 1 Messlöffel ≙ 400 mg Silymarin, als Erhaltungsdosis 2 mal täglich 1 Messlöffel ≙ 200 mg Silymarin.

• Cefasilymarin® 140 Filmtabletten	176–200 mg Extrakt entspr. 140 mg Silymarin berechnet als Silibinin/ Tablette
• Phytohepar 200 Kapseln	234,4–296,2 mg Extrakt aus Mariendistelfrüchten entspr. 200 mg Silymarin berechnet als Silibinin/ Kapsel
• Poikicholan® 100 Filmtabletten	133,3–142,8 mg Extrakt entspr. 100 mg Silymarin berechnet als Silibinin/ Tablette
• Silibene® 140/200 Kapseln	233–280 bzw. 242–285,7 mg Extrakt entspr. 140 mg bzw. 200 mg Silymarin berechnet als Silibinin/ Kapsel

Artischocken-Präparate
(siehe Kapitel Cholagoga S.160)

Lecithin-Präparat

• Essentiale® forte N Kapseln	1 Kapsel enthält 300 mg essentielle Phospholipide = EPL-Substanz (Wirkprinzip Phosphatidylcholin = Lecithin) natürlicher Herkunft mit überwiegend Linolsäure (70 %), Linolen- und Ölsäure

Rote Rübe-Präparat

• Flacar® Granulat	100 g enthalten 40 g Betaindihydrogencitrat

5.4 Erkrankungen der Gallenblase und der Gallenwege

5.4.1 Anwendungsgebiete und Behandlungsprinzipien

Die Erkrankungen der Gallenwege und der Gallenblase lassen sich in **funktionelle Störungen** und **organische Veränderungen** einteilen. Dabei gibt es häufig pathogenetische Überschneidungen und klinische Mischformen. Gallenstauung, Dyscholie und Entzündung mit Steinbildung sind die pathophysiologischen Voraussetzungen der Dyskinesie, Cholezystitis/Cholangitis und Cholelithiasis.

Die enge topographische und funktionelle Verknüpfung des Gallenwegsystems mit Magen, Duodenum, Leber und Pankreas lässt eine wechselseitige Beeinflussung dieser Organe erwarten, so dass auch von einem **Oberbauch-Verbundsystem** gesprochen werden kann. Entsprechend haben die sog. Gallepräparate auch Wirkungen auf diese Organe, und umgekehrt können magen-, pankreas-, leber- und darmwirksame Präparate günstige Effekte auch auf die Cholerese und Cholekinese haben.

Hauptindikationen

Zu den durch Phytopharmaka allein oder zusammen mit Chemotherapeutika und physiotherapeutischen Maßnahmen **behandelbaren Gallenwegserkrankungen** zählen:
- Die *Dyskinesie des Gallenwegsystems*, die sich bis zur Stärke einer Gallenkolik steigern kann, ohne dass ein organischer Befund nachzuweisen ist.
- Das *Gallensteinleiden* als häufigste Erkrankung der Gallenwege und der Gallenblase.
- Die *akute und die chronische Cholezystitis*. Während in neun von zehn Fällen akuter Cholezystitis eine Cholelithiasis besteht, entwickelt sich die chronische Cholezystitis meist als Folge einer rezidivierenden Entzündung.
- Die *akute Cholangitis* und die *chronische Cholangitis*, letztere als rezidivierende und sklerosierende Form.
- Das sogenannte *Postcholezystektomiesyndrom*.

Keine Anwendungsgebiete

- Verschluss der Gallenwege,
- Ileus,
- Gallenblasenempyem,
- Schwere Leberfunktionsstörungen,
- Schwere Infektionen und Entzündungen.

Behandlungsprinzipien und -ziele

Sofern aufgrund der Diagnosestellung keine Operation erforderlich ist und Alkohol-, Nikotin-, Kaffeekarenz sowie diätetische Maßnahmen allein keine Besserung der Beschwerden bringen, sind je nach Beschwerdebild Phytopräparate mit nachfolgenden **Wirkeigenschaften** allein oder adjuvant angezeigt:

- Choleretisch (Galleproduktion anregend)
- Cholagog (= cholekinetisch)
- Sedierend
- Analgetisch
- Antiphlogistisch
- Antibakteriell.

Bei **hypertoner Dyskinesie** kommen primär *sedierende und spasmolytisch* wirksame Präparate zum Einsatz.

Bei **hypotoner Dyskinesie** sind *choleretisch* und *cholekinetisch* wirksame Präparate angezeigt.

Gallensteinkoliken können im Falle einer konservativen Behandlungsstrategie mit *analgetisch* und *spasmolytisch* wirkenden Präparaten behandelt werden. Eine *Steinauflösung* kann mit Gaben von Chenodesoxicholsäure oder Urodesoxicholsäure versucht werden.

Die **akuten** und **chronischen Cholezystitiden**, oft durch einen steinbedingten Zystikusverschluss hervorgerufen, können *adjuvant* zur oft nötigen Antibiotikatherapie mit pflanzlichen *Antiphlogistika, Analgetika und Spasmolytika* angegangen werden.

Die **akute** und **chronische Cholangitis** wird vergleichbar der Cholezystiden behandelt.

Die Behandlung des **Postcholezystektomiesyndroms** kann bei Vorliegen eines Gallensäureverlust-Syndroms mit Gallensäurebindern (z. B. Colestyramin) oder je nach Befund mit *Enzym- und Triglyzerid-Substitution* und anderen konservativen Maßnahmen angegangen werden, sofern nicht eine Reoperation erforderlich ist.

Die Kombination von Gallemitteln mit Laxantien ist wissenschaftlich nicht zu begründen und therapeutisch abzulehnen. !

5.4.2 Drogen und Präparategruppen

Drogen-Übersicht

Siehe Tab. 5.7 und 5.8

Die Alkaloide **Coptisin, Chelidonin, Sanguinarin, Chelerythrin, Protopin, Berberin** und **Boldin** leiten sich biosynthetisch von den in Papaverarten häufig vorkommenden *Benzylisochinolin-Alkaloiden* ab (Abb. 5.17). Sie besitzen aber aufgrund von Umwandlungsreaktionen in den letzten Stufen der Biosynthese andere Grundgerüste wie z. B. das Benzophenanthridingerüst (Chelidonin, Chelerythrin), das (Proto)Berberin-Gerüst (Berberin, Coptisin, Protopin) oder das Aporphingerüst (Boldin).

Curcumin (Abb. 5.17) ist eine von der *Ferulasäure*, einem Zimtsäurederivat, abgeleitete Verbindung (Diferuloylmethan).

Menthol gehört zu der Gruppe der *Monoterpene*.

Die **Bitterstoffe** gehören der *Mono- oder Sesquiterpenreihe* an. Das Amarogentin der Enzianwurzel ist der am bittersten schmeckende, bisher bekannte Naturstoff.

Die **Senföle** sind in der Pflanze aus *Aminosäuren* aufgebaute schwefel- und stickstoffhaltige Verbindungen mit scharfem Geschmack und/oder stechendem Geruch.

Die **Podophyllum**-Wirkstoffe gehören zur Stoffgruppe der *Lignane*.

Haronga-Extrakte enthalten *hypercinähnliche* Verbindungen.

Tab. 5.7: Gallenwirksame Drogen I.

	Droge/Stammpflanze	Hauptwirkstoffe	Beschriebene Wirkungen
M	*Chelidonii herba (Schöllkraut)* Ph. Eur.; DAB, *Chelidonium majus*	Ca. 20 Alkaloide mit den Hauptalkaloiden Coptisin, Chelidonin, Sanguinarin und Chelerythrin.	Spasmolytisch, analgetisch
M	*Boldo folium (Boldoblätter)* *Peumus boldus*	Aporphinalkaloide mit Hauptalkaloid Boldin (ca. 0,25 %), außerdem ca. 2 % Ätherischöl	Choleretisch, spasmolytisch, sekretionssteigernd
M	*Fumariae herba (Erdrauchkraut)* DAB, *Fumaria officinalis*	Das Hauptalkaloid Fumarin (= Protopin, 0,13 %) und weitere Alkaloide	Choleretisch, cholagog, spasmolytisch
M	*Berberidis radix (Berberitzenwurzel)* *Berberis vulgaris*	Bis 3 % Alkaloide mit Berberin, Jateorhizin, Palmitin als Hauptalkaloide	Cholagog, spasmolytisch, antibiotisch
M	*Curcumae longae rhizoma (Javanische Gelbwurzel)* Ph. Eur.; *Curcuma longa* (*C. xanthorrhiza*)	Die Zimtsäurederivate Curcumin und Desmethoxycurcumin (3–5 %), 2–7 % Ätherischöl mit vorwiegend Sesquiterpenen, z. B. Curcumen, Xanthorrhizol, Turmeron	Choleretisch und cholagog
M	*Taraxaci radix c. herba (Löwenzahnwurzel mit Kraut)* ÖAB, *Taraxacum officinale*	Sesquiterpen-Bitterstoffe, Triterpene (Taraxasterol) und Sterole (Sitosterin, Stigmasterin)	Choleretisch, diuretisch, sekretionssteigernd

Tab. 5.8: **Gallenwirksame Drogen II.** Die Wirkungen aller nachstehenden Drogen sind bevorzugt **cholagog** oder **choleretisch**.

	Droge/Stammpflanze	Hauptwirkstoffe
M	*Cynarae folium (Artischockenblätter)* *Cynara scolymus*	0,02–0,03 % Cynarin (= Dicaffeoylchinasäure); ferner Sesquiterpenlactonbitterstoffe (Cynaropikrin)
M	*Absinthii herba (Wermutkraut)* Ph. Eur.; ESCOP *Artemisia absinthium*	0,15–0,4 % Bitterstoffe mit Sesquiterpenlactonstruktur (Absinthin, Artabsin) (Bitterwert mind. 15 000); 0,2–1,3 % Ätherischöl mit den Hauptkomponenten (+)-Thujon (3–10 %) und Thujylalkohol (25–75 %), wenig Chamazulen
M	*Gentianae radix (Enzianwurzel)* Ph. Eur.; ESCOP, *Gentiana lutea* und andere Gentiana-Arten	Secoiridoid-Bitterstoffe: 2–3 % Gentiopikrin, 0,05 % Amarogentin mit dem höchsten Bitterwert (1:58 000 000) u. a. Bitterstoffe
M	*Menthae folium (Pfefferminzblätter)* Ph. Eur.; ESCOP, *Mentha piperita*	0,5–4 % Ätherischöl (Mindestgehalt 1,2 %) mit den Monoterpenen Menthol (42 %), Menthylacetat (3–17 %), Menthon (25–40 %), Menthofuran u. a.
M	*Raphani radix (Rettichwurzel)* *Raphanus sativus*	Genuin vorkommende Glucosinolate (z. B. Glucobrassicin oder Sinapin), die bei der Wasserdampfdestillation Senföle (z. B. Allyl- und Butylsenföl) liefern

Pharmakologie der Hauptwirkstoffe

Soweit diese direkt stimulierend die Galleproduktion und den Gallefluss beeinflussen, unterscheidet man Verbindungen mit **choleretischer** und **cholagoger** oder **cholekinetischer** Wirkung. Einige Stoffe besitzen zusätzlich oder allein noch spasmolytische, antiphlogistische und antibakterielle Wirkungen.

Chelidonium-Extrakte führen, wie von Baumann (1975) tierexperimentell festgestellt werden konnte, zu einer langsamen aber *kontinuierlichen Steigerung des Galleflusses*, der mehr auf einen *choleretischen* als cholekinetischen Effekt zurückzuführen sein dürfte. Interessanterweise wurde das *Gallevolumen* im Vergleich zur Basalsekretion um ca. 370 %, die *Bilirubin*ausscheidung um ca. 285 % erhöht, wenn der Chelidonium-Extrakt mit Extrakten von *Silybum marianum* und *Curcuma* kombiniert wurde (Baumann et al., 1971). Außerdem steigert der Extrakt eine zuvor verminderte *Lipase*sekretion und die *α-Amylase*-Ausschüttung des Pankreas.

Das **Coptisin**, das Hauptalkaloid in dem Kraut von Chelidonium, besitzt wegen seiner Berberin ähnli-

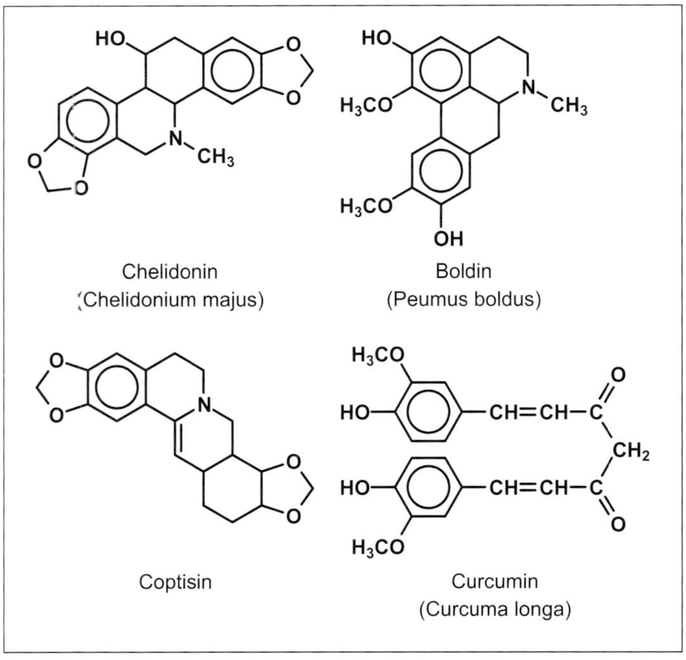

Abb. 5.17: Strukturformeln einiger wichtiger gallenwirksamer Drogeninhaltsstoffe.

chen Struktur primär eine spasmolytische Wirkung, während von Chelerythrin und Sanguinarin mehr zentrale (analgetische) Wirkungen bekannt sind.

Mit **Chelidonin**gaben von 2 mg/kg wurden schon in früheren Tierversuchen *Steigerungen der Galleproduktion* um 60 % erzielt (Daniel-Schmaltz, 1939). Außerdem besitzt Chelidonin *spasmolytische* Eigenschaften (etwa die halbe Papaverinwirkung) mit direktem muskulärem Angriffspunkt.

Berberin, das sowohl in der *Chelidonium-* als auch *Berberis-Droge* enthalten ist, erregt die glatte Muskulatur, *entleert* die Gallenblase, hat aber selbst keine choleretische Wirkung.

Fumaria-Extrakt wirkt *spasmolytisch* speziell auf den Sphincter Oddi und besitzt zusätzlich einen *Anti-Serotonin-Effekt*. Fumaria-Extrakt wirkt als „Amphocholeretikum", bei unterschwelliger Galleproduktion als Choleretikum, bei zu starker dagegen als Cholerese-Hemmstoff und damit insgesamt regulierend auf die Gallenfunktion (Fiegel, 1971).

Boldo-Extrakte wirken *choleretisch, spasmolytisch und steigern die Magensaftsekretion*. Der Hauptwirkstoff **Boldin** mindert als Sympatholytikum die Ansprechbarkeit der vasodilatorischen und vasokonstriktiven Nervenenden. Die choleretische Wirkung ist vermutlich auf die Bestandteile des Ätherischöls zurückzuführen.

Für **Curcuma**-Extrakte werden *choleretische und cholezystokinetische Wirkungen* angegeben (Zusammenfassung bei Maiwald und Schwantes, 1991), wobei allerdings nicht ganz geklärt ist, ob diese allein auf die Curcumine zurückzuführen sind. Gesamt- und wässriger Extrakt wirkten jedenfalls wesentlich stärker choleretisch als das Ätherischöl allein. Signifikant war die Zunahme der Bilirubin-Werte nach Gabe eines alkoholischen Curcuma-Extraktes. Gesichert ist dagegen sowohl durch In-vitro- als auch In-vivo-Untersuchungen (Wagner et al., 1986; Srimal und Dhawan, 1973), dass das Curcumin auch eine deutliche *antiphlogistische Wirkung* besitzt (siehe Maiwald und Schwantes, 1991). Die Amylase- und Lipaseaktivität wird dagegen nicht signifikant gesteigert.

Eine zusammenfassende Darstellung der Curcuma-Pharmakologie geben Ammon und Wahl (1990).

Der **Taraxacum**-Extrakt führt zu einer Steigerung des Galleflusses um mehr als 40 % (Böhm 1959). Die *starke choleretische Wirkung* des Extraktes ist von Pirtkien et al. (1960) in Rattenversuchen schon früher festgestellt worden.

Für **Artischocken**-Extrakte wurde neben der antihepatotoxischen Wirkung von Ratten und Hunden eine deutliche choleretische Wirkung nachgewiesen (Struppler und Rössler, 1957). An dieser Wirkung scheint neben *Cynarin* auch das bitter schmeckende *Cynaropikrin* beteiligt. Die pharmakologischen Wirkungen von Artischockenpräparaten sind zusammen mit der klinischen Wirksamkeit in einer Übersicht von Kraft (1997) zusammengestellt.

Die **Bitterstoffe** von **Wermutkraut**, **Enzianwurzel** oder **Benediktenkraut** wirken trotz unterschiedlicher chemischer Strukturen auf die *Bitterstoffrezeptoren* der Zunge, wodurch es auf reflektorischem Wege (N. vagus) zu einer *allgemeinen Stimulierung der innersekretorischen Drüsen* kommt. Außerdem stimulieren Bitterstoffe auch direkt im Magen die Gastrinsekretion. Dadurch wird auch die *Galle- und die Pankreas-Sekretion sowie die Darmperistaltik angeregt.*
Nach Baumann (1975) vermag ein **Wermut**-Extrakt vor allem die Lipase-, Bilirubin- und Cholesterin-Sekretion anzuregen. Absinth gehört zu den am stärksten wirkenden *Choleretika.*

Die gleichfalls starke *choleretische* Wirkung der **Eberraute** (Artemisia abrotanum) (50–60 %ige Steigerung der Gallesekretion) soll auf anderen Wirkstoffen, z. B. Isofraxidin = Cumarinderivat) beruhen (Nieschulz und Schmersahl, 1968).

Ätherischöle wie z. B. jenes der **Pfefferminze** oder das **Senföl** des Rettichs besitzen eine *cholagoge* Wirkung, die zum Teil auf einer verstärkten Durchblutung des Leberparenchyms mit nachfolgender erhöhter Transsudation und Diapedese von Stoffen beruht (Götz, 1971). Außerdem wirken Ätherischöle *sekretionsanregend.*
Die Hauptverbindungen von **Podophyllum**, das Podophyllotoxin und Peltatin, wirken durch Reizung *choleretisch* und *abführend.*

Harongana-Extrakte von *Harungana madagascariensis* (Harongarinde) stimulieren die *Cholerese* und die *exokrine Funktion des Pankreas.*

5.4.3 Klinik und Anwendung

Mit Ausnahme des Artischockenextraktes wurden die meisten klinischen Studien mit Kombinationspräparaten durchgeführt. Erfasst wurden subjektive und klinische Parameter. Gemessen wurde unter anderem das Volumen der Galleausscheidung sowie der Gallensäure- und Bilirubin-Ausscheidung. Die Gallenblasenkinetik wurde sonographisch verfolgt.

Therapiestudien: Übersicht

Bei einer vergleichenden Studie mit 7 Kneipp-Präparaten und Dehydrocholsäure konnte eindeutig gezeigt werden, dass alle Präparate zu einer echten Cholerese führten. (Maiwald und Hengstmann, 1969).

Mehrere Studien, zum Teil Doppelblindstudien, wurden mit dem Kombinationspräparat Betulum durchgeführt, wobei eine signifikante Gallensäuresekretion und ein positiver Einfluss auch auf die Pankreasfunktion registriert wurden, (Knof et al., 1984; Knof und Maiwald, 1984; Frühwirth, 1986).

Ähnliche Effekte wurden mit den Präparaten Hepaticum Medice®, Gallosanol und Oddibil® erzielt (Matzkies und Webs, 1983; Tympner, 1983). Umfangreiche Therapieerfahrungen liegen vor mit Curcumen®-Kapseln, einem curcuminhaltigen Präparat (Leimbach, 1938 u. a. Literaturstellen zit. in Maiwald und Schwantes, 1991).

Neuere plazebokontrollierte Doppelblind-Studien wurden mit einem stand. monographiekonformen Cynaraextrakt (Hepar SL® forte) durchgeführt (Kirchhoff et al., 1994; Fintelmann et al., 1996) (Klinische Studien 1 und 2).

Probandenstudie 1

Präparat. Hepar-SL® forte.

1 Kapsel enthält 320 mg Artischockenextrakt (4,5–5:1) mit einem Gehalt von 0,38 % Kaffeoylchinasäurederivat gesamt (0,16 % Dicaffeoylchinasäure und 0,06 % Cynarin).

Studienart. Randomisierte plazebokontrollierte Doppelblind-Cross-over Studie mit 20 männlichen Probanden. Ausschlusskriterien: akute oder chronische Stoffwechselstörungen und mehrere mehrwöchige Oberbauchbeschwerden pro Jahr, Fettvaliumpintoleranz, starke Raucher und Kaffeetrinker.

Gruppeneinteilung und Applikation des Präparates. Randomaufteilung der 20 Testpersonen in je 10 Testpersonen

Gruppe A	Phase I:	Verumgabe
	Phase II:	Plazebogabe
Gruppe B	Phase I:	Plazebo
	Phase II:	Verumgabe

Das Kapselpräparat (1,92 g einmalige Dosis) wurde intraduodenal in 50 ml Wasser verabreicht.

Prüfkriterien. Die intraduodenale Gallensekretion wurde nach der Multikanal-Methode nach 30, 60, 90, 120 und 150 Minuten gemessen.

Ergebnis. Wie aus Abb. 5.18 hervorgeht, betrug die Sekretionszunahme nach 30 und 60 Min. 127 % bzw. 152 % bezogen auf den Anfangswert. Keine Nebenwirkungen oder Änderungen in den Laborwerten wurden registriert (Kirchhoff et al., 1994).

Die Monographie der Kommission E empfiehlt als mittlere Tagesdosis 6 g Cynara-Droge bzw. das Extraktäquivalent. Gegenanzeigen: Allergie gegen Artischocken oder andere Korbblütler und Verschluss der Gallenwege.

Therapiestudie

Indikation. Dyspeptischer Symptomenkomplex, funktionelle Gallenwegsbeschwerden, Obstipation, Reizmagen.

Präparat. Hepar-SL® forte. 1 Kapsel enthält 320 mg stand. wässriger Trockenextrakt aus Artischockenblättern, 3,8–5,5 : 1.

Studienart. Prospektive multizentrische Anwendungsbeobachtung unter Einbeziehung von 52 ambulanten Zentren an insgesamt 553 Patienten.

Behandlungsart. 2–6 Kapseln/Tag, mittl. Applikationsdauer 43,5 Tage, Begleitmedikationen: Ginkgo-, Liquiritia Extr., Glibenclamid, Metoprolol, Verapamil, Nifedipin.

Prüfkriterien. Registriert wurden bei Beginn, nach 2 Wochen und bei Abschluss (nach 6 Wochen) das subjektive Befinden, krampfartiger,

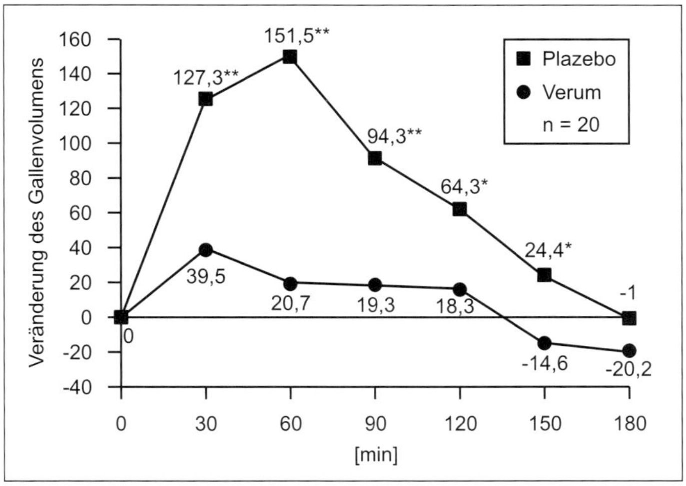

Abb. 5.18: Gallesekretionssteigerung nach intraduodenaler Applikation von 1,92 g stand. Artischockenextrakt, gemessen nach 30, 60, 90, 120, 150 und 180 Min. Die Unterschiede zu Plazebo bei 120 und 150 Min. waren statistisch signifikant (* = p < p 0,05; ** = p < 0,01) (Kirchhoff et al., 1994).

rechtsseitiger Abdominalschmerz, Bauchschmerzen, Flatulenz, Meteorismus, Allgemeinzustand. Außerdem wurden Serumcholesterin- und Triglyzeridwerte bestimmt.

Ergebnis. Die globale Wirksamkeit in Prozenten: ausgezeichnet 22,1 %, gut 64,7 %, mäßig 10,6 %, minimal 1,5 %, unzureichend 1,1 %. Übelkeit und Erbrechen bildeten sich am stärksten, die verschiedenen dyseptischen Beschwerden gingen nahezu völlig zurück. Die Serumcholesterinwerte reduzierten sich um 11,5 %, die Serumtriglyzeridwerte um 12,5 % (Abb. 5.19) (Fintelmann et al., 1996).

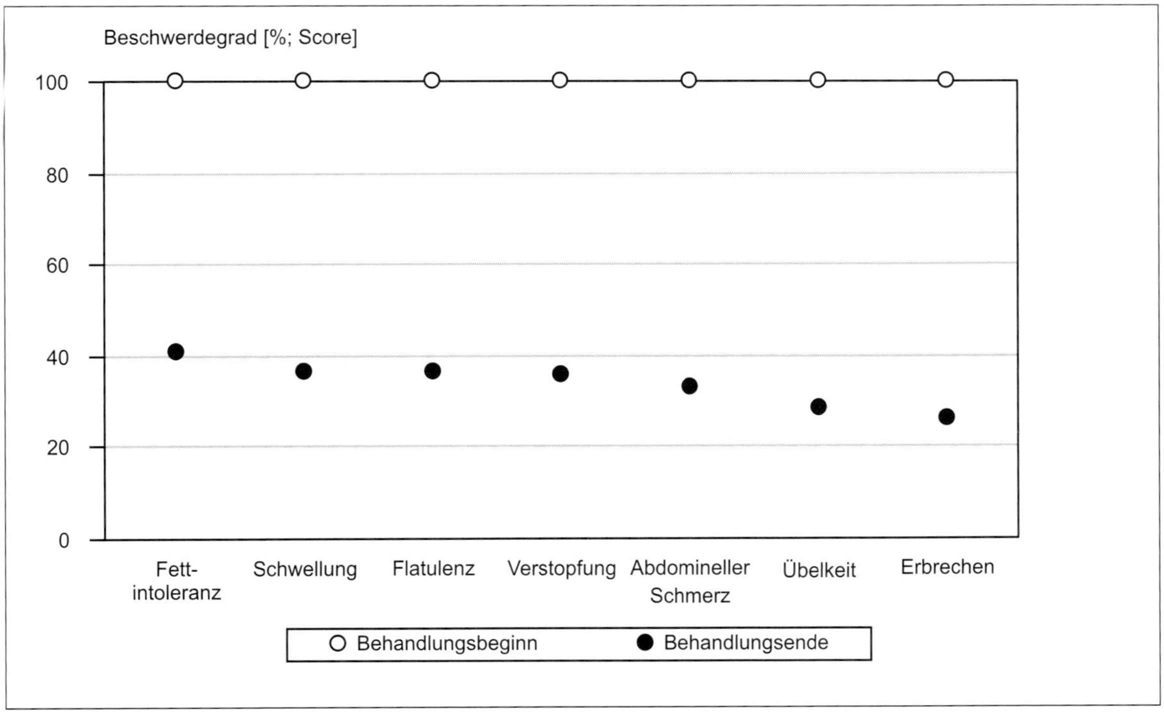

Abb. 5.19: Rückgang der verschiedenen Dyspepsie-Beschwerde-Symptome im Verlauf einer 6-wöchigen Behandlung mit dem Artischockenblätter-Extrakt Hepar-SL® forte (nach Fintelmann, 1996).

Die Monographie der Kommission E empfiehlt als mittlere Tagesdosis 6 g Cynara-Droge bzw. das Extraktäquivalent. Gegenanzeigen: Allergie gegen Artischocken oder andere Korbblütler und Verschluss der Gallenwege.

5.4.3.1 Phytopräparate – Erkrankungen der Galle

Artischocken-Präparate z. B.

• Carminagal® N Dragees	142–178 mg wässriger Trockenextrakt aus frischen Artischockenblättern entsprechend 5 g frische Artischockenblätter/Dragee
• Cynacur® Dragees	300 mg wässriger Extrakt aus Artischockenblättern/Kapsel
• Hepar SL® forte Kapseln	320 mg wässriger Extrakt aus Artischockenblättern/Kapsel
• Hepar-POS® Kapseln	400 mg wässriger Trockenextrakt aus Artischockenblättern/Kapseln
• Losapan Artischockensaft	100 ml enthalten Presssaft aus frischen Blättern und Blüten der Artischocke

Dosierungsempfehlung:

Erwachsene und Kinder > 12 Jahren 3 mal täglich 1 Kapsel entsprech. 0,9–1,2 g Trockenextrakt, 2 bis 3 mal täglich 1 Esslöffel Presssaft.

Artischocken-Kombinationspräparat

• Cynarzym® N Dragees	Artischocken-Extrakt + Extrakt aus Boldoblättern und Schöllkraut

Schöllkraut-Präparate z. B.

• Ardeycholan® N Dragees	300 mg Extrakt standard. auf 6 mg Gesamtalkaloide/Dragee
• Chelidophyt® Dragees	200 mg Extrakt standard. auf 4 mg Gesamtalkaloide/Dragee

Kombinationen von Schöllkraut-Extrakt

mit Extrakten aus Artischockenblättern, Boldoblättern, Curcumawurzel oder Pfefferminzblättern (-öl) z. B.

• Cholagogum F Nattermann® Kapseln	Mit Extrakt aus Curcumawurzel
• Cholagogum N Nattermann® Tropfen	Mit Extrakt aus Curcumawurzel und Pfefferminzöl
• Hepaticum-Pascoe® novo-Filmtabletten	Extrakt mit Curcumawurzel + Pfefferminzblättern + Wermutkraut

Schöllkrauthaltige Präparate sollten auf Grund der bislang nicht endgültig geklärten Hepatoxizität nur mit strenger Indikation verordnet werden.

Andere Extraktpräparate z. B.

• Bilobene® Filmtabletten	250 mg Extrakt aus Erdrauchkraut/Tablette
• Cefabol® Filmtabletten	250 mg Extrakt aus Boldoblättern
• Curcumen® Kapseln	23,3 mg Extrakt aus Curcumawurzel/Kapsel
• Florabio naturreiner Heilpflanzensaft Schwarzrettich Presssaft	100 ml Presssaft aus Rettichwurzeln
• Neurochol® C Dragees	Extrakt aus Schöllkraut, Wermutkraut, Löwenzahnwurzel u. -kraut
• Oddibil® Dragees	250 mg Extrakt aus Erdrauchkraut/Dragee

Galle-Teepräparate und Tinkturen

Wie bei den Kombinationspräparaten kombiniert man die ausgesprochen galle- und leberwirksamen Drogen je nach dem im Vordergrund stehenden Krankheitsbild mit karminativ, spasmolytisch, antiphlogistisch oder sedierend wirkenden Drogen:

Beispiel 1
Rp:

Mariendistelfrüchte	(Fructus Silybi)
Löwenzahnwurzel mit Kraut	(Rad. Taraxaci c. herba)
Wermutkraut	(Herba Absinthii)
Benediktenkraut	(Herba Cardui benedicti)
Pfefferminzblätter aa ad 100,0 g	(Fol. Menthae pip.)

Beispiel 2
Rp:

Schöllkraut 90,0	(Herba Chelidonii)
Löwenzahnwurzel mit Kraut 40,0	(Rad. Taraxaci c. herba)
Kümmelfrüchte	(Fructus Carvi)
Fenchelfrüchte	(Fructus Foeniculi)
Enzianwurzel	(Rad. Gentianae)
Kamillenblüten	(Flor. Chamomillae)
Rhabarberwurzel aa 10,0 g	(Rhiz. Rhei)

Beispiel 3
Rp:

Löwenzahnwurzel mit Kraut	(Rad Taraxaci c. herba)
Schöllkraut	(Herba Chelidonii)
Andornkraut	(Herba Marrubii)
Pfefferminzblätter	(Fol. Menthae pip.)
Kalmuswurzel	(Rhiz. Calami)
Faulbaumrinde aa 50,0 g	(Cort. Frangulae)

Beispiel 4
Rp:

Mariendistel-Tinktur	(Tct. Silybi)
Wermut-Tinktur	(Tct. Absinthii)
Fenchel comp. Tinktur	(Tct. Foeniculi comp.)
Kamillen-Tinktur	(Tct. Chamomillae)
Tollkirschen-Tinktur aa 10,0 g	(Tct. Belladonnae)

Beispiel 5
Rp:

Carminativ-Tinktur	(Tct. Carminativae)
Strychnos-Tinktur	(Tct. Strychni)
Wermut-Tinktur aa 10,0 g	(Tct. Absinthii)
Baldrian-Tinktur 15,0 g	(Tct. Valerianae aeth.)
Kümmelöl 5,0 g	(Ol. Carvi)

5.5 Akute und chronische Diarrhoe, Morbus Crohn, Colitis ulcerosa, Divertikulose

5.5.1 Anwendungsgebiete und Behandlungsprinzipien

Anwendungsgebiete

Die **akute Diarrhoe** kann rein funktionell bedingt und ohne Entzündungssymptomatik sein. Als weitere Ursachen kommen virale, bakterielle, mykotische und parasitäre Infektionen (infektiöse Durchfälle), ferner Intoxikationen mit Schwermetallen, Alkohol, Laxantien, Zytostatika, Antibiotika oder Strahlenschäden in Frage.

Ursache **chronischer Diarrhöen** können sein: infektiöse Enzephalopathien, organische Darmerkrankungen, Dünndarmstörungen, gastrogene Störungen, Laxantienabusus, Pankreasinsuffizienz, hepatobiliäre Erkrankungen, Nahrungsmittelallergien, parasitäre Infektionen, chronische intestinale Ischämie, neurogene Störungen (z. B. bei Diabetes mellitus oder auch nach Vagotomie, bei hormonalen Störungen).

Bei der **Reisediarrhoe** liegt in den meisten Fällen eine akute sekretorische Diarrhoe vor, die durch Bakterien, Viren oder deren Toxine, in 60 bis 70 % der Fälle durch eine Intoxikation mit dem Enterotoxin von *E. coli* verursacht wird.

Der **sekretorischen Diarrhoe** liegt ein gestörter Ionentransport der intenstinalen Zellen zugrunde. Dieser wiederum kann durch partielle Zerstörung der Epithelzellen, durch eine hormonelle Fehlsteuerung, durch einen gestörten Cl^-/HCO_3^-- bzw. Na^+/H^+-Austausch oder durch intrazelluläre Veränderungen der Konzentration an cAMP, cGMP, Ca^{2+}-Ionen und Proteinkinasen bedingt sein.

Divertikulose, vermutlich eine Folge einer physiologischen Altersschwäche des Dickdarmes, besteht in einer atrophischen Aussackung der Schleimhaut mit chronisch-entzündlichen Infiltrationen, die durch einen erhöhten intraluminalen Druck infolge ballaststoffarmer Kost begünstigt wird (Divertikulitis). Divertikel entstehen durch Wandschwächen des Dickdarms an den Durchtrittstellen der Gefäße. Die Divertikulose ist gekennzeichnet durch einen Wechsel von Diarrhöen und Obstipationen, verbunden mit diffusen Abdominalschmerzen.

Morbus Crohn und Colitis ulcerosa werden unter dem Begriff der *chronisch-entzündlichen Darmerkrankungen* zusammengefasst. Die eigentliche Ursache des hauptsächlich im unteren Dünndarm und Dickdarm lokalisierten M. Crohn, der sich in Durchfällen, Bauchschmerzen, Bildung von Fisteln, Fissuren oder Fieber äußert, ist unbekannt. Man diskutiert eine genetische Disposition, mikrobielle Einflüsse und autoimmunpathologische Prozesse als begünstigende Faktoren.

Die **Colitis ulcerosa** beschränkt sich auf die Darmschleimhaut des Dickdarms und des Mastdarms. Sie geht mit Geschwürbildung einher. Als Ursachen werden neben seelischen Konflikten unter anderem auch autoimmunpathologische Prozesse verantwortlich gemacht (Literaturübersicht bei Caspary, 1982; Ruppin und Kachel, 1984; Karbach, 1987).

Für das **Reizdarmsyndrom (Colon irritabile)** werden in erster Linie psychosomatische Ursachen diskutiert. Es äußert sich in einem Wechsel von Diarrhoe und Obstipation, abdominellen Spasmen, Krämpfen und Meteorismus.

Behandlungsprinzipien und -ziele

Vorrang haben vor allem bei den chronisch entzündlichen Darmerkrankungen Nahrungsmittelkarenz bzw. diätetische Maßnahmen. Das Stichwort heisst bei M. Crohn und Colitis ulcerosa „Leben ohne Brot“ und allgemein starke Reduzierung von Zucker.

Bei Durchfällen jeder Art sind „scharfe“ Speisen, Gewürze, Kaffee und Rohkost zu meiden.

Anstelle von Präparaten können auch diätetische Maßnahmen ausreichend sein, z. B. Verabreichen von Reisschleim oder Haferschleim, Karottensuppe, Bananen-Pürree oder geriebenen Äpfeln.

Für die symptomatische Behandlung von Diarrhöen ist folgende **Vorgehensweise** angezeigt:

- Ruhigstellung des Darmes und allgemeine Sedierung, z. B. durch *Uzara; Opium* nur in Ausnahmefällen.
- Einschränkung von Flüssigkeitszufuhr in den Darm durch adstringierende Mittel z. B. durch *gerbstoffhaltige* Drogen.
- Entzündungshemmung z. B. durch *Schleimstoffe* und *Ätherischöldrogen.*
- Adsorption von Toxinen und Eindickung des Speisebreis z. B. durch *Quellstoffe.*
- Normalisierung der unphysiologischen Darmflora z. B. durch *Hefe- und Mikroorganismus-Präparate.*
- *Pankreasenzym-Substitution.*
- *Wasser-* und *Elektrolytsubstitution* bei hohen Wasserverlusten.

Dementsprechend kommen **Phytopräparate** mit folgenden **Wirkprofilen** zum Einsatz:

- Adstringentien,
- Antiphlogistika,
- Spasmolytika,
- Sedativa,
- Adsorbentien, Quellstoffe,
- Karminativa.
- Bei länger als 3 Tage anhaltenden starken Diarrhöen ohne Besserung ist von einer Fortsetzung einer alleinigen phytotherapeutischen Behandlung *abzuraten.*
- Bei starken nicht zu stoppenden Durchfällen, vor allem bei Kindern und alten Menschen, muss in jedem Falle mit *Elektrolyt-Glucose-Mischungen substituiert* werden.
- **Infektbedingte Diarrhöen** und fortgeschrittene ulzeröse Darmerkrankungen (z. B. Amöbenruhr) müssen *chemotherapeutisch bzw. mit Antibiotika* behandelt werden. Hier haben Phytopräparate nur eine *adjuvante* Funktion. !
- Die **chronisch entzündlichen** Darmerkrankungen (Morbus Crohn u. Colitis ulcerosa) können mit Phytotherapeutika auch nur **adjuvant** behandelt werden. Hierzu kommen in erster Linie *spasmolytische, antiphlogistische* bzw. *antiallergische, karminative* und *zusätzlich sedierende* Maßnahmen in Frage.

5.5.2 Drogen und Präparategruppen

5.5.2.1 Antidiarrhoika mit neuromuskulärer Wirkung

Indikation. Diarrhöen nichtinfektiöser Genese.

Opium

Off.: Ph.Eur. (Opium) *Papaver somniferum.*

Morphin, das *Hauptalkaloid* des Opiums (Abb. 5.20), unterscheidet sich von den *Nebenalkaloiden Papaverin* und *Noscapin* mit ihren Benzylisochinolinstrukturen durch das seltener vorkommende *Phenanthrengrundgerüst.* Morphin hat mit den *körpereigenen Opiaten*, den *Enkephalinen und Endorphinen*, die Teilstruktur der Aminosäure *Tyrosin gemeinsam.* Die Nebenalkaloide *Codein* und *Thebain* besitzen wie Morphin ebenfalls Phenanthrenstruktur. Das Opium des Ph.Eur. ist auf einen Gehalt von mindestens 10 % Morphin, die Tinctura Opii auf einen Mindestgehalt von 1 % eingestellt.

Pharmakologie

Morphin, als Hauptwirkstoff des Opiums, wirkt *obstipierend* durch Hemmung der propulsiven Motorik und des Defäkationsreflexes (spastische Obstipation). Die „**Opiumobstipation**", die auf den Gehalt an *Papaverin* und *Noscapin* zurückzuführen ist, beruht auf einer Ruhigstellung des Darmes (atonische Obstipation). Opium besitzt demnach eine Zweifachwirkung auf den Darm.

Die Btm (= Betäubungsmittel)-pflichtige Opiumtinktur sollte *nur bei schweren, durch keine andere Maßnahmen zu stoppenden Diarrhöen* (Inkontinenz bei älteren Patienten oder bei Darmkrebs) verordnet werden.

Die *Einzeldosis* beträgt 10 Tropfen entsprechend etwa 5 mg Morphin. Gegebenenfalls kann die Opiumtinktur mit Tinctura Belladonnae kombiniert werden, z. B. Tct. Opii 5,0 g + Tct. Belladonnae 10,0 g. Die *Höchstmenge* an maximal pro Tag zu verschreibender Menge an Opiumtinktur liegt bei 20,0 g.

Die Opiumtinktur ist heute weitgehend ersetzt durch Loperamid, ein Morphinabkömmling, das nur in sehr geringem Maße in das ZNS penetriert und daher auch bei Kindern ab 2 Jahre angewendet werden kann. Indikation nur bei akuter Diarrhoe/Reisediarrhoe. Anwendung nicht länger als 2 Tage.

Uzarae radix (Uzara-Wurzel) M

St.pfl.: Xysmalobium undulatum.

Xysmalobium undulatum und Pachycarpus-Arten (siehe Übersicht Schmitz et al., 1992).

Die *Uzaraglykoside*, z. B. *Uzarin* und *Uzarosid*, besitzen das Grundgerüst der Herzglykoside, das *Cyclopentanoperhydrophenanthren-Gerüst.* Im Unterschied zu diesen hat das Uzarigenin aber eine andere Stereochemie (*trans*-Verknüpfung der Ringe A und B). (Abb. 5.20).

Der Gehalt an Uzara Glykosiden liegt bei ca. 6 %.

Pharmakologie

Die Uzara-Glykoside besitzen nur noch bei hoher Dosierung die für Herzglykoside typische *positiv inotrope Wirkung*. Stattdessen wirken sie über den N. splanchnicus *hemmend auf die Darmmotilität* und reduzieren die Blutüberfüllung im Splanchnikusgebiet. Die LD_{50} für den Uzaraextrakt liegt bei der Maus bei p. o. Applikation bei 1300 mg/kg.

Die Monographie der Kommission E nennt für Uzara-Wurzel-Extrakte als Indikation „Unspezifische akute Durchfallerkrankungen", vorbeugende und symptomatische Behandlung von Reisediarrhöen, Diarrhöen unter Sonderernährung" und als Gegenanzeige „Therapie mit herzwirksamen Glykosiden".

Eine Anwendungsbeobachtung bei 552 Patienten ergab bei einer täglichen Dosis von 0,2 g Extrakt entsprechend ca. 60 mg Gesamtglykosiden über 2–6 Tage gegeben bei 80 % der Patienten gute

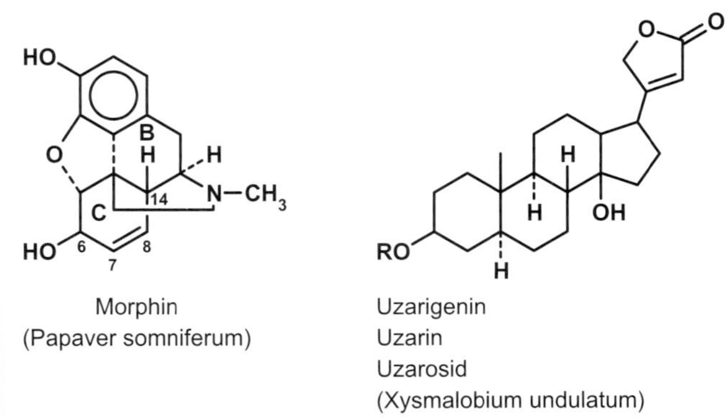

Abb. 5.20: Strukturformeln von Morphin und Uzara-Inhaltsstoffen.

Tab. 5.9: Antidiarrhoisch wirkende Droge mit ihren Hauptwirkstoffen.

	Droge	Stammpflanze	Hauptwirkstoffe
M	*Quercus cortex (Eichenrinde)* *Acidum tannicum (Gerbsäure)* Ph. Eur.	Quercus robur/Q. petraea/Q. pubescens	8–20 % Gerbstoffe (Catechine und Ellagtannine), daneben Gallocatechine, Gallotannine und Leucoanthocyanidine
M	*Tormentillae radix (Tormentill-(Blut-)wurzel)* Ph. Eur.	Potentilla erecta	15–20 % Katechingerbstoffe (Tormentillgerbsäure und Tormentillrot), Ellagsäure und 2 % hydrolysierbare Gerbstoffe, ferner Triterpene (China- und Tormentillsäure und Tormentosid)
M	*Ratanhiae radix (Ratanhiawurzel)* Ph. Eur.	Krameria triandra	8–12 % Katechin-Gerbstoffe (Ratanhiagerbsäure, Ratanhiarot)
M	*Myrtilli fructus (Heidelbeeren)* Ph. Eur.	Vaccinium myrtillus	5–10 % Katechin- und „Anthocyangerbstoffe"
M	*Theae folium (Teeblätter)*	Camellia sinensis	5–10 % Katechin- und Gallocatechin-Gerbstoffe, 2,5–4,5 % Coffein, 0,02–0,04 % Theophyllin, 0,05% Theobromin und bis zu 1 % Ätherischöl

Wirksamkeit (Anonymus, 1994) und praktisch keine Nebenwirkungen.

5.5.2.2 Gerbstoff-Antidiarrhoika mit adstringierender Wirkung

Gerbstoffpräparate sind indiziert bei „unspezifischen akuten Durchfallerkrankungen nicht infektiöser Genese."

Die meisten Gerbstoffe dieser Drogen (Tab. 5.9) leiten sich chemisch von dem *Pentahydroxy-Flavanol* **Catechin** ab. Sie stellen wasserlösliche, nicht mit Säuren hydrolysierbare Oligomer- bzw. Polymerprodukte dar, die durch enzymkatalysierte C-C-Verknüpfung aus monomeren Einheiten entstanden sind (Abb. 5.21).

Acidum tannicum, ein Gerbstoffgemisch der Eichenrinde, ist dagegen ein *Gallotannin*, in dem Glucosemoleküle mit wechselnden Mol-Mengen von Gallussäuremolekülen esterartig verknüpft sind. Einige Drogen enthalten Gemische von *Catechin- und Gallotanninen.*

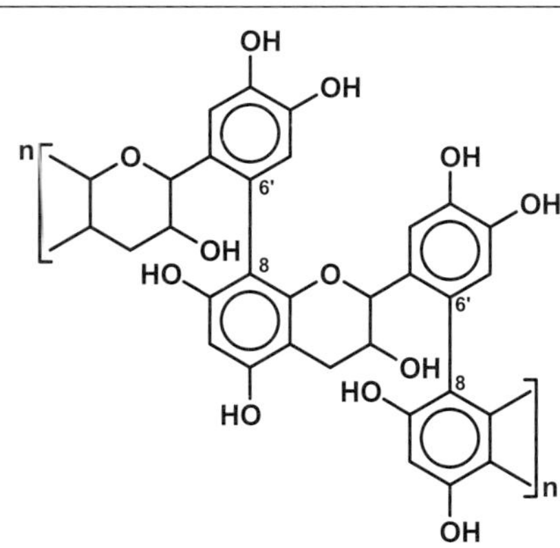

Abb. 5.21: Struktur-Untereinheit eines Gerbstoffes vom Katechin-Typ.

Ursache für die *adstringierende Wirkung* ist die Anhäufung von phenolischen OH-Gruppen, die starke Bindungen mit Eiweißstrukturen eingehen.

Pharmakologie

Die **Gerbstoffe** von **Quercus, Ratanhia, Potentilla, Myrtillus** und **Thea** wirken antidiarrhoisch durch Bindung und Koagulation der *Membranproteine*. Dadurch wird die Resorption von Flüssigkeit aus dem Darmlumen und das Einströmen in dieses erschwert. Einige Gerbstoffe wie die der Eichenrinde wirken topisch auch virostatisch. Die reinen Gallotannine werden schnell in oberen Darmabschnitten hydrolysiert, so dass sie im Kolon kaum noch adstringierend wirken können. Durch Bindung an Albumin (*Tannalbin*) ist die Bioverfügbarkeit auch im Kolon gewährleistet.

Die obstipierende Wirksamkeit des **Schwarzen und Grünen Tees** ist vermutlich nur z. T. auf seinen Gerbstoffgehalt zurückzuführen. Das *Theophyllin* der Droge vermindert die tubuläre Rückresorption und kann infolge der dadurch ausgelösten extrazellulären Dehydratisierung die Resorptionsrate von Flüssigkeit aus dem Darm erhöhen.

Therapiestudien

In einer randomisierten Doppelblindstudie erhielten europäische Touristen während einer 16-tägigen Schiffsreise auf dem Nil 2 × täglich eine Kombination von Tanninalbuminat (500 mg) und Ethacridinlactat (50 mg) (= Tannacomp®) oder ein Plazebo. Nur 52,9 % in der Verumgruppe gegenüber 81,4 % in der Plazebogruppe erkrankten an Durchfall (Raedsch et al., 1991).

In einer anderen randomisierten Studie wurde Tannacomp® (3 × 2 Tabl./Tag) bei je 20 Patienten mit unspezifischer Diarrhoe gegen Imodium® (3 × 1 Kapsel mit 2 mg Loperamid) geprüft. Nach 5-tägiger Therapie war Tannacomp® hinsichtlich Stuhlfrequenz, Wirkungseintritt und Stuhlkonsistenz dem synthetischen Vergleichspräparat gegenüber sogar überlegen (Kurtze u. Zahnow, 1996).

5.5.2.3 Antidiarrhoika mit adsorptiven und stuhleindickenden Eigenschaften

Indikation. Unterstützende Therapie bei nichtentzündlichen und entzündlichen Diarrhöen (Colon irritabile, M. Crohn, Divertikulose).

Adsorbentien

Siehe Tab. 5.10.

Pectine und Muzilaginosa

Siehe Tab. 5.11 und Abb. 5.22.

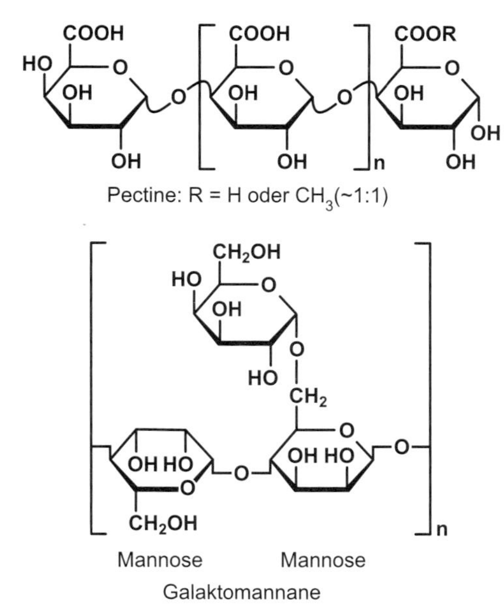

Abb. 5.22: Antidiarrhoisch wirkende Pektine und Galaktomannane.

Chemie und Pharmakologie

Medizinische Kohle (Carbo activatus) wird aus pflanzlichen oder tierischen Produkten durch Verbrennen hergestellt (Kaffeekohle, Knochenkohle). Medizinische Kohle besitzt gegenüber normalem

Tab. 5.10: Adsorptiv wirkende Antidiarrhoika.

	Droge	Stammpflanze	Gewinnung/Hauptwirkstoffe
	Carbo medicinalis (activatus) (medizinische Kohle) Ph. Eur.	Aus Holz, Torf, Braunkohle oder Melasse gewonnen	Durch Verkohlung und im Dampf- oder Kohlendioxidstrom aktiviertes Pulver
M	*Coffeae carbo (Kaffeekohle)*	Coffea arabica und andere Arten	Durch Rösten der grünen Kaffeebohne erhaltenes Kohlepulver, das noch Coffein und Trigonellin enthält

Tab. 5.11: Antidiarrhoisch wirkende Pectine und Muzilaginosa.

	Droge	Stammpflanze/Herkunft	Hauptwirkstoffe
	Pectine ÖAB	Verschiedene Zitrus- sowie Pirus- u. Malus-Arten	Hydrokolloide, die sich aus Polygalacturoniden zusammensetzen
	Ceratoniae fructus (Johannisbrotfrüchte)	Ceratonia siliqua	1–2 % Pectine, 2–3 % Schleim, 20 % Saccharose und 13 % Invertzucker
	Salep tuber (Salepknollen)	Verschiedene Orchis-Arten	Bis zu 50 % Schleim aus Glucomannan und Glucanen bestehend
M	*Plantaginis ovatae (Psyllii) semen* (Indischer Flohsamen) Ph. Eur., ESCOP	Plantago afra, ovata, u. a. Arten	10–25 % neutrale und saure Schleime (Heteroxylane)

Kohlepulver (Ruß) eine *vergrößerte Oberfläche* und insofern ein *größeres Adsorptionsvermögen* (ca. 100–500 m^2/g). Es vermag verschiedene organische Verbindungen, Bakterientoxine und Gärungsprodukte zu binden. Es ist darauf zu achten, dass nicht durch zu lange gegebene und zu hohe Mengen auch wertvolle Nahrungsprodukte (z. B. Vitamine) oder Arzneistoffe (z. B. Alkaloide) irreversibel gebunden werden.

Pectine sind Zuckerpolymere, die einen hohen Anteil an Zuckersäuren, vor allem Galakturonsäure, enthalten, die zum Teil verestert bzw. als Ca- und Mg-Salze vorliegen. Der hohe Anteil von Säuregruppen bedingt die Eigenschaft, in Gegenwart von Wasser zu *quellen* und *Hydrokolloide (Gele) zu bilden*. Diese Hydrokolloide üben eine Art von Schutz auf die Darmschleimhaut aus. Darüber hinaus wirken sie *adsorptiv* und *binden* ähnlich den Gerbstoffen *Gärungsprodukte*. Es wird angenommen, dass sie, soweit durch Bakterienenzyme nicht abgebaut, zur Stuhleindickung beitragen.

Muzilaginosa besitzen ebenfalls Schutzeffekte für die Schleimhaut. Sie wirken außerdem *antiphlogistisch*. Durch *Quellung in Gegenwart von Wasser* kommt es zu einer erwünschten Eindickung des Darminhaltes. Zusätzliche *immunstimulierende* Wirkungen werden beschrieben.

Gegenanzeige. Krankhafte Verengung im Magen-Darm-Trakt, drohender oder bestehender Ileus.

Therapiestudien

Therapiestudie 1

Indikation. Symptomatische Divertikulose.

Präparateform. 100 g Granulat enthaltend 65 g Plantago ovata Samen und 2,2 g Plantago ovata Samenschalen (Agiocur®).

Studienart. Kontrollierte Doppelblindstudie bei 24 Frauen und 16 Männern mit Passagestörungen: Obstipation, Wechsel von Diarrhoe und Obstipation, Diarrhoe, falsche Diarrhoe mit einer flüssigen Entleerung nach Absetzen harter Stühle, Abdominalschmerzen. Die Divertikulose wurde radiologisch durch Bariumsulfateinlauf diagnostiziert.

Behandlungsart. Vor dem Frühstück und nach dem Abendessen je 2 Teelöffel des Phytopräparates (insgesamt 20 g/Tag) oder Plazebo über einen Zeitraum von 8 Wochen. 1 Woche lang erhielten die Patienten das Analgetikum Visceralgine forte (nach Bedarf 0–4 Tabl./Tag).

Prüfkriterien. Erfasst wurden die Stuhleigenschaften, Schmerzintensität, Abdominalbeschwerden, Blähungen. Die Beurteilung des Schweregrades der Erkrankung erfolgte mit einer Punkteskala von 0 bis 14,7 Tage vor Studienbeginn.

Ergebnis. Die Behandlung mit dem Phytopräparat führte zu einer statistisch signifikanten Besserung des Schweregrades der Erkrankung gegenüber Plazebo ($p > 0{,}01$). (Tab. 5.12). Bei mit Verum behandelten Patienten waren die Stuhlentleerungen häufiger normal ($p < 0{,}001$) (Tab. 5.13) sowie der Analgetikumverbrauch um 37 % geringer als unter Plazebo ($p < 0{,}00001$) (Tab. 5.14) (Ligny, 1990).

Tab. 5.12: Einfluss des Phytopräparates auf die symptomatische Divertikulose (Ligny 1990).

Scores	0–1	2–3–4
Plazebo	28	12 (30 %)
Phytopharmakon	37	3 (7,5 %)

Aufschlüsselung nach dem Schweregrad der Symptomatik nach 8 Wochen Behandlung $\xi^2 = 6{,}64$ ($p < 0{,}01$)

Tab. 5.13: Einfluss des Phytopräparates auf die Stuhlkonsistenz (Ligny 1990).

Stuhl	Anormal (flüssig-hart)	normal (weich geformt, geformt)
Plazebo	15	25 (62,5 %)
Phytopharmakon	2	38 (95 %)

Aufschlüsselung hinsichtlich Stuhlkonsistenzen nach 8 Wochen Behandlung $\xi^2 = 12{,}62$ ($p < 0{,}01$)

Tab. 5.14: Einfluss des Phytopräparates auf den Analgetikum-Verbrauch (Ligny, 1990).

Plazebo	Median	124
	Unteres Quartil	74
	Oberes Quartil	162
Phytopharmakon	Median	78
	Unteres Quartil	74
	Oberes Quartil	108

Vergleich des Visceralgine-Verbrauchs (Zahl der Tabletten) während 8 Wochen Behandlung mit Plazebo oder Phytopharmakon, Wilcoxon Test: signifikanter Unterschied mit $p < 0{,}00001$

Therapiestudie 2

Indikation. Stuhlunregelmäßigkeiten bei irritablem Kolon, Divertikulose, Anus praeter, Adjuvans bei M. Crohn.

Präparate. 100 g Granulat enthaltend 65 g Plantago ovata Samen und 2,2 g Plantago ovata Samenschalen (Agiocur®).

Studienart. Colon irritabile: Offene Kontroll-Studie an 17 Patienten.

Divertikulose: Offene Kontroll-Studie an 21 Patienten.

Morbus Crohn: Offene 6-monatige kontrollierte Studie an 31 Patienten.

Akute Diarrhoe: Offene Kontroll-Studie an 22 Patienten mit akuter Diarrhoe und 28 Patienten mit chronischer Diarrhoe.

Anus praeter: Offene kontrollierte Studie an 20 Patienten.

Behandlungsart. 3mal täglich 1–2 Teelöffel bzw. 2 Teelöffel nach dem Abendessen. Behandlungszeit je nach Indikation 5 Tage und 3 bis 6 Monate. Bei M. Crohn erfolgte zusätzlich Basismedikation mit Sulfasalazin und Kortikoiden.

Prüfkriterien. Registriert wurden Stuhlfrequenz, Stuhlkonsistenz und Stuhlpassagezeit. Zusätzlich wurden stichprobenartig makroskopische Untersuchungen der Darmschleimhaut, sowie die Elektrolytresorption und Blutwerte kontrolliert.

Ergebnisse

Colon irritabile

Nach 3 Tagen kam es bei 84 % der Patienten zu einer normalen Stuhlentleerung. Am 4. Tag waren diese Stühle im Mittel von weichgeformter Konsistenz.

Divertikulose

Es kam bereits am 4. Tag zu einer Normalisierung der Darmpassagezeit.

Morbus Crohn

Siehe Abb. 5.23 und 5.24

Nach der Prüfzeit von 6 Monaten hatte sich die Zahl der Stuhlentleerungen von durchschnittlich 3,79 auf 2,19 Entleerungen/Tag vermindert ($p < 0{,}001$). Die Frequenz der Entzündungs-

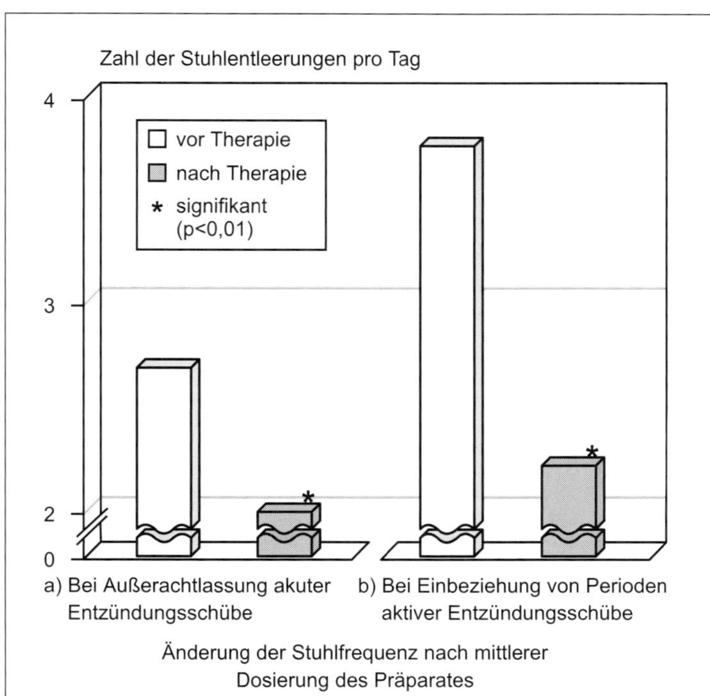

Abb. 5.23: Einfluss des Phytopräparates auf die Stuhlentleerung (Koch, 1984).

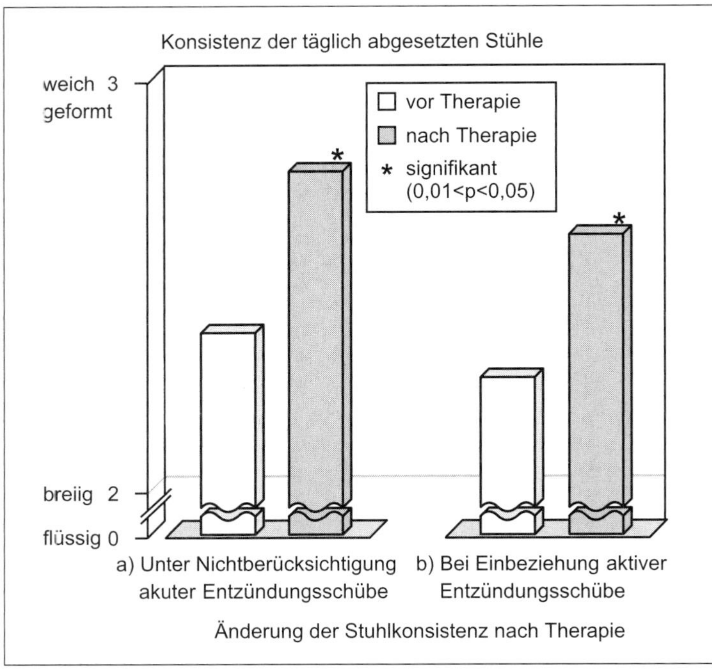

Abb. 5.24: Einfluss des Phytopräparates auf die Konsistenz von Stühlen (Koch, 1984).

schübe hatte sich bei Außerachtlassen von Perioden aktiver Entzündungsschübe von 2,71 auf 2,0 reduziert. Die Konsistenz der Stühle hatte sich signifikant verfestigt. (Koch, 1984)

Akute und chronische Diarrhoe

Im Vergleich zur mittleren Stuhlfrequenz von 7/Tag vor der Behandlung reduzierten sich diese am 1. Tag auf 3,28, am 2. Tag auf 1,67 und am 3. Tag auf 0,81/Tag. Am 2. Tag hatte kein Patient mehr flüssige Stühle. Am 3. Tag der Behandlung hatte nur noch ein Patient mehr als einen normalen Stuhl.

In einer 2. Studie verringerte sich die mittlere Stuhlfrequenz innerhalb einer Woche um 54 %. Die Konsistenz veränderte sich von flüssig-breiig auf weich geformt bis fest.

Anus praeter

In allen Fällen konnte innerhalb einer Woche eine signifikante Stuhlverfestigung ($p < 0{,}01$) nachgewiesen werden (Koch, 1984).

5.5.2.4 Antidiarrhoikum mit antiphlogistischer Wirkung

Boswelliae resina (Boswellia Harz)

St.pfl.: Boswellia serrata.

Das Gummiharz des indischen Weihrauchbaumes enthält ein kompliziertes Gemisch ether- und etherunlöslicher Verbindungen, von denen die etherlöslichen **Boswelliasäuren** die wertbestimmenden antiphlogistisch wirkenden Hauptinhaltsstoffe der Droge zu sein scheinen. Es handelt sich um die pentazyklischen Triterpene β-Boswelliasäure, Acetyl-α- und β-Boswelliasäure, 11-Keto-β-Boswelliasäure und Acetyl-11-Keto-β-Boswelliasäure (Abb. 9.9 S. 275).

Pharmakologie: Die antiphlogistische Wirkung der Boswelliasäuren dürfte primär auf einer spezifischen Hemmung der 5-Lipoxygenase vom Nicht-Redox-Typ und einer dadurch ausgelösten Leukotrien-B_4 (LTB_4)Inhibierung beruhen (Safayhi et al., 1996; Ammon, 1996). Zusätzlich wurden auch für eine antiphlogistische Wirkung Leucozyten-Elastase- und Komplementhemmung nachgewiesen (Safayi et al., 1997; Knaus und Wagner, 1996). Diese Wirkungen wurden in verschiedenen Tiermodellen bestätigt (Singh et al., 1996). (Weitere Studien zur Pharmakologie siehe Kapitel Rheumaerkrankungen S. 274 und Tumortherapie S. 330).

Klinik

Bis heute wurde mit einem in Indien als Arzneimittel zugelassenen speziellen Weihrauch-Extraktpräparat (Sallaki®) eine klinische Studie bei Patienten mit Colitis ulcerosa gegen Sulfasalazin als Standardtherapie durchgeführt (Gupta et al., 1997).

34 Patienten (18 P. Grad II, 6 P. Grad II Kolitis) erhielten 3 mal tägl. 350 mg des auf 3,5 % 11-Keto-β-Boswelliasäure (KBA) und 1,9 % Acetyl-11-Keto-β-Boswelliasäure (AkBA) (siehe Formeln S. 275) standardisierten Präparates. 8 Patienten erhielten tägl. 3 g Sulfasalazin. Innerhalb von 6 Wochen kam es bei 80 % der Patienten, die mit Sallaki® behandelt worden waren, zu einer Remission der Colitis. Wenngleich die Studie nicht den GCP-Kriterien entsprach, scheint gesichert, dass die Sallaki®-Gruppe nicht schlechter als die Sulfasalazin-Gruppe abgeschnitten hatte.

Eine zweite Studie mit dem Ziel, die Wirksamkeit und Unbedenklichkeit des *Boswellia-serrata*-Extraktes H-15 mit Mesalazin bei Patienten mit aktivem Morbus Crohn zu vergleichen, ist kürzlich erfolgreich beendet worden (nachfolgende Therapiestudie Gerhardt et al., 2001).

Therapiestudie

Indikation. Aktiver Morbus Crohn.

Präparat. Boswellia-serrata H-15 Extrakt-Tabletten (400 mg stand. Extrakt/Tabl.).

Studienart. Randomisierte, doppelblind-, verumkontrollierte Studie mit 8-wöchigem Parallelgruppenvergleich zwischen Boswellia-Extrakt H-15 (44 Pat.) und Mesalazin (39 Pat.).

Behandlungsart. 3 mal tägl. 3 Tabl. H-15 (= 3,6 g/Tag) oder 3 mal tägl. 3 Tabl. Mesalazin (= 4,5 g/Tag) jeweils 1 Stunde vor den Mahlzeiten über einen Zeitraum von 8 Wochen.

Prüfkriterien. Als Hauptzielkriterien wurde die Änderung des „Crohn-Disease-Activity Index" (CDAI) vom Zeitpunkt der Aufnahmeuntersuchung bis zur letzten Untersuchung gewählt. Konfirmatorisch wurde geprüft, dass die „Baseline-Therapie" – Differenzen der Therapie mit H-15 jener mit Mesalazin nicht unterlegen war.

Ergebnis. Der CDAI wurde vom Zeitpunkt vor Therapiebeginn bis zur letzten Beobachtung nach Therapie mit H-15 im Durchschnitt um 90 Punkte und nach Therapie mit Mesalazin um 53 Punkte reduziert. Die statistische Auswertung belegt, dass H-15 der Therapie mit Mesalazin nicht unterlegen ist. Der Unterschied zwischen beiden Kollektiven erwies sich bezogen auf die Hauptzielparameter als statistisch nicht signifikant. In Bezug auf die Unverträglichkeit ist im Sinne einer Nutzen-Risiko Bewertung der Boswellia-Extrakt günstiger zu bewerten als Mesalazin. Insgesamt wurden bei 25 Patienten (8 bei H-15 und 17 bei Mesalazin) unerwünschte Nebenwirkungen registriert. Die Anzahl von arzneimittelassoziierten möglichen Nebenwirkungen ist in der mit Mesalazin behandelten Studienpopulation mit 4 Patienten häufiger als in der H-15 Gruppe, in der keine typischen arzneimittelassoziierten Nebenwirkungen festgestellt wurden (Gerhardt et al., 2001).

5.5.2.5 Antidiarrhoika mikrobieller Herkunft

Hauptindikationen. Durch Infektionen, Fehlernährung, medikamentöse Therapie (z. B. Antibiotika) hervorgerufene Diarrhöen und Meteorismus sowie Colitis ulcerosa und M. Crohn (chronische entzündliche Darmerkrankungen).

A. Mikroorganismen und deren Stoffwechselprodukte (Übersicht)

Saccharomyces-Arten: Z. B. Saccharomyces boulardii (= S. cerevisiae Hansen [CBS 5926] = ScH CBS 5926):
Lactobacillus acidophilus: Lactobacterium acidophilum und bifidum.
Escherichia coli-Bakterien: Streptococcus faecalis, Bac. subtilis.

Saccharomyces boulardii

Bei *Saccharomyces boulardii* handelt es sich um einen großtechnisch gewonnenen ursprünglich *tropischen Hefewildstamm*, der aus lyophilisierten, noch lebenden Zellen besteht.

Wirkmechanismus

Die Wirksamkeit der Hefe ist nach Massot et al. (1982) an die Lebensfähigkeit der Zellen gebunden. Sie soll während der Dünndarmpassage erhalten bleiben, aber im Dickdarm durch Bakterienabbau wieder verloren gehen.

Nach Angaben der Herstellfirma *regeneriert und stabilisiert dieser Hefestamm die natürliche, phy-*

siologische Darmflora, indem er präventiv und kurativ die Ansiedlung exogener pathogener Keime z. B. von Candida albicans, Shigellen-, Proteus- oder Pseudomonas-Bakterien *verhindert* und die Vermehrung vorhandener fakultativ pathogener Arten *hemmt* (Ducluzeau und Bensaada, 1982). Gleichzeitig *fördert* der Hefestamm selektiv das Wachstum der physiologischen Darmsymbionten (z. B. Laktobakterien, Bifidus-Bakterien) oder physiologischen Kolibakterien. In einer Studie konnte gezeigt werden, dass Hefezellen auf Grund von Mannose-Strukturen auf ihrer Zelloberfläche an fimbrientragende pathogene *E. coli* binden (Gedek, 1989). Durch die Normalisierung des intestinalen Milieus klingen entzündliche Schleimhautveränderungen ab. Das Hefepräparat *verbessert* außerdem die *humorale und zelluläre Immunabwehr* durch Stimulierung der IgA-Produktion und Steigerung der Proliferationsrate von zytotoxischen und T8-Suppressor-Lymphozyten. Dadurch wird der immunsuppressive Effekt einer Chemotherapie kompensiert.

(Siehe hierzu Seguela und Llanes, 1982; Massot et al., 1982).

Klinik

Es gibt eine Vielzahl von klinischen Studien, davon 5 Doppelblindstudien mit dem Hefepräparat Perenterol® (Kollaritsch et al., 1988; Surawiez et al., 1989; Höchter et al., 1990; Plein und Hotz, 1993). Die verabreichten Mengen *S. boulardii*/Tag betrugen 150 mg, 250 mg bzw. 500 mg, die höchste Dosis bei Diarrhöen unter Sonderernährung. Zur Prophylaxe bei Reisediarrhoe sollte die Behandlung 5 Tage vor Abreise begonnen werden.

Indikation lt. Kommission E *„akute Durchfallerkrankungen, Vorbeugung und symptomatische Behandlung von Reisediarrhöen sowie Diarrhöen unter Sondennahrung“.*

Als Nebenwirkungen wurde über Blähungen und gelegentlich über Juckreiz und generalisierte Exantheme berichtet. Als Gegenanzeige gilt die Hefeunverträglichkeit.

Therapiestudie

Indikation. Diarrhöen als Folge einer parenteralen überwiegend multiplen Antibiotika-Behandlung mit und ohne nasogastraler Sondenernährung.

Präparat. Saccharomyces-cerevisiae (= S. boulardii)-Präparat (1 Kapsel Sacch. cerevisiae Hansen enthält 50 mg, entsprechend 1 Milliarde lebensfähiger Hefezellen) (Perenterol®).

Studienart. Doppelblindstudie mit 180 stationären Patienten, die eine Antibiotikabehandlung erhielten.

Behandlungsart. Die orale Behandlung wurde 1 Tag vor der ersten Antibiotikagabe begonnen und 2 Wochen nach Absetzen der Antibiotika beendet. Die Patienten erhielten 3mal täglich 1 Kapsel des Präparates.

Prüfkriterien. Dokumentation der Zahl von wässrigen Stühlen, wobei mindestens 3 wässrige Stühle an zwei aufeinanderfolgenden Tagen als Diarrhöen definiert wurden.

Ergebnis. Wie aus der Graphik (Abb. 5.25) hervorgeht, traten unter der Behandlung Diarrhöen wesentlich seltener auf (9,5 %) als in der Plazebogruppe (22 %). In der Patientengruppe ohne nasogastrale Sondenernährung war der Unterschied mit 4,6 % gegenüber 22 % Diarrhöen noch deutlicher zugunsten der behandelten Gruppe (Surawicz et al. 1989).

B. Lebende bzw. abgetötete apathogene Enterobakterien, bakterielle Autolysate und ihre Stoffwechselprodukte zur mikrobiologischen Darmtherapie

Von diesen Präparatetypen wird angenommen, dass sie wie Hefepräparate die *Regeneration der physiologischen Darmflora fördern* (siehe hierzu Greinwald, 1991; Schütz, 1991). Der Aufbau einer Schutzflora soll in Form einer oralen Substitution mit Bifidobakterien, Laktobazillen und Streptokokken erfolgen. Kürzlich konnte durch In-vitro-Experimente bewiesen werden, dass abgetötete Escherichia-coli-Bakteriensuspensionen (Stamm Nissle 1917, SK 22) Makrophagen der C57Bl/6-Maus zur Freisetzung von Interleukin-6 (IL-6) und des Tumornekrosefaktors sowie zur Freisetzung von Sauerstoffradikalen zu stimulieren vermochten. Es wird angenommen, dass für die Stimulierung außer Lipopolysacchariden noch andere bakterielle Produkte verantwortlich sind (Hockertz, 1991). Demnach würden z. B. E.-coli-Präparate ihre Wirkung bei Durchfallerkrankungen als Folge exzessiver Antibiotikatherapien primär einem immunstimulierenden Effekt verdanken. Die Notwendigkeit und Nütz-

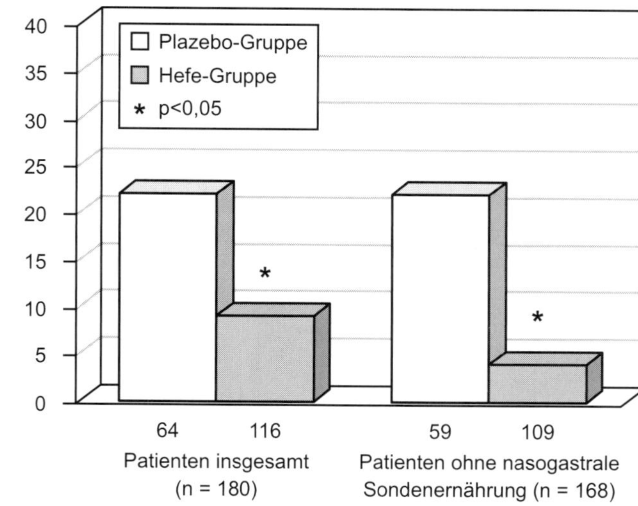

Abb. 5.25: Diarrhoe-Inzidenz bei den mit Antibiotika therapierten Patienten unter adjuvanter Behandlung mit dem Hefepräparat bzw. Plazebo (Surawicz et al., 1989).

lichkeit der Verabreichung von Bifidobakterien wird allerdings von wissenschaftlicher Seite bestritten. Dagegen wird die *Gabe von L(+)-Milchsäure* oder diese enthaltende Produkte (z. B. Sauermilch) für die Entwicklung der für jeden einzelnen Menschen spezifischen Kombination von Milchsäurebakterien der Darmflora für nützlich angesehen.

Die **Indikationen** für die prophylaktische oder therapeutische Anwendung dieser Präparate decken sich in etwa mit denen der Hefepräparate.

Therapiestudie 1

Indikation. Funktionelle oder chronisch entzündliche Darmerkrankungen (Colon irritabile, M. Crohn, akute und chronisch rezidivierende Diarrhoe).

Präparat. 25×10^9 KBE[1] Gefriergetrocknete voll verwendungsfähige Escherichia coli-Bakterien Stamm Nissle 1917 pro Hartgelatine Kapsel[2] (Mutaflor®).

Studienart. Multizentrische retrospektive Studie an insgesamt 1074 Patienten mit den oben angegebenen Hauptindikationen.

Behandlungsart. In der Regel 2 Kapseln mit 25×10^9 Keimen täglich über einen Zeitraum von 1–2 Wochen bei akuten Diarrhöen, 4–8 Wochen bei funktionellen Darmerkrankungen und 4–16 Wochen bei organisch, chronisch-entzündlichen Darmerkrankungen.

Prüfkriterien. Beurteilung anhand einer Fünfstufen-Skala von Prüfarzt und Patient (sehr gut, gut, zufriedenstellend, mäßig, unbefriedigend, keine Angaben).

Ergebnis. In der Tabelle (5.15) sind die Beurteilungen durch die Prüfärzte bei den verschiedenen Erkrankungstypen aufgelistet. Aus diesen geht hervor: überwiegend sehr gute (55–60 %) bis gute (33–40 %) Verträglichkeit. Die Wirksamkeit lag in der Bewertungsskala „sehr gut“ bei 35–58 %, „gut“ bei 33–45 % und „zufriedenstellend“ bei 11–17 % (Schütz, 1989).

Therapiestudie 2

Indikation. Colitis ulcerosa.

Präparat. *Escherichia coli* (Serotyp 06: K5:H1) Nissle 1917 Hartgelatine Kapsel (Mutaflor®).

Studienart. Randomisierte Doppelblindstudie im Vergleich zu Mesalazin mit 116 Ulzerosa-Patienten. 57 Patienten erhielten *E. coli*-Präp., 59 P. Mesalazin, während einer einjährigen Beobachtungsphase.

[1] KBE = Koloniebildende Einheiten
[2] Präparateversion schwach 5×10^9 KBE, Präparateversion für Kinder 1×10^9 KBE.

Tab. 5.15: **Wirksamkeit eines Bakterien-Präparates – Beurteilung durch die Prüfärzte** (Schütz, 1989).

Indikation	Anzahl der Patienten	Sehr gut		Gut		Zufrieden-stellend		Mäßig		Unbe-friedigend		Keine Angaben	
	n	n	%	n	%	n	%	n	%	n	%	n	%
Akute Diarrhoe	175	101	58	67	38	5	3	1	0,5	1	0,5	–	–
Chronisch rezidivierende Diarrhoe	269	126	47	102	38	26	10	8	3	7	2	–	–
Chronische Obstipation	88	33	38	35	40	12	14	4	5	3	3	1	1
Colon irritabile	228	99	43	75	33	39	17	8	4	6	3	1	1
Colitis ulcerosa	170	60	35	76	45	24	14	5	3	5	3	–	–
M. Crohn	126	49	39	47	37	21	17	4	3	4	3	1	1
Sonstige Indikationen	18	9	50	6	33	2	11	–	–	1	6	–	–
Gesamt	1074	477	44	408	38	129	12	30	3	27	3	3	1

Behandlungsart. Alle Patienten erhielten vor Beginn der Studie eine Woche 80 mg Gentamycin (3 × tägl.), um die native *E. coli* Flora zu reduzieren. Das *E.coli*-Präparat (Mutaflor®) wurde in einer täglichen Dosierung von 2 × 2 Hartgelatine Kaps. (2,5 × 10^{10} KBE lebende Hefezellen), Mesalazin (Asacolitin®) 3 × 800 mg/Tag verabreicht. Zugleich erhielten die Patienten zunächst Steroide, um die Remission zu erreichen: Bei leichter und mittelschwerer Proktitis 30 mg Prednisolon und 60 mg oral/Tag bei einem schweren Schub.

Prüfkriterien. Erfassung der Rezidivrate nach Eintritt in die Remission, Dauer der Remissionserhaltung und Zeitdauer bis zum Eintritt der Remission bei Patienten mit akutem Schub der Colitis.

Ergebnis. Unter Mesalazin erreichten 75 % der Patienten innerhalb des vorgesehenen Zeitraumes (8–12 Wochen) die Remission, unter Mutaflor 68 %. Dieser Unterschied ist statistisch nicht signifikant (Abb. 5.26). Während einer einjährigen Beobachtungsphase erlitten 73 % der Patienten,

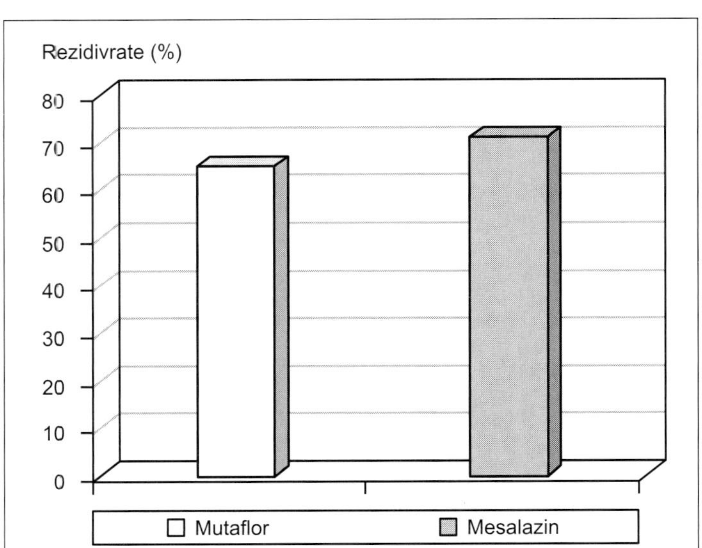

Abb. 5.26: Unter Mesalazin erreichten 75 % der Patienten innerhalb des vorgesehenen Zeitraumes die Remission, unter Mutaflor 68 % der Patienten (Rembacken et al., 1999).

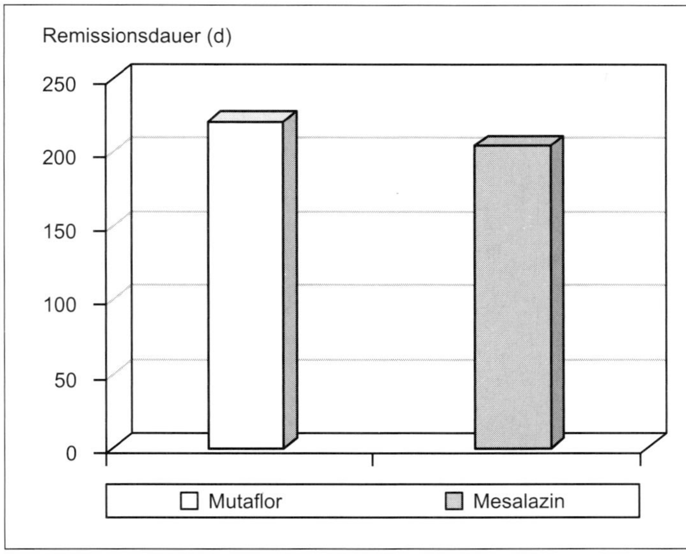

Abb. 5.27: Die Remissionsdauer lag bei durchschnittlich 206 Tagen in der Mesalazin Gruppe und bei 221 Tagen in der Mutaflor® Gruppe (Rembacken et al., 1999).

die Mesalazin einnahmen, ein Rezidiv. In der Mutaflor®-Gruppe trat bei 67 % der Patienten ein akuter Schub ein.

Die Zeitdauer bis zum Eintritt der Remission betrug in der *E. coli*-Gruppe im Mittel 37 Tage, in der Mesalazin-Gruppe 42 Tage. Die Remissionsdauer lag bei durchschnittlich 206 Tagen in der Mesalazin Gruppe und bei 221 Tagen in der Mutaflor®-Gruppe (Abb. 5.27). Auch die adjuvante Therapie des akuten Schubs durch Mesalazin bzw. *E. coli* zeigte äquivalente Ergebnisse (Rembacken et al., 1999).

5.5.2.6 Phytopräparate und mikrobielle Präparate – Antidiarrhoika mit neuromuskulärer Wirkung

- Loperamid Tabletten/Kapseln/Tropfen siehe Magen-Darm-Mittel Rote Liste
- Tinctura Opii (DAB 10) BtM!

• Uzara® Dragees	45–55 mg Extrakt aus Uzarawurzel (standard. auf 15 mg Gesamtglykoside)
• Uzara® Saft	1 ml enthält 7,56 mg Extrakt aus Uzarawurzel
• Uzara® Lösung N	1 ml enthält 40 mg Extrakt aus Uzarawurzel

Antidiarrhoika mit adstringierender Wirkung

• RatioGast® Durchfallkapseln	200 mg Tormentillwurzel-Extrakt/Kapsel

- Karottensuppe nach *Moro* für Kinder (ab 6 Monaten):
  Karotten nach dem Schälen im Mixer zerkleinern, mit Wasser ca. 30 Minuten einkochen, durch ein Drahtsieb drücken, gegebenenfalls Fleischbrühe (1 l auf 200 ml Karottenmus) und etwas Kochsalz zufügen.
- Schwarzer- und Grüner-Tee in üblicher Zubereitung

• Tannacomp® Filmtablette	500 mg Tannalbumat + 50 mg Ethacridinlactat
• Tannalbin® Kapseln/Tabletten	250 mg/500 mg/Kapsel/ Tablette
• Traxaton® Tabletten	140 mg Eichenrinden-trockenextrakt/Tablette

Tee-Rezepturen z. B.

Rp.	Rp.
Tormentillwurzel 50,0 g	Schwarzer Tee 40,0 g
Angelikawurzel 20,0 g	Fenchelfrüchte 20,0 g

Pfefferminzblätter	Melissenblätter
30,0 g	20,0 g

Elektrolyt-Lösungen siehe Kapitel Kinderkrankheiten S. 376

Antidiarrhoika mit stuhleindickenden und adsorptiven Eigenschaften

Flohsamen-Präparate z. B.

• Agiocur® Granulat	5 g (≙ 1 Teelöffel) enthalten Plantaginis ovatae-Samen 3,25 g, Plantaginis ovatae-Samenschalen 0,11 g
• Mucofalk® Apfel/ -Orange/-Pur Granulat	5 g ≙ 1 Teelöffel bzw. 1 Btl. enthalten 3,25 g Plantaginis ovatae Samenschalen
• Aplona® Granulat	1 Beutel enthält 4,9 g getrockn. Apfelpulver
• Diarrhoesan® Flüssigkeit zum Einnehmen	100 g enthalten 3,2 g Apfelpektin in 2,5 g Kamillenblütenfluidextrakt

Kohle-Präparate z. B.

- Carbo Königsfeld® Pulver, Kohle Compretten®/ Tabletten, Kohle-Hevert® Tabletten, Kohle-Tabletten Boxo-Pharm u.a.

• Myrrhinil-Intest® Dragees	1 Dragee enthält 100 mg Myrrhe, 50 mg Kaffeekohle und 100 mg Kamillenblütenextrakt

Lebende Hefezell-Präparate z. B.

• Perenterol® 250 mg Pulver	1 Beutel (765 mg) enthält 250 mg Trockenhefe aus *S. boulardii*
• Perenterol® 50 mg/forte 250 Kapseln	1 Kapsel enthält 50/250 mg Trockenhefe aus *S. boulardii*
• Perocur® forte Kapseln	1 Kapsel enthält 250 mg *S. boulardii*

Dosierungsempfehlung:

Erwachsene und Kinder ab 2 Jahren 3 mal täglich 2 bis 4 Kapseln 50 mg/bzw. 1 bis 2 mal täglich 1 Kapsel 250 mg. Zur Prophylaxe von Reisediarrhöen beginnend 5 Tage vor Abreise 3 mal täglich 2 bis 4 Kapseln 50 mg/ bzw. 1 bis 2 Kapseln 250 mg täglich. Bei sondenernährungsbedingter Diarrhoe: 10 Kapseln 50 mg/ bzw. 2 Kapseln 250 mg/l Nährlösung.

Bakterielle Präparate und ihre Stoffwechselprodukte z. B.

• Acidophilus-Zyma® Granulat	1 g enthält Magermilchpulver mit 10^4-10^5 lebensfähigen *Lactobacillus acidophilus*-Keimen 905 mg
• Colibiogen® oral Lösung	1 ml enthält zellfreie Lösung aus $2{,}3 \times 10^8$ lysierten *Escherichia coli* Stamm Laves
• Hylak® Plus Tropfen	Lactobacillus helv. – Stoffwechselprod. 493,96 mg, Lactobacillus acidophilus Zubereitung 123,49 mg
• Mutaflor® 100 mg/20 mg Kapseln	1 Kapsel enthält Biotrockenmasse mit $2{,}5-25 \times 10^9$/ $0{,}5-5 \times 10^9$ lebensfähige Bakterien *Escherichia coli* Stamm Nissle 1917.
• Omniflora® N Kapseln	1 Kapsel enthält 25 mg Kulturlyophilisat von *Lactobacillus gasseri, Bifidusbacterium longum* und lebens- und vermehrungsfähige Milchsäurebakterien
• Symbioflor® 2 Tropfen	1 ml enthält *Escherichia coli* (Zellen und Autolysat aus 10^7 Bakterien)

Dosierungsempfehlung:

Nach Empfehlung der Beipackzettel bzw. individuell nach Anweisung des Arztes.

Ätherischöl-Präparate (siehe Präparate-Liste S. 141f.)

Weihrauch Präparat

• Ayurmedica H-15 Kapseln (Importarzneimittel)	40 mg stand. indischer Weihrauch-Extrakt/ Kapsel

5.6 Akute und chronische Obstipation

5.6.1 Anwendungsgebiete und Behandlungsprinzipien

Ursachen der Obstipation

Obstipation kann verschiedene Ursachen haben. In Frage kommen:
- Ballaststoffarme Ernährung und falsche Essgewohnheiten,
- Bewegungsarmut,
- Psychosomatische Faktoren (z. B. Stress, Anorexia nervosa),
- Extreme Adipositas,
- Medikamente: z. B. Opiate, Ganglienblocker, Anticholinergika, Antazida, Antipyretika, Sympathomimetika, Antidepressiva bzw. Arzneien, die allgemein eine neuromuskuläre Insuffizienz auslösen, wie z.B. der Gebrauch (Missbrauch) von Laxantien.
- Organische Erkrankungen, z. B. Hämorrhoiden, Colon irritabile, Analfissuren, Entzündungen oder Tumore (Diagnostik!).

Behandlungsprinzipien und -ziele

Die ersten Maßnahmen zur Bekämpfung der Darmträgheit und der habituellen chronischen Obstipation sollten darin bestehen, die Darmperistaltik durch *bewegungsreiche Tätigkeit* und durch eine *ballaststoffreiche Nahrung* (30–50 % Ballaststoffe/Tag) mit niedrigem „Blähpotential" anzuregen.

Wenn diese Maßnahmen keinen Erfolg bringen, können osmotisch wirksame Laxantien, sog. **Füllungsperistaltika** (Quellstoffe) *und/oder auf motorischem Wege* wirksame **pflanzliche Laxantien** zum Einsatz kommen. Sehr häufig ist eine Kombination von Quellstoffen mit einem die Darmflora aufbauenden *„Nährsubstrat"* (z. B. Molke- bzw. Milchzucker, Kefir, Milcheiweiß oder Intestinalbakterien) von Vorteil.

Nur wenn alle Versuche zur physiologischen Darmregulierung zu keinem Ergebnis führen, muss zu *„echten"*, d. h. über *neuromuskuläre Mechanismen* wirkenden *pflanzlichen Laxantien* übergegangen werden. In frage kommen **Anthranoid-Drogen** vom Typ der Aloe, Sennesblätter, Faulbaumrinde und Rhabarberwurzel. Die sog. „**Drastika**" (z. B. Rizinusöl) werden heute nur noch selten, und zwar nur in akuten Fällen (z. B. nach Wurmkuren oder zur Operationsvorbereitung) angewendet. Gelegentlich findet man sie, wie z. B. die Harzdrogen, noch als Bestandteile von Kombinationspräparaten.

5.6.2 Drogen und Präparategruppen

5.6.2.1 Anthranoid-Drogen

Charakteristisch für die Verbindungen vom Anthranoid-Typ (Abb. 5.28) ist ein *trizyklisches, aromatisches Grundgerüst*, in dem der mittlere Ring als *p*-Chinon oder Hydrochinon vorliegt. Nur solche Verbindungen, die je eine OH-Gruppe in Position C-1 und C-8 tragen, wirken abführend. Je nachdem, ob sie im oxidierten oder reduzierten Zustand vorliegen, unterscheidet man **Anthrachinone** oder **Anthrone** bzw. **Anthranole**. Beide Typen kommen in den einzelnen Drogen in der Regel nebeneinander vor. Die einzelnen Anthranoidverbindungen unterscheiden sich voneinander in ihren zusätzlichen Substituenden in den Positionen C-3 und C-6. Einige, wie z. B. die Hauptwirkstoffe von Senna, zeichnen sich durch eine Dianthranol-Struktur aus. Die meisten Anthranoide liegen als *O- oder C-Glykoside* vor.

Typische **Anthrone** enthaltende Drogen: Aloe, Rhamnus purshianus, Cascara sagrada, Senna (Tab. 5.16).

Bevorzugt **Anthrachinone** enthaltende Drogen: Rhamnus frangula und Rheum palmatum (Tab. 5.16).

Pharmakologie, Toxikologie und Anwendung

(siehe hierzu z. B. Ewe, 1986; Jekat et al., 1990)

Experimentelle Untersuchungen lassen den Schluss zu, dass die eigentliche Wirkform im Dick- und Dünndarm die zuckerfreie reduzierte Anthron- bzw. Anthranol-Form ist, d. h., dass Glykoside im Kolon und Blinddarm durch β-Glykosidasen der Darmbakterien zuvor gespalten und soweit die entstandenen Aglykone in oxidierter Form vorliegen, durch Darmbakterien reduziert werden müssen. Nach Lemli und Lemmens (1980) sollen allerdings freie Anthrachinone nicht durch Colibakterien und andere Mikroorganismen reduzierbar sein. Ein Teil der Aglykone wird auch im Dickdarm sofort resorbiert, in der Leber an Glucuronsäure gebunden und über die Galle wieder in den Darm ausgeschieden, wo erneute Spaltung und Reduktion erfolgt (enterohepatischer Kreislauf).

Tab. 5.16: Abführend wirkende Anthranoid-Drogen mit ihren Hauptwirkstoffen.

	Droge	Stammpflanze	Hauptwirkstoffe
M	*Aloe (Kap- oder Barbados-Aloe)* Ph. Eur., ESCOP	Aloe ferox, A. barbadensis, A. spictata u. Hybride	25–40 % Aloeemodin-anthron-C-Glykoside (Aloin A, B, Aloinoside A, B), ferner Aloe-Resine
M	*Frangulae cortex (Faulbaumrinde)* Ph. Eur., ESCOP	Rhamnus frangula Verfälschung: Rhamnus fallax	6–9 % Anthrachinonglykoside, vorwiegend Glucofrangulin A und B und Franguline A und B, daneben Glucoside des Emodins, Physcions und Chrysophanols
M	*Rhamni purshiani cortex (Cascara sagrada-Rinde) oder amerikanische Faulbaumrinde* Ph. Eur., ESCOP	Rhamnus purshianus	Mind. 8 % Hydroxyanthracenderivate, davon mind. 60 % Cascaroside (Cascaroside A, B, C und D), sowie Aloin und Chrysaloin und 10–20 % Glykoside des Aloe-Emodins, Emodins und Chrysophanols
M	*Rhamni catharticae fructus (Kreuzdornbeeren)* DAB	Rhamnus cathartica	0,7–1,4 % Hydroxyanthracen-Verbindungen (Emodin-Anthrone u. Anthrachinone), ferner färbende Flavonolglykoside
M	*Sennae folium und fructus (Sennesblätter und -schoten)* Ph. Eur., ESCOP	Cassia angustifolia, C. sennae	Bis 3 % Dianthronglykoside mit den Sennosiden A, B, C und D, ferner Aloeemodin- und Reinmonoglucoside
M	*Rhei radix (Rhabarberwurzel)* Ph. Eur., ESCOP	Rheum palmatum, Rh. officinale Verfälschung: Rheum rhaponticum	3–12 % Anthrachinon-Glykoside, davon 60–80 % Glykoside des Rheumemodins, Aloe-Emodins, Rheins, Chrysophanols und Physcions; 10–25 % Dianthronglykoside und 5–10 % Gerbstoffe

Der **Wirkungsmechanismus** der Anthranoidverbindungen ist ein dreifacher:
– Durch Freisetzung von Histamin und Prostaglandinen kommt es zu einer gesteigerten Peristaltik. Diese Wirkung ist als *neuromuskulär* zu verstehen.
– Durch Hemmung der Wasser- und Natriumionen-Resorption aus dem Dickdarm *(antiabsorptive Wirkung oder osmotische Retention)* über die Inaktivierung der membranständigen Natrium/Kalium-ATPase und einen gesteigerten Wasser- und Elektroly-

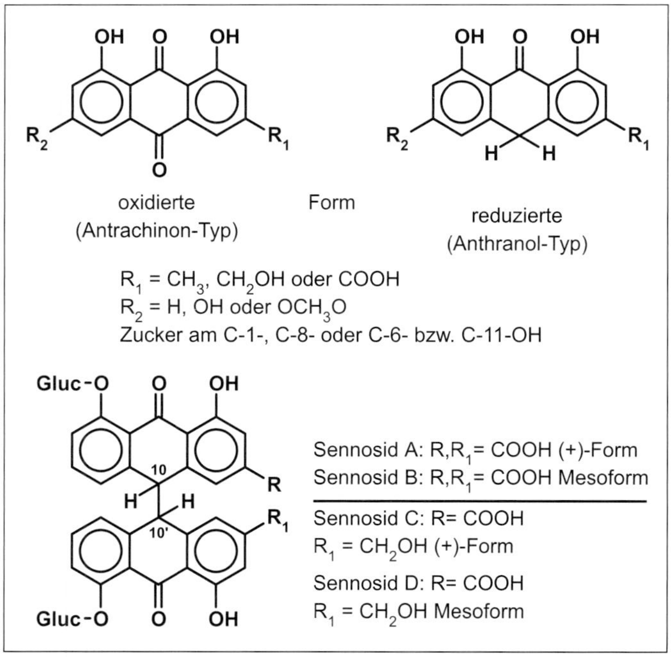

Abb. 5.28: Strukturformel der wichtigsten Anthranoidwirkstoffe.

teinstrom in das Darmlumen infolge einer erhöhten Permeabilität der Kittleisten der Darmepithelzellen. Wahrscheinlich als Folge einer Entkoppelung der oxidativen Phosphorylierung in den Mitochondrien (Verhaeren, 1980; Ewe, 1986 und 1988; Sewing, 1982), wirken sie *hydragog*. Diese Wirkung führt zu einem *Dehnungsreiz*.
– Zusätzlich kommt es im Dickdarm noch zu einer *Steigerung der Schleimsekretion* (Schlemmer, 1984).
– Die Anthranoidverbindungen führen 6–10 Stunden nach Einnahme dosisabhängig zu mehr oder minder starken durchfallartigen Stühlen.

Über pharmakologische Untersuchungsergebnisse mit der Sennadroge und Sennosiden informiert ein Proceeding-Band aus dem Jahre 1988 (Lemli und Leng-Peschlow, 1988).

Die *Anthranoid-Drogen sind mit abnehmendem laxierenden Effekt wie folgt einzuordnen:*

Aloe > Cascararinde > Sennesblätter > Faulbaumrinde > Sennesfrüchte > Rhabarberwurzel > Kreuzdornbeeren.

Zur Frage möglicher Nebenwirkungen:
(siehe hierzu Westendorf, 1993)
Als unerwünschte Nebenwirkungen *bei chronischem Gebrauch* kommen in Betracht:
– *Elektrolytverlust*, insbesondere Hypokaliämie, die wiederum die Obstipation fördert. Bei Laxantiengebrauch kann es mitunter zu einem Kaliumverlust von 100 bis 140 mval/Tag (normal 10 mval) kommen.
– Schädigung des neuromuskulären Apparates (Auerbachscher Plexus) und Ausbildung eines sog. „*Laxantienkolons*".
– Entwicklung einer *Pseudomelanosis coli* (schellenartige, braune Pigmenteinlagerung in den Dickdarm), die nach Absetzen des Mittels wieder reversibel ist (Weber, 1988).

Das Auftreten von *Pseudomelanosis coli* ist aber kein Indiz für die Beurteilung der Laxantienexposition.
– Chronische Nierenschäden.
– *Kolikartige Schmerzen* im Unterleibsbereich können besonders bei *Aloe* und Sennesblättern auftreten, weniger oder selten bei Faulbaumrinde und den Senna-Reinglykosiden bzw. Sennaextrakten.
– Über eventuelle *mutagene* Wirkungen liegen noch keine abschließenden experimentellen Ergebnisse vor.
– Im Langzeitversuch an Mäusen konnten nach Verabreichung von Sennosiden und Danthron (Merck) über 16 Wochen weder optisch noch lichtmikroskopisch Veränderungen an Dünn- und Dickdarm festgestellt werden (Dufour und Gendre, 1988).

In 4 Studien, einer „Melbourne-Studie" (Kune, 1993), 2 „Neuperlacher Studien" (Loew et al., 1994, 1996; Überla, 1995), und einer „Erlangen-Studie" (Nusko et al., 1996), konnte in der Zwischenzeit geklärt werden, dass zwischen Anthranoideinnahme und dem Auftreten kolorektaler Karzinome kein kausaler Zusammenhang besteht.

Unabhängig davon sollen aber Anthranoidabführdrogen ohne ärztlichen Rat nicht länger als 1–2 Wochen angewandt werden. Die abgegebenen Mengen sollten den Bedarf für diesen Zeitraum nicht überschreiten. Entsprechend müssen vom pharmazeutischen Unternehmen therapiegerechte Packungsgrößen mit entsprechenden Packungsbeilagen über Gegenanzeigen abgegeben werden.

Für die Abgabe der Anthranoid-haltigen Drogen verfügte die Arzneimittelkommission der Deutschen Apotheker ferner, dass diese Drogen ab 1. Nov. 1996 nur noch bei Obstipation, nicht aber zur „Blutreinigung", zur Verdauungsförderung oder zur Gewichtsabnahme eingesetzt werden dürfen.

Sie dürfen ferner nicht eingesetzt werden bei *Darmverschluss, Morbus Crohn, Colitis ulcerosa, Blinddarmentzündung, Bauchschmerzen unbekannter Ursache, schweren Wasser- und Elektrolytverlusten bei Kindern unter 10 Jahren* sowie während der *Schwangerschaft, in der Stillzeit, bei Menstruationsbeschwerden und Hämorrhoiden.*

Bei der Verordnung von Anthranoid-Laxantien ist zu beachten, dass ein längerer Gebrauch zu einer *Toleranzentwicklung* führt und einen Circulus vitiosus in Gang setzt, der letztlich die Obstipation wieder verstärken kann.

5.6.2.2 Rizinusöl

Off.: Ph.Eur. *Ricinus communis.*

Rizinusöl

Das Rizinusöl enthält bis zu 80 % eines Triglycerides (Tririzinolein), in dem die *Rizinolsäure* (Abb. 5.29), eine 12-Hydroxyölsäure (12-Hydroxy-9,10-cis-octadecensäure), mit Glycerin verestert vorliegt.

$$CH_3-(CH_2)_5-\underset{\displaystyle OH}{\underset{|}{CH}}-CH_2-CH=CH(CH_2)_7COOH$$

Rizinolsäure
(Rizinus communis)

Abb. 5.29: Strukturformel von Rizinolsäure.

Pharmakologie

Die Wirkform ist die im Darm durch Lipasewirkung in Gegenwart von Gallenflüssigkeit freigesetzte Rizinolsäure bzw. ihr Na-Salz. *Rizinolsäure* wirkt im Dick- und Dünndarm als Seife *direkt* auf die *Darmmotorik* und vermutlich *indirekt* über die Freisetzung von Prostaglandin E_2 und Hemmung der Adeninnukleotid-Transferase. Rizinolsäure wirkt somit *antiabsorptiv* und *hydragog*. Bei hoher Dosierung (10–30 g Öl) kommt es schon nach 2–4 Std., bei niedriger Dosierung nach etwa 8 Std. zur Stuhlentleerung.

5.6.2.3 Füll- und Quellmittel/Osmotika

Füll- und Quellstoffe sind schwach wirkende und risikoarme Laxantien mit wasseradsorbierenden Eigenschaften, die auch zur Behandlung von Diarrhöen (siehe S. 165), Colon irritable und chronischer Divertikulitis (siehe S. 166) eingesetzt werden können.

Siehe dazu Kap. 5.5: „Durchfallerkrankungen", sowie Tab. 5.17 und Abb. 5.30.

Die **Pflanzenschleime** sind hochmolekulare Polysaccharide mit einem MG von ca. 50 000 bis ca. 2 Millionen. Man unterscheidet *neutrale und saure Schleime*, und je nach Zuckerzusammensetzung *Glucomannane, Mannane, Galaktomannane, Xylane* oder *Rhamnogalakturane*.

Pharmakologie

Pflanzenschleime werden nicht oder nur geringfügig abgebaut und *nicht resorbiert*.

Bei Applikation der ganzen Droge kommt es wie z. B. beim **Flohsamen** zur *Quellung* um das 2- bis 3fache des Volumens. Dasselbe ist der Fall auch beim **Leinsamen**, mit dem Unterschied, dass hier der Schleim langsam auch in die Umgebung abgegeben wird. **Tragant** und **Agar** quellen bis zum 15fachen ihres Volumens und bilden ein schleimiges Gel. Durch die Volumenvermehrung im Dickdarm wird ein *Dehnungsreiz* und damit über den *Auerbachschen Plexus* eine *verstärkte Peristaltik* ausgelöst. Darüber hinaus übt der Schleim einen *Gleiteffekt* aus und liefert einen weich geformten Stuhl.

Alle Quellmittel benötigen *ausreichend Flüssigkeit*. Als Faustregel gilt 16:1, also etwa 150 ml Flüssigkeit auf 1 Esslöffel Leinsamen. Sie sollten im Gegensatz zu den anderen Quellmitteln nicht zu

Tab. 5.17: Abführend wirkende pflanzliche Füll- und Quellmittel.

	Droge	Stammpflanze	Hauptwirkstoffe
M	*Psyllii semen (Flohsamen)* Ph. Eur., ESCOP	Plantago afra, ovata, indica	10–25 % neutrale und saure Schleime bestehend aus Xylose, Arabinose, Rhamnose, Uronsäuren und anderen Zuckern
M	*Lini semen (Leinsamen)* Ph. Eur., ESCOP	Linum usitatissimum	40 % fettes Öl, 3–6 % saure Schleime bestehend aus Galaktose, Arabinose, Xylose, Rhamnose und Uronsäuren, ferner zyanogene Glykoside
	Tamarindorum pulpa (Tamarindenmus)	Tamarindus indica	Invertzucker (25–40 %, Pectine, Fruchtsäuren (ca. 14 %)
	Caricae (Feigen) Ph. Helv.	Ficus carica	Ca. 50 % Invertzucker, Schleim, Pectin und Fruchtsäuren
	Weizenkleie	Triticum aestivum	Ca. 63 % Kohlenhydratanteil bestehend aus Pentosanen und Hemizellulose, Zellulose, Stärke und Mono- u. Oligosacchariden
	Agar-Agar (Agar) Ph. Eur.	Verschiedene Gelidium- und Ahnfaltia-Arten	Polysaccharide, bestehend zu 70 % aus dem linearen Polysaccharid Agarose und zu 30 % aus saurem Agaropektin, das aus Galaktose- und Galakturonschwefelsäureestern zusammengesetzt ist
	Tragant und Bassorin Ph. Eur. (Tragant)	Astragalus gummifer	Wasserunlöslicher, quellfähiger Polysaccharidanteil (Bassorin) ca. 60–70 % und wasserlöslicher Polysaccharidanteil (Traganthin), bestehend aus Galaktose und Galakturonsäure
	Karaya	Sterculia urens	Pektinähnliche Polysaccharide mit hohem Quellvermögen

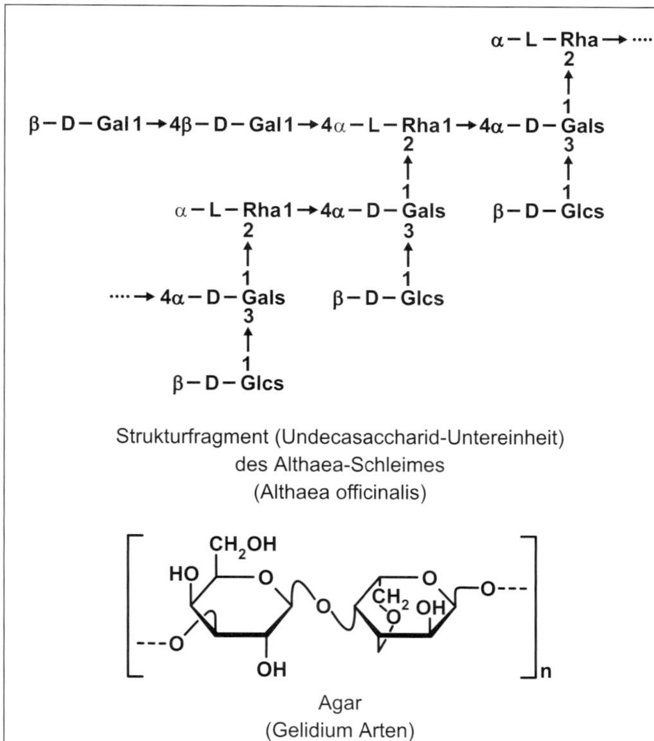

Abb. 5.30: Grundstrukturen schwach abführend wirkender Zuckerpolymere (Polysaccharide-Pflanzenschleime).

den Mahlzeiten, sondern *zwischen den Mahlzeiten* gegeben werden.

Leinsamen sollten *ungeschrotet* und ebenfalls im Gegensatz zu den anderen Quellmitteln *nur zwischen den Mahlzeiten* eingenommen werden.

Wegen des Gehaltes an cyanogenen Glykosiden (Hauptglykosid Linamarin) – 100 g Leinsamen enthalten in gebundener Form 30 mg Blausäure (HCN) – wurde lange Zeit bei mehrwöchiger Anwendung eine Vergiftungsgefahr für möglich gehalten. Mehrere kontrollierte Studien, durchgeführt an gesunden Versuchspersonen haben aber gezeigt, dass auch bei einer täglichen Einnahme von 100 g geschroteten Leinsamen über 4 Wochen nur ein minimaler HCN-Spiegel im Blut der Versuchspersonen gemessen werden konnte. Wie sich gezeigt hat, wird das HCN freisetzende Leinsamen-Enzym, die Linamarase, im Magen weitgehend inaktiviert. Außerdem wird HCN in den Körperzellen durch das Enzym Rhodanase durch Umwandlung in Thiozyanat „entgiftet“. Daher sind auch bei längerer Einnahme von Leinsamen keine Nebenwirkungen zu erwarten (Schilcher, 1986; Schulz et al., 1983).

Die **Kleie** besitzt im Vergleich zu den eigentlichen Schleimdrogen nur ein *geringes Quellvermögen*. Ihre „Abführwirkung“ ist daher weniger auf eine Volumenvermehrung des Stuhls als auf einen *Stuhlauflockerungseffekt* zurückzuführen. Neuerdings nimmt man an, dass die durch den Bakterienabbau der Kleie gebildeten kurzkettigen Säuren (z. B. Essigsäure, Buttersäure) schwach reizend und dadurch zusätzlich peristaltikanregend wirken.

Da *Weizenkleie Gluten* (= Klebereiweiß) enthält, darf sie *nicht* Patienten mit *Glutenunverträglichkeit* gegeben werden.

Für Leinsamen und Weizenkleie werden zur Einnahme pro Tag Mengen von 30 – 40 g, von Flohsamen und Agar-Agar 5 – 10 g empfohlen.

Die **Pectine, Lactulose, Invertzucker, Fruchtsäuren** und **Zuckeralkohole** (z. B. *Sorbit, Mannit*), die nicht oder nur in geringem Maße resorbiert wer-

Tab. 5.18: Schwach abführend wirkende Zucker-Verbindungen.

Droge	Gewinnung
Mannitolum (D-Mannit) Ph. Eur.	Gewonnen aus Melasse Rohrzucker, Früchten oder durch katalytische Hydrierung von Glucose
Sorbitolum (D-Glucit) Ph. Eur.	Hergestellt durch katalytische Hydrierung von Glucose
Lactulose Ph. Eur.	Hergestellt aus Lactose (Milchzucker) durch alkalikatalysierte Isomerisierung

den, wirken auf *osmotischem Wege* ebenfalls volumenvermehrend und peristaltikanregend (Tab. 5.18).

Über die reizmildernde und Giftstoffe absorbierende Wirkung siehe auch Kap. 5.5: Durchfallerkrankungen.

5.6.2.4 Phytopräparate – Obstipation

Füll- und Quellstoffpräparate z. B.

• Agiocur® Granulat	5 g (≙ 1 Teelöffel) enthalten 3,25 g Plantaginis ovatae-Samen, 0,11 g Plantaginis ovatae-Samenschalen
• Agiolax®	5 g (≙ 1 TL) 2,6 g Plantaginis ovatae-Samen; 0,11 g Plantaginis ovatae-Samenschale; 0,5–0,66 Tinnevelly-Sennesfrüchte (≙ 15 mg Sennoside)
• Mucofalk® Apfel/-Orange/-Pur Granulat	Indische Flohsamenschalen-Präparate
• Pascomucil Pulver	Indische Flohsamenschalen-Präparate
• Linusit Creola	500 g Leinsamen 20 × 10 g Leinsamen

• Linusit Darmaktiv Sachets

Lactulose-Präparate z. B.

Lactocur® Sirup, Lactulose Stada® Granulat (Sirup), Lactuverlan® Granulat (Sirup)

Anthranoid-Präparate z. B.

• Kräuterlax® Kräuter-Dragees	45–52,5 mg Aloe-Trockenextrakt (≙ 15 mg Aloin)/Dragee
• Legapas® Tropfen	1 g Fluidextrakt aus 500 mg Cascararinde entsprechend 20 mg Hydroxyanthracenglykoside berechnet als Cascarosid A
• Liquidepur® Abführ-Dosiertabletten (N-Lösung)	113,33 mg (1,334 g) Extrakt aus Alexandriner und Tinnevelly-Sennesfrüchten entsprechend 18 mg (200 mg) Hydroxyanthracenglykosiden berechnet als Sennosid B
• Neda Früchtewürfel	1 Würfel enthält ja 0,5 g Sennesblätter pulv. und Tinnevelly-Sennesfrüchte
• Rheogen® Dragees	75 mg Aloe-Extrakt DAB/Dragee

Kombinationspräparate z. B.

• Florabio Manna-Feigen Sirup mit Senna	100 ml enthalten 12 g Fructus Caricae, Fructus Cassiae standard. auf max. 63 mg Hydroxyanthracenderivate berechnet als Sennosid B, Manna 3 g
• Hevertolax duo Dragees	64–105 mg Extrakt aus Faulbaumrinde und Sennesblätter/Dragee
• Pascoletten® N Dragees	47–53 mg Aloe-Extrakt (standard.) und 50 mg Kamillen-Extrakt (standard.)/Dragee

Rizinusöl-Präparate z. B.

• Laxopol Kapseln (0,5/1,0/2,0 g)

Abführ-Tees z. B.

• Bekunis Instant Tee	Extrakt aus Tinnevelly- und Alexandriner Sennesfrüchten
• Heumann Abführtee-Solubilax® N Pulver	Standard. Extrakt aus Sennesblättern und Faulbaumrinde

Teerezepturen (Abführtees)

1. Rp:

Faulbaumrinde 50,0	(Cortex Frangulae)
Sennesblätter 20,0	(Fol. Sennae)
Pfefferminzblätter 9,0	(Fol. Menthae pip.)
Fenchelfrüchte 10,0	(Fruct. Foeniculi)
Schlehenblüten 4,0	(Flos Pruni spinosi)

(Kneipp-Abführtee)

2. Rp:

Faulbaumrinde	(Cortex Frangulae)
Sennesblätter	(Fol. Sennae)
Fenchelfrüchte	(Fruct. Foeniculi)
Kamillenblüten aa ad 100,0 g	(Flos Chamomillae)

3. Rp:

Sennesfrüchte 75,0	(Fruct Sennae)
Sennesblätter 25,0	(Fol. Sennae)

(Bekunis-Kräuter-Tee)

4. Rp:

Sennesblätter 35,0	(Fol Sennae)
Sennesschoten 30,0	(Follic. Sennae)
Korianderfrüchte 5,0	(Fruct. Coriandri)
Kümmelfrüchte 5,0	(Fruct. Carvi)
Fenchelfrüchte 10,0	(Fruct. Foeniculi)
Orthosiphonblätter 10,0	(Fol. Orthosiphonis)
Buccoblätter 5,0	(Fol. Bucco)

(Laxatan Abführ-Kräuter-Tee)

5.7 Erkrankungen des Mastdarmes und Analbereiches, Hämorrhoiden

5.7.1 Anwendungsgebiete und Behandlungsprinzipien

Indikationen

Siehe auch Kap. 16 Hautkrankheiten S. 399

Proktitis,
Hämorrhoiden,
Analfissuren,
Analekzeme.

Keine Indikationen für Phytopharmaka:

Rektumkarzinom,
Rektumprolaps und
Analmykosen.

Die **Proktitis** ist eine Entzündung des Mastdarms, die sehr häufig als Begleiterscheinung oder Folge einer Colitis ulcerosa oder eines M. Crohn auftritt. Die *Symptome* bestehen in Sphinkterkrämpfen, Diarrhöen, Obstipation und Pruritus.

Hämorrhoiden, exakterweise als *„innere" Hämorrhoiden* zu bezeichnen, sind von den perianalen Hämorrhoiden (*„äußere" Hämorrhoiden*) zu unterscheiden. Es handelt sich um Erweiterungen des arteriell versorgten Corpus cavernosum recti.

Als hauptsächlichste *Entstehungsursache* kommen in Frage: Bindegewebsschwäche, Stauungen im unteren Pfortaderbereich, Bewegungsmangel, ballaststoffarme Ernährung, chronische Obstipation, Laxantien- und Alkohol-Abusus, Adipositas.

Je nach Ausmaß der pathologischen Veränderungen des Aufhängeapparates der Schwellkörper (Stadien 1–4) kommt es zu Vergrößerungen und Schädigung bis zur Zerstörung der Schwellkörper. Die Folge sind Entzündungen und Blutungen. Die von einem Venen- bzw. Arteriengeflecht durchsetzten Schwellkörper dienen zusätzlich dem Schließmuskel zum flüssigkeits- und gasdichten Verschluß des Anus.

Behandlungsstrategie von Hämorrhoidalerkrankungen und Analfissuren

Vor jeder Behandlung ist differentialdiagnostisch sicherzustellen, dass *andere Blutungsquellen* z. B. kolorektale Neoplasien *ausgeschlossen werden können*. Die Behandlung erfolgt in erster Linie **lokal** durch Salben, Suppositorien, Tampositorien, Umschläge oder Bäder. Die Wirkung ist *rein symptomatisch*. Zur Unterstützung kann auch eine **innerliche** Anwendung sinnvoll sein. Letztere deckt sich in etwa mit der bei Venenerkrankungen.

Folgende **Wirkqualitäten** von Präparaten sind wünschenswert und angezeigt:

– antiphlogistisch	– lokalanästhetisch
– adstringierend	– antimikrobiell
– hämostyptisch	– venentonisierend
– granulationsfördernd	– spasmolytisch.

Bei der **Teeanwendung** werden Drogen-Kombinationen eingesetzt, die vor allem eine *antiphlogistische*, *spasmolytische* und *schwach laxierende* Wirkung entfalten.

Der Einsatz von Laxantien dient der täglichen „Entschlackung" und um das sich negativ auswirkende Bauchpressen bei harten Stühlen zu vermeiden (siehe allgemeine Literatur: Stelzner, 1963; Richter, 1984; Kurz et al., 1987).

5.7.2 Drogen und Präparategruppen

5.7.2.1 Arzneidrogen (Übersicht)

siehe Tab. 5.19.

5.7.2.2 Zusätzlich verwendete Drogenpräparate (Übersicht)

Rutin und rutinhaltige Drogen	(siehe Kap. 3.8: Venenerkrankungen)
Rusci acul. radix (Ruscogenin)	(siehe Kap. 3.8: Venenerkrankungen)
Allantoin	(siehe Kap. 16: Hauterkrankungen)
Tannin	(siehe Kap. 16: Hauterkrankungen)
Hyperici oleum (Hypericum perforatum)	(siehe Kap. 16: Hauterkrankungen)
Belladonnae folium (Atropin)	(siehe Kap. 5.2: Ulkuserkrankungen)

Chemie und Pharmakologie der Hauptwirkstoffe

	Chemie	Pharmakologie
Flavonoide (Rutin)	S. 76	S. 76
Gerbstoffe	S. 164	S. 164
Allantoin	S. 393	S. 392
Atropin	S. 143	S. 144
Aescin	S. 71	S. 71
Ruscus-Saponine	S. 75	S. 75
Arnica offic.	S. 391	S. 391
Balsamum peruv.	S. 395	S. 394
Hypericum perf.	S. 233	S. 233

Tab. 5.19: Bevorzugt antihämorrhoidal wirkende Drogen und ihre Hauptwirkstoffe.

	Droge/Extrakt	Hauptwirkstoffe	Beschriebene Wirkung
M	*Matricariae flos/extractum (Kamillenblüten/Extrakte)* Matricaria recutita Ph. Eur.	Sesquiterpene: Azulen, Bisabolole; Eninbicycloether; Flavonoide; Schleimstoffe	Antiphlogistisch, spasmolytisch, antibakteriell
	Gerbstoff-Drogen		
M	*Hamamelidis folium et cortex (Hamamelisblätter und -rinde)* Hamamelis virginiana Ph. Eur., ESCOP (folium)	β-, α- und γ-Hamamelitannin, Ellagtannin, Catechine	Adstringierend, lokalhämostyptisch, antiphlogistisch, antibakteriell
M	*Quercus cortex (Eichenrinde)* Quercus robur ÖAB, Ph. Helv.	Catechin- und Gallo-Tannine	Adstringierend, virostatisch
M	*Tormentillae rhizoma (Blutwurzel)* Potentilla erecta Ph. Eur.	Catechingerbstoffe, Ellagsäure	Adstringierend
M	*Hippocastani semen (Rosskastaniensamen)* Aesculus hippocastanum DAB	Triterpensaponine: Aescin, Kryptoaescin	Antiödematös, antiphlogistisch, venentonisierend
M	*Arnicae flos (Arnikablüten)* Arnica montana Ph. Eur., ESCOP	Flavonoide, Sesquiterpenlactone (z. B. Helenalin), Ätherischöl (z. B. Thymol)	Antiphlogistisch, antiseptisch
M	*Balsamum peruvianum (Perubalsam)* Myroxylon balsamum Ph. Eur.	Benzoesäurebenzylester u. Zimtsäurebenzylester	Antiseptisch, granulationsfördernd

5.7.2.3 Phytopräparate – Erkrankungen des Mastdarmes

Externa

Z. B. Hametum®-Salbe u. Supp. (Hamamelis-Extrakt)
Tampositorien® B-Supp. (Hamamelis-Extrakt)
Hämos® Salbe (Rosskastanien-Extrak + Levomenthol)
Aescorin® Salbe (Hamamelisrinden- und Rosskastanien-Extrakt)

Interna

Z. B. Duoform® Dragees (Mäusedorn-Extrak)
Hämos® Tropfen S (Rosskastanien-Extrakt)
Aescorin® N forte Kaps. (Rosskastanien-Extrakt)
Aescuven® forte-Dragees (Rosskastanien-Extrakt)
Venoruton® Tabl./Tropfen (O-β-Hydroxy-ethyl-rutosid) u. a.
siehe auch Venenpräparate S. 81.
Die hauptsächlichsten Zusätze bei Kombinationspräparaten sind Lokalanästhetika (z. B. Lidocain), Kortikoide (z. B. Hydrocortisonacetat), Wismut- oder Aluminiumsalze, Zinkoxid und Organextrakte.

5.8 Homöopathie bei Erkrankungen des Gastrointestinaltraktes H

5.8.1 Indikationen

Bei **funktionellen Erkrankungen** im Magen-Darm-Bereich haben sich vor allem *pflanzliche* Homöopathika bewährt; dabei wird *in der Arzneimittelwahl insbesondere die Lokalsymptomatik berücksichtigt*. Dies betrifft die typischen Krankheitsbilder wie *Reiz-Magen-Syndrom* (non-ulcer dyspepsia) und *Reiz-Darm-Syndrom*, sowie die *akute Gastroenteritis*.

Hingegen werden bei **organischen Erkrankungen** wie der *Ulkus-Krankheit* bevorzugt *mineralische* Homöopathika im Sinne von Konstitutionsmitteln eingesetzt, was eine sorgfältige homöopathische Anamnese voraussetzt. Dazu gehört auch das Beschwerdebild des „*nervösen Magens*" mit seiner engen *psychosomatischen* Verflechtung. Die Ätiologie (= „Folge von ...") wird dann zum ausschlaggebenden Kriterium für die Arzneimittelwahl, wie es beispielhaft dargestellt wird.

Die *Wirkung homöopathischer Arzneimittel* kann auch bei ausschließlich organotroper Zuordnung *nicht stets mit der anatomischen Einteilung des Gastrointestinaltraktes korrelieren*. Insofern ist auch bei einer organotropen Verordnungsweise die *Leitsymptomatik* zu berücksichtigen. Es sei hinzugefügt, dass das homöopathische Arzneimittelspektrum über eine Vielzahl an Substanzen verfügt, die in ihrem Arzneimittelbild einen Bezug zum Magen-Darm-Bereich und seinen multiplen Beschwerdebildern besitzen. Insofern sind die nachstehend genannten Homöopathika eine praxisrelevante Auswahl.

5.8.2 Magenerkrankungen

Pflanzliche Homöopathika

Anacardium occidentale D6, D12, Dil.
Starke Magenschmerzen, vor allem nüchtern mit Besserung durch Essen; spastische Obstipation. Deutliche psychosomatische Komponente, oft cholerischer Typus.

Asa foetida D4, Dil.
Ranziges, übelriechendes Aufstoßen bei Untersäuerung des Magens; Magendrücken, Flatulenz und Neigung zu durchfallartigem Stuhl.

Capsicum annuum D6, Dil.
Starkes Sodbrennen sowie Zungenbrennen mit Speichelfluss. Afterbrennen nach dem Stuhlgang.

Nux moschata D6, Dil.
Meteoristische Auftreibung des Abdomens, starke Flatulenz, was zu Herzbeschwerden führen kann (gastrokardialer Symptomenkomplex); kolikartige Bauchschmerzen. Trotz der Mundtrockenheit besteht nur geringes Durstgefühl.

Robinia pseudacacia D6, Dil.
Übersäuerung des Magens mit Sodbrennen, saurem Aufstoßen, säuerlichem Mundgeschmack, auch saurem Erbrechen; selbst der Stuhl hat einen sauren Geruch.

Strychnos ignatii (Ignatia) D6, D12, Dil.
Magen-Darm-Beschwerden infolge von psychischen Ereignissen. Wechselnde Schmerzsymptomatik, ausgeprägtes Globusgefühl, bitteres Aufstoßen.

Strychnos nux vomica (Nux vomica) D6, D12, Dil.

Starke Magenschmerzen mit Übelkeit vor allem morgens, Brechreiz, Reizmittel-Abusus (Kaffee, Nikotin, Alkohol). Magenbeschwerden unmittelbar nach dem Essen; spastische Obstipation. Deutliche Verschlechterung durch psychische Ereignisse.

Mineralische Homöopathika (mit klinischer Indikationsangabe)*
Acidum arsenicosum (Arsenicum album) D12, Dil. Gastro-Enteritis und Ulzera.
Acidum hydrochloricum D12, Dil. Ulcus ventriculi et duodeni.
Argentum nitricum D12, Dil., Tabl. Gastralgie und Ulzera.
Carbo vegetabilis D12, Tabl. Reizmagen-Syndrom, Ulzera
Graphites D12, Tabl. Reizmagen-Syndrom

* **Besonderer Hinweis**

Dem homöopathischen Wirkprinzip entsprechend werden auch bei diesem Anwendungsbereich die mineralischen Homöopathika als Konstitutionsmittel bevorzugt bei den Organerkrankungen (z. B. Ulkuskrankheit) eingesetzt. Dazu gehört die Erstellung eines individuellen Krankheitsbildes (homöopathische Anamnese).

5.8.3 Dünn- und Dickdarmerkrankungen

In Abhängigkeit der Leitsymptomatik sind differentialtherapeutisch auch die unter 5.8.2 beschriebenen Homöopathika zu berücksichtigen, da der Verdauungstrakt gerade in der Homöopathie als funktionelle Einheit gesehen wird. Bei der engen Verknüpfung mit dem Vegetativum wird es verständlich, dass *chronische Beschwerden an Dünn- und Dickdarm* mit *personotropen Homöopathika* behandelt werden müssen. In typischer Weise gilt dies für die chronisch entzündlichen Darmerkrankungen (z.B. M. Crohn).

Bei einer mehr *organotropen Verordnung, vorzugsweise bei akuten Darmerkrankungen*, sind die somatischen Beschwerden als wahlanzeigende Kriterien zu verwenden. Dies gilt in hohem Maße auch für die bei Kindern häufig auftretenden Darminfekte, die sich gut mit Homöopathika einschließlich diätetischer Maßnahmen beherrschen lassen.

Diarrhoe und Obstipation sind demnach klinisch zu wertende Leitsymptome, unter welchen die entsprechenden Arzneimittel schematisch eingereiht werden können. Im Hinblick auf die Vielzahl der dabei in Frage kommenden Homöopathika wird nur eine Auswahl genannt.

5.8.3.1 Leitsymptom Diarrhoe

Pflanzliche Homöopathika

Matricaria chamomilla (Chamomilla) D6, Dil./Glob.
Saures und galliges Erbrechen, grün-schleimige, übelriechende Diarrhoe mit kolikartigen Leibschmerzen sind charakteristische Symptome. Eine bewährte Indikation sind die Zahnungsdurchfälle.

Okoubaka aubrevillei D3, Tabl./Glob.
Brechdurchfall infolge von Ingestion verdorbener Speisen sowie bei Kostumstellung (z. B. Fernreisen); unspezifische Magen-Darm-Beschwerden nach Infektion und/oder Antibiotika-Behandlung.

Pulsatilla pratensis D6, Glob. Dil.
Übelkeit und Brechdurchfall zumeist infolge von kalten Speisen und Getränken (z. B. Eis); pappiger Mundgeschmack, Durstlosigkeit, Völlegefühl bei allgemeiner Fettunverträglichkeit.

Rheum D6, Dil./Glob.
Säuerlich riechende, schäumende Diarrhoe mit Tenesmen; auch bei sogenannter Sommer-Diarrhoe sowie im Säuglings- und Kindesalter indiziert.

Veratrum album D6, Dil.
Profuse Diarrhoe mit Darmspasmen; starke Übelkeit mit rezidivierendem Erbrechen. Mundtrockenheit und großem Durst. Typisch ist die begleitende Kreislauflabilität.

Mineralische Homöopathika (Leitsymptom Diarrhoe)*
Acidum arsenicosum (Arsenicum album) D12, Dil. Akute und chronische Diarrhoe.
Argentum nitricum D12, Dil. Psychovegetativ bedingte Diarrhoe.
Calcium carbonicum D12, Tabl. Chronisch-rezidivierende Diarrhoe besonders im Kindesalter.
Cuprum metallicum, D6, Tabl. Diarrhoe mit Spasmen.
Ferrum metallicum D6, Tabl. Diarrhoe besonders im Säuglings- und Kindesalter.
Mercurius corrosivus D6, Tabl. Chronisch-rezidivierende Diarrhoe.
Natrium sulfuricum D6, Tabl. Chronisch-rezidivierende Diarrhoe.
Sulfur D12, Tabl. Chronisch-rezidivierende Diarrhoe.

Das individuelle Krankheitsbild ist zu berücksichtigen.

5.8.3.2 Leitsymptom Obstipation

Pflanzliche Homöopathika

Bryonia cretica D6, Dil.
Atonische Obstipation bei Cholezystohepatopathie. Auffallend harter und trockener Stuhl, wobei die Schleimhäute insgesamt sehr trocken sind. Weiß belegte Zunge, galliger Mundgeschmack.

Lycopodium D6, Tabl.
Spastische Obstipation bei chronischer Hepatopathie; Meteorismus und Flatulenz.

Opium D12, Dil.
Atonische Obstipation, meteoristisches Abdomen. Oftmals handelt es sich um einen postoperativen Zustand oder eine langdauernde Immobilisation (z. B. Bettlägerigkeit).

Strychnos nux vomica (Nux vomica) D6, Tabl.
Spastische Obstipation, häufig in Zusammenhang mit einem Hämorrhoidalleiden. Ätiologisch liegt zumeist eine unzweckmäßige Lebensweise bei Reizmittelabusus zugrunde.

Mineralische Homöopathika (Leitsymptom Obstipation)*
Acidum silicicum (Silicea) D6, D12, Tabl. Chronische Obstipation, auch im Kindesalter.
Aluminium oxidatum D6, D12, Tabl. Chronische Obstipation (ältere Menschen).
Graphites D6, D12, Tabl. Chronische Obstipation.
Magnesium chloratum D6, Tabl. Chronische Obstipation.
Natrium chloratum D6, Tabl. Chronische Obstipation.
Plumbum metallicum D6, Tabl. Chronische Obstipation.

Das individuelle Krankheitsbild ist zu berücksichtigen.

5.8.4 Lebererkrankungen

Im wesentlichen entspricht der Anwendungsbereich homöopathischer Arzneimittel zur Behandlung von Lebererkrankungen demjenigen der Phytotherapie. Auch hier kann nicht von einer Leberschutztherapie im Sinne einer Prophylaxe gesprochen werden. Insbesondere liegt die *Grenze für Homöopathika* dort, wo organisch-destruktive Veränderungen (Zirrhose mit Dekompensation) vorhanden sind. Hier sind substituierende Therapiemaßnahmen indiziert.

Allerdings schließen Organerkrankungen eine homöopathische Behandlung (adjuvant) insofern nicht aus, als gerade in praxi unter einer Homöotherapie oft eine auffallende subjektive Befindensbesserung und erst allmählich eine objektive Normalisierung pathologischer Befunde (z. B. Blutchemie) beobachtet werden kann. Dies ist ein wesentlicher Grund, weshalb eine relativ umfangreiche – wenn auch überwiegend kasuistische – Literatur über die homöopathische Behandlung von Hepatopathien vorliegt.

Bei Berücksichtigung des homöopathischen Therapieprinzips „Regulations-Reiztherapie“ wird es auch verständlich, weshalb Homöopathika der *pflanzlichen Gruppe* eher bei akuten viralen Infektionen und deren postinfektiösen Zuständen eingesetzt werden; solche der *mineralischen Gruppe* sind vor allem bei chronifizierenden Verläufen mit Neigung zu Degeneration indiziert.

Indikationen für die Homöopathie sind auch die *Sekundärreaktionen*, die sich teilweise in unspezifischen Krankheitssymptomen äußern (vergl. Phytotherapie).

Der bislang tierexperimentell belegte Ansatz einer „*Detoxikation*“ mit dem entsprechenden homöopathischen Agens (z. B. Schwermetall) entspricht dem Gedanken einer isopathischen Behandlung; gleichwohl wird er in zunehmendem Maße praktiziert, wie z. B. auch im Sinne der Homotoxinlehre. Systematische Untersuchungen fehlen, wie auch keine klinisch-kontrollierten Studien über Homöopathika bei Hepatopathie vorliegen; auf die Fülle an Praxisberichten sei nochmals hingewiesen; allein sie rechtfertigen bereits einen Behandlungsversuch.

Pflanzliche Homöopathika

Bryonia cretica D6, Tabl.
Stark stechende Schmerzen im rechten Oberbauch, Übelkeit, auch galliges Erbrechen. Es besteht eine Obstipation; auffallend ist die Mundtrockenheit und ein vermehrtes Durstgefühl. Psychische Ereignisse wie Ärger und Aufregung können Auslöser der akuten Beschwerden sein; oft handelt es sich um cholerische Patienten.

Carduus marianus D3, Tabl.
Die homöopathische Anwendung – im Gegensatz zur Phytotherapie – wird auch als „Routine“ bezeichnet: akute Oberbauchschmerzen bei Hepatomegalie...

Folgezustände wie Pfortaderstauung, Varikosis und Hämorrhoidalleiden bei Obstipation.

Das Mittel eignet sich auch zur Intervallbehandlung, zumal charakteristische Individualsymptome fehlen.

Chelidonium majus D6, Tabl.
Stechende und drückende Schmerzen im rechten Oberbauch, die bis in die rechte Schulter ausstrahlen. Der Stuhl ist weich, durchfällig und von heller Farbe; bitterer, pappiger Mundgeschack, oft ist auch eine gelblich verfärbte Zunge zu beoachten.

Flor de Piedra D6, Tabl.
Unspezifische Beschwerden wie Übelkeit, Fettunverträglichkeit, Flatulenz und Stuhlinkonsistenz; oft handelt es sich um Folgen einer viralen oder nutritiv-toxischen Hepatopathie.

Lycopodium clavatum D6, D12, Tabl.
Eher chronische Prozesse mit Neigung zu Steinbildung (Cholelithiasis und Urolithiasis). Ausgeprägte Abneigung gegen Einengung am Abdomen (z. B. Kleidung) bei starkem Meteorismus und Flatulenz; spastische Obstipation, Oberbauchbeschwerden sowie Inappetenz nach kleinen Mahlzeiten.

Taraxacum officinale D4, Tabl.
Nach Mezger bewährt bei akuter Hepatitis, Hepatosplenomegalie mit Schmerzen im Oberbauch.

Meteorismus, Flatulenz bei unterschiedlicher Stuhlkonsistenz. Allgemeinbeschwerden imponieren als Muskel- und Kopfschmerzen bei reduziertem Allgemeinzustand. Ein weiterer Hinweis ist die sog. „Landkartenzunge“.

Mineralische Homöopathika
(bei chronischen Hepatopathien)

Acidum arsenicosum (Arsenicum album) D12, Glob.
Neigung zu Diarrhoen

Cuprum aceticum D6, Tabl.
Spastische Oberbauchbeschwerden

Magnesium chloratum D6, Tabl.
Obstipation, Migräne

Natrium sulfuricum D12, Tabl.
Kolikartige Bauchschmerzen

Phosphorus D12, Glob.
Neigung zu Diarrhoe

Sulfur D12, Tabl.
Hauterkrankungen, Stoffwechselbelastung

5.8.5 Erkrankungen der Gallenblase und Gallenwege

Vom Therapieansatz her spricht man bei Berücksichtigung der objektiven und subjektiven Symptomatik auch bei *organotroper* Verordnungsweise vom homöopathischen Leber- und Gallemitteln.

Demnach sind auch diese Arzneimittel differentialtherapeutisch zu erwägen. Ihre *cholatrope Anwendung* ist teilweise charakteristisch und orientiert sich vor allem an der Beschwerdesymptomatik („Cholezystopathie“).

Über die Effektivität von Homöopathika zur *Litholyse* liegen keine Untersuchungen mit objektivierbaren Befunden vor (z. B. Sonographie). Dorsci weist zusammenfassend darauf hin, dass Steinabgänge und Auflösungen nicht beobachtet werden, wohl aber klinische Beschwerdefreiheit und in der Autopsie eine Verkleinerung und Erweichung der Steine, was offenbar zur Beschwerdefreiheit führt. Die Gallensteinbildung ist häufig ein konstitutionelles Problem (Stein-Diathese), weshalb sich hier *Konstitutionsmittel* besonders eignen. Dass bei rezidivierenden fieberhaften Entzündungen oder ikterischen Schüben andere Therapiemaßnahmen indiziert sind (konservativ/chirurgisch), muss erwähnt werden.

Pflanzliche Homöopathika

Berberis vulgaris D6, Dil.
Prototyp bei der sogenannten Stein-Diathese mit Bildung von Gallensteinen. Druckempfindlicher Oberbauch, stechende Schmerzen im Bereich der Gallenblase; ikterische Skleren. Geruchlose Flatulenz bei reichlichen, oft durchfallartigen Stühlen.

Citrullus colocynthis (Colocynthis) D6, Dil.
Kolikartige Schmerzen im rechten Oberbauch mit Diarrhoe. Deutliche Schmerzlinderung durch Anwendung von Wärme und Zusammenkrümmen.

Hedera helix D6, Dil.
Rezidivierende kolikartige Schmerzen im Bereich der Gallenblase; langjährige Steinanamnese. Übelkeit, gehäuftes Erbrechen; auffallend ist die Besserung durch Essen.

Veronica virginica (Leptandra) D4, Dil.
Starke Schmerzen im Oberbauch, auch in den Rücken ausstrahlend. Dunkler, durchfälliger Stuhl, auch beim Postcholezystektomie-Syndrom bewährt.

Mandragora e radice D6, Dil.
Rechtsseitige Oberbauchschmerzen mit Ausstrahlung in die Schulter. Auffallend sind die hellen, durchfälligen Stühle.

Es besteht Verlangen nach pikanten Speisen, sowie eine Unverträglichkeit von Fettem, Alkohol und Kaffee. Typisch ist auch die Geräusch- und Geruchsempfindlichkeit.

Podophyllum peltatum D6, D12, Dil.
Langjährige Cholelithiasis und Hepatopathie; insbesondere morgens treten übelriechende Diarrhöen auf. Ikterische Hautfarbe, dick belegte, gelblichweiße Zunge, säuerlicher Mundgeschmack.

Literatur

Allopathie

Allgemeine Funktionsstörungen des Magens und Darmes

Amann, K., Maiwald, L.: Wie beeinflussen Bitterstoffe die Pepsin- und Säuresekretion im Magen? Natura med. **1/2**: 38 (1988).

Brandt, W.: Spasmolytische Wirkung ätherischer Öle. Z. Phytother. **9**: 33 (1988).

Deininger, R.: Neues aus der Terpenforschung. Kassenarzt **7**: 1–12 (1985).

Dew, M.J., Evans, B.K., Rhodes, J.: Peppermint oil for the irritable bowel syndrome, a multicentre trial. Brit. J. Clin. Pract. **38**: 394 (1984).

Forster, H.: Spasmolytische Wirkung pflanzlicher Carminativa. Z. Allg. Med. **59**: 1327 (1983).

Glatzel, H.: Die Gewürze. Ihre Wirkungen auf den gesunden und kranken Menschen. Nicolaische Verlagsbuchhandlung, Herford (1968).

Westphal, J., Hörning, M.: Wirksame Phytotherapie bei funktionellen Oberbauchbeschwerden. Ergebnisse einer Studie mit dem pflanzlichen Kombinationsmittel Lomatol® (bisher Anethol 36 „Lohmann"® N). Der Allgemeinarzt, **17**: 6, 647–654 (1995).

Leicester, R.J., Hunt, R.H., pepermint oil to reduce colonic spasm curing endoscopy, Lancet 989 (1982).

Liu, J.H., Chen, G.H., Yeh, H.Z., Huang, C.K., Poon, S.K.: Enteric-coated peppermint-oil capsules in the treatment of irritable bowel syndrome: a prospective, randomized trial. J. Gastroenterol. **32**: 765–768 (1997).

May, B., Kuntz, H.D., Kieser, M., Köhler, S.: Efficacy of a fixed peppermint oil (caraway oil combination) in nonulcer dyspepsia. Arzneim.-Forsch./Drug Res. **46**: 1149–1153 (1996).

McLean, N., Hübner-Steiner, U.: Behandlung arzneimittelbedingter Magen-Darm-Beschwerden – Doppelblindstudie zur Wirksamkeit von Iberogast im Vergleich zu Plazebo. Fortschr. Med. **105**: 239 (1987).

Nicolay, K.: Funktionelle Gastroenteropathien im therapeutischen Blindvergleich von Metoclopramid mit dem Phytopharmakon Iberogast. Gastro-Entero-Hepatol. **2**, Nr. 4: 1 (1984).

Pittler, M.H., Ernst, E.: Peppermint oil for irritable bowel syndrome: a critical review and meta-analysis. Am. J. Gastroenterol. **93**: 1131–1135 (1998).

Rees, W.D.W., Evans, B.K., Rhodes, J.: Treating irritable bowel syndrome with peppermint oil. Brit. Med. J. **II**: 835 (1979).

Schwenk, H.U., Horbach, L.: Vergleichende klinische Untersuchungen über die Wirksamkeit von Carminativum-Hetterich bei Kindern mittels wiederholter Sonographie des Abdomens. Therapiewoche **28**: 2610 (1978).

Wagner, H., Sprinkmeyer, L.: Über die pharmakologische Wirkung von Melissengeist. Dtsch. Apoth. Z. **133**: 1159 (1973).

Gastritis und Ulkus-Krankheiten

Achterath-Tuckermann, U., Kindl, R., Flasham, E., Isaac, O., Thiemer, K.: Pharmakologische Untersuchungen von Kamillen-Inhaltsstoffen V. Untersuchungen über die spasmolytische Wirkung von Kamillen-Inhaltsstoffen und Kamillosan am isolierten Meerschweinchen-Ileum. Planta Med. **39**: 38–50 (1980).

Bonzo, H.: Diagnose und Therapie des Ulcus pepticum. Med. Welt. **30**: 979 (1979).

Della Loggia, R.: Lokale antiphlogistische Wirkung der Kamillen-Flavone. Dtsch. Apoth. Z. **125** (43) Suppl. I: 9 (1985).

Hausen, B.M., Busker, E., Carle, R.: Über das Sensibilisierungsvermögen von Compositenarten. VII. Experimentelle Untersuchungen mit Auszügen und Inhaltsstoffen von Chamomilla recutita und Anthemis cotula. Planta Med. **42**: 205–284 (1984).

Inoue, H., Saito, K., Koshihara, Y., Murota, S.: Inhibitory effect of glyzyrrhetinic acid derivatives of lipoxygenase and prostaglandin synthetase. Chem. Pharm. Bull. **34**: 897 (1986).

Isaac, O., Thiemer, R.: Biochemische Untersuchungen von Kamilleninhaltsstoffen, III. In vitro-Versuche über die antipeptische Wirkung des (–)-α-Bisabolols. Arzneimittel-Forsch. (Drug Res.) **25**: 1352 (1975).

Jakovlev, V., Isaac, O., Flaskamp, E.: Pharmakologische Untersuchungen von Kamillen-Inhaltsstoffen. VI. Mitt. Planta med. **49**: 67 (1983).

Montgomery, R.D., Cookson, J.B.: The treatment of gastric ulcer. Comparative trial of carbenoxolone and a deglycyrrhizinated liquorice preparation (Caved-S). Clin. Trials. J. **9**: 33 (1972).

Morgan, A.G., McAdam, W.A.F., Pacsoo, C., Walker, B.E., Simmons, A.V. (Hrsg.): Fritsch, W.P., Scholten, I.S., Müller, J., Hengels, K.J. In: Pathogenese und Therapie der Ulkuserkrankung. Excerpta Medica Amsterdam (1981).

Schilcher, H.: Die Kamille – Handbuch für Ärzte, Apotheker u. a. Naturwissenschaftler. Wiss. Verlagsges., Stuttgart (1987).

Tamura, Y., Nishikawa, T., Yamada, K., Yamamoto, M., Kumagai, A.: Effects of glyzyrrhetinic acid and its derivatives on Δ^4-5α- and 5β-reductase in rat liver. Arzneimittel-Forsch. (Drug Res.) **29**: 647 (1979).

Wagner, H., Knaus, U., Jordan, E.: Pflanzeninhaltsstoffe mit Wirkung auf das Komplementsystem. Z. Phytother. **8**: 148 (1987).

Welton, A.F., Tobias, L.D., Fiedler-Nagy, C., Anderson, W., Hope, W., Meyers, K., Coffrey, I.W.: Effect of Flavonoids on arachidonic acid metabolism, In: Progress in Clinical and Biological Research Vol. 213, Eds. Cody, V., Middleton, E., Harborne, J.B., Alan, R., Liss, New York (1986).

Wurm, G., Baumann, K., Geves, U.: Beeinflussung des Arachidonsäurestoffwechsels durch Flavonoide. Dtsch. Apoth. Z. **122**: 2062 (1980).

Leber- und Galleerkrankung

Adzet, T., Camarasa, I., Laguna, J.C.: Hepatoprotective activity of polyphenolic compounds from Cynara scolymus against CCl_4 toxicity in isolated rat hepatocytes. J. Nat. Prod. **50**: 612–617 (1987).

Ammon, H.P.T., Wahl, M.A.: Pharmacology of Curcuma longa, Planta med. **57**: 1–7 (1990).

Baumann, J.Ch.: Über die Wirkung von Chelidonium, Curcuma, Absinth und Carduus marianus auf die Galle- und Pankreassekretion bei Hepatopathien. Med. Mschr. **29**: 173 (1975).

Baumann, J.Ch., Heintze, H., Muth, H.W.: Klinisch-experimentelle Untersuchungen der Gallen-, Magen- und Pankreassekretion unter den phytocholagogen Wirkstoffen einer Carduus marianus-Chelidonium-Curcuma Suspension. Arzneimittel-Forsch (Drug Res.) **21**: 98 (1971).

Baumann, J.Ch.: Über die Wirkung von Chelidonium, Curcuma, Absinth und Carduus marianus auf die Galle- und Pankreassekretion bei Hepatopathien. Med. Mschr. **29**: 173 (1975).

Benda, L., Dittrich, H., Ferenci, P., Frank, H., Wewalka, F.: Zur Wirksamkeit von Silymarin auf die Überlebensrate von Patienten mit Leberzirrhose. Wien. klin. Wschr. **92** (19): 678–683 (1980).

Böhm, K.: Untersuchungen über choleretische Wirkungen einiger Arzneipflanzen. Arzneimittel-Forsch. (Drug Res.) **9**: 376 (1959).

Boigk, G., Strodter, L., Herbst, H., Waldschmidt, J., Riecken, E.O., Schuppan, D.: Silymarin hemmt die Kolagenablagerung bei der frühen und fortgeschrittenen bilären Fibrose der Ratte nach vollständiger Gallengangsobliteration, Hepatology, 26, NO3 (1997).

Braatz, R., Mennicke, W.H., on the enterohepatic circulation of Silibinin in rats, S. 55, In: Aktuelle Hepatologie – III. Int. Lebersymposium „Experimentelle und klinische Hepatologie“, Nov. 1978, Köln. Hanseatisches Verlagskontor, Lübeck (1979).

Daniel-Schmaltz, D.: Das Schöllkraut Hippokrates. Hippokrates, Marquardt & Co, Stuttgart (1939).

Dehmlow, C., Erhard, I., de Groot, H.: Inhibition of Kupffer cell functions as an explanation for the hepatoprotective properties of Silibinin, Hepatology **23**: 749–754 (1996).

Di Mario F. et al.: Die Wirkung von Legalon auf die Leberfunktionsproben bei Patienten mit alkoholbedingter Lebererkrankung, Doppelblindstudie. In: De Ritis et al. (eds.): Der toxisch-metabolische Leberschaden, S. 54–58. Hanseatisches Verlagskontor, Lübeck (1981).

Down, W.H.: The influence of silibin on the hepatic microsomal drug metabolising enzyme system of the rat: S. 119–141. In: Braatz, R., Schneider, C.C. (Hrsg.): Symposium on the Pharmacodynamics of Silymarin. Urban & Schwarzenberg, München-Berlin-Wien (1976).

Feher, I., Csomos, G.: Doppelblindstudie mit Silymarin bei alkoholbedingten Lebererkrankungen. Ärztl. Praxis **11**: 16–18 (1990).

Feher, J., Denk, G., Muezes, G., Lang, I., Niederland, V., Nekam, K., Karteszi, M.: Hepatoprotective activity of silymarin legalon therapie in patients with chronic alcoholic liver disease, Orv. Hetil **130** (51): 2723–2727 (1989).

Ferenci, P., Dragosics, B., Dittrich, H., Frank, H., Benda, L., Lochs, H., Mervn, S., Base, W., Schneider, B.: Randomized controlled trial of silymarin treatment in patients with cirrhosis of the liver. J. Hepatol. **9**: 105–113 (1989).

Fiegel, G.: Die amphocholeretische Wirkung der Fumaria officinalis. Z. Allgemeinmed. **34**: 1819 (1971).

Filip, J., Brodanova, M., Chlumsky, J.: Weitere Möglichkeiten der Anwendung von Legalon in der Behandlung von Lebererkrankungen. Aktuelle Hepatologie, S. 40, Ber. Symp. Prag 1976. Hans. Verl.-Kontor, Lübeck (1977).

Fintelmann, V.: Klinische Bedeutung der lipidsenkenden und antioxidativen Wirkung von Cynara scolymus (Artischocke). In: Loew, D., Rietbrock, N. (Hrsg.) Phytopharmaka II: Forschung und klinische Anwendung. Steinkopff Verlag, Darmstadt: S. 145–159 (1996).

Fintelmann, V., Albert, A.: Nachweis der therapeutischen Wirksamkeit von Legalon bei toxischen Lebererkrankungen im Doppelblindversuch. Therapiewoche **30** (35): 5589–5594 (1980).

Floersheim, G.L.: Treatment of human amatoxin mushroom poisoning. Myths and advances in therapy. Med. Toxicol. **2**: 1 (1987).

Frimmer, M., Kroher, R.: Phalloidin-Antagonisten. 1. Mitt.: Wirkung von Silybin-Derivaten an der isoliert perfundierten Rattenleber. Arzneimittel-Forsch. (Drug Res.) **25**: 394–396 (1975).

Frömming, K.H., Saller, R., Wächter, W.: Silymarinhaltige Phytopharmaka – Biopharmazie als wesentliches therapeutisches Qualitätskriterium. Zeitschr. für ärztliche Fortbildung und Qualitätssicherung **93**: Juni (1999).

Frühwirth, I.: Ein pflanzliches Cholagogum bei Oberbauchbeschwerden. Therapiewoche **36**: 200 (1986).

Gebhardt, R.: Inhibition of cholesterol biosynthesis in primary cultured rat hepatocytes by artichoke (Cynara scolymus L.) extracts, J. Pharmacol. Exp. Ther. **286**: 1122–1128 (1998a).

Gebhardt, R.: Protektive antioxidative Wirkungen von Artischocken-Extrakt an der Leberzelle. Med. Welt **46**: 393–395 (1998b).

Gebhardt, R.: Antioxidative und protective properties of extracts from leaves of the artichoke (Cynara scolymus L.) extract, J. Pharmacol. Exp. Ther. **286**: 1122–1128 (1998c).

Götz, H.G.: Cholagoga, Pharmazeutische Praxis. Beilage zu: Die Pharmazie **9**: 193 (1971).

Hammerl, H., Kindler, K., Kränzl, Ch., Nebosis, G., Pichler, O., Studlar, M.: Über den Einfluss von Cynarin auf Hyperlipidämie unter besonderer Berücksichtigung des Typs II (Hypercholesterinämie). Wien. med. Wschr. **41**: 601–605 (1973).

Held, C.: Silymarin bei Hepatopathien. Fibrose-Hemmung unter Praxisbedingungen. Therapiewoche **42**: 1696–1702 (1992).

Hikino, H., Kiso, Y., Wagner, H., Fiebig, M.: Antihepatotoxic actions of flavonolignans from Silybum marianum fruits. Planta Med. **50**: 248–250 (1984).

Hölzl, J., Wagner, H.: Über den Einbau von intraduodenal applizierten $^{14}C/^{32}P$-Polyen-Phosphatidylcholin in die Leber von Ratten und seine Ausscheidungen durch die Galle. Z. Naturforsch. **26b**: 1151 (1971).

Kainz, R.: Klinische Erfahrung mit einem neuen Spasmo-Choleretikum. Prakt. Arzt **25**: 1374 (1971).

Kirchhoff, R., Beckers, C.H., Kirchhoff, G.M., Trinzek-Gärtner, H., Petrowitz, O., Reimann, H.J.: Increase in choleresis by means of artichoke extract. Results of randomized Plazebo controlled double-blind study. Phytomedicine **1**: 107–115 (1994).

Knof, M., Maiwald, L.: Zur Wirkungsweise eines pflanzlichen Kombinationspräparates auf die Komponenten von Galle- und Duodenalsekret. Z. Allg. Med. **60**: 1082–1085 (1984).

Knof, M., Maiwald, L., Helbig, A.: Cholagogum Betulum – klinisch-experimentelle Doppelblindstudien. Kassenarzt **24**: Heft 51/52: 46 (1984).

Kraft, K.: Artischoke leaf extract – Recent findings reflecting effects on lipid metabolism, liver and gastrointestinal tracts. Phytomedicine **4**: 369–378 (1997).

Kuntz, H.D., Rausch, V., Bammel, E.: Die Hepatoxizität von Rifampicin und ihre Beeinflussung durch essentielle Cholinphospholipide. Med. Welt **29**: 452 (1978).

Kurz-Dimitrowa, D.: Leberschutzbehandlung psychiatrisch-neurologischer Patienten bei Langzeittherapie mit Psychopharmaka. Medizin des alternden Menschen **1** (9): 275 (1971).

Lahtinen, J., Hendolin, H., Tuppurainen, T.: Die Wirkung von Silymarin auf Leberfunktionstests nach Cholezystektomie unter Allgemeinanaesthesie. In: Der toxisch-metabolische Leberschaden, S. 79. de Ritis, F., Csomos, G., Braatz, R. (Hrsg.). Hans. Verl.-Kontor, Lübeck (1981).

Leimbach, H.: Beitrag zur Behandlung von Ikterus mit Curcumen. Med. Klin. **40**: 1467–1468 (1938).

Leng-Peschlow, E., Strenge-Hesse, A.: Die Mariendistel (Silybum marianum) und Silymarin als Lebertherapeutikum. Z. Phytother. **12**: 162–174 (1991).

Maiwald, L., Hengstmann, D.: Objektivierung einer gebesserten Cholerese. Therapiewoche **19**: 1661 (1969).

Maiwald, L., Schwantes, P.A.: Curcuma xanthorrhiza Roxb., eine Heilpflanze tritt aus dem therapeutischen Schattendasein. Z. Phytother. **12**: 35–445 (1991).

Maros, T., Raćz, G., Katonai, B., Kovaćs, V.V.: Wirkungen der Cynara scolymus-Extrakte auf die Regeneration der Rattenleber. Arzneimittel-Forsch. (Drug Res.) **16**: 127–129 (1966).

Martines, G., Mingrino, G.C., Cagnetta, G., Copponi, V.: Ambulante Behandlung von Lebererkrankungen – Multizenterstudie – Cl. Terap. **92**: 33–58 (1980).

Matzkies, F., Webs, B.: Wirkung eines pflanzlichen Kombinationspräparats auf die gastrointestinale Transitzeit und die Gallensäuren-Ausscheidung. Fortschr. Med. **101**: 1304 (1983).

Montini, M., Levoni, P., Ongaro, A., Pagani, G.: Kontrollierte Anwendung von Cynarin in der Behandlung hyperlipämischer Syndrome. Arzneimittel-Forsch. (Drug Res.) **25**: 1311–1314 (1975).

Nieschulz, O., Schmersahl, P.: Über choleretische Wirkstoffe aus Artemisia abrotanum. Arzneimittel-Forsch. (Drug Res.) **18**: 1330 (1968).

Peters, H., Prokop, V.: Die kompensierte Leberzirrhose. Therapieerfahrung mit Essentiale forte. Therapiewoche **36**: 540 (1986).

Pirtkien, R., Surhe, E., Seybold, G.: Vergleichende Untersuchungen über die choleretischen Wirkungen verschiedener Arzneimittel bei der Ratte. Med. Welt **1**: 1417 (1960).

Rauen, H.M., Schriewer, H.: Die antihepatotoxische Wirkung von Silymarin bei experimentellen Leberschädigungen der Ratte durch Tetrachlorkohlenstoff, D-Galaktosamin und Allylalkohol. Arzneimittel-Forsch. (Drug-Res.) **21**: 1194–1201 (1971).

Saba, P., Galeone, F., Salvadorini, F., Guargualini, M., Troyer, C.: Therapeutische Wirkung von Silymarin bei durch Psychopharmaka verursachten chronischen Hepatopathien. Gazz. Med. Ital. **135** (4): 236–251 (1976).

Salmi, H.A., Sarna, S.: Effect of silymarin on chemical, functional and morphological alterations of the liver. Scand. J. Gastroenterol. **17**: 517–521 (1982).

Scholz, O., Kretschmar, E.: Der cholestatische Effekt des Megaphen und seine Beeinflussung durch Choleretica. Klin. Wschr. **36**: 38 (1958).

Schuppan, D., Strösser, W., Burkard, G., Walosek, G.: Verminderung der Fibrosierungsaktivität durch Legalon® bei chronischen Lebererkrankungen. Z. Allg. Med. **74**: 577–584 (1998).

Schuppan, D.: Chronische Hepatitis: Probleme antifibrotischer Therapie. Z. Allg. Med. **71**: 1144–1150 (1995).

Schuppan, D., Lang, T., Gerling, G., Leng-Poschlow, E., Krumbiegel, G., Riecken, E.O., Waldschmidt, J.: Antifibrotic effect of silymarin in rat secondary bilary fibrosis induced by bile duct obliteration with ethibloc, J. Gastroenterol. **32**: 45–46 (1994).

Sonnenbichler, J., Plattersberger, J., Rosen, H.: Stimulierung der RNA-Synthese in Rattenleber und in isolierten Hepatozyten durch Silybin, einem antihepatotoxischen Wirkstoff aus Silybum marianum L. Gaertn. Hoppe-Seyler's Z. physiol. Chem. **357**: 1171 (1976).

Sonnenbichler, J., Zetl, I.: Untersuchungen zum Wirkungsmechanismus von Silibinin, Einfluss von Silibinin auf die Synthese ribosomaler RNA, mRNA und tRNA in Rattenleber in vivo. Hoppe-Seylers Z. physiol. Chem. **365**: 555 (1984).

Sonnenbichler, J., Goldberg, M., Hane, L., Madabunyi, I., Vogel, S., Zetl, I.: Stimulating effect of Silibinin on the DNA-synthesis in partially hepattectomized rat livers: non-response in hepatoma and other malign cell lines. Biochem. Pharmacol. **35**: 538 (1986).

Srimal, R.C., Dhawan, B.N.: Pharmacology of diferuloylmethan (curcumin), a non-steroidal antiinflammatory agent. J. Pharm. Pharmacol. **25**: 447–448 (1973).

Struppler, A., Rössler, H.: Über die choleretische Wirkung des Artischockenextraktes, Med. Mschr. **11**: 221–223 (1957).

Tympner, F.: Sonographische Beobachtung der Gallenblasenkinetik unter Cholagogummedikation. Therapiewoche **33**: 5559 (1983).

Vogel, G., Trost, W., Braatz, R., Odenthal, K.P., Brüsewitz, G., Antweiler, H., Seeger, R.: Untersuchungen zur Pharmakodynamik, Angriffspunkt und Wirkungsmechanismus von Silymarin, dem antihepatotoxischen Prinzip aus Silybum marianum (L.) Gaertn. Arzneimittel-Forsch. (Drug Res.) **25**: 82–89 (1975), ibid. 179–188 (1975).

Wagner, H.: Plant Constituents with Antihepatotoxic Activity, p. 217 in: Natural Products as Medicinal Agents. (Beal, J.L., Reinhard, E., eds.), Hippokrates 1981.

Wagner, H., Wierer, M., Bauer, R.: In vitro Hemmung der Prostaglandin-Biosynthese durch ätherische Öle und phenolische Verbindungen. Planta med. **3**: 184 (1986).

Durchfallerkrankungen – Colitis – Morbus Crohn

Ammon, H.P.T., Mack, J., Singh, G.B., Safayi, H.: Inhibition of leukotriene B^4 formation in rat peritoneal neutrophils by an ethanolic extract of the gum resin exudate of Boswellia serrata. Planta Med. **57**: 203–207 (1991).

Ammon, H.P.T: Salai-Guggal-Boswellia serrata; from a herbal medicine to a specific inhibitor of leucotriene biosyntheses. Phytomedicine **3**: 67–70 (1996).

Caspary, W.F.: Diarrhoe und Antidiarrhoika, DAZ-Fortbildung Pharmakologie 7: Dtsch. Apoth. Z. **122**: 435–442 (1982).

Ducluzeau, R., Bensaada, M.: Effect comparé de l'administration unique on en continue de Saccharomyces boulardii sur l'établissement de diverses souches de Candida ans le tractus digestif de souris gnotoxéniques, Ann. Microbiol. (Inst. Pasteur) **133**, B. 491–501 (1982).
Gedek, B., Hagenhoff, G.: Orale Verabreichung von lebensfähigen Zellen des Hefestammes Saccharomyces cerevisae Hansen (BS 5926 und deren Schicksal während der Magen-Darm-Passage. Therapiewoche **38** (special issue): 33–48 (1989).
Gerhardt, H., Seifert, F., Buvari, P., Vogelsang, H., Repges, R.: Therapie des aktiven Morbus Crohn mit dem Boswellia-serrata Extrakt H-15, Z. Gastroenterol. **39**: 11–17 (2001).
Greinwald, R.: Moderne Grundlagen für die mikrobiologische Darmtherapie. Erfahrungsheilkunde **5**: 324–328 (1991).
Gunn, J.W.C.: The carminative action of volatile oils. J. Pharmacol. exp. Ther. **16**: 93–143 (1920).
Gupta, I., Parihar, A., Malhotra, P., Singh, G.B., Lüdtke, R., Safayi, H., Ammon, H.P.T.: Effects of Boswellia serrata gum resin in patients with ulcerative colitis. Eur. J. med. Res. **2**: 37–43 (1997).
Hockertz, S.: Immunmodulierende Wirkung von abgetöteten apathogenen Escherichia coli, Stamm Nissle 1917 auf das Makrophagensystem. Arzneimittel-Forsch. (Drug Res.) **41**: 1108–1112 (1991).
Höchter, W., Chase, D., Hagenhoff, G.: Saccharomyces boulardii bei akuter Erwachsenendiarrhoe, Münch.-Med-Wschr. **132**: 188–192 (1990).
Karbach, U.: Diarrhoe und Antidiarrhoika. Dtsch. Apoth. Z. **127**: 1369 (1987).
Knaus, U., Wagner, H.: Effects of bowellic acid of *Boswellia serrata* and other triterpenic acid on the complement system. Phytomedicine **3**: 77–81 (1996).
Koch, H.: Adjuvante Therapie bei Morbus Crohn mit Agiocur. Therapiewoche **34**: 4545–4548 (1984).
Kollaritsch, H.H., Tobüren, D., Schreiner, O., Wiedermann, G.: Prophylaxe der Reisediarrhoe, Münch. Med. Wschr. **130**: 671–673 (1988).
Krüger-Jansen, C.: Prophylaxe mit Tannalbinalbuminat und Ethacridinlactat. Dtsch. Apoth. Ztg. **134**: 42–43 (1994).
Kurtze, M., Zahnow, W.: Wirksame und sichere Therapie von Diarrhöen, Therapiewoche **46**: 494–499 (1996)
Ligny, G.: Therapie der Divertikulose. Schweiz. Z. Ganzheitsmed. **5**: 215–218 (1990).
Lit. Anonymus: Anwendung von Uzara® bei unspezifischen Durchfallerkrankungen, Wissenschaftl. Abschlussbericht STADA Arzneimittel AG.
Massot, J., Desconclois, M., Astoin, J.: Protection par Saccharomyces boulardii de la diarrheé à Escheridria coli du souriceae. Ann. Pharm. Fr. **40**: 445–449 (1982).
Plein, K., Hotz, J.: Therapeutic effect of Saccharomyces boulardii on mild residual symptoms in a stable phase of Crohn's disease with special reference to chronic diarrhea – a pilot study. Z. Gastroenterol. **31**: 129–134 (1993.
Raedsch, R., Walter-Sack, I., Galle, P.R., Kommerell, B.: Prophylaxis of Traveler's Diarrhea in Egypt: results of a double blind controlled study, Klin. Wochenschr. **69**: 863–866 (1991).
Rembacken, B.J., Schnelling, A.M., Hawkey, P.M., Chalmers, D.M., Axon, A.T.R.: Nonpathogenic Escherichia coli versus mesalazine for the treatment of ulcerative colitis: a randomised trial, The Lancet, **354**: 635–639 (1999).
Ruppin, H., Kachel, G.: Chronische Diarrhoe, Äthiopathogenese, Diagnostik und Therapie. Med. Mo. Pharm. **7**: 133 (1984).
Safayhi, H., Mack, Th., Sabieraj, J., Anazedo, M.I., Subramanian, L.R., Ammon, H.P.T.: Boswellic acids: Novel, specific, nonredox inhibitors of 5-lipoxygenase. J. Pharmacol. Exp. Ther. **261**: 1143–1146 (1992).
Safayhi, H., Sailer, E.R., Ammon, H.P.T.: 5-Lipoxygenase inhibition by acetyl-11-keto-β-boswellic acid (AKBA) by a novel mechnism. Phytomedicine 3/1: 71 (1996).
Saller, R., Pfister-Hotz, G., Iten, F., Melzer, J., Reichling, J.: Iberogast®: Eine moderne phytotherapeutische Arzneimittelkombination zur Behandlung funktioneller Erkrankungen des Magen-Darm-Trakts (Dyspepsie, Colon irritabile) – von der Pflanzenheilkunde zur Evidence Based Phytotherapy, Forsch. Komplementärmed. Klass. Naturheilk. 9 (Suppl. 1), 1–20 (2002).
Schmitz, B., El Agamy, R., Lindner, K.: Uzarawurzel – seit 80 Jahren bewährt bei akuten Durchfallerkrankungen. Pharm. Z. **137**: 1697–1719 (1992).
Schütz, E.: Behandlung von Darmerkrankungen mit Mutaflor. Fortschr. Med. **107**: 599–602 (1989).
Schütz, E.: Mikrobiologische Therapie von chronisch entzündlichen Darmerkrankungen (CED). Erfahrungsheilkunde **5**: 329–334 (1991).
Schulz, V., Löffler, A., Gheeorghin, F.: Resorption von Blausäure aus Leinsamen, Leber, Magen, Darm **13**: 10–14 (1983).
Singh, G.B., Atal, C.K.: Pharmacology of an extract of salai guggal ex-Boswellia serrata, a new non-steroidal anti-inflammatory agent. Agents and Actions **18**: 407–412 (1986).
Seguela, J.P., Llanes, I.P.: Dépression des défenses immunitaires par antibiothérapie, restauration expérimentale par un Saccharomyces. Bull. Soc. Mycol. Méd. **11**: 343–347 (1982).
Surawicz, C.M., Elmer, G.W., Speelman, P., McFarland, L.V., Chinn, J., van Beile, G.: Prevention of antibiotic-associated diarroea by Saccharomyces boulardii: a prospective study. Gastroenterology **96**: 981–988 (1989).
Saccharomyces boulardii. Beilage Pharm. Ztg. **37**: 1–15, 13. Sept. 1990.

Obstipation

Dufour, P., Gendre, P.: Long-term mucosal alterations by sennosides and related compounds. In: Lemli, J., Leng-Peschlow, E. (eds.): Pharmacology, Vol. 36 Suppl. 1, Karger, Basel (1988).
Ewe, K.: Wirkung von Anthrachinonen auf den intestinalen Transport. Z. Phytother. **7**: 130–135 (1986).
Ewe, K.: Intestinal transport in constipation and diarrhoea. In: Lemli, J., Leng-Peschlow, E. (eds.): Pharmacology, Vol. 36, Suppl. 1. Karger, Basel (1988).
Jekat, F.W., Winterhoff, H., Kemper, F.H.: Anthrachinonhaltige Laxantien. Z. Phytother. **11**: 177–184 (1990).
Kune, G.A.: Laxative use not a risk for colorectal cancer: Data from the Melbourne colorectal cancer study. Z. Gastroenterol. **31**: 140–143 (1993).
Lemli, J., Lemmens, L.: Metabolism of sennosides and rhein in the rat. Pharmacology 20 Suppl. **1**: 50–57 (1980).
Lemli, J., Leng-Peschlow, E. (eds.): Proceedings. First International Symposium on Senna, Pharmacology. Vol. 36, Supplement 1. Karger, Basel (1988).
Loew, D., Bergmann, U., Dirschedl, R., Schmidt, M., Melching, K., Haes, B., Überla, K.: Retro- und prospektive Fall-Kontroll-Studien zu Anthranoidlaxanzien. In: Loew, D., Rietbroek, N. (Hrsg.) Phytopharmaka II, Forschung und klinische Anwendung, Steinkopff, Stuttgart 175–184 (1996).

Loew, D., Bergmann, U., Schmidt, M., Überla, K.H.: Anthranoidlaxanzien – Ursache für Kolonkarzinom? Dtsch. Apoth. Ztg. 134: 3180–3183 (1994).
Nusko, G., Schneider, B.I., Wittekind, C.H., Hahn, E.G.: Prospektive klinische Studie zur Sicherheit von Anthranoidlaxanzien. In: Phytopharmaka in Forschung und klinischer Anwendung II. (Hrsg. D. Loew, N. Rietbrock), Steinkopff Verlag Stuttgart 1996, S. 167–174.
Schilcher, H.: Zur Wirksamkeit und Toxikologie von Semen Lini. Z. Phytother. **7**: 113–117 (1986).
Schlemmer, W.: Abführmittel. Dtsch. Apoth. Z. **124**: 989–996 (1984).
Sewing, K.F.: Laxantien, Dtsch. Apoth. Ztg. (DAZ-Fortbildung Pharmakologie 6) **122**: 209 (1982).
Überla, K.: Prospektive Laxanzien-Fall-Kontroll-Studie Neuperlach II. Biometrischer Abschlussbericht über das BfArM. München, 14.12.1995.
Verhaeren, E.H.C., Geezarts, V.C.J., Lemli, J.: The antagonistic effect of morphine on rhein-stimulated fluid, electrolyte and glucose movements in guinea-pig perfused colon. J. Pharm. Pharmacol. **39**: 39–44 (1987).
Weber, E.: Taschenbuch der unerwünschten Arzneiwirkungen, 2. Aufl. Fischer Verlag, Stuttgart 1988.
Westendorf, J.: Pharmakologische und toxikologische Bewertung von Anthranoiden. Pharm. Ztg. **138**: 3891–3902 (1993).

Mastdarm, Analbereich, Hämorrhoiden

Kurz, H., Heinrich, F., Amberger, G., Zillessen, E.: Venen- und Hämorrhoidalmittel. Mediz.-pharmakol. Kompendium Bd. 4, Wiss. Verlagsges., Stuttgart (1987).
Richter, H.M.: Konservative Behandlung von Enddarmerkrankungen. In: Bartelheimer, H., Ossenberg, F.-W., Schreiber, H.W., Seufert, G., Winkler, R. (Hrsg.): Aktuelle Proktologie, S. 56, Pflaum, München (1984).
Stelzner, F.: Die Hämorrhoiden und andere Krankheiten des Corpus cavernosum recti und des Analkanals. Dtsch. med. Wschr. **88**: 689 (1963).

Homöopathie

Dammholz, M.: Leber- und Galleerkrankungen. Allg. hom. Z. **205**: 289–303 (1960).
Dinkelaker, H.: Mandragora bei Lebererkrankungen. Allg. hom. Z. **218**: 103–108 (1973).
Dorsci, M.: Homöopathie. Band 4. 8. Aufl. Haug Verlag Heidelberg (1997).
Drinneberg, W.: Einige organotrope Lebensmittel. Dtsch. hom. Maschr. **4**: 118–132, 157–164 (1953).
Freiwald, E.: Therapeutische Erfahrungen mit Flor de Piedra. Allg. hom. Z. **209**: 232–236 (1964).
Gawlik, W.: Homöopathie und konventionelle Medizin, 3. Aufl. Hippokrates Verlag Stuttgart (1997).
Kabisch, M.: Gallenkoliken, Hepatopathien und weiblicher Zyklus. Allg. hom. Z. **202**: 14–18 (1957).
Leeser, O.: Lehrbuch der Homöopathie, B. I: Pflanzliche Arzneistoffe. Haug, Heidelberg (1973).
Mezger, J.: Eine Arzneimittelprüfung mit der Alraunwurzel. In: Leeser, O.: Archiv f. Homöopathie Hippokrates, Stuttgart 1953.
Mezger, J., Mandragora-Arzneibild und Erfahrungen. Allg. hom. Z. **209**: 107–122 (1964).
Mezger, J.: Gesichtete homöopathische Arzneimittellehre, 11. Aufl. Haug, Heidelberg (1995).
Schwabe, W., Herz, H.: Flor de Piedra. Allg. hom. Z. **209**: 228–232 (1964).
Schwarzhaupt, W.: Der chronische Leberparenchymschaden in seiner homöotherapeutischen Beeinflussbarkeit. Allg. hom. Z. **199**: 41–44 (1954).
Schwarzhaupt, W.: Homöopatherapie bei der Dysfunktion der Leber. Dtsch. hom. Mschr. **4**: 99–111 (1953).
Schwarzhaupt, W.: Erfolge und Misserfolge in ihrer Beurteilung. Allg. hom. Z. **204**: 537–549 (1959).
Schwarzhaupt, W.: Einige wichtige Lebensmittel. Allg. hom. Z. **210**: 97–109 (1965).
Schwarzhaupt, W.: Der chronische Leberparenchymschaden. Allg. hom Z. **199**: 41–44 (1954).
Stiegele, A.: Klinische Homöopathie. Hippokrates, Stuttgart (1955).
Stiegele, A.: Homöopathische Arzneimittellehre. Hippokrates, Stuttgart (1981).
Storch, H.: Der chronische Leberparenchymschaden. Allg. hom. Z. **199**: 37–41 (1954).
Stübler, M.: Krankengeschichten zu Mandragora. Allg. hom. Z. **209**: 122–124 (1964).
Ungemach, K.: Erfahrungen bei Leberinsuffizienz. Allg. hom. Z. **207**: 545–559 (1962).
Volk, K.: Über die Behandlung von Galleerkrankungen durch den homöopathischen Arzt. Allg. hom. Z. **208**: 261–281 (1963).
Wiesenauer, M.: Homöotherapie bei Erkrankungen von Leber-Gallenwege-Pankreas. Erfahrungsheilk. **33**: 446–450 (1984).
Wolter, H.: Experimentelle Untersuchungen über die Leberwirksamkeit von Flor de Piedra. Allg. hom. Z. **213**: 433–452 (1968).
Wolter, H.: Weitere Erfahrungen mit Flor de Piedra. Allg. hom Z. **214**: 433–439 (1969).
Wolter, H.: Flor de Piedra D3 – Therapeutische Versuche bei Acetonanaemie. Allg. hom. Z. **224**: 90–99 (1979).
Wünstel, G.: Homöopathie als angewandte Toxikologie am Beispiel der Lebererkrankungen. Ärztezeitschr. Naturheilverf. **22**: 42–46 (1981).

6 Erkrankungen des Urogenitaltraktes

Hauptindikationen für Phytopharmaka:

Entzündliche und krampfartige Erkrankungen, die durch eine Diuresesteigerung günstig zu beeinflussen sind (z. B. sog. dysurische Beschwerden, Blasenkatarrh oder Reizblase, chronische Niereninsuffizienz)	6.1 → Seite 193
Leichte und mittelschwere **Harnwegsinfektionen** (z. B. Zystitis, Ureteritis, Urethritis, Pyelonephritis)	6.2 → Seite 199
Steinleiden (z. B. Urolithiasis, Nephrolithiasis, Harngrieß)	6.3 → Seite 201
Miktionsstörungen verschiedener Genese	6.4 → Seite 204
Benigne Prostatahyperplasie Stadium 1 bis 3	6.5 → Seite 206
Homöopathie	6.6 → Seite 215

Keine Indikationen:

Tumorerkrankungen

Schwere Infektionen der Harnwege (z. B. Geschlechtskrankheiten, Urogenitaltuberkulose)

Parasitäre Erkrankungen (z. B. Trichomonadeninfektion)

Anurie

Bei Harnwegserkrankungen ist der Einsatz von **Phyto-Kombinationspräparaten** nahezu die Regel, da es bei der engen morphologischen und pathophysiologischen Verknüpfung von Niere, Ureter, Blase und Detrusor kaum eine Erkrankung gibt, bei dem nur eines der Organe betroffen ist. Zum Beispiel können sich Harnwegsinfektionen oder „Steinleiden" infolge des gestörten gesamten Harntransportmechanismus sowohl auf den Harntransport, die Harnspeicherung als auch auf die Harnentleerung negativ auswirken. Unter den Phytopräparaten findet man daher sehr häufig Drogenkombinationen mit

- *diuretischer*
- *harnwegs-desinfizierender*
- *antiphlogistischer*
- *spasmolytischer*
- *analgetischer*
- *sedierender Wirkung.*

Das breiteste Anwendungsgebiet haben bei diesen Präparaten die **Diuretika**. Dies ist verständlich, weil eine intensive Durchspülung der Harnwegsorgane z. B. nicht nur den Selbstreinigungsmechanismus der Harnwege bei Infektionen und entzündlichen Prozessen verbessert, sondern gleichzeitig den Transit eines abgangsfähigen Harnsteins fördert und der Bildung von Harnsteinen entgegenwirkt.

Man kann die urologischen Erkrankungen wie folgt unterteilen:

- allgemeine dysurische Beschwerden,
- Harnwegsinfektionen,
- Steinleiden,
- Miktionsstörungen und benigne Prostatahyperplasie.

6.1 Allgemeine dysurische Beschwerden

6.1.1 Anwendungsgebiete und Behandlungsprinzipien

Neben dem oft notwendigen Einsatz von Spasmolytika oder Analgetika spielt eine *reichliche Flüssigkeitszufuhr* als symptomatische Therapie zumindest beim unkomplizierten Harnwegsinfekt eine große

Rolle. Es ist deshalb verständlich, weshalb zur adjuvanten Therapie bevorzugt **Diuretika** eingesetzt werden. Bei kaum einer anderen Indikation hat daher die **Teemedikation** in Form der verschiedenen „Blasen- und Nierentees" eine so große Bedeutung erlangt wie bei dieser.

Im Gegensatz zu den synthetischen Diuretika, den Saluretika vom Typ der Thiazide, dem Furosemid, der Etacrynsäure, den Aldosteronantagonisten und zyklischen Amidin-Derivaten, handelt es sich bei sehr vielen pflanzlichen Diuretika um **Wasser-Diuretika** oder nach einer Definition von Schilcher (1987) um „**Aquaretika**". Sie sind infolge der durch sie ausgelösten verstärkten Nierendurchblutung oder Osmose bevorzugt zur **Durchspülungstherapie** geeignet.

Abgesehen von den Xanthinderivaten *verändern diese pflanzlichen Diuretika den Elektrolythaushalt nicht oder nur wenig*. Bei einigen Drogen wird die Diurese durch die in diesen enthaltenen Kaliumsalze ausgelöst.

Man wendet **Diuretika** an:
- Zur Unterstützung des Selbstreinigungsmechanismus bei chronisch rezidivierenden entzündlichen Prozessen der Harnwege, wenn die Keimzahlen unter 100 000, insbesondere aber, wenn sie unter 1000 liegen und
- Zur Steinprophylaxe und Metaphylaxe.

Nach Schotsch (1986) kommen für eine **alleinige Therapie mit einem pflanzlichen Durchspülungstherapeutikum** in Frage:
- Dysurische Beschwerden,
- Reizblase,
- Blasenkatarrh,
- Rezidivprophylaxe bei Harnwegsinfektionen,
- Steinprophylaxe.

Eine **adjuvante Therapie** ist sinnvoll bei
- Fiebrigen Harnwegsinfektionen,
- Harnwegsinfektionen, die eine Antibiotikatherapie erforderlich machen (z. B. Keimzahl < 10^7/ml Harn, sog. Bakteriurie),
- Behandlung mit Zytostatika,
- Katabolen Stoffwechsellagen.

Außerdem

Auf pflanzliche Diuretika sollte umgestellt werden, wenn ein *Abusus mit klassischen Diuretika* besteht, z. B. im Zusammenhang mit einer Politoxokomanie oder bei Patienten mit Anorexia nervosa.

Als positiver Folgeeffekt ist die *erhöhte Flüssigkeitszufuhr* zu werten, die vor allem beim älteren Menschen zu wünschen übrig lässt.

Über die adjuvante Therapie bei arterieller *Hypertonie, Ödemen* sowie *rheumatischen* und *entzündlichen Gelenkerkrankungen* siehe die entsprechenden Kapitel S. 54 u. 264.

6.1.2 Drogen und Präparategruppen

6.1.2.1 Ätherischöldrogen mit diuretischer Wirkung (Tab. 6.1)

Als Prototypen dieser Wirkstoffgruppe (Tab. 6,1) können der *zyklische Monoterpenalkohol* **Terpinen-4-ol** (Wacholderbeeröl) und die *Phenylpropanderivate* **Apiol** und **Myristicin** (Petersilienöl) gelten. Beide Verbindungen sind mit Wasserdampf flüchtig (Abb. 6.1).

Pharmakologie und Toxikologie

Zur Pharmakologie und Toxikologie der Ätherischöle siehe auch Kap. 5, S. 132.

Die Wirkung des **Wacholderöles** und der **Apiaceen-Öle** beruht, soweit sie über die Niere ausgeschieden werden, auf einer Reizung des Nierenepithels und der dadurch bedingten verstärkten Nierendurchblutung mit nachfolgender „*Wasserdiurese*".

Die Ausscheidung durch die Niere erfolgt in Form zumeist oxidierter und glucuronidierter Verbindungen.

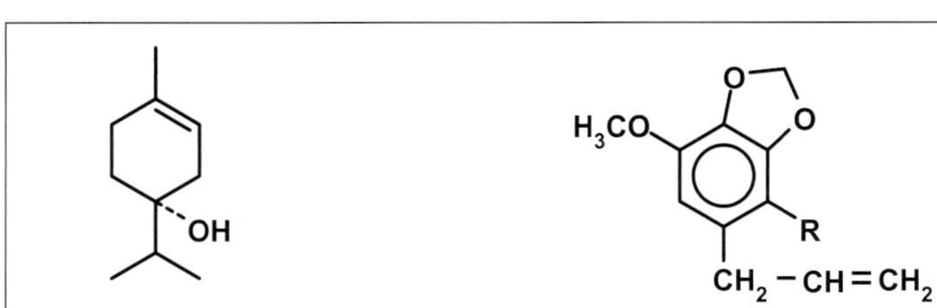

Terpinen-4-ol
(Juniperus communis)

Apiol R = OCH_3
Myristicin R = H
(Petrosilinum crispum)

Abb. 6.1: Hauptwirkstoffe des Wacholder- und Petersilienöls.

Tab. 6.1: Diuretisch wirkende Ätherischöldrogen und ihre Hauptwirkstoffe.

	Droge	Stammpflanze	Hauptwirkstoffe
M	*Wacholderbeeren/Öl (Juniperi fructus/aetheroleum)* Ph. Eur., DAB (aeth.) ESCOP (fructus)	Juniperus communis	1-2,5 % Ätherischöl, Terpinen-4-ol, α-, β-Pinen, Caryophyllen u. a.
M	*Petersilien-Früchte/Wurzel, Kraut (Petrosilini fructus/radix, herba)*	Petrosilinum crispum	Ätherischöl: 2–6 % (fructus), 0,2–0,3 % (radix) mit ca. 50 % *Apiol.*, Myristicin u. Allyltetramethoxybenzol
M	*Sellerie-Früchte, -Kraut, -Wurzel (Apii fructus/herba radix)*	Apium graveolens	2–3 % Ätherischöl mit den Terpenen p-Cymol, α-Santalol, α-Limonen u. β-Pinen
M	*Liebstöckelwurzel (Levistici radix)* Ph. Eur.	Levisticum offic.	0,6–1,0 % Ätherischöl mit ca. 70 % Phthaliden (z. B. Ligustolid)
M	*Bibernellwurzel (Pimpinellae radix)*	Pimpinella major	Ca. 0,2 % Ätherischöl, zusätzlich Cumarine u. Furanocumarine
M	*Angelikawurzel (Angelicae radix)* Ph. Eur., DAB	Angelica archangelica	0,1–0,5 % Ätherischöl, zusätzlich Cumarine u. Furanocumarine
M	*Buccoblätter (Bucco folium)*	Barosma betulina	Ca. 2,5 % Ätherischöl mit den Terpenen Terpinen-4-ol u. Barosmacampher

Das offizinelle **Wacholderöl** der **Beeren** verdankt seine diuretische Wirkung dem *Terpinen-4-ol*. Wenn eine Verunreinigung oder Verfälschung mit dem Öl der Zweigspitzen des Wacholders vorliegt, was in der Praxis wegen der häufig erfolgten gemeinsamen Destillation von Beeren und Zweigspitzen nicht selten vorkommt, besteht ein *erhöhtes Nebenwirkungsrisiko*, da das Öl der Zweigspitzen durch den hohen α- und β-Pinengehalt zu starken Nierenreizungen bis hin zu Albuminurie und Makrohämaturie führen kann (Schilcher, 1984). Bei Wacholderbeeröl mit einem Nieren-Irritationsfaktor (Verhältnis Terpinen-4-ol zu Gesamt-Pinenen) von 1:5 oder 1:6 d. h. bei einem Gehalt von 5–10 % Terpinen-4-ol ist dagegen auch bei längerem Gebrauch ab 4–6 Wochen nicht mit Nebenwirkungen zu rechnen. Das Terpinen-4-ol selbst besitzt keine gewebsreizende Wirkung.

Im Handel sind in fettem Öl gelöste und in Weichgelatinekapseln abgefüllte Wacholderbeeröle mit Ätherischölgehalten zwischen 10 und 250 mg!

Wenn die Öle in reiner Form gegeben werden, kann es bei nicht bestimmungsgemäßem Gebrauch (zu hohe Dosierung und Gabe länger als 5–6 Wochen!) zu Nieren-, Magen-, Darm- oder Leberschäden kommen.

Das **Petersilienöl** besitzt neben der diuretischen Wirkung auch eine *uterusanregende* Wirkung, die auf das Apiol zurückzuführen ist. Hohe Apiolgehalte besitzen Öle, die aus einer „Apiolrasse" gewonnen werden. Da Öle mit zu hohen Apiolgehalten (Dosierung > 0,3 g) *abortiv* wirken können, sollten entsprechend der **M** solche ätherischen Öle aus Petersilien-Kraut oder Wurzel *nicht verwendet werden*. Dasselbe gilt für Petersilienfrüchte und ihre Zubereitungen.

Selleriezubereitungen können wegen des Gehaltes an phototoxischen Furanocumarinen *allergische* Reaktionen auslösen, weshalb die **M** eine therapeutische Anwendung *nicht* empfiehlt.

Die anderen Ätherischöldrogen der **Apiaceen-Familie** werden wegen ihrer relativ geringen Ätherischölgehalte *nicht einzeln angewendet*.

6.1.2.2 Flavonoid- und Saponin-Drogen mit bevorzugt diuretischer Wirkung

Einige Drogen dieser Gruppe (Tab. 6.2) enthalten neben den für sie charakteristischen Flavonoiden und Saponinen noch zusätzlich Ätherischöle und Mineralstoffe, die an der Gesamtwirkung beteiligt sein können.

Die diuretisch wirkenden Flavonoide gehören der **Flavon-** und **Flavonol-**Reihe an. Sie liegen teils als *Aglykone*, teils als O-bzw. C-*Glykoside* vor. Als Hauptverbindungen mit diuretischen Wirkungen gelten C-3-O-Glykoside des **Quercetins** und **Kämpferols** (Abb. 6.2). Die **Saponine** leiten sich von Triterpenen ab.

Tab. 6.2: Diuretisch wirkende Flavonoid- und Saponindrogen und ihre Hauptwirkstoffe.

	Droge	Stammpflanze	Hauptwirkstoffe
M	*Goldrutenkraut (Solidaginis, syn. Virgaureae) herba Ph. Eur., DAB*	Solidago virgaurea, S. serotina, S. gigantea, S. canadensis	Flavonolglykoside Quercitrin, Rutin, Isoquercitrin, Astragalin (ca. 1 %), Triterpensaponine und Ätherischöle
M	*Birkenblätter (Betulae folium)* Ph. Eur., ESCOP	Betula pendula, B. verrucosa, B. pubescens	Flavonolglykoside Hyperosid, Quercitrin, Myricetingalaktosid (ca. 2%), Triterpensaponine (ca. 3 %), Ätherischöle (0,005–0,1 %), Ascorbinsäure u. Salicylate
M	*Hauhechelwurzel (Ononidis radix)* Ph. Eur., ESCOP	Ononis spinosa	Flavonoide Ononin, Trifolirhizin; Triterpen Onocerin
M	*Orthosiphonblätter (Orthosiphonis folium = Indischer Nierentee = Koemis Koetjing)* Ph. Eur., ESCOP	Orthosiphon aristatus, O. spicatus	Die Flavone Sinensetin, Scutellarein-tetramethylether und Eupatoretin, Saponine, Ätherischöl (ca. 0,5 %) und ca. 3 % Kaliumsalze
	Lespedeza-Kraut (Lespedezae herba)	Lespedeza capitata	Die Flavon-C-glykoside Orientin und Isoorientin (ca. 1 %), Procyanidine
M	*Bruchkraut (Herniariae herba)* ÖAB	Herniaria glabra, H. hirsuta	Ca. 2 % Flavonolglykoside des Quercetins und Isorhamnetins, zusätzlich Triterpensaponine und Cumarine
M	*Ackerschachtelhalmkraut (Equiseti herba)* DAB	Equisetum arvense	Flavonolglykoside, zusätzlich Saponine und Kieselsäure
M	*Stiefmütterchenkraut (Violae tricoloris herba)*	Viola tricolor	Flavon-C-glykoside, zusätzlich Triterpensaponine, Salicylate
	Buchweizenkraut (Fagopyri herba)	Fagopyrum esculentum	Bis zu 6 % Rutin
M	*Vogelknöterichkraut (Polygoni avicularis herba)* ÖAB	Polygonum hydropiper	Kaliumbisulfatester des Rhamnazins, zusätzlich Schleimstoffe u. ca. 1 % Kieselsäure

Pharmakologie der Flavonoid-Drogen
(siehe auch Kap. 3, S. 76)

Flavonglykoside werden oral rasch resorbiert, aber auch schnell wieder innerhalb von 1 Stunde zu 50–70 % metabolisiert durch die Niere ausgeschieden. Die Metabolisierungsprodukte der Flavone sind Oxyphenylessig- oder Propionsäure- und Zimtsäurederivate in freier und konjugierter Form

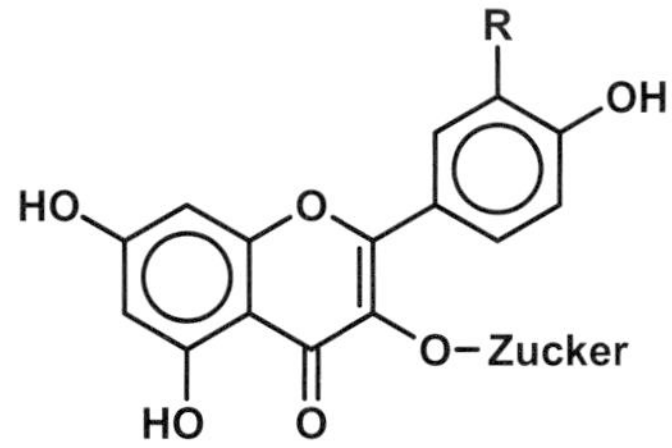

Quercetin-3-O-glykoside
Kämpferol-3-O-glykoside
(Solidago, Betula)

Abb. 6.2: Flavon- und Flavonol-Glykoside mit diuretischer Wirkung.

Die diuretische Wirkung kommt vor allem **Quercetin-** und **Kämpferolglykosiden** zu.

Hyperosid und eine *Gesamtflavonoid-Fraktion* aus **Birkenblättern** führten bei Untersuchungen mit Wistarratten bei Konzentrationen von 40 bzw. 80 mg/kg zu signifikanten Na^+- und Cl^--Ausscheidungen.

Nach neueren Untersuchungen hemmen Flavonoide und seine Metabolite zwei wichtige Enzyme, die über die Natriumausscheidung die Urinbildung regulieren: das Angiotensin Converting Enzyme (ACE) und die Metalloendopeptidase (Neutrale Endopeptidase) (Melzig und Major, 2000).

ACE-Hemmung bedeutet nicht nur Blutdrucksenkung sondern auch Nephroprotektion und Normalisierung der Natriumionen-Bilanz. Eine NEP-Hemmung führt zum Anstieg des Plasma-Bradykinins und verstärkt dadurch den natriuretischen bzw. diuretischen Effekt. An der *diuretischen Wirkung* der Birkenblätter scheinen noch die Dammaranester beteiligt zu sein, da diese ebenfals eine ACE-hemmende Potenz besitzen.

Indirekt können die Saponine die diuretische Wirkung noch verstärken, indem sie die Resorption der Flavonoide und damit ihre Bioverfügbarkeit erhöhen.

Quercitrin und ein **Solidago-Gesamtflavonoidgemisch** waren bei Konzentrationen von 20 und 80 mg/kg etwa gleich wirksam. Für Tee- und Pflanzenpresssaftzubereitungen wird eine Tagesdosis von 50 mg Flavonoiden entsprechend 3–5 g Solidago- oder Betula-Droge oder 60 ml Pflanzenpresssaft mit 50 mg % Gesamtflavonoiden für nötig angesehen (Schilcher, 1984). In der Solidago-Monographie werden 10 g Droge als mittlere Tagesdosis angegeben.

Wässrige Gesamtauszüge aus dem Kraut verschiedener **Solidago-Arten** mit 285–310 mg % Gesamtflavonoiden führten zu Harnausscheidungen von 11–12 ml gegenüber 8 ml in der NaCl-Kontrollgruppe und gegenüber 16,5 ml in der Lasix-Gruppe (Schilcher, 1984).

Ein *wässriger Extrakt* von **Birkenblättern** mit 149 mg % *Gesamtflavonoiden* zeigte gegenüber einem alkoholischen Lyophilisat und einem alkoholischen Auszug die stärkste Wirkung. Bei einer Dosierung von ca. 5 ml = 7,5 mg Gesamtflavonoide/kg war nach 3 Std. eine vermehrte Harnausscheidung um 54 % zu beobachten. Wässrige Auszüge von Birkenblättern bedingen eine signifikante Steigerung der Harnmenge, wobei auch eine vermehrte Na^+, K^+- und Cl^--Ausscheidung beobachtet wurde, so dass die Droge im Gegensatz zu den meisten anderen Drogen auch *saluretische* Wirksamkeit besitzt (Schilcher, 1984).

Von den in den diuretisch wirkenden Drogen enthaltenen Flavonen besitzen einige auch *spasmolytische, antibakterielle* und *antiphlogistische* Wirkung, so dass eine Mehrfachwirkung resultiert.

Aus **Lespedezae herba** wurden Procyanidine isoliert, die im *In vitro*-Angiotensin-Converting-Enzym-(ACE)-Modell eine beachtliche Hemmwirkung zeigten (Wagner et al., 1991). Die diuretische Wirkung der Droge könnte, wenn eine *In vivo*-Wirkung nachzuweisen wäre, teilweise auf diesen Wirkmechanismus zurückzuführen sein.

Pharmakologie und Toxikologie der Saponin-Drogen

Die diuretische Wirkung einiger besonders strukturierter Saponine kommt auf *osmotischem* Wege und/oder eine *örtliche Reizung des Nierenepithels* zustande. Beide Wirkungen gehen zurück auf die teils hydrophilen (Zucker), teils hydrophoben Strukturanteile (Cyclopentenoperhydrophenanthren) im Saponinmolekül, wodurch die Schaum-, Emulgator- und Netz- oder Dispergierwirkung verständlich wird. Durch die Fähigkeit, die Grenzflächenspannung heterogener Systeme zu vermindern, lagern sich Saponine leicht an Membranen an und dringen in sie ein.

6.1.2.3 Weitere Drogen mit schwach diuretischer Wirkung

Die diuretischen Wirkungen dieser Drogen sind keinem bestimmten Inhaltsstoff zuzuordnen. Es ist wahrscheinlich, daß daran bevorzugt Saponine, Flavonoide, Ätherischeöle, organische Säuren, Kieselsäure und Mineralsalz (z.B. Kalium-Salze) synergistisch beteiligt sind

M **Brennesselkraut** (Urticae herba),
Urtica dioica, U. urens
Inh.: Flavonoide, Histamin, Acetylcholin, organische Säuren, Mineralsalze (Kieselsäure).

M **Bohnenhülsen** (Phaseoli pericarpium),
Phaseolus vulgaris
Inh.: Zucker, Aminosäure, Ascorbinsäure, Allantoin, Trigonellin, Kaliumsalze, Kieselsäure.

M **Spargelwurzelstock** (Asparagi rhizoma),
Asparagus officinalis
Inh.: Saponine, Flavonoide, Ätherischöl.

M **Queckenwurzelstock** (Graminis rhizoma),
Agropyron repens
Inh.: Saponine, Ätherischöl, Kieselsäure.

M **Löwenzahnwurzel mit Kraut**
(Taraxaci radix c. herba),
Taraxacum officinale
Inh.: Flavonglykoside, bitterschmeckende Sesquiterpene, Sterine, Inulin.

M **Hagebutten** (Cynosbati fructus),
Rosa canina
Inh.: Ätherischöl (0,2–0,3 %), fettes Öl, Vitamine (Ascorbinsäure), organische Säuren, Gerbstoffe, Zucker.

M **Schwarze-Johannisbeerblätter** (Ribis nigri folium), *Ribes nigrum*
Inh.: Die Droge enthält Flavonoide, Procyanidine und Kaliumsalze.

Zur Pharmakologie siehe Racz und Rácz-Kotilla, 1977.

M **Hibiskusblüten** (Hibisci flos), *Hibiscus sabdariffa*
Inh.: Die Droge enthält Anthocyane und Kalium-Salze von organischen Säuren (z. B. Hibiscussäure).

6.1.2.4 Phytopräparate – Diuretika

Monoextrakt-Präparate z. B.

• Canephron® S Solidago Filmtabletten	280 mg Extrakt aus Goldrutenkraut/Tablette
• Cystinol long® Kapseln	424,8 mg Extrakt aus echtem Goldrutenkraut/ Kapsel
• Carito® mono Kapseln	250,2 mg Trockenextr. aus Orthosiphonblättern
• Nephronorm med Dragees	100 mg Extrakt aus Orthosiphonblättern/Dragee
• Kneipp® Birkenblätter Pfanzensaft	100 ml Presssaft aus frischen Birkenblättern
• Urorenal® Brausetabletten	500 mg Extrakt aus Birkenblättern/Tablette
• Prodiuret® Kapseln	225 mg Extrakt aus Schachtelhalmkraut
• Roleca Wacholder 50 mg (extrastark 100 mg) Kapseln	50 mg (100 mg) Wacholderbeeröl/Kapsel

Kombinationspräparate z. B.

• Asparagus-P Tabletten	1 Tablette enthält 200 mg Spargelwurzel-, und 200 mg Petersilienkraut-Pulv.
• Cystinol	Perkolat aus Goldrutenkraut, Birkenblättern, Schachtelhalmkraut und Bärentraubenblättern
• Nephro-pur® tri Flüssigkeit	Fluidextrakt aus Orthosiphonblättern, Goldrutenkraut und Birkenblätterfluidextrakt
• Nephroselect® M Liquidum	Extrakt aus Schachtelhalmkraut, Hauhechelwurzel, Sabalfrüchte, Liebstöckelwurzel, Goldrutenkraut und Presssaft aus Kapuzinerkressenkraut

Teefertigpräparate z. B.

• Heumann Blasen- und Nierentee Solubitrat® S Pulver	Extraktkombination aus Birkenblättern, Orthosiphonblättern, Goldrutenkraut und Fenchelöl (mikroverkapselt)
• Heumann Nierentee 2000 Pulver	Extraktkombination aus Birkenblättern, Orthosiphonblättern, Wacholderbeeröl und Fenchelöl (mikroverkapselt)
• Nieron® Tee N tassenfertiger Tee	Extraktkombination aus Birkenblättern, Schachtelhalmkraut, Löwenzahnwurzel mit Kraut und Hauhechelwurzel

Tee-Rezepturen z. B.

1. Rp: (Blasen- und Nieren-Tee N Stada)
Queckenwurzel (Rad. Agropyri)
Birkenblätter (Fol. Betulae)
Solidagokraut (Herba Solidaginis)
Hauhechelwurzel (Rad. Ononidis)
Süßholzwurzel (Rad. Liquiritiae)
aa 20,0 g

2. Rp: (Spezies diureticae DAB 6)
Wacholderfrüchte (Fruct. Juniperi, zerstoßen)
Hauhechelwurzel (Rad. Ononidis)
Liebstöckelwurzel (Rad. Levistici)
Süßholzwurzel (Rad. Liquiritiae)
aa 25,0 g

3. Rp:

Birkenblätter (Fol. Betulae)	10,0 g
Orthosiphonblätter (Fol. Orthosiphonis)	20,0 g
Anisfrüchte (Fruct. Anisi zerstoßen)	10,0 g
Wacholderfrüchte (Fruct. Juniperi zerstoßen)	30,0 g
Schachtelhalmkraut (Herba Equiseti)	20,0 g
Liebstöckelwurzel (Radix Levistici)	10,0 g

4. Rp:

Orthosiphonwurzel (Rad. Orthosiphonis)	30,0 g
Bärentraubenblätter (Fol. Uvae ursi)	
Birkenblätter (Fol. Betulae)	aa 20,0 g
Löwenzahnwurzel und Kraut (Rad. Taraxaci c. Herba)	
Brennesselkraut (Herba Urticae)	
Kamillenblüten (Flos Chamomillae)	aa 10,0 g

6.2 Harnwegsinfekte (Urethritis, Zystitis, Pyelonephritis)

6.2.1 Anwendungsgebiete und Behandlungsprinzipien

Nur *unkomplizierte Infekte* können allein mit Phytopräparaten behandelt werden.

In allen anderen Fällen ist ihr Einsatz *nur begleitend zur Antibiotika- oder Chemotherapie* sowie zur präventiven Anwendung nach dem Absetzen der Chemotherapie zu rechtfertigen.

Die Behandlung erfolgt mit *pflanzlichen Harnantiseptika meistens in Kombination mit Diuretika* (z. B. Bärentraubenblätter) (siehe Teerezepturen und Präparate S. 198/199).

6.2.2 Drogen und Präparategruppen

6.2.2.1 Uvae ursi folium (Bärentraubenblätter) M

Off.: Ph. Eur., ESCOP, Arctostaphylos uva ursi.

Der eigentliche Wirkstoff der Droge liegt in Form seines *inaktiven Hydrochinon-Glucosids* **Arbutin** (5–12 %) (Abb. 6.3) vor. Daneben geringe Mengen von Methylarbutin und zusätzlich 15–20 % *Gerbstoffe vom Gallo- und Ellagtannin*-Typ sowie *Flavonolglykoside*.

Pharmakologie, Toxikologie und Anwendung

Siehe auch Frohne, 1986.

Die *genuin in der Droge vorliegenden Hydrochinonglykoside besitzen keine harndesinfizierende Wirkung*. Die Glykoside werden nach peroraler Applikation im Darm größtenteils hydrolysiert und das freigesetzte Hydrochinon nach Resorption mit Glucuronsäure und Schwefelsäure konjugiert. Erst das im alkalischen Harn (pH > 8,0) durch erneute Spaltung gebildete **Hydrochinon** wirkt *antibakteriell*. Die Alkalisierung des Harns wird durch überwiegend pflanzliche Nahrung, besser durch gleichzeitige Gabe von Natriumbicarbonat (6–8 g/Tag) oder Diuramid erreicht. Die maximale antibakterielle Wirkung wird etwa 3–4 Stunden nach Gabe des Tees erreicht.

Das Hydrochinon wirkt gegen zahlreiche Stämme der Gattung *Citrobacter, Enterobacter, Escherichia-, Klebsiella-, Proteus-, Pseudomonas-* und *Staphylococcus-Arten*.

Indikation lt. Kommission E „entzündliche Erkrankungen der ableitenden Harnwege".

Nebenwirkungen. Magenreizungen und Brechreiz bis hin zu Leberschäden können bei der *Teemedikation* durch den relativ hohen Gerbstoffgehalt der Drogenauszüge entstehen, so dass eine *Dauertherapie vermieden werden muss*. Bärentraubenblätter und deren Zubereitungen sollen nicht länger als eine Woche und höchstens 5mal/Jahr eingeommen werden. Die Reizung der Magenschleimhaut und !

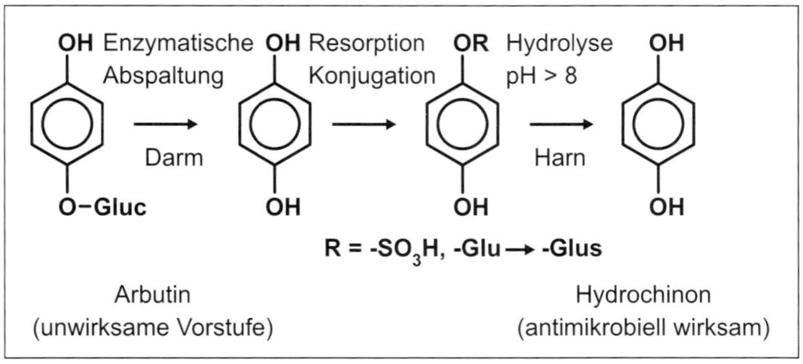

Abb. 6.3: Arbutin und seine Metabolisierung.

der Niere kann erfolgen durch die genuinen Gerbstoffe selbst oder durch die aus dem hydrolytischen Abbau entstehende Gallussäure sowie durch Folgeprodukte (z. B. Pyrogallol). Das Kaltmazerat (6–12 Stunden) und das Infus haben dem Dekokt gegenüber den Vorteil eines geringeren Gerbstoffgehaltes.

Als *Ersatzdroge* für die Bärentraubenblätter können die ebenfalls Arbutin enthaltenden **Preiselbeerblätter** (Vitis idaeae folium, ca. 5 % Arbutin) angesehen werden, die zudem den Vorteil des *geringeren Gerbstoffgehaltes* besitzen.

6.2.2.2 Weitere Harnantiseptika: Senföle, Buccokampfer (Tab. 6.3)

Die **Senföle** (Abb. 6.4) entstehen bei der Fermentation bzw. Wasserdampfdestillation der Drogen aus glukosidischen Vorstufen. Es handelt sich um *Alkyl- oder Arylverbindungen von Isothiocyanaten*, die teilts flüchtig, teils nichtflüchtig sind und stechend riechen bzw. scharf schmecken.

Die Hauptverbindungen des Buccoblätteröls von *Barosma betulina* sind die auch als **Buccokampfer** bezeichneten Monoterpenoide *Diosphenole* (Abb. 6.4), die sich bei der Wasserdampfdestillation aus Piperitonepoxid bilden.

Pharmakologie und Toxikologie

Die wirksamen **Senföle** können, soweit sie nicht schon in freier Form vorliegen, auch im Magen-Darm-Trakt aus den genuinen Glucosinolaten, den Senfölglucosiden, durch Enzymabbau gebildet werden. Sie werden im Dünndarm rasch resorbiert und nach Bindung an Glutathion im Harn als Mercapturonsäure ausgeschieden. Ein Teil erscheint auch unverändert in der Atemluft. Das *Wirkspektrum* der Senföle erstreckt sich auf *grampositive* und *gramnegative Bakterien* sowie *Sproßpilze*. Wirksame Konzentrationen: 0,5–30 µg/ml.

10 g **Kapuzinerkresse** oder **Meerrettich**, entsprechend 20–30 mg Benzylsenföl (Abb. 6.4), entfalten nach Körperpassage im Darm *bakteriostatische Wirkung* gegenüber 16 pathogenen Bakterienstämmen (Winter und Willecke, 1954).

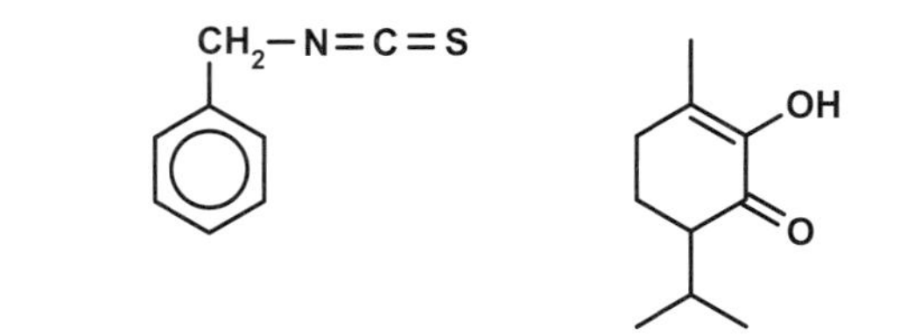

Benzylsenföl (Tropaeolum majus) — Diosphenol (Barosma betulina)

Abb. 6.4: Hauptwirkstoffe der Kapuzinerkresse- und Bucco-Blätter.

Benzylsenföle besitzen darüberhinaus eine *unspezifische immunstimulierende* Wirkung. Sie induzieren nach p. o. Gabe eine Leukozytose (Crasselt, 1950).

Da Senföle reizend auf die Schleimhaut von Mund und Magen wirken, sind sie in magensaftresistenter und dünndarmlöslicher Kapsel- oder Dragee-Form zu applizieren.

Die leicht desinfizierende Wirkung der **Bucco-Blätter** ist auf die *Ätherischölverbindungen* zurückzuführen.

Bezüglich der Reizwirkung gilt dasselbe wie für die Senföle. Die Wirksamkeit ist nicht belegt.

6.2.2.3 Phytopräparate – Harnwegsinfekte

• Arctuvan® Bärentrauben Filmtabletten	425, 25–519,75 mg Bärentraubenblätterextrakt entsprechend 105 mg Arbutin/Tbl.
• Cystinol akut® Dragees	1 Dragee enthält Bärentraubenblätterextrakt entsprechend 70 mg Hydrochinonderivate berechnet als Arbutin

Tab. 6.3: Weitere Harnantiseptika und ihre Hauptwirkstoffe.

	Droge	Stammpflanze	Hauptwirkstoffe
M	*Kapuzinerkresse (Tropaeoli herba)*	Tropaeolum majus	Benzylsenföl sek. aus Glucotropaeolin gebildet
M	*Meerrettich (Armoraciae radix)*	Armoracia rusticana	Senföle (Phenylethyl- und Allylsenföl), sek. entstanden aus Gluconasturtin bzw. Sinigrin
M	*Buccoblätter (Bucco folium)*	Barosma betulina	Ätherischöl mit Diosphenol

- Uvalysat® S Bürger Lösung — 100 g enthalten 98,8 g Fluidextrakt aus Bärentraubenblätter entsprechend 5,6 g Hydrochinonderivate berechnet als Arbutin

- **Teezubereitungen aus Bärentraubenblättern** (12 g geschnittene Droge entsprechen einem Arbutingehalt von 400–700 mg Arbutin)/ 150 ml Wasser sollten wegen besserer Magenverträglichkeit als Kaltmazerate hergestellt werden. Man setzt die Droge über Nacht mit kaltem Wasser an, kocht kurz auf und füllt den heißen Tee in eine Thermosflasche ein. Die Teemenge wird verteilt auf 5 bis 6 Tassen über den Tag getrunken.

- Angocin® Anti-Infekt N Filmtabletten — 200 mg Kapuzinerkressenkraut und 80 mg Meerrettichwurzel/Tablette

- Harnantiseptische Drogen werden wie auf S. 194 ausgeführt, sehr häufig zur Durchspülungstherapie mit diuretisch wirksamen Drogen kombiniert. Die häufigsten Präparate sind z. B. Nephroselect® M Liquidum oder Uroflux® S Blasen-Nieren-Tee, siehe auch Präparateliste S. 198.

6.3 Steinleiden

6.3.1 Anwendungsgebiete und Behandlungsprinzipien

Nur etwa 30 % aller Harnsteine müssen invasiv, d. h. durch Pyelolithotomie, Uretolithotomie oder Schlingenextraktion entfernt werden. Neuerdings ist die extrakorporale Stoßwellen-Lithotripsie als nicht invasive Möglichkeit hinzugekommen. Etwa 60–65 % aller Harnsteine und etwa 80 % aller Harnleitersteine sind dagegen aufgrund ihrer Form, Größe und Lage abgangsfähig und *können durch konservative, d. h. auch phytotherapeutische Maßnahmen ausgetrieben werden.*

Die **konservative Behandlung von Harnsteinerkrankungen** besteht in einer *Kombinationstherapie*. Sie umfasst:
- *Steigerung der Diurese* (Durchspülungstherapie),
- *Spasmolyse bzw. Spasmoanalgesie*,
- *Chemolyse* (Litholyse).

6.3.2 Drogen und Präparategruppen

6.3.2.1 Diuretika

Eine verstärkte Diurese zielt auf eine Durchspülung und Harnverdünnung, so dass bereits gebildete Steinkeime ausgespült werden und die Konzentration steinbildender Stoffe vermindert wird. Eine niedrige Konzentration an steinbildenden Salzen und matrixbildenden organischen Verbindungen im Urin (Harndichte = spez. Gewicht < 1015 g/l) wird im allgemeinen durch eine Tagesausscheidung von 1,5–2 l Harn bei einer Trinkmenge von 2,0–2,5 l erreicht. Die sonst üblichen Konzentrationsspitzen von lithogenen Ionen während der Nacht werden dadurch gleichzeitig vermieden.

Für diese Diuresesteigerung sind außer *reichlicher Flüssigkeitszufuhr* alle im Kapitel 6.1.2 (S. 194) genannten *diuretisch wirkende Drogen und Drogenpräparate, vor allem Extraktpräparate aus Goldrutenkraut sowie Teepräparate geeignet.*

6.3.2.2 Spasmolytika und Spasmoanalgetika

Von den spasmolytisch wirksamen Drogen findet man heute nur noch die Pestwurz von *Petasites hybridus* in Phytokombinationspräparaten. Die Kommission E hat im Jahre 1990 für die Droge folgende Indikation festgelegt: „unterstützende Behandlung akuter, krampfartiger Schmerzen im Bereich der ableitenden Harnwege, insbesondere Steinleiden“.

Für die spasmolytische (Bucher 1951), analgetische und antiphlogistische Wirkung sollen die *Petasine*, Sesquiterpenverbindungen, verantwortlich sein. Als Tagesdosis werden 5–7 g Droge empfohlen. Da die Droge auch Pyrrolizidinalkaloide (PA) enthält, darf die Tagesdosis wegen möglicher Therapierisiken nicht mehr als 1 µg Alkaloide und die Dauer der Anwendung nicht länger als 4–6 Wochen/Jahr betragen. Bei Verwendung PA-armer Droge, neuerdings aus Züchtungen erhältlich, entfällt die Anwendungsbegrenzung.

6.3.2.3 Chemolitholytika

Früher wurde zur Steinauflösung neben den bekannten diuretisch und spasmolytisch wirkenden Drogen die *Krappwurzel (Rubiae tinctorum radix)* verwendet. Die in der Droge enthaltene Ruberythrinsäure soll wegen ihrer chelatbildenden Eigenschaften in der Lage sein Calcium zu binden und dadurch die Bildung von Calciumoxalat und/oder

Calciumphosphat-Steinen zu hemmen. Da aber für das in der Droge zusätzlich vorhandene Luicidin, ein 1,3-Dihydroxy-2-hydroxymethylanthrachinon, eine mutagene und kanzerogene Wirkung festgestellt wurde, hat die Kommission E die Droge negativ bewertet und die Zulassung krappwurzelhaltiger Humanarzneimittel widerrufen.

! **Klinische Studien** *(entzündliche und infektiöse Erkrankungen sowie Steinleiden).*

Wie unter „Allgemeine Charakteristik der Phytopräparate" erwähnt, handelt es sich bei den meisten Phytopräparaten um Kombinationen, hergestellt aus zwei oder mehreren Drogen bzw. Extrakten. Eine klare Abgrenzung in die drei Hauptindikationen ist nicht möglich. Als *Anwendungsgebiete* werden genannt: *„akute und chronische, entzündliche und krampfartige Erkrankungen der ableitenden Harnwege, zur Vorbeugung bei Nierengrieß und Prophylaxe von Harnsteinerkrankungen".*

Es existieren Studien mit den Präparaten Urolmono®, Nieron® und dem Teepräparat Harntee® 400 (z. B. Hesse und Vahlensieck, 1984, 1985; Schneider, 1985; Bach et al., 1983; Gasser und Vahlensieck, 1979; Klingeberg und Wolf, 1975; Curtze, 1979; 1986; Bichler et al., 1982).

Therapiestudie 1

Indikation. Urolithiasis-Prophylaxe (Calciumoxalat-Steinpatienten).

Präparat. Harntee 400 (Zus. siehe 6.3.2.4).

Studienart. Kontrollierte Studie von 20 Calciumoxalat-Stein-Patienten, die keine Harnwegsinfektionen aufwiesen, unter den Bedingungen einer stationären Stoffwechselprüfung.

Behandlungsart. Als Ausgangssituation wurden die Bedingungen einen Tag vor der Stoffwechselprüfung festgelegt. (Tag 0). An den Tagen 1 bis 16 erhielten die Patienten die gleiche Nahrungs- und Flüssigkeitszufuhr. Nach Empfehlungen der Dtsch. Ges. f. Ernährung: 200 ml koffeinfreier Kaffee; 1000 ml Apfelsaft und 1200 ml Hagebuttentee. In der Prüfperiode wurden 1200 ml Hagebuttentee durch die gleiche Menge Tee (= Testpräparat) ersetzt.

Prüfkriterien. In der Vorperiode (1. bis 5. Tag) wurde der Stoffwechsel der Patienten auf ein Steady state eingestellt. Täglich wurde der 24-Std.-Harn gesammelt und untersucht. Der 5.-Tag wurde als Steady state der Vorperiode festgelegt. Vom 6. bis 10. Tag (Prüfperiode) wurde der Tee verabreicht. An den Tagen 6 bis 8 erfolgte die Untersuchung im 24-Std.-Harn und an den Tagen 9 und 10 wurde der Harn Tag und Nacht alle 3 Stunden gesammelt. In den Proben wurde der zirkadiane Rhythmus einzelner Parameter bestimmt. Bestimmt wurden die Serum- und Harnparameter Na^+, K^+, Ca^{2+}, Mg^{2+}, anorganisches P, Cl^-, Harnsäure, Kreatinin und zusätzlich pH, spezifisches Gewicht, anorganisches SO_4, Oxalsäure und Citronensäure. Die Analysen erfolgten mit den in der urologischen Diagnostik üblich modernen photometrischen, enzymatischen und anderen physikalisch-chemischen Labormethoden.

Ergebnis. Während in den Serumwerten keine signifikanten Abweichungen auftraten, kam es bei den für die Steinbildung ausschlaggebenden Faktoren zu einer Abflachung der Sinusrhythmik. Der pH-Wert-Sinusverlauf ohne Teemedikation flachte unter der Harnteegabe ab und erreichte günstige Werte von 6,2 bis 6,5 (Abb. 6.5 und 6.6). Die Citronensäureausscheidung stieg gleichmäßig an und erfuhr unter der Teemedikation eine Stabilisierung (Abb. 6.7) (Heese und Vahlensieck, 1985).

6.3.2.4 Phytopräparate – Steinleiden

z. B.

• Harntee 400 Tee-Granulat	Extraktkombination aus: Birkenblättern, Ringelblumenblüten, Schachtelhalmkraut, Fenchelfrüchten, Queckenwurzel, Wacholderbeeren, Hauchechelwurzel, Orthosiphonblättern, Bohnenschalen, Goldrutenkraut und Bärentraubenblättern
• Harntee STADA® 400 Teeaufgussgranulat	Extraktkombination aus: Bärentraubenblättern, Birkenblättern, Gartenbohnenhülsen, Goldrutenkraut, Orthosiphonblättern und Schachtelhalmkraut

• Nieron® Tee N	875 mg (= 1 Teelöffel) enthalten Extrakte aus Birkenblättern (83,3 mg), Schachtelhalmkraut (50 mg) und Löwenzahnwurzeln mit Kraut
• Petaforce V Kapseln	1 Kapsel enthält 25 mg Pestwurz-Extrakt
• Urol® mono Kapseln	185,5 mg Extrakt aus Goldrutenkraut/Kapsel

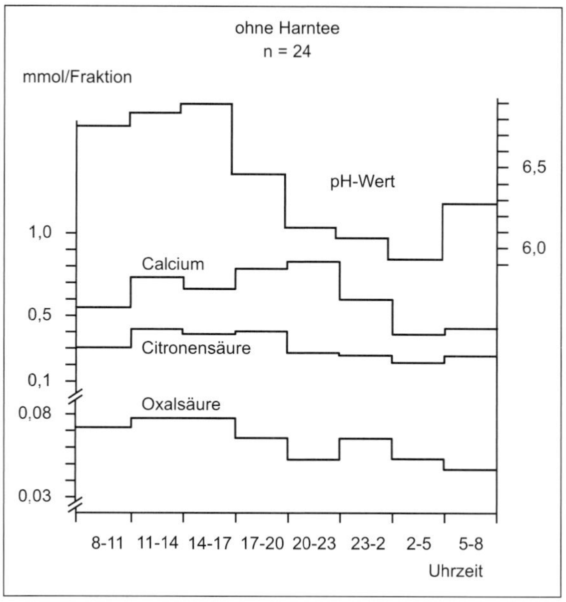

Abb. 6.5: Messung von Harnparameter ohne Harntee. Zirkadianer Verlauf des pH-Wertes, der Ausscheidung von Calcium, Citronensäure und Oxalsäure bei Calciumoxalat-Steinpatienten unter Standardkost mit 2400 ml Flüssigkeitszufuhr (n = 24, x) (Hesse und Vahlensieck, 1985).

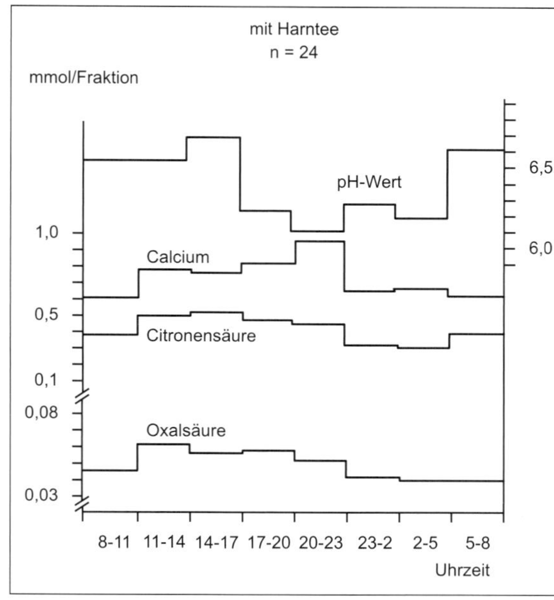

Abb. 6.6: Messung von Harnparameter mit Harntee. Zirkadianer Verlauf des pH-Wertes, der Ausscheidung von Kalzium, Zitronensäure und Oxalsäure bei Calciumoxalat-Steinpatienten unter Standardkost und Substitution von 1200 ml Flüssigkeit durch Harntee 400 (n = 24, x) (Hesse und Vahlensieck 1985).

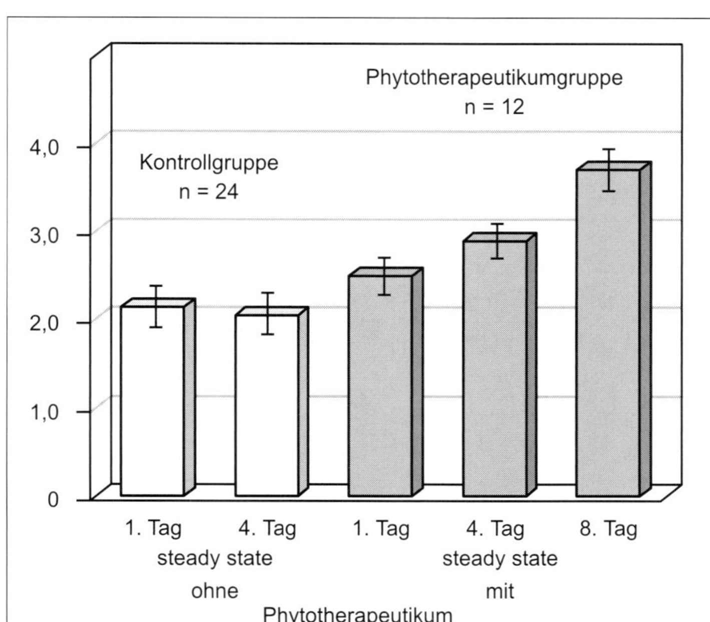

Abb. 6.7: Citronensäureausscheidung ohne und mit Harntee. Citronensäureausscheidung im 24-Stunden-Harn bei Kalziumoxalatsteinpatienten ohne Behandlung und mit Verabreichung des Phytotherapeutikums (Hesse und Vahlensieck, 1985).

6.4 Miktionsstörungen verschiedener Genese – Reizblase

6.4.1 Anwendungsgebiete und Behandlungsprinzipien

Miktionsstörungen (Beschwerden beim Wasserlassen) können sich in unterschiedlichen **Formen** äußern:

- *Pollakisurie*, ein besonders häufiger Drang zur Miktion, die in einer erhöhten oder verminderten Entleerung, Polyurie oder Oligourie, bestehen kann. Eine besondere Form stellt die sog. *Reizblase* (Neuralgia vesicae) dar. Sie ist charakterisiert durch eine gesteigerte Sensibilität und Erregbarkeit des Detrusors.
- *Nykturie*, mehrfache Entleerung (Pollakisurie) während der Nacht.
- *Dysurie*, schmerzhaftes Wasserlassen.
- *Harninkontinenz*, trotz minimal gefüllter Blase.

Man unterteilt nach Brühl (1991) die Miktionsstörungen in **3 Schweregrade:**

- Beim *Schweregrad 1* ist die Miktionsfrequenz leicht erhöht.
- Beim *Schweregrad 2* kann es zu Harninkontinenz kommen.
- *Schweregrad 3* besitzt alle Symptome des Grades 2 und ist durch das zusätzliche Auftreten von Tenesmen charakterisiert.

Als **Ursache** kommen in Frage:

- Bakterielle Entzündungen der Blase (Zystitis), der Prostata (Prostatitis) und Harnröhre (Urethritis),
- Prostataadenom (siehe folgendes Kapitel),
- Funktionsstörungen der Blasenmuskulatur (Reizblase).
- (psycho)-vegetatives Urogenitalsyndrom, chronische Prostatitis, Reizblase.

Phytopräparate sind indiziert bei Miktionsstörungen des **Schweregrades 1**.

Für Störungen des *Schweregrades 2 können sie adjuvant* zu anderen Maßnahmen eingesetzt werden. *Bei akutem Harnverhalt wären Phytopräparate kontraindiziert.* !

Je nach Ursache der Miktionsbeschwerden können Drogenpräparate mit bevorzugt *spasmolytischer, sedierender* oder mehr *antientzündlicher Wirkung* zur Anwendung kommen. In Tab. 6.4 sind die wichtigsten heute bevorzugt in Kombinationspräparaten enthaltenen Drogen der ersten Kategorie aufgelistet. Die Drogen der zweiten Kategorie werden im folgenden Kapitel „Benigne Prostatahyperplasie" abgehandelt.

Tab. 6.4: Arzneidrogen zur Behandlung von Miktionsstörungen mit Hauptinhaltsstoffen und beschriebenen Wirkungen.

	Droge	Stammpflanze	Hauptinhaltsstoffe	Beschriebene Wirkungen
	Gewürzsumachwurzelrinde, (Rhois aromaticae cortex)	Rhus aromatica	Gallotannine, Orcinglykosid, Flavone, Ätherischöl	Reizreduzierend, spasmolytisch, antiphlogistisch
	Glockenbilsenkrautwurzelstock (Scopoliae rhizoma)	Scopolia carniolica	Scopolamin	Spasmolytisch, sedierend
M	*Kava-Kava-Wurzel (Piperis methystici radix)*	Piper methysticum	Kawalactone (Kawain, Dihydrokawain, Dehydrokawain)	Sedierend, muskelrelaxierend
M	*Hopfenzapfen (Lupuli strobulus)* Ph. Eur., ESCOP	Humulus lupulus	Bitterstoffe Humulon und Lupulon, Ätherischöl mit 2-Methyl-3-buten-2-ol	Sedierend
M	*Baldrianwurzel (Valerianae radix)* Ph. Eur., DAB, ESCOP	Valeriana officinalis	Valepotriate und Ätherischöl (Valeronal, Valerensäure)	Sedierend, spasmolytisch muskelrelaxierend
M	*Johanniskraut (Hyperici herba)* Ph. Eur., ESCOP	Hypericum perforatum	Hypericine, Hyperforin, Flavonoide	Sedierend, antidepressiv, anxiolytisch

6.4.2 Drogen und Präparategruppen

6.4.2.1 Cucurbitae semen (Kürbissamen) M

Off.: DAB, *Cucurbita pepo* und andere Arten.

Von den zahlreichen im Handel befindlichen Arten wird arzneilich den Kulturvarietäten von *Cucurbita pepo convar. citrullinina var. styriaca*, die weichschalige Samen liefern, der Vorzug gegeben.

Im Kürbisöl 30–50 % Fettsäuren, vor allem *Öl- und Linolsäure*, β- und α-*Tocopherole*, ferner *Phytosterine*, vor allem Δ^7-Sterole (z. B. 5α-Stigmasta-7,22-dien-3β-ol- und 5α-Stigmasta-7,22,25-trien-3β-ol) und ihre Glucoside, *Terpenalkohole* z. B. Cucurbitol, sowie einige ungewöhnliche *Aminosäuren* wie z. B. Cucurbitin (= 3-Amino-3-carboxy-pyrrolidin) und die Elemente *Selen*, *Mangan* und *Zink*.

Pharmakologie und Anwendung

Über das eigentliche Wirkprinzip und den Wirkmechanismus von Kürbis-Präparaten gibt es keine speziellen Untersuchungen.

Die Wirksamkeit von Granu Fink Kürbiskern Granulat wurde an 101 Patienten, von denen 58 an einer Reizblase litten, in einer offenen Studie geprüft. Bei einer tägl. Einnahme von 15 g kam es bei 85 % der Patienten zu einer Besserung der Pollakisurie, bei 80 % zu einer Besserung der Nykturie, bei 85 % zu einer Besserung der terminalen Algurie, bei 95 % zu einer Reduktion der verzögerten Miktion und bei 70 % zu einer Abnahme des Harnträufels.

Von dem Kombinations-Präparat Cysto Fink® Kapseln existiert eine offene multizentrische Studie, in der die Wirksamkeit und Verträglichkeit an 915 Patienten mit Reizblase bzw. Harninkontinenz untersucht wurde.

Nach 6-wöchiger Therapie hatten sich die Zielparameter Harndrang, Harninkontinenz bei Husten und Anstrenungen sowie Miktionshäufigkeit bei Tag und Nacht statistisch signifikant gebessert. Die Wirksamkeit wurde von den Prüfärzten bei 772 Patienten als gut bis sehr gut und bei 139 Patienten als mäßig bis schlecht beurteilt (Schilcher 1984, 1986).

6.4.2.2 Phytopräparate – Miktionsstörungen

Hauptindikationen. Reizblase, Enuresis nocturna, Prostatitis, Zystitis, Urethritis, Harnsteinleiden, Blasenschwäche, Prostataadenom Stadium I.

z. B.

• Cysto Fink® Mono Kapseln	424,8 mg Goldruten-Krautextrakt/Kapsel
• Granufink Kürbiskern Granulat	100 g enthalten 66 g Kürbissamen (Semen Cucurbitae pep. L. convar. citrullinia I.GREB. var. styrica I.GRER)
• Granufink Kürbiskern Kapseln N	1 Kapsel enthält 400 mg Kürbissamen und 340 mg Kürbiskernöl
• Inconturina® SR Tropfen	100 g Extrakt enthalten 24,89 g Fluidextrakt aus Goldrutenkraut und 19,56 g Fluidextrakt aus Gewürzsumachwurzelrinde
• Nomon® mono Kapseln/liquidum	1 Kapsel/100 g enthalten 175 mg/98,82 g Kürbissamenextrakt
• Olren® N Lösung	1 ml (≙ 30 Tropfen) enthalten 90,9–100 mg Glockenbilsenkrautwurzel entsprechend 0,4 mg Gesamtalkaloide berechnet als Hyoscyamin
• Rhoival® Dragees	Extraktkombination aus Odermennigkraut, Goldrutenkraut, Johanniskraut, Baldrianwurzel, Hirtentäschelkraut und Arnikablüten

Weitere Präparate siehe Phytopräparate S. 215.

6.5 Benigne Prostatahyperplasie (BPH)

6.5.1 Klinik und Pathogenese der BPH

Krankheitssymptomatik

Siehe hierzu Brühl (1991).

Die benigne Prostatahyperplasie (BPH) ist durch *ähnliche Symptome wie die Miktionsstörungen*, d. h. durch Dysurie, Pollakisurie, verzögerten Miktionsbeginn und eine unvollständige Entleerung der Blase gekennzeichnet.

Die BPH ist bei Männern *ab dem 40. Lebensjahr* mit zunehmendem Alter häufiger und bei Männern über 70 Jahre fast immer zu konstatieren. Bei etwa 90 % aller Männer über 65 Jahre ist eine BPH zu diagnostizieren, aber nur bei 30–40 % kommt es zu klinisch manifesten Beschwerden beim Wasserlassen.

Hilfreich für die Frage, ob überhaupt eine Behandlung, eine permanente konservative oder eine operative Behandlung notwendig ist, ist die Einteilung der BPH in 4 Stadien nach Vahlensieck (1985), oder in 3 Stadien nach *Alken*:

Stadium 1
Keine Miktionsstörungen, mehr oder weniger ausgeprägte BPH, Uroflow > 15 ml/sec, kein Restharn, keine Trabekelblase.

Stadium 2
Wechselnde Miktionsstörungen, (Frequenz, Kaliber), mehr oder weniger ausgeprägte BPH, Uroflow zwischen 10 und 15 ml/sec, kein oder geringer Restharn (– 50 ml), keine oder beginnende Trabekelblase.

Stadium 3
Permanente Miktionsstörungen, (Frequenz, Kaliber), mehr oder weniger ausgeprägte BPH, Uroflow < 10 ml/sec, Restharn > 50 ml, Trabekelblase.

Stadium 4
Permanente Miktionsstörungen, (Frequenz, Kaliber), mehr oder weniger ausgeprägte BPH, Uroflow < 10 ml/sec, Restharn > 100 ml, Dilatationsblase, Harnstauung oberer Harnwege.

Die Stadien 2 und 4 der angegebenen Einteilung entsprechen den Stadien 1 bis 3 nach *Alken*.

Hypothesen zur Ätiologie der BPH
Die genaue Ursache der BPH ist bis heute *noch nicht endgültig geklärt*. Wahrscheinlich liegt ein *multifakterielles* Geschehen vor. Dementsprechend gibt es zur Ätiologie der BPH mehrere Hypothesen (siehe auch Abb. 6.8).

Die **Dihydrotestosteron(DHT)-Hypothese** nach *Wilson* und *Walsh*.
Hiernach wäre das DHT, das in der Prostata durch das Enzym 5α-Reduktase gebildet wird und sich dort anreichert, für die Entstehung der BPH von Bedeutung. Tatsächlich findet man beim Adenom eine etwa 5fach höhere Konzentration an DHT im Vergleich zur gesunden Prostata. Das DHT wird im Zytoplasma der Prostatazelle an spezifische Rezeptoren gebunden und zum Zellkern transportiert, wo es die Zellproliferation in Gang setzt. Auf dieser Hypothese beruht die Entwicklung von Arzneimitteln mit einer selektiven Hemmwirkung auf die 5α-Reduktase (siehe Abb. 6.8).

Die **SHBG-Theorie** (Sexualhormonbindendes Globulin = SHBG) nach *Schmidt* (siehe Abb. 6.8).

Die verminderte Bioverfügbarkeit von Testosteron wird mit einem Anstieg dieses Globulins in Verbindung gebracht. Das SHBG bindet und inaktiviert dadurch Testosteron. Demnach sollte es möglich sein, die Hyperplasie durch Arzneistoffe mit Testosteron-mimetischen oder die Neusynthese von SHBG hemmenden Eigenschaften zu verhindern oder zu bremsen. Diese Hypothese steht aber im Widerspruch zu Befunden, wonach das Androstandiol, das als Hauptabbauprodukt von DHT gilt und im Prostataadenomgewebe ebenfalls signifikant erhöht ist, beim Hund ein Prostataadenom induzieren kann. Aus diesem Grund wird der SHBG-Theorie heute keine große Bedeutung mehr zuerkannt.

Die **Androgen/Östrogen-Quotienten-Theorie** nach *Seppelt*.

Diese Hypothese sieht die Auslösung einer Hyperplasie in einer Zunahme des Östradiol/Testosteron-Quotienten mit zunehmendem Alter. Tatsächlich ist die Bildung von Östrogenen aus zirkulierendem Testosteron und Androstendion im Prostatagewebe der BPH erhöht. Dass die Entwicklung der Prostata hormonell gesteuert wird, ist längst bewiesen, nachdem Wernert et al. (1988) in der Prostata Östrogen- und Progesteron-Rezeptoren nachgewiesen haben. Demnach ließe sich durch Hemmung der extratestikulären Aromatisierung von Testosteron, d. h. durch Hemmung des Enzyms *Aromatase* die Progredienz der BPH verhindern (siehe Abb. 6.8).

Die **Stammzell-Theorie** nach *Isaacs* und *Coffrey*.

Diese vermutet in der Stimulierung der Stammzellenproliferation und Ausbreitung sogenannter Verstärker- und Transitzellen die eigentliche Ursache für die Hyperplasie.

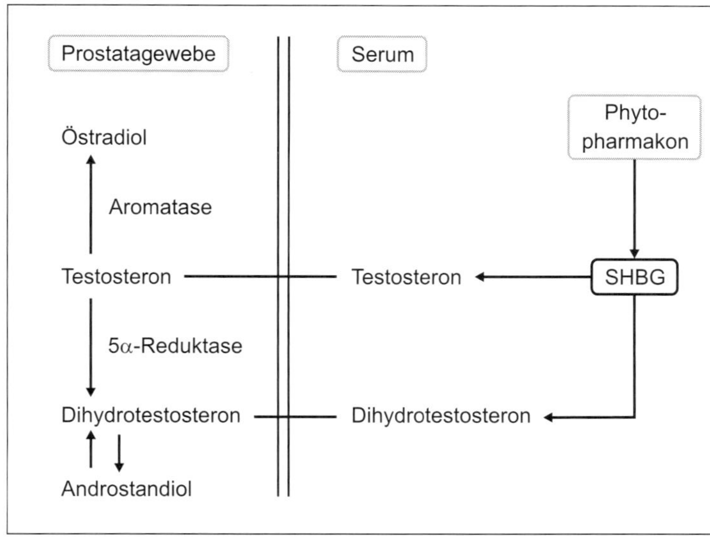

Abb. 6.8: Angenommene Wirkung von Phytopharmaka auf den Hormonstoffwechsel im Serum und Prostatagewebe.

Die **Wachstumsfaktor-Theorie** nach *Story* und *Wagner*.

Diese beruht auf der vom Tumorwachstum her bekannten Erkenntnis, dass Östrogene und Wachstums-Faktoren bei fehlender Suppression eine Proliferation des Prostatagewebes in Gang setzen können. Durch Blockierung entsprechender Rezeptoren (z.B. des *basischen Fibroblasten-Wachstumsfaktor (bFGF) Rezeptors*) könnte die Entwicklung einer Hyperplasie gebremst werden.

Neuerdings nimmt man an, dass ein Sekretstau für die bei der BPH häufig auftretende Kongestion und Begleitprostatitis verantwortlich zu machen ist. Dieser Sekretstau soll durch eine erhöhte Prostaglandin- und Leukotrien-Bildung entstehen (Pegel und Walker, 1984). Ob diese Mediatoren auch an der Ätiopathogenese der BPH beteiligt sind, ist unbekannt.

6.5.2 Indikationen und Stellenwert der Phytopräparate

Phytotherapeutische Maßnahmen haben objektivierbaren Erfolg bei **Prostata-Adenomen der Stadien 1 bis 3** (Stadium **1** und beginnendes Stadium **2** nach *Alken*). Nach einer epidemologischen Untersuchung von Ziegler (1992), die auf der statistischen Auswertung von 2500 Fällen basiert, müssen nur 20 % der Prostataadenomträger (die sog. Schnellentwickler) operiert werden, während 80 % über 5 Jahre und länger mit einer konservativen medikamentösen Therapie auskommen.

Im Gegensatz zu der Auffassung der amerikanischen Urologen und der Food and Drug Administration (FDA) wird *in Europa* **die konservative phytotherapeutische** *Therapie der BPH als sinnvoll angesehen*. Die Sachverständigen-Kommission E hat sich dieser Auffassung angeschlossen.

Eine Rückbildung des Adenoms ist zwar nicht zu erwarten, doch kann die Adenomvergrößerung gestoppt oder die Progredienz verlangsamt werden. Miktionsstörungen verbessern sich oder verschwinden, die Kongestion und irritativen Beschwerden nehmen ab. Der Uroflow erhöht sich und die Restharnmenge wird reduziert. Dies mag zum Teil auf einen direkten Eingriff in den Androgen- bzw. Steroid-Stoffwechsel bzw. den Zelldifferenzierungsmechanismus, zum anderen auf die *antiphlogistische* und/oder *spasmolytische* Wirkung einiger Phytopräparate zurückzuführen sein.

Dabei haben die Phytopräparate im Vergleich zu den synthetischen 5-α-Reduktasehemmern und α-Rezeptorenblockern wesentlich geringere Nebenwirkungen (Bach et al., 1996).

Eine Bewertung von Phytopharmaka in der Therapie der BPH wurde von Veit et al. (1998) vorgenommen.

Ob Phytopräparate auch zur **Prophylaxe** der BPH geeignet sind, ist noch offen, solange es hierzu keine epidemiologischen Studien gibt. Die Tatsache, dass die BPH-Häufigkeit bei der männlichen Bevölkerung der gelben Rasse nur bei etwa 5–10 % liegt, wird häufig mit besonderen Faktoren der Ernährung in Verbindung gebracht. Wenn ein solcher Zusammenhang bestünde, könnte man den Einfluss bestimmter Nahrungsstoffe auf den Androgen- bzw. Steroid-Stoffwechsel dafür verantwortlich machen.

6.5.3 Drogen und Präparategruppen

Die für die Behandlung der BPH zur Verfügung stehenden Arzneidrogen sind mit ihren vermuteten Hauptwirkstoffen in Tab. 6.5 aufgelistet.

6.5.3.1 „Phytosterin-Drogen"

Phytosterine und ihre Abkömmlinge sind charakteristisch für die *Kürbissamen*, die *Hypoxiswurzel* und die afrikanische *Prunus-Rinde*. Das Sitosterin, ein Hauptinhaltsstoff dieser Drogen, besitzt das Steroid-Grundgerüst des Cyclopentanoperhydrophenanthrens mit einer aliphatischen Seitenkette am Ring D. (Abb. 6.9)

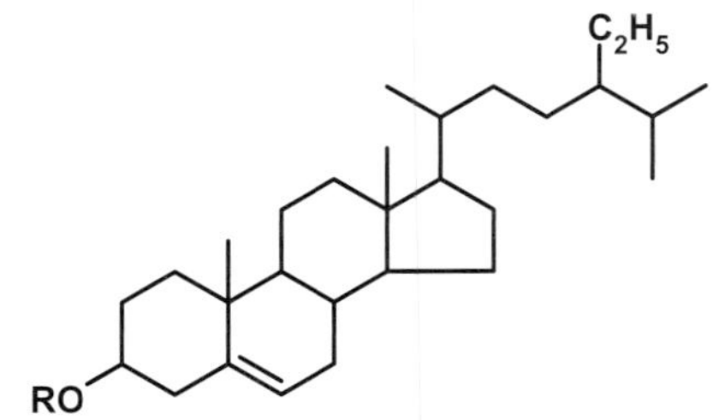

Sitosterin R = H
Sitosterolin R = Glucose
(Cucurbita, Hypoxis, Prunus, Sabal)

Abb. 6.9: Sitosterin und sein Glucosid (Sitosterolin) als Hauptwirkstoffe von Cucurbita, Hypoxis und Sabal.

Pharmakologie und Klinik

Über den antiprostatischen Wirkmechanismus des Sitosterins und seiner Abkömmlinge ist man sich nicht im Klaren. Sicher ist, dass das Sitosterin eine antiphlogistische bzw. antiödematöse Wirkung besitzt. Die anderen vermuteten pharmakologischen Wirkungen, die spasmolytische und eine antiproliferative hormonmodulierende Wirkung, sind bisher noch nicht bewiesen worden.

Nachdem man zunächst annahm, dass die Steroide durch Bindung an das SHBG die Bioverfügbarkeit von DHT beeinflussen und die SHBG-Neusynthese verhindern, neigt man jetzt aufgrund von neuen *in vitro* und *in vivo* Untersuchungen dazu, den Wirkmechanismus mehr in einer Beeinflussung

Tab. 6.5: Bei BHP einsetzbare Arzneidrogen mit ihren Hauptinhaltsstoffen.

	Droge	Stammpflanze	Hauptinhaltsstoffe
M	*β-Sitosterin*	Gewonnen aus verschiedenen Drogen (z. B. Sojaöl, Weizenkeimöl)	–
M	*Kürbissamen (Cucurbitae peponis semen)*	Cucurbita pepo u. a. Arten bzw. Subvarietäten	β-Sitosterin, β-Sitosterin-glucosid (= β-Sitosterolin), Stigmastadiene und -triene (Δ^7-Steroide), Tocopherole, Cucurbitin (3-Amino-3-carboxypyrolidin)
	Hypoxiswurzel (Hypoxis rooperi radix)	Hypoxis rooperi	β-Sitosterin, Sterolglykoside, Monoterpenglykosid, Pentenynglykoside
M	*afrik. Prunus-Rinde (Pruni africanae cortex)*	Prunus africana (syn. Pygeum africanum)	Phytosterine, Blausäureglykoside
M	*Sägepalmenfrüchte (Serenoae rep. (Sabalis serr.) fructus)*	Serenoa repens (Sabal serrulata)	Phytosterine (Sitosteringlykosid), Fettalkohole, Hydroxyfettsäuren, γ-Linolensäure, saures Polysaccharid
M	*Brennnesselwurzel (Urticae radix)*	Urtica dioica	Lignane, Phytosterine, Polysaccharide, Lektine
M	*Pappelrinde/Blatt (Populi cortex u. folium)*	Populus tremuloides, P. tremula	Salicylglykoside (Salicin, Salicortin, Salireposid, Tremuloidin, Populin), Phenolcarbonsäuren (z. B. Benzoesäure)
	Weidenröschenkraut (Epilobii herba)	Epilobium parviflorum u. roseum	Kämpferol- u. Quercetinglykoside, Gallotannine, Phytosterine
M	*Pollen(extrakt)-Präparate*	Gewonnen von verschiedenen Grasarten	Sterole, Peptide

des Prostaglandin- und Prolaktinstoffwechsels zu sehen.

Beide Hypothesen, die man aus den positiven Untersuchungen mit hohen Gaben von reinem Sitosterin ableitete, sind aber für die Drogenextrakte nicht ohne weiteres relevant, da die Steroidmengen, die man bei der angegebenen Dosierung mit entsprechenden Extrakt-Präparaten pro Gabe zu sich nimmt, in der Größenordnung von nur wenigen Milligramm liegen. Demgegenüber nimmt der Mensch mit der Nahrung täglich 100–200 mg(!) Sitosterin auf (Schmitz, 1998). Auch die Dosierung des Sitosterin-Präparates Harzol®, liegt erst bei 30–60 mg/Tag! Deshalb müssen noch weitere Wirkstoffe an der Wirksamkeit dieser drei Drogen beteiligt sein. Geringe Dosen eines lipophilen Extraktes aus der *Prunus africana Rinde* konnten sowohl die 5-α-Reduktion eines Rattenprostata-Homogenates als auch die Aromatase von humanen Plazenten hemmen (Hartmann et al., 1996).

Therapiestudien: Übersicht

Nach Untersuchungen von Zahradnik et al. (1980) führt das **Sitosterin** (10 mg) und **Sitosteringlucosid** (0,1 mg) enthaltende Präparat Harzol® sowohl im Exprimat als auch im bioptischen Material zu einer signifikanten Senkung von Prostaglandin E_2 und $F_{2\alpha}$. Nach Pegel und Walker (1984) soll Sitosteringlucosid wegen seiner polareren Natur intestinal besser resorbiert werden und daher die Wirksamkeit verbessern. In einer plazebokontrollierten Doppelblindstudie bei 100 Patienten mit einem Prostataadenom führte Harzol® zu einer signifikanten Abnahme der Restharnmenge und einer Erhöhung sowohl des Uroflows und der Blasenaustreibungskraft, letztere gemessen durch Zystomanometrie (Ebbinghaus und Baur, 1977). Eine spätere multizentrische Studie mit dem gleichen Präparat kam zu ähnlichen Ergebnissen (Schneider, 1986) (siehe Therapiestudie 1).

Nach einer von Kraft (1981) durchgeführten Multizenter-Studie an 300 Patienten mit Prostataadenom führt auch *reines Sitosterin* p. o. in einer Dosierung von 50 mg/d über 38 Wochen angewandt schon nach 2–3 Wochen zu einer Abnahme der Miktionsbeschwerden, der Restharnvolumina und der subjektiven Symptome. Weitere Untersuchungen mit Tagesdosen von 60 bzw. 130 mg Sitosterin über einen Zeitraum von 6 Monaten führten zu gleichen oder ähnlichen Ergebnissen (Ebbinghaus und Baur, 1977; Ströker, 1985; Vahlensieck, 1985; Schindler, 1983; Aso et al., 1993; Berges et al., 1995; Klippel et al., 1997).

Ein heute nicht mehr im Handel befindliches *Kombinationspräparat* (Prostagutt), das außer einem *lipophilen* **Sabalextrakt** und **Urtica-Extrakt** noch weitere Extraktkomponenten enthielt, wurde in einer randomisierten Doppelblindstudie gegen β-Sitosterin geprüft. Das Kombinationspräparat zeigte mit Sitosterin ein etwa gleich gutes Ergebnis, mit einer signifikanten Überlegenheit in bezug auf den mittleren Harnfluß (Rugendorff et al., 1986).

In einer Doppelblind-Multicenterstudie wurde ein Lipid-Sterol-Extrakt von **Prunus africana** (*Pygeum africanum*) (Tadenan®) an 263 Patienten mit Prostatahyperplasie im Stadium III einer klinischen Prüfung unterzogen. Eindrucksvoll waren die Besserungen in den Parametern Restharnmenge, Miktionsvolumen und maximale Harnflußrate (Barlet et al., 1990). In einer weiteren kontrollierten Doppelblindstudie mit einem Prunus-Urtica-Kombinationspräparat (Prostatonin®) konnten ähnlich positive Resultate erzielt werden (Krzeski et al., 1993; Hartmann et al. 1996).

Sitosterin-Therapiestudie

Indikation. Benigne Prostatahyperplasie.

Präparat. Monosubstanz-Präparat in Kapselform enthaltend 10 mg Sitosterin (= Phytosterol) (Harzol®).

Studienart. Multizentrische Anwendungsbeobachtung mit 14 574 Patienten mittleren Alters = 66 Jahre.

Behandlungsart. 2 Kapseln 3 × täglich entsprechend 60 mg Sitosterin/Tag über 3 Monate.

Prüfkriterien. Erfaßt wurden die folgenden Miktionssymptomatiken: Verzögerte Miktionsbeschwerden, Pollakisurie, Nykturie und Nachträufeln.

Tab. 6.6: Miktionssymptomatik bei Behandlungsbeginn und bei Behandlungsende mit dem Phytopräparat Harzol® (absolute Zahlen und Prozente) (Schneider, 1986).

	Behandlungsbeginn		Behandlungsende	
	abs.	%	%	abs.
Verzögerter Miktionsbeginn	12 121	83,7	24,8	3597
Nachträufeln	11 421	78,8	25,1	3630
Nykturie	9 928	68,5	32,7	4732
Pollakisurie	8 785	60,6	13,1	1901

Ergebnis. Wie aus Tab. 6.6 hervorgeht, verminderten sich der verzögerte Miktionsbeginn von 84 auf 25 %, die Pollakisurie von 61 auf 13 %, die Nykturie von 69 auf 33 % und das Nachträufeln von 79 auf 25 % (Schneider, 1986).

6.5.3.2 Sabal serrulatae fructus (Sägepalmenfrüchte)

Off.: Ph. Eur., *Sabal serrulata, syn. Serenoa repens.*

Obwohl auch in den Früchten dieser Droge Phytosterole enthalten sind, scheinen für die antiprostatische bzw. antiödematose Wirkung in erster Linie die C_8- bis C_{16}-gesättigten Fettsäuren, Fettsäureethylester, Fettalkohole, Hydroxyfettsäuren, sowie γ-Linolensäure verantwortlich zu sein. Da die wasserlöslichen Polysaccharide im Tierexperiment bei parenteraler Applikation antiexsudativ wirken, wäre zu prüfen, ob Alkohol-Wasser-Extrakte nicht eine noch bessere Wirksamkeit besitzen.

Pharmakologie

Eine aus Sabalfrüchten hergestellte Hexanfraktion zeigte in verschiedenen Tiermodellen an der Ratte eine *antiödematöse Wirkung* (Tarayre et al., 1983).

Für einen lipophilen Sabalfruchtextrakt (SG 291) konnten sowohl im 5-Lipoxygenase- als auch im Cyclooxygenase-Test starke Hemmwirkungen nachgewiesen werden. (Breu et al., 1992a, b). Nach Niederprüm et al., (1994) erwiesen sich ebenfalls Lipidfraktionen, die freie mittelkettige gesättigte und ungesättigte Fettsäuren enthielten, als gute 5α-Reduktasehemmer. Demnach scheint ein Hauptwirkprinzip in der sauren lipophilen Extraktfraktion enthalten zu sein.

Das aus Sabalfrüchten gewonnene *saure Polysaccharid* zeigte am Rattenpfotenödem in einer Dosierung von 1,0 mg/kg i. v. appliziert eine ödemprotektive Wirkung, die jene von Indometacin, Dexamethason und Acetylsalicylsäure übertraf (Wagner und Flachsbarth, 1981a, b). Eine Therapierelevanz wäre demnach nur bei Verwendung wässriger Extrakte gegeben.

Ein oral applizierter öliger Sabalextrakt ergab dagegen bei Mäusen und Ratten einen antiandrogenen Effekt (Stenger et al., 1982). In den gleichen Studien wurde gefunden, dass sich Sabal-Inhaltsstoffe an die Zytosolrezeptoren der Rattenprostata anlagern. Briley et al. (1983) und Carilla et al. (1984) stellten weiter fest, dass Verbindungen aus dem Sabalextrakt die Rezeptorbindung des Androgens kompetitiv hemmen, während β-Sitosterin und verschiedene fette Öle inaktiv waren. Sultan et al. (1984) gelang der Nachweis, dass auch die 5-α-Reduktase, die für die Umwandlung von Testosteron in Dihydrotestosteron verantwortlich ist, gehemmt wird. Andererseits wurde nach einer 30tägigen Behandlung kein Einfluss des Sabalextraktes auf dieses Enzym registriert (Casarosa et al., 1988).

Mit Hilfe eines neuen Tiermodelles, bei dem menschliches Prostatagewebe auf die Nacktmaus transplantiert wird, die daraufhin das typische histologische Bild der BPH zeigt, konnte nachgewiesen werden, dass der Sabalextrakt WS 1473 nach oraler Applikation die durch die Hormonsubstitution bewirkte Grössenzunahme des Prostatatransplantates vollständig zu unterdrücken vermochte (Otto et al., 1992).

Aus den bisherigen Untersuchungen können antiphlogistische und hormonmodulierende Wirkungen abgeleitet werden. Außerdem ist auch bei Sabal anzunehmen, dass die antiprostatische Wirkung von Sabal auf einen synergistischen Effekt mehrerer Wirkstoffe zurückzuführen ist. Eine Übersicht über die pharmakologischen *in vitro* und *in vivo*-Untersuchungen wurde von Koch (1995) publiziert.

Klinik

Für Sägepalmenfrüchte bzw. deren Zubereitungen nennt die Kommission E (1991) als **Anwendungsgebiete** „Miktionsbeschwerden bei benigner Prostatahyperplasie, Stadium **1** und **2**". Als Tagesdosen wurden 1 – 2 g Droge oder 0,32 g eines lipophilen Extraktes festgelegt

Es existieren bis heute ca. 20 randomisierte kontrollierte, davon 16 doppelblind geführte klinische Studien mit den Sabal-Spezial-Extrakt-Präparaten ID 89 (Strogen®, Renuprostan®), SG 291 (Talso®) und WS 1473 (Prostagutt® mono). Auf Grund verschieden gewählter Extraktionsverfahren ist deren Wirkstoffzusammensetzung allerdings nicht vergleichbar. Trotzdem zeigen alle Studien nach den internationalen urologischen Bewertungskriterien Überlegenheit gegenüber Plazebo. Besonders aufschlussreich waren die Ergebnisse von drei randomisierten doppelblind geführten Äquivalenzstudien im Vergleich zu dem α-Reduktasehemmer *Finasterid*. Eine Studie mit einem Sabalspezialextrakt, zwei Studien mit einem Kombinationspräparat aus Sabal- und Urtica-Extrakt erreichten in nahezu allen Symptomen-Score-Werten Wirksamkeits-Äquivalenz mit Finasterid (Sökeland und Albrecht, 1997; Metzker et al., 1996) (siehe Therapiestudie 2). Zwei Meta-Analysen unter Einschluss von 18 klinischen Sabal-Extrakt-Studien kamen zu den gleichen Ergebnissen (Bach u. Ebeling 1996; Wilt et al., 1998). Die Nebenwirkungsrate (gastrointestinale Beschwerden) war bei Sabal deutlich geringer als bei den synthetischen Präparaten.

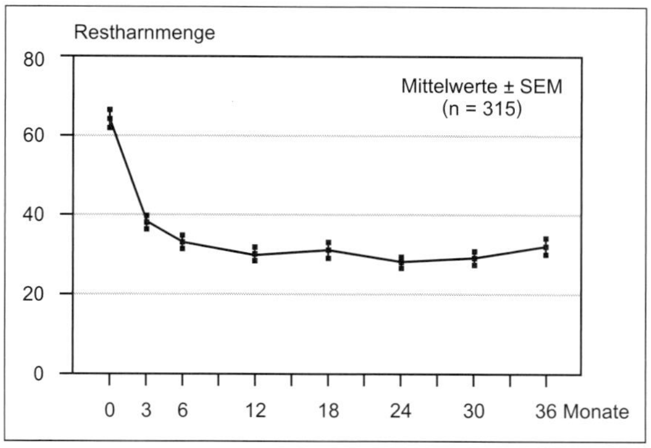

Abb. 6.10: Abnahme des Restharnvolumens (X ± SEM) im Verlauf der 36-monatigen Therapie mit Strogen S (Bach und Ebeling, 1996).

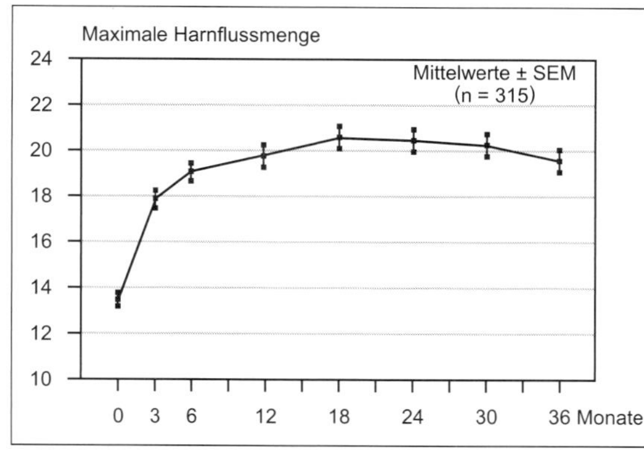

Abb. 6.11: Zunahme des maximalen Harnflusses (X̄ ± SEM) im Verlauf der 36-monatigen Therapie mit Strogen S® (Bach und Ebeling, 1996).

Sabal-Therapiestudie 1

Indikation. Miktionsbeschwerden bei benigner Prostatahyperplasie Stadium 2 bis 3 (nach Vahlensieck).

Studienart. Prospektive Multicenter-3-Jahres Studie mit insgesamt 435 Patienten (im Alter von 41–89 Jahren). Ausschlusskriterien: Restharnmenge > 150 ml, akute und chronische Prostatitis, Blasensteine, Prostatakarzinom u. a.

Behandlungsart. Gabe von 1 Kapsel Strogen® uno (320 mg Sabalextrakt) oder 2 Kapseln Strogen® S (160 mg Sabalextrakt) täglich.

Prüfkriterien. Klinische Kontrollen wurden durchgeführt vor Beginn der Behandlung, nach 1 und 3 Monaten und dann alle 3 Monate bis zum 36. Monat. Kontrolliert wurden: Nächtliche und Tages-Miktionsfrequenz, Gefühl der nicht komplett entleerten Harnblase. Die statistische Auswertung erfolgte nach dem Latin Square-Test (Vergleich der Häufigkeits-Verteilung).

Ergebnis. Es zeigt sich eine deutliche symptomatische Verbesserung oder Beschwerdefreiheit (80 %) mit 50 %iger Reduktion von Restharnmenge nach 6 Monaten und eine 6,1 ml/sek Erhöhung der Harnflussrate nach 12–18 Monaten (siehe Abb. 6.10 + 6.11). Die Ergebnisse der Beurteilung durch den Arzt und der Selbstbeurteilung waren ebenfalls signifikant und im Mittel gut bis sehr gut. Nur von 34 Patienten (7 %) von 435 Patienten wurden gastrointestinale Beschwerden leichten Grades angegeben. (siehe Abb. 6.12) (Bach und Ebeling, 1996).

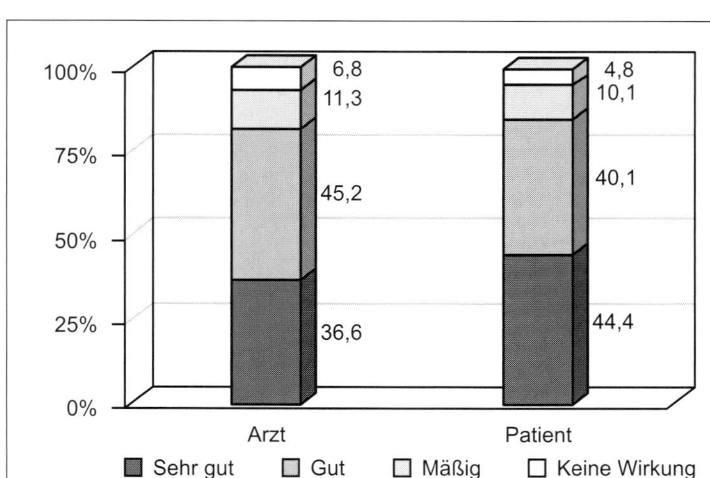

Abb. 6.12: Beurteilung der Wirksamkeit der Therapie mit Strogen S in dem Prä-Post-Kollektiv (n = 435) durch den Arzt und den Patienten (Bach und Ebeling, 1996).

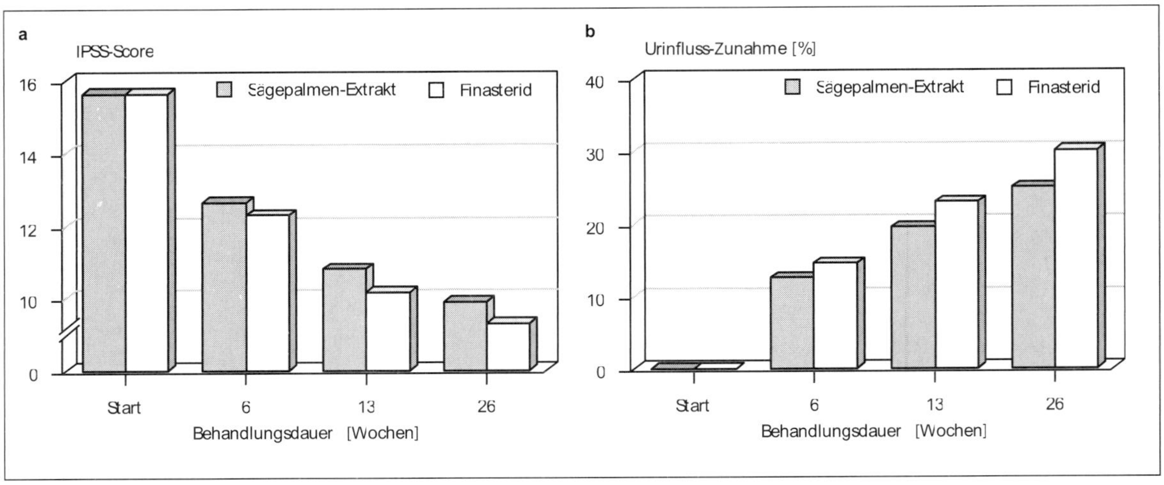

Abb. 6.13: Abnahme des IPSS-Symptomenscore und Zunahme des Harnflusses im Verlauf einer 26-wöchigen Therapie mit Sabal-Extrakt (553 Pat.) bzw. Finasterid (545 Pat.) (nach Carraro et al., 1996).

Therapiestudie 2

Indikation. Nicht operationsbedürftige benigne Prostatyhyperplasie (BPH).

Präparate. Sabal-Hexan-Extrakt (Permixon®) enthaltend 90 % freie Fettsäuren und 7 % Fettsäureester, Sterole, Flavone u. a.

Studienart. 6-monatige, doppelblinde, randomisierte Äquivalenzstudie, durchgeführt in 87 Urologie-Zentren in neun europäischen Staaten mit 1098 Männern gegen Finasterid (Proscar®).

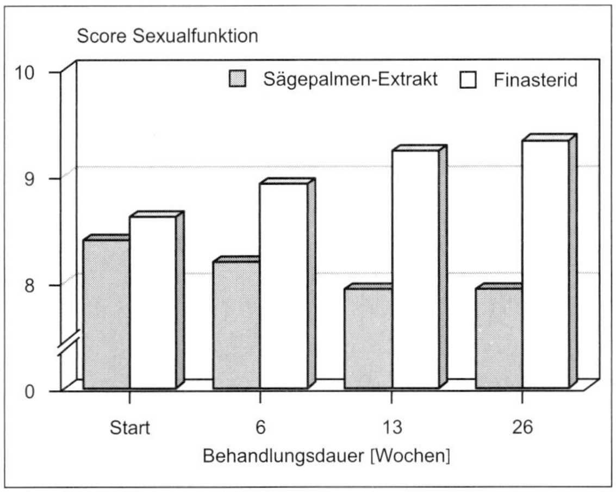

Abb. 6.14: Verlaufsentwicklung der mittleren Score-Werte für die Beeinträchtigung der Sexualfunktion unter einer 26-wöchigen Therapie mit Sabal-Extrakt bzw. Finasterid (nach Carraro et al., 1996).

Behandlungsart. 2 mal tägl. 1 Drag. (= 160 mg Sabalextrakt) bzw. 5 mg Finasterid und jeweils Plazebo.

Prüfkriterien. Die Bewertung der Ergebnisse erfolgte nach dem „Internationalen Prostata-Symptomenscore" (IPSS), der Fragen nach den 7 häufigsten subjektiven Beschwerden beinhaltet. Außerdem wurde die Verbesserung der Lebensqualität, der Sexualfunktion sowie des maximalen und mittleren Urinflusses registriert.

Ergebnisse. Permixon® und Finasterid führten zu einer Reduktion des IPSS (−37 % bzw. −39 %) (siehe Abb. 6.13a). Die Verbesserung der Lebensqualität betrug 38 % bzw. 41 %, die Urinflussrate erhöhte sich um 25 % bzw. 30 % (p = 0,05) (Abb. 6.13b).

Die Sexualfunktion hatte sich laut Befragung unter Permixon® stärker verbessert als unter Finasterid (Abb. 6.14). Die Androgen-abhängigen Parameter waren unter Permixon® nur in geringem Maße beeinflusst im Gegensatz zu Finasterid. Beide Behandlungen verminderten die Symptome der BPH bei etwa 2/3 der Patienten (Carraro et al., 1996).

Vergleicht man die Ergebnisse der Sabal-Extrakt-Studien mit denen der Sabal/Urtica-Extrakt-Studien, sind keine wesentlichen Unterschiede erkennbar, d. h. dass vermutlich beiden Präparateformen die gleichen oder sehr ähnliche Wirkmechanismen zu Grunde liegen.

6.5.3.3 Urtica-(Brennnessel) Wurzel-Extraktpräparate

Off.: DAB, ESCOP, *Urtica urens, Urtica dioica.*

Die Wurzeldroge enthält neben geringen Mengen freien und glykosidisch gebundenen β-Sitosterins, das Cumarin Scopoletin, Lignane, Polysaccharide und das **Urtica dioica-Agglutinen (UDA)**, ein Isolektingemisch.

Pharmakologie

Für den Urtica-Wurzel Extrakt Bazoton® wurde als Wirkungsmechanismus eine *Wechselwirkung mit dem SHBG-Testosteron-System* angenommen, da man nach der Medikation eine signifikante, SHBG-Kapazitätssuppression um durchschnittlich 67 % gemessen hatte (Schmidt, 1983; Ziegler, 1983a). Andere Indizien sprechen dafür, dass der Urtica-Extrakt einen hemmenden Einfluss auf die extratestikuläre Aromatisierung besitzt. Nach bioptischen Untersuchungen von Ziegler (1982, 1983b) ging unter dem Einfluss von Bazoton® nach 6monatiger Behandlung der Granulaindex von ca. 90 % auf 70 % zurück. Nach Dunzendorfer (1984) liess sich die Bazoton-Wirkung fluoreszenzmikroskopisch verifizieren.

Nach neuesten Untersuchungen durch Wagner und Willer (1988, 1990) bieten die kürzlich isolierten *Lektine und Polysaccharide* einen neuen Ansatzpunkt für weitere pharmakologische Untersuchungen, da für die Urtica-Polysaccharide eine antiphlogistische und für die Lektine eine T-Lymphozytenstimulierende und möglicherweise eine indirekt den Prostaglandin-Stoffwechsel beeinflussende Wirkung ermittelt werden konnte (Wagner u. Willer, 1988, 1990; Wagner et al., 1992, 1994).

Außerdem wurde für das wasserlösliche Isolektingemisch UDA der Wurzel in einem EGF-Rezeptorbindungs-Experiment eine dosisabhängige Hemmung von Wachstums-Faktoren gemessen. (Wagner et al., 1995). Da sich die Lektine als sehr säure- und hitzestabil erwiesen haben und Resorptionsstudien mit p. o. appliziertem radioaktiv markierten UDA für ihre Bioverfügbarkeit sprechen, kann man vermuten, dass die Lektine maßgeblich an der antiprostatischen Wirksamkeit von Brennnesselwurzel-Extrakten beteiligt sind (Wagner et al., 1995).

Klinik

Die überarbeitete Kommission E-Monographie „Urticae radix (Brennnesselwurzel)“ nennt als Anwendungsgebiete Miktionsbeschwerden bei Prostataadenom Stadium **1–2** bei einer empfohlenen *Tagesdosis von 4–6 g* Droge.

Es liegen insgesamt 12 klinische Studien vor. Davon wurden vier plazebokontrollierte Doppelblindstudien mit einem alkoholisch-wässrigen Brennnesselwurzelextrakt durchgeführt (Vontobel et al., 1985; Dathe und Schmidt, 1987; Fischer und Wilbert, 1992; Engelmann et al., 1996). Die eingesetzten Tagesdosen an Extrakt betrugen 600 mg bzw. 1200 mg entsprechend 5–6 g Droge. Die Behandlungsdauer lag zwischen 1 und 6 Monaten.

Alle erzielten Ergebnisse decken sich in etwa mit denen der Therapiestudie von Vontobel et al., 1985. Über die Ergebnisse die mit einem Kombinationspräparat von Sabal- und Urtica-Extrakt erhalten wurden, siehe S. 210.

Urtica-Therapiestudie

Indikation. Benigne Prostatahyperplasie.

Präparat. Monopräparat in Kapselform (Bazoton®) enthaltend einen stand. *Urtica-dioica*-Wurzel-Extrakt.

Studienart. Doppelblindstudie mit 56 Patienten mit BPH Stadium I und II, davon nach Abschluss der Studie 22 Patienten in der Plazebo- und 19 Patienten in der Verum-Gruppe. Patienten mit mehr als 150 ml Restharn waren von der Studie ausgeschlossen.

Behandlungsart. Gabe von 300 mg (1 Kapsel) morgens und abends 9 Wochen lang.

Prüfkriterien. Als Kontrollparameter dienten die subjektiven Beschwerden, Miktionsfrequenz, Miktionsvolumen, Maximalfluss, Durchschnittsfluss. Die Restharnmenge wurde sonographisch bestimmt. Im Serum wurden außerdem SHBG, Androstandiol, die saure Prostataphosphatase, Elektrolyte, Harnstoff und Kreatinin bestimmt. Auf eine Anfangsuntersuchung folgten zwei Kontrolluntersuchungen nach 3 und 6 Wochen sowie eine Schlussuntersuchung.

Ergebnis. Bei den subjektiven Beschwerden wurden keine Unterschiede zwischen Plazebo und Verum festgestellt. Bei den objektiven Parametern konnte in der Verumgruppe das *SHBG* um durchschnittlich 2,43 nmol/l gesenkt werden, während die Kontrollgruppe einen altersgemäßen weiteren Anstieg zeigte.

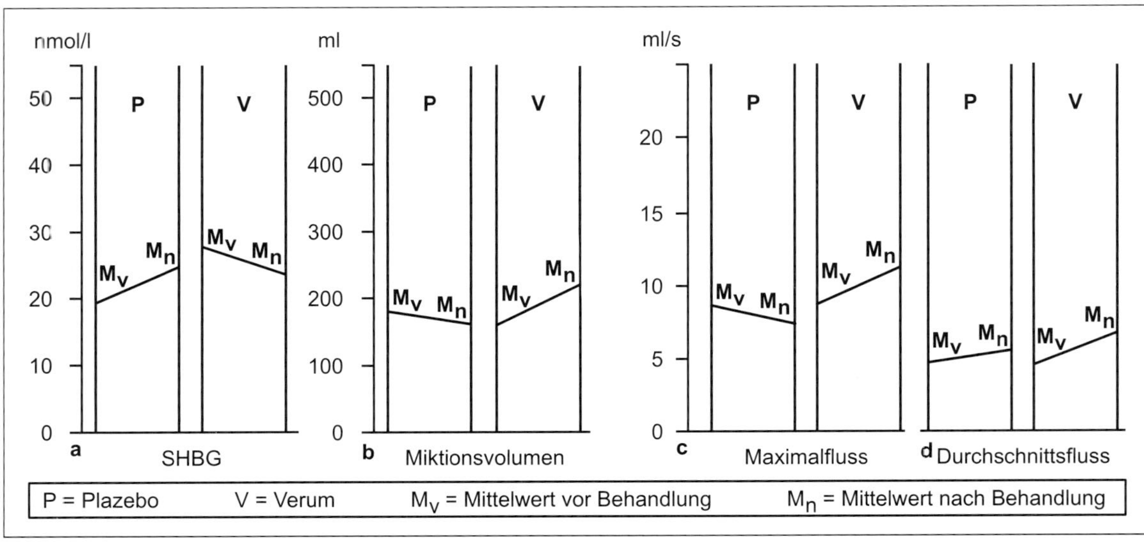

Abb. 6.15: Ergebnis einer Doppelblindstudie mit einem Phytopharmakon auf vier Parameter der BHP (Vontobel et al., 1985).

Das *Miktionsvolumen* nahm in der Verum-Gruppe im Mittel um 43,7 % zu gegenüber einer Reduktion von 9 % in der Plazebogruppe.

Der *Maximalfluss* nahm in der Verum-Gruppe um 8,6 % zu gegenüber einem gleich grossen Abfall in der Plazebo-Gruppe. Die Besserung des Durchschnittsflusses war nicht signifikant (Vontobel et al., 1985) (Abb. 6.15).

6.5.3.4 Pollen-Extrakt-Präparate

Bei diesen Präparaten handelt es sich nach einer Empfehlung der Kommission E (1994) um Extrakte, die wie z. B. Cernilton® durch Aceton und Wasserextraktion in einem 2-Stufenprozess aus Gräserpollen gewonnen werden. Als mögliche Wirkstoffe kommen Sterole, aber auch wasserlösliche Polymerstoffe (Polysaccharide, Peptide) in Frage. Es wurden mit einigen Extrakten *in vitro*-Hemmungen der Cyclooxygenase und 5-Lipoxygenase (Loschen und Ebeling, 1991), antiproliferative Wirkungen an Prostataepithel- und Fibroblastenzellen (Habib et al., 1992) sowie Prostata-Transplantatwachstumshemmung im Nacktmaus-Modell nachgewiesen (z. B. Urtica Polysaccharide, Lichius et al. 1999).

Es existieren 2 plazebokontrollierte Doppelblindstudien (138 mg/92 mg Pollenextrakt über 3/6 Monate) mit ähnlich positiven Ergebnissen wie bei den Pflanzenextraktpräparaten (Becker und Ebeling, 1988; Buck et al., 1990). Die Besserungen bezogen sich auf Nykturie, Restharnvolumen und Prostatavolumen, nicht aber auf die Harnflussrate, die sich in beiden Studien nicht signifikant erhöhte.

Von der Kommission E werden als Tagesdosis 80–120 mg Extrakt empfohlen. Die Anwendungsdauer soll mindestens 3 Monate betragen.

6.5.3.5 Vorwiegend antiphlogistisch wirkende Präparate: Populus, Epilobium

Populus: Die Chemie der Salicylderivate siehe hierzu Kap. 8: Rheumaerkrankungen.
Epilobium: Die *Flavonolglykoside und Gerbstoffe* gehören den üblichen Strukturtypen an.

Pharmakologie und Klinik

Bei den Drogen Pappelrinde/Blätter und Weidenröschenkraut dürften die *rein antiphlogistischen Wirkungen im Vordergrund stehen* (Tab. 6.5).

Die Salicylderivate von **Populus** wirken in vivo nach Oxidation in der Leber zur Salicylsäure antiphlogistisch durch *Hemmung der Prostaglandin-Synthese*. Allerdings ist fraglich, ob mit den relativ niedrigen Wirkstoffkonzentrationen an Salicylsäurederivaten in den Präparaten nachhaltige Effekte erzielt werden können (siehe Kap. 8: „Rheumaerkrankungen“ S. 265).

Für wässrige **Epilobium**-Extrakte wurden ebenfalls, allerdings bisher nur in vitro, *Prostaglandinhemmende* Wirkungen nachgewiesen (Juan et al., 1988).

6.5.3.6 Phytopräparate – Prostataerkrankungen

Sabal-Präparate z. B.

• Prostagutt® uno/mono Kapseln	320 mg/160 mg Extrakt aus Sägepalmenfrüchte/Kapsel
• Remiprostan® uno Kapseln	320 mg Extrakt aus Sägepalmenfrüchte/Kapsel

Weitere Präparate:
Sabacur® uno Kapseln, Sabal STADA® uno Weichkapseln, Sabalvit®/-uno Weichkapseln, Sita® Kapseln, Steiprostat® (uno) Kapseln, Strogen® (uno) S-Kapseln, Talso®/-uno Kapseln u. a.

Die Präparate enthalten ebenfalls 320 mg oder 160 mg Sabalextrakt/Kapsel, hergestellt mit 90 oder 96 %igem Ethanol:

Die Tagesdosis beträgt 1–2 g Droge und 1 Kapsel (320 mg) oder 2 Kapseln (160 mg).

Urtica-Präparate z. B.

• Bazoton® N Kapseln	150 mg Brennnesselwurzelextrakt/Kapsel
• Prostaforton® Kapseln	240 mg Brennnesselwurzelextrakt/Kapsel
• Prostaherb® N überzogene Tabletten	160 mg Brennnesselwurzelextrakt/Tablette
• Urtipret® Kapseln	115 mg Brennnesselwurzelextrakt/Kapsel
• Winar® Dragees	475 mg Brennnesselwurzelextrakt/Dragee
• Serless® Kapseln	240 mg Brennnesselwurzelextrakt/Kapsel

Die Tagesdosis sollte bei ca. 5–6 g Droge oder 600–1200 mg Extrakt entsprechend 2 mal 2 oder 3 mal 1 Kapsel/Tablette liegen.

Phytosterin-Präparate z. B.

• Azuprostat® Kapseln	1 Kapsel enthält 65 mg Phytosterol
• Harzol® Kapseln	1 Kapsel enthält 10 mg Sitosterin

Dosierungsempfehlung:
Empfohlen werden 3 mal 2 Kapseln/Tag. Zur Langzeittherapie 3 mal täglich 2 bzw. 1 Kapsel.

Kürbissamen-Präparate z. B.

• Nomon® mono Kapsel	175 mg Kürbissamenextrakt/Kapsel
• Prosta Fink® forte Kapsel	500 mg Kürbissamenextrakt/Kapsel

Dosierung: 3 mal täglich 1 bis 2 Kapseln.

Kombinationspräparate z. B.

• Prostagutt® forte Kapseln	1 Kapsel enthält 160 mg Sägepalmenfrüchteextrakt und 120 mg Brennnesselwurzelextrakt

Dosierungsempfehlung:
2 bis 3 mal täglich 1 Kapsel vor den Mahlzeiten.

Pollen-Extrakt-Präparat z. B.

• Cernilton® Kapseln	1 Kapsel enthält 23 mg Extract. Pollinis sicc.

Dosierungsempfehlung:
3 mal täglich 1 Kapsel, in schweren Fällen 2 mal täglich 2 Kapseln.

6.6 Homöopathie bei Urogenital-Erankungen H

Die Behandlung von Harnwegserkrankungen mit Homöopathika bedarf einer differenzierten Betrachtung. Sie können im Sinne einer Monotherapie analog der Phytotherapie eingesetzt werden; eine freie Kombination, insbesondere mit Chemotherapeutika wird bei massiven bakteriellen Befunden unumgänglich sein (Pyelitis).

Die Reizblase wie auch der akute *unkomplizierte Harnwegsinfekt (Zystitis)* ist homöotherapeutisch gut zu beherrschen. Eine wichtige Domäne für Homöopathika sind insbesondere die *chronisch-rezidivierenden* Infekte, bei denen vor allem im Intervall eine Rezidivprophylaxe möglich ist. Beim *nephrotischen Syndrom* und bei *Nephritis* können Homöopathika adjuvant eingesetzt werden; dem Wirkprinzip entsprechend stellt die dialysepflichtige Niereninsuffizienz eine Grenze dar.

Immer wieder erwähnt wird die Anwendung von Homöopathika bei *Nephrolithiasis*, wonach sie einen Steinabgang induzieren können. Kolikzustände bedürfen der Spasmolyse und Analgesie, stellen also eine relative Indikation dar.

Einige der *phytotherapeutisch verwendeten Pflanzen* sind auch in der Homöopathie üblich; ihr Anwendungsmodus überlappt sich teilweise (*Serenoa repens, Equisetum, Solidago*), zumal sie dann als Urtinkturen und in tiefen Potenzen eingesetzt werden.

Das *Prostataadenom Stadium I* kann homöopathisch behandelt werden (Stadium II: relative Indikation). *Prostatopathien* wie auch die *abakterielle Prostatitis* werden – nach sorgfältiger Ursachenklärung – überwiegend konstitutionell behandelt. *Bakterielle Entzündungen der Geschlechtsorgane* (Prostatitis, Orchitis, Epididymitis) bedürfen in der Regel einer antibiotischen Therapie, wobei Homöopathika zur Begleit- und Nachbehandlung eingesetzt werden können.

Zur besseren Übersicht werden die Homöopathika den klinisch relevanten Krankheitsbildnern zugeordnet (siehe Tab. 6.9). Neben diesem *organotropen* Ansatz sei gerade bei den chronisch-rezidivierenden Harnwegserkrankungen auf die Notwendigkeit einer streng individuellen *personotropen* Homöopathie hingewiesen. Diese ist auch zur Behandlung der *Enuresis* notwendig.

Pflanzliche Homöopathika

Berberis vulgaris D6, Dil.
Nephrolithiasis mit stechenden Schmerzen, vom Nierenlager bis in die Blase ausstrahlend. Dysurie; Nierengries, Urinsatz. Häufiges Begleitsymptom sind rheumatoide Schmerzen.

Chimaphila umbellata D3, Dil.
Dumpfe Schmerzen im Nierenlager, Harndrang vermehrt mit Miktionsschmerzen; Urin sehr übelriechend.

Clematis recta D4, Dil.
Schmerzhafte Schwellung von Hoden und Nebenhoden; Schmerzen im Verlauf der Samenstränge.

Conium maculatum D6, Dil.
Prostatahyperplasie des älteren, senilen Mannes. Prostatitis bei Disharmonie der Vita sexualis.

Equisetum D3, Dil.
Reizblase mit ständigem Harndrang und Inkontinenz; Schmerzen beim Wasserlassen. Unfreiwilliger Harnabgang im ersten Schlaf (Enuresis).

Fabiana imbricata (Pichi-Pichi) D6, Dil.
Blande Symptomatik bei chronisch rezidivierenden Harnwegsinfekten. Dumpfe Schmerzen im Nierenlager; Pollakisurie.

Lycopodium D6, D12, Tabl.
Steinleiden mit chronisch rezidivierenden Harnwegsinfekten; Steinkoliken, Stoffwechselstörung mit Hepatopathie und Cholelithiasis.

Populus tremuloides ∅, D2, Dil.
Prostatahyperplasie mit erschwertem Harnlassen, gehäufte Harnwegsinfekte.

Pulsatilla pratensis D6, Dil.
Rezidivierende Entzündungen im Uro-Genitalbereich; Schmerzen bei und nach dem Wasserlassen, unfreiwilliger Harnabgang. Sekrete von milchiger Konsistenz.

Serenoa repens (Sabal serrulata) ∅, D2, Dil.
Prostatahyperplasie mit erschwertem Wasserlassen bei häufigem Drang.

Solanum dulcamara (Dulcamara) D6, Dil.
Akuter Harnwegsinfekt mit starken Schmerzen beim Wasserlassen, Pollakisurie als Folge einer Unterkühlung oder Durchnässung. Entzündung der Harnwege, ausgelöst durch Kälte und Nässe.

Solidago virgaurea D2, Dil.
Zustand nach akutem Infekt bei rezidivierenden Harnwegsinfekten; als Nierenfunktionsmittel zur „Terrain-Sanierung“, bei „Nierenschwäche“.

Thuja occidentalis D12, Dil.
Chronisch rezidivierende Harnwegsinfekte mit Dysurie und Pollakisurie; Zustand nach Chemotherapie. Überempfindlich gegen Kälte und Nässe bei allgemeiner „Schleimhautschwäche“.

Tierische Homöopathika

Apis mellifica D6, Dil.
Oligurie, Proteinurie; Ödembildung.

Lytta vesicatoria (Cantharis) D6, Dil.
Akute Entzündungen der Harn- und Geschlechtsorgane.

Mineralische Homöopathika
Acidum nitricum D12, Dil. Chronische Harnwegsinfekte.
Causticum D6, Tabl. Harninkontinenz.
Kalium arsenicosum D6, Tabl. Nephrotisches Syndrom.
Magnesium fluoratum D12, Tabl. Prostatahyperplasie.
Mercurius solubilis D12, Tabl. Hochakute Pyelonephritis.
Phosphorus D12, Dil. Hämaturie, Albuminurie bei Nephrose.
Selenium D12, Tabl. Prostatitis (abakteriell).

Literatur

Allopathie

Dysurische Beschwerden einschließlich Harnwegsinfektionen

Crasselt, E.: Über die physiologische Wirkung von Extrakten aus Sinapis alba L., Arch. Pharm. **283**: 275–280 (1950).

Frohne, D.: Arctostaphylos uva-ursi – Die Bärentraube. Z. Phytother. **7**: 45–47 (1986).

Melzig, M.F., Major, H.: Neue Aspekte zum Verständnis des Wirkungsmechanismus der aquaretischen Wirkung von Birkenblättern und Goldrutenkraut. Zeitschr. Phytother. **21**: 193–196 (2000).

Rácz, G., Rácz-Kotilla, E.: Salidiuretische und hypotensive Wirkung der Auszüge von Ribes-Blättern. Planta med. **32**: 110 (1977).

Schilcher, H.: Pflanzliche Diuretika. Z. Phytother. **8**: 141 (1987) und Urologe B **27**: 215–222 (1987).

Schilcher, H.: Pflanzliche Urologika. Dtsch. Apoth. Ztg. **124**: 2429 (1984).

Schotsch, G.: Durchspülungstherapie der Harnwege. Allgemeinarzt **8**: 27–30 (1986).

Uwe, H., Hagenström, T., Elze, A.: Blasen- und Nierentee. Dtsch. Apoth. Ztg. **126**: 1917–1921 (1986).

Wagner, H., Elbl, G., Lotter, H., Guinea, M.: Evaluation of natural products as inhibitors of angiotensin I-converting enzyme (ACE). Pharm. Pharmacol. Lett. **1**: 15–18 (1991).

Winter, A.G., Willeke, L.: Hemmstoffkonzentrationen im Urin nach Aufnahme von Salat bzw. Wirkstoffanreicherungen (Tromalyt) der Kapuzinerkresse. Naturwiss. **41**: 379–380 (1954).

Steinleiden

Bach, D., Hesse, A., Feuereisen, B., Vahlensieck, W., Joost, J., Lehmann, H.D., Wegner, G.: Optimierung der konservativen Harnstein-Austreibung. Fortschr. Med. **101**: 337 (1983).

Bichler, K.H., Korn, S., Gaiser, I.: Wirkung von Solubitrat auf die Ausscheidung von sog. Harnsteinbildungsfaktoren. Fortschr. Med. **100**: 816–818 (1982).

Bucher, K.: Über ein antispastisches Prinzip in Petasites officinalis Moendi. Arch. exp. Path. Pharmakol. **213**: 69 (1951).

Curtze, A.: Die konservative Therapie der Harnsteinerkrankung mit den Phytotherapeutika Urol und Nieron. Erfahrungsheilkunde **28**: 476–480 (1979).

Gasser, G., Vahlensieck, W.: Nieron und Urol in der Behandlung des Harnsteinleidens. In: Fortschritte der Urologie und Nephrologie. Steinkopff, Darmstadt 1979. Suppl. 14, S. 49.

Hesse, A., Vahlensieck, W.: Harntee 400 in der Harnsteinrezidivprophylaxe. Therapiewoche **35**: 1975–1980 (1985).

Hesse, A., Vahlensieck, W.: Krappanthrachinonpräparate zur Therapie und Rezidivprophylaxe des Harnsteinleidens. Therapiewoche **34**: 5586–5594 (1984).

Klingeberg, J., Wolf, G.: Untersuchungen über die spasmolytische Wirkung von Nieron und Urol beim Harnsteinleiden. Urologe B **15**: 107–109 (1975).

Schneider, H.J.: Phytopharmaka in der Harnsteintherapie (Ergebnisse einer multizentrischen Studie mit Urol). Med. Welt **36**: 1050–1053 (1985).

Miktionsstörungen, Reizblase und benignes Prostataadenom

Aso, Y., Boccon-Gibob, L., Brendler, D.B. et al.: Clinical research criteria-In: Cockett, A.T., Aso, Y., Chatelain, C., Denis, L., Griffith, K., Murphy, G.: (eds Proceedings of the second int. Consultation of benign prostativ hyperplasia (BPH). Paris, SCI (1993) 345–355.

Bach, D., Schmitt, M., Ebeling, L.: Phytopharmaceutical and synthetic agents in the treatment of benign prostatic hyperplasia (BPH). Phytomedicine. **3**: 309–313 (1996).

Bach, D., Ebeling, L.: Long term drug treatment of benign prostatic hyperplasia-results of a prospective 3-year multicenter study using Sabal extract IDS 89. Phytomedicine. **3**: 105–111 (1996).

Barlet, A., Albrecht, J., Aubert, A., Fischer, M., Grof, F., Grothuesmann, H.G., Masson, J.C., Mazeman, E., Mermon, R., Reichelt, H., Schönmetzler, F., Stuhler, A.: Wirksamkeit eines Extraktes aus *Pygeum africanum* in der medikamentösen Therapie von Miktionsstörungen infolge einer benignen Prostatahyperplasie: Bewertung objektiver und subjektiver Parameter, Wien. klin. Wschr. **102**: 667–673 (1990).

Bauer, H., Sudhoff, W.F., Dressler, S.: Endokrine Parameter während der Behandlung der benignen Prostatahyperplasie mit ERU. In: Bauer, H.W. (Hrsg.): Benigne Prostatahyperplasie II. Klin. Exp. Urol. Vol. 19, Zuckschwerdt, München-Bern-Wien-San Francisco (1988).

Becker, H., Ebeling, L.: Konservative Therapie der benignen Prostatahyperplasie (BPH) mit Cernilton-N. Urologe B **28**: 301–306 (1988).

Berges, R.R., Windeler, J.: Trampisch, H.J., Serya, Th.: Randomised Plazebo controlled doubleblind clinical trial of β-sitosterol in patients with benign prostatic hyperlasia. Lancet. **345**: 1529–1532 (1995).

Breu, W., Stadler, F., Hagenlocher, M., Wagner, H.: Der Sabalfrucht-Extrakt SG 291, Z. Phytother. **13**: 107–115 (1992a).

Breu, W., Hagenlocher, M., Redl, R., Tittel, G., Stadler, F., Wagner, H.: Antiphlogistische Wirkung eines mit hyperkritischem Kohlendioxid gewonnenen Sabalfrucht-Extraktes. Arzneimittel-Forsch. (Drug Res.) **42**: 547–551 (1992b).

Briley, M., Carilla, E., Fauran, F.: Permixon, a new treatment for benign prostatic hyperplasia, acts directly at the cytostolic androgen receptor in rat prostate, Brit. J. Pharmacol. **79**: 327 (1983).

Brühl, P.: Benigne moduläre Hyperplasie der Prostata (BPH) sog. Prostata-Adenom. In: Krück, F., Kaufmann, W., Bünte, H. et al. (Hrsg.): Therapie-Handbuch. Innere Medizin und Allgemeinmedizin, S. 473–479. Urban & Schwarzenberg, München-Wien-Baltimore (1991).

Buck, A.C. et al.: Treatment of outflow tract obstruction due to benign prostatic hyperlasia with the pollen extract cernilton. A double blind, Plazebo controlled study. Brit. J. Urol. **66** (4): 398–404 (1990).

Carilla, E., Briley, M., Fauran, F., Sultan, Ch., Duvillier, C.: Binding of Permixon, a new treatment for prostatic benign hyperplasia, to the cytostolic androgen receptor in the rat prostata, J. Steroid Biochem. **20**: 521–523 (1984).

Carraro, J.Ch., Raynaud, J.-P., Koch, G., Chisholm, G.D., Di Silverio, F., Tullac, P., Da Silva, F.C., Canquil, J., Chopin, D.K., Hanidy, F.C., Hanus, M., Hauri, D., Kolinteris, A., Marencak, J., Perier, A., Perrin, P.: The Prostate. **29**: 231–240 (1996).

Casarosa, C., Cosci, M. o di Coscio, Fratta, M.: Lack of effects of a lyposterolic extract of Serenoa repens on plasma levels of testosterone, follicle-stimulating hormone and luteinizing hormone. Clin. Ther. 10, 5 (1988, Excerpta Medica 585–588 (1988).

Dathe, G., Schmidt, H.: Phytotherapie der benignen Prostatahyperplasie – Doppelblindstudie mit Extractum radicis urticae (ERU). Urologe B **27**: 223–226 (1987).

Dunzendorfer, U.: Der Nachweis von Reaktionseffekten des Extr. Rad. Urticae (ERU) im menschlichen Prostatagewebe durch Fluoreszenzmikroskopie. Z. Phytother. **5**: 800–804 (1984).

Ebbinghaus, K.D., Baur, M.P.: Ergebnisse einer Doppelblindstudie über die Wirksamkeit eines Medikamentes zur konservativen Behandlung des Prostata Adenoms. Z. Allg. Med. **53**: 1054 (1977).

Engelmann, U., Boos, G., Kreis, H.: Therapie der benignen Prostathyperplasie mit Bazoton liquidum. Der Urologe (B). **36**: 287–291 (1996).

Fischer, M., Wilbert, D.: Wirkung eines Phytopharmakons zur Behandlung der benignen Prostatahyperplasie (BPH). In: Rutishauser, G. (Hrsg.) Benigne Prostatahyperplasie III/ 3. Klinisch-Experimentelle Konferenz zu Fragen der Benignen Prostatahyperplasie, W. Zuckerschwerdt Verlag (1992) 79–84.

Habib, F.K.: Die Regulierung des Prostatawachstums in Kultur mit dem Pollenextrakt Cernitin T60 und die Wirkung der Substanz auf die Verteilung von EGF im Gewebe. In: Vahlensieck, Wg. Rutishauser, G. (Hrsg.) Benigne Prostatpathien. Thieme, Stuttgart: 120 (1992).

Hartmann, R.W., Mark, M., Soldati, F.: Inhibition of 5 α-reductase and aromatase by PHL-00801 (Prostatonin®) a combination of PY 102 (Pygeum africanum) and UR 102 (Urtica dioica) extracts. Phytomedicine. **3**: 121–128 (1996).

Juan, H., Sametz, W., Hiermann, A.: Antiinflammatory effects of a substance extracted from Epilobium angustifolium. Ag. Act. **23**: 106 (1988).

Kraft, J.: So kann dem Prostatiker geholfen werden. Ärztl. Praxis **33**: 2167 (1981).

Klippel, K.J., Hiltl, D.M., Schipp, B.: A multicentric, Plazebo-controlled, double blind clinical trial of β-sitosterol (Phytosterol) for the treatment of benign prostatic hyperplasia. Brit. J. Urol. **80**: 427–432 (1997).

Koch, E.: Pharmakologie und Wirkmechanismus von Extrakten aus Sabalfrüchten (Sabal fructus) Brennnesselwurzel (Urticae radix) und Kürbissamen (Cucurbitae peponis semen) bei der Behandlung der benignen Prostathyperplasie In. Loew, D., Rietbrock, N. (Hrsg.) Phytopharmaka in Forschung und Anwendung, Steinkopff Verlag, Darmstadt 1995, 57–79.

Krzeski, T., Kazón, M., Borkowski, A., Witeska, A., Kuczera, J.: Comparison of efficacy and tolerability of two dosages of a combined preparation of extracts of stinging nettle root (UR 102) and Pygeum africanum (PY 102): „a double blind study in 134 patients with benign prostatic hyperplasia. Clinical Therapeutics“. **15**: 1011–1020 (1993).

Lichius, J. J., Renneberg, H., Blaschek, W., Aumüller, G., Muth, C.: The inhibition effects of components of stinging nettle roots on experimentally induced prostatic hyperplasia in mice. Planta Med. **65** (7): 666–668 (1999).

Loschen, G., Ebeling, L.: Hemmung der Arachidonsäure Kaskade durch einen Extrakt aus Roggenpollen. Arzneim. Forsch./Drugs Res. **41** (I) 2: 162 (1991).

Metzker, H., Kieser, M., Höscher, U.: Wirksamkeit eines Sabal-Urtica-Kombinationspräparates bei der Behandlung der benignen Prostatahyperplasie (BPH). Der Urologe (B) **36**: 292–300 (1996).

Niederprüm, H.J., Schweiker, H.U., Zanker, K.S.: Testoteron 5α-reductase inhibition by free fatty acids from Sabal serrulata fruits, Phytomedicine. **1**: 127–133, (1994).

Otto, U., Wagner, B., Becker, H., Schröder, S., Klosterhalfen, H.: Transplantation of human benign hyperplastic prostate tissue into nude mice: First results of systematic therapy Urol. Int. **48**: 167–170 (1992).

Pegel, K.H., Walker, H.: β-Sitosterin-β-D-glucosid (Sitosterolin) Eine aktive Wirksubstanz in Harzol. Extracta urol. 1. Suppl. Band **7**: 105–111 (1984).

Pegel, K.H., Walker, H.: Neue Aspekte zur benignen Prostathyperplasie (BHP). Die Rolle der Leukotriene und Prostaglandine bei der Entstehung sowie bei der konservativen Therapie der durch sie verursachten Symptome. Extr. Urologica. **7** (Suppl. 1): 91–104 (1984).

Rugendorff E.W., Schneider, H.J., Röhrborn, C.G.: Ergebnisse einer randomisierten Doppelblindstudie über die Behandlung der benignen Prostatahyperplasie mit Prostagutt vs. Beta-Sitosterin. Extracta urol. **9**: 115–118 (1986).

Schilcher, H.: Pflanzliche Urologika. Dtsch. Apoth. Z. **124**: 2429–2436 (1984).

Schilcher, H.: Cucurbita-Spezies – Kürbis-Arten. Z. Phytother. **7**: 9–13 (1986).

Schindler, E.: Die Frühoperation des Prostata-Adenoms muss nicht sein. Ärztl. Praxis **53**: 1717–1718 (1983).

Schmidt, K.: Die Wirkung eines Radix Urticae-Extraktes und einzelner Nebenextrakte auf das SHBG des Blutplasma bei benigner Prostatahyperplasie. Fortschr. Med. **15**: 713–716 (1983).

Schmitz, W.: Urologika. In: Schwabe, U., Paffrath, D., (Hrsg.) Arzneiverordnungs-Report 1998. Springer Verlag 534–537.

Schneider, H.-J.: Konservative Behandlung der benignen Prostatahyperplasie (BPH). Z. Allg. Med. **62**: 1069 (1986).

Sökeland, J., Albrecht, J.: Kombination aus Sabal und Urticaextract vs. Finasterid bei BPH (Stad. I bis II nach Alkon). Der Urologe (A). **36**: 327–333 (1997).

Stenger, A., Tarayre, J.P., Carilla, E., Delhon, A., Charvenon, M., Morre, M., Lauressergues, H.: Etude pharmacologique et biochimique de l'extrait hexanique de Serenoa repens B (PA 109). Gaz. Méd. France **89**: 1041–2048 (1982).

Ströker, W.: Prostata-Erkrankungen: Konservative Therapie ist meist ausreichend. Ärztl. Praxis **37**: 2138–2139 (1985).

Sultan, Ch., Terraza, A., Devillier, C., Carilla, E., Briley, M., Loire, C., Descomps, B.: Inhibition of androgen metabolism and binding by liposterolic extract of Serenoa repens B in human fore skin fibroblasts. J. Steroid. Biochem. **20**: 515–519 (1984).

Tarayre, J.P., Delhon, A., Lauressergues, H., Stenger, A., Barbara, M., Bru, M., Villanova, G., Caillol, V., Aliaga, M.: Action anti-oedémateuse d'un extrait hexanique de drupes de Serenoa repens BARTR. Ann. Pharm. Franc. **41**: 559–579 (1983).

Vahlensieck, W.: Konservative Behandlung der benignen Prostatahyperplasie. Therapiewoche **35**: 40031 (1985).

Veit, M., von Rensen, I., Blume, H., Ihrig, M., Morck, H., Dingermann, Th.: Bewertung von Phytopharmaka in der Therapie der BPH. Pharma. Ztg. **143**: 1905–1927 (1998).

Vontobel, H.P., Herzog, R., Rutishauser, G., Kres, H.: Ergebnisse einer Doppelblindstudie über die Wirksamkeit von ERU-Kapseln in der konservativen Behandlung der benignen Prostatahyperplasie. Urologe A **24**: 49–51 (1985).

Wagner, H., Flachsbarth, H.: Über ein neues antiphlogistisches Wirkprinzip aus Sabal serrulata I. Planta med. **41**: 244–251 (1981a).

Wagner, H., Flachsbarth, H., Vogel, G.: Über ein neues antiphlogistisches Wirkprinzip aus Sabal serrulata II. Planta med. **41**: 252–258 (1981b).

Wagner, H., Geiger, W.N., Boos, G., Samtleben, R.: Studies on the binding of Urtica dioica agglutinin (UDA) and other lectins in an in vitro epidermal growth factor receptor test. Phytomedicine. **4**: 287–290 (1995).

Wagner, H., Willer, F.: Neue chemische und pharmakologische Untersuchungen des Radix-urticae-Extraktes (ERU). In: Hofstetter, A., Altwein, E., Bauer, H.-W. (Hrsg.): Benigne Prostatahyperplasie II. Klinische und experimentelle Urologie 14. Zuckschwerdt, München-Bern-Wien-San Francisco (1988).

Wagner, H., Willer, F.: Altes und Neues zur Chemie und Pharmakologie von Urtica-Präparaten. Schweiz. Z. Ganzheits-Med. **3**: 144–148 (1990).

Wagner, H., Willer, F.: Zur Chemie und Pharmakologie der Polysaccharide und Lektine von Urtica dioica-Wurzeln. In: Rutishauser, G. (Hrsg.): Benigne Prostatahyperplasie III. Klinische und experimentelle Urologie 22, S. 125–132, Zuckschwerdt, München-Bern-Wien-New York (1992).

Wagner, H., Willer, F., Samtleben, R., Boos, G.: Search for the antiprostatic principle of stinging nettle (Urtica dioica roots). Phytomedicine. **1**: 213–224 (1994).

Wagner, B. et al.: Experimentelle Therapiestudien und Cernilton® N an humaner benigner Prostatahyperplasie (BPH) in: Benigne Prostatahyperthien, W. Vahlensieck und G. Rutishauser (Hrsg.) Thieme Verlag Stuttgart 1992, S. 129–133.

Wernert, N., Gerdes, J., Lyeo, O., Seitz, V., Scherr, G., Dohm, O.: Investigation of the estragon (ER-ICA-test) and the progesteron receptor in the prostata and prostatic carcinoma on immunohistological basis. Virchow's Arch. (A) **412**: 387–391 (1988).

Wilt, T.J., Isahm, A., Stark, G., Mac Donald, R., Lau, J., Mulrow, C.: Saw palmetto extracts for treatment of benign prostatic hyperplasia. A. systematic review JAMA. **280**: 1604–1609 (1998).

Zahradnik, H.P., Schillfahrt, R., Schoening, R., Ebbinghaus, K.D., Dunzendorfer, U.: Prostaglandin-Gehalt in Prostata-Adenomen nach Behandlung mit einem Sterol. Fortschr. Med. **98**: 69 (1980).

Ziegler, H.: Zytomorph. Untersuchungen der benignen Prostatahyperplasie unter Behandlung mit Extr. Rad. Urticae (ERU). Fortschr. Med. **100/39**: 1832 (1982).

Ziegler, H.: Die Wirkung eines Radix Urtica Extraktes und einzelner Nebenextrakte auf SHBG des Blutplasmas bei der benignen Prostatahyperplasie. Fortschr. Med. **101/15**: 713 (1983a).

Ziegler, H.: Fluoreszenzmikroskopische Untersuchungen von Prostatazellen unter Einfluss von Radix Urticae (ERU). Fortschr. Med. **101**: 45, 2112 (1983b).

Ziegler, H.: Epidemiologie der BPH-Entwicklung. In: Rutishauser, G. (Hrsg.): Benigne Prostatahyperplasie III. Klinische und experimentelle Urologie 22. Zuckschwerdt, München-Bern-Wien-New York (1992).

Homöopathie

Buchmann, W.: Die Erkrankungen der Nieren und der ableitenden Harnwege. Allg. hom. Z. **233**: 184–192 (1988).

Gawlik, W.: Homöopathie in der Geriatrie. Hippokrates Verlag Stuttgart (1998).

Hötzer, K.: Die Behandlung der chronischen Pyelonephritis. Allg. hom. Z. **218**: 108–111 (1973).

Mössinger, P.: Prostatitis. Allg. hom. Z. **220**: 97–98 (1975).

Mössinger, P.: Zur Behandlung der Epididymitis. Allg. hom. Z. **225**: 145–149 (1980).

Stübler, M.: Enuresis. Allg. hom. Z. **214**: 146–147 (1969).

Stübler, M.: Harnleiterstein. Allg. hom. Z. **215**: 202 (1970).

Stübler, M.: Berberis vulgaris. Allg. hom. Z. **232**: 91–96 (1987).

Wiesenauer, M.: Harnwegsinfektionen: Behandlung mit Homöopathie und Phytotherapie, Urologe (B) **41**: 456–460 (2001)

7 Psychische und neurovegetative Erkrankungen – Depressionen

Hauptindikationen für Phytopharmaka:

Unruhezustände, Ein- und Durchschlafstörungen,
nervöse Angst-, Spannungs- und Erregungszustände 7.2 → Seite 221

Depressionen und Verstimmungszustände 7.3 → Seite 233

Zur Adjuvanstherapie

Abstinenzerscheinungen nach Alkohol- und Medikamentenabusus,
Hyperthyreotische Zustände

Homöopathie 7.4 → Seite 239

Keine Indikationen:

Epilepsien
Schizophrenie
Endogene Depressionen
Infektiöse Gehirnerkrankungen
Traumatische Gehirnschädigungen
Gehirntumore

7.1 Wirkqualitäten von Phytopharmaka

Die Hauptanwendungsgebiete für Phytopräparate vom Typ **Baldrian, Kava-Kava, Hopfen, Melisse, Lavendel** und **Passionsblume** sind die **funktionellen psychischen und neurovegetativen Störungen.**

Die Phytopharmaka werden in ihren Wirkqualitäten beschrieben als

- schlaffördernd, schlafanstoßend, nicht schlaferzwingend,
- leicht sedierend,
- anxiolytisch, tranquillisierend,
- spasmolytisch und muskelrelaxierend.

Sie besitzen keine Sofortwirkung, d. h. dass das Maximum an therapeutischer Wirksamkeit erst nach 2–3 Wochen erreicht wird. Sie besitzen vor den Synthetika den Vorzug, dass sie bei bester Verträglichkeit keine Toleranzentwicklung oder Rebound-Wirkung, keine negativen Veränderungen des EEG-Schlafmusters, insbesondere der REM-Phase, und keine physische und psychische Abhängigkeit zeigen.

Für einige Phytopharmaka wie z. B. die **Baldrianpräparate** ist charakteristisch, dass sie im Gegensatz zu den synthetischen Psychopharmaka vom Typ der Diazepine die allgemeine Reaktionsfähigkeit (z.B. „Autoverkehrsfähigkeit") nicht beeinträchtigen und daher als ideale Tagesberuhigungsmittel eingesetzt werden können.

Als klassisches Anxiolytikum mit **muskelrelaxierender Wirkung** gilt die **Kava-Kava-Droge**.

Eine echte **antidepressive** und **thymoleptische** Wirkung besitzt nur die **Hypericum-Droge (Johanniskraut)**, wenn man von der heute nur noch wenig verwendeten Rauwolfiadroge absieht.

7.2 Nervöse Erregungs-, Unruhe- und Angstzustände

In Tab. 7.1 sind die heute in der Therapie eingesetzten Drogen mit ihren Hauptinhaltsstoffen und den von der Kommission E des BfArM festgelegten Hauptindikationsgebieten zusammengestellt.

Tab. 7.1: Drogen zur Behandlung von nervösen Erregungs-, Unruhe- und Angstzuständen

Drogen	Stammpflanze	Hauptwirkstoffe		Beanspruchte Anwendungsgebiete lt. Kommission E
Baldrianwurzel (Valerianae radix)	Valeriana officinalis, Valeriana walichii, Valeriana edulis	Sesquiterpene (Valeranon, Valerenol, Valerensäure, Acetoxyvalerensäure), Valepotriate, Lignane	M	**Unruhezustände, nervös bedingte (Ein-)Schlafstörungen**
Hopfenzapfen (Lupuli strobulus)	Humulus lupulus	Ätherischöl mit 2-Methyl-3-buten-2-ol (0,05–0,15 %) als Abbauprodukte der Bitterstoffe	M	**Befindensstörungen wie Unruhe und Angstzustände, Schlafstörungen**
Melissenblätter (Melissae folium)	Melissa officinalis	Ätherischöl (0,05–0,3 %) mit den Monoterpenen Citronellal (ca. 40 %), Citral (ca. 30 %), Citronellol, Linalol und Geraniol	M	**Nervös bedingte Einschlafstörungen, funktionelle Magen-Darm-Beschwerden**
Passionsblumenkraut (Passiflorae herba)	Passiflora incarnata	2-Methyl-3-hydroxypyron (Maltol), Flavonoide (Apigenin, Vitexin), Cumarine	M	**Nervöse Unruhezustände**
Lavendelblütenöl (aetheroleum) (Lavandulae flos)	Lavandula officinalis	Ätherischöl (1–3 %) mit Linalylacetat (30–50 %), Linalool u. a. Monoterpenen	M	**Befindensstörungen wie Unruhezustände, Einschlafstörungen, funktionelle Oberbauchbeschwerden**
Wolfskraut (Lycopi herba)	Lycopus europaeus	Lithospermsäure u. Oligomere	M	**vegetativ-nervöse Beschwerden, leichte Schilddrüsenüberfunktion**
Rauschpfefferwurzel (Kava-Kava) rhizoma (Piperis methystici)	Piper methysticum	Kavain, Methysticin und ihre Dihydroderivate	M	**Nervöse Angst-, Spannungs- und Erregungszustände**

7.2.1 Drogen und Präparategruppen

7.2.1.1 Valerianae radix (Baldrianwurzel) M

Off.: Ph. Eur., DAB, ESCOP, *Valeriana officinalis, V. walichii, V. edulis* und andere Arten.

Die Wirksamkeit von Baldrianpräparaten ist nicht an eine Wirkstoffgruppe gebunden, sondern scheint auf einem Synergismus mehrerer Wirkstoffe zu beruhen, die teils in lipophilen teils in hydrophilen Extrakten enthalten sind. An der Wirksamkeit sind beteiligt:

Ätherischölverbindungen, z. B. **Valeranon, Valerenal, Valerensäure** und **Acetoxyvalerensäure** (Sesquiterpenverbindungen). Gesamtgehalt 0,3–0,7 % (Abb. 7.1).

Die nicht wasserdampfflüchtigen **Valepotriate**. Sie leiten sich strukturell vom Secoiridoid, einem bizyklischen Monoterpen, ab. Die wichtigsten Hauptverbindungen sind: **Valtrat, Isovaltrat, Acevaltrat, Didrovaltrat, Homodidrovaltrat** und **IVHO-Valtrat** (Abb. 7.1). Gesamtgehalt an Valepotriaten 0,5–2,0 %. Die Wurzeln der drei Baldrianarten unterscheiden sich erheblich in der qualitativen und quantitativen Zusammensetzung dieser beiden Hauptwirkprinzipien. *Valeriana edulis* z. B. enthält kein ätherisches Öl. *Valeriana walichii* und *V. edulis* gelten auch als Industriedrogen zur Reindarstellung der Valepotriate.

Da die Valepotriate einem schnellen Abbau unterliegen, findet man in flüssigen Baldrianzubereitungen zum größten Teil nur noch ihre Abbauprodukte, die **Baldrinale**. Weitere Verbindungen: **Lignan**, wie z. B. das Hydroxy-Pinoresinol.

Pharmakologie (Toxikologie)

Von den Sesquiterpenen des Ätherischöls zeigte die **Valerensäure** im Tierversuch in hohen Dosen (50–100 mg/kg) eine *zentral dämpfende, spasmolytische* und *muskelrelaxierende* Wirkung (Hendriks et al., 1984).

Nach Riedel et al. (1982) besitzt die Valerensäure im **in vitro** Versuch eine Hemmwirkung auf den Abbau von γ-Aminobuttersäure (GABA). Eine Erhöhung der GABA-Konzentration im synaptischen Spalt nach Applikation eines Baldrian-Extraktes fanden Santos et al. (1994). Da Baldrian-Extrakt auch die Bindung von Flunitrazepam an den GABA-A-Rezeptor beeinflusst (Ortiz, 1999) und GABA bei Stress und Angst eine wichtige Mediatorrolle zu spielen scheint, wurde zunächst ange-

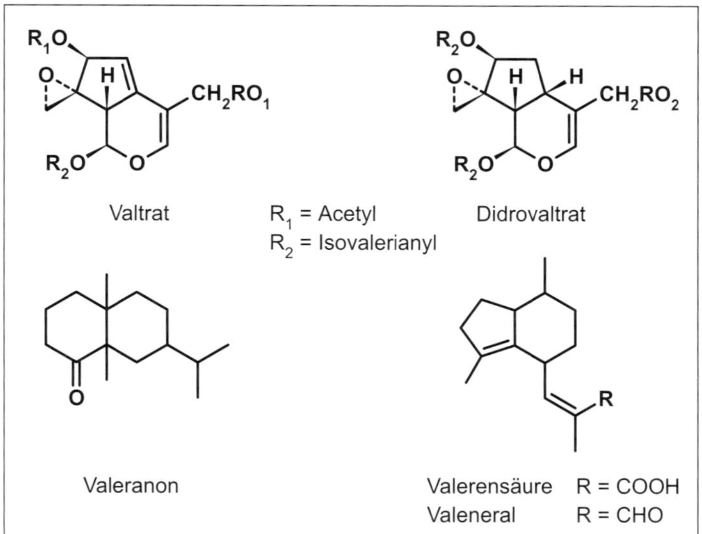

Abb. 7.1: Hauptwirkstoffe der Baldrianwurzel.

nommen, dass Baldrian über diesen Effekt seinen sedativen Effekt ausübt. Diese Wirkweise wurde aber für die Valerensäure, die Valepotriate und die flüchtige Ölfraktion schon früher ausgeschlossen (Kriegelstein und Grusla, 1988).

Das **Valerenal** ergab in einer Konzentration von 50 mg/kg eine *Reduzierung der motorischen Aktivität* und des Bauchmuskeltonus sowie eine Besserung von Ataxiestörungen (Hendriks, et al., 1981).

Das **Valeranon** wirkte nach i. v. Injektion im Tierversuch ebenfalls in hoher Dosierung (100 mg/kg) *zentral dämpfend* (Rücker et al., 1978). Andere Messanordnungen lieferten aber schon bei 10 mg/kg eine entsprechende Wirkung.

Von den **Valepotriaten** erwiesen sich die Verbindungen der Monoen-Reihe (z. B. Didrovaltrat) in elektrophysiologischen Untersuchungen an der Katze bevorzugt *tranquillisierend*, die der Dien-Reihe (Valtrat, Acevaltrat) bevorzugt *thymoleptisch* (Holm et al., 1980, 1984). Für diesen zentralen Angriffspunkt sprachen auch Radioaktivitätsmessungen, die an Rattenhirnen nach p. o. verabreichtem ^{14}C-Didrovaltrat durchgeführt wurden (Wagner und Jurcic, 1980).

Eickstedt und Rahman (1969) fanden bei Experimenten mit Mäusen im Laufrad, dass ein auf Valepotriate standardisierter Extrakt (50 mg in 100 mg Extrakt) zwar zu einer *Dämpfung der Aktivität*, aber gleichzeitig auch zu einer *Verbesserung der Koordinationsfähigkeit* auf dem Drehstab führten. Bei frei herumlaufenden Katzen wurde eine Verminderung von Unruhe, Angst und Aggressivität beobachtet, ohne dass die Reaktivität der Katzen gedämpft war.

Hiller et al. (1996) und Leuschner et al. (1993) konnten bei Mäusen zusätzlich einen *antikonvulsiven* Effekt beobachten. Nach 200 mg/kg p. o. Applikation eines wässrigen Baldrian-Extraktes wurde die Spontanmotilität der Mäuse reduziert und die Thiopentalinduzierte Schlafzeit um den Faktor 7,6 verlängert (Leuschner et al., 1993).

In einer anderen Untersuchung, durchgeführt von Grusla et al. (1986) am Rattenhirn mit Hilfe der ^{14}C-2-Desoxyglucose-Methode nach *Sokoloff*, konnte eine Hemmung des Glucoseumsatzes und damit eine *hemmende Wirkung auf die neuronale Aktivität* nur für einen **Baldrianextrakt** (50 mg/kg i. p.), nicht dagegen für Didrovaltrat, Valtrat und Homobaldrinal, festgestellt werden.

In Untersuchungen von Hazelhoff (1984) zeigte ein Baldrian-Dichlormethanextrakt von allen getesteten Extraktzubereitungen die stärkste Wirkung auf die lokomotorische Aktivität von Mäusen.

Einige In-vitro-Untersuchungen sprechen dafür, dass der Angriff an *GABA-Benzodiazepin-Rezeptoren* erfolgt, so dass ein GABA-Antagonismus anzunehmen wäre (Krieglstein und Grusla, 1988; Hölzl und Godau, 1989).

Aus der Tatsache, dass in vielen flüssigen Baldrianzubereitungen die genuinen Valepotriate infolge Abbau nicht mehr nachzuweisen sind, die Präparate aber trotzdem noch gute Wirkung und Wirksamkeit zeigen, muss man den Schluss ziehen, dass auch die *Abbauprodukte (Baldrinale) an der Wirkung beteiligt* sind oder die eigentliche Wirkform der Valepotriate darstellen (Wagner und Jurcic, 1980).

Die **Valepotriate** besitzen aufgrund ihrer Epoxidstruktur *alkylierende* Eigenschaften. Sie hemmen dosis- und zeitabhängig den Einbau von ^{14}C-Thymidin in die DNA von Ehrlich-Aszites-Karzinomzellen (Braun et al., 1982).

Cytotoxische Effekte wurden mit Valepotriaten und Baldrinal nur in *in vitro* Testen gefunden (Bos. et al., 1998). Tufik (1985) und Fehri et al. (1991) bestätigten in weiteren Untersuchungen mit trächtigen Ratten, neugeborenen Ratten und später auch mit normalen Versuchstieren, dass Baldrian-Extrakte weder pathologische Veränderungen noch toxische Effekte auslösen. Die Frage einer eventuellen Gentoxizität der Valepotriate-Metabolite (Baldrinal u. Homobaldrinal) dagegen konnte noch nicht 100 %ig geklärt werden. Deshalb wird von Dieckmann (1988) empfohlen, beim Menschen nur Baldrian-Extrakte mit niedrigen Valepotriate-Gehalten anzuwenden. Valtrat besitzt bei p. o. Gabe eine LD_{50} von > 4,6 g/kg.

Da die meisten Baldrianzubereitungen wegen ihres Ätherischölgehaltes einen spezifischen Geruch bzw. Geschmack besitzen, wird die Wirkung solcher Präparate zum Teil auch mit *psychodynamischen Mechanismen* („bedingte Reflexe") in Verbindung gebracht.

Klinische Untersuchungen

Bislang sind 12 kontrollierte Studien bei gesunden Probanden und Patienten mit Baldrian-Extrakten durchgeführt worden. Bei den ersten Studien (Leathwood, 1983, 1984; Kamm-Kohl, 1984 und Balderer und Barbély, 1985) wurden wässrige Extrakte, bei den neueren (Schulz et al., 1994, 1998; Vorbach et al., 1996) Ethanol-Wasser-Extrakte (70 %) eingesetzt. Die Tagesdosen lagen zwischen 270 und 1200 mg Extrakt und die Applikationsdauer bis zu 28 Tagen. Bewertet wurden die Reduktion der Schlaflatenzzeit, Effekte auf die EEG-Charakteristik und die Score-Werte nach der HAMD (Hamilton-Depressions-Skala) *von Zerrsen* Depressions-Skala u. a. Beurteilungskriterien.

Eine Studie wurde auch im Vergleich zu Diazepam und anderen sedierend wirkenden Pflanzenextrakten (Kava-Kava-, Passionsblumen-, Lavendel-Extrakt) durchgeführt. Zwei der letzten Patientenstudien (Vorbach et al., 1996; Dorn, 2000) sind nachstehend beispielhaft dargestellt.

Therapiestudie 1

Indikation. Ausgeprägte Schlafstörungen.

Präparat. Ethanolischer Baldrian-Extrakt (70 %) (Droge-Extrakt-Verhältnis 4–7:1; 0,4–0,6 % Valerensäuregehalt).

Studienart. Plazebokontrollierte Doppelblindstudie mit 121 Patienten mit ausgeprägten Schlafstörungen von mindestens 4 Wochen Dauer. Alle Patienten mit Depressionen (HAMD > 16) und die Schlaf beeinflussende Medikamente genommen hatten oder noch nehmen, wurden von der Studie ausgeschlossen.

Behandlungsart. 600 mg/Tag über 28 Tage.

Prüfkriterien. Vier Standardprüfmethoden: eine Arzt-Schlaf Bewertungs-Skala (SRA), die Görtelmayer Schlaf-Befragungs-Methode (SF-B), die von Zerrsen Depressions-Befindlichkeitsskala

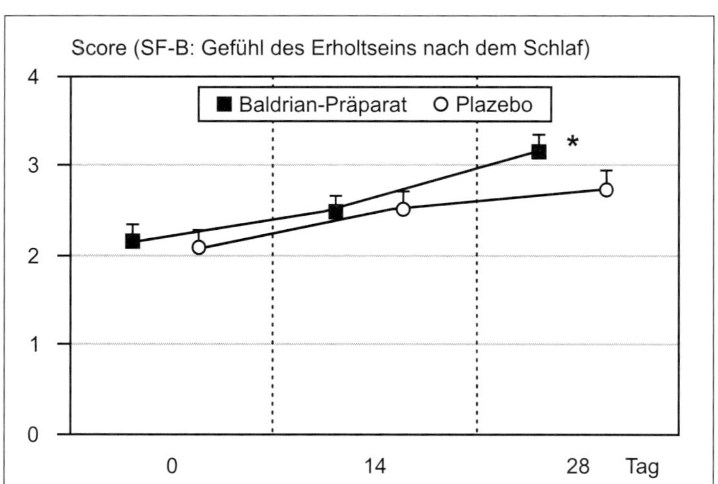

Abb. 7.2: SF-B-Score-Werte (Gefühl des Erholtsteins nach dem Schlaf) im Verlauf einer 4-wöchigen Behandlung mit 600 mg ethanol. Baldrianextrakt/Tag im Vergleich zu Plazebo (Bewertung des Schlaf-Fragebogens nach Görtelmeyer) (Vorbach et al., 1996).

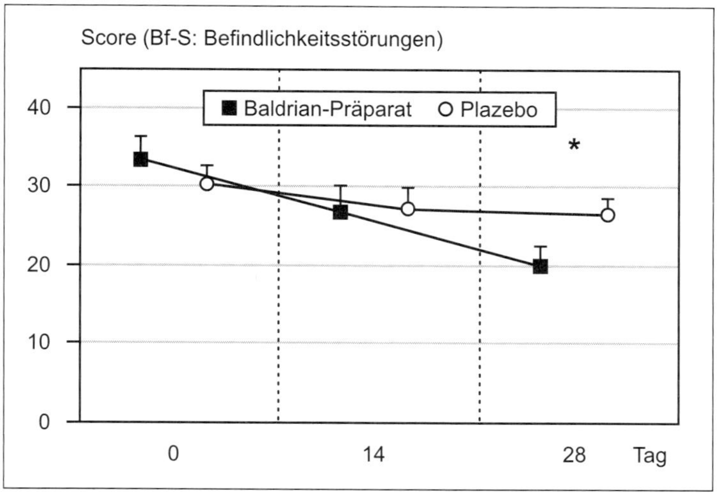

Abb. 7.3: CGI-Score-Werte therapeutischer Effekt) während einer 4-wöchigen Behandlung mit 600 mg ethanol. Baldrianextrakt/ Tag im Vergleich zu Plazebo (Bewertung durch Arzt und Patient nach den „Clinical Global Impressions" (CGI) Kriterien (Vorbach et al., 1996).

(Bf-S) und die Clinical Global Impressions-(CGI) Skala. Alle Bewertungen wurden jeweils vor Behandlungsbeginn sowie nach 14 und 28 Tagen erstellt.

Ergebnis. Alle Bewertungskriterien zeigten über den 4 Wochen Zeitraum klare Plazebo-Effekte ohne statistisch signifikante Unterschiede zwischen Baldrian-Extrakt und Plazebo in der Arztbewertung. Nach der SF-B waren nur nach 28 Tagen Unterschiede zu Gunsten der Baldrian-Gruppe zu sehen (Abb. 7.2). Nach der CGI-Bewertung durch Arzt und Patient waren die Unterschiede dagegen vor allem nach 4 Wochen mit $p < 0{,}001$ signifikant gegenüber nur $p < 0{,}05$ Signifikanz nach 14 Tagen, beide im Vergleich zu Plazebo (Abb. 7.3) (Vorbach et al., 1996).

Therapiestudie 2

Eine randomisierte, doppelblinde, klinische Vergleichsstudie wurde an 75 Patienten (Durchschnittsalter 52±2 Jahre), die länger als ein Jahr unter deutlichen bis starken Schlafstörungen litten mit dem Baldrianwurzel-Extrakt LI 156 (Sedonium®) gegen Oxazepam durchgeführt. Die Patienten der Baldriangruppe (n = 39) nahmen 28 Tage lang täglich 30 min vor dem Zubettgehen 2 Dragees enthaltend 600 mg Baldrianwurzel-Extrakt LI 156 ein. Die der Oxazepam Gruppe zugeteilten Patienten erhielten 10 mg Oxazepam. Die Schlafqualität wurde bei Studienbeginn nach 1, 2 und 4 Wochen ermittelt. 55 % der mit Baldrian Behandelten und 70 % der mit Oxazepam Behandelten beurteilten den Erfolg am Ender der Therapie als „sehr gut" bzw. „gut". Die Verträglichkeit wurde von 91 % der Baldrian- und 97 % der Oxazepamgruppe als „sehr gut" oder „gut" kategorisiert. Für das Hauptzielkriterium, die Schlafqualität, ergaben sich keine statistisch signifikanten Unterschiede (Dorn, 2000).

Therapeutischer Stellenwert der Baldrian-Präparate – Nebenwirkungen

Die Arzneimittelkommission E nennt in der Monographie Baldrianwurzel als Anwendungsgebiete *Unruhezustände* und *nervös bedingte Einschlafstörungen.*

Nach Vorbach et al. (1996) sollte die Indikation präziser laufen: *Schlafstörungen.*

Als Dosierungen werden empfohlen 2–3 g getrocknete Wurzeldroge und ca. 500–600 mg Trockenextrakt/Tag.

Baldrianpräparate haben nach der Studie von Vorbach et al. (1996) keine Sofortwirkung, d. h. dass sie ihre volle Wirksamkeit erst nach 2–4wöchiger Therapie erreichen. Dies unterscheidet sie deutlich von den typischen schlafinduzierenden Synthetiken und Hypnotika.

Gegenanzeigen: Neben- und Wechselwirkungen wurden bei bestimmungsgemäßem Gebrauch nicht beobachtet. Auch bei Überdosierung wurde nur geringe Nebenwirkungen registriert (Willey et al., 1995). Die ESCOP Monographie empfiehlt die Anwendung nicht bei Schwangerschaft und in der Stillperiode sowie bei Kindern unter 3 Jahren.

Wie bereits auf S. 221 für alle pflanzlichen Sedativa beschrieben, kommt es auch bei Baldrian zu keiner Abhängigkeit, Toleranzentwicklung oder auffälligen Veränderungen des EEG-Schlafmusters, insbesondere der REM-Phasen. Rebound-Wirkung oder „hang over“ Effekte wurden ebenfalls nicht beobachtet.

Ein *Vorteil von Baldrianpräparaten gegenüber Benzodiazepinen* wird darin gesehen, dass diese vornehmlich die Affektzentrale (limbisches System) und weniger stark die Wachzentrale (Formatio reticularis) dämpfen (Müller-Limmroth, 1979).

7.2.1.2 Hopfenzapfen (Lupuli strobulus) (Abb. 7.4)

Off.: Ph. Eur., ESCOP, *Humulus lupulus.*

Hopfenzapfen enthalten 15–30 % eines Harzes, in dem die instabilen Bitterstoffe Humulon und Lupulon, zwei prenylierte Phloroglucinderivate, die Hauptverbindungen sind. Während in Experimenten für das Hopfenharz und Extrakte keine oral sedierende Wirkung nachgewiesen werden konnte, findet man im Ätherischöl von gelagertem Hopfen das durch Abbau aus Bitterstoffen gebildete flüchtige Methylbutenol (Abb. 7.4), von dem bekannt ist, dass es in hoher Dosierung bei Mäusen und Ratten sedierend wirkt (Wohlfarth et al., 1983). Es könnte für die sedierende Wirkung nach Einatmen des Hopfenzapfen-Aromas verantwortlich sein (Hopfenprüfer, Hopfenkissen!).

Eine orale Wirksamkeit wäre demnach nur bei Hopfenextraktpräparaten zu erwarten, die unter schonenden Bedingungen hergestellt wurden und auch Methylbutenol in ausreichender Menge enthalten.

Toxikologisch sind Hopfenextrakte vollkommen unbedenklich. Kontrollierte klinische Studien mit Präparaten, die nur Hopfenextrakte enthalten, liegen bislang nicht vor.

Trotz der fehlenden Wirksamkeitsnachweise am Menschen, wohl auf Grund positiver Erfahrungsberichte, hat die Kommission E eine Positivmonographie für die Indikation „Befindungsstörungen wie Unruhe und Angstzustände sowie Schlafstörungen“ erstellt.

7.2.1.3 Melissenblätter (Melissae folium)

Off.: Ph. Eur., ESCOP, *Melissa officinalum.*

Die für die sedierende Wirkung verantwortlichen Hauptwirkstoffe des ätherischen Öls sind die Monoterpene Citronellal, Citral (Abb. 7.4) sowie Linalool und deren Ester (50–75 % des Ätherischöls).

Das **Ätherischöl** der Melisse wirkte in einer Dosierung von 3–10 mg/kg, die Terpenalkohole **Citronellal** (Abb. 7.4), **Citral** und **Linalool** in einer Konzentration von 1–5 mg/kg im Spontanmotilitätstest an der Maus *sedierend*, Citral und Linalool auch *spasmolytisch* (Wagner und Sprinkmeyer, 1973). Wie beim Hopfen vermag auch hier der geringe Gehalt an Ätherischöl (0,1–0,3 %) die Wirksamkeit von Melissenmonopräparaten kaum zu erklären. Die Wirksamkeit von Melissengeist-Destillat, ein Mehrkomponentengemisch, ist vermutlich auf additive oder potenzierende Wirkungen zurückzuführen.

Die Monographie der Kommission E nennt als Indikation „nervös bedingte Einschlafstörungen“.

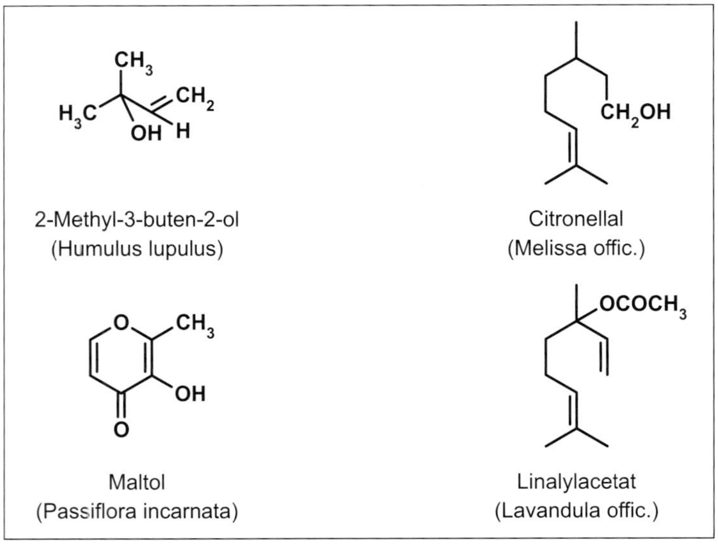

Abb. 7.4: Sedativ wirkende Inhaltsstoffe von Hopfen, Melisse, Passiflora und Lavendel.

7.2.1.4 Passionsblumenkraut (Passiflorae herba)

Off.: Ph. Eur., ESCOP, *Passiflora edulis.*

Nachdem bei einer Nachprüfung die früher für die Wirkung der Droge verantwortlich gemachten Harman-Alkaloide in der offizinellen Passiflora-Droge nicht mehr aufgefunden werden konnten, vermutet man in dem **Maltol** einer γ-Pyron-Methylcarbonsäure (Abb. 7.4) und den **Flavonoiden** die Ursache für die *zentral dämpfende* Wirkung von Passiflora-Extrakten (siehe auch Meier, 1995). Im Rattenversuch verlängerte der Extrakt die Schlafzeit, schützte die Tiere vor dem konvulsiven Effekt von Pentatetrazol und lokomotorischer Aktivität (Speroni und Minghetti, 1988). Ein *hypnotisch-sedativer* Effekt wurde kürzlich für einen wässrigen Extrakt von Passionsblumenkraut am Tier und bei Probanden bestätigt (Maluf et al., 1991).

In einer multizentrischen Studie, durchgeführt mit einem Passiflora- und Crataegus-Extrakt enthaltenden Präparat bei 1377 Patienten wurden 60 – 70 % gute bis sehr gute Wirkungen bei *Durchschlaf- und Einschlafstörungen* registriert (Bayer et al., 1991).

Die Kommission E hat im Jahre 1985 in der Monographie die Indikation „nervöse Unruhezustände“ festgeschrieben.

7.2.1.5 Lavendelblüten (Lavandulae flos)

Off.: Ph. Eur., ESCOP, *Lovandula angustifolia.*

Für die sedierende und antikonvulsive Wirkung sind wieder wie bei der Melisse in erster Linie Verbindungen des Ätherischöls, z. B. Linalool und **Linalylacetat** (Abb. 7.4) sowie Cineol verantwortlich zu machen. Pharmakologische Untersuchungen mit Lavendelöl ergaben bei Mäusen eine antikonvulsive Wirkung gegen Elektroschock. Im Lichtschrankenkäfig führten das Öl, sowie Linalool und Linalylacetat bei Mäusen zu einer deutlichen Abnahme der motorischen Aktivität. Lavendelöl konnte die durch Coffein induzierte Aktivitätszunahme vollständig kompensieren (Buchbauer et al., 1991). Die antikonvulsive Wirkung wurde von Yamada et al. (1994) gegenüber Pentatetrazol, Nicotin und Elektroschock festgestellt. Bei einigen wenigen Patienten mit Schlafstörungen führte das Inhalieren von Lavendelöl zu einer Verlängerung der Schlafzeit (Hardy et al., 1995). Es wird angenommen, dass die sedierende Wirksamkeit teils olfaktorisch über die Riechrezeptoren teils auch systemisch durch eine Direktwirkung auf das ZNS zustande kommt.

Als Anwendungsgebiete hat die Kommission E in der Monographie „Unruhezustände und Einschlafstörungen“ genannt.

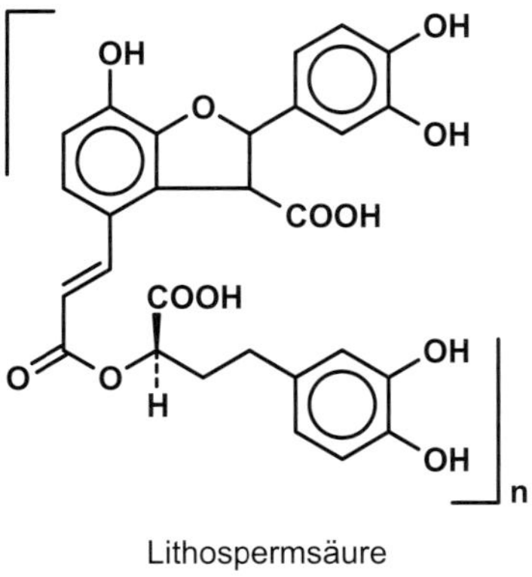

Lithospermsäure
(Lycopus europaeus)

Abb. 7.5: Sedativ wirkende Lithospermsäure von Lycopus.

7.2.1.6 Wolftrappkraut (Lycopi herba)

St.pfl.:: Lycopus europaeus.

Die für die Wirkung primär verantwortliche **Lithospermsäure** (Abb. 7.5) bzw. ihre oligomeren Oxidationsprodukte besitzen in Tierversuchen eine *antithyreotrope* Wirkung (TSH-Inhibierung) (Wagner et al., 1970; Kemper und Loeser, 1957; Kemper, 1959; Winterhoff et al., 1983; Kleemann et al., 1986), so dass die *sedierende* Wirkung der Droge vermutlich über eine Dämpfung der Schilddrüsenüberfunktion zustande kommt.

Die Monographie E-Indikation lautet „leichte Formen der Hyperthyreose mit vegetativ-nervösen Störungen“.

7.2.1.7 Piperis methystici rhizoma (Kava-Kava-Wurzel)

Stpfl.: Piper methysticum.

Der aus Polynesien stammende Rauschpfeffer, dessen Wurzel dort wegen seiner entspannenden und beruhigenden Wirkung volksmedizinisch angewendet wurde (Kava-Pfeffer), wird heute zur Gewinnung des bis zu 10 kg schweren Wurzelstocks kultiviert.

Als die Hauptwirkstoffe von Kava-Kava sind die sog. *Kavapyrone* mit **Kavain** (1 – 2 %), *Dihydrokavain* (0,6 – 1 %), *Methysticin* (1,2 – 2 %) und **Dihydromethysticin** (0,5 – 0,8 %) anzusehen. Zusätzlich enthält die Wurzel Flavonoide und ätherisches Öl. Die meisten Präparate sind auf Kavapyrone ber. als Kavain

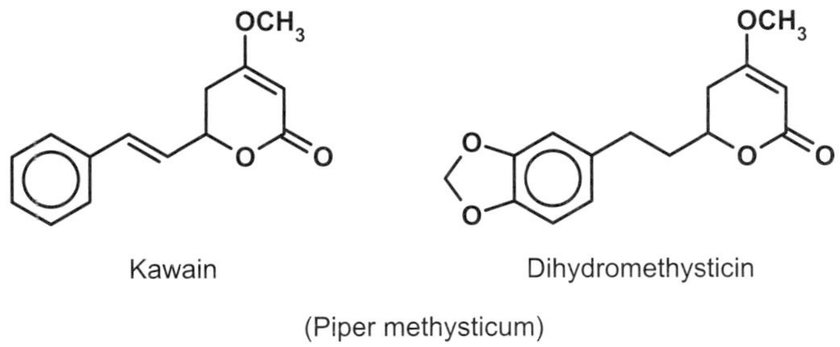

Abb. 7.6: Hauptwirkstoffe der Kava-Wurzel.

(15 % bzw. 70 %) standardisiert. Droge guter Qualität enthält mindestens 3,5 % Kavapyrone ber. als Kavain (siehe Übersicht bei Hänsel, 1999) (Abb. 7.6)..

Pharmakologie, Pharmakokinetik, Nebenwirkungen

Die Kavapyrone werden wie p. o. Resorptionsversuche mit Mäusen gezeigt haben, als lipidlösliche Verbindungen relativ rasch und gut vom Darm resorbiert. Sie haben eine Plasma-Halbwertszeit von 90 Min. bis einige Stunden, allerdings hängt diese stark von der gewählten galenischen Extraktform ab (Hänsel, et al., 1999).

Charakteristisch für die Kavapyrone, vor allem für Kavain und Methysticin ist ihre in Tierexperimenten nachgewiesene antagonistische Wirkung gegen experimentell erzeugte Krämpfe (Strychnin-, Pentatrazolkrampf, Elektroschock) bei einer Konzentration von 10 mg/kg (Meyer, 1964). Diese Effekte sind denen der Benzodiazepine ähnlich. Die Kavapyrone entfalten in niedrigen Dosen eine muskelrelaxierende Wirkung (ca. 16–20 mg/kg i, v.) (Meyer, 1964), während höhere Dosen analog dem Wirkprofil von Mephenesin zentralnervöse Lähmungen erzeugen.

Peripher wirken die Kavaine als lokale Anästhetika so wie Kokain oder Benzocain (Jamieson et al., 1989; Backhaus und Krieglstein et al., 1992).

Methysticin und Dihydromethysticin, die im Tierversuch neuroprotektive Eigenschaften entwickelten, erwiesen sich als Inhibitoren eines künstlich erzeugten ischämischen Gehirn-Infarktes.

Die psychotrope Wirkung des Kava-Kava-Extraktes und der Kavapyrone könnte über eine Monoaminoxidase-Hemmung (Uebelhack et al., 1998) und/oder über einen allosterischen Effekt an dem $GABA_A$-Rezeptor-Komplex, Inhibierung des spannungsabhängigen Na^+-Kanals sowie durch Angriff am H_3-Rezeptor zustande kommen (Kretschmar, 1995).

Gesichert ist aber bisher nur eine Natriumkanalblockade durch Kavapyrone.

Im EEG waren Hypnotika-ähnliche hirnelektrische Reaktionen zu beobachten.

Außerdem wurde schon früher festgestellt, dass es unter dem Einfluss von Kava-Extrakten zu einer Verringerung der Erregbarkeit des limbischen Systems im Sinne einer Dämpfung der emotionalen Erregbarkeit kommt (Kretschmar und Tschendorf, 1974).

Toxikologische Untersuchungen kamen zu folgendem Ergebnis: 20 mg/kg (Ratten) und 24 mg/kg (Hunde) wurden ohne Nebenwirkungen vertragen. Bei den Höchstdosen/320 mg/kg bei Ratten und 60 mg/kg bei Hunden) kam es zu geringen histopathologischen Veränderungen im Leber- und Nierengewebe.

Die *in vitro* Mutagenitätsprüfung ergab keinen Hinweis auf ein mutagenes Potential (Hänsel et al., 1999). Im Jahre 2000 erschienen erste Berichte aus der Schweiz und den USA über lebertoxische Nebenwirkungen nach mehrmonatiger Einnahme von Kava-Kava-Extrakten. Man vermutete eine toxische Arzneimittelinteraktion, die nach Herstellerangaben allerdings nur bei Dosierungen oberhalb von 120 mg Extrakt/Tag oder 300–400 g Rhizompulver/Woche registriert wurden (siehe Widerruf unter klinische Studien S. 231). !

Klinische Studien

Die Kommission E hat 1990 für die Monographie *Piperis methystici rhizoma* als Anwendungsgebiete „nervöse Angst, Spannungs- und Erregungszustände nicht-psychotischer Genese“ festgelegt.

Als weitere Indikationen haben sich aus den Studien ergeben das klimakterische Syndrom sowie allgemein neurovegetative Störungen im Bereich von Magen, Darm, Galle und Herz (siehe auch Gerster und Gracza, 1990).

Bisher wurden sechs kontrollierte Doppelblindstudien, davon zwei mit einem auf 15 % Kavapyrone (Bhate et al., 1989; Warnecke et al., 1990) und vier mit Laitan®, einem auf 70 % Kavapyrone (Warnecke, 1991; Kinzler et al., 1991; Woelk, 1993;

Volz und Kieser, 1997) standardisierten Kavaextrakt durchgeführt. Von diesen dürften die letzten drei die größte Aussagekraft besitzen.

Eine randomisierte Doppelblind-Studie über 4 Wochen von Kinzler et al. (1991) verwendete einen Spezialextrakt, der 70 mg Kavapyrone/100 mg Extrakt enthielt und von dem 300 mg Extrakt entspr. 210 mg Kavapyrone/Tag verabreicht wurden.

In der Studie von Woelk et al. (1993) wurde derselbe Kava-Spezialextrakt verwendet. Dabei wurde über 6 Wochen gegen 15 mg Oxazepam bzw. 9 mg Bromazepam geprüft.

Die dritte und letzte Studie von Volz und Kieser (1997) mit ebenfalls 300 mg Extrakt entspr. 210 mg Kavapyrone/Tag wurde über einen Zeitraum von 6 Monaten durchgeführt. In allen 3 Studien wurden als Zielparameter u. a. die HAMA- (= Hamilton-Angst-Skala) und CGI (= Clinical Global Impression)-Werte zur Ergebnisbeurteilung herangezogen.

Therapiestudie 1

Indikation. Angst-, Spannungs- und Erregungszustände nicht-psychischer Genese (entsprechend Definition DSM-III-R (Diagnostik und Statistical Manual) der amerik. Gesellschaft für Psychiatrie).

Präparat. Trockenextrakt aus Kava-Kava-Wurzelstock eingestellt auf 70 mg Kava-Lactone/100 mg Gesamtextrakt (Laitan®).

Studienart. Randomisierte Doppelblindstudie mit 58 Patienten beiderlei Geschlechts.

Behandlung. 300 mg des Präparates/Tag entsprechend 3 × 1 Kapsel à 100 mg oder 3 × 1 Kapsel Plazebo 4 Wochen lang.

Prüfkriterien. Gesamtscore aus der Hamilton-Angst-Skala (HAMA) sowie die Eigenschaftswörterliste (EWL). Zur Abschätzung der Nutzen-Risiko-Relation wurde die CGI-Skala (Clinical Global-Impression) verwendet.

Unerwünschte Arzneimittelwirkungen wurden nach der FSUCL-Fremdbeurteilungsskala (Fischer Somatische oder Unerwünschte Effekte Check-Liste) dokumentiert.

Ergebnis. Die Ergebnisse im Verlauf der 4wöchigen Behandlung sind in Abb. 7.7 und 7.8 dokumentiert. Es kam bereits nach 7 Tagen zu einer signifikanten Veränderung der HAMA-Werte im Vergleich zu Plazebo. Das Ergebnis war mit $p < 0{,}01$ (U-Test, zweiseitig) signifikant.

Die mittels der Eigenschaftswörterliste gemessenen Bereiche „Leistungsbezogene Aktiviertheit" und „Angst/Depression" zeigten im Vergleich zu Plazebo ebenfalls einen deutlichen Behandlungseffekt (Kinzler et al., 1991).

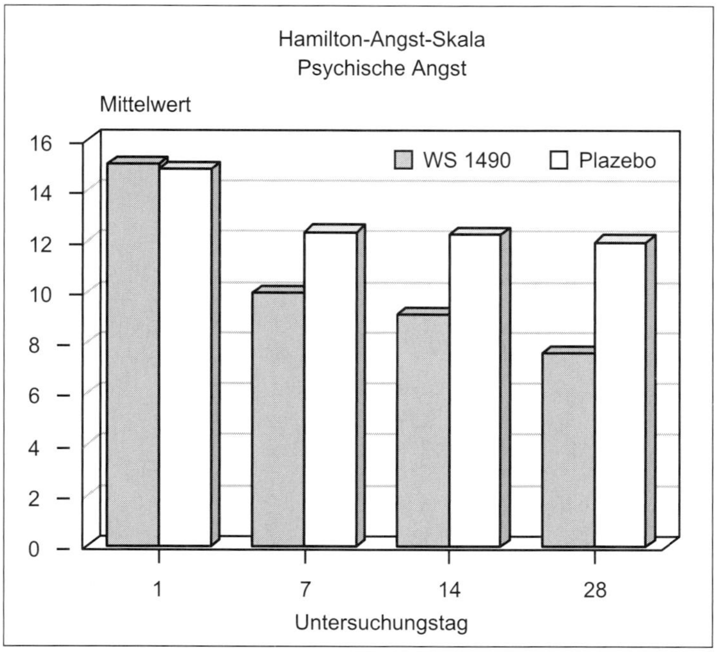

Abb. 7.7: Auswertung der Therapieergebnisse mit Kava-Extrakt nach HAMA-Skala „Psychische Angst" (Kinzler et al., 1991).

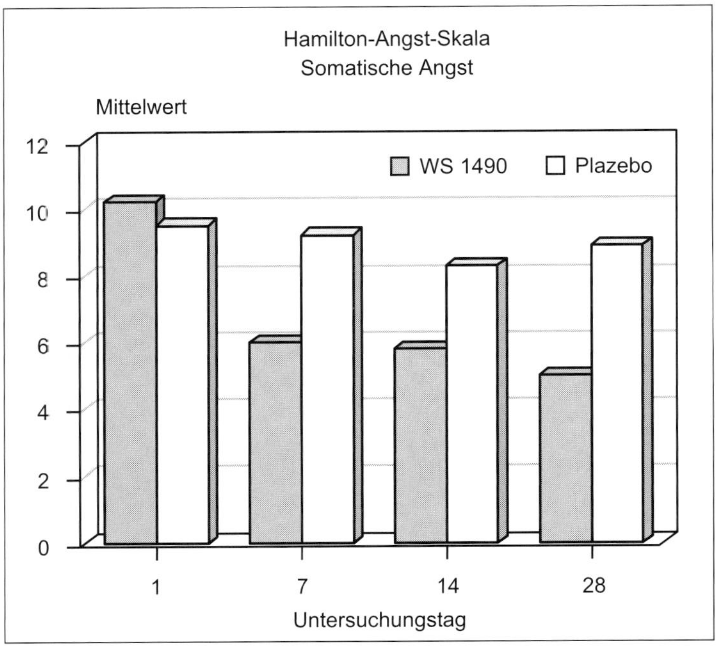

Abb. 7.8: Auswertung der Therapieergebnisse „Somatische Angst" mit Kava-Extrakt nach HAMA-Skala (Kinzler et al., 1991).

Therapiestudie 2

Indikation. Angst-Spannungs- und Erregungszustände nicht-psychotischer Genese.

Präparat. Kava-Spezialextrakt (WS 1490), eingestellt auf 70 mg Kavalactone/100 mg Gesamtextrakt (Laitan®).

Studienart. Doppelblind-Vergleichsstudie gegen die Benzodiazepine Oxazepam und Bromazepam in ärztlichen Praxen mit 172 Patienten.

Behandlung. 300 mg Kava-Spezialextrakt (3 × 100 mg) 57 Pat./59 Pat. (3 × 5 mg Oxazepam), 56 Pat. (Bromazepam 3 × 3 mg) über 6 Wochen.

Prüfkriterien. Als Hauptzielkriterien wurde die Reduktion der HAMA Gesamtscore-Werte herangezogen.

Ergebnis. (siehe Abb. 7.9)

Veränderung der Summenscorewerte

	Anfang	Ende
Kava-Extrakt	27,3	15,6
Oxazepam	27,8	16,6
Bromazepam	27,3	13,4

Die Wirksamkeit war bereits nach einer Woche deutlich, nach 6 Wochen signifikant. Da zwischen den drei Behandlungsgruppen nach 6 Wochen keine statistisch signifikanten Unterschiede bestanden, ist eine Umstellung von Benzodiazepinen auf Kava-Extrakt prinzipiell möglich.

Ein einziger beobachteter Unterschied war, dass der Wirkungseintritt bei Benzodiazepinen früher (innerhalb von Stunden) gegenüber 1 Woche bis 10 Tage bei Kava-Extrakt zu beobachten war. Unerwünschte Wirkungen wurden nicht registriert (Woelk et al., 1993).

Weitere Therapiestudien

In einer kürzlich veröffentlichten Studie (Mittmann et al., 2000) wurde das Ergebnis einer randomisierten Referenz-kontrollierten Studie mit einem Kava-Spissum-Spezialextrakt zur Prämedikation bei chirurgischen Eingriffen mitgeteilt. Ziel der Studie war die Bewertung der akut anxiolytischen Wirksamkeit und Verträglichkeit des Kava-Extraktes sowie des Zeitpunktes des Wirkungseintritts.

53 Patienten erhielten am Vorabend der vaginalen Hysterektomie Promethazin, zusätzlich Fluvitrazepam bzw. 2 Kaps. Kavasedon® entspr. 100 mg

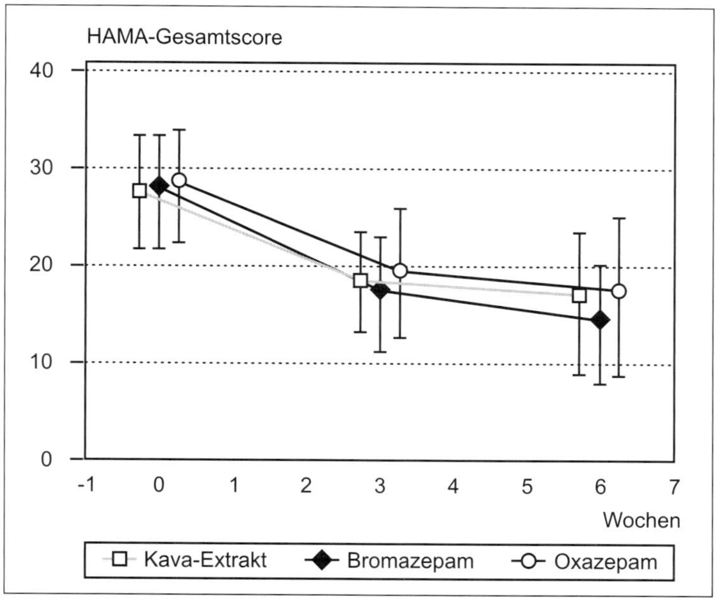

Abb. 7.9: Hamilton-Angst Score-Werte (HAMA) im Verlauf einer 6-wöchigen Behandlung mit einem Kava-Extrakt entsprechend 210 mg Kavapyrone/Tag im Vergleich zu 15 mg Oxazepam und 9 mg Bromazepam (Woelk et al., 1993).

Kavalactone. Am Morgen der Operation erhielten beide Gruppen 0,5–1 ml Atropin i. m., die Gruppe I zusätzlich 10 mg Diazepam i. m. und Gruppe II 2 Kaps. Kavasedon®. Gemessen wurde das Ausmaß der Angstausprägung und der medikamentösen Beruhigung (Arzt- und Patientenurteil), die Blutdruck-, Pulsfrequenz und O_2-Sättigungswerte vor und nach der Verabreichung, während und nach der Operation. Das Ergebnis dieser Studie zeigte, dass Kava-Extrakt und Benzodiazepine auch bei kurzzeitiger Anwendung eine vergleichbare Wirksamkeit besitzen und damit austauschbar sind.

Zusätzlich zu den Therapiestudien mit Kava-Extrakten gibt es auch Doppelblindstudien mit reinem DL-Kavain. Die Ergebnisse sind bei Dosierungen von 200–600 mg/Tag DL-Kavain mit den Extraktergebnissen (70–100 mg/Tag) nahezu deckungsgleich. Hieraus muss man folgern, dass bei den Kava-Extrakten wiederum Synergieeffekte der Kavapyrone für die Überlegenheit der Extrakttherapie gegenüber der Monosubstanztherapie verantwortlich sein müssen (siehe Williamson 2001).

Die Nebenwirkungsrate bei den bisher durchgeführten Studien liegt im Bereich von 1,5 bis 2,3 %. Beschrieben wurden Magenbeschwerden, allergische Hautreaktionen, Kopfschmerzen oder Schwindel. Ausgeprägte Vergiftungserscheinungen wurden nur bei chronischem Missbrauch durch „Kava-Trinker“ beobachtet.

Kava-Kava besitzt kein psychisches oder physisches Suchtpotential.

Obwohl in allen bisher durchgeführten klinischen Studien über keine lebertoxischen Nebenwirkungen berichtet wurden, hat das BfArM auf Grund zunehmender Berichte über Leberschäden in Verbindung mit der Einnahme von Kava-Kava-Präparaten mit Datum vom 1.7.2002 die Zulassung von Kava-Kava haltigen Arzneimitteln widerrufen. Hierunter fallen nicht nur zulassungspflichtige Fertigarzneimittel sondern auch lose verkaufte Arzneidrogen und Homöopathika bis D4. !

Zu diesen Maßnahmen haben die Mitglieder der Kommission E Stellung genommen. Sie sind im Gegensatz zu BfArM von den wissenschaftlichen Daten überzeugt und beurteilen das Nutzen/Risiko-Verhältnis und den therapeutischen Nutzen für den Patienten positiv. Sie geben folgende Empfehlung:

1. Ärztliche Verschreibungspflicht für Kava-Kava haltige Arzneimittel.
2. Klare Indikationsstellung: leichte bis mittel schwere generalisierte Angststörungen. Depression ist keine Indikation.
3. Maximale Tagesdosis 120 mg Extrakt, Therapiedauer 1 bis maximal 2 Monate.
4. Bestimmung der GPT und -GT-Leberwerte vor Beginn der Behandlung und dann einmal wöchentlich. Keine Einnahme bei vorgeschädigter Leber!

5. Vermeidung einer Begleitmedikation mit Betablockern, Antidepressiva und Migränemittel.

Da somit die Kava-Kava-Präparate auf Grund des amtlichen Widerrufs ab 1. Juli 2002 nicht mehr verkehrsfähig sind, wurden sie in der Präparateliste gestrichen.

7.2.1.8 Phytopräparate – Nervöse Erreguns-, Unruhe- und Angstzustände

Baldrian-Präparate z. B.

• Baldrian-Dispert® 45 Dragees	45 mg Extrakt aus Baldrianwurzel/Dragee
• Baldrian-Phyton® Tropfen	1 ml enthält 0,955 g Fluidextrakt aus Baldrianwurzel
• Baldrian-ratiopharm® Dragees	190 mg Extrakt aus Baldrianwurzel/Dragee
• Kneipp® Baldrian Tabletten	500 mg Baldrianwurzelpulver/Filmtablette
• Sedonium® 300 mg Tabletten	300 mg Extrakt aus Baldrianwurzel/Tabletten

Dosierungsempfehlung:

Als *Tagessedativum* geeignet sind Valmane® Dragees bzw. Extraktpräparate aus *Valeriana mexicana* oder *Valeriana wallichii* mit hohem Valepotriategehalt: 3 mal täglich 1–2 Dragees (Erwachsene), Kinder > 10 Jahre: 3 mal täglich 1 Dragee.

Zur Behandlung von *nervösen Einschlafstörungen:* 2 Dragees ½–1 Stunde vor dem Schlafengehen (Erwachsene), Kinder ab 6 Jahren: 1 Dragee.

Baldriantinktur: ½–1 Teelöffel (= 2–3 ml) mehrmals täglich auf Würfelzucker.

Baldrian-Tee: 2–3 g Droge/Tasse einmal bis mehrfach täglich.

Kombinationspräparate
mit *Hopfen-, Melissen-, Passionsblumen- und Johanniskraut-Extrakt*

• Ardeysedon® N Dragees	100 mg Baldrianextrakt und 24 mg Hopfenzapfenextrakt/Dragee
• Selon-Dragees	225 mg Baldrianextrakt und 30 mg Hopfenzapfenextrakt/Dragee
• Baldrian-Dispert® Nacht Dragees	100 mg Baldrianwurzelextrakt, 24 mg Hopfenzapfenextrakt/Dragee
• Biosedon® S Dragees	50 mg Baldrianextrakt, 50 mg Passionsblumenkraut-, 8 mg Hopfenzapfenextrakt/Dragee
• Plantival®novo Dragees	160 mg Baldrianextrakt, 80 mg Melissenextrakt/Dragee
• Sedacur®forte Beruhigungs-Dragees	75 mg Baldrianextrakt, 23 mg Hopfenzapfenextrakt und 45 mg Melissenextrakt/Dragee
• Psychotonin®sed. Kapseln zum Einnehmen	160 mg Baldrianextrakt, 100 mg Johanniskrautextrakt (entspricht 0,055 mg Hypericin)

Tee-Rezepturen (Standardzulassungen 1996)

	I	II	III
Baldrianwurzel	35	20	35 g
Hopfenzapfen	20	20	20 g
Lavendelblüten	–	20	– g
Melissenblätter	15	20	– g
Passionsblumenkraut	–	–	15 g
Pfefferminzblätter	20	–	20 g

7.3 Depressionen und Verstimmungszustände

7.3.1. Hyperici herba (Johanniskraut)

Off.: Ph. Eur., ESCOP, *Hypericum perforatum.*

Als Hauptinhaltsstoffe gelten die Naphthodianthrone **Hypericin, Pseudohypericin,**, Protohypericin und Protopseudohypericin (0,1 %–0,3 %), das Prenylphloroglucin-Derivat **Hyperforin** (1–4 %), Xanthone, die Flavonoide Rutin, Hyperosid, Quercitrin, die Biflavonoide Armentoflavon und Biapigenin, Procyanidine und ätherisches Öl (Abb. 7.10).

In vitro und in vivo Pharmakologie

Nach den bisher mit Extrakten und Reinstoffen durchgeführten *in vitro* und *in vivo* Untersuchungen ist die antidepressive Wirksamkeit von Hypericum-Extrakten auf ein Zusammenwirken mehrerer Wirkstoffklassen zurückzuführen. In der Diskussion stehen die **Hypericine**, das **Hyperforin** und die **Flavonoide**. Dabei scheinen einige Begleitstoffe (z. B. Procyanidine) durch Resorptionsverbesserung die Bioverfügbarkeit der genannten Hauptwirkstoffe zu steigern.

Von den photodynamisch bzw. photosensibilisierend wirkenden Hypericinen wurde lange Zeit vermutet, dass diese über die Bildung von „endogenen Porphyrinen" eine *antidepressive* und stimmungsaufhellende (*thymoleptische*) Wirkung entfalten.

Spätere mit Hypericum-Gesamtextrakten durchgeführte *in vitro* Untersuchungen im *Monoaminoxidase Modell* ergaben ein signifikantes Hemmpotenzial, das zunächst allein den Hypericinen (Bladt und Wagner, 1993), später aber auf Grund weiterer Experimente in erster Linie den Flavonoiden und den Xanthonen zugeschrieben werden musste (Sparenberg et al., 1993).

Da einige Flavonoide auf Grund der Untersuchungen von Medina et al. (1998) an zentrale Benzodiazepin-Rezeptoren binden und somit als neuroaktive Wirkstoffe in Frage kommen, könnte z. B. auch das Amentoflavon mit seiner nachgewiesenen großen Affinität zu diesen Rezeptoren an der antidepressiven Wirksamkeit von Hypericum beteiligt sein.

Da verschiedene Formen der Depression mit erhöhter Freisetzung von Corticotropin Releasing Hormon (CRH) und damit erhöhter Cortisolkonzentration verbunden sind und Interleukin 1 und 6 ihre Freisetzung erhöhen, umgekehrt CRH auch IL-6 zu stimulieren scheint, könnte die nachgewiesene Hemmung der IL-6-Freisetzung durch Hypericum-Extrakt ein weiterer Grund für dessen antidepressive Wirkung sein (Thiele et al., 1993). Diese Ergebnisse werden durch neuere Ergebnisse gestützt, die von Butterweck et al. (2000) durch Messung des ACTH- und Corticosteron-Spiegels im Blut von Patienten, die Imipramin und Hypericin eingenommen hatten, erhalten wurden.

Mehr Relevanz dürfte die von Müller et al. (1993, 1998), Gleitz und Teufel-Mayer (1998) nachgewiesene Hemmwirkung der synaptosomalen Aufnahme der Neutrotransmitter Serotonin, Dopamin und Noradrenalin besitzen.

Das gleiche ist auch von der nach 14-tägiger Hypericum-Extrakt-Gabe gemessenen Down-Regulation der Beta- und Upregulation der Serotonin Rezeptor-Subtypen 5-HT_2- und 5-HT_{1a} anzunehmen (Müller et al., 1997; Gleitz und Teufel-Mayer, 1998; Wurglics et al. 2002). Nach letzten Untersuchungen scheint in diesen biochemischen Modellen besonders dem Hyperforin eine dominierende Wir-

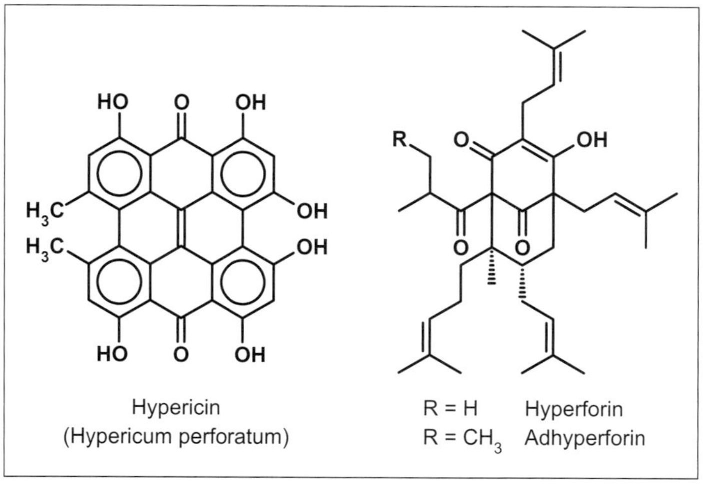

Abb. 7.10: Hypericin und Hyperforin als vermutete antidepressive Wirkstoffe von Johanniskraut.

kung zuzukommen (siehe auch Laakmann et al., 1998a + b). Hyperforin erhöht in niedrigen Konzentrationen die intraneurale Konzentration von Protonen und Natriumionen, so dass der transzelluläre Natriumgradient erniedrigt wird. Es wirkt außerdem über die durch das Protein Calmodulin gesteuerten Calciumkanäle und es beeinflusst in höheren Konzentrationen offenbar unspezifisch die Eigenschaften neuronaler Membranen. Dieser breite Wirkmechanismus könnte sowohl die antidepressive als auch die anxiolytische und die Gedächtnisfunktion verbessernden Eigenschaften des Hypericum-Extraktes erklären.

In Verhaltensmodellen an Maus und Ratte [z. B. Reserpinantagonismus, Verkürzung der Narkosedauer und der Immobilitätsphase im „Dispair"-Test nach Porsolt (Butterweck et al., 1997 u. 1998; Winterhoff et al., 1993)] wurden Werte gemessen wie sie für antidepressive Substanzen charakteristisch sind. Im Porsolt-Test war der Hypericum-Extrakt wie erwartet wirksamer als die äquivalente Menge an reinem Hypericin.

Bei vergleichenden Untersuchungen von ethanolischen, Ethylacetat- und wässrigen Hypericum-Extrakten in anderen Tiermodellen erzielten Jakovljevic et al. (2000) folgende zusätzliche Ergebnisse:

Ethanolische und Ethylacetat-Extrakte waren in der Lage die Pentobarbital-induzierte Schlafzeit bei Mäusen deutlich zu verlängern.

Der ethanolische Extrakt vermochte bei Mäusen in signifikanter Weise die muskelrelaxierende Wirkung von Diazepam zu reduzieren.

Ein spasmolytischer und die Darmmobilität reduzierender Effekt konnte von allen drei Extrakten vor allem bei dem flavonreichen Wasserextrakt nachgewiesen werden.

Einen starken analgetischen und die abdominale Spannung reduzierender Effekt zeigte der Ethanol-Extrakt im Essigsäure induzierten Analgesie- und Entzündungs-Test.

Da die subchronische Gabe eines Hypericum-Extraktes über 3 Wochen bei Probanden zu einer signifikanten Steigerung der nächtlichen Melatoninsekretion führte (Demisch et al., 1990) scheint auch der Melatoninstoffwechsel durch Hypericum beeinflusst zu werden.

Auf Grund des bis heute vorliegenden pharmakologischen und klinischen Datenmaterials sollten alle Hypericum-Extrakte in Zukunft zusätzlich zu dem Gesamthypericin-Gehalt auch auf Hyperforin standardisiert werden.

Klinik

Indikation. Die im Jahre 1984 vom Bundesgesundheitsamt in der Monographie „Hypericin herba" genannte Indikation „Psychovegetative Störungen, depressive Verstimmungszustände, Angst und/oder nervöse Unruhe" wurde im Jahre 1998 für das neu zugelassene Präparat Jarsin® 300 abgeändert in *„leichte bis mittelschwere vorübergehende depressive Störungen"*. Dieser Indikationsanspruch muß präparatespezifisch belegt werden.

Präparateformen. Bei den Handelspräparaten handelt es sich um mit Methanol/Wasser 80 % (V/V) oder Ethanol/Wasser (60 % V/V) hergestellte Trockenextrakt mit einem Droge-Extrakt-Verhältnis von 4–8:1. Die Monoextrakt-Präparate enthalten 0,1–0,3 % Gesamthypericine und 2–6 % Hyperforin.

Dosierung und Dauer der Therapie. Von den auf Gesamthypericine und Hyperforin stand. Extrakten werden heute initiale Dosen von 3 × 300 mg = 900 mg/Extrakt/Tag = entspr. 1,0 mg Gesamthypericine und als Erhaltungsdosis zwischen 300 mg und 600 mg/Tag verabreicht. In der Monographie „Hyperici herba" wird eine Tagesdosis von 2–4 g Droge oder 0,2–1,0 mg Gesamthypericin angegeben. Seit kurzem gibt es auch Hypericum-Extrakte, die auf Hyperforin (5,0 % bzw. 0,5 %) standardisiert sind.

Im Durchschnitt werden depressive Zustände über einen Zeitraum von 1½ Monate behandelt. Dies entspricht in etwa der Therapiedauer bei den seit 1997 durchgeführten klinischen Studien.

Prüfkriterien. In fast allen Studien wurde nach den Daten von ca. 20 Symptomen vom Arzt der jeweilige Schweregrad nach einer Score-Bewertung beurteilt und hieraus der Therapieerfolg (Abnahme des HAMD-Gesamtscores um mind. 50 %) errechnet.

Zusätzlich wurden bei einigen Studien auch die Clincal-Global-Impressions-Skala (CGI), die Beschwerdeliste nach von Zerrsen (B-L) und andere Zielparameter (DS-Depressions-Skala nach Zerrsen, BEB = Beschwerde-Erfassungsbogen nach Hänsgen, STAI = State Troit Anxiety Inventor) eingesetzt.

Ergebnisse der klinischen Studien. Von den bis Mitte 2000 publizierten 30 kontrollierten klinischen Studien wurden 20 mit dem LI 160 Extrakt, der Rest mit anderen Hypericum-Extrakten (z.B. Psychotonin®, Hyperforat®, Neuroplant®, davon 17 gegen Plazebo, 11 gegen synthetische Psychopharmaka (Imipramin, Bromazepam, Fluoxetin, Amitriptylin) und 2 gegen eine Phototherapie-Anwendung durchgeführt (siehe Tabelle in Schulz et al. 2001).

Die Ergebnisse sind auf Grund der angewendeten nicht phytoäquivalenten Präparate und der unterschiedlichen Dosierungen nicht streng vergleichbar. Trotzdem zeigen mit wenigen Ausnahmen alle gleiche Tendenz, nämlich eine deutliche Verbesserung der HAMD-Scores im Vergleich zu Plazebo.

Bei den Studien, die mit dem Präparat LI 160 bei 3 × täglich 300 mg Extrakt-Gabe durchgeführt wurden, ergaben sich folgende Resultate:

Mit Ausnahme einer Studie waren die Unterschiede in den HAMD-Scores zwischen Verum und Plazebo signifikant.

Bei den Vergleichsstudien gegen Maprotilin und Imipramin ergaben sich keine signifikanten HAMD-Score Unterschiede zum Hypericum-Extrakt. Die Responder-Quoten betrugen in beiden Behandlungsgruppen zwischen 35 und 79 %, d. h. die Score-Werte verringerten sich um mindestens 50 %.

Unter dem Einfluss von Hypericum-Extrakt wurde bei älteren gesunden Probandinnen im Schlaf-EEG-Modell eine Zunahme der langwelligen Aktivität und eine Zunahme des Tiefschlafanteils beobachtet. Eine sedierende Wirkung im Sinne einer Reduktion des Wachanteils oder eine Beeinflussung des REM-Schlafes wurde nicht beobachtet.

In einer multizentrischen Anwendungsbeobachtungsstudie mit 2104 Patienten bei einer Dosierung von 1 mal 600 mg bzw. 1 mal 1200 mg Hypericum-Extrakt stand. auf 5 % Hyperforin kam es unter beiden Dosierungsregimen zu einer nur wenig voneinander verschiedenen Reduktion der depressiven Symptome nach ICD_{50} (engl. Injuries and Causes of Death).

Die Studie zeigte, dass die Einmaldosierung keinen signifikanten Unterschied zu der ursprünglichen Dreimaldosierung pro Tag bewirkt. Für den Patienten bedeutete dies eine Erleichterung vor allem bei der notwendigen Langzeittherapie. Interessanterweise verschwanden bei der Behandlung mit dem Hyperforin angereicherten Extrakt bei ca. 70 % der Patienten ohne weitere Komedikation auch die beschriebenen Schlafstörungen.

Eine Kombinationsbehandlung von Hypericum mit der Lichttherapie verstärkte den *antidepressiven* Effekt, gemessen an einer Reduktion der Hamilton-Gesamtscores (Zit. bei Reuter, 1993).

Eine alleinige Therapie mit Hypericum-Präparaten bei *schweren Depressionen* scheint im Gegensatz zu einer früheren Studie wenig sinnvoll, wenn man eine kürzlich publizierte, von der Firma Pfizer gesponserte klinische Studie mit einem Hypericum-Präparat bei 200 Patienten mit schweren Depressionen zu Grunde legt. Nach 8 Wochen Behandlung mit 3 mal täglich 300 mg Hypericum-Trockenextrakt konnten die Autoren keinen signifikanten Unterschied zwischen der Verum- und Plazebo-Gruppe feststellen (Schelton et al., 2001).

Pharmakokinetik und Bioverfügbarkeit. Bei einer p. o. Applikation von 300–3600 mg eines Hypericum-Methanol-Extraktes LI 160 wurden nach 3–4 Stunden maximale Plasmawerte von 7 bzw. 83 µg Pseudohypericin und nach 6–7 Stunden 14 bzw. 111 µg Hypericin gemessen (Brockmüller et al., 1997).

In einer anderen Studie wurde bei gesunden Probanden 8 Stunden nach oraler Extrakt-Applikation von 300, 600 u. 1200 mg ca. 5 % Hyperforin, das sind 100 bis 400 µg/l im Plasma nachgewiesen.

Bei einer Dosierung von 2700 mg Hypericum-Extrakt LI 160 wurden nach 4 Stunden im Plasma 40 bis 80 µg/l Hypericin bzw. 1000 bis 1800 µg/l Hyperforin gemessen (Franklin et al., 1999, siehe auch Wurglics et al. 2002).

In Abhängigkeit von der verwendeten Applikationsform konnten Agrosi et al. (2000) nachweisen, dass die Bioverfügbarkeit von Hypericin und Hyperforin aus einem Hypericum-Extrakt, stand. auf 0,3 % Hypericin und 5 % Hyperforin, aus Weichgelatine-Kapseln um das 2-fache erhöht war im Vergleich zu der aus Hartgelatine-Kapseln.

Therapiestudie 1

Indikation nach ICD-09: 296,2 = Typische Depression, einzelne Episode; 296,3 = Typische Depression, mehrere Episoden; 300,4 = Neurotische Depression; 309,0 = Kurzdauer depressive Verstimmung.

Präparat. Methanolischer Hypericum-Extrakt (Jarsin® 300), Droge:Extrakt-Verhältnis 4–7:1, 300 mg Wirkstoff (Extrakt) pro Dragee.

Studienart. Doppelblinde Vergleichsstudie gegen Imipramin mit 135 männlichen und weiblichen Patienten mit einem Durchschnittsalter von 53 ± 13 Jahren in 20 Facharztpraxen. Die Dosierung betrug 3 × 300 mg des Hypericum-Extraktes bzw. 3 × 25 mg Imipramin pro Tag, die Therapiephase dauerte 6 Wochen.

Prüfkriterien. Als Prüfparameter dienten die Hamilton-Depressions-Skala (HAMD) mit 17 Items, die Depressivitäts-Skala nach *von Zerssen* (D-S) und die Clinical-Global-Impressions (CGI)-Skala.

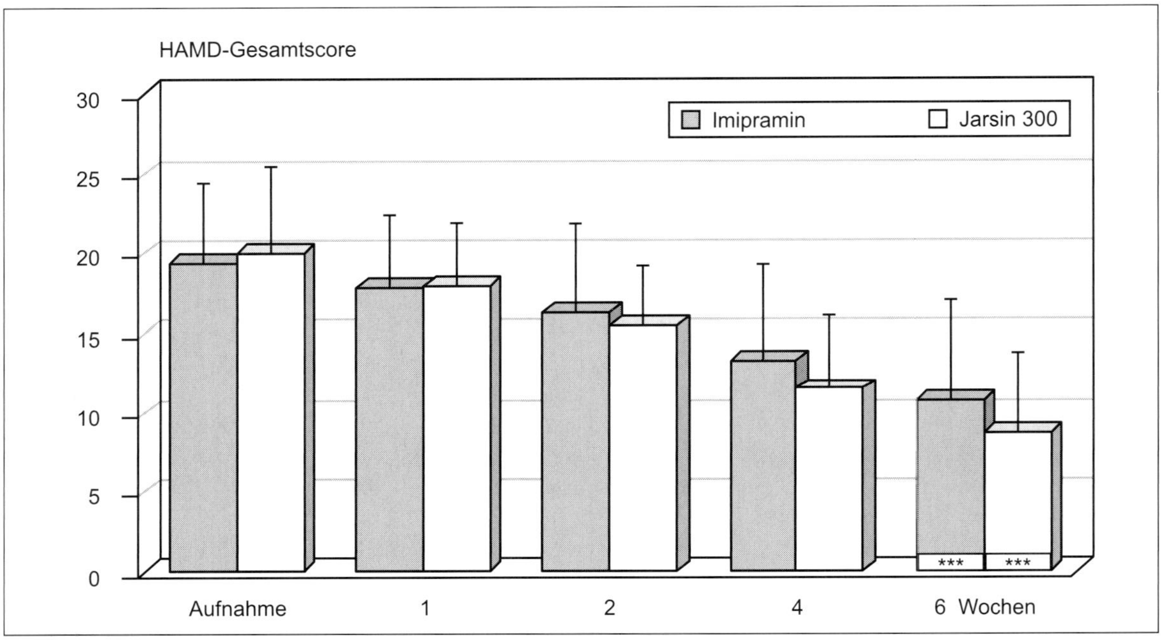

Abb. 7.11: Gesamtscore-Werte der Hamilton-Depressions-Skala (HAMD) im Verlauf einer 6-wöchigen Therapie mit 900 mg Johanniskraut-Extrakt/Tag (67 Patienten) im Vergleich zu 75 mg Imipramin/Tag (68 Patienten) (Vorbach et al., 1993).

Ergebnis. Bei allen 3 Skalen konnten vergleichbar gute Verbesserungen unter der Therapie mit beiden Präparaten festgestellt werden. So erniedrigte sich der Mittelwert des Hamilton-Scores unter dem Hypericum-Präparat von 20,1 auf 8,8 und unter Imipramin von 19,4 auf 10,7 (Abb. 7.11). Der mittlere Punktwert der D-S nahm unter dem Hypericum-Präparat von 39,6 auf 27,2 und unter Imipramin von 39,0 auf 29,2 ab. Die Verlaufsänderungen waren in beiden Behandlungsgruppen ab der 2. Behandlungswoche statistisch hochsignifikant. Zwischen der Therapie mit Hypericum und Imipramin gab es keine signifikanten Unterschiede in der Wirksamkeit, wohl aber bei der Verträglichkeit. So wurden unter Imipramin insgesamt 22 eher stärkere, unter Hypericum dagegen nur 11, nach deren Schweregrad eher leichtere Nebenwirkungen beobachtet (Vorbach et al., 1993).

Therapiestudie 2

Indikation. Mittelschwere Depression gemäß Diagnoseschlüssel DSM-III-R.

Präparat. Stand. Hypericum-Extrakt LI 160 (Jarsin® 300).

Studienart. Plazebokontrollierte Doppelblindstudie mit 101 ambulanten Patienten (50 Verum-Patienten u. 50 Plazebo-Patienten). Die Patienten erhielten pro Tag 3×300 mg = 900 mg Extrakt entspr. 1,0 mg Gesamthypericine oder Plazebo über 4 Wochen. Anschließend erhielten beide Gruppen das Verum-Präparat.

Prüfkriterien. Als Zielparameter wurden zur Beurteilung die HAMD, D-S, BEB- und CGI-Skalen herangezogen.

Ergebnis. Nach der 2. und 4. Woche ergaben sich wie aus Abb. 7.12 ersichtlich, zwischen Verum und Plazebo statistisch signifikante Unterschiede. ($^{***} = p < 0{,}001$). In der 5. und 6. Woche nahmen erwartungsgemäß die Unterschiede zwischen der Verum und ursprünglichen Plazebo-Gruppe ab (Hänsgen und Vesper, 1996).

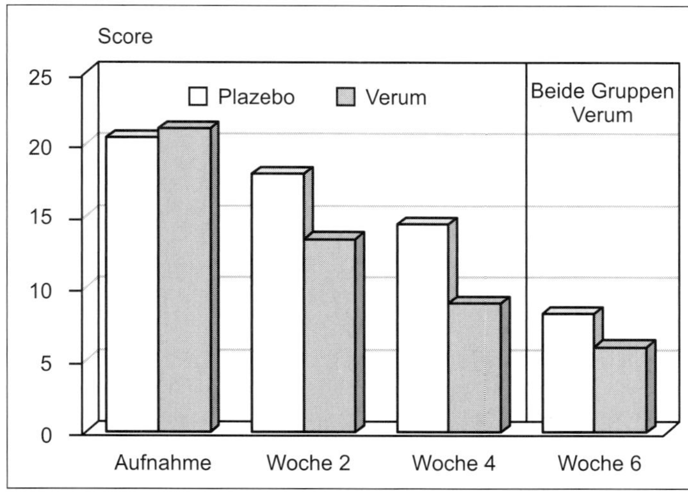

Abb. 7.12: Gesamtscore-Werte der Hamilton-Depressions-Skala (HAMD) im Verlauf einer 6-wöchigen Therapie mit 900 mg Johanniskraut-Extrakt/Tag im Vergleich zu Plazebo (Hänsgen und Vesper, 1996).

Therapiestudie 3

Indikation. Leichte bis mittelschwere Depression entsprechend den DSM-IV Kriterien.

Präparate. Zwei mit 70 % Ethanol hergestellte Hypericum-Extrakte (Droge-Extrakt-Verhältnis 4:1) stand. auf einen Hyperforin-Gehalt von 5 % (WS 5572) bzw. auf 0,5 % (WS 5573) (Neuroplant® 1 × 1 (600 mg) und Neuroplant® 300 (300 mg)). Die Hypericin-Gesamtgehalte beider Extrakte, best. durch HPLC, betrugen 0,14 %.

Studienart. Randomisierte, doppelblind- und plazebokontrollierte Multicenter-Studie mit 147 ambulanten Patienten, von denen 90 % leichte bis mittelschwere Depressionen aufwiesen. 10 % zeigten schwere Depressionen. Die Dosierung betrug 3 × 1 Tabl. = 3 × 300 mg = 900 mg Extrakt/Tag über einen Zeitraum von 42 Tagen. Nach einer Plazebo-Anfangsphase von 3–7 Tagen wurden die Patienten in eine von drei Behandlungsgruppen randomisiert (1: WS 5573, 2: WS 5572, 3: Plazebo) aufgeteilt.

Prüfkriterien. Die Wirksamkeit wurde an den Tagen 0, 7, 14, 28 und 42 nach der 17-Punkte enthaltenden HAMD-Skala und die D-S Skala nach von Zerssen bewertet. Zusätzlich wurde die CGI-Skala aus der Bewertung am Tag 42 im Vergleich zu Tag 0 herangezogen.

Ergebnis. Die größte HAMD-Reduktion, am Tag 42 gemessen, wurde erreicht bei der Extraktgruppe 5 % Hyperforin (10,3 Punkte), gefolgt von der Extraktgruppe 0,5 % Hyperforin (8,5 Punkte) und der Plazebo-Gruppe (7,9 Punkte). Der Trend war mit $p = 0{,}017$ signifikant. Bei Patienten mit HAMD ≥ 22 zeigte WS 5572 eine 53,8 % stärkere HAMD-Reduktion als Plazebo, während WS 5573 im Reduktionsgrad nicht wesentlich verschieden war von der des Plazebo. Interessanterweise war der Extrakt WS 5572 auch in der Gruppe der schwer depressiven Patienten wirksamer als in der gesamten Studiengruppe mit einer Wirkdifferenz von 53,8 % (HAMD-Reduktion von 7,8 und 12,0 Punkten für Plazebo bzw. die WS 5572 Gruppe).
Die Ergebnisse sprechen für eine direkte Abhängigkeit der antidepressiven Wirkung von dem Hyperforin-Gehalt eines Hypericum-Extraktes. (Laakman, 1998a + b).

Nebenwirkungen, Risiken

In allen bisher durchgeführten Beobachtungsstudien haben Hypericum-Präparate einschließlich des Marktführers Jarsin®/Jarsin® 300 eine Nebenwirkungsrate von nur 1–3 % ergeben. Vorherrschend waren gastrointestinale Störungen, allergische Reaktionen, Müdigkeit und Unruhezustände (Woelk et al., 1994). Demgegenüber wurden bei synthetischen Antidepressiva 10mal mehr Nebenwirkungen registriert. Über schwere phototoxische Reaktionen, wie man sie bei Weidetieren beobachtet hat (Hypericismus) wurde nie berichtet (Stevinson und Ernst, 1999).

Die photosensibilierenden Eigenschaften der Hypericine sind bei bestimmungsgemäßer Einnahme der Hypericum-Präparate nicht zu erwarten und bisher nur in einigen wenigen Fällen mit leichtgradiger Symptomatik beobachtet worden. Massive phototoxische Reaktionen sind nur bei 30- bis 50-facher Dosis im Vergleich zu der empfohlenen Dosis möglich (Siegers et al., 1993). Die Schwellenwertdosis für ein erhöhtes Photosensibilisierungs-Risiko liegt bei 2–4 g/üblichem Hypericum Extrakt/Tag (äquivalent zu ca. 5–10 g/üblichem Hypericin, als dem Auslöser dieser Reaktion) (Brockmöller et al., 1997). Hier empfiehlt sich ein sofortiger Ausschluss von direkter Sonnenbestrahlung und Aufenthalt in abgedunkelten Räumen.

Unter dem Einfluss von Hypericum-Extrakt wurde bei älteren gesunden Probandinnen im Schlaf-EEG-Modell eine Zunahme der langwelligen Aktivität und eine Zunahme des Tiefschlafanteils beobachtet. Eine sedierende Wirkung im Sinne einer Reduktion des Wachanteils oder eine Beeinflussung des REM-Schlafes wurde nicht beobachtet.

Eine mehrfach berichtete Interaktion von Hypericum-Präparaten und Kontrazeptiva konnte auf Grund einer Phase I Studie zumindest für die gleichzeitige Einnahme des Hypericum-Präparates Remotiv® mit dem Kontrazeptivum Lorelle® (Ethinylestradiol und 3-Ketodesogestrol) ausgeschlossen werden (Will-Shabab et al., 2001).

Folgende **zusätzlichen Einschränkungen** gelten für die Anwendung:
Hypericum-Präparate sollten nicht gleichzeitig mit anderen Antidepressiva eingenommen werden.

Als unbedingte Kontraindikation gilt die Komedikation mit Cyclosporin sowie Indinavir und anderen Proteaseinhibitoren, die in der AIDS-Behandlung eingesetzt werden.
Nach einer kürzlich durchgeführten offenen, nicht kontrollierten Studie mit 11 nierentransplantierten Patienten mit dem Ziel den Einfluss einer 18-tägigen Komedikation des Immunsuppressivum Tacrolimus (Prograf®) mit einem Johanniskraut-Trockenextrakt (Jarsin 300) auf die Pharmakokinetik von Prograf® zu untersuchen, führte zu dem Ergebnis, dass auch mit diesem Immunsuppressivum eine Interaktion besteht. Die Tacrolimus-Dosis musste um 60 % erhöht werden. Es wird vermutet, dass Hypericum die Metabolisierung von Tacrolimus durch Induktion von Cytochrom P450 8A erhöht oder mit dem P-Glykoprotein interagiert, für das Tacrolimus als Substrat fungiert (Mai et al., 2001).

Nach einem Bericht von Beer und Ostermann (2001) wurde bei einer Nierentransplantierten Patientin, die unter Cyclosporin Medikation stand nach zusätzlicher Einnahme (Selbstmedikation) von 900 mg stand. Johanniskraut-Extrakt (Neuroplant®)/Tag ein Abfall der Cyclosporinkonzentration von 210,0 mg/ml auf 81,1 ng/ml registriert. Nach Absetzen von Neuroplant® normalisierte sich der Cyclosporinspiegel vollständig. Es wird angenommen, dass die Hypericine durch Induktion der Enzyme CYP3A und CYP1A2 des Cytochrom-P-450 Systems die Metabolisierung von Cyclosporin beschleunigen.
Wenn eine Komedikation mit Antikoagulantien vom Phenprocoumon-Typ unvermeidbar ist, müssen die Blutgerinnungswerte genau geprüft werden, da über eine reduzierte Wirksamkeit der Gerinnungshemmer berichtet wurde (Bove, 1998).

Eine ähnliche Interaktion scheint bei einer Komedikation mit Digitoxin zu bestehen (Uehleke et al., 2000).

Eine Zusammenstellung aller bis heute bekannt gewordenen Nebenwirkungen und Arzneimittel-Wechselwirkungen mit Hypericum findet sich bei Ernst et al. 1998, Ernst (1999), Schulz (2001) und Greason et al. (2001).

7.3.2 Phytopräparate – Depression und Verstimmungszustände

Johanniskraut-Präparate z. B.

• Aristo® 350 Kapseln	350 mg standard. Extrakt aus Johanniskraut/Kapsel
• Esbericum® forte Dragees	250 mg standard. Extrakt aus Johanniskraut/Dragee
• Hyperforat® Tropfen/Dragees	100 ml Fluidextrakt aus Johanniskraut standard. pro ml auf 0,2 mg Hypericin/40 mg standard. Extrakt/Dragee
• Jarsin® 300/750 Dragees	300 mg/750 mg Extrakt aus Johanniskraut/Dragee
• Laif® 600/900 Tabletten	612 mg/900 mg Extrakt aus Johanniskraut/Tablette
• Neuroplant® 300 Filmtabletten/ Neuroplant® Filmtabletten	1 Filmtablette enthält 300 mg/600 mg Extrakt aus Johanniskraut
• Remotiv® Filmtabletten	250 mg Extrakt aus Johanniskraut/Tablette

Anwendungsempfehlung:

Je nach Extraktmenge täglich als Initialdosis 1 bis 3 Kapseln/Dragees/Tabletten (= 900 mg), als Erhaltungsdosis 300–600 mg/Tag

Kombinationspräparate z. B.

mit Extrakten aus Baldrianwurzel, Passionsblumenkraut, Melissenblätter u. a. Drogen

• Neurapas® balance Filmtabletten	Extraktkombination aus 60 mg Johanniskraut, 28 mg Baldrianwurzel u. 32 mg Passionsblumenkraut
• Psychotonin® sed. Kapseln	100 mg Extrakt aus Johanniskraut und 160 mg Extrakt aus Baldrianwurzel/Kapsel
• Sedariston® Konzentrat-Kapseln/Tropfen	100 mg Extrakt aus Johanniskraut und 50 mg Baldrianwurzel/Kapsel, 1 ml enthalten je 0,2 ml alkoholische Auszüge aus Johanniskraut, Baldrianwurzel und Melissenblätter

7.4 Homöopathie bei psychischen und neurovegetativen Erkrankungen – Depressionen **H**

Beschwerdekomplexe, die in mittelbarem Zusammenhang mit dem *Vegetativum* stehen, sind eine große Domäne für Homöopathika. Es existiert darüber eine umfangreiche Literatur, was sich mit der traditionellen Entwicklung der homöopathischen Heilweise erklären lässt. Sie benutzt dazu das Stichwort *„Neurasthenie"* und meint damit die große Erregbarkeit (psychisch) und die rasche Erschöpfbarkeit (somatisch). Im Hinblick auf das Symptomenspektrum wird heute der Begriff *„neurasthenisches Syndrom"* vorgezogen.

In der Praxis gewinnen solche Krankheitszustände zunehmend an Bedeutung, wobei der Einsatz von Tranquillantien immer mehr begrenzt wird. Als ergänzende Therapiemaßnahmen bieten sich neben den Phytotherapeutika auch Homöopathika im Sinne einer therapeutischen Stufenleiter an. Man findet diese Homöopathika unter den Begriffen *Sedativa und Nervina*. Sie sind in den Arzneistärken (Potenzen) für alle Altersgruppen anwendbar, Gewöhnungseffekte sind nicht beschrieben worden. Die gleichzeitige Anwendung von Psychopharmaka soll die Ansprechbarkeit der Homöopathika mindern.

Bei diesem Anwendungsbereich sind *personotrope Homöopathika* zumeist aus der tierischen und mineralischen Stoffgruppe besonders bewährt; dies gilt insbesondere für die Behandlung depressiver Verstimmungszustände. Die klassischen Arzneipflanzen wie Johanniskraut und Baldrianwurzel werden in der Homöopathie bei diesem Indikationsgebiet nicht eingesetzt.

Endogene Depressionen sind eine Grenze für die Homöopathie.

Pflanzliche Homöopathika

Avena sativa D2, Dil.
Schlafstörungen zumeist infolge von problembehafteten Situationen.

Coffea arabica D6, Dil./Glob.
Unruhegefühl und Schlaflosigkeit mit Tachykardien und Schweißausbrüchen; starker Gedankenfluss.

Cypripedium pubescens D6, Dil./Glob.
Schlaflosigkeit; unruhiger, leichter Schlaf mit häufigem Erwachen.

Datura stramonium (Stramonium) D12, Dil./Glob.
Pavor nocturnus mit angstvollen Phantasien, nächtliches Aufschrecken. Angst vor dem Alleinsein.

Passiflora incarnata D2, Dil.
Ein- und Durchschlafstörungen; auch als „Alternative" zu chemisch-synthetischen Hypnotika.
Hinweis: Passiflora-Urtinktur sollte in warmem Wasser eingenommen werden.

Tierische Homöopathika

Ambra grisea D6, Dil.
Erschöpfungszustände, nervöse Überregbarkeit und nervöse Erschöpfung.

Tarantula hispanica D12, Dil.
Erregungszustände, Unruhezustände

Mineralische Homöopathika
Acidum arsenicosum (Arsenicum album) D12, Dil. Nächtliche Angst- und Unruhezustände.
Phosphorus D12, Dil. Schlaflosigkeit mit Angstzuständen.
Zincum metallicum D12, Dil. Unruhezustände mit Schlaflosigkeit.

Literatur

Allopathie

Agrosi, M., Mischiatti, S., Harrasser, P.C., Savio, D.: Oral bioavailability of active principles from herbal products in humans. A study on Hypericum perforatum extracts using the soft gelatine capsule technology. Phytomedicine. **7**: 455–462 (2000).

Backhaus, C., Karkontly, Ch., Welch, M., Kriegelstein, J.: A mouse of focal cerebral ischemia for screening neuroprotection drug effects. J. Pharmacol. Meth. **27**: 27–32 (1992).

Balderer, G., Borbély, A.A.: Effect of valerian on human sleep. Psychopharmacology **87**: 406–409 (1985).

Bayer, H., Frei-Kleiner, S., Schreiber, H.: Da hilft die Passionsblume, Erfahrungsbericht. Ärztli. Praxis **21**: 13–16 (1991).

Beer, A.M., Ostermann, T.: Johanniskraut: Interaktion mit Cyclosporin gefährdet Nierentransplantat und erhöht die täglichen Medikationskosten. Med. Klin, **96**: 480–484.

Bhate, H., Gerster, G., Gracza, L.: Orale Prämedikation mit Zubereitungen aus Piper methysticum bei operativen Eingriffen in Epiduralanästhesie. Erfahrungsheilk. **38**: 339–345 (1989).

Bladt, S., Wagner, H.: MAO-Hemmung durch Fraktionen und Inhaltsstoffe von Hypericum-Extrakt. Nervenheilkunde 6a, 349–352 (1993).

Bos, R., Hendriks, H., Scheffer, J.J.C., Woerdenbag, H.J.: Cytotoxic potential of Valerian Constituents and Valerian tinctures. Phytomedicine. **5** (3): 219–225 (1998).

Bove, G.M.: Acute neuropathy after exposure to sun in an patient treated with St. John's wort. Lancet. **352:** 1121–1122 (1998).

Brockmöller, J., Reum, T., Bauer, S., Kerb, R., Hübner, W.D., Roots, I.: Hypericin and Pseudohypericin: Pharmacokinetics and Effects of Photosensitivity in Humans. Pharmacopsychiat. **30** (Supp): 86–88 (1997).

Buchbauer, G., Jirovet, L., Jäger, W., Dietrich, H., Plank, C., Karamat, E.: Aromatherapy: Evidence for sedative effects of the essential oil of Lavender after inhalation. Z. Naturforsch. **46c**: 1007–1072 (1991).

Butterweck, V., Korte, B., Winterhoff, H.: Neuroendocrinological investigations after shortterm and chronic treatment with St. John's wort and Hypericin, 3rd Int. Congress on Phytomedicine Oct. 11.–13., 2000, Munich, Phytomedicine. Vol. **7**: Suppl. II 2000 pp. 17.

Butterweck, V., Petereit, F., Winterhoff, H., Nahrstedt, A.: Solubilized Hypericin and Pseudohypericin from Hypericum perforatum exert antidepressant activity in the forced swimming test. Planta Med. **64**: 291–294 (1998).

Butterweck, V., Wall, A., Liefländer-Wulf, U., Winterhoff, H., Nahrstedt, A.: Effects of the total Extract and Fractions of Hypericum perforatum in Animal Assays for Antidepressant Activity. Pharmacopsychiatry **30**: 117–124 (1997).

Demisch, L., Nispel, I., Sielaff, T., Gebhart, P., Köhler, C., Pflug, R.: Influences of nocturnal light pulses of different intensities on melatonin secretions before and after subchronic administration of Hyperforal in healthy volunteers. Vth Colloq. of EPSG, book of abstracts, no. 138 (1990).

Dieckmann, H.: Untersuchungen zur Pharmakokinetik, Metabolismus und Toxikologie von Baldrianolen, Inaugural Dissertation, Freie Universität Berlin 1988.

Dorn, M. Wirksamkeit und Verträglichkeit von Baldrian versus Oxazepam bei nichtorganischen und nichtpsychiatrischen Insomnien: Eine randomisierte, doppelblinde klinische Vergleichsstudie. Forsch Komplentärmed. Klass. Naturheilkunde *l*: 79–84 (2000).

v. Eickstedt, K.W., Rahman, S.: Psychopharmakologische Wirkungen von Valepotriaten. Arzneimittelforsch. (Drug Res.) **19**: 316–319 (1969).

Ernst, E.: Second thoughts about safety of St. John's wort. Lancet. **354:** 2014–2015 (1999).

Ernst, E., Rand, J.L. Barnes, J., Stevinson, C.: Adverse effects profile of the herbal antidepressant St. John's wort (Hypericum perforatum L.). Eur. J. Clin. Pharmacol. **54**: 589–594 (1998).

Fehri, B., Aiache, J.M., Bonkef, K., Memmi, A., Hizaoni, B.: Valeriana offic. et Crataegus oxyacantha: Toxicife par administrations rètérées et investigations pharmacologiques. J. Pharm. Bel. **46**: 165–176 (1991).

Franklin, M., Chi, J., Mc Gavin, C., Hockney, R., Reed, A., Campling, G., Whale, R.W.R., Cowen, P.J.: Neurocrine evidence for dopaminergic actions of hypericum extract (LI 160) in healthy volunteers. J. Biol. Psychiat. **46**: 581–584 (1999).

Gerster, G., Gracza, L.: Piper methysticum. Therapeutikon **4** (5): 257–266 (1990).

Gleitz, J, Teufel-Mayer, R.: Einfluss einer Langzeitapplikation von Johanniskrautextrakt und die Affinität und Dichte zentraler 5-HAT-2A und 5-HAT-1A-Serotoninrezeptoren der Ratten. Psychopharmakotherapie. **5** (Suppl 8): 46–50 (1998).

Greason, J.M., Manfred, B., Monti, D.A.: St. Johnswort (Hypericum perforatum): A review of the current Psychopharmacology **153**: 402–414 (2001).

Grusla, D., Hölzl, J., Krieglstein, I.: Baldrianwirkungen im Gehirn der Ratte. Dtsch. Apoth. Z. **126**: 2249 (1986).

Hänsel, R., Woelk, H., Volz, H.P., Faust, V. (Hrsg): Therapie mit Kava-Kava-Aespus-Verlag, Stuttgart 1–80 (1999).

Hänsgen, K.D., Vesper, J.: Antidepressive Wirksamkeit eines hochdosierten Hypericum-Extraktes. Münch. Med. Wschr. **138**: 29–33 (1996).

Hardy, M., Kirk-Smith, M.D., Stretch, D.D.: Replacement of drug treatment for insomnia by ambient adour. Lancet. **346**: 701 (1995).

Hazelhoff, B.: Phytochemical and Pharmacological Aspects of Valeriana compounds. Dissertation, Univ. Groningen (1984).

Hendriks, H., Bos, R., Woerdenbog, H., Koster, A.Sj.: Central nervous depressant activity of valerenic acid in the mouse. Planta med. **1**: 28–32 (1984).

Hendriks, H., Bos, R., Allerma, D.P., Malingre, Th.M., Koster, A.Sj.: Pharmacological screening of valerenal and some other components of essential oil of valeriana officinalis. Planta med. **42**: 62–68 (1981).

Hiller, K.O., Zetler, G.: Neuropharmacological studies on ethanol extracts of Valeriana officinalis L.: behavioural and anticonvulsant properties. Phytother. Res. **10**: 145–151 (1996).

Holm, E., Wowolligk, H., Reinecke, A., von Henning, G.E., Behne, F., Scherer, H.-D.: Vergleichende neurophysiologische Untersuchungen mit Valtratum und Extraktum Valerianae an Katzen. Med. Welt **31**: 982–990 (1980).

Holm, E. in: Referate der Baldriantagung in Heidelberg. H. Becker ed. Österr. Apoth. Z. **38** 41 (1984).

Hölzl, J., Godau, P.: Receptor binding studies with valeriana offic. on the benzodiazepine receptor. Abstrakt-Band Planta med. der 37. Jahrestagung der Ges. f. Arzneipflanzen-Forsch. 1989, Abstr. P 2–1, 64–65.

Jakovljovic, V., Popovic, M., Mimica-Dukíc, A., Sabo, A., Grozdenovi'c: Pharmacodynamic study of Hypericum perforatum L. Phytomedicine. **7**: 449–453 (2000).

Jamieson, D.D., Duffield, P.H., Cheng, D., Duffield, A.M.: Comparison of the Central Nervous System Activity of the Aquerus and Lipid Extract of Kava (Piper methysticum). Arch. Int. Pharmacodyn. **301**: 66–80 (1989).

Kamm-Kohl, A.V., Jansen, W., Brockmann, P.: Moderne Baldriantherapie gegen nervöse Störungen im Senium. Med. Welt. **35**: 1450–1454 (1984).

Kemper, F., Loeser, A.: Untersúchungen zur Gewinnung antihormonal wirksamer Inhaltsstoffe aus Lithosperum officinale. Arzneimittel-Forsch. (Drug Res.) **7**: 81–81 (1957).

Kemper, F.: Experimentelle Grundlagen für eine therapeutische Anwendung von Lithospermum officinale zur Blockierung von Hormonen des Hypophysenvorderlappens. Arzneimittel-Forsch. (Drug Res.) **9**: 368–375 (1959).

Kinzler, E., Krömer, J., Lehmann, E.: Wirksamkeit eines Kawa-Spezial-Extraktes bei Patienten mit Angst-, Spannungs- und Erregungszuständen nicht-psychotischer Genese. Arzneimittel-Forsch. (Drug Res.) **41**: 584 (1991).

Kleemann, St., Winterhoff, H., Noetzel, S., Gumbinger, H.G., Kemper, F.H.: Inhibition of TSH-effects by plant extracts and phenolic plant constituents – in vitro study. Planta med. **6**: 550 (1986).

Kretschmar, R.: Pharmakologische Untersuchungen zur zentralnervösen Wirkung und zum Wirkungsmechanismus der Kava-Droge (Piper methysticum Forst), und ihre kristallinen Inhaltsstoffe. In: Loew, D., Rietbrock H. (Hrsg). Phytopharmaka in Forschung und klinischer Anwendung, Band I., Steinkopff-Verlag, Darmstadt S. 30–38 (1995).

Kretschmar, R., Teschendorf, H.-J.: Pharmakologische Untersuchungen zur sedativ-tranquilisierenden Wirkung des Rauschpfeffers (Piper methysticum Forsert). Chemiker Z. **98**: 24–27 (1974).

Krieglstein, J., Grusla, D.: Zentral dämpfende Inhaltsstoffe im Baldrian. Valepotriate, Valerensäure, Valeranon und ätherisches Öl sind doch wirksam. Dtsch. Apoth. Z. **128**: 2041–2045 (1988).

Laakmann, G., Schüle, C., Bahai, T., Kieser, M.: St. John's wort in mild to moderate depression: The relevance of hyperforin for the clinical efficacy. Pharmacopsychiatry. **31** (Suppl 1): 54–59 (1998a).

Laakmann, G., Dienel, A., Kieser, M.: Clinical significance of hyperforin fot the efficacy of Hypericum extracts on depressive disorders of different severities. Phytomedicine. **5**: 435–442 (1998b).

Leathwood, P.D., Chauffard, F.: Aqueous extract of valerian reduces latency to fall asleep in man. Planta med. **2**: 144–148 (1984).

Leathwood, P.D., Chauffard, F.: Quantifying the effects of mild sedatives. J. Psychiat. Res. **17**: 115–122 (1983).

Leuschner, J., Müller, J., Rudmann, M.: Characterisation of the Central Nervous Depressant activity of a commercially available Valerican root extract. Arzneim.-Forsch./Drug Res. **43** (I): 638–641 (1993).

Mai, I., Bauer, S., Krueger, H., Minecka, Co., Neumayer, H.H., Roots, I.: Wechselwirkung von Johanniskraut mit Tacrolimus bei nierentransplantierten Patienten; Poster auf dem Symposium „Phytopharmaka VII" 12–13 Okt., Berlin 2001.

Maluf, E., Barros, H.M.T., Frochtengarten, M.L., Benti, R., Leite, U.R.: Assessment of the hypnotic/sedative effects and toxicity of Passiflora edulis aqueous extract in rodents and humans. Phytother. Res. **5**: 262–266 (1991).

Medina, J.H., Viola, H., Walfman, C., Marder, M., Wasowski Calvo, D., Paladini, A.C.: Neuroactive flavonoids: new lignans for the Benzodiazepine receptors. Phytomedicine. **5**: 235–243 (1998).

Meier, B.: Passiflorae herba – pharmazeutische Qualität. Z. Phytother. **16**: 90–99 (1995).

Meyer, H.J.: Untersuchungen über den antikonvulsiven Wirkungstyp der Kawa-Pyrone Dihydromethysticin und Dihydrokawain mit Hilfe chemisch induzierter Krämpfe. Arch. int. Pharmacodyn. Therap. **150**: 118 (1964).

Mittmann, U., Schmidt, M., Vrastyakova, J.: Akut-anxiolytische Wirksamkeit von Kava-Spissum-Spezialextrakt und Benzodiazepinen. Als Prämedikation bei chirurgischen Eingriffen – Ergebnisse einer randomisierten Referenzkontrollierten Studie. J. Pharmakol. U. Ther. **9**: 99–108 (2000).

Mowrey, D.B., Clayson, D.E.: Motion sickness, ginger and psychophysics. Lancet (8273): 655–657 (1982).

Müller, w.E., Chatterjee, S.S. (Eds): Hyperforin and the antidepressive activity of St. John's Wort. Pharmacopsychiat. **31** (Suppl): 1–60 (1998).

Müller, W.E., Rossol, R.: Einfluss von Hypericum-Extrakt auf die Expression von Serotonin-Rezeptoren. Nervenheilkunde. **12**: 357–358 (1993).

Müller, W.E., Schäfer, C., Rolli, M., Wonnemann, R.: Effects of hypericum extract LI 160 on neurotransmitter uptake systems and b-adrenergic receptor density. Pharmacopsychiat **30** (Suppl): 102–107 (1997).

Müller, W.E., Singer, A., Wonnemann, M., Rolli, M., Schäfer, C., Hafner, U.: Wirkungen von standardisiertem Johanniskraut-Extrakt (LI 160) in biochemischen Modellen antidepressiver Wirksamkeit. Psychopharmakotherapie. **5** (Suppl 8): 40–45 (1998).

Müller-Limmroth, W.: Die Stresssituation des Autofahrers und Möglichkeiten der medikamentösen Beeinflussung. Dtsch. Apoth. **31**: Heft 8: 410-422 (1979).

Ortiz, J.G.: Effects of Valeriana officinalis extracts in sup (3)H)flunitrazepam binding, synaptosomal, sup (3)H) GABA uptake, and hippocampal, sup (3)H) GABA release. Neurochem. Res. **24**: 1373–1378 (1999).

Reuter, H.D.: Hypericum als pflanzliches Antidepressivum. Zeitschr. f. Phytother. **14**: 239–254 (1993).

Riedel, E., Hänsel, R., Ehrke, G.: Hemmung des γ-Aminobuttersäureabbaus durch Valerensäurederivate. Planta med. **46**: 219 (1982).

Rücker, G., Tautges. J., Sieek, A., Wenzel, H., Graf, E.: Untersuchungen zur Isolierung und pharmakodynamischen Aktivität des Sesquiterpens Valeranon aus Nardostrachys jatamansi DC. Arzneimittel-Forsch. (Drug Res.) **28**: 7 (1978).

Santos, M.S., Ferreira, F., Cunha, A.P. et al.: An aqueous extract of Valerian influences the transport of GABA in Synaptosoma. Planta Med. **50**: 278–279 (1994).
Schelton, R.C., Keller, M.B., Gelenberg, A., Dunner, D., Hirschfeld, R., Thase, M.E., Rüssel, J., Lydiard, R.B., Crits-Christoph, P., Gallop, P., Todd, L., Hellerstein, D., Goodnick, P., Keitnev, G., Stahl, S.M., Halbreich, U.: Effectivness of St. John's Wort in Major Depression. JAMA. **285**: 1978–1986 (2001).
Schulz, V.: Incidence and clinical relevance of the interactions and side effects of Hypericum preparation. Phytomedicine. **8**: 152–160 (2001).
Schulz, V., Hänsel, R., Tyler, V.E.: Rational Phytotherapy, 4th Ed. Springer Verlag, Berlin-Heidelberg 2001, p. 65–67.
Schulz, H., Jobert, M., Hübner, W.D.: The quantitative EEG as a screening instrument to identify sedative effects of single dosis of plant extracts in comparison with diazepam. Phytomedicine. **5**: 449–458 (1998).
Schulz, H., Stolz, C., Müller, J.: The effects of a valerian extract on sleep polygraphy in poor sleepers „A pilot study". Pharmacopsychiat. **27**: 147–151 (1994).
Siegers, C.P., Biel, S., Wilhelm, K.P.: Zur Frage der Phototoxizität von Hypericum. Nervenheilkunde. **12**: 320–322 (1993).
Siegers, C.P., Steffen, B.: Influence of quercetin on cell proliferation and DNA-synthesis in human tumour cell lines. Pharmaceut. Pharmacol. Let. **1**: 64–67 (1991).
Sparenberg, B., Demisch, L., Hölzl, L.: Untersuchungen über antidepressive Wirkstoffe von Johanniskraut. Pharm. Z. Wiss. **138**: 50–54 (1993).
Speroni, E., Minghetti, A.: Neuropharmacological activity of extracts from passiflora incarnata. Planta med. **6**: 488–491 (1988).
Stevinson, C., Ernst, E.: Safety of hypericum in patients with depression. A comparison with conventional antidepressants. CNS Drugs. **11**: 125–132 (1999).
Thiele, B., Brink, I., Ploch, M.: Modulation der Zytokin-Expression durch Hypericum-Extrakt. Nervenheilkunde, **12**: 353–356 (1993).
Tufik, S.: Effects of a prolonged administration of valepotriates in rats on the mothers and their offspring. J. Ethnopharmacol. **87**: 39–44 (1985).
Uebelhack, R., Franke, L., Schewe, H.J.: Inhibition of platelet MAO-B kava pyrone-enriched extract from Piper methysticum forster (kava-kava). Pharmacopsychiat. **31**: 187–192 (1998).
Uehlecke, B., Mueller, S.C., Uehlecke, B., Wochling, H., Petzsch, M., Riethling, A.K., Drewelow, B.: Interaction of St. John's wort with Digoxin in relation to dosage and formulation. 3rd Int. Congress on Phytomedicine Oct 11.–13., 2000, Munich. Phytomedicine Vol. 7 Suppl. II p.p. 20, 2000.
Volz, H.P., Kieser, M.: Kava-kava extrakt WS 1490 versus Plazebo in anxiety disorders – a randomized Plazebo-controlled 25-week outpatient trial. Pharmacopsychiat. **30** (1–5) (1997).
Vorbach, E.U., Görtelmeyer, R., Brüning, J.: Therapie von Insomnien: Wirksamkeit und Verträglichkeit eines Baldrian-Extraktes. Psychopharmakotherapie. **3**: 109–115 (1996).
Vorbach, E.U., Hübner, W.D., Arnoldt, K.H.: Wirksamkeit und Verträglichkeit des Hypericum-Extraktes LI 160 im Vergleich mit Imipramin. Nervenheilkunde **12**: 290–296 (1993).
Wagner, H., Hörhammer, L., Frank, U.: Lithospermsäure, das antihormonale Wirkprinzip von Lycopus europaeus L. (Wolfsfuß) und Symphytum officinale (Beinwell). Arzneimittel-Forsch. (Drug Res.) **20**: 705 (1970).
Wagner, H., Jurcic, K.: In vitro- und in vivo-Metabolismus des [^{14}C]-Didorvaltrats. Planta med. **38**: 366–376 (1980).
Wagner, H., Sprinkmeyer, L.: Über die pharmakologische Wirkung von Melissengeist, Dtsch. Apoth. Z. **113**: 1159 (1973).
Warnecke, G.: Psychosomotische Dysfunktionen im weiblichen Klimakterium. Klinische Wirksamkeit und Verträglichkeit von Kava-Extrakt WS 1490. Fortschr. Med. **109**: 119–122 (1991).
Warnecke, G. et al.: Wirksamkeit von Kawa-Kawa-Extrakt beim klimakterischen Syndrom. Z. Phytother. **11**: 81–86 (1990).
Will-Shabab, L., Brattström, A., Roots, I., Bauer, S., Kunter, U., Labes, D., Michler, A.: Studie zur Interaktion am Johanniskraut-Extrakt (Ze 117) mit Kontrazeptiva an Probandinnen, Vortrag auf dem Symposium „Phytopharmaka VII" , 12–13 Okt., Berlin (2001).
Willey, L.B., Mady, S.P., Cobauth, D.J., Wax, P.M.: Valerian overdose: a case report. Vet. Human. Toxicol. **37**: 364–365 (1995).
Williamson, E.M.: Synergy and other interactions in Phytomedicine Phytomedicine. **8**: 401–409 (2001).
Winterhoff, H., Hambrügge, M., Vahlensieck, W.: Testung von Hypericum perforatum L. im Tierexperiment. Nervenheilkunde. **12**: 341–345 (1993).
Winterhoff, H., Sourgens, H., Kemper, F.H.: Pharmacodynamic effects of Lithospermum officinale on the thyroid gland of rats: comparison with the effects of iodide. Horm. metabol. Res. **15**: 503–507 (1983).
Woelk, H., Burkhard, G., Grünwald, J.: Benefits and risks of the hypericum extract LI 160: Drug monitoring study with 3250 patients. J. Geriatr. Psychiatry Neurol. **7**: (Suppl 1): 34–38 (1994).
Woelk, H., Kapoula, O., Lehrl, S., Schröter, K., Weinholz, P.: Behandlung von Angst Patienten. Z. Allg. Med. **69**: 271–277 (1993).
Wohlfahrt, R., Wurm, G., Hänsel, R., Schmidt, H.: Der Abbau der Bittersäuren zum 2-Methyl-3-buten-s-ol, einem Hopfeninhaltsstoff mit sedativ-hypnotischer Wirkung. Arch. Pharmaz. **315**: 132–137 (1983).
Wurglics, M., Westerhoff, K., Holoubek, G., Schubert-Zsilavecz, M.,Müller, W.E.: Dtsch. Apoth. Ztg. **142**: 1153–1175 (2002).
Yamada, K., Mimaki, Y., Saskida, Y.: Anticonvulsive effects of inhaling lavender oil vapour. Biol. Pharm. Bull. **17**: 359–360 (1994).

Homöopathie

Gawlik, W.: Homöopathie und konventionelle Therapie. 3. Aufl. Hippokrates Verlag, Stuttgart (1997).
Wiesenauer, M.: Geriatrische Praxis der Homöopathie. Hippokrates Verlag, Stuttgart (1995).

8 Neurologische Erkrankungen

8.1 Hirnleistungsstörungen und Demenz

Laut Monographie der Kommission E von 1994 werden für die alleinige oder adjuvante symptomatische Behandlung von Hirnleistungsstörungen mit *Ginkgo*-Spezial-Extrakt-Präparaten die folgenden **Hauptindikationen** genannt:
- dementielles Syndrom mit der Leitsymptomatik
  - Gedächtnisstörungen,
  - Konzentrations- und Auffassungsstörungen,
  - depressive Verstimmung,
  - Schwindel,
  - Ohrensausen,
  - Kopfschmerzen.
- Tinnitus aurium vaskulärer und involutiver Genese,
- senile Maculadegeneration,
- Polyneuropathien (diabetisch).

Über die Anwendung von Ginkgo-Spezialextrakt-Präparaten bei der Indikation Claudicatio intermittens der Stadien IIa bis IIb nach Fontaine siehe Kap. 3, S. 49.

Voraussetzung für eine erfolgreiche differenzierte Therapie und Progressionsverzögerung sind vorausgegangene Differenzial-Diagnostikverfahren (Anamnese, internistisch-neurologische und labordiagnostische Untersuchungen), um Grunderkrankungen auszuschließen. Dies bedeutet, dass eine Behandlung mit Ginkgo-Extrakten ohne vorherige genaue diagnostische Abklärung der Ätiologie der Hirnleistungsstörung nicht sinnvoll ist.

8.1.1 Ätiologie, Definition und Einteilung von Hirnleistungsstörungen

Den Demenzerkrankungen liegt fast immer eine *multikausale Ätiopathogenese* zu Grunde.

Die frühere Annahme, dass cerebrale Durchblutungsstörungen Hauptursache für die Entstehung von Hirnleistungsstörungen sei, musste aufgegeben werden. Heute stehen mehr Regulationsstörungen im Nervenzellstoffwechsel und die daraus resultierende Nervenzelldegeneration als Hauptursache im Vordergrund, wie sie sich z. B. in klassischer Weise bei der Demenz vom Alzheimer-Typ zeigt. Eine klare Definition für Hirnleistungsstörungen kann nicht gegeben werden.

Die Einteilung erfolgt deshalb heute primär nach klinischen Erscheinungsbildern eingeschränkter kognitiver Leistungen wie z. B.
- abnehmendes Gedächtnis- und Denkvermögen,
- Orientierungsschwierigkeiten,
- Depressionen, Ängstlichkeit,
- abnehmende Lernfähigkeit,
- Affektlabilität, Antriebsschwäche,
- Schwindel, Ohrgeräusche.

Da bei der Demenz in der Regel mehrere höhere psychische Funktionen gleichzeitig betroffen sind, gibt es alle möglichen Mischformen ohne klare Unterscheidung.

Zu den primären Demenzen rechnet man die *degenerative Demenz vom Alzheimer Typ* (DAT) und die *vaskulär bedingte Demenz*. Zur sekundären Demenz zählen depressive Syndrome, sog. extrazerebrale Erkrankungen, wie z. B. Stoffwechsel-infektiöse, parainfektiöse oder immunologische Erkrankungen.

8.1.2 Drogen und Präparategruppen

8.1.2.1 Ginkgo folium (Ginkgoblätter)

Off.: Ph. Eur. (folium), DAB (extractum), *Ginkgo biloba*

Chemie, Spezialextrakte, Gehaltsbestimmung

Hauptinhaltsstoffe sind (Abb. 8.1)
- die **Diterpenlactone Ginkgolide A, B und C** und *Bilobalid*,
- **Flavonolacylglykoside**, die sich von den Aglykonen Quercetin, Kämpferol und Isorhamnetin ableiten und neben den Zuckern Glucose und Rhamnose esterartig p-Cumarsäure gebunden enthalten,
- *Phenolcarbonsäuren* (Shikimisäure, Protocatechusäure, Vanillinsäure u. p.-Hydroxybenzoesäure),
- *Hydroxykynurensäure*,
- *Ginkgolsäure (Alkylphenole)*.

Laut Kommission E sollen die **Ginkgo-Extrakte** mit einer Aceton-Wasser-Mischung hergestellt werden und in einem Droge-Extrakt-Verhältnis von 50:1 vorliegen. Die mit den Hauptwirkstoffen angereicherten Ginkgo-Spezialextrakte vom Typ Egb761 und LI 1370 sollen enthalten: 22–27 % Flavonolglykoside, 5–7 % Terpenlactone mit 2,8–3,4 % Ginkgoliden A, B + C, u. 2,6–3,2 % Bilobalid sowie weniger als 5 ppm Ginkgolsäuren, da diese ein allergisches Potenzial besitzen.

Die **Gehaltsbestimmung** und Standardisierung erfolgt mittels Hochdruckflüssig- und Gas-Chromatographie.

Pharmakologie

Ginkgo-Extrakte besitzen wie z. B. die Johanniskraut-Extrakte multivalente Wirkungen. Die für die Behandlung peripher arterieller Verschlusserkrankungen (Claudicatio intermittens) relevanten pharmakologischen Wirkungen sind bereits im Kapitel 3 S. 49 beschrieben.

Nachfolgend sind die für die Behandlung von Gehirnleistungsstörungen relevanten pharmakologischen Wirkungen von *Ginkgo-Extrakt* und Hauptwirkstoffen aufgelistet:

PAF (Platelet-activating factor)-Antagonismus, dadurch Hemmung der Thrombozytenaggregation und der Hirnödembildung (Guinot et al., 1989; Kriegelstein, 1994). Für diese Wirkungen dürften in erster Linie die Ginkgolide und das Bilobalid verantwortlich sein. Daher vermutlich auch die frühere Anwendung von *Ginkgo* in der Traditionellen Chinesischen Medizin als Antiasthmatikum.

Ein Ginkgolid A + B Gemisch lieferte im PAF-induzierten Thrombozytenaggregations-Test gemessen nach der Isobolmethode (Messung von Ginkgolid A-B-Gemischen mit unterschiedlichen Konzentrationen der beiden Verbindungen zusammen addiert jeweils 100 % z. B. 90 % A + 10 % B, 80 % A + 20 % B usw.), ein IC_{50}-Kurvenbild, das eine überadditive oder potenzierte synergistische Wirkung im Vergleich zur Null-Interaktion von reinem Ginkgolid A oder B anzeigt (Wagner und Steinke, 2001) (siehe Abb. 8.2).

Dieser gemessene *synergistische Effekt* könnte eine Erklärung dafür sein, dass auch Ginkgo-Ex-

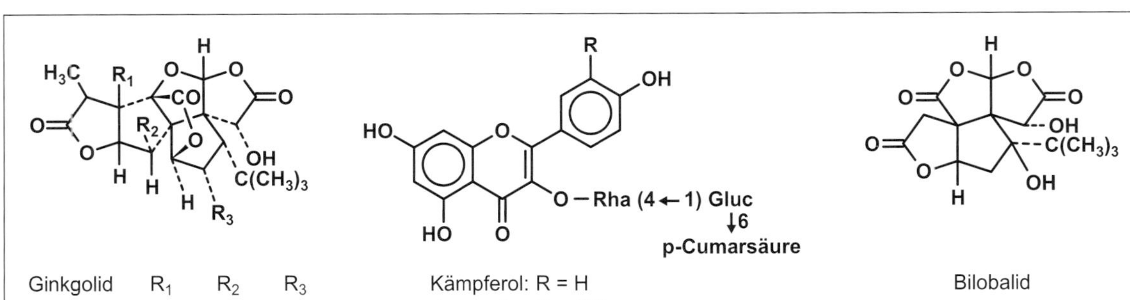

Ginkgolid	R_1	R_2	R_3
A	OH	H	H
B	OH	OH	H
C	OH	OH	OH

Abb. 8.1: Haupt-Terpen- und Flavonoid-Inhaltsstoffe von Ginkgo biloba.

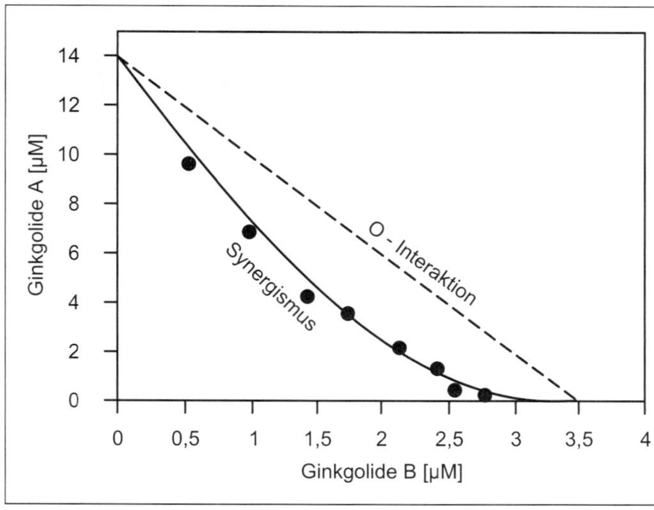

Abb. 8.2: Das Ginkgolid A + B Gemisch liefert nach der Isobolmethode im PAF-induzierten Thrombozytenaggregations-Test eine überadditive oder potenzierende synergistische Wirkung im Vergleich zur 0-Interaktion von reinem Ginkgolid A oder B (Wagner, 2000).

trakte eine stärkere Wirkung bzw. Wirksamkeit besitzen als bioäquivalente Substanzmengen von reinen Ginkgoliden.

Radikalfängereigenschaften durch Hemmung der Xanthin-Oxidase-Aktivität und Verhinderung der Bildung von überschüssigen Sauerstoffradikalen besitzen vor allem die Ginkgoflavonoide. Durch Hemmung der radikalinduzierten Lipidperoxidation im Gehirn kann die β-Amyloid-Neurotoxizität antagonisiert werden (Prehn et al., 1996).

Verbesserung des *lokalen zerebralen Blutflusses* vor allem im Bereich der Mikrozirkulation durch Steigerung der Erythrozytenflexibilität und Hemmung der Erythrozytenaggregation (Jung et al., 1990).

Steigerung der *Hypoxietoleranz* im Hirngewebe durch Beeinflussung des cerebralen Energiestoffwechsels (ATP) (Beck et al., 1986). An dieser Wirkung scheint besonders das Bilobalid beteiligt zu sein (Karcher et al., 1984; Oberpichler et al., 1990).

Zunahme der Dichte von m-Cholino- und α_2-Adreno-Rezeptoren im Hippocampus und der 5-HT_{1A}-Rezeptoren, cholinomimetische, die Cholin Aufnahme im zentralen Nervengewebe fördernde Wirkung, dadurch Reduktion altersbedingter Defizite von Neurotransmittern, vor allem durch Induktion der Acetylcholin-Synthese und ihre Freisetzung sowie eine Erhöhung in den cholinergen Rezeptoren. Für diese Wirkung sind vermutlich die Ginkgolide verantwortlich.

Eine Zusammenstellung aller vor kurzem durchgeführten pharmakologischen Untersuchungen findet man bei DeFeudis (1998) und in der Firmenbroschüre der Firma Dr. W. Schwabe zu Tebonin (1997).

Klinische Studien zur Behandlung der degenerativen und vaskulären Demenz

Bei den 1975 bis 1997 mit insgesamt 2695 Patienten durchgeführten 39 kontrollierten klinischen Studien mit Hirnleistungsstörungen (Demenz), davon 28 mit dem Extrakt Egb 761 und 11 mit dem Extrakt LI 1370 (beide E-monographiekonform), standen als Wirksamkeitskriterien Verbesserungen typischer Symptome und Beschwerden im Vordergrund (z. B. Vorberg et al., 1989). Die letzten durchgeführten Studien orientieren sich dagegen stärker an den vom europäischen Arzneispezialitätenausschuss (CPMP) für die Behandlung der Alzheimer-Krankheit gegebenen Empfehlungen (Lovestone et al., 1997; Maurer et al. 1998). Diese entsprechen gleichzeitig den neuen Bewertungskriterien zur Prüfung von Nootropika. Hierin wurde festgelegt, sich in Zukunft für Nootropika neben der Besserung der Demenz-Symptomatik und der Progressionsverzögerung stärker an der verminderten Alltagsaktivität und dem Zeitpunkt sowie dem Ausmaß der Pflegebedürftigkeit zu orientieren. Die Wirksamkeitsnachweise sollten auf den 3 Ebenen „Alltagsaktivität", „Leistungsverfahren" und „Psychopathologie" durchgeführt werden.

Die im folgenden beschriebene Studie von Le Bars et al. (1997) erfüllt methodisch diese Anforderungen und bezieht sich auf Patienten mit primär degenerativer Demenz vom Alzheimer Typ, vaskulären Demenzen sowie Mischformen. Nach den gleichen Richtlinien wurde die klinische Studie von Kanowski et al. (1996) durchgeführt. Dasselbe gilt für die neueste Studie mit dem Ginkgo-Spezial-Extrakt EGb 761 (Le Bars et al. (2002).

Über die Bewertung der klinischen Studien und der Ginkgo-Präparate in der Therapie siehe auch Burkhard und Lehrl (1991), Kleijnen und Knipschild (1992), DeFeudis (1998) und Ernst und Pittler (1999).

Indikation lt. Arzneim.-Kommission-E „symptomatische Behandlung von hirnorganische bedingten Leistungsstörungen im Rahmen eines therapeutischen Gesamtkonzeptes beim dementiellen Syndrom; die primäre Zielgruppen sind die primär degenerative Demenz, vasculäre Demenz und Mischformen aus beiden."

Therapiestudie 1

Indikation. Leichte bis mittelgradige Demenz vom Alzheimer-Typ und mit vaskulärer Demenz entsprechend den ICD-10 Diagnose Kriterien.

Präparat. Ginkgo-Spezialextrakt Egb 761 (Tebonin® forte), standardisiert auf 5–7 % Terpenlactone und 22–27 % Flavonglykoside.

Studienart. Multizentrische plazebokontrollierte Doppelblindstudie mit 309 Patienten, davon 236 P. mit leichter bis mittelgradiger Demenz vom Alzheimer Typ und 73 P. mit vaskulärer Demenz.

Behandlungsart. Tagesdosis 120 mg Egb 761 Extrakt über 52 Wochen.

Prüfkriterien. Primäre Zielparameter waren
- Alltagskompetenz: Geriatric Evaluation by Relative's Rating Instrument (GERRI)
- Psychometrie: Alzheimer's Disease Assessment Scale-Cognitive Subscale (ADAS-Cog) und Psychopathologie: Clinical Global Impression of Change (CGIC).

Ergebnis. Nach 26 Wochen und deutlicher nach 52 Wochen waren die Unterschiede zugunsten der Verum-Therapie sowohl in der Alltagsbewältigung (Abb. 8.3) als auch in Bezug auf das kognitive Leistungsvermögen (Abb. 8.4) statistisch signifikant. Die Bewertung nach „CGIC" ergab keinen signifikanten Unterschied zwischen den einzelnen Behandlungsgruppen. Die Verbesserungen nach „GERRI" und ADAS-Cog waren bei dem Patienten-Kollektiv mit Demenz nach Alzheimer deutlicher ausgeprägt als bei dem Patienten-Kollektiv mit vaskulärer Demenz. Das Ergebnis nach ADAS-Cog entsprach dem einer Studie mit dem synthetischen Nootropikum Tacrin (Le Bars et al., 1997). Unter Ginkgo-Behandlung konnte die kognitive Leistung auf dem gleichen Niveau gehalten werden, während es unter Plazebo zu einem Anstieg des ADAS-Cog-Scores (Progredienz der Erkrankung) kam. Statistischer Gruppenunterschied nach 26 und 52 Wochen jeweils $p < 0{,}05$ (Le Bars, 1997).

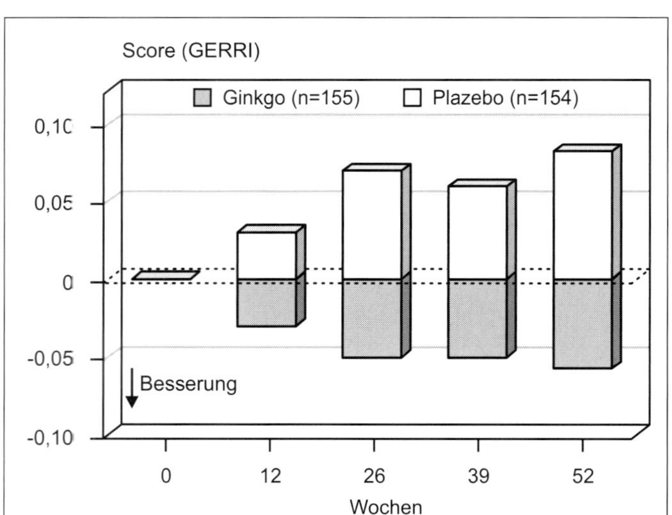

Abb. 8.3: „Alltagsaktivität"-Score-Werte im Verlauf einer 52-wöchigen Behandlung mit dem Ginkgo-Spezialextrakt Egb 761, ermittelt über „Geriatric Evaluation by Releative's Rating Instrument" (GERRI) (Le Bars et al., 1997).

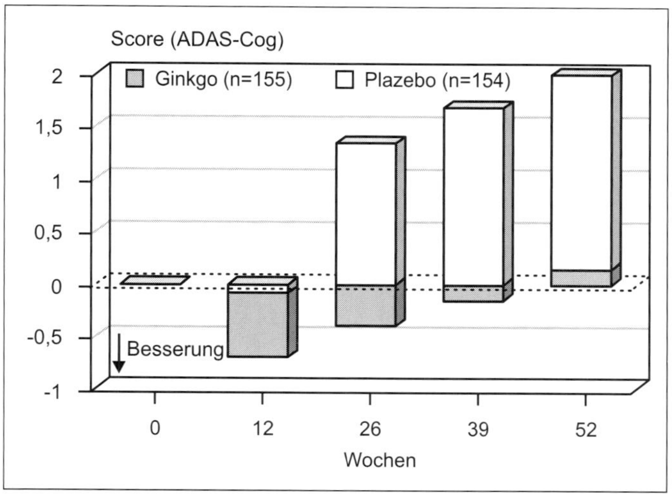

Abb. 8.4: Score-Werte ermittelt nach dem „Alzheimer's Disease Assessment Scale-Cognition Subscale (ADAS-Cog)- Verfahren" (Leistungsverfahren) während einer 52-wöchigen Behandlung mit dem Ginkgo-Spezialextrakt Egb 761 (Le Bars et al., 1997).

Therapiestudie 2

Indikation. Milde bis mäßige primär degenerative Demenz vom Alzheimer Typ und Multiinfarkt-Demenz.

Präparat. Egb 761 Ginkgo-Spezialextrakt (Tebonin® forte).

Studienart. Prospektive randomisierte doppelblindplazebokontrollierte Multicenter-Studie mit 216 ambulanten Patienten.

Behandlungsart. 3 × 2 Filmtabl. (à 40 mg Extrakt = 240 mg/Tag) über 3 Monate.

Prüfkriterien. Gewählt wurden die drei Hauptpsychometrischen Tests/CGIC[1], SKT[2], NAB[3]-Tests: (Aufmerksamkeit u. Gedächtnis Tests) einschließlich elektrophysiologischer Untersuchungen (EEG).

Ergebnis. Die SKT- und CGI-Tests ergaben deutliche Verbesserungen (28 %) in den Summen Score-Werten gegenüber Plazebo (10 %) (siehe Abb. 8.5). Die Verum-Plazebo-Unterschiede in den einzelnen 3 Zielvariablen waren 15 % für CGI ($p < 0{,}05$), 20 % für SKT ($p < 0{,}05$) und 10 % für NAB ($p < 0{,}10$). Die EEG-Messungen ergaben nach 3 Monaten Hinweise auf eine topographische Normalisierung (Steigerung der β_1-Band-Aktivität). Nebenwirkungen wurden nicht beobachtet (Kanowski et al., 1996).

1) siehe Therapiestudie 1
2) SKT = Syndrom Kurztest
3) NAB = Nuremburg Geriatric Observation Scala

Therapiestudie 3

Indikation. Altersbedingte Gedächtnis- und Konzentrationsstörungen.

Präparat. Alkohol-Wasser-Extrakt (70% v/v) Geriaforce® (Bioforce AG Roggwil, Schweiz) mit einem Droge-Extrakt-Verhältnis 1:4 enth. 0,20 mg/ml Flavonglykoside und 0,34 mg/ml Gesamtginkgolide.

Studienart. Multizentrische, randomisierte, plazebokontrollierte Doppelblindstudie mit 241 ambulanten Patienten im Alter von 55 – 86 Jahren mit einer Hoch- und Niedrigdosierung (HD und LD). Ausschlusskriterien: Patienten mit Gedächtnisstörungen nach MMSE (Mini Mental State Examination) – Score Werten von < 20 und depressiven Zuständen nach Beck Depression-Skala: Score Werte ≤ 21.

Behandlungsart. Nach einer Auswaschzeit von 4 Wochen 3 × täglich 40 Tropfen (= 1,9 ml) Ginkgoextrakt unverdünnt (Hochdosierung) und 3 × tägl. 40 Tropfen (= 1,9 ml) Ginkgoextrakt mit Plazebo-Lsg. 1:1 gemischt (Niedrigdosierung). Plazebolösung (Chlorophyllpulver gelöst in 96 % Alkohol) 40 Tropfen 3 × täglich über 24 Wochen.

Prüfkriterien. Einsatz einer psychometrischen Testbatterie, in der Aufmerksamkeit, Konzentrationsfähigkeit, visuelles Kurz- und Langzeitgedächtnis sowie Lernfähigkeit gemessen wurden.

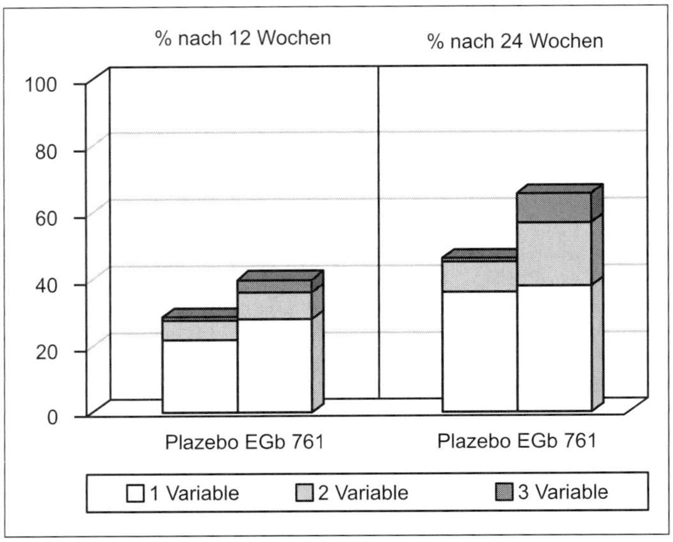

Abb. 8.5: Responder in 1 bis 3 Zielvariablen. Responderkriterien waren „stark" und „sehr stark verbessert" für CGIC, und verbessert um mindestens 4 und 2 Einheiten für SKT bzw. NAB. Gezeigt sind die Daten der gültigen Fälle für die Wirksamkeitsanalyse (Plazebo: n = 77; Egb 761: n = 79 (Kanowski et al., 1996).

Ergebnis. Ein positives Ergebnis wurde in der Verum-Gruppe in Bezug auf das visuelle Kurzzeitgedächtnis registriert. Es kam zu einer Verbesserung des verbalen Gedächtnisses in einer Plazebo-Gruppe mit geringerer Gedächtnisleistung. In den anderen Parametern waren keine Unterschiede zwischen Verum und Plazebo erkennbar. Die Niedrigdosierung wurde als die optimale Dosierung angesehen. Leichte gastrointestinale Nebenwirkungen waren in der Verum- und Plazebo-Gruppe gleich (Bräutigam et al., 1998).

Klinische Studien bei weiteren Indikationen

Tinnitus aurium

Die Intensität als auch die Zeit bis zum Verschwinden der Ohrengeräusche war gegenüber Plazebo nach 3-monatiger Behandlung deutlich reduziert (multizentrische Doppelblindstudie, Morgenstern und Biermann, 1996) (siehe Therapiestudie 4).

Therapiestudie 4

Indikation. Chronischer Tinnitus aurium.

Präparat. Stand. Ginkgo-Extrakt Egb 761 (Tebonin® forte).

Studienart. Monozentrische, prospektive, randomisierte und plazebokontrollierte Doppelblindstudie mit 99 ambulanten Patienten mit einer mittleren Erkrankungsdauer von 4–5 Jahren.

Behandlungsart. Die Patienten erhielten nach einer zweiwöchigen Run-in-Phase für zwölf Wochen entweder 3 × tägl. 1 Filmtablette Egb 761 (entspr. 3 × 40 mg Extrakt = 120 mg Extrakt) (49 Patienten) oder 3 × 1 Filmtablette Plazebo (50 Patienten).

Prüfkriterien. Zielgröße war die audiometrisch erfassbare Veränderung der Tinnituslautstärke am zu Beginn stärker betroffenen Ohr. Als Begleitgrößen wurden zusätzlich die Reproduzierbarkeit der Klickevozierten otoakustischen Emissionen sowie deren Response, die Tinnitusintensität, der Hörverlust und der subjektive Eindruck des Patienten hinsichtlich Besserung bzw. Verschlechterung erhoben. Die gleichen Messungen ebenso am kontralateralen Ohr durchgeführt. Innerhalb der 14 Wochen wurden jeweils 6 Untersuchungen durchgeführt.

Ergebnis. Wie aus Abb. 8.6 hervorgeht, nahm in der Verum-Gruppe die Lautstärke ab der achten Behandlungswoche deutlich ab. Die Verbesserung lag innerhalb eines Bereiches von 5–10 dB, während die Werte in der Plazebogruppe unverändert blieben. Auch bei den interindividuellen Differenzen zeigten die Ergebnisse, dass hinsichtlich der relativen Abnahme der Tinnituslautstärke am zu Beginn stärker betroffenen Ohr bereits nach acht Wochen ein deutlicher Unterschied zugunsten der Verum-Gruppe erkennbar war, der sich nach 12 Wochen noch verstärkte und im Gruppenvergleich statistisch signifikant war ($p = 0{,}015$ t-Test, einseitig). Die Behandlung er-

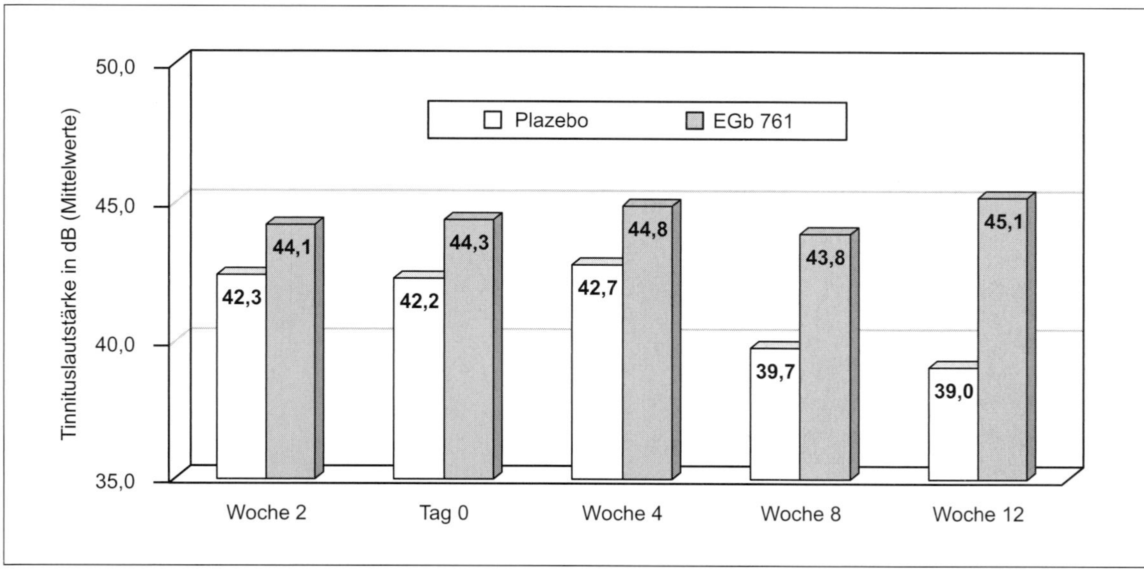

Abb. 8.6: Signifikante Verringerung der Tinnitus-Lautstärke (dB-Mittelwerte) ab der 8. Woche (p = 0,015) während einer 12-wöchigen Therapie mit dem Ginkgo-Präparat (Morgenstern und Biermann, 1996).

wies sich als sehr gut verträglich (Morgenstern und Biermann, 1996).

Schwindel unklarer Genese
Die Schwindelsymptomatik unklarer Genese konnte durch Ginkgoextrakt nach 3-monatiger Therapie bei fast der Hälfte der Patienten beseitigt werden. (Doppelblindstudie: Haguenauer et al., 1986).

Verbesserung des Sehvermögens bei Patienten mit seniler Maculadegeneration
Die Sehschärfe verbesserte sich unter 6-monatiger Therapie mit 240 mg bzw. 60 mg Ginkgo-Extrakt Egb 761/Tag signifikant (Plazebo kontrollierte Doppelblindstudie: Fies, 2002).

Polyneuropathie diabetischer Genese
Unter der Behandlung von Ginkgo-Extrakt Egb 761 (100 mg/Tag) + 15 mg Folsäure über 2 Wochen parenteral und dann 4 Wochen oral nahm die Nervenleitgeschwindigkeit signifikant zu (Plazebo kontrollierte Doppelblindstudie, Költringer et al., 1992).

Bioverfügbarkeit von Ginkgo-Wirkstoffen
Das Ginkgopräparat EG 761 ergab eine Bioverfügbarkeit von 98–100 % für Ginkgolid A, von 79–93 % für Ginkgolid B und ca. 70 % für Bilobalid (Hänsel et al., 1993).

Nebenwirkungen

Die wenigen bisher berichteten Nebenwirkungen beschränkten sich auf leichte Magenbeschwerden, Kopfschmerzen, Durchfall oder allergische Hautreaktionen. Nach einer Zusammenstellung von Burkhard und Lehrl (1991) betrug die Nebenwirkungsrate von 10 815 Patienten, die mit LI 1370 behandelt wurden 1,69 %, während diese bei Behandlung mit synthetischen Nootropika bei 2141 Patienten 5,42 % betrug.

8.1.2.2 Galanthamin

St.pfl.: Galanthus nivalis.

Galanthamin ist ein Benzofuro-benzazepin-Alkaloid der Amarylidaceen-Familie, das in der Zwiebel des kleinen Schneeglöckchens *Galanthus nivalis ssp. angustifolia* in einer Konzentration von 0.7 % enthalten ist und heute bereits synthetisch zugänglich ist (Abb. 8.7).

Galanthamin, als Hydrobromid im Handel (Reminyl®), gehört in die Gruppe der Acetylcholinesterase Hemmer (AchE). Es wirkt zusätzlich als dualer Wirkstoff aktivierend aud präsynaptisch nikotinische Acetylcholin-Rezeptoren. Dabei kommt es zu einer erhöhten Ausschüttung von Glutamat, Serotonin und GABA, wodurch die Emotionslage der Patienten verbessert und angstlösende sowie aggressionsvermindernde Wirkungen induziert werden.

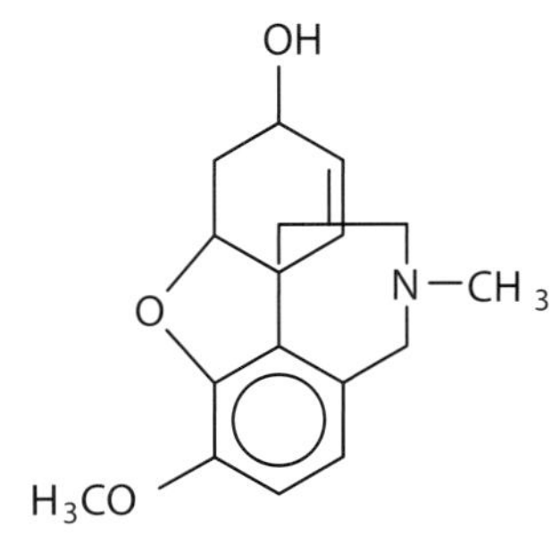

Galanthamin

Abb. 8.7: Struktur von Galanthamin.

Es existieren Plazebo kontrollierte Studien (Wilcock et al. 2000; Tariot et al. 2000)

Anwendungsgebiet: Symptomatische Behandlung leichter bis mittelgradiger Demenz vom Alzheimer Typ.

8.1.2.3 Phytopräparate – Hirnleistungsstörungen, Demenz, Tinnitus

Ginkgo-Präparate z. B.

• Duogink® 3000 Dragees	60 mg Ginkgo-Extrakt standard. auf 13,2–16,2 mg Flavonglykoside und 3–4,2 mg Terpenlactone (Ginkgolide + Bilobalid)/Dragee
• Gingium® Filmtabletten/Lösung	40 mg standard. Ginkgo-Extrakt/Tablette bzw. 1 ml
• Gingium spezial 80 Filmtabletten Gingium intens 120 Filmtabletten	80 mg/120 mg standard. Ginkgo-Extrakt/Filmtablette
• Gingopret® Filmtabletten/Lösung	40 mg standard. Ginkgo-Extrakt/Filmtablette bzw. 1 ml
• Kaveri® 40 mg/ml Tropfen	40 mg standard. Ginkgo-Extrakt/ml
• Kaveri® 50/120 mg novo 120 mg Filmtabletten	50 mg/120 mg standard. Ginkgo-Extrakt*/Filmtablette
• Rökan® 40 mg/Plus 80 mg/Novo 120 mg Filmtabletten	40 mg/80 mg/120 mg standard. Ginkgo-Extrakt/Filmtablette
• Tebonin® forte 40 mg Filmtabletten	40 mg standard. Ginkgo-Extrakt/Filmtablette
• Tebonin® forte 40 mg Lösung	40 mg standard. Ginkgo-Extrakt/ml
• Tebonin® spezial 80 mg Filmtabletten	80 mg standard. Ginkgo-Extrakt**/Filmtablette
• Tebonin® intens 120 mg Filmtabletten	120 mg standard. Ginkgo-Extrakt/Filmtablette

Dosierungsempfehlung:

Demenzerkrankungen:

Ginkgopräparate mit 40 mg Extraktmenge/Tablette bzw. 1 ml Lösung 3 mal täglich 1 Filmtablette bzw. 20 Tropfen.

Ginkgopräparate mit 80 oder 120 mg/Tablette 2 mal täglich 1 Tablette.

Tinnitus aurium:

Die täglich zu verabreichende Menge Ginkgo-Extrakt sollte bei 120–160 mg liegen.

Für beide Indikationen sind nur durch Langzeittherapien (mindestens 6–10 wöchige Einnahme) sichtbare Erfolge zu erzielen.

Galanthamin-Präparate

• Reminyl® 4 mg/8 mg/12 mg Filmtabletten/Lösung	1 Filmtablette/Lösung enthält 4 mg/8 mg/12 mg Galanthamin als Hydrobromid

*) Standard. auf 5–7 % Ginkgo-Terpenlaktone u. 22–27 % Ginkgo-Flavonglykoside

**) Standard. auf 6,0–8,4 mg Terpenlaktone u. 26,4–32,4 mg Flavonglykoside/Filmtablette

8.2 Reise- und Bewegungskrankheiten (Kinetosen, Vertigo)

8.2.1 Anwendungsgebiete und Behandlungsprinzipien

Durch Übererregung von vegetativen Stammhirnzentren (Labyrinth oder vestibulare Reizung), ausgelöst durch rasche Beschleunigung oder auf den Körper einwirkende Zentrifugalkräfte bei Auto-, Schiffs- oder Flugreisen, kann es bei empfindlichen Personen zu Schwindelzuständen und Erbrechen (Emesis) kommen.

Zur **alleinigen Therapie** bzw. für **Präventivmaßnahmen** stehen nur zwei Drogen zur Verfügung.

8.2.2 Drogen und Präparategruppen

8.2.2.1 Scopolamin

Off.: Ph. Eur. (Scopolaminhydrobromid), Solanum-Arten.

Scopolamin, ein Alkaloid der Belladonna- und Stechapfelblätter, gehört zur Klasse der Solanaceen- oder Tropan-Alkaloide. Es steht für die Anwendung in Form des Scopoderm TTS® Membranpflasters zur Verfügung. Die Wirkweise ist parasympatholytisch. Im Gegensatzu zum Atropin wirkt es *sedierend* auf *motorische* und *zugleich auf vegetative Zentren des Hirnstammes.*

8.2.2.2 Zingiberis rhizoma (Ingwerwurzelstock) M

Off.: Ph. Eur., ESCOP, *Zingiber officinalis.*

Pharmakologie

Auf einem ganz anderen Mechanismus scheint die Wirkung des **Ingwerpulvers** von *Zingiber officinalis* zu beruhen. Nach Untersuchungen von Mowrey und Clayson (1982) sollen 2 g Ingwerpulver ca. 100 mg Diphenhydramin entsprechen. Es ist nicht bekannt, welche der vielen Inhaltsstoffe der Droge für diese Wirkung verantwortlich sind. Es wird ein Angriffspunkt im Gastrointestinaltrakt vermutet.

Indikation: lt. Arzneim.-Kommission dyspeptische Beschwerden, Verhütung der Symptome der Reisenkrankheit.

Therapeutische Studien: Übersicht

Es existieren kontrollierte *Studien*, einige davon in *randomisierter Doppelblind-Form*, bei folgenden Krankheitssymptomen:
- Reisekrankheit,
- Vertigo,
- Hyperemesis gravidarum,
- postoperativer Nausea,
- Emesis und Erbrechen als Folge der Anästhesie.

Die Studien wurden gegen Plazebo oder bekannte Antiemetika wie z. B Diphenhydramin (= Dimenhydrinat) bzw. Metoclopramid durchgeführt. Ingwerwurzelpulver wurde in Kapselform in einer einmaligen Menge von 1 g oder 0,5 g 1 bzw. 1,5 Std. vor Versuchsbeginn, Operation bzw. Reiseantritt gegeben. Bei Schwangerschaftserbrechen wurden 1 g an vier aufeinander folgenden Tagen verabreicht.

Das **Ergebnis** lässt sich wie folgt zusammenfassen:

Ingwergabe reduzierte signifikant die Neigung zum Erbrechen und den Kaltschweiß bei Seekrankheit (Grøntved et al., 1988). Experimentell erzeugte Vertigo und gastrointestinale Missempfindungen wurden unter Ingwermedikation signifikant reduziert (Grøntved und Hentzer, 1986; Mowrey und Clayson, 1982) (siehe Therapiestudie).

Bei Schwangerschaftserbrechen kam es zu einer Minderung oder Verschwinden von Schwindel und Erbrechen (Fischer-Rasmussen et al., 1990).

Bei der Behandlung von postoperativem Schwindel und Erbrechen zeigte das Ingwerpulver und das Vergleichspräparat Metoclopramid) in bezug auf die Zahl von aufgetretenen Schwindelanfällen eine ähnliche Wirkung (Bone et al., 1990).

Experimentell erzeugter Nystagmus wurde dagegen durch Ingwer nicht beeinflusst.

Übereinstimmend war festzustellen, dass die Ingwer-Applikation im Gegensatz zu den synthetischen Antiemetika *keine oder nur geringfügige Nebenwirkungen* auslöste.

Alle Untersuchungen kamen zu dem Schluss, dass die Ingwerwirkstoffe nicht wie die bekannten Sympathomimetika, Parasympatholytika, Antihistaminika bzw. Antiemetika im ZNS (vestibuläres System) angreifen, sondern über die *Blockierung gastrointestinaler Reaktionen* die beschriebenen Wirkungen auslösen.

Therapiestudie

Indikation. Experimentell (durch Drehstuhl) erzeugte Kinetosen (motion sickness).

Präparat. Ingwerpulver in Kapselform (Zintona®).

Studienart. Kontrollierte Vergleichsstudie gegen Plazebo (Chickwood herb.-Pulver von *Stellaria media*) von und das Antihistaminikum Dimenhydrinat (Dramamine) mit 36 Probanden mit einer von den Probanden selbst angegebenen erhöhten Anfälligkeit gegen Reisekrankheit. Die Probanden wurden nach Absolvierung eines psychophysikalischen Tests mit verbundenen Augen auf einen motorgetriebenen Drehstuhl gesetzt, nachdem die Probanden 20–25 min zuvor die Medikamente bzw. Plazebos erhalten hatten. Die Drehbewegung variierte zwischen 4 und 17 rpm. Die maximale Drehzeit betrug 6 Minuten.

Prüfkriterien. Alle 15 sec wurden die Probanden nach ihrer Magenbefindlichkeit befragt. Zusätzlich registriert wurde nach der psychophysikalischen Methode von *Stevens* die physische und psychische Intensität der von den Probanden jeweils empfundenen „Stimuli".

Ergebnis. Keiner der Probanden in der Plazebo- und Dimenhydrinat-Gruppe war in der Lage, 6 Minuten im Drehstuhl zu bleiben, während die Hälfte der „Ingwer-Probanden" die gesamte Zeit im Drehstuhl blieben. Dieser Unterschied war signifikant ($p < 0{,}001$). Aus Abb. 8.8 geht hervor, dass die gastrointestinalen Missempfindungen in der Plazebogruppe am stärksten waren, gefolgt von der Dimenhydrinat-Gruppe und dass sie in der „Ingwergruppe" am wenigsten registriert wurden. Auch diese Unterschiede waren signifikant ($p < 0{,}001$).

8.2.2.3 Phytopräparate – Reisekrankheiten

- Scopoderm TTS® Membran-Pflaster — 1 Membranpflaster mit 2,5 cm² Absorptionsfläche enthält 1–5 mg Scopolamin; durchschnittliche Wirkstofffreigabe auf der Haut: 72 Stunden

Anwendungsempfehlung:

Das Membranpflaster soll 4–6 Stunden vor Reiseantritt angebracht werden. Während der Anwendung ist Alkoholgenuss zu meiden. Bei gleichzeitiger Einnahme von Antihistaminika

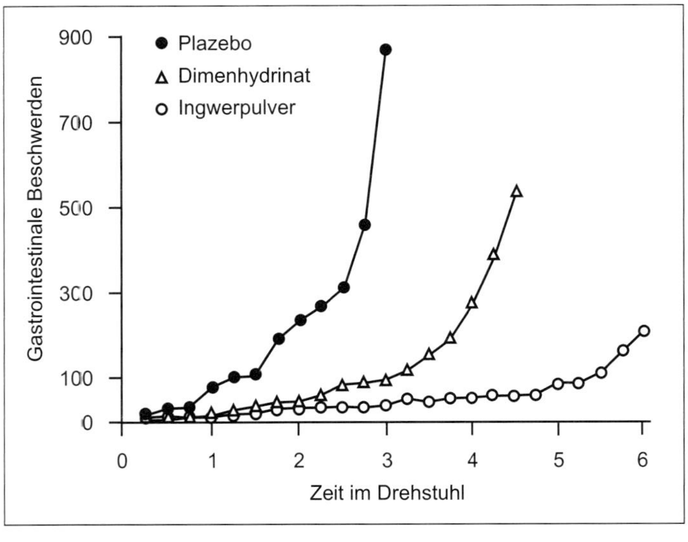

Abb. 8.8: Einfluss von Ingwerpulver, Dimenhydrinat und Plazebo auf gastrointestinale Beschwerden von Probanden im „Drehstuhl-Test". Stärke der gastrointestinalen Beschwerden in den drei Versuchsgruppen, bestimmt als geometrische Mittelwerte in Abhängigkeit von der Zeit (min.) (Mowrey und Clayson, 1982).

und Alkohol ist eine Wirkungsverstärkung zu beobachten. Bei gleichzeitiger Anwendung von H_2-Rezeptorblockern kann es zu einer erhöhten Hemmung der Magensäuresekretion kommen.

- Zintona® Kapseln 1 Kapsel enthält 250 mg Ingwerwurzelstock-Pulver

Anwendungsempfehlung:

Die Dosierung bei Erwachsenen und Kindern über 6 Jahren beträgt 2 Kapseln eine 1/2 Stunde vor Reisebeginn, dann 2 Kapseln alle 4 Stunden.

8.3 Kopfschmerzen vom Spannungstyp und Migräne

Kopfschmerz vom *Spannungstyp* ist das häufigste primäre Kopfschmerzsyndrom. Nach der IHS-Klassifikation versteht man hierunter einen episodisch oder chronisch auftretenden Kopfschmerz, der drückend oder ziehend ist, eine leichte bis mäßige Intensität erreicht, meist beidseitig auftritt und sich nicht bei üblicher körperlicher Aktivität verstärkt. Übelkeit und Erbrechen wie bei der Migräne fehlen.

Migräne wird als ein *Halbseitenkopfschmerz* (Hemicranie) definiert, der in der Regel mit Übelkeit, Erbrechen, Schwindel, Licht und Geräuschempfindlichkeit sowie bei der klassischen Migräne mit neurologischen Symptomen assoziiert sein kann. Als Auslöser kommen Stress, Angst, Anstrengungen oder auch substantielle Faktoren (z. B. Alkohol, Käse, Schokolade) in Frage.

Behandlung von Muskelschmerzen und Schmerzen beim Weichteilrheumatismus sowie degenerativen Gelenkerkrankungen siehe Kapitel Rheumaerkrankungen S. 263).

8.3.1 Die Pathophysiologie der Migräne

Die Pathophysiologie der Migräne ist im einzelnen nocht nicht geklärt. Sie betrifft häufiger Frauen als Männer. Eine familiäre Disposition wird ebenfalls beobachtet.

Der heutigen Theorie zufolge wird im Prodromalstadium eines Migräneanfalls die physiologische Blutzirkulation in den Kapillargefäßen im Kopfbereich durch das Öffnen arteriovenöser Anastomosen (Shunts) umgangen, wodurch es zu einer verminderten Hirndurchblutung und Sauerstoffversorgung kommt. Den Migräneschmerz erklärt man sich durch eine anschließend eintretende *kortikale Vasodilatation der Shunts.*

Für den Migräneanfall scheinen die *Neurotransmitter Serotonin und Tryptamin* eine wesentliche Rolle zu spielen. Bewiesen ist, dass es bei Serotonin-Stimulation bestimmter Rezeptoren in den zerebralen Gefäßwänden zu einer Verengung der arteriovenösen Shunts und zu einem Nachlassen des Migräneschmerzes kommt. Beim Absinken des Serotoninspiegels kommt es wieder zu einer passiven Dehnung extrakranialer Gefäße.

8.3.2 Behandlungsprinzipien und Anwendungsgebiete

Für die Behandlung von *Kopfschmerzen vom Spannungstyp* steht neben den oral anwendbaren Mutterkornalkaloiden als Phytopharmakon derzeit nur das **Pfefferminzöl** bzw. eine Kombination mit Eukalyptusöl zur äußerlichen Anwendung zur Verfügung. Es hat in etwa die Wirkstärke von Paracetamol und kann auch additiv zu Paracetamol oder Acetylsalicylsäure eingesetzt werden, wenn Pfefferminzöl allein nicht ausreicht. Der Vorteil liegt darin, dass Pfefferminzöl nicht wie synthetische Analgetika im Dauergebrauch Kopfschmerzen induziert und perpetuiert!

Zusätzlich zu den synthetischen Analgetika können zur *innerlichen* Anwendung auch z. B. Extraktpräparate von *Teufelskrallenwurzel* oder der *Weidenrinde* eingesetzt werden, weil u. U. dadurch die Dosierung der synthetischen Substanzen reduziert werden kann.

Für die *Anfallstherapie* der *Migräne* stehen von den Phytopharmaka derzeit nur die **Mutterkorn-Reinsubstanz-Präparate** zur Verfügung.

Zur Verminderung der Anfallshäufigkeit und der Attackenstärke können Extrakte des Mutterkrautblattes *(Tanacetum parthenium)* oder der *Pestwurz* (Petasitidis rhizoma) versucht werden.

Zur Therapie des Migräneanfalls und einer prophylaktischen Intervalltherapie siehe Übersicht von Soyka (1989).

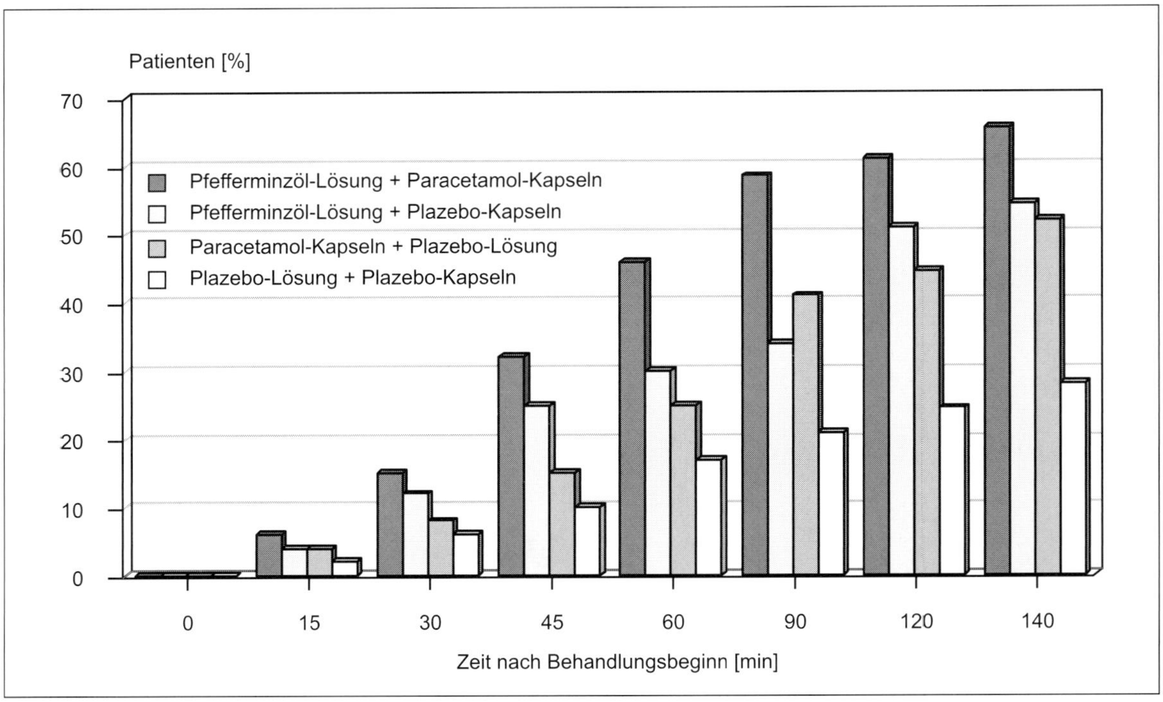

Abb. 8.9: Abnahme der Schmerzintensität unter Pfefferminzöl-Behandlung im Vergleich zu Paracetamol-Behandlung und Plazebo (Göbel et al. 1996).

8.3.3 Drogen und Präparategruppen

8.3.3.1 Pfefferminzöl (Menthae piperitae aetheroleum)

Off.: Ph. Eur., ESCOP, *Mentha piperita.*

Pfefferminzöl enthält 50–85 % des Monoterpenalkohols Menthol und des Terpenketons Menthon. Natürliches Menthol ist links drehend (−47° bis 51°) und besitzt D-Konfiguration. Synthetisches Menthol ist razemisch (Formelbild Abb. 8.10).

Klinische Pharmakologie

Den klinischen Studien an Patienten waren Studien an Probanden vorausgegangen mit dem Ziel, den Einfluss von Pfefferminz- und Eukalyptusöl-Präparationen in experimentellen Kopfschmerzmodellen auf Effekte zu untersuchen, die mit der Pathophysiologie des Kopfschmerzes vom Spannungstyp assoziiert sind. Zur Anwendung kamen Pfefferminzöl und Eukalyptusöl in 90 %igem Ethanol. Gemessen wurde in einem ersten Versuch die Stimulierbarkeit der kutanen Kälterezeptoren mit Hilfe einer Thermosonde (Göbel et al., 1995b). Es kam nur beim Pfefferminzöl, nicht beim Eukalyptusöl zu einer anhaltenden Stimulation der kutanen Kälterezeptoren. Dieses Ergebnis wurde mit Aktivierung der A-Delta-Fasern und einer dadurch auslösbaren Hemmung der Schmerzen vermittelnden C-Fasern interpretiert (Göbel et al., 1995a).

In einer zweiten Studie wurden mit 32 gesunden Patienten in einem doppelblind, plazebokontrollierten Cross-over-Design der Einfluss der gleichen Ätherischölpräparate auf den experimentell erzeugten Ischämie- und Hitzeschmerz geprüft. Dabei wurde wiederum nur für die Pfefferminzöl-Präparation in 96 %igem Ethanol nicht aber für die Eukalyptus-Lösung eine Reduktion der Schmerzempfindlichkeit gemessen. Die Pfefferminz-Eukalyptusöl-Ethanol-Kombination hatte aber im Vergleich zu der Pfefferminz-Ethanol- und Eukalyptusöl-Ethanol-Präparation den höchsten Effekt auf die „leistungsbezogene Aktivität“ (Göbel et al., 1994; Göbel und Schmidt, 1995b; Göbel et al., 1995b).

Klinik

Es wurden insgesamt vier plazebokontrollierte Doppelblindstudien mit Pfefferminzöl LI 170 (Euminz®) im Cross-over-Design durchgeführt, davon drei Studien mit 190 Patienten mit Spannungskopfschmerz und eine Studie mit 102 Migränepatienten.

Ergebnis: Wie aus Abb. 8.9 ersichtlich, war das Pfefferminzölpräparat bereits nach 15 Minuten in der Lage, eine signifikante Reduktion der klinischen Kopfschmerzintensität zu erzielen.

Paracetamol erwies sich ebenfalls als signifikant gegenüber Plazebo.

Zwischen der Wirksamkeit von 1 g Paracetamol und 10 %igem Pfefferminzöl in ethanolischer Lösung bestand kein signifikanter Unterschied. Bei gleichzeitiger Gabe von 1 g Paracetamol plus 10 %igem Pfefferminzöl ließ sich ein additiver, jedoch die Signifikanzgrenze nicht überschreitender Effekt feststellen. Danach scheint Pfefferminzöl der Standardmedikation Paracetamol hinsichtlich Wirksamkeit und Schnelligkeit des Wirkeintritts ebenbürtig zu sein, jedoch ohne Nebenwirkungen (Göbel et al. 1996).

Eine andere Vergleichsstudie (Phase III) wurde gegen Acetylsalicylsäure durchgeführt (Göbel 1998).

8.3.3.2 Mutterkornpräparate

Ergotamin

Off.: Ph. Eur. (als Tartratsalz), *Claviceps purpurea.*

Ergotamin ist ein aus dem Mutterkornpilz, *Claviceps purpurea*, gewonnenes *Peptidalkaloid*, das wie die Alkaloide der Ergotoxingruppe aus Lysergsäure und einem zyklischen Tripeptidrest zusammengesetzt ist (Abb. 8.10).

Ergotamin ist ein *Serotoninantagonist*, der zu einer Vasokonstriktion intra- und extrakranialer Arterien und vor allem der A. carotis führt und zusätzlich die Wirkung von Noradrenalin verstärkt.

Dihydroergotamin

Dihydroergotamin wird durch partielle Hydrierung von Ergotamin erhalten.

Es dient in der *Migränebehandlung* in erster Linie als relativ schwach vasokonstriktorisch wirkendes *Langzeitprophylaktikum* (Abb. 8.10).

Methysergid

Off.: Ph. Helv. als Maleatsalz

Methysergid (Abb. 8.10) leitet sich nicht vom Ergotamin ab, sondern stellt analog dem Ergometrin ein *Säureamidalkaloid* dar. Man erhält es aus N-Methyl-Lysergsäure durch Umsetzung mit Butylamin. Es ist ein an beiden Ringstickstoffatomen methyliertes Derivat des Ergometrins.

Methysergid ist ein starker Antagonist an 5-HT_2-Rezeptoren mit deutlicher Affinität auch zu 5-HT_1-Rezeptoren. Es dient hauptsächlich zur *Anfallsprophylaxe und Intervallbehandlung der Migräne.*

8.3.3.3 Tanaceti parthenii herba (Mutterkrautblatt-Extrakt und Pulver)

Off.: Ph. Eur., ESCOP, *Tanacetum parthenium.*
Hauptinhaltsstoffe der Droge sind die Sesquiterpenlactone *Parthenolid, Costunolid, Reynosin u. einige Gnajanolide.*

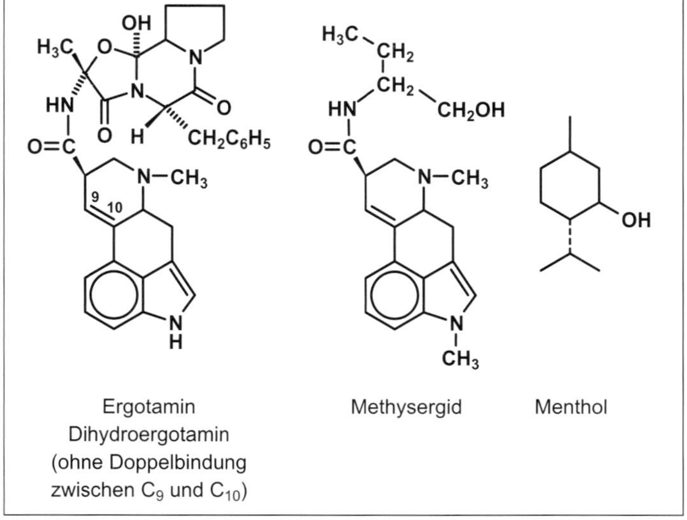

Abb. 8.10: Der Mutterkorninhaltsstoff Ergotamin und die partialsynthetischen Derivate Dihydroergotamin und Methysergid.

Die bisherige Annahme, dass für die Anti-Migränewirkung das Parthenolid verantwortlich sei, wurde kürzlich durch eine Studie von De Weerdt et al., (1996) in Zweifel gezogen, da in einer doppelblind Cross-over-Studie mit einem ethanolischen Blattextrakt mit einem Gehalt von 0,5 mg Parthenolid/Kapsel und einem ebenfalls 0,5 mg Parthenolid/Kapsel enthaltenden Plazebo-Präparat bei 44 Migränepatienten kein Unterschied in der Zahl der Migräneattacken zwischen beiden Präparaten gefunden werden konnte.

Aus den vorliegenden vier klinischen z. T. plazebokontrollierten Doppelblindstudien (Murphy et al., 1988; Pattrick et al., 1989; Palerich et al., 1997) geht hervor, dass sich nach 4-monatiger Behandlung die Anzahl und Intensität der Migräneanfälle und die damit verbundene Übelkeit und Erbrechen gegenüber Plazebo vermindert hatte. In der Studie von Murphy et al. (1988) hatte sich 3 Tage nach dem Migräneanfall unter weiterer Partheniumgabe die 5-HT-Freisetzung stärker reduziert als während der Remissionsphase.

Da es bisher keine Studie zur Behandlung des akuten Migräneanfalls gibt, scheint die Droge primär für den präventiven Einsatz geeignet zu sein (siehe auch ESCOP Monographie, 1996).

Für Erwachsene wird von ESCOP eine Drogenmenge entsprechend 0,2–0,6 mg Parthenolid empfohlen.

8.3.4 Pestwurzwurzelstock (Petasitidis rhizoma)

Off.: Petasites hybridus

Die Droge enthält als Hauptinhaltsstoffe die *Sesquiterpenester* Petasin, Neopetasin, Isopetasin, ferner *Schleimstoffe* und *Pyrrolizidinalkaloide* vom 1,2-ungesättigten Necin-Typ. Während für die spasmolytische, analgetische und die Leukotrien-Biosynthese hemmende Wirkung die Sesquiterpenverbindungen verantwortlich zu sein scheinen, sind die Pyrrolizidine wegen ihrer potentiellen Kanzerogenität unerwünscht. Aus diesem Grund wurden spezielle Züchtungs- und Extraktionsverfahren entwickelt, so dass die heutigen Petasites-Präparate (siehe auch Kap. 4 Atemwegserkrankungen – allergische Rhinitis) als praktisch alkaloidfrei gelten (< 0,001 %).

Pharmakologie

Die *Petasine* sind stark vasodilatierende Substanzen und besitzen eine Papaverin-äquivalente *in vitro*-Wirkung (Gollenhofen und Mandreck, 1989). Ihre zusätzliche antiphlogistische Wirkung kommt durch eine Leukotrien-Hemmung zustande (Bickel et al. 1994; Thomet et al. 2001)).

Klinik

Eine randomisierte, plazebokontrollierte monozentrische Doppelblindstudie, die mit einem CO_2-Spezialextrakt der Petasites-Droge (Petadolex®) mit 60 Migränepatienten (33 Patienten in der Verum- und 27 Patienten in der Plazebo-Gruppe) über 8 Wochen durchgeführt wurde (2 mal täglich 2 Kapseln = 100 mg Spezialextrakt), kam zu folgendem Ergebnis:

- Die Zahl der Migräneanfälle hatte sich unter der Behandlung mit dem Präparat um 60 % reduziert gegenüber 17 % in der Plazebo-Gruppe.
- 77 % der Patienten aus der Therapiegruppe gaben an, dass sie von dem Medikament profitiert hätten, gegenüber 27 % in der Plazebo-Gruppe.
- Die Reduktion in der Anzahl von Anfällen und die Zahl der Migräne-Tage war unter Petasites-Behandlung vergleichbar mit der von synthetischen β-Blockern, Calciumantagonisten oder Serotonin-Antagonisten.

Damit eignet sich der Petasites-Extrakt zur prophylaktischen Behandlung von Migräne-Patienten (Grossmann und Schmidramsl, 2000).

In einer zweiten multizentrischen Studie, die mit 202 Patienten gemäß den IHS (Int. Headache Society) Kriterien durchgeführt wurde kam es bei einer Gabe von 2 × 75 mg Petadolex® bereits nach 4 Wochen zu einer mind. 50%igen, nach 3 Monaten mit 2 × 75 mg Petadolex®/Tag zu einer 70%igen Reduktion der Migräneattacken im Vergleich zur Basislinie. In seltenen Fällen wurde über leichte Magenbeschwerden berichtet (Göbel et al. 2001).

8.3.5 Phytopräparate – Kopfschmerzen vom Spannungstyp und Migräne

Pfefferminzöl-Präparate z. B.

• China-Oel® Destillat	100 ml enthalten 100 ml Pfefferminzöl
• Euminz® Lösung	10 ml enthalten 0,81 g Pfefferminzöl (10 % m/m)
• JHP Rödler® Tropfen	100 g enthalten 95 g Minzöl

Anwendungsempfehlung:

- Von der 10 %igen ethanolischen Pfefferminzöl-Lösung werden großflächig auf Stirn und Schläfe 2 bis 3 Minuten lang ca. 2–4 ml der Lösung eingerieben. Diese Applikation kann im Abstand von jeweils 15 Minuten 2 bis 3 mal hintereinander wiederholt werden, ansonsten mehrmals täglich.
- Von den reinen Ölen können einige Tropfen direkt in die Haut eingerieben werden. Vorsicht: nicht in die Augen bringen! Generell nicht anzuwenden bei Säuglingen und Kleinkindern!

Mutterkorn-Reinsubstanz-Präparate z. B.

• Clavigrenin® Tropfen (zur Therapie und Prophylaxe)	30 Tropfen (1 ml) enthalten 2 mg Dihydergotaminmesilat
• Deseril® retard Tabletten (zur Intervall-behandlung)	1 Tablette enthält 4 mg Methysergidhydrogenmaleat
• Ergo-kranit® mono 2 mg Tabletten	1 Tablette enthält 2 mg Ergotamintartrat

Teufelskrallenwurzel- oder Weidenrinden-Extrakt-Präparate zur adjuvanten Therapie in Kombination mit synthetischen Schmerzmitteln siehe Phytopräparate zur Rheuma-Therapie S. 281

Parthenium-Extrakt-Präparate z. B.

• Arcocaps® Kapseln (Fa. Arcopharma, Frankreich; Doetsch Grether, Basel)	Extrakt standard. auf 0,5 % Parthenolid
• Tanacet® 125 (Herbal Lab., London)	(Herbal Lab., London)

Petasites-Extrakt-Präparate z.B.

• Petadolex® Kapseln	1 Kapsel enthält 25 mg CO_2-Petasites-Extrakt
• Petaforce® V Kapseln	1 Kapsel enthält 25 mg Petasites Extrakt

Dosierung:

2 mal 2 Kapseln täglich über mindestens 8 Wochen.

8.4 Homöopathie bei neurologischen Erkrankungen

H

Die in diesem Kapitel zusammengefassten Krankheitsbilder lassen sich nur zum Teil homöopathisch behandeln. Entsprechend dem Wirkprinzip sind Hirnleistungsstörungen nur bedingt mit Homöopathika zu behandeln. Beim demenziellen Syndrom sind deshalb nur adjuvant Konstitutionsmittel einzusetzen, insbesondere solche mineralischer Herkunft sowie aus Nachtschattengewächsen hergestellte pflanzliche Homöopathika.

Bezüglich der auch homöopathisch nur bedingt befriedigenden Behandlung des Tinnitus ist auf die Monographie von Friese (1998) zu verweisen.

8.4.1 Reisekrankheit (Kinetosen)

Erfahrungsgemäß können die damit verbundenen Beschwerden homöopathisch gut behandelt werden; eine Einnahme bereits 2–3 Tage vor Reiseantritt ist sinnvoll.

Anamirta cocculus (Cocculus) D4 – Tabl./Glob. Starke Übelkeit mit Brechreiz und Erbrechen beim Fahren und Fliegen; Schwindelgefühl; starke Erschöpfung. Meniere'sches Syndrom.

Nicotiana tabacum (Tabacum) D6 – Tabl./Glob. Übelkeit mit starkem Elendigkeitsgefühl, verbunden mit Schwindel. Kaltschweißig und kollaptisch.

Petroleum und Natrium tetraboracium (Borax) sind bei Kinetose und Vertigo ebenfalls sehr bewährt und deshalb häufig Bestandteil fixer Kombinationen (Tab. 8.1), die auch in klinischen Studien untersucht wurden (Weiser und Strösser, 2000).

Tab. 8.1: Homöopathische Kombinationspräparate bei Schwindel

Cocculus-Oligoplex®	Vertigopas®
Hevertigon®	Vertigoheel®

8.4.2 Kopfschmerzen und Migräne

Bei diesen Krankheitsbildern ist bevorzugt eine **Intervalltherapie** angezeigt.

Homöopathika sind für den akuten Anfall in der Regel weniger geeignet als vielmehr zur Kupierung der Akutsymptomatik. Demnach liegt der Schwerpunkt der homöopathischen Behandlung in einer *längerfristigen Anwendung* des individuell gewählten Arzneimittels. Zur *Konstitutionsbehandlung werden zumeist mineralische Homöopathika* eingesetzt.

Typischerweise treten unter einer solchen Therapie die Schmerzzustände in deutlich vergrößerten Abständen und dann in abgeschwächter Form auf und klingen allmählich ab. Dies konnte auch im Rahmen einer klinisch-kontrollierten Studie verifiziert werden (Brigo, 1987). Bemerkenswert ist das Ergebnis einer weiteren Doppelblindstudie bei Kopfschmerzen. Dabei konnte eine Halbierung der Schmerzsymptomatik auch in der Plazebo-Vergleichsgruppe gezeigt werden (Whitmarsch et al., 1997). Problematisch ist eine homöopathische Behandlung vor allem, wenn mit der Migräne ein Analgetika-Abusus verbunden ist, da hierdurch die Reagibilität des Organismus eingeschränkt ist.

Pflanzliche Homöopathika

Atropa belladonna (Belladonna) D6
Zur Initialtherapie bei den ersten Anzeichen: sich rasch entwickelnde Schmerzen, pulsierend, in Wellen kommend. Röte und Hitzegefühl im Gesicht bei Unverträglichkeit von Helligkeit und Geräuschen.

Cimicifuga racemosa D6, Dil.
Migräneartige Kopfschmerzen im Zusammenhang mit HWS-Syndrom, Schulter-Arm-Syndrom, Myogelosen im oberen Nacken-Schultergürtel-Bereich.

Cyclamen europaeum D6, Dil.
Migräne mit vegetativer Begleitsymptomatik wie Doppelsehen, Flimmern vor den Augen, Schwindelgefühl; auch beim prämenstruellen Syndrom.

Digitalis purpurea D4, Dil.
Migräne mit Übelkeit und Farbensehen.

Gelsemium sempervirens D6, Dil.
Migräneartige Kopfschmerzen mit typischem Verlauf: sie beginnen im Nacken, ziehen über den gesamten Kopfbereich und setzen sich im Stirn-Augen-Bereich fest. Charakteristisch ist die Benommenheit des Patienten sowie die deutliche Schmerzverschlechterung durch Wärmeanwendung.

Iris versicolor D6, Dil.
Periodisch auftretende Migräneanfälle („Sonntagsmigräne"); Übelkeit, Sodbrennen, saures Erbrechen und säuerlich riechende Diarrhoe sind typische Begleitsymptome.

Sanguinaria canadensis D6, Dil.
Migräne mit typisch wechselnder Schmerzsymptomatik: allmählicher Beginn zumeist am Morgen mit deutlicher Schmerzzunahme zur Tagesmitte, zum Abend hin wieder abnehmend. Oft besteht als Grunderkrankung eine Hepatopathie.

Therapiestudie

Indikation: Migräne mit oder ohne Aura, mehr als drei Migräneattacken pro Monat.

Präparat: Homöopathische Kombination aus *Iris versicolor* D3 250 mg, *Gelsemium sempervirens* D4 250 mg, *Cyclamen europaeum* D4 250 mg, *Paris quadrifolia* D4 250 mg, *Asarum europaeum D4 250 mg/Tabl. (Antimigren®* Tabletten und Tropfen).

Studienart: Randomisierte, placebokontrollierte Doppelblindstudie.

Prüfkriterien: Häufigkeit und Schwere der Migräneattacken, Reduktion der Dauer und Einsparung von Schmerz- und Migränetherapeutika.

Ergebnis/Bewertung: 62 Patienten wurden erfasst: Nach einer vierwöchigen run-in-Phase erfolgte die dreimonatige Prüfphase und anschließende Nachbeobachtungsphase.
Das Prüfpräparat war signifikant besser wirksam als Plazebo, was sich im Rückgang der Häufigkeit und in der Schmerzregistrierung wie auch in der Verminderung der Schwere der Migräneattacken zeigte (Abb. 8.11 u. 8.12) (Brand 2002).

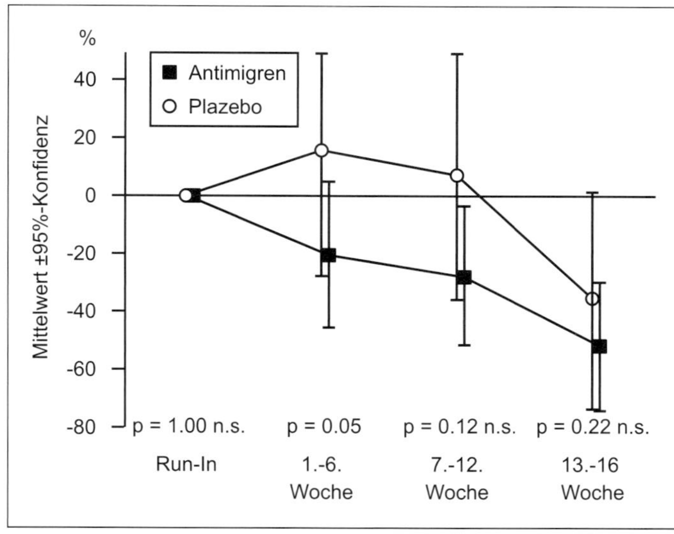

Abb. 8.11. Durchschnittliche proz. Änderung der Schmerzregistrierung bei Antimigren im Vergleich zu Plazebo (Whitney-U-Test $p < 0.05$).

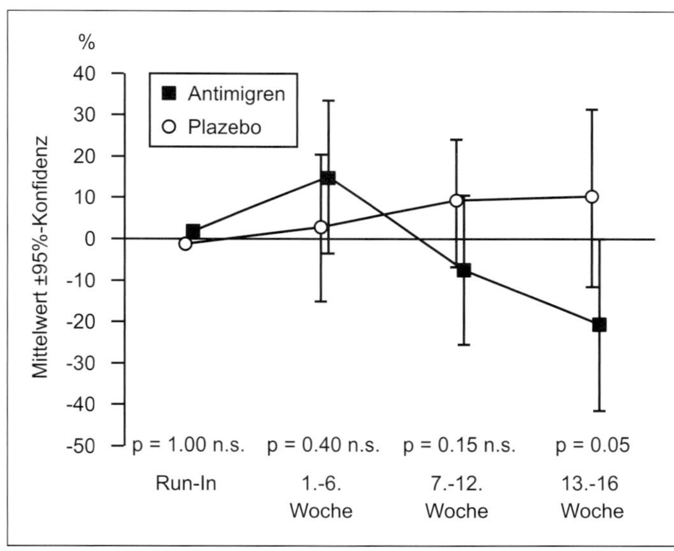

Abb. 8.12. Verlauf des Schmerzes in % (Painrecorder) bei Antimigren im Vergleich zu Plazebo (Whitney-U-Test $p < 0.05$).

8.4.3 Neuralgien

Die Kriterien für die homöopathische Arzneimittelwahl sind Ätiologie und individuelle Schmerzsymptomatik. Die organotropen Homöopathika können auch bei dieser Indikation zur Initial- und Intervalltherapie eingesetzt werden, längerfristig jedoch empfiehlt sich ein Konstitutionsmittel.

Tab. 8.2: Homöopathische Kombinationspräparate bei Kopfschmerzen

Antimigren®	Pascodolor®
Hevert-Migräne®	Rephalgin®

Aconitum napellus D6, Dil.
Plötzlich auftretende, heftige Schmerzen, auch mit Ameisenlaufen und Taubheitsgefühl. Oft Folge von kaltem Wind.

Daphne mezereum (Mezereum) D6, Dil.
Blitzartig auftretende, brennende Schmerzen, Taubheitsgefühl. Überempfindlichkeit gegen Berührung. Oft Folge eines Herpes zoster.

Citrullus colocynthis (Colocynthis) D6, Dil.
Anfallsartig auftretende stechende oder krampfartige Schmerzen mit wellenförmigem Verlauf. Oft Folge von Emotionen.

Bewährte Kombinationspräparate siehe Tab. 8.2.

Literatur

Hirnleistungsstörungen

Beck, I., Abdel-Rhaman, M.M., Bidenberg, G.W., Oberpichler, H., Kriegelstein, M.: Comparative study on the effects of two extract fractions of *Ginkgo biloba* on local cerebral blood flow and on brain energy metabolism in the rat under hypoxia. In: Pharmacology of cerebral ischemia (ed. Kriegelstein J.) Elsevier, Amsterdam, (1986) p. 345–350.

Brautigam, M.R., Blommaert, F.A., Verleye, G., Castermanns, J., Jansen Steur E.N.H., Kleijnen, J.: Treatment of age-related memory complaints with *Ginkgo biloba* extract: a randomized double blind Plazebo-controlled study. Phytomedicine **5**: 425–434 (1998).

Burkhard, G., Lehrl, S.: Verhältnis von Demenz vom Multiinfarkt – und vom Alzheimertyp in ärztlichen Praxen. Münch. Med. Wschr. **133** (Suppl 1): 38–43 (1991).

De Feudis, F.V.: Ginkgo biloba extract (Egb 761): From chemistry to the clinic. Ullstein Medical, Wiesbaden (1998).

Ernst, E., Pittler, M.H.: *Ginkgo biloba* for dementia. A. systematic reviews of double blind Plazebo controlled trials. Clin. Drug Invest. **17**: 301–308 (1999).

Fies, M., Dienel, A.: Ginkgo-Spezialextrakt bei eingeschränktem Sehvermögen Wien. Med. Wochenschrift **152**: 423–426 (2002).

Guinot, P., Caffrey, E., Lamke, R., Darragh, A.: Tanaka® inhibits platelet-activating-factor-induced platelet aggregation in healthy made volunteers. Haemostasis. **19**: 219–23 (1989).

Haguenauer J.P. et al.: Traitment des troubles de l'equilibre par l'extrait de *Ginkgo biloba*. Etude multicentrique a'double insuface au Plazebo (Tanakan®) Presse Med. **15**: 1569–1572 (1986).

Hänsel, R., Keller, K., Rimpler, H., Schneider, G.: (Hrsg) Hagers Handbuch der Pharmazeutischen Praxis, 5. Aufl. Drogen E-O. Springer Verlag, Berlin, Heidelberg, New York (1993) S. 268–292.

Jung, F., Mrowietz, C., Kiesewetter, H., Wenzel, E.: Effect of *Ginkgo biloba* on fluidity of blood and peripher al microcirculation in volunteers Arzneimittel-Forsch. **40**: 589–93 (1990).

Kanowski, S., Herrmann, W.M., Stephan, K., Wierich, W., Hörr, R.: Proof of efficacy of the *Ginkgo biloba* special extract Egb 761 in outpatients suffering from mild to moderate primary degenerative dementia of Alzheimer type and multi infarct dementia Pharmacopsychiatry. **4**: 149–158 (1996).

Karcher, L., Zagermann, P., Krieglstein, J.: Effect of an extract of *Ginkgo biloba* on rat brain energy metabolism in hypoxia. Naunyn-Schmideberg's Arch. Pharmacol. **327**: 31–35 (1984).

Kleijnen, J., Knipschild, P.: *Ginkgo biloba* for cerebral insufficiency. Br. J. Clin. Pharmac. **34**: 352–358 (1992).

Költringer, P. et al.: *Ginkgo-biloba* Spezialextrakt Egb 761 und Folsäure bei diabetischer Polyneuropathie. Eine randomisierte Plazebokontrollierte Doppelblind-Studie. Z. Allgemeinmed. **68** 96–102 (1992).

Kriegelstein, J.: Neuroprotective properties of *Ginkgo biloba* constituents. Z. Phytotherapie. **15**: 92–96 (1994).

Le Bars, P.L., Katz, M.M., Bermann, N., Itil, T.M., Freedman, A.M., Schatzberg, A.F.: A Plazebo controlled bouble-blind, randomized trial of an extract of *Ginkgo biloba* for dementia. JAMA. **278**: 1327–1332 (1997).

Le Bars, P.L., Velasco, F.M., Ferguson, J.M., Dessain, E.C., Kieser, M., Hoerr, R.: Influenca of the *Ginkgo biloba* Extract EGb 761® in Alzheimer's Disease, Neuropsychobiology **45**: 14–26 (2002).

Lovestone, S., Graham, N., Howard, R.: Guidelines on drug treatment for Alzheimer disease. Lancet. **350**: 232–233 (1997).

Maurer, K., Ihl, R., Dierks, T., Fröhlich, L.: Clinical efficacy of *Ginkgo biloba* special extract Egb 761 in dementia of the Alzheimer type. Phytomedicine. **5**: 417–424 (1998).

Morgenstern, C., Biermann, E.: *Ginkgo-biloba*-Extrakt Egb 761 in der Behandlung der Tinnitus aurium. Fortschritte der Medizin. **115**: 7–11 (1997).

Oberpichler, H., Sauer, D., Roßberg, C., Mennel, H.D., Krieglstein, I.: PAF antagonist ginkgolide B reduces postischemic neuronal damage in rat hippocampus. J. Cerebr. Blood Flow Metabol. **10**: 133–135 (1990).

Prehn, J.H., Bindikas, M., Jordán, V.P., Golindo, M.F., Ghadge, C.D., Roos, R.P., Boise, L.H., Thompson, C.B., Krajewski, S., Reed, J.C., Miller, R.J.: Protective effect of transforming growth factor-β1 on β-amyloid neurotoxicity in rat hippocampol neurons. Molecular Pharmacology. **49**: 1–10 (1996).

Tariot, P.N., Solomon, P.R., Morris, J.C., Kershaw, P., Lilienfeld, S., Ding, C. and the Galanthamine USA-10 Study Group. A 5-month randomized, placebo-controlled trial of galanthamine in AD. Neurology **54**: 2269–2276 (2000)

Vorberg, G., Schenk, N., Schmidt, U.: Wirksamkeit eines neuen *Ginkgo-biloba*-Extraktes bei 100 Patienten mit zerebraler Insuffizienz. Herz + Gefäße. **9**: 396–401 (1989).

Wagner, H., Steinke, B.: Potentiated synergistic effect of a Ginkgolide A + B mixture in the PAF induced thrombocyte aggregation test. Phytomedicine. in press.

Reisekrankheiten

Bone, M.E., Wilkinson, D.J., Young, I.R., McNeil, I., Charlton, S.: Ginger root – a new antiemetic. Anaesthesia. **45**: 669–671 (1990).

Fischer-Rasmussen, W., Kjaer, S.K., Dahl, C., Asping, U.: Ginger treatment of hyperemesis gravidarum. Eur. J. Obstet. Gynaec. Reprod. Biol. (Eurobs). **38**: 19–24 (1990).

Grøntved, A., Brask, T., Kambskard, I., Hentzer, E.: Ginger root against seasickness. Acta otolaryngol. (Stockh.). **105**: 45–49 (1988).

Grøntved, A., Hentzer, E.: Vertigo-reducing effect of ginger root. ORL. **48**: 282–286 (1986).

Mowrey, D.B., Clayson, D.E.: Motion sickness, ginger and psychophysics. Lancet. **I** (8273): 655–657 (1982).

Allopathie

Bickel, D.: Röder, T., Bestmann, H.J., Brune K. Identification and characterization of inhibitors of peptido-leucotriene-synthesis from *Petasites hybridus*, Planta Med. **60**: 318–322 (1994).

De Weerdt, G.J., Bootsman, H.P.R., Henriks, H.: Herbal medicines in migraine prevention. Randomized double-blind Plazebo-controlled cross-over trial for a feverfew preparation. Phytomedicine. **3**: 225–230 (1996).

Göbel, H.: Plazebokontrollierte, randomisierte und doppelblinde Double-Dummy-Studie (Phase III) zur Wirksamkeit und Verträglichkeit einer externen Applikation von 10 %iger ethanolischer Pfefferminz-Lösung (LI 170) versus orale Acetylsalicylsäure in der Therapie des Kopfschmerzes vom Spannungstyp, Abschlussbericht, Lichtwer Pharma AG, Berlin 1998.

Göbel, H., Einhäupl, K.M., Lipton, R.B. Abstract Dtsch. Schmerzkongress Berlin 2001.

Göbel, H., Fresenius, J., Heinze, A., Dworschak, M., Soyka, D.: Effektivität von Oleum methae piperitae von Paracetamol in der Therapie des Kopfschmerzes vom Spannungstyp. Nervenarzt. **67**: 672–681 (1996).

Göbel, H., Schmidt, G.: Effekt von Pfefferminz- und Eukalyptusölpräparationen in experimentellen Kopfschmerzmodellen. Zeitschr. für Phytother. **16**: 23–33 (1995b).

Göbel, H., Schmidt, G., Soyka, D.: Effect of peppermint and eucalyptus oil preparations on neurophysiological and experimental algesimetric headache parameters. Cephalalgia. **14**: 228–234 (1994).

Göbel, H., Stolze, H., Dworschak, M., Heinze, A.: Oleum menthae piperitae: Wirkmechanismus und klinische Effektivität bei Kopfschmerz vom Spannungstyp in Phytopharmaka (eds D. Loew, N. Rietbrock) Steinkopff-Verlag, Darmstadt, S. 177–284 (1995a).

Göbel, H., Schmidt, G., Dworschak, M., Stolze, H., Heuss, D.: Essential plant oils and headache mechanisms. Phytomedicine. **2**: 93–102 (1995c).

Gollenhofen, K., Mandrek, K.: Untersuchungsbericht über Wirkungen von Extractum Petasitidis auf die glatte Muskulatur von warmblütigen Lebewesen. Research Report Philipps Universität, Marburg 1989.

Grossmann, W., Schmidramsl: Effectiveness of Petasites extrakt in the prophylaxis of migraine. I. Clin. Pharmacol. **38**: 430–435 (2000).

Murphy, J.J., Heptinstall, S., Mitchell, J.R.A.: Randomised double blind study with Tanacetum parthenium against Plazebo for migraine prophylaxis. Lancet. **II**: 189–192 (1988).

Palerich, D., Earon, G., Carasso, R.: Feverfew (Tanacetum parthenium) as a prophylactic treatment of migraine: a double-blind Plazebo-controlled study. Phytother. Res. **11**: 508–511 (1997).

Pattrick, M., Heptinstall, S., Doherty, M.: Feverfew in rheumatoid arthritis: a double blind, Plazebo-controlled study. Ann. Rheum. Dis. **48**: 547–549 (1989).

Soyka, D.: Migräne und Migränemittel. DAZ-Fortbildung. Akt. Pharmakol. **125**: 3–11 (1985).

Thomet, O. A. R., Wiesmann, U., N., Schapowal, A., Bizer, Ch., Simon, H.-U., Role of petasin in the potential anti-inflamlmatory activity of a plant extract of *Petasites hybridus/(ku;, Biochem. Pharmacol.* **61:** 1041–1047 (2001).

Homöopathie

Bignamini, M.: A retrospective analysis for the homeopathic treatment of headache on individual data. J. Liga Medicorum, Homeopathica Internationalis (LMHJ) 1987).

Brand, M. Natur Medizin **2:** 28–29 (2002).

Brigo, B.: Le traitement homéopathique de la migraine: étude de 60 cas. Contrôle on double aveugle. J: Liga Medicorum, Homeopathica Internationalis (LMHJ) 1987.

Friese, K.-H.: Hömöopathie in der HNO-Heilkunde. 3. Aufl. Hippokrates Verlag (1998).

Weiser, M., Strösser, W.: Vergleichsstudie Homöopathikum vs. Betahistin. der Allgemeinarzt. **22:** 122–125 (2000).

Whitmarsh, T., Coleston-Sgields, D.-M., steiner, T. J.: Doubleblind randomisd Plazebo-controlled study of homeopathic prophylaxis of migraine. Cephalalgia **17:** 600–604 (1997).

Wiesenauer, M.: Rheumatologisch-orthopädische Praxis der Homöopathie. Hippokrates Verlag Stuttgart 1989.

9 Rheumatische und entzündlich-degenerative Erkrankungen, Gicht

Hauptindikationen für Phytopharmaka:

Weichteilrheumatismus (extraartikulärer Rheumatismus)
z. B. Tendovaginitis, Periarthritis humeroscapularis (Schultersteife) 9.1 → Seite 263

Entzündlicher Rheumatismus: z. B. rheumatoide Arthritis (chron. Polyarthritis), Spondylitis

Entzündlich-degenerative Erkrankungen z. B. Arthrosen, Spondylosen, Osteomalazie, chronische Rückenschmerzen 9.2 → Seite 282

Gicht (Arthritis urica) 9.3 → Seite 284

Homöopathie 9.4 → Seite 285

Keine Indikationen:

Das **akut rheumatische Fieber**.

Progredient chronische Polyarthritis, (Arthritis psoriatica, Reiter-Syndrom). **Schwere rheumatische Verlaufsformen**, Systemerkrankungen (Kollagenosen). Hier können Phytopräparate höchstens adjuvant zu einer bestehenden Basistherapie mit Synthetika eingesetzt werden.

9.1 Rheumatische Erkrankungen

9.1.1 Behandlungsprinzipien

Da sowohl die entzündlichen wie die degenerativen Erkrankungen immer mit Schmerzen verbunden sind bzw. diese auslösen, hat die Schmerzbekämpfung mit **Analgetika** immer Vorrang.

Haupteinsatzgebiete für Phytopräparate sind die *chronischen Schmerzzustände*. Für akute und starke Schmerzen gibt es, sieht man vom Morphin und Opium ab, keine adäquaten Phytopräparate. Wenn die Schmerzen durch Entzündungen ausgelöst werden, was bei chronischen Schmerzen fast immer der Fall ist, muss zusammen mit der Schmerzbehandlung gleichzeitig die Entzündung durch Gabe von **Antiphlogistika** bekämpft werden. Wenn Phytopräparate zum Einsatz kommen, die in den Arachidonsäure/Prostaglandin-Stoffwechsel eingreifen, resultiert sowohl ein *antientzündlicher* als auch ein *analgetischer* Effekt, da gleichzeitig mit der Reduktion der Prostaglandin-Entzündungsstoffe die Reizschwelle an den Nozizeptoren für schmerzauslösende Stoffe stark vermindert wird.

Je nach Art der Erkrankung wird man **systemisch** oder mehr **lokal** wirkende Präparate zur Anwendung bringen. Bei streng lokalisierten Entzündungsprozessen, z. B. bei einer isolierten Gonarthritis, einer Periarthropathie oder bei Muskelrheumatismus, Muskelverspannungen im Schulter-, Rücken- und Lumbalbereich ist eine Kombination mit **Externa** besonders sinnvoll. Unter gewissen Bedingungen können allerdings auch topisch angewendete Präparate eine systemische Wirkung entfalten.

9.1.2 Präparate und ihre Wirkeigenschaften

Je nach Wirkmechanismus und Angriffspunkt unterscheidet man folgende Präparate-Typen (siehe Abb. 9.1):

Präparate mit direktem Einfluss auf den *Arachidonsäure/Prostaglandinstoffwechsel*. Mit diesen soll die pathologisch erhöhte Bildung von Entzündungsmediatoren des Arachidonsäurestoffwechsels gebremst werden.

Präparate mit bevorzugt *kortikomimetischer Wirkung*. Entweder kommt es unter dem Einfluss solcher Therapeutika zu einer erhöhten Kortikoidausschüttung oder zu einem gebremsten Kortikoidabbau. Im ersten Fall ist ein reflextherapeutischer Effekt über kutiviszeral wirkende Hautreizmittel denkbar. Im zweiten Fall dürfte eine kompetitive

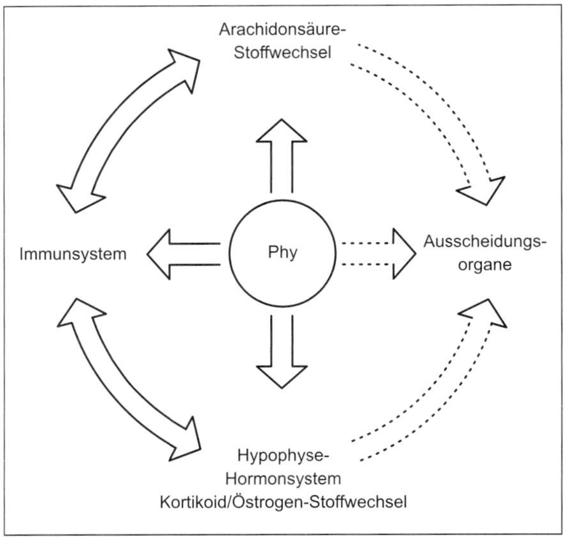

Abb. 9.1: Hauptangriffspunkte von antiphlogistisch/antirheumatisch wirkenden Phytopharmaka.

Hemmung des Steroidabbaus die Ursache für den kortikomimetischen Effekt sein.

Präparate mit bevorzugt *immunmodulatorischen bzw. immunsuppressiven Wirkeigenschaften*. Begründet wird der Nutzen solcher Präparatetypen mit der Erkenntnis, dass zahlreichen rheumatischen Erkrankungen immunregulatorische Störungen (Autoimmunreaktionen) zugrunde liegen. An solchen Prozessen können Immunkomplexe, Komplementfaktoren, T-Lymphozyten, Granulozyten und Makrophagen sowie von diesen sezernierte Mediatoren und Enzyme (Zytokine, Proteasen, Kollagenasen und Elastasen) beteiligt sein. Durch Stimulierung oder Suppression von bestimmten Immunsystemen könnten hyperreaktive Prozesse gestoppt werden. Auch hier dürften sog. Counter Irritant Effektoren eine Rolle spielen.

Enzympräparate mit proteinspaltenden Eigenschaften. Diese wirken antiphlogistisch durch Auflösung von Immunkomplexen, Aktivierung von phagozytären Prozessen oder Beeinflussung der Prostaglandin-Biosynthese.

Basierend auf alten erfahrungsmedizinischen Praktiken kann man schließlich versuchen, durch zusätzliche „**ausleitende Verfahren**", z. B. durch sog. „**Antidyskratika**", eine Stoffwechselumstimmung herbeizuführen. Die häufigste Applikationsform ist der Kräutertee. Die erwünschte pharmakologische Wirkung ist als diuretisch, schwach laxierend und diaphoretisch zu verstehen. Als „umstimmende Diätmaßnahmen" werden zusätzlich Saftkuren, Rohkostkuren, Obsttage und Moorbäder empfohlen.

Daraus ergibt sich orientierend für *Phytopharmaka* folgende **Einteilung**:

Phytopharmaka mit bevorzugter Wirkung auf den Arachidonsäure/Prostaglandin-Stoffwechsel
- Salicyl-Verbindungen enthaltende Drogen, *Brennesselkraut, wie z. B. Süßholzwurzel* oder *Weihrauch*
- Ätherischöldrogen zur externen Anwendung

Phytopharmaka mit Wirkung auf Hormon- und/ oder Immunsystem
- Extern angewendete Hautreizmittel
- Interna mit verschiedenen Wirkprinzipien

Enzym-Präparate

Phytopharmaka zur ausleitenden Therapie

9.1.2.1 Salicylhaltige Drogen (Tab. 9.1)

Salicis cortex (Weidenrinde)

Off.: Ph. Eur., ESCOP, S. purpurea, S. daphnoides, S. alba, S. fragilis u. a. Salix-Arten.

1,5 %–11 % Abkömmlinge des Salicylalkohols, mit den Hauptverbindungen **Salicin**, ein Salicylalkoholglucosid, dessen 2-O-Acetylderivat Salicortin und mindestens noch 5 weitere Salicyl-Derivaten (Abb. 9.2). Die Arzneibuchdroge soll mindestens 1% Salicylalkoholderivate ber. als Salicin, enthalten. Für die Drogengewinnung werden heute hauptsächlich *S. daphnoides, S. fragilis* und *S. purpurea* mit Salicin-Gehalten von 8–10 % verwendet. Weitere Inhaltsstoffe: Catechine, Gerbstoffe, Flavonoide und organische Säuren.

Andere Salicyl-Verbindungen enthaltende Drogen

Von den anderen in der Tabelle 9.1 aufgelisteten Drogen haben heute nur noch die Rinde der Pappel und der Esche in Form von Tee- oder Extrakt-Kombinationspräparaten einige Bedeutung, vermutlich weil die Gehalte an Salicyl-Verbindungen der anderen Drogen zu gering sind. Die Pappelrinde enthält wie die Weidenrinde Salicylalkohol-Verbindungen, das Spierblumenkraut Salicylalkohol- und Salicylsäure-Abkömmlinge, während in den anderen Drogen nur Salicylsäure-Ester enthalten sind.

Die in keiner der Drogen natürlich vorkommende synthetisch herstellbare Acetylsalicylsäure unterscheidet sich von den Salicylalkoholderivaten durch eine freie Carboxylgruppe (Salicylsäure) und eine mit Essigsäure veresterte OH-Gruppe (O-Acetylsalicylsäure).

Tab. 9.1: Salicylhaltige Drogen mit ihren Hauptwirkstoffen.

	Droge	Stammpflanze	Hauptwirkstoffe
M	*Weidenrinde (Salicis cortex)*	Salix alba, S. purpurea, S. fragilis u. a. Arten	Salicylalkoholglykoside bzw. Ester z. B. Salicin, Salireposid, Salicortin, Fragilin, Picein u. a.) Flavonoide, Gerbstoffe, Phenolcarbonsäuren
M	*Stiefmütterchenkraut (Violae tric. herba)*	Viola tricolor	Violutosid, freies Methylsalicylat, Saponine, Flavon-O- und C-Glykoside
M	*Spierblumenkraut (Filipendulae flos, herba*)*	Filipendula ulmaria	Salicylalkohol- und Salicylsäureglykoside (z. B. Spiraein, Monotropitosid, Isosalicin), freies Methylsalicylat, Flavonolglykoside
	Eschenrinde (Fraxini cortex)	Fraxinus excelsior	Salicylalkohol-Verbindungen
M	*Pappelknospen, -rinde, -blätter (Populi gemma, cortex, folium)*	Populus tremula	Salicin, Salicortin, Tremulacin
	Gaultheria- oder Wintergrün-Öl (Gaultheriae aetheroleum)	Gaultheria procumbens	Monotropitosid (Gaultherin), Methylsalicylat
M	*Primelwurzel (Primulae radix)*	Primula elatior, P. officinalis	Primulaverin u. Primverin (Methoxysalicylsäure-methylester), Triterpen-Saponine (Primulasäure)

* In **M** Rheumatische Erkrankungen als Anwendungsgebiet nicht aufgeführt.

Pharmakologie und Bioverfügbarkeit

Die Weidenrinde enthält relativ große Mengen (1–5 %) an Abkömmlingen des Salicylalkohols (Salicin-Verbindungen). Diese Salicylalkohol-Verbindungen von Weiden- und Pappelrinde besitzen ebenso wie die freie Salicylsäure *in vitro* selbst keine Hemmwirkung auf die Prostaglandinsynthetase (Cyclooxygenase), ganz im Gegensatz zur Acetylsalicylsäure (ASS) (Steinegger und Hövel, 1972; Whitehouse et al., 1977; Hamberg, 1972; Higgs et al., 1987; Ferreira und Vane, 1979; Wagner et al., 1987a).

In vivo dagegen wirken Salicylsäure und die Salicin-Verbindungen der Weidenrinde, obwohl letztere keine Salicylsäurederivate sind, hemmend auf dieses Enzym und damit antiphlogistisch. Wie Versuche mit den Salicinverbindungen ergeben haben, werden diese im Darm hydrolytisch gespalten und nach Resorption in der Leber zu Salicylsäure oxydiert, d. h. die Salicinverbindungen haben *Prodrug-Charakter* (Abb. 9.2).

Vergleicht man die zur Behandlung rheumatischer Erkrankungen empfohlenen ASS-Mengen von 0,25–0,5 g/Tag mit den durch handelsübliche Drogenextrakte bzw. Tees im Höchstfall erreichbaren Salicylsäuremengen von 20–25 mg/Tag (Meier et al., 1985), so dürften bei p. o. Anwendung dieser Drogen in Extrakt- oder Teeform nur schwache antiphlogistische Wirkungen erreicht werden.

Wenn dagegen Weidenrinde bzw. ein entsprechender Extrakt mit hohem Gesamtsalicin-Gehalt

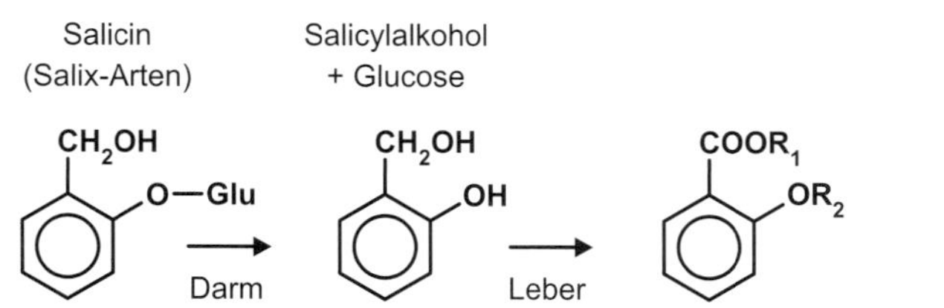

Salicylsäure:	$R_1 = R_2 = H$
Methylsalicylat:	$R_1 = CH_3$; $R_2 = H$
Hydroxyethylsalicylat:	$R_1 = HOH_2CCH_2$; $R_2 = H$
Methoxymethylsalicylat:	$R_1 = H_3COCH_2$; $R_2 = H$
z. Vergl. Aspirin:	$R_1 = H$; R_2 = Acetyl

Abb. 9.2: Natürliche und partialsynthetische Salicyl-Verbindungen.

(mind. 1 %) vorliegt – von der Kommission E wird eine einer Tagesdosis von 60–120 mg Salicin entsprechende Zubereitung (= ca. 3 × täglich 1 g Drogenpulver) empfohlen – so kann ein für eine antirheumatische Wirksamkeit erforderlicher *Salicylsäureplasmaspiegel* erreicht werden (Meier und Liebi, 1990; Peutz et al., 1989). Allerdings dürfte auch diese mittlere Tagesdosis nicht genügen, um den für eine analgetische Wirkung erforderlichen Salicylsäure-Spiegel zu erreichen (siehe Therapiebeispiele 1 und 2 Weidenrinden-Extrakt). Vermutlich entfalten die in den Drogenextrakten zusätzlich enthaltenen Flavonoide, Gerbstoffe und Saponine potenzierende Synergieeffekte und verbessern durch Erhöhung der Resorption der Salicylverbindungen noch zusätzlich deren Bioverfügbarkeit. Für ein coffeinhaltiges Salicylat-Präparat ist dies zumindest bewiesen worden (Peutz et al., 1989).

Gegenüber dem ASS haben die Salicinverbindungen der *Weidenrinde* den Vorteil, dass sie geringere aggregationshemmende und damit die Blutgerinnung inhibierende Eigenschaften besitzen. Außerdem scheint die *allergisierende Potenz* der salicylathaltigen Phytopräparate geringer als die des Aspirins zu sein.

Bei **topischer Anwendung** von salicylsäureesterhaltigen Salben, Lotionen oder Bädern liegen die Verhältnisse dagegen anders. Beim Menschen betrug die Permeation aus einer salicylhaltigen Suspension in einer Stunde etwa 0,33–2,32 mg/cm^2 (Brown und Scott, 1934). Bei Applikation von salicylsäuremethylesterhaltigen Salben war die Urinausscheidung gegenüber salicylsäurehaltigen doppelt so hoch. Salicylsäuremethylester werden nach perkutaner Resorption zu Salicylsäure gespalten, dann zu 50–70 % an Plasmaproteine gebunden und zu 90 % renal ausgeschieden.

Klinik, Therapiestudien

Obwohl die Weidenrinde schon seit dem Altertum zur Behandlung von rheumatischen Erkrankungen bekannt ist, hat sie erst jetzt auf Grund randomisierter Doppelblindstudien mit einem standardisierten Weidenrinden-Extrakt (Assalix®) wieder große Aufmerksamkeit erlangt (Schmidt, 1998; Chrubasik et al., 2000).

In einer kürzlich durchgeführten Studie wurde die Wirksamkeit von Assalix® im Vergleich zu dem COX_2-Hemmer Vioxx® (Rofecoxib), mit 12,5 mg/Tag bei 114 Patienten mit akuten Rückenschmerzen geprüft. Nach 4 Wochen Therapie war Assalix® dem Präparat Vioxx® im globalen Schmerz- und Arhus-Index gleichwertig (Acker et al., 2000).

Von einem Kombinationspräparat, das anstelle eines Weidenrindenextraktes Auszüge von Pappelblättern, Pappelrinde, Eschenrinde und Goldrutenkraut (Phytodolor®) enthält, existieren außerdem vier plazebokontrollierte Studien (Jorken und Okpanyi, 1996).

Von der Kommission E des BGA wurde im Jahre 1984 Salicis cortex mit einer Tagesdosis entsprechend 60–120 mg Salicin für die **Indikationen** „fieberhafte Erkrankungen, rheumatische Beschwerden, Kopfschmerzen" monographiert. Auf Grund der neuen Studien empfiehlt die im Jahre 1999 verabschiedete ESCOP-Monographie zur Schmerzbehandlung eine Extrakt-Tagesdosis entspr. 240 mg Salicin/Tag.

Therapiestudie 1

Indikation. Akute Rückenschmerzen (auf dem Boden eines chronischen Rückenschmerzleidens).

Präparat. Weidenrindenextrakt in Drageeform stand. auf 15,3 % Salicin (Assalix®).

Studienart. 3-armige randomisierte Doppelblindstudie bei 210 Patienten.

Behandlungsart. 2 × täglich hochdosierter Weidenrindenextrakt (entspr. 240 mg Salicin), niedrig dosierter Extrakt (entspr. 120 mg Salicin) oder Plazebo (Lactose) über 4 Wochen. Bei ungenügender Schmerzlinderung war die Einnahme von Tramadol® erlaubt.

Prüfkriterien. Hauptzielkriterium war die Anzahl der schmerzfreien Patienten in der 4. Behandlungswoche (mindestens 5 Tage Schmerzfreiheit und keine Tramadoleinnahme).

Verwendet wurden der einarmige Cochrane-Armitage „Trend-Test" und die „intention-to-treat"-Analyse-Methode.

Ergebnis und Bewertung. Von den 191 Patienten, die die Studie beendeten, waren 46 „Responder" (5 Tage schmerzfrei ohne Tramadol in der 4. Behandlungswoche), davon 4 (6 %) in der Plazebo-Gruppe (n = 70), 15 (21 %) in der Niedrigdosis-Gruppe (n = 70) und 27 (39 %) in der Hochdosis-Gruppe (n = 70) auf dem $p < 0{,}001$ Niveau (Cochrane-Armitage- und „intention-to-treat"-Analyse-Test) (siehe Abb. 9.3).

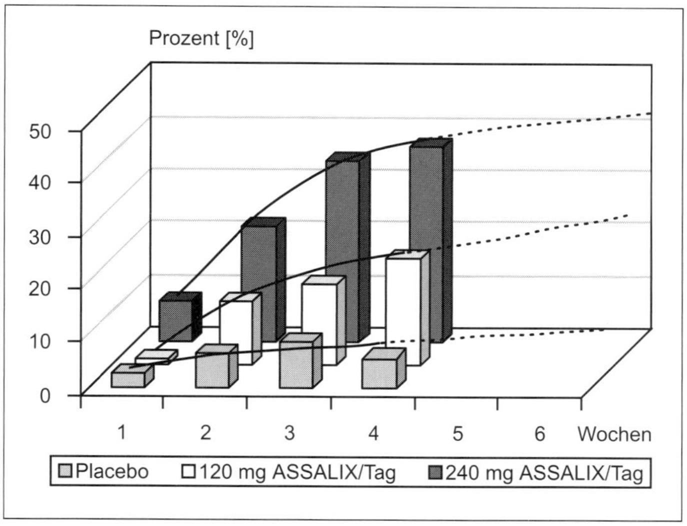

Abb. 9.3: Prozentsatz von Patienten, die ohne zusätzliche Schmerzmittel von der ersten bis zur vierten Woche in den Plazebo-, Niedrigdosis- und Hochdosis-Gruppen schmerzfrei waren (Chrubasik et al., 2000).

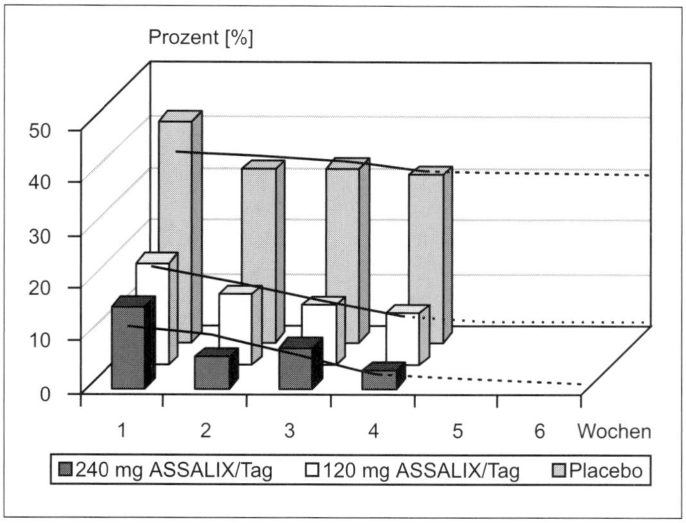

Abb. 9.4: Prozentsatz von Patienten, die während der Vierwochenstudie in den Plazebo-, Niedrigdosis- und Hochdosis-Gruppen das Schmerzmittel Tramadol® zu sich nahmen (Chrubasik et al., 2000).

Wie aus den Graphiken (Abb. 9.4) hervorgeht, war die Verwendung von Tramadol in der Plazebo-Gruppe am höchsten und in der Gruppe W_{240} am niedrigsten. Es wurden keine gastrointestinalen Nebeneffekte registriert (Chrubasik et al., 2000.

Therapiestudie 2

Indikation. Aktivierte Cox- und Gonarthrose.

Präparat. Weidenrinden-Extrakt in Drageeform stand. auf 15,3 % Salicin (Assalix®).

Studienart. Plazebokontrollierte Doppelblindstudie bei 78 Patienten.

Behandlungsart. 4 × täglich 1 Dragee (1 Drg. = 350 mg Weidenrinden-Extrakt entsprechend 60 mg Salicin) pro Tag.

Prüfkriterien. *Hauptzielkriterium:* Verbesserung des international verwendeten WOMAC*)-Schmerzscores vom Beginn bis zum Ende der Studienphase. Nebenzielkriterium waren Verlauf zweier visueller Analogskalen (VAS) im Patiententagebuch zu Schmerz und Bewegungseinschränkung, die zeitliche Veränderung aller WOMAC-Teilscores (Schmerz, Steifigkeit, Funktionsfähigkeit) und abschließendes Gesamturteil des Arztes und des Patienten.

Ergebnis. Signifikante Überlegenheit des Weidenrinden-Extraktes gegenüber Plazebo. Die Schmerz-Empfindung war deutlich niedriger als in der Kontrollgruppe. Der Unterschied – gemessen mit der 10 cm langen Analogskala – betrug 0,65 cm ($n = 78$, $p < 0{,}05$) (Schmid et al., 1998).

In einer mit dem gleichen Präparat durchgeführten pharmakokinetischen Untersuchung mit 10 gesunden Probanden wurde 4 Stunden nach Einnahme von 1,4 g Weidenrinden-Extrakt eine Konzentration von maximal 10 µmol/l Salicylsäure im Serum gemessen. Im Vergleich dazu lag der Salicylsäurespiegel im Blut nach vorheriger Gabe von 1000 mg Acetylsalicylsäure bei 500 µmol/l. Dies deutet daraufhin, dass der analgetische Effekt von Weidenrinden-Extrakt nicht allein auf die Salicylsäure zurückzuführen ist (Heide et al., 2000).

*) = Western Ontario MacMaster, J. Rheumatol. **15**: 1833–1848 (1988).

9.1.2.2 Brennnesselblätter/-kraut (Urticae folium/-herba)

Off.: Ph. Eur., ESCOP, DAB (folium); Ph Helv (herba) *Urtica dioica, U. urens.*

Urtica-Blatt bzw. Kraut-Extrakte von *Urtica dioica U. urens* enthalten als charakteristische Inhaltsstoffe Kaffeesäureester (z. B. Kaffeeoyläpfel- und chinasäure), Kaffeesäure, Chlorogensäure und die Flavonoide Quercetin und Rutin. Wegen ihres Hemmpotentials der Schlüsselenzyme des Prostaglandinstoffwechsels sind sie vermutlich primär für die antiphlogistische Wirkung von Urtica-Extrakten verantwortlich.

Pharmakologie und Anwendung

Ein Spezialextrakt aus Urtica-Blättern (IDS 23) hemmte *in vitro* die Cyclooxygenase und in geringerem Maße die 5-Lipoxygenase basophiler Leukozyten (Obertreis et al., 1996a) sowie im humanen Vollblut die Zytokinfreisetzung (TNF-α, Interleukin 1β) aus LPS-stimulierten Monozyten (Obertreis et al., 1996b).

In einer dreiwöchigen kontrollierten multizentrischen Anwendungsbeobachtung bei 8955 Patienten mit (Osteo)Arthrose bzw. rheumatoider Arthritis verringerte sich bei einer Therapie mit 1,34 g Extrakt/Tag der Summenscore aus Ruheschmerz, Bewegungsschmerz und Bewegungseinschränkung im Gesamtkollektiv um 45 %. Dabei bestand kein Unterschied zwischen der Gruppe, die den Brennnesselextrakt als Monotherapie und der, die ihn in Kombination mit NSAR erhalten hatte (Ramm und Hansen, 1997).

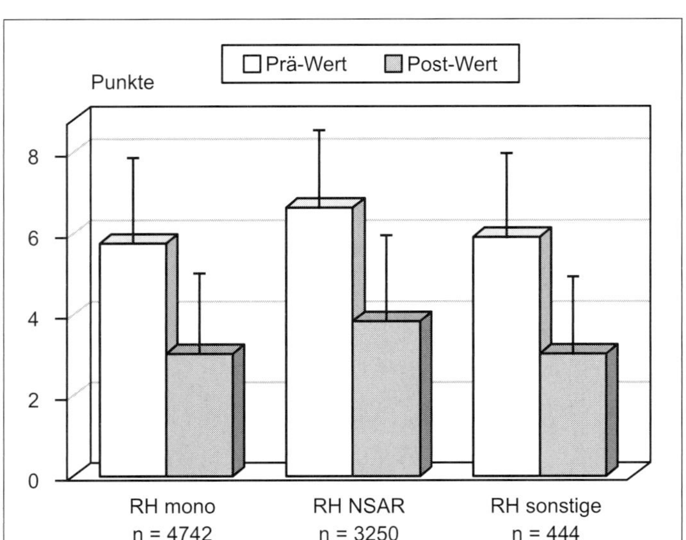

Abb. 9.5: Symptomenscore aus Ruhe-, Bewegungsschmerz und Bewegungseinschränkung (maximal je 4 Punkte) im Prä-, Post-Vergleich der drei Therapieregime (n = 8436): Rheuma-Hek® (RH-mono), eine Kombination von Rheuma-Hek® mit nicht-steroidalen Antirheumatika (RH + NSAR) und Rheuma-Hek® mit zusätzlich physikalischen Maßnahmen, Corticoiden bzw. Analgetika (RH + Sonstiges) (Chrubasik, 1997).

Kein Wirksamkeitsunterschied war auch zu beobachten zwischen einer Monotherapie mit Rheuma-Hek® (RH-mono), (IDS23) und einer Kombinationstherapie von Rheuma-Hek® mit nichtsteroidalen Antirheumatika (RH und NSAR) oder Rheuma-Hek® mit zusätzlich physikalischen Maßnahmen, Kortikoiden, Analgetika (RH und sonstiges) (Abb. 9.5).

Durch täglichen Verzehr von 50 g frischem Brennnesselmus aus Urticae herba mit einem Gehalt von ca. 20 mg Kaffeeoyläpfelsäure zusätzlich zur Einnahme von 50 mg Diclofenac konnte innerhalb von 2 Wochen bei Patienten mit akuten Exazerbationen von chronischen Gelenkerkrankungen eine Reduktion des erhöhten Akutphaseproteins (CRP und der klinischen Symptomatikscores) um 70 % erreicht werden. Die tägliche Einnahme von 50 g, Brennnesselmus + 50 mg Diclofenac entsprach der Wirksamkeit von täglich 200 mg Diclofenac (Tab. 9.2) (Chrubasik et al., 1997).

Aus den Studien ergibt sich, dass sich durch Kombination von Brennnesselextrakt und NSAR, die NSAR-Dosierung und damit die Nebenwirkungsrate stark reduzieren lässt.

Tab. 9.2: Relative Veränderung der klinischen Parameter: C-reaktives Protein (CRP) und Scores für Bewegungseinschränkung, subjektiven Schmerz, Druckschmerz und Steifigkeit
($P_{Anfang} - P_{Ende}/P_{Anfang} \times 100$) der Patienten, die Diclofenac 200 mg (D 200) bzw. Diclofenac 50 mg plus Brennnesselmus (D 50 + U) erhielten (Chrubasik, 1997).

Parameter	D200	D50 + U
CRP	68 (61; 77)	71 (61; 84)
Bewegungseinschränkung	67 (47; 100)	60 (50; 75)
Subjektiver Schmerz	67 (50; 85)	77 (67; 85)
Druckschmerz	75 (67; 83)	77 (50; 100)
Steifigkeit	52 (40; 67)	67 (50; 75)

9.1.2.3 Ätherischöldrogen zur externen Anwendung

Die Hauptwirkprinzipien der in der Tabelle 9.3 aufgeführten Ätherischöle besitzen entweder **Phenylpropan-Struktur** mit Phenolcharakter (z. B. Eugenol) oder **Monoterpen-Struktur**. *Thymol* und *Carvacrol* haben als Ausnahme *phenolischen Charakter* (Abb. 9.6).

Die anderen *Monoterpene* (z. B. Campher, 1,8-Cineol und die α-, β-Pinene) verfügen über einen bizyklischen Aufbau mit oder ohne Sauerstoff-Funktionen. Die α-, β-*Pinene* sind Terpenkohlenwasserstoffe.

Tab. 9.3: Extern anwendbare, antiphlogistisch wirkende Ätherischöldrogen mit ihren Hauptwirkstoffen.

	Öl/Droge	Stammpflanzen	Hautpwirkstoffe
	Nelkenöl (Caryophylli aetheroleum)* Ph. Eur.	Syzygium aromaticum	Eugenol (80-88 %), Aceteugenol (10-15 %)
	Zimtöl (Cinnamomi aetheroleum)* Ph. Eur.	Cinnamomum verum	Zimtaldehyd (65-75 %), Eugenol u. tr-Zimtsäure (5-10 %)
M	*Campher (Camphora)* Ph. Eur.	Cinnamomum camphora	Campher
	Thymianöl (Thymi aetheroleum)* Ph. Eur.	Thymus vulgaris u. Th. zygis	Thymol u. Carvacrol (40-50 %)
	Sumpfporstöl (Ledi aetheroleum)*	Ledum palustre	Thymol u. Carvacrol, ferner Ledumcampher (Ledol) und Cumarine
	Arnikaöl (Arnicae aetheroleum)*	Arnica montana	Thymol, Carvacrol, Thymolmethylether, Azulen
	Rosmarinöl (Rosmarini aetheroleum)* DAB	Rosmarinus officinalis	1,8 Cineol (15–30 %), Campher (5–10 %), Borneol (10–20 %) u. a.
	Eukalyptusöl (Eucalypti aetheroleum)* Ph. Eur.	Eucalyptus globulus	1,8-Cineol (ca. 70 %), ferner Piperiton u. Phellandren
M	*Latschenkiefernöl (Pini pumilionis, P. silvestris aetheroleum)* ÖAB Ph. Helv.	Pinus mugo u. P. silvestris	α- und β-Phellandren (ca. 60 %), α, β-Pinen (10–20 %), Bornylacetat (10–20 %)

* **M** gibt es nur von den dazugehörigen Drogen.

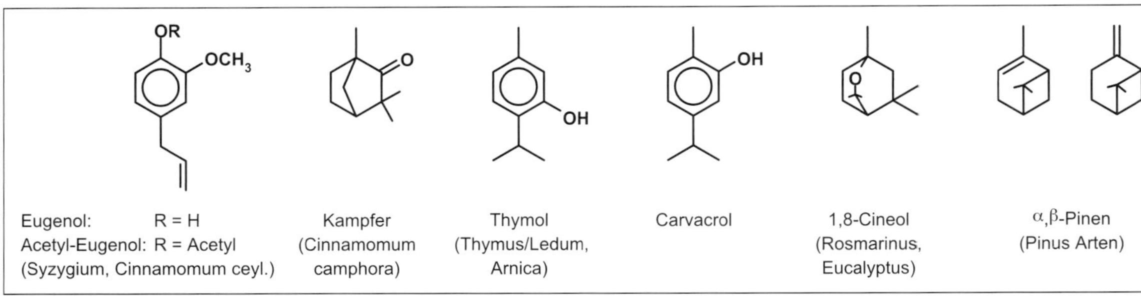

Abb. 9.6: Hauptwirkstoffe einiger antiphlogistisch wirkender Ätherischöle.

Pharmakologie

Alle aufgeführten Ätherischöle wirken im *In vitro*-Prostaglandin-Synthetase-Modell mehr oder minder *inhibierend auf die an Entzündungsvorgängen beteiligten Prostaglandin-Metabolite* (siehe Abb. 9.7) (Wagner et al., 1986, 1987b; Wagner, 1989). Wie aus der Abb. 9.7 hervorgeht, besitzen das *Nelken-, Zimt-, Ledum- u. Eukalyptusöl* die stärkste Wirkung, während z. B. das *Latschenkiefer-, Kamillen-, Rosmarin-* und *Senföl* in diesem Modell eine nur geringe Wirkung entfalten.

Von allen isolierten Verbindungen verfügen *Eugenolacetat* und *Carvacrol* mit IC_{50}-Werten von 3,0 und 4,0 μM/l über eine dem Indometacin (IC_{50} = 1,2) ähnliche Wirkstärke. Da die Ätherischöle rasch von der Haut resorbiert werden, kann angenommen werden, dass die im *In vitro*-Versuch gemessene Cyclooxygenase-Wirkung auch bei *topischer Anwendung* zum Tragen kommt.

Bei *systemischer Anwendung* dagegen ist eine Wirksamkeit der Phenole wegen zu rascher Metabolisierung nur bei hohen Dosierungen zu erwarten (siehe hierzu auch Kapitel Atemwegserkrankungen S. 95). Bei einigen Ölen wie z. B. dem *Rosmarinöl* oder den *Pinusölen* kann die *antiphlogistische* Wirkung auch auf anderem Wege zustandekommen (siehe hierzu Pharmakologie S. 272).

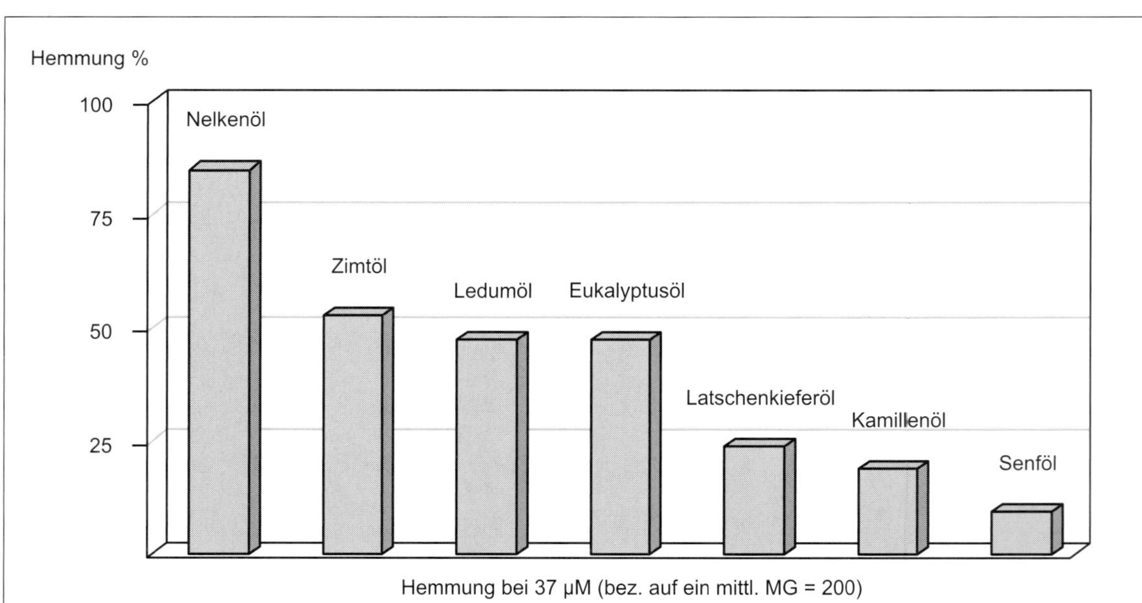

Abb. 9.7: *In vitro* Cyclooxygenase-Hemmwirkung einiger Ätherischöle.

9.1.2.4 Drogen mit „kortikomimetischer" und/oder immunmodulierender Wirkung

I Irritantien zur externen Anwendung

Es erscheint paradox, dass extern angewendete und auf die Haut irritierend, d. h., phlogistisch wirkende Verbindungen (Hautreizstoffe) im Organismus, z. B. auf Muskeln, Nerven oder Gelenke, antiphlogistische Allgemeinwirkungen ausüben sollen. Ein solcher Zusammenhang ist aber schon seit langem bekannt und experimentell bewiesen. Zum Unterschied von den im vorangegangenen Kapitel aufgelisteten Ätherischölen wirken die in der Tab. 9.4 aufgelisteten Extrakte, Öle und Reinstoffe mehr oder minder hautirritierend

Die **Capsaicinoide** des Paprikas (*Capsicum annuum und C. frutescens* = Cayennepfeffer) stellen *Säureamide* des Vanillylamins mit einer aliphatischen ungesättigten C10-Carbonsäure dar (Abb. 9.8). Ein synthetisches Analogon der natürlichen Hauptverbindung (Capsaicin) ist das Nonivamid, das Vanillylamid einer C-9-Carbonsäure. Da diese Verbindung kürzlich auch in Capsicum-Arten nachgewiesen werden konnte und mit dem Capsaicin ein vergleichbares Wirkspektrum besitzt, kann es den natürlichen Capsaicinoiden zugerechnet werden.

Im scharf schmeckenden **Spilanthol** von *Spilanthes oleracea* liegt ebenfalls ein *Säureamid*, das Butylamid einer C10-Triensäure vor.

Die **Senföle** der Senfarten, Isothiocyanate (Abb. 9.8), sind schwefel- und stickstoffhaltige flüchtige Verbindungen, die bei der Wasserdampfdestillation oder bei der Senfbreiherstellung aus Glykosidvorstufen (Sinigrin bzw, Sinalbin = Glucosinolate) gebildet werden (Abb. 9.8).

Die Hauptwirkstoffe von **Terebinthinae aetheroleum** gehören zur Stoffklasse der Monoterpene.

Die **Cucurbitacine** von Bryonia-Arten sind mit den *Sterinen* eng verwandt. Sie gehören der Klasse der *pentazyklischen C30-Steroide* an. Charakteristisch ist der hohe Anteil an Sauerstofffunktionen im Molekül.

Die **Viscotoxine** der Mistel stellen ein aus mindestens drei basischen niedermolekularen **Proteinen** bestehendes Gemisch (Viscotoxin A_2A_3,B) dar (Abb. 9.8). Sie werden in erster Linie für die Hautreizung verantwortlich gemacht.

Das hautreizende Prinzip des **Bienengiftes** (*Apis melifica* = Honigbiene) setzt sich hauptsächlich aus einem *Polypeptid* (Melittin), *Hyaluronidase, Phospholipase A* und *Histamin* zusammen.

Pharmakologie und Anwendung

Trotz der chemischen Heterogenität führen alle in der Tabelle aufgeführten Drogen-Wirkstoffe oder entsprechende Extraktpräparate dieser Drogen beim Einreiben in die Haut oder bei s. c. Injektion zu Entzündungsreaktionen.

Das Zustandekommen der dadurch ausgelösten *antiphlogistischen und analgetischen* Wirkungen,

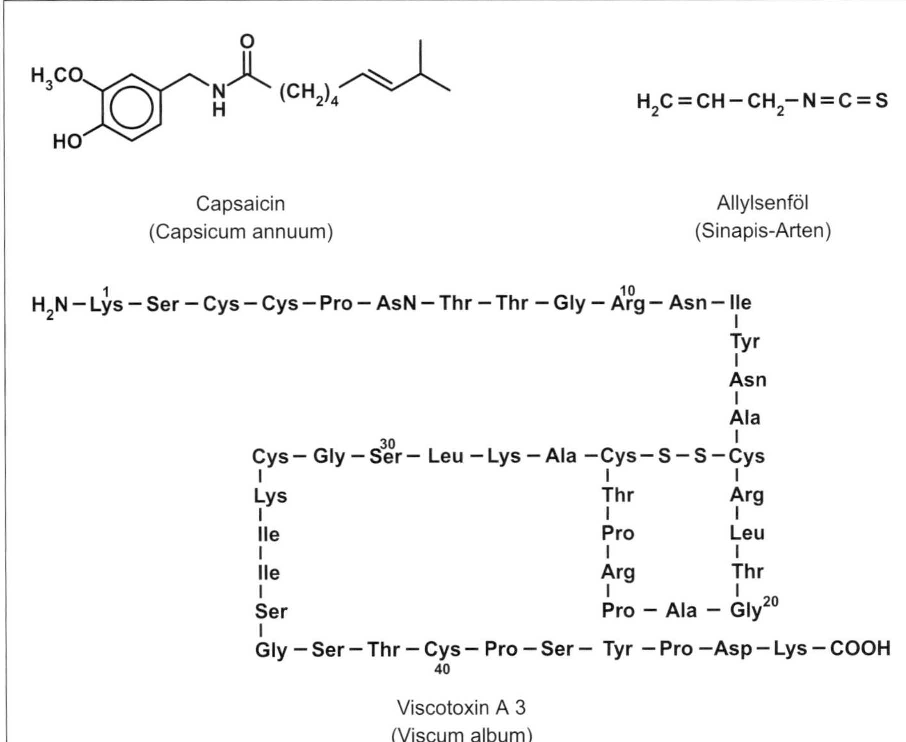

Abb. 9.8: Irritierend wirkende Pflanzenstoffe und Drogen mit bevorzugt corticomimetischer und/oder immunmodulierender Wirkung.

sog. *Counter irritant-Effekte* (Atkinson und Hicks, 1975) ist auf *hormonelle und immunologische Reaktionsmechanismen* zurückzuführen. Zusätzlich können einige Verbindungen (z. B. Capsaicin) diese Wirkung auch durch Hemmung der Arachidonsäurekaskade ausüben.

Im Einzelnen sind folgende **Mechanismen** nachgewiesen worden:

Durch *Freisetzung von Histamin und anderen Entzündungsmediatoren* kommt es im Plasma über die Hypophyse zur Erhöhung der Kortikoidkonzentrationen (Haas und Fischer, 1969).

Gleiche oder ähnliche Effekte können auch über *kutiviszerale Reflexe durch Reizung von Hautnerven* und Weiterleitung dieser Reize über vegetative und viszerale Afferenzen und Efferenzen zu anderen Körperregionen oder Organen ausgelöst werden (Hensel, 1966).

Hemmung bzw. Verbrauch von Komplement-Faktoren (Bonta und Nordhoek, 1973; Higgs et al., 1979).

Bei *Reizung über Mediatoren*, z. B. Leukotriene oder PGE_2, *ausgelöste Induktion von T-Suppressor-Zellen* (Rola-Pleszynski et al., 1986; Wassermann et al., 1987).

*Direkte Inhibierung der Prostaglandin-Synthetase (Cyclooxygenase)*und/oder *5-Lipoxygenase* (COX/5LO) und dadurch erreichte Hemmung der Leukotrien- und 5-Hydroxyeicosatetraensäure-(5-HETE-)Bildung, die an einer erhöhten Chemotaxis und an chronischen Entzündungsprozessen maßgeblich beteiligt sind (Klickstein et al., 1980; Weissmann, 1982; Bray, 1987).

Capsaicin induziert z. B. mehrere Mechanismen. Es wirkt mit einer IC_{50} von 3,8 µM/l auch COX-hemmend (Wagner et al., 1989). Durch 10tägige i. p. und s. c. Behandlung von Ratten mit niedrigen Capsaicin-Dosen (2,1 µg/kg) wird das Carrageenan-induzierte Rattenpfotenödem zu etwa 60–80 % gehemmt (De und Ghosh, 1988). Dieser *antiphlogistische Effekt* wird mit einer Entleerung der nichtmyelinen Nervenendfasern an Neuropeptiden (Substanz P und Somatostatin) erklärt.

In ähnlicher Weise wird der *analgetische Effekt* von Capsaicin mit einem Angriff an den Nozirezeptoren der afferenten Neuronen und einer Entleerung der Neuronenspeicher an Neuropeptid P in Verbindung gebracht (Yaksh et al., 1979; Nagy, 1982). Das Phänomen der nach einiger Behandlungszeit eintretenden Desensibilisierung bildet die Grundlage der scheinbar paradoxen Wirkung von Capsaicin als Analgetikum (Caterina et al., 1997). Da Capsaicin umgekehrt bei einmaliger hoher Dosis (21 µg/kg) ebenso wie das Carrageenan Ödeme erzeugt, ist die Entwicklung einer antiphlogistischen Wirkung offenbar stark Dosis abhängig (De und Gosh, 1988).

Von der Kommission E sind in der Monographie (1990) für halbfeste, flüssige und Pflaster-Präparate von **Cayennepaprika** folgende Indikationen genannt:

Schmerzhafter Muskelhartspann im Schulter-Arm-Bereich sowie im Bereich der Wirbelsäule bei Erwachsenen und Schulkindern.

Klinik

Mittlerweile gibt es 10 plazebokontrollierte Studien mit capsaicinhaltigen Zubereitungen (Capsaicin Creme) zur externen Anwendung bei rheumatischen Beschwerden, insbesondere bei diabetischer Poly-

Tab. 9.4: Irritierend auf die Haut wirkende Ätherischöldrogen mit ihren Hauptwirkstoffen und andere Irritantien.

	Droge	Stammpflanze	Hauptwirkstoffe
M	*Paprikafrüchte-Extrakt (Capsici fructus extractum)* Cayenne-Pfeffer	Capsicum annuum, C. frutescens	Capsaicinoide (0,1 – 1,0 %), mit Capsaicin (65 – 75 %) und Dihydrocapsaicin (20 – 30 %)
	Parakressenkraut (Spilanthidis herba)	Spilanthes oleracea	Spilanthol u. andere Amide
	Senföl/Senfölsamen (semen) *(Sinapis aetheroleum)* ÖAB, Ph. Helv. (semen)	Brassica nigra	Sinigrin (1,0 – 1,2 %), liefert Allylsenföl bei der Wasserdamp-Dest.
M	*Terpentinöl (Terebinthinae aetheroleum)* ÖAB, Ph. Helv.	Verschiedene Pinus-Arten	α, β-Pinen, Δ-3-Caren
	ZaunrübeZaunrübe (Zaunrübe)	Bryonia dioica (alba)	Cucurbitacine (Triterpene) und Saponine
M	*Mistelextrakt (Visci albi extractum)*	Viscum album	Viscotoxine I-IV

*in äußerliche Anwendung nicht aufgeführt.

neuropathie, postherpetischer und postoperativer Neuralgie sowie Pruritus verschiedener Genese. Die Präparate wurden zwischen 2 und 8 Wochen angewendet. In allen Studien kam es zu einer signifikanten Abnahme der Schmerzintensität im Vergleich zu Plazebo. Die einzigen Nebenwirkungen betrafen entzündliche Reaktionen an den Auftragstellen. Neurotoxische Schäden wurden bei Capsaicingehalten der Salben und Cremes unter 0,075 % nicht beobachtet. Zu einer irreversiblen Neurotoxizität scheint es nur bei sehr hohen Capsaicinkonzentrationen und längerer Anwendungsdauer zu kommen. Eine Literaturzusammenstellung findet sich bei Schulz und Hänsel (2001) sowie bei Loew (1997). Das Ergebnis einer kürzlich zu Ende gegangenen plazebokontrollierten Studie mit einem Nonivamid (= Capsaicinoid) Pflaster ist nachstehend dargestellt (Frerick und Möbius, 2000).

Therapiestudie

Indikation. Chronisch unspezifische Rückenschmerzen, die mindestens 3 Monate bestanden.

Präparat. Capsaicinoid haltiges Pflaster (Nonivamid). Wirkstoffdichte 35,7 µg bzw. 22 µg Capsaicin/cm^2 Pflaster (ABC Wärme-Pflaster sensitiv).

Studienart. Studie mit 367 Patienten (185 in der Verum und 182 in der Plazebo-Gruppe) wurde über 3 Wochen durchgeführt. In der Nonivamid Gruppe lag der Ausgangswert auf der Schmerzsummenskala im Mittel bei 21, unter Plazebo bei 20.

Ergebnis. Nach zweiwöchiger Behandlung sank dieser Wert unter Verum auf 12 und nach 3 Wochen auf 9 Punkte gegenüber 15 und 13 unter Plazebo. Die Unterschiede waren signifikant (p = 0,008–0,000). Nach ein, zwei bzw. drei Beobachtungswochen waren die Schmerzen in der Nonivamid-Gruppe im Mittel um 28,0, 50,0 bzw. 62,5 % zurückgegangen, unter Plazebo um nur 20,0, 33,3 bzw. 42,9 %. Weshalb auch das Plazebopflaster eine gewisse Wirkung zeigte, ist auf die Wärmeentwicklung auf der Haut und den Okklusionseffekt der spezifischen Pflastergalenik zurückzuführen. Besser oder beschwerdefrei fühlten sich nach 2 bzw. 3 Behandlungswochen 147 (78,4 %), bzw. 148 (80 %) der Nonivamid Patienten, jedoch nur 87 (47,8 %) bzw. 100 (54,9 %) bzw. 105 (57,7 %) der Plazebo-Patienten. Über unerwünschte oder verstärkte Beschwerden klagten bei Therapieende lediglich 15,7 % der Nonivamid Patienten, aber 41,8 % der Patienten aus der Plazebo-Gruppe. Als unerwünschte leichte bis mäßige Nebenwirkungen wurden registriert: Juckreiz, Hitzegefühl und lokale Hautrötung.

Der Wirkmechanismus des **Terpentinöls,** der **Cucurbitacine** und der **Viscotoxine** ist *nicht genau bekannt*. Man darf aber annehmen, dass dieser nach einem für die Capsaicinoide beschriebenen Mechanismus zustande kommt.

Für den ebenfalls **Cucurbitacine** enthaltenden *Ecballium-Extrakt* wurde im Tiermodell eine in der Stärke mit ASS vergleichbare, *antiphlogistische Wirkung* nachgewiesen (Yesilada et al., 1988).

Für einen i. c. applizierten **Mistelextrakt** (früher Plenosol®) zur Segmenttherapie bei degenerativ-entzündlichen Gelenkerkrankungen werden eine *geweberegenerierende Wirkung* und ein durch den lokalen Entzündungsreiz ausgelöster „*Umstimmungseffekt*" auf die Immunabwehrlage beschrieben. Diese Effekte dürften auf die in der Droge vorkommenden relativ toxischen Viscotoxine zurückzuführen sein.

Bei der *Dosierung* des zur Arthrosebehandlung verwendeten „standardisierten" Mistelextraktes richtet man sich nach den sog. *Nekroseeinheiten* (NKE), wobei 1 NKE der Wirkstoffmenge entspricht, die in der Rückenhaut von Kaninchen bei intrakutaner Injektion von 0,1 ml Präparat eine noch deutliche Hautreaktion hervorruft. Die gebräuchlichen Dosierungen umfassen Stärke 0 (200 NKE), I (2000 NKE), und II (20 000 NKE). Nach intrakutaner Injektion entsteht eine aseptische Entzündung mit Ödem, die als Auslöser der Mistelwirkung angesehen wird.

Ebenfalls COX-hemmend wirkt das scharf schmeckende und *lokalanästhetisch* wirkende **Spilanthol** von *Spilanthes oleracea* (Wagner et al., 1989).

II Triterpen-, Steroid- und Iridoid-Verbindungen enthaltende Drogen zur internen Anwendung
(Tab. 9.5, Abb. 9.9)

Chemie

Die Wirkstoffe der **Süßholzwurzel** und des **Weihrauchharzes** gehören zur Klasse der pentazyklischen **Triterpensäuren**.

Bei den Hauptwirkstoffen der **Teufelskrallenwurzel** handelt es sich um Iridoidverbindungen mit Monoterpen-Struktur.

Die Hauptverbindungen der **Sarsaparill-** und **Kermeswurzel** entstammen teils der **Steroid-**, teils der **Triterpen-Reihe**. Einige besitzen Seifencharakter und wirken hämolysierend.

Die **Withania-** und **Solanum dulcamara** Verbindungen rechnet man, da sie Stickstoff enthalten, zu den **Steroidalkaloiden**.

Die **Lectine** von *Phytolacca* besitzen *Glykoprotein-Struktur.*

Pharmakologie

Die Strukturverwandtschaft vor allem der *Steroid-Verbindungen* mit den Kortikoiden hat zu der Annahme geführt, dass die antiexsudative und ödemprotektive bzw. antiphlogistische Wirkung auf einen kortikomimetischen Effekt zurückzuführen sei, der etwa durch *Verzögerung des Abbaus von körpereigenen Glucokortikoiden* zustande kommen könnte. Für diese Annahme sprechen eine Reihe von *In vitro-* und *In vivo-*Untersuchungsergebnisse japanischer und russischer Autoren (Turova et al., 1961; Kumagai et al., 1957; Shibata (1977).

- In neueren Untersuchungen konnte für **Derivate der Glyzyrrhetinsäure** der Süßholzwurzel eine die *Prostaglandin-Synthetase und Lipoxygenase hemmende Wirkung* nachgewiesen werden (Inoue et al., 1986; Tamura et al., 1979). Außerdem hemmt die Glyzyrrhetinsäure ebenso wie eine Reihe von anderen Triterpensäuren *in vitro* den klassischen Weg der *Komplement-Reaktion* (Wagner et al., 1987b, 1987c; Knaus u. Wagner (1996, 1989).

Die Droge sollte nicht länger als 4–6 Wochen gegeben werden, da die Gefahr *kortikoidähnlicher Nebenwirkungen* besteht. Die maximale Tagesdosis von 200–600 mg Glycyrrhizin entsprechend 5–15 g Drogenmenge sollte nach **M** nicht überschritten werden. **!**

- **Boswelliasäure** und **O-Acetyl-Boswelliasäure** des Weihrauchs besitzen eine starke *in vitro 5-Lipoxygenase Hemmwirkung* (Ammon et al., 1991). Boswelliasäure selbst wirkt auch *in vitro* im *Cyclooxygenase-Modell* (Wagner et al., 1987b) und besitzt von allen untersuchten Triterpensäuren die stärkste *Komplementhemmwirkung* (0,1 mM/80–90 %) (Knaus und Wagner, 1996). Die antiphlogistische Wirkung von Boswelliasäure bzw. Boswellia-Harz-Extrakten wurde im Tierversuch von Ammon (1996), Safayi et al. (1997), Singh et al. (1996), Saho et al. (1998) und Wildfeuer et al (1998) untersucht.

Ein Alkoholextrakt von *Boswellia serrata* mit einem Gehalt von ca. 30 % β-Boswelliasäure zeigte am Carrageenan- und dextraninduzierten Ödem der Ratte, in einer Konzentration von 50–200 mg/kg p. o. gegeben, eine 40–70 %-Hemmung, die ungefähr die Wirkung von 50–100 mg/kg Phenylbutazon entspricht. Eine ähnlich gute Wirkung wurde auch am Formaldehyd- und Adjuvans-Arthritis-Modell gefunden. Die Wirkung ist bei adrenalektomierten Ratten in gleicher Weise nachgewiesen (Singh und Atal, 1986). Bisher existieren 11 klinische Studien, die mit einem speziellen Weihrauch-Extrakt

Tab. 9.5: Drogen mit bevorzugt kortikomimetisch und/oder immunmodulierender Wirkung.

	Droge	Stammpflanze	vermutete Hauptwirkstoffe
M	*Süßholzwurzel-Extrakt (extr.) (Liquiritiae radix)* Ph. Eur. (radix)	Glyzyrrhiza glabra	Glyzyrrhizin bzw. Glyzyrrhizinsäure (Triterpene)
	Withania-Wurzel (Withaniae radix)	Withania somnifera	Withaferin A u. a. Withanolide (Steroidalkaloide)
	Bittersüßstengel (Dulcamarae stipes)	Solanum dulcamara	Solasodin, Tomatidin u. a. Steroidalkaloide
M	*Sarsaparillwurzel (Sarsaparillae radix)*	Smilax utilis	Parillin, Sarsasaponin u. a. Steroidsaponine
	Kermeswurzel (Phytolaccae radix)	Phytolacca americana	Phytolaccoside A-G u. a. Triterpensaponine sowie Lektine
	Weihrauch (Gummi olibanum)	Boswellia serrata	(Acetyl-)Boswelliasäuren (ca. 50–60 %) u. a. Triterpensäuren; Terpenalkohole
	Zaun- oder Gichtrübe (Bryoniae radix)	Bryonia alba (dioica)	Saponine, Cucurbitacine

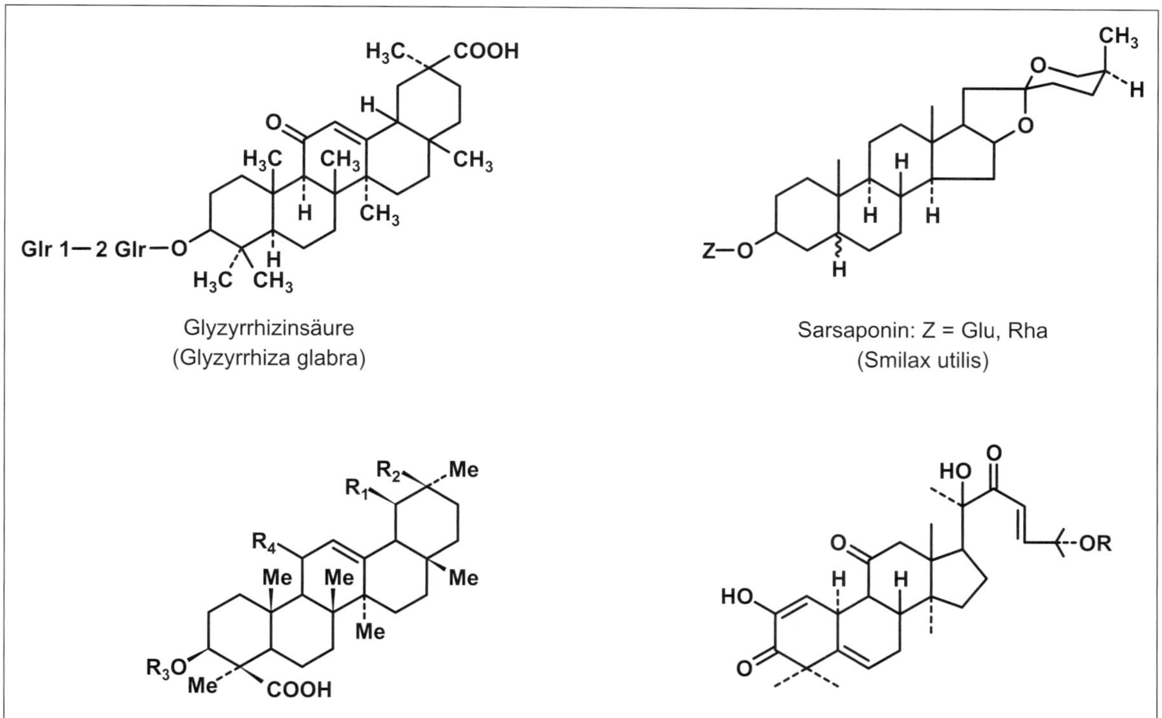

Glyzyrrhizinsäure
(Glyzyrrhiza glabra)

Sarsaponin: Z = Glu, Rha
(Smilax utilis)

α-Boswelliasäure: R_1 = H; R_2 = Me; R_3 = H; R_4 = H
β-Boswelliasäure: R_1 = Me; R_2 = H; R_3 = H; R_4 = H
(Boswellia serrata)

Cucurbitacin E: R = Acetyl
Cucurbitacin I: R = H
(Bryonia-Arten)

Abb. 9.9: Triterpen- und Steroid-Verbindungen mit antiphlogistischer Wirkung.

(Handelspräparat: H15) bei Patienten mit chronischer Polyarthritis und rheumatischer Arthritis in Indien und Deutschland durchgeführt wurden (Übersicht bei Etzel, 1996).

Die Ergebnisse führten nach mehrwöchiger Behandlung zu einer Abnahme von Gelenkschwellungen, der Morgensteifigkeit und von Schmerzen. Eine klinische Studie nach GCP-Kriterien mit der Indikation Arthritis und Rheumatismus liegt bislang noch nicht vor. (Über den Einsatz bei Morbus Crohn siehe S. 169).

Nach in-vitro-Untersuchungen, die mit *Steroiden aus* **Withania und Lycium** mit *T-Lymphozyten*-Populationen durchgeführt wurden, üben diese im zellulären Immunbereich einen *immunsuppressiven Effekt* aus (Bähr und Hänsel, 1982; Yun-Choi et al., 1985; Sudhiv et al., 1986).

Withaferin vermag die Adjuvans-Arthritis der Ratte zu unterdrücken und gehört daher mit Prednisolon, Colchicin und Azathioprin in die Klasse der *typischen Immunsuppressiva* (Fügner, 1973).

Die **Cucurbitacine** von **Bryonia dioica** wirken wie bereits in Kapitel Pharmakologie 8.1.3.1 S. 237 ausgeführt, irritativ, so dass die antirheumatische Wirkung über den beschriebenen „Counter irritant Mechanismus" zustande kommen könnte.

Harpagophyti radix (Teufelskrallenwurzel)

Off.: Ph. Eur., *Harpagophytum procumbens.*

Die aus den Savannen der Kalahari Südafrikas und Namibias stammende Speicherwurzel enthält als wertbestimmende Inhaltsstoffe bitter schmeckende Iridoidverbindungen mit Monoterpen-Struktur (Abb. 9.10). Als Leitsubstanz gilt das **Harpagosid**, ein Zimtsäureester des Harpagids, das nach Ph. Eur. in der Droge mit einem Mindestgehalt von 1,2 % enthalten

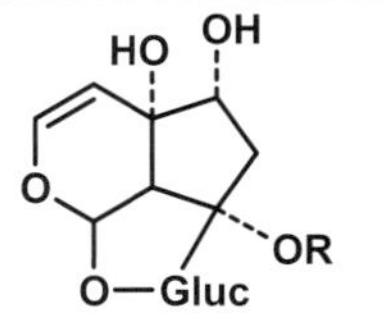

Harpagid: R = H
Harpagosid: R = Cinnamoyl
(Harpagophytum procumbens)

Abb. 9.10: Antiphlogistische Wirkstoffe von Harpagophytum procumbens (Teufelskralle).

sein soll. Zusätzlich könnten noch die **Polysaccharide** an der Wirksamkeit beteiligt sein. Der durch die Iridoide bedingte Bitterwert beträgt 5000 bis 12 000.

Pharmakologie

Extrakte von Harpagophytum entfalten in verschiedenen *in vitro* Modellen an Maus und Ratte eine *analgetische, antiödematöse* und *antiphlogistische* Wirkung (Eichler und Koch, 1970; Erdös et al., 1978; Lanhers et al., 1992). In neueren Untersuchungen konnte im Ionophor-A-23187 stimulierten menschlichen Vollblut eine Hemmung der Eicosanoid-Biosynthese nachgewiesen werden. Harpagosid hemmte dosisabhängig die 5-Lipoxygenase und die Cyclooxygenase, während Extrakte von Harpagophytum die Cysteinyl-Leukotrien- und die Thromboxan-B2-Biosynthese beeinflussen (Tippler et al., 1996). Ein Lipopolysacharid (LPS)-dekontaminierter lipophiler Harpagophytum-Extrakt konnte in Versuchen mit Humanmonozyten die COX_2 und damit die Prostaglandin E_2-Synthese sowie die Synthese des proinflammatorischen TNFα, dagegen nicht die Interleukin-β und Leukotrien B4. Freisetzung stimulieren. Harpagosid und Harpagid waren in diesem Test inaktiv (Fiebich und Kammerer, 2000).

Eine kritische Bewertung der bisher durchgeführten pharmakologischen Untersuchungen wurde von Chrubasik et al. (1995) vorgenommen. Hiernach waren analgetische und antiphlogistische Wirkungen in Tiermodellen in parenteralen Extraktdosen von 200–400 mg/kg und bei p. o. Applikation in Konzentrationen von 1–2 g/kg nachweisbar.

Da die Gehalte an Harpagosid und anderen Iridoiden in der Droge und im Extrakt großen Schwankungen unterliegen, sind die früheren mit nicht standardisierten Extrakten erhaltenen Ergebnisse mit den neueren Untersuchungen nicht vergleichbar.

Der Gehalt an Harpagosid in einer Teezubereitung (4,5 g Droge/300 ml Wasser) liegt z. B. bei etwa 90 mg und damit doppelt so hoch wie in den handelsüblichen Präparaten zur oralen Anwendung (Chrubasik et al., 1996a). Eine Zusammenfassung der pharmakologischen Untersuchungen findet man bei Wenzel und Wegener (1995).

Klinik

Indikationen: Die in der Komission-E-Monographie „Harpagophyti radix" genannten Anwendungsgebiete bei rheumatischen Erkrankungen lauten: „zur unterstützenden Therapie degenerativer Erkrankungen des Bewegungsapparates." Die europäische Monographie (ESCOP, 1996) nennt als Indikationen schmerzhafte Arthrosen und Tendinitis, Appetitlosigkeit und Dyspepsie.

Bis heute wurden 15 klinische Studien davon 4 plazebokontrollierte Doppelblindstudien mit den Indikationen rheumatische Beschwerden, chronische Rückenschmerzen, aktivierte Arthrose und chronische Lumbalgien durchgeführt (siehe Übersicht bei Wenzel und Wegener, 1995).

Die Dosierungen waren 2 g Drogenpulver, 2,4 bzw. 2,5 g Extrakt entsprechend ungefähr 5 g Droge bei einem standardisierten Spezialextrakt 0,6 und 1,2 g entsprechend 50 mg bzw. 100 mg Harpagosid. Auf Grund einer von Chrubasik et al. (1996a) durchgeführten klinischen Studie muss die Harpagosidmenge mindestens 50 mg entsprechend etwa 1,5 g Droge pro Tag betragen, um einen analgetischen Effekt zu erzielen. Für den Kommission-E-Monographie-konformen Trockenextrakt LI 174 (Rivoltan®) beträgt die erforderliche Tagesdosis für die antientzündliche Therapie 960 mg Extrakt entsprechend 2 Kapseln Extraktpräparat. Da aber die bis 1995 in den Studien verwendete Harpagophytum-Präparate sehr unterschiedliche Harpagosid-Mengen enthielten (Chrubasik et al., 1996b), lassen sich die Ergebnisse der früheren mit nicht standardisierten Extrakten durchgeführten Studien mit denen der letzten Jahre nicht vergleichen. Die nachstehend aufgeführten Studien dürften daher am repräsentativsten sein (Chrubasik et al., 1996b; Schmelz et al., 1997; Chrubasik et al., 1999).

Therapiestudie 1

Indikationen. Chronische Rückenschmerzen, Bandscheibenvorfall, Spondylolisthesis, Hüftleiden, Osteomalazie, entzündliche Arthritis.

Präparat. Stand. Harpagophytumextrakt WS 1531 (Harpagosid angereicherter Spezialextrakt) (stand. auf ~ 8 mg Harpagosid-/Tabl.).

Studienart. Plazebokontrollierte Doppelblindstudie mit 118 Patienten.

Behandlungsart. Täglich 2 × 3 Tabl. entsprechend 2,4 g Harpagophytum Extrakt und 50 mg Harpagosid über 4 Wochen. Tramadol® wurde in den letzten 3 Wochen bei Bedarf zusätzlich eingenommen.

Prüfkriterien. Erfasst wurde der Arhuser-Rückenschmerz-Index.

Ergebnis. Bei Auswertung der Protokolle von 109 Patienten kam es in der Verum-Gruppe zu einer Verbesserung der Index-Werte um 20 % gegenüber 8 % in der Plazebo-Gruppe. Der Tramadol® Verbrauch in der Harpagophytum-Gruppe unterschied sich allerdings nicht von der in der Plazebo-Gruppe. Die Zahl der schmerzfreien Patienten (9 von 54 unter Harpagophytum und 1 von 54 unter Plazebo) lag auf dem $p < 0{,}01$ Signifikanz Niveau (Chrubasik et al., 1996b).

Eine zweite mit der gleichen Indikation durchgeführten Studie mit einem Spezialextrakt in der Dosierung 0,6 g bzw. 1,2 g Extrakt entsprechend 50 mg bzw. 100 mg Harpagosid/Tag war das Ergebnis folgendes: Nach 4 Wochen waren von 197 Patienten 3 in der Plazebo-Gruppe, bei 0,6 g Extrakt 6 Patienten und bei 1,2 g Extrakt/Tag 10 Patienten völlig schmerzfrei ($p > 0{,}05$). Der Arhuser-Rückenschmerz-Index besserte sich in allen drei Gruppen im Median um etwa 20 % (Tab. 9.6). Außer einer geringen Tendenz zu mehr gastrointestinalen Nebenwirkungen wurden keine sonstigen Auffälligkeiten beobachtet. Eine analgetische Zusatzmedikation hatte nicht stattgefunden (Chrubasik et al., 1999).

Tab. 9.6: Gruppe H: Patienten unter Therapie mit Harpagophytum-Trockenextrakt, Gruppe P: Patienten unter Plazebotherapie. Arhuser Rückenschmerzindex* $((ARI_{Beginn}\text{-}ARI_{Ende})/ARI_{Beginn}) \times 100$; M = Median* Manniche et al. 1994)

	Gruppe H	Gruppe P	p
Arhuser Rückenschmerzindex	M (25 % Q; 75 % Q)	M (25 % Q; 75 % Q)	
1 Schmerzindex	34 (0; 52)	6 (– 10; 39)	0,016
2 Invaliditätsindex	16 (0; 44)	8 (0; 25)	0,312
3 Bewegungseinschränkungsindex	7 (0; 18)	0 (– 8; 13)	0,335
Arhuser Rückenschmerzindex 1 + 2 + 3	20 (0; 35)	8 (– 2; 23)	0,059

Therapiestudie 2

Indikationen. Leichte bis mittelstarke muskuläre Verspannungen oder leichte Muskelschmerzen des Rückens, der Schulter sowie des Nackens.

Präparat. Stand. Harpagophytum-Extrakt LI 174 (Rivoltan®).

Studienart. Randomisierte, plazebokontrollierte Doppelblindstudie mit 65 Patienten (31 Patienten in der Verum- und 43 Patienten in der Plazebo-Gruppe)

Behandlungsart. Tägl. 2 × 1 Filmtabl. d. h. 2 × 480 mg Extrakt/Tag Rivoltan® über 4 Wochen.

Prüfkriterien. Die Datenerhebung im 14-tägigen Abstand erfolgten mittels Analogskala, Druckalgometertest, Erfassung antinozizeptiver Muskelreflexe, Muskelresistenztest, EMG-Oberflächenaktivität, Muskelischämietest, klinischer Globalscore sowie subjektive Patienten- und Arzturteile.

Ergebnisse. Nach 4-wöchiger Behandlung zeigte sich eine deutliche klinische Wirksamkeit des Verums im klinischen Globalscore sowie in den

Patienten- und Arzturteilen. Hochsignifikante Ergebnisse ergaben sich in der visuellen Analogskala der klinischen Muskelschmerzintensität (Abb. 9.11) im Druckalgometertest (Abb. 9.12), in der Muskelresistenzprüfung sowie im Muskelischämietest. Kein Unterschied zu Plazebo fand sich in der Erfassung antinozizeptiver Muskelreflexe sowie in der EMG-Oberflächenaktivität.

Die Verträglichkeit war gut. Man kann schlussfolgern, dass durch die Behandlung eine signifikante Beeinflussung der sensiblen und vaskulären Muskelreagibilität sowie eine Reduktion der Muskelresistenz erreicht werden kann (Göbel et al., 2000).

Therapiestudie 3

Indikation. Akute unspezifische Rückenschmerzen von mindestens 8 Wochen Dauer.

Präparat. Dolotoffin® Filmtabl. (1 Tabl. = 400 mg wässriger Harpagophytum-Extrakt)

Studienart. Randomisierte, plazebokontrollierte Doppelblindvergleichsstudie gegen Vioxx® mit 88 Patienten über 6 Wochen.

Behandlungsart. Die Hälfte der Patienten erhielt tägl. entweder 3 × 2 Filmtabl. Doloteffin® sowie 1 × 1 Vioxx®-Plazebo oder 3 × 2 Filmtabl. Dolo-

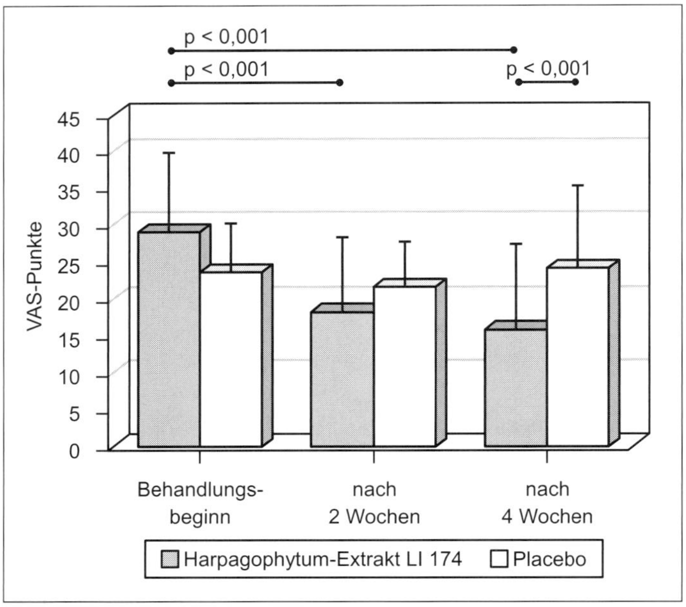

Abb. 9.11: Gruppenmittelwerte und Standardabweichungen der klinischen Muskelschmerzintensität, gemessen mit der visuellen Analogskala (VAS). Signifikante Mittelwertsvergleiche durch t-Tests sind mit p-Werten gekennzeichnet, (ANOVA) (Göbel et al., 2000).

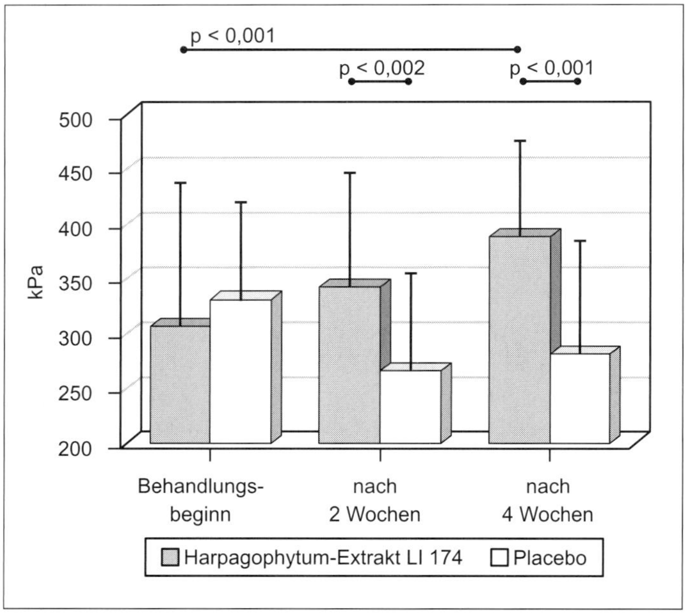

Abb. 9.12: Gruppenmittelwerte und Standardabweichungen der experimentellen Muskelschmerzempfindlichkeit, gemessen im Druckalgometertest. Signifikante Mittelwertsvergleiche durch t-Tests sind mit p-Werten gekennzeichnet (ANOVA) (Göbel et al., 2000).

toffin®-Plazebo sowie 1 × 12,5 mg Vioxx®. Als Bedarfsmedikament stand Tramadol® zur Verfügung.

Prüfkriterien. Die Patienten wurden während der Studie dreimal untersucht. Die Schmerzfreiheit wurde wöchentlich geprüft.

Ergebnis. In den ersten 5 Behandlungswochen war die Zahl der schmerzfreien Patienten annähernd gleich groß. In der sechsten Woche waren 10 Patienten aus der Dolotoffin® Gruppe und 5 Patienten aus der Vioxx® Gruppe schmerzfrei (Abb. 9.13). Auch der Arhuser Rückenschmerzindex zeigte bei beiden Präparaten eine Abnahme und am Ende der Untersuchung keine signifikanten Unterschiede (Abb. 9.14).

Der Vergleich der Studienabbrüche ergab wegen gastrointestinaler Beschwerden 4 Patienten aus der Vioxx® Gruppe und einen Patienten aus der Dolotoffin® Gruppe (Ullmann et al., 2000).

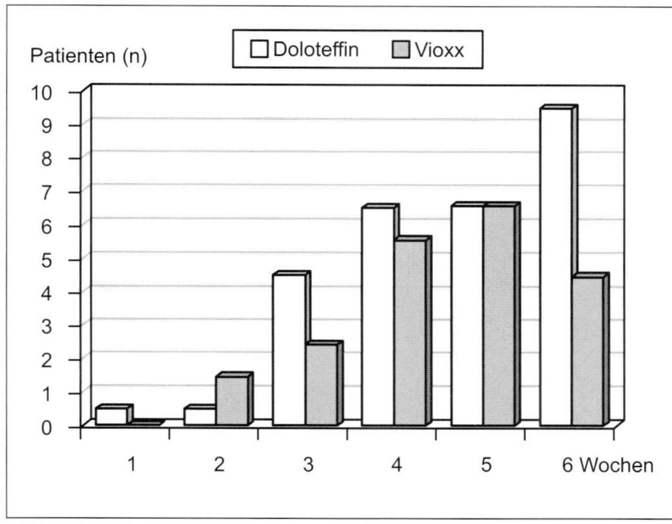

Abb. 9.13: Zahl schmerzfreier Patienten in der jeweiligen Behandlungswoche für □ Doloteffin® und ■ Vioxx® (Ullmann et al., 2000)

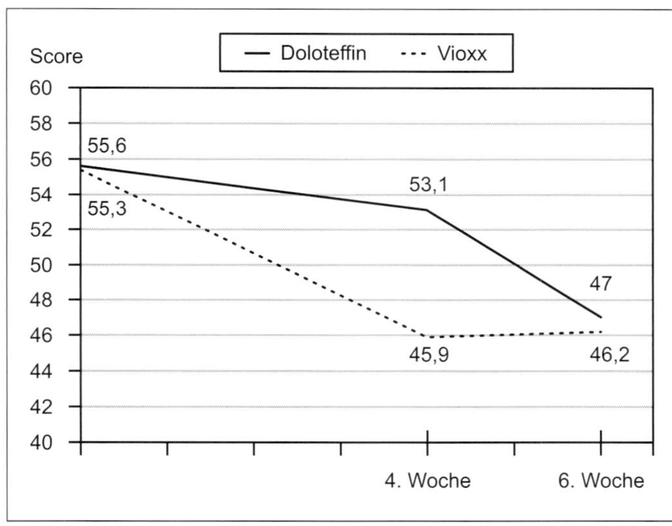

Abb. 9.14: Abnahme der Arhuser Rückenschmerzindices (Mediane) für – Dolotoffin® und .... Vioxx® (Ullmann et al., 2000).

III Enzympräparate zur innerlichen Anwendung (Tab. 9.7 u. 9.8)

Die in den Tabellen aufgeführten Enzyme gehören als klassische Verdauungsenzyme zur Klasse der **Hydrolasen**, die die hydrolytische Spaltung von Peptid-, Ester- oder Glykosid-Bindungen katalysieren. Sie besitzen Mol-Gewichte zwischen ca. 20 000 – ca. 50 000 mit Wirkoptima im schwach sauren bis schwach alkalischen Bereich.

Ihre *Wirksamkeit* wird nach internationalen Einheiten (Units) oder katalytischen Aktivitäten (Jat) bemessen. Sie besitzen keine ausgeprägte Substrat-, aber Bindungsspezifität.

Angenommene Wirkweise von Enzympräparaten

Als Proteine und Glykoside abbauende Enzyme können die in den Tabellen 9.7 und 9.8 aufgelisteten Verdauungsenzyme auch sogenannte **Immunkomplexe** *auflösen*, die bei einer Reihe von Gelenkerkrankungen für entzündliche Gewebeschädigungen verantwortlich gemacht werden. Bei den Immunkomplexen handelt es sich um Antigen-Antikörper-

Tab. 9.7: Pflanzliche Enzyme.

Enzym	Pflanze/Familie	Gewinnung aus
Papain	Carica papaya – Caricaceae –	Milchsaft der unreifen Früchte
Ananasfrucht (Bromelain)	Ananas comosus – Bromeliaceae –	Presssaft d. Ananasstümpfe oder der unreifen Früchte
Feigen (Ficin)	Ficus-Arten – Moraceae –	Milchsaft des Stammes

Tab. 9.8: Tierische Enzyme.

Enzym	Gewinnung aus
Pepsin Ph. Eur.	Magenschleimhaut von Schweinen, Schafen, Kälbern
Trypsin, Ph. Eur., Chymotrypsin, Pankreatin	Pankreas von verschiedenen Tieren
Amylasen	Mikroorganismen (*Bacillus subtilis, Aspergillus oryzae*) u. Schweinepankreas
Lipasen	Pankreas von Tieren u. *Rhizopus arrhizus (Pilz)*

komplexe oder Immunkomplexe des Rheumafaktors, um aggregierte Immunglobuline sowie um Immunkomplexe aus Nukleoproteinen, antinukleären Antikörpern und Kryopräzipitaten. Man hat derartige Immunkomplexe in der Synovia und im Serum vor allem bei Patienten mit rheumatoider Arthritis (primäre Polyarthritis) in erhöhtem Maße nachgewiesen (siehe hierzu Kalden, 1988).

Darüber hinaus scheinen diese Enzyme, bewiesen für *Bromelain*, auch *entzündungshemmende* Eigenschaften zu besitzen.

Entstehung und Pathophysiologie von Enzymkomplexen. Im Normalfall, d. h. bei einer optimalen Regulation der Lymphozyten-Helfer/Suppressor-Zellen werden genügend Antikörper zur Bindung der Antigene gebildet und diese Komplexe von den Makrophagen abgefangen, den T-Lymphozyten oder dem Komplement zur Weiterverarbeitung präsentiert oder selbst phagozytiert. Bei einer immunregulatorischen Störung kommt es aufgrund eines veränderten Antikörper-Antigen-Verhältnisses zur Bildung von übergroßen (schwereren) Immunkomplexen, die nicht mehr frei zirkulierbar sind und von den Makrophagen nur noch unvollkommen phagozytiert werden können. Durch Anlagerung dieser Komplexe an Gelenkflächen, Myelin-Scheiden oder Bindegewebe werden sie pathogen. Über die dadurch ausgelöste Aktivierung der Komplementkaskade über den alternativen Weg und andere Reaktionen entstehen Entzündungen und Gewebeschädigungen, die durch das Einströmen von Neutrophilen weiter verstärkt werden. Es gilt als erwiesen, dass eine direkte Korrelation zwischen der Höhe des Immunkomplextiters und dem Ausmaß der entzündlichen Gelenkerkrankung existiert. Die von polymorphkernigen Leukozyten und Makrophagen sezernierten Proteasen (Elastase, Kathepsin G, Kollagenase I + II) haben keine Spezifität, Immunkomplexe abzubauen, sind aber bei degenerativen Prozessen am Abbau von Knorpelsubstanzen beteiligt.

Pharmakologie-Bioverfügbarkeit

Siehe hierzu Übersicht von Stauder et al., 1988.

Der Ansatz durch orale Gaben von hydrolytischen Enzymen diese Immunkomplexe zur Auflösung zu bringen, geht von der Annahme aus, dass diese Enzyme nach oraler Gabe intestinal resorbiert und humoral wirksam werden. Dies ist in der Zwischenzeit mehrfach bewiesen worden (Streichhan et al., 1988; Steffen et al., 1979; Seifert et al., 1979). Die Persorption dieser Makromoleküle erfolgt in den apikalen Desquamationszonen der Darmzotten durch Pinozytose der M-Zellen im Bereich der Peyerschen Plaques und die Ingestion mit Hilfe von Lymphozyten. Die nachweisbare Resorptionsrate beträgt enzymspezifisch bis zu 20 % der enteral zugeführten makromolekularen Wirkstoffmenge (Seifert et al., 1979).

Die Blutmessungen wurden mit ^{125}J-markiertem Bromelain, ^{14}C-Wobe-MUGOS® bzw. Wobenzym® bei verschiedenen Tierarten nach intragastraler oder intestinaler Applikation durchgeführt (siehe Präparateformen S. 281).

Nach den bisherigen Erfahrungen muss *hoch dosiert* werden (3 – 8 g/Tag u. mehr). Eine deutliche Verminderung des Immunkomplextiters konnte allerdings erst nach einer *Langzeittherapie* über Wochen festgestellt werden. Dabei muss noch völlig offen bleiben, ob der Abbau der Immunkomplexe durch die hydrolytische Einwirkung dieser Enzyme oder über eine Aktivierung des phagozytären Systems zustande kommt. Versuche, Knorpeldestruktionen durch Proteinase*inhibitoren* zu unterbinden (Baici, 1984), sind kein Widerspruch, da sich diese Inhibition nur auf die an der Entzündungsauslösung beteiligten Kollagenasen und Elastase bezieht.

Bromelain zeigte von neun getesteten Präparaten, einschließlich Aspirin®, im Rattenpfotenödemtest die beste Wirkung (Uhlig, 1981). Die *antiphlogistische* Wirkung könnte über eine Hemmung der Prostaglandin-Biosynthese zustande gekommen sein, da Vellini et al. (1986) und neuerdings Maurer (2001) einen direkten Zusammenhang zwischen Bromelain-Dosierung und der Prostaglandin-E_2-Biosynthese nachweisen konnten.

Die ebenfalls nachgewiesene analgetische Wirkung könnte durch Ödem- und Immun-Komplex-Reduktion (Klein und Kullich 2000) oder durch eine Hemmung von Schmerzrezeptoren, etwa von Bradykinin, erfolgen.

Es liegt eine ältere offene *multizentrische klinische Studie* bei Weichteilrheumatismus-Patienten mit einem Enzymkombinationspräparat (Mulsal®) vor (Vogler, 1988).

Über die Behandlung von Osteoarthritischen Beschwerden mit Bromelain-Präparaten siehe S. 283.

9.1.2.5 Phytopräparate – Rheumatismus, Degenerative Gelenkerkrankungen

Interna

Weidenrinden-Mono- und Kombinations-Extrakt Präparate z. B.

• Assalix® Dragees	1 Dragee enthält 393,24 mg Weidenrinden-Extrakt standard. auf mind. 60 mg Gesamtsalicin
• Phytodolor®-Tinktur (Kombi-Präparat)	100 ml standard. Frischpflanzenauszug aus Zitterpappelrinde und -blättern (60 ml), Goldrutenkraut (20 ml) und Eschenrinde (20 ml)
• Rheumatab Salicis Tabletten	1 Tablette enthält 85–97 mg Weidenrindenextrakt
• Salix Bürger® Lösung	1 ml enthält gerbstofffreien Weidenrinden-Extrakt entsprechend 30 mg Gesamtsalicin berechnet als Salicin

Teufelskrallenwurzel-Präparate z. B.

• Cefatec® Brause-Tabletten	1 Brausetablette enthält 480 mg 60 %-alkohol. Teufelskrallenwurzel-Extrakt
• Doloteffin® Filmtabletten	1 Tablette enthält 400 mg wässrigen Teufelskrallenwurzel-Extrakt
• Harpagophytum Arkocaps	1 Kapsel enthält 500 mg Teufelskrallenwurzel-Extrakt
• Rivoltan® Filmtabletten	1 Tablette enthält 480 mg wässrigen Teufelskrallenwurzel-Extrakt

Brennnesselblatt-Extrakt-Präparate z. B.

• Arthrodynat N Tropfen	100 g enthalten 100 g 15 %igen alkoholischen Brennnessel-Kraut-Auszug
• Rheuma Hek® Kapseln	1 Kapsel enthält 268 mg standard. Brennnesselblatt-Extrakt
• Urtica-Hevert Rheumatropfen Flüssigkeit	1 ml enthält Brennnesselblätter-Fluidextrakt

Weihrauch- (Boswellia serr.) Harz-Präparate z. B.

• H 15 Gufic Kapseln	1 Kapsel enthält 40 mg standard. indisch. Weihrauch-Extrakt
• Olibanum RA Weihrauch Tabletten (Homöop.)	1 Tablette enthält 250 mg Olibanum (indisch. Weihrauch) D1
• Olibanum RA Weihrauch Tropfen (Homöop.)	10 ml enthalten 10 ml ∅ Olibanum (indisch. Weihrauch)

Enzym-Präparate z. B.

• Phlogenzym® magensaftresistente Filmtabletten	1 Tablette enthält Bromelain, Trypsin und Rutosid
• Wobenzym® N magensaftresistente Tabletten	1 Dragee enthält Papain, Bromelain, Pankreatin, Trypsin, Chymotrypsin und Rutosid

Tee-Rezepturen z. B.

Weidenrinde (Salicis cortex)	30,0 g
Holunderblüten (Sambuci flos)	30,0 g
Bittersüßstengel (Dulcamarae stip.)	30,0 g
Wacholderbeeren (Juniperi fructus)	10,0

Brennnesselkraut Urticae herba)	10,0 g
Schafgarbenkraut (Millefolii herba)	10,0 g
Guajakholz (Guajaci lignum)	10,0 g

Schachtelhalmkraut (Equiseti herba)	20,0 g
Birkenblätter (Betulae folium)	30,0 g

Weidenrinde (Salicis cortex)	30,0 g
Bohnenschalen (Phaseoli pericarp.)	30,0 g
Birkenblätter (Betulae folium)	20,0 g
Queckenwurzel (Graminis rhizoma)	20,0 g

Externa

Salben, Gele, Lotionen, Linimente, Balsame, Pflaster u.a. Zubereitungen z. B.

• ABC® Hansaplast Wärme-Pflaster N	Cayennepfefferdichte-extrakt
• Capsamol® Salbe	10 g enthalten 0,227 g Capsicum-Frucht-Extrakt entspr. 5 mg Capsaicinoide = 2,2 %
• Dolenon® Liniment	Cayennepfefferfluid-extrakt entspr. 50 mg Capsaicinoide = 0,05 %
• Dolorsan® Balsam Salbe	100 g enthalten 6 g Methylsalicylat, 3 g Levomenthol und 0,62 g Campher
• Franzbranntwein Hetterich mit Fichtennadelöl-lösung	100 g enthalten 0,5 g Campher und 45 g Ethanol 90 %
• Kneipp®Rheuma Salbe	100 g enthalten 4 g Cayennepfeffer-Extrakt mit 1,4 % Gesamt-Capsaicinoide
• Leukona® Rheumasalbe	100 g enthalten 18 g Campher, 6 g Terpentinöl und 2,5 g Rosmarinöl
• Eucafluid N Lösung zum Einreiben	100 g enthalten 15 g Eucalyptusöl 30 g Kiefernnadelöl 10 g Pfefferminzöl 10 g Rosmarinöl
• Spolera® Gel/Salbe	100 g enthalten 20 g/19 g Auszug aus Acmella ciliata
• Syviman® N Salbe	100 g enthalten 6,5 g Tinct. Symphyti (Beinwellwurzel) und 0,2 g Tinct. Visci albi (Mistelkraut)

Rheuma Bäder siehe Kapitel Balneologika S. 444.

9.2 Degenerative Gelenkerkrankungen (Arthrose-Osteoarthritis)

9.2.1 Behandlungsprinzipien

Die Arthrose ist die häufigste nicht entzündliche Erkrankung des Bewegungsapparates, vor allem des Knie- und Hüftgelenks. Sie ist gekennzeichnet durch eine Abnützung und Zerstörung der Gelenkstruktur. Durch eine verstärkte Aktivität von Kollagenase (Matrix Metalloproteinasen) kommt es zum Abbau der Proteoglykan-Gerüststruktur des Gelenkknorpels. Fragmente der abgebauten Proteoglykane und Kollagenase können in die Synovialflüssigkeit gelangen und so entzündliche Reaktionen im Bereich der Synovialmembran auslösen. Begünstigt wird der Arthroseprozess durch mechanische Arbeitsüberlastung, Extremsportarten, Übergewicht oder Fehlhaltungen bzw. Fehlstellungen der Gelenke.

Die Behandlung zielt darauf, die proteolytische Zerstörung des Gelenknorpels zu bremsen und die Entzündung bzw. Schmerzen zu bekämpfen.

- Für die Entzündungs- und Schmerzbekämpfung können zur äußerlichen oder innerlichen Anwendung die auch für die Behandlung des Weichteilrheumatismus und der Arthritis entwickelten Phytopharmaka wie z. B. *Weidenrinden-*, *Teufelskrallenwurzel-* oder *Brennnesselblatt-Extrakt-Präparate* eingesetzt werden (siehe Präparateliste S. 281) sowie *Enzympräparate*.
- Für die Hemmung des Proteoglykanabbaus und/oder die Regeneration des Gelenkknorpels werden heute **Glucosaminsulfate** und **Chondroitinsulfat** oral appliziert, und **Hyaluronsäure** intraarticulär injiziert.

9.2.2 Naturstoffe und Präparate

9.2.2.1 Glucosaminsulfat/Chondroitinsulfat

Glucosamin, ein Baustein der Knorpelmatrix (Glykosaminoglykane und Proteoglykane) wird vom menschlichen Körper selbst gebildet. Es wird heute durch Salzsäurehydrolyse aus den Schalen von Krustentieren gewonnen und daraus das gut wasserlösliche Schwefelsäuresalz hergestellt.

Von den 17 existierenden *plazebokontrollierten klinischen Studien* lieferten 3 klinische Studien bei Dosierungen von 0,75 – 1,5 g/Tag nachfolgendes Ergebnis:

Der Gelenkschmerz verringerte sich signifikant gegenüber Plazebo. Die Empfindlichkeit, Schwellung und Einschränkung der Gelenke bei aktiven Bewegungen gingen zurück (Drovanti et al., 1980).

Die Schmerzreduktion war signifikant höher in der Glucosaminsulfat-Gruppe als in der Ibuprofen-Gruppe (Vaz, 1982).

In einer multizentrischen Doppelblindstudie mit 252 Gonarthrose-Patienten ging der Schmerz unter Glucosamin um durchschnittlich 3,2 Punkte auf der Lequesne Skala zurück, in der Plazebo-Gruppe um durchschnittlich 2,2 Punkte (Noack et al., 1994).

Eine kürzlich durchgeführte Meta-Analyse von 15 Studien der letzten 30 Jahre bestätigte für Glucosamin bei Osteoarthritis moderate bis gute Wirkungen. Es wurden eine Reihe von methodischen Mängeln der Studiendesigns moniert und die Vorteile der Glucosamin-Therapie als übertrieben kritisiert, doch wurden die Therapieeffekte (Schmerzreduktion) bestätigt. Der volle therapeutische Nutzen scheint nach dieser Analyse erst nach 4 Wochen zum Tragen zu kommen. Ob auch ein Gelenkrepair zu erreichen ist, wird als noch nicht bewiesen angesehen (Mc Allindon et al., 2000).

Für das bei uns auf dem Markt befindliche D-Glucosaminsulfat Präparat Dona® 200-S wird als Indikation neben Funktionsverbesserung Schmerzlinderung bei leichter bis mittelschwerer Gonarthrose angegeben.

Chondroitin wird aus Fischknorpel gewonnen und sulfatiert. Anwendung wie Glucosamin.

9.2.2.2 Hyaluronsäure

Hyaluronsäure ist Hauptbestandteil des Stütz- und Bindegewebes und der Kapillarwände. Sie setzt sich aus 1,4- oder 1,3-β-glykosidisch verknüpften N-Acetylglucosamin- und Glucuronsäure-Einheiten zusammen. Hyaluronsäure wird aus verschiedenen tierischen Materialien gewonnen, z. B. aus dem Glaskörper von Tieren oder aus Hahnenkämmen.

Hyaluronsäure kann an der Einstichstelle zu Schwellungen und Schmerzen führen. Anwendungsbeschränkungen bei Neigung zu allergischen Reaktionen. !

9.2.2.3 Enzympräparate

Anwendung finden die bisher fast ausschließlich zur Therapie des Weichteilrheumatismus eingesetzten Enzympräparate (siehe S. 281) neuerdings auch zur Behandlung der Osteoarthritis des Kniegelenks.

Durchgeführt wurden bis heute drei relevante klinische Studien mit Bromelain-Präparaten.

Die erste Studie, eine Doppelblindstudie, erfolgte mit oral verabreichtem Phlogenzym (Bromelain + Trypsin + Rutosid) bei 73 Patienten im Vergleich zu dem NSAID Diclofenac bei 73 Patienten mit Kniegelenksarthritis (Klein und Kullich 2000). Verabreicht wurden 540 mg des Präparates täglich über einen Zeitraum von 3 Wochen.

Die zweite Studie, eine offene randomisierte Monoblind-Studie, wurde mit dem gleichen Präparat, ebenfalls im Vergleich zu Diclofenac bei 50 Patienten mit Kniegelenksarthritis durchgeführt. Die Behandlung dauerte 3 Wochen mit einer 4 wöchigen Nachbehandlung (Tilwe et al. 2001).

Die dritte Studie war eine offene Studie mit einem reinen Bromelain-Präparat (Bromelin Lichtwer) bei 72 sonst gesunden Freiwilligen mit akuten leichten Kniegelenkschmerzen von weniger als 3 Monaten Dauer. Diese Studie wurde mit 200 mg und 400 mg/Tag einen Monat lang durchgeführt (Walker et al. 2003).

Bei allen drei Studien kam es nach Behandlungsabschluß zu einer signifikanten Reduktion des Schmerzindex (bei den beiden ersten Studien eine 77- bzw. 60%ige Reduktion), die sich nicht von der in der Diclofenac-Gruppe unterschied. Die Behandlung wurde ohne signifikanten Nebenwirkungen gut vertragen. Bei der dritten Studie wurde auch das Wohlbefinden registriert, das sich bei der höheren Dosis vor allen in einer Verbesserung der Gelenkempfindlichkeit äußerte.

9.2.2.4 Phytopräparate – Degenerative Gelenkerkrankungen

- Dona® 200-S Dragees — 1 Dragee enthält 250 mg D-Glucosaminsulfat
- Chondroflex-Kaps. Nutrisana Comp./Canada — 1 Kaps. enthält 500 mg Glucosaminsulfat + 400 mg Chondroitinsulfat
- Chondrosulf® 400 — 1 Kaps. enthält 400 mg Chondroitinsulfat-Natrium

Anwendungsempfehlung:

3 mal täglich 1 bis 2 Dragees bzw. Kapseln zu den Mahlzeiten, 6 bis 8 Wochen.

Hyaluronsäure-Präparate

- Haya-ject® Injektionslösung — 1 ml isotonische Lösung enthalten 10 mg Hyaluronsäure Natriumsalz
- Hyalart Injektionslösung — 2 ml Fertigspritze enthält 20 mg Hyaluronsäure Natriumsalz aus Hahnenkämmen

Anwendungsempfehlung:

3 bis 5 mal i. a.-Injektionen in wöchentlichen Abständen.

- Phlogenzym® magensaftresistente Filmtablette — 1 Tablette enthält Bromelain, Trypsin und Rutosid
- Bromelin Lichtwer (UK) Ltd., Marlow (UK)

Anwendungsempfehlung

Mind. 3 mal 2 Tabl. (= 0.71.0 g)/Tag
In schweren Fällen bis zu 12 Tabl./Tag 3–4 Wochen lang

9.3 Gicht (Arthritis urica)

9.3.1 Pathophysiologie der Gicht

Als eine *stoffwechselbedingte Gelenkerkrankung* gehört die **Arthritis urica** zu den rheumatischen Erkrankungen im weiteren Sinne. Darüber hinaus ist die Gicht auch eine Allgemeinerkrankung, die sich bei 30 % der Gichtpatienten auch in Form einer „Gichtnephropathie" manifestieren kann.

Die Gicht äußert sich in einer **Hyperurikämie** (> 6,5 mg/100 ml im Serum), einem Ungleichgewicht von Harnsäuresynthese und -Ausscheidung, wobei in 75 % der Fälle eine Eliminationsschwäche der Niere und in 25 % der Fälle eine *überschießende endogene Purinkörperproduktion* die Ursache ist.

Die Hyperurikämie kann bei Überschreiten des Löslichkeitsproduktes von Mono-Natrium-Urat zur Auskristallisation in der Synovia des Großzehengrundgelenkes, seltener im Knie, Fußwurzel, Hand- oder Fingergelenk, und damit zur Auslösung eines **akuten Gichtanfalls** führen. Die Folge sind Einströmen von Leukozyten, Phagozytosevorgänge, Ruption von Phagolysosomen und Austritt von lysosomalen Enzymen, die Gewebeläsionen, entzündliche Reaktionen und heftige Schmerzen verursachen.

Im **chronischen Stadium** kommt es zur Entwicklung von Knochen- und Weichteiltophi, Erosionen und Zerstörung des Knorpelgewebes mit Behinderung des Bewegungsapparates.

9.3.2 Naturstoffe und Präparate

9.3.2.1 Colchicum (Colchicin) M

Off.: Ph. Eur. (Colchicin), Colchici semen (Herbstzeitlosensamen), *Colchicum autumnale.*

Das Alkaloid Colchicin wird biosynthetisch aus der Aminosäure *Dopamin* und einer Phenylpropan-Verbindung aufgebaut und ist insofern mit den *Benzylisochinolinalkaloiden biosynthetisch verwandt.* Es ist in den Samen neben zahlreichen Begleitalkaloiden (z. B. Demecolcin, Colchicosid) in einer Konzentration von 0,2–1,2 % enthalten. (Formelbild S. 285)

Pharmakologie

Colchicin hat keinen Einfluss auf den Blutharnsäurespiegel oder die Harnsäureausscheidung, hemmt aber durch Bindung an das Tubulin von neutrophilen Leukozyten deren Beweglichkeit (Chemotaxis) und Phagozytoseaktivität. Außerdem hemmt es die Freisetzung von Prostaglandinen aus

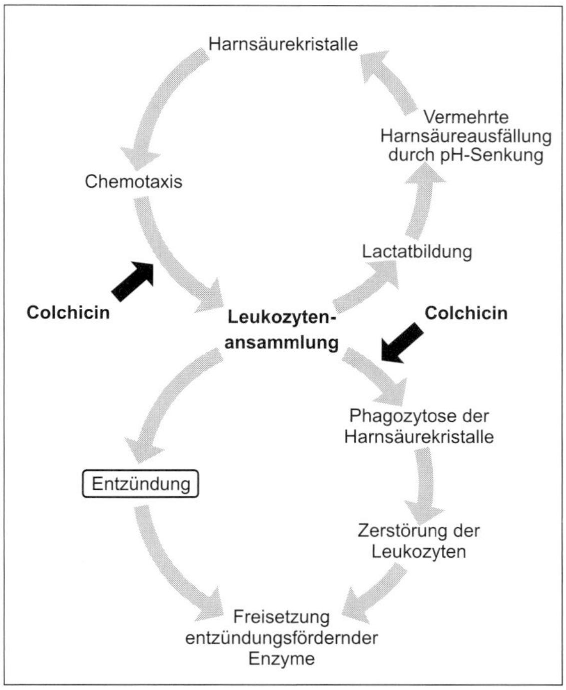

Abb. 9.15: Wirkweise des Colchicins beim akuten Gichtanfall.

den Makrophagen und die Induktion lysosomaler Enzyme. Damit *unterbricht Colchicin an 2 Stellen die durch Uratkristalle ausgelöste Entzündungskaskade* (siehe Abb. 9.15) und wirkt *analgetisch.*

Klinik

Zur **Kupierung des Gichtanfalles** werden 1 mg als Anfangsdosis und dann stündlich 0,5 mg bis zu höchstens 3–4 mg/Tag gegeben. Die Behandlungsdauer soll 3 Tage, die Gesamtdosis 8 mg Colchicin nicht überschreiten.

Zur **Anfallprophylaxe** wird Colchicin in einer Dosierung von 0,5–1,5 mg täglich verabreicht.

! Die **therapeutische Breite** von Colchicin ist *sehr gering. Als letale Dosis* werden 20 mg = 5 g Samen = 50 g Colchicum-Tinktur angegeben. Vergiftungen äußern sich in Diarrhöe, Übelkeit und Erbrechen. Der Tod tritt durch Atemlähmung ein.

Andere Anwendungsgebiete von Colchicin

Über die Anwendung von Colchicin und Colchicin-Derivate in der *Krebstherapie* siehe entsprechendes Kap. 10, S. 277.

Colchicin wird zusätzlich mit Erfolg eingesetzt

- Zur *Therapie des M. Behçet* (Behçet-Syndrom), einer entzündlichen Dermatose, die durch eine Granulozyten-Hyperreaktivität ausgelöst wird (Hazen und Michel, 1979).
- Zur Behandlung des *familiären Mittelmeerfiebers* (FMF), das mit periodischen Fieberattacken, Peritonitis, Pleuritis und Synovitis einhergeht (Goldstein und Schwabe, 1974; Peters et al., 1983).

9.3.2.2 Phytopräparate – Gicht

Colchicum-Dispert® (Samen-Trockenextrakt stand. auf 0,5 mg)	Colchysat®-Bürger (Presssaft aus Colchicum-Blüten).

9.4 Homöopathie bei Erkrankungen des rheumatischen Formenkreises H

Bei Berücksichtigung der drei Hauptgruppen des rheumatischen Formenkreises können Homöopathika mit unterschiedlichen Wirkprofilen eingesetzt werden.

Beim *entzündlichen Rheumatismus* ist die Homöotherapie *stadienabhängig zu variieren.*

Im **akuten Schub einer rheumatoiden Arthritis (RA)** werden Homöopathika *adjuvant* eingesetzt mit dem Ziel, risikoreichere und symptomatisch wirkende Antirheumatika einzusparen. In den Phasen niederer Entzündungsaktivität können *personotrope* Homöopathika – zumeist aus der mineralischen Gruppe – häufig den Verlauf der Erkrankung positiv beeinflussen, indem sie die Entzündungsaktivität mindern (empirische Beobachtung).

Bei *systemischer Manifestation der RA* orientiert sich die Arzneimittelwahl an der dominierenden Symptomatik, wobei die Homöotherapie als Begleit- oder zur Nachbehandlung eingesetzt wird (Beispiel: Karditis). *Infektiöse Arthritiden* stellen *primär keine Indikation für Homöopathika* dar.

Die Behandlung des *degenerativen Rheumatismus* bringt erfahrungsgemäß befriedigende Erfolge (Schmerz, Schwellung), ohne dass grob pathologisch-morphologische Befunde an Knorpel und Knochen entscheidend zu beeinflussen sind.

Klimakterisch bedingte Arthropathien einschließlich osteoporotischer Syndrome indizieren oft die Anwendung allein oder zusätzlich mit homöopathischen Gynäkologika. Homöopathika haben dabei ein erstaunlich hohes analgetisches Potenzial.

Der *Weichteilrheumatismus* kann ebenfalls mit Homöopathika gut beherrscht werden. Im Hinblick auf die engen psychosomatischen Zusammenhänge bei chronischen Verläufen ist bei diesem Anwendungsbereich der Einsatz auch personotroper Homöopathika zu erwägen.

Die beim rheumatischen Formenkreis indizierte *physikalische Therapie* versteht sich als *Basisbehandlung* und interferiert nicht mit den Homöopathika. Beim degenerativen wie auch beim extraartikulären Rheumatismus kann das Homöopathikum zur Initialtherapie mit einem Lokalanästhetikum kombiniert als Quaddeln im Bereich des Locus dolendi angewendet werden.

Die Homöopathika lassen sich auch entsprechend der Individualsymptomatik bei **Arthritis urica** einsetzen. Inwiefern erhöhte Harnsäure-Werte durch Homöopathika gesenkt werden können, ist nicht systematisch ausreichend genug untersucht worden, ist aber empirisch belegt.

Pflanzliche Homöopathika

Adlumia fungosa D3, Dil
Stechende Gelenkschmerzen bei erhöhten Harnsäurewerten und Leberbeschwerden mit Stoffwechselstörung.

Aesculus hippocastanum D4, Dil.
LWS-Syndrom mit dumpfen, tiefsitzenden Schmerzen; Coxarthrose, phlebo-arthrotisches Syndrom.

Bryonia cretica D4, Dil.
Stechende Gelenkschmerzen mit akut entzündlicher Schwellung und starker Bewegungsverschlechterung, Besserung durch Kälteapplikation. Akuter und chronischer Rheumatismus.

Cardiospermum halicacabum, D3, Dil.
Weichteilrheumatische Schmerzen, Myogelosen, insbesondere auch im paravertebralen Bereich.

Cimicifuga racemosa D6, Dil.
HWS-Syndrom mit migräneartigen Kopfschmerzen, Sehstörungen und Schwindelgefühl; auch klimakterisch bedingte Beschwerden. Besserung durch Wärmeapplikation.

Colchicum autumnale D4, Dil.
Schmerzhafte Gelenkschwellung mit dem Gefühl von Zerschlagenheit und Lähmigkeit; Parästhesien.

Gelsemium sempervirens D6, Dil.
Nacken- und Kopfschmerzen mit eingeschränkter Kopfbeweglichkeit bei druckempfindlicher Halswirbelsäule; Kopfschmerzen.

Gnaphalium polycephalum D4, Dil.
Ischialgieforme Schmerzen mit starken Parästhesien; Besserung in Ruhe und in Schonhaltung.

Guaiacum D6, Dil.
Gelenkschwellung mit stechenden Schmerzen; Schrumpfungsneigung der Sehnen und Bänder.

Harpagophytum procumbens D4, Dil.
Schmerzen insbesondere in den großen Gelenken (Hüfte, Knie); osteoporotisch bedingte Schmerzzustände.

Lachnanthes tinctoria D4, Dil.
HWS-Syndrom mit Ausstrahlung in den gesamten Schulter-Arm-Bereich; Symptomverschlechterung durch Bewegung.

Ledum palustre D4, Dil.
Schmerzhafte Gelenkschwellung, auch mit Ergussbildung; gichtisch bedingte Schmerzen an kleinen Gelenken.

Phytolacca decandra D6, Dil.
Gelenkschwellungen mit einschießenden Schmerzen, auch bei tonsillogenem Fokus.

Pulsatilla pratensis D6, Dil.
Gelenkschwellungen- und Schmerzen bei häufigem Lokalisationswechsel („Springen"); auch entzündliche Mitreaktion der Augen und ableitenden Harnwege (Reiter-Syndrom).

Rhododendron D6, Dil.
Schwellung und Überwärmung der Gelenke mit heftigen Schmerzen, typischerweise mit Verschlechterung bei Wetterwechsel. Weichteilrheumatische Beschwerden.

Rhus toxicodendron D12, Dil.
Artikuläre und extraartikuläre Schmerzen, auch mit Schwellung; Auslöser sind oft traumatische Ereignisse sowie Unterkühlung und Durchnässung.

Ruta graveolens D6, Dil.
Entzündliche Sehnenaffektionen, oft nach Überanstrengung; beginnende Exsudation, Bewegungseinschränkung.

Solanum dulcamara (Dulcamara) D6, Dil.
Durch Temperaturwechsel, Unterkühlung oder Durchnässung ausgelöster Schub rheumatischer Beschwerden (Schmerzen/Schwellung).

Strychnos nux vomica (Nux vomica) D6, Dil.
Extraartikuläre Schmerzzustände mit starken muskulären Verspannungen (Lumboischialgie; LWS-Syndrom).

Thuja occidentalis D12, Dil.
Rheumatoide Schmerzen; rezidivierende Entzündung am Auge und am Urogenitaltrakt (Reiter-Syndrom); fokales Geschehen.

Tierische Homöopathika

Apis mellifica D6, Dil.
Hochentzündliche Gelenkschwellung mit großer Berührungsempfindlichkeit.

Formica rufa D12, Amp.
Schmerzzustände bei degenerativem und extraartikulärem Rheumatismus.

Mineralische Homöopathika

Calcium fluoratum D12, Tabl.
Osteoporotische Schmerzzustände, Metastasen-bedingte Knochenschmerzen.

Ferrum metallicum D6, Tabl.
Schulter-Arm-Syndrom.

Causticum D12, Tabl.
Chronische Polyarthritis.

Strontium carbonicum D12, Tabl.
Degenerative Gelenk- und Wirbelsäulenerkrankung.

Sulfur D12, Tabl.
Chronische rheumatoide Gelenkschmerzen.

Therapiestudie

Indikation. Chronische Polyarthritis.

Präparat. Kombinationspräparat enthaltend Rhus toxicodendron D4, Bryonia cretica D4, Strychnos nux vomica D4, Berberis vulgaris D4, Ledum palustre D4 aa 20 ml (Rheumaselect®).

Studienart. Randomisierte Doppelblindstudie (adjuvante Therapie bei 111 Patienten abzüglich 65 „Drop outs“) bei chronischer Polyarthritis in 5 Arztpraxen gegen Plazebo (Äthanol-Lösung). Ausgeschlossen wurden in der Studie Patienten, die unter einer systemischen oder lokalen Kortikoid- oder einer Immunsuppressiv-Therapie standen.

Aufgenommen wurden in die Studie nur Patienten, bei denen die Diagnose „chronische Polyarthritis“ gesichert war und die Krankheit seit mindestens 6 Monaten bestand und seit mindestens 3 Monaten eine Rheumabasistherapie durchgeführt wurde. Außerdem mussten mindestens 5 der 8 ARA-Kriterien, z. B. Morgensteifigkeit, Bewegungsschmerz mindestens eines Gelenkes oder Röntgenveränderung, typisch für cP erfüllt sein.

Eine medikamentöse oder physikalische Rheuma-Therapie musste zu Studienbeginn 6 Monate lang schon durchgeführt sein.

Behandlungsart. 3- bis 4mal täglich 10–20 Tropfen über einen Zeitraum von 12 Wochen.

Prüfkriterien. Registriert wurde der Verbrauch der einzelnen Patienten an antirheumatischen und analgetischen Medikamenten. Außerdem erfolgte die Ermittlung des individuellen Regressionskoeffizienten als Maß für die Schmerzlinderung oder Verstärkung (Schmerzscore). Abgefragt wurde von den Ärzten als aktuelle Symptomatik der Nachtschmerz, der Ruheschmerz und der Bewegungsschmerz, die Entzündungszeichen (Abb. 9.16a–d), die Morgensteifigkeit und die Zeit bis zur Ermüdbarkeit.

Ergebnis. Während der Schmerz-Score zu Beginn der Behandlung in der Verumgruppe höher lag als in der Plazebogruppe, glich sich dieser bis hin zur Abschlussuntersuchung aus oder erreichte eine Überlegenheit in der Verumgruppe. Die Abnahme des Verbrauchs an antirheumatischen Medikamenten war in den Verumgruppen bei den verschiedenen Medikamentengruppen signifikant höher als bei Plazebo. Die Reduzierung der Antirheumatika betrug 46 %, der Analgetika 79 % der Fälle. Die zusammenfassende Beurteilung des Therapieerfolges ist in der folgenden Tab. 9.9 wiedergegeben. (Wiesenauer und Gaus, 1991).

In einer anderen Doppelblindstudie konnte bei leichteren und mittelschweren Arthrosebeschwerden eine Äquivalenz einer fixen Kombination (Zeel® comp.) gegenüber Diclofenac gezeigt werden (Maronna et al., 2000).

In Tab. 9.10 sind die Anwendungsbereiche pflanzlicher Homöopathika beim rheumatischen Formenkreis, in Tab. 9.11 die wichtigsten Kombinationspräparate aufgeführt.

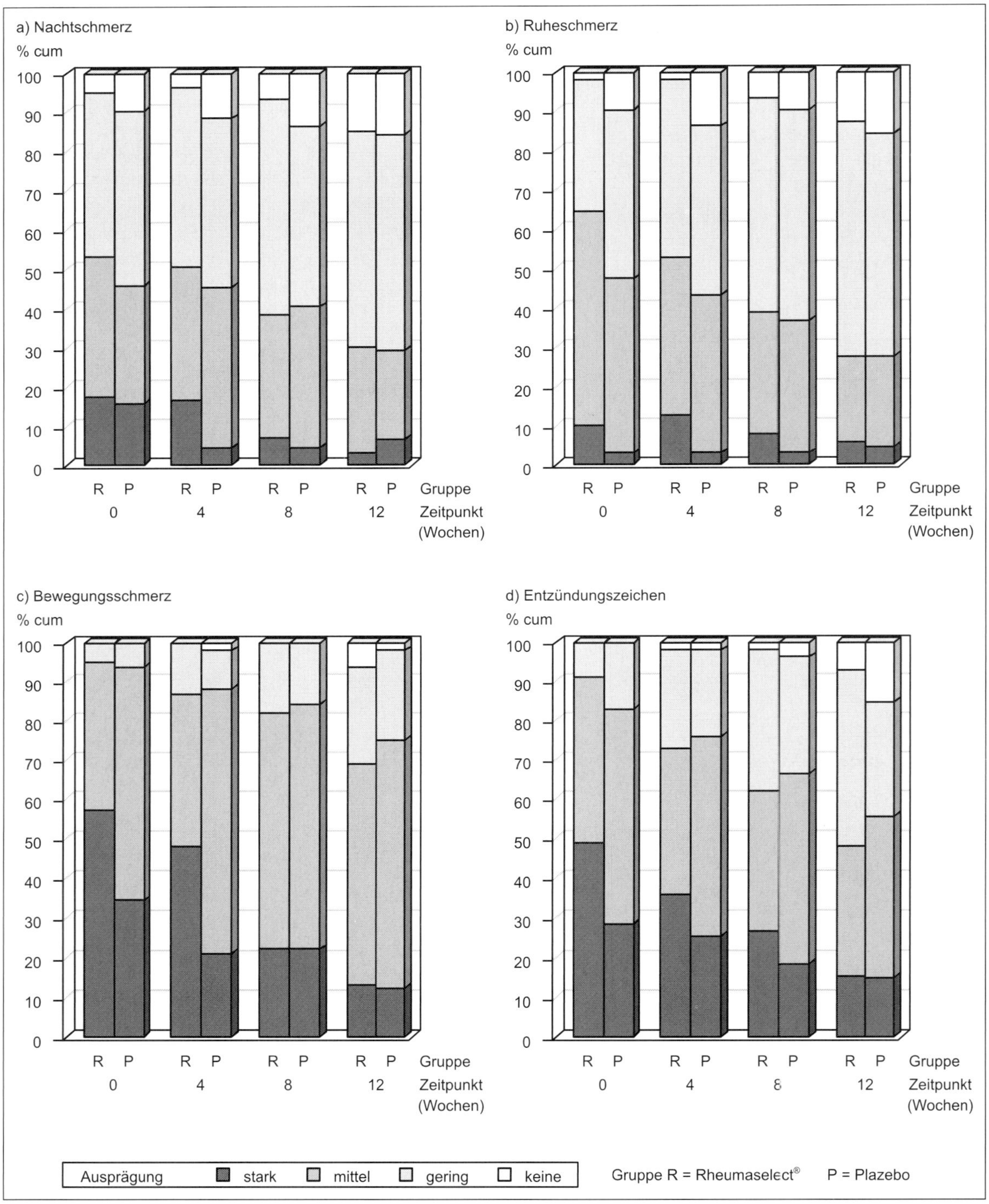

Abb. 9.16: Einfluss des Homöopathikums auf die Symptomatik von Nachtschmerz, Ruheschmerz, Bewegungsschmerz und Entzündungszeichen (Wiesenauer und Gaus, 1991).

Tab. 9.9: **Therapieerfolg des Homöopathikums bei chronischer Polyarthritis** (Wiesenauer und Gaus, 1991).

	Verum	Plazebo	Summe
Therapieerfolg			
Ja	44	31	75
Nein	12	19	31
Summe	56	50	106

ξ-Test, einseitig $\alpha < 0{,}03$ signifikant.

Tab. 9.11: Homöopathische Kombinationspräparate (rheumatische Erkrankungen)

Arthrorell®
Rheuma-Hevert®
Rheuma-Pasc®
Rheumaselect®

Tab. 9.10: Bevorzugte Anwendungsbereiche pflanzlicher Homöopathika beim rheumatischen Formenkreis.

Arzneimittel	Entzündlich	Degenerativ	Extraartikulär
Aesculus hippocastanum		x	
Bryonia cretica	x		x
Cardiospermum halicacabum	x		
Cimicifuga racemosa		x	x
Colchicum autumnale	x		
Gelsemium sempervirens		x	x
Gnaphalium polycephalum			x
Guaiacum officinale	x		
Harpagophytum procumbens		x	
Lachnanthes tinctoria		x	x
Ledum palustre	x		
Phytolacca decandra	x		x
Pulsatilla pratensis	x	x	x
Rhododendron	x		x
Rhus toxicodendron	x	x	x
Ruta graveolens			x
Solanum dulcamara	x	x	x
Strychnos nux vomica	x	x	x
Thuja occidentalis	x	x	x

Literatur

Allopathie

Acker, C., Ullmann, H., Model, A., Chrubasik, S.: Treatment of acute low back pain with the special willow bark extract Assalix® with the COX-2 inhibitor Vioxx®: an open controlled study, 3rd Int. Congress on Phytomedicine 11.–13. October 2000, Phytomedicine Suppl. II 2000, p. 39.

Ammon, H.P.T.: Salei Guggal-Boswellia serrata from a herbal medicine to a specific inhibitor of leucotriene biosynthesis. Phytomedicine. **3**: 67–70 (1996).

Ammon, H.P.T., Mack, T., Singh, G.B., Safayhi, H.: Inhibition of leucotriene by formation in rat peritoneal neutrophils by an ethanolic extrakt of gum resin exsudat of Boswellia serrata. Planta med. **57**: 203 (1991).

Atkinson, D.C., Hicks, R.: The Antiinflammatory Activity of Irritants, Agents and Actions, **5**: 239–249 (1975).

Bähr, V., Hänsel, R.: Immunomodulating properties of 5,20α(R)-Dihydroxy-6α, 7α-epoxy-1-oxo(5α)-witha-2,24-dienolide and salasodine. Planta med. **44**: 32 (1982).

Baici, A.: Die Bedeutung der Proteinasen für die Knorpeldestruktion. Therapiewoche **34**: 1038 (1984).

Bonta, I.L., Nordhoek, J.: Anti-Inflammatory Mechanism of Inflamed-Tissue-Factor, Agents and Actions, **3**: 348–356 (1973).

Bray, M.A.: Prostaglandins and leucotrienes: fine tuning the immune response. Pharmacology **1**: 101 (1987).

Brown, E.W., Scott, W.O.: The absorption of methyl salicylate by the human skin. J. Pharmacol. exp. Ther. **50**: 32–50 (1934).

Chrubasik, S., Eisenberg, E., Balan, E., Weinberger, T., Luzzati, R., Conradt, C.: Treatment of low back pain exacerbations with willow bark extract: a randomized double blind study. JAMA. **109**: 9–14 (2000).

Chrubasik, S., Enderlein, W., Conradt, C., Bauer, R., Grabner, W.: Evidence for antirheumatic effectiveness of herba Urtica dioica spinach in acute arthritis: A pilot study. Phytomedicine. **4**: 105–108 (1997).

Chrubasik, S., Junck, H., Breitschwerdt, H., Conradt, Ch., Zappe, H.: Effectiveness of Harpagophytum extract WS 1531 in the treatment of exacerbation of low back pain: a randomized, Plazebo-controlled double-blind study. Eur. J. Anaesthesiol. **16**: 118–129 (1999).

Chrubasik, S., Sporer, F., Wink, M.: Zur pharmakologischen Wirkung der Teufelskralle (Harpagophytum procumbens). Forsch. Komplementärmed. **2**: 223–325 (1995).

Chrubasik, S., Sporer, F., Wink, M.: Zum Wirkstoffgehalt in Teezubereitungen aus Harpagophytum procumbens. Forsch. Komplementärmed. **3**: 116–119 (1996a).

Chrubasik, S., Zimpfer, Ch., Schütt, U., Ziegler, R.: Effectiveness of Harpagophytum procumbens in treatment of acute low back pain. Phytomedicine. **3**: 1–10 (1996b).

De, A.K., Ghosh, J.J.: Inflammatory effects of acute and chronic capsaicin treatment on rat paw. Phytother. Res. **2** (4): 175 (1988).

Drovanti, A., Bignamini, A., A., Rovati, A.L.; Therapeutic activity of oral glucosamine sulfate in osteoarthrosis: a placebo-controlled double-blind investigation. **3**: 260–272 (1980).

Eichler, O., Koch, Chr.: Über die antiphlogistische, analgetische und spasmolytische Wirksamkeit von Harpagosid, einem Glykosid aus der Wurzel von Harpagophytum procumbens DC. Arzneimittel-Forsch. (Drug Res.) **20**: 107 (1970).

Engelberger, W., Hadding, U., Etschenberg, E., Graf, E., Leyck, S., Winkelmann, J., Parnham, M.: Rosmarinic acid: A new inhibitor of complement C3-convertase with anti-inflammatory activity. Int. J. Immunpharmacol. **10**: 729–738 (1988).

Erdös, A., Fontaine, R., Friehe, H., Durand, R., Pöppinghaus, Th.: Beitrag zur Pharmacologie und Toxikologie verschiedener Extrakte, sowie des Harpagosids aus Harpagophytum procumbens DC. Planta med. **34**: 97 (1978).

Etzel, R.: Special extract of Boswellia serrata (H-15) in the treatment of rheumatoid arthritis. Phytomedicine. **3**: 91–94.

Ferreira, S.H., Vane, J.R.: Mode of action of antiinflammatory agents which are prostaglandin-synthetase inhibitors. In: Handbook of Experimental Pharmacology, Vol. 50/II, S. 371. Springer, Heidelberg-Berlin-New York (1979).

Fiebich, B., Kammerer, N.: Antiinflammatory effects of *Harpagophytum* lysates, Phytomedicine Suppl. II Vol **7** (2000) p. 40.

Frerick, H., Möbius, B.: Bericht der Arbeits- und Forschungsgemeinschaft für Arzneimittelsicherheit, Büro Köln, Hermes-Keiler Platz 4, 50935 Köln, erschienen in Pharm. Ztg. 33) **146**: 2836–2839 (2001).

Fügner, A.: Hemmung immunologisch bedingter Entzündungen durch das Pflanzensteroid Withaferin A. Arzneimittel-Forsch. (Drug Res.) **23**: 932–935 (1973).

Göbel, H., Heinze, A., Ingwersen, M., Niederberger, U., Gerber, D.: Wirkmechanismen von Harpagophytum procumbens-Extrakt LI 174 bei der Behandlung von unspezifischen Rückenschmerzen in Phytopharmaka VI Forsch. u. Klin. Anwendung (Hrsg. N. Fietbrock, Steinkopf Verlag Darmstadt 2000 S. 99–115.

Goldstein, R.C., Schwabe, A.D.: Prophylactic colchicine therapy in familial mediterrenean fever – A controlled double-blind study. Ann. intern. Med. **81**: 792–794 (1974).

Gracza, L., Koch, H., Löffler, E.: Isolierung von Rosmarinsäure aus Symphytum officinale und ihre antiinflammatorische Wirksamkeit in einem in vitro-Modell. Arch. Pharmaz. **318**: 1090 (1985).

Haas, H., Fischer, H.L.: Die Beeinflussung des Corticosterongehaltes im Rattenplasma bei Entzündungsreaktionen. Naunyn Schmiedebergs Arch. Pharmacol. **264**: 86–98 (1969).

Hamberg, M.: Inhibition of prostaglandin-synthesis in man. Biochem. Biophys. Res. Commun. **49**: 720 (1972).

Hazen, P.G., Michel, B.: Management of necrotizing vasculitis with colchicine. Arch. Dermatol. **115**: 1303–1306 (1979).

Heide, L., Schmidt, B., Kötter, I., Lütke, R., Selbmann, H.K., Tschirdewahn, B., Schaffner, W.: Pharmacokinetic and clinical efficacy studies on a standardized willow bark extract 3rd Int. Congress on Phytomedicine in Munich, 10.–13. October 2000. Phytomedicine Supplement II 2000, p. 38.

Hensel, H.: Allgemeine Sinnesphysiologie – Hautsinne, Geschmack, Geruch, Springer, Berlin-Heidelberg-New York (1966).

Higgs, G.A., Higgs, E.A., Salmon, J.A.: Prostacyclin in inflammation. In: Vane, J.R., Bergström, S. (eds.): Prostacyclin, p. 187–193. Raven Press, New York (1979).

Higgs, G.A., Salmon, J.A., Henderson, B., Vane, J.R.: Pharmacokinetics of aspirin and salicylate in relation of arachidonate cyclooxygenase and antiinflammatory activity. Proc. natl. Acad. Sci. USA **84**: 1417–1420 (1987).

Inoue, H., Saito, K. Koshihava, Y., Murota, S.: Inhibitory effect of glycyrrhetinic acid derivatives on lipoxygenase and prostaglandin synthetase. Chem. Pharm. Bull. **34**: 897 (1986).

Jorken, S., Okpanyi, S.N.: Pharmakologische Grundlagen pflanzlicher Antirheumatika. In: Loew, D., Rietbrock, N. (Hrsg.) Phytopharmaka II, Forschung und klinische Anwendung, Steinkopff, Stuttgart: 1996 S. 115–126.

Kalden, J.R.: Klinische Rheumatologie. Springer, Berlin (1988).

Klein, G., Kullich, W.: Short term treatment of painful osteoarthritis of the knee with oral enzymes: a randomised, double-blind study versus diclofenac: Clin. Drug. Invest. **19**: 15–23, 2000

Klickstein, L.B., Shapleigh, C., Goetzl, E.J.: Lipoxygenation of arachidonic acid as source of polymorphonuclear leukocyte chemotactic factors in synovial fluid and tissue in rheumatoid arthritis and spondyloarthritis. J. Clin. Invest. **66**: 1166 (1980).

Knaus, U., Wagner, H.: Effects of boswellic acid of *Boswellia serrata* and other triterpenic acids on the complement system. Phytomedicine. **3**: 77–81 (1996).

Kumagai, A., Yano, S., Otomo, S.: Studies on the corticoid-like action of glycyrrhizin on the mechanism of its action. Endrocr. jap. **4**: 17–19 (1957).

Lanhers, M.C., Fleurentin, I., Mortier, F., Vinche, A., Younos, C.: Antiinflammatory and analgesic effects of an aqueous extrakt of *Harpagophytum procumbens*. Planta med. **58**: 117–123 (1992).

Loew, D., Schuster, O., Möllerfeld, J.: Stabilität und biopharmazeutische Qualität. Voraussetzung für Bioverfügbarkeit und Wirksamkeit von *Harpagophytum procumbens*. In: Phytopharmaka II. Forschung und klinische Anwendung (Hrsg. D. Loew, N. Rietbrock), Steinkopf-Verlag, Darmstadt, 1996, 83–93.

Maurer, H.R.: Bromelain: biochemistry, pharmacology and medical use. Cell. Mol. Life Sci: 1234–45, 2001.

McAllindon, T.E., La Valley, M.P., Gulin, W.P., Felson, D.T.: Glucosamine and Chondroitin for Treatment of Osteoarthritis. JAMA, **283**: 1469–1475 (2000).

Meier, B., Sticher, O., Bettschart, A.: Weidenrinden-Qualität. Dtsch. Apoth. Z. **125**: 341–347 (1985).

Meier, B., Liebi, M.: Salizylhaltige pflanzliche Arzneimittel. Z. Phytother. **11**: 50–58 (1990).

Nagy, J.L.: Capsaicin's action on the nervous system. Trends Neurosci. **5**: 362–365 (1982).

Noack, W., Fischer, M., Forster, K.K., Rovati, L.C., Setnikar, I.: Glucosaminsulphate in osteoarthritis of the knee. Osteoarthritis Cartilage. **2**: 51–59 (1994).

Obertreis, B., Giller, K., Teucher, T., Behnke, B., Schmitz, H.: Antiphlogistische Effekte von Extractum *Urticae dioicae* folium im Vergleich zu Kaffeeoyläpfelsäure. Arzneimittel-Forschung/Drug Res. **46**: 52–56 (1996a).

Obertreis, B., Ruttowski, T., Teucher, T., Behnke, B., Schmitz, H.: Ex-vivo-in-vitro-Hemmung der Lipopolysaccharid-stimulierten Tumor-Nekrose-Faktor-α und Interleukin-1β-Sektion in humanem Vollblut durch Extractum *Urticae dioicae* folium. Arzneimittel-Forschung/Drug Res. **46**: 389–394 (1996b).

Peters, S., Peters, M.D., Thomas, J.A., Lehman, M.D., Schabe, A.D.: Colchicine use for familial mediterranean fever. West. J. Med. **138**: 43–46 (1983).

Peutz, R., Busse, H.G., König, R., Siegers, C.-P.: Bioverfügbarkeit von Salizylsäure und Coffein aus einem phytoanalgetischen Kombinationspräparat. Z. Phytother. **10**: 92–96 (1989).

Ramm, S., Hansen, C.: Brennnesselblätter-Extrakt: Wirksamkeit und Verträglichkeit bei Arthrose und rheumatoider Arthritis. In: Rheumatherapie mit Phytopharmaka, Hrsg. S. Chrubasik, D. Loew, Steinkopf-Verlag, Darmstadt, 1997, S. 97–106.

Rola-Pleszynski, M., Borgeat, P., Sirois, P.: Leukotriene B_4 induces human suppressor lymphocytes. Biochem. Biophys. Res. **108**: 1531 (1986).

Safayi, H., Rall, B., Sailer, E.R., Ammon, H.P.T.: Inhibition by boswellic acids of human leucocyte elastase. J. Pharmacol. Exp. Ther. **281**: 460–463 (1997).

Saho, Y., Ho, C.T., Chin, C.K., Badmaer, V., Ma, W., Huang, M.T.: Inhibitory activity of boswellic acids from Boswellia serrata against human leukemia HL-60 cells in culture, Planta Med. **64**: 328–331 (1998).

Schmelz, H., Hämmerle, H.D., Springorum, H.W.: Analgetische Wirkung eines Teufelskrallenwurzel-Extraktes bei verschiedenen chronisch-degenerativen Gelenkerkrankungen. In: Chrubasik S., Wink M. (Hrsg.) Rheumatherapie mit Phytopharmaka, Hippokrates Verlag Stuttgart 1997, 86–89.

Schmidt, B.: Analgetic effects of willow bark extract in osteoarthritis: results of a clinical double-blind-trial, Fact. **3**: 186 (1998).

Schulz, V., Hänsel, R., Tyler, V.E.: Rational Phytotherapy 4. ed. Springer Verlag, Berlin-Heidelberg-New York 2001.

Seifert, J., Ganzer, R., Brendel, W.: Die Resorption eines proteolytischen Enzyms pflanzlichen Ursprungs aus dem Magen-Darm-Trakt in das Blut und in die Lymphe von erwachsenen Ratten. Z. Gastroenterologie. **17**: 1–8 (1979).

Shibata, S.: Saponins with biological and pharmacological activity. In: Wagner, H., Wolff, P. (eds.): New Natural Products and Plant Drugs with Pharmacological, Biological or Therapeutical Activity, S. 177–196. Springer, Berlin-Heidelberg-New York (1977).

Singh, G.B., Atal, C.K.: Pharmacology of an extract of salai guggul ex-Boswellia serrata, a new non-steroidal anti-inflammatory agent. Ag. Act. **18**: 4/4 (1986).

Singh, G.B., Singh, S., Bani, S.: Antiinflammatory actions of boswellic acids, Phytomedicine **3**: 81–85 (1996).

Stauder, G., Streichhan, P., Steffen, C.: Enzymtherapie – eine Bestandsaufnahme. Natur-Ganzheits-Med. **3**: 3–35 (1988).

Steffen, C., Menzel, J., Smolen, J.: Untersuchungen über intestinale Resorption mit ^{3}H-markiertem Enzymgemisch (Wobenzym®). Acta med. Austriae **6**: 13–18 (1979).

Steinegger, E., Hövel, H.: Analytische und biologische Untersuchungen der Salicaceen-Wirkstoffe, insbesondere an Salicin. Acta pharm. helv. **47**: 133 (1972), ibid. **47**: 222 (1972).

Streichhan, P., Pollinger, W., Ransberger, K.: Resorption partikulärer und makromolekularer Darminhaltsstoffe. Natur-Ganzheits-Med. **1**: 27 (1988).

Sudhiv, S., Budhiraja, R.D., Miglani, G.P., Arora, B., Gupta, L.C., Garg, K.N.: Pharmacological studies on leaves of Withania somnifera. Planta med. **1**: 61–63 (1986).

Tamura, Y., Nishikawa, T., Yamada, K., Yamamoto, M., Kumagai, A.: Effects of glycyrrhetinic acid and its derivates on Δ^4-5α- and 5β-reductase in rat liver. Arzneimittel-Forsch (Drug Res.) **29**: 647 (1979).

Tilwe, G.H., Beria, S., Turkhia, N.H., Daftary, G.H., Schiess, W.: Efficacy and tolerability of oral enzyme therapy as compared to diclofenac in active osteoarthritis of knee joint: an open randomized controlled clinical trial.: A. Assoc. Physicians India. **49**: 617–21, 2001.

Tippler, B., Syrovets, T., Loew, D., Simmet, Th.: Harpagophytum procumbens: Wirkung von Extrakten auf die Eicosanoidbiosynthese in Ionophor A-23187-stimuliertem menschlichen Vollblut. In: Phytopharmaka II. Forschung und klinische Anwendung (Hrsg. D. Loew, N. Rietbrock, Steinkopf-Verlag, Darmstadt, 1996, 95–100.

Turova, A.D., Sejfulla, Ch.I., Belych, M.S.: Die pharmakologische Untersuchung von Solasodin (russisch). Farmakol i toksikol (Moskva) **4**: 469–474 (1961).

Uhlig, G.: Schwellungsprophylaxe nach exogenem Trauma. Z. Allgemeinmed. **57**: 127–131 (1981).

Ullmann, H., Model, A., Chrubasik, S.: Treatment of acute low back pain with the Harpagophytum extract Doloteffin® and the COX-2 inhibitor VIOXX®; A pilot study, Abstr. Phytomedicine Suppl. II Vol 7, 2000, p. 41. 3. Int. Congress on Phytomedicine 11.–13. October.

Vaz, A.L.: Double-blind clinical evaluation of the relative efficacy of ibuprofen and glucosaminsulphate in the management of osteoarthritis of the knee in out-patients. Current Med. Res. and Opinion. **8**: 145–149 (1982).

Vellini, M., Desideri, D., Milanese, A., Omini, C., Daffondria, L., Hernandez, A., Brunelli, G.: Possible involvment of licosanoids in the pharmacological action of Bromelain. Arzneimittel-Forsch. (Drug Res.) **36**: 110–112 (1986).

Vogler, W.: Enzymtherapie beim Weichteilrheumatismus. Natur-Ganzheits-Med. **1**: 123–125 (1988).

Wagner, H.: Search for new plant constituents with potential antiphlogistic and antiallergic activity. Planta Med. **55**: 235–241 (1989).

Wagner, H., Fessler, B., Knaus, U., Wierer, M.: Zum Wirknachweis antiphlogistisch wirksamer Arzneidrogen. Z. Phytother. **8**: 135–140 (1987a).

Wagner, H., Fessler, B., Knaus, U., Wierer, M.: Zum Wirknachweis antiphlogistisch wirkender Arzneidrogen. Z. Phytother. **8**: 148–149 (1987b).

Wagner, H., Knaus, U., Jordan, E.: Pflanzeninhaltsstoffe mit Wirkung auf das Komplementsystem. Z. Phytother. **8**: 148–149 (1987c).

Wagner, H., Wierer, M., Bauer, R.: In vitro-Hemmung der Prostaglandin-Biosynthese durch ätherische Öle und phenolische Verbindungen. Planta med. **3**: 184–187 (1986).

Walker, A.F., Bundy, R., Hicks, St. M., Middleton, R.W.: Bromelain reduces mild acute knee pain and improves wellbeing in a dose-dependent fashion in an open study of otherwise healthy adults, Phytomedicine **8**: 681–686 (2002).

Wassermann, J., Hammerström, S., Petrini, B., Blomgren, H., van Stedingk, L.V., Vedin, I.: Effects of some prostaglandins and leukotrienes on lymphocytes, monocytes and their activity in vitro. Int. Arch. Allergy Appl. Immun. **83**: 39 (1987).

Weissmann, G.: Activation of neutrophils and the lesions of rheumatoid arthritis. J. Lab. clin. Med. **100** (3): 322 (1982).

Wenzel, P., Wegener, T.: Teufelskralle. ein pflanzliches Antirheumatikum. Dtsch. Apoth. Ztg. **135** (13): 1131–1144 (1995).

Whitehouse, M.W., Rainsford, K.D., Ardio, N.G., Young, I.G., Brune, K.: In: Proceedings of the Symposium „Aspirin and Related Drugs“: Their Actions and Use, S. 43. Birkhäuser, Basel, Stuttgart (1977).

Wildfeuer, A., Neu, I.S., Safayi, H., Metzger, G., Wehrmann, M., Vogel, U., Ammon, H.P.T.: Effects of boswellic acids extracted from herbal medicine on the biosynthesis of leukotrienes and the course of experimental autoimmune encephalonyelitits, Arzneimittel-Forsch./Drug Rs. **48**: 668–674 (1998).

Yaksh, T.L., Farb, D.H., Leeman, S.E., Jessell, Th.M.: Intrathecal capsaicin depletes substance P in the rat spinal cord and produces prolonged thermal analgesia. Science **206**: 481–483 (1979).

Yesilada, E., Tanaka, S., Sezik, E., Tabata, M.: Isolation of an anti-inflammatory principle from the fruit juice of Ecballium elaterium. J. nat. Prod. **51**: 504 (1988).

Yun-Choi, H.S., Kim, S.O., Kim, J.H., Lee, J.R., Cho, H.J.: Modified smear method for screening potential inhibitors of platelet aggregation from plant sources. Nat. Prod. **48**: 363 (1985).

Homöopathie

Beham, A.: Die Anwendung der Harpagophytumwurzel bei rheumatischen Erkrankungen. Allg. homöop. Z. **224**: 253 (1979).

Donner, F.: Zit. n. Kleinschmidt, K.: Cimicifuga. Allg. homöop. Z. **214**: 193–207 (1969).

Kant, H.: Arzneimittelversuch über Harpagophytum. Allg. homöop. Z. **224**: 253 (1979).

Kleinschmidt, K.: Cimicifuga. Allg. homöop. Z. **214**: 193–207 (1969).

Maronna, U., Weiser, M., Klein, P.: Orale Behandlung der Gonarthrose mit Zeel comp. – Ergebnisse einer doppelblinden Äquivalenzstudie vs. Diclofenac. Orthop. Prax. **36**: 285–291 (2000).

Mezger, J.: Über eine Arzneimittelprüfung von Cimicifuga racemosa. Allg. homöop. Z. **216**: 145–165 (1971).

Ritter, H.: Über die Ameisensäure. Allg. homöop. Z. **222**: 177–185 (1977).

Schwabe, W.: Erste Erfahrungen mit einigen exotischen Heilpflanzen. Allg. homöop. Z. **217**: 146–153 (1972).

Schwabe, W.: Übersicht über neuere Arzneipflanzen. Allg. homöop. Z. **225**: 217–229 (1980).

Stübler, M.: Die Behandlung chronischer Gelenkerkrankungen mit Harpagophytum. Allg. homöop. Z. **232**: 60–62 (1987).

Wiesenauer, M.: Rheumatologisch-orthopädische Praxis der Homöopathie. Hippokrates Verlag Stuttgart (1989).

Wiesenauer, M.: Behandlungsmöglichkeiten bei Erkrankungen der Wirbelsäule. Ärztezeitschr. Naturheilverf. **31**: 354–357 (1990).

Wiesenauer, M., Gaus, W.: Wirksamkeitsnachweis eines Homöopathikums bei chronischer Polyarthritis. Akt. Rheumatol. **16**: 1–9 (1991).

Wünstel, G.: Degenerative Gelenkerkrankungen. Ärztezeitschr. Naturheilverf. **24**: 254–258 (1983).

10 Immunmangelzustände und Adaptionsstörungen

Immunmangelzustände 10.1 → Seite 293

Innerliche Anwendung

Unterstützende oder alleinige Therapie fieberhafter, rezidivierender Infekte im Bereich der Atemwege und der ableitenden Harnwege
(unspez. Prostatitis, Urethritis, Zystitis, Nephritis) (lt. Monographie)

Pelvipathien

Prophylaxe bei chronischer Infektneigung

Äußerliche Anwendung

schlecht heilende infizierte Wunden, entzündliche Hautkrankheiten
(z. B. Herpes simplex, Furunkel, Phlegmone, Ekzeme, Brandwunden)

Adaptionsstörungen 10.3 → Seite 309

verminderte Toleranz gegenüber psychischem und physikalischem Stress.

Homöopathie 10.4 → Seite 317

Keine Indikationen

Autoimmunkrankheiten, angeborene T-, B-Lymphozyten- oder Komplement-Defekte, AIDS und andere schwere Infektionskrankheiten, Systemerkrankungen und Neigung zu Allergien.

10.1 Immunmangelzustände

10.1.1 Ursache von Immunmangelzuständen

Nachstehend genannte Faktoren können temporäre oder chronische Immunmangelzustände (Immunsuppression) herbeiführen (siehe hierzu Dantzer und Kelly, 1989; Kropiunigg, 1990):

- *Veränderte Lebensweise*
  Ernährungsfehler, Unter- und Überernährung, Bewegungsarmut, Klimawechsel, Hochleistungssport.
- *Alkohol- und Nikotinabusus*
- *Umweltnoxen*
  Hitze, Kälte, starke UV-Exposition, radioaktive Strahlung, Umwelttoxine.
- *Schwere Traumen*
  z. B. Verbrennungen oder großflächige chirurgische Eingriffe.
- *Schwere Organ- und Stoffwechselstörungen, chronische Erkrankungen*
  z. B. Diabetes, Urämie.
- *Tumorerkrankungen*
- *Schwere Allergien*
- *Schwere akute Infekte, multiple Sklerose, AIDS*
- *Medikamentenabusus*
- *Langdauernde Therapien*
  mit Zytostatika, steroidalen und nicht-steroidalen Antirheumatika, Antibiotika und anderen Medikamenten.
- *Dysstress, Depressionen*

Besonders empfindlich reagiert auf immunsuppressive Einflüsse das gesamte *hämatopoetische System.*

10.1.2 Behandlungsziel von Immunmangelzuständen

Das Ziel einer Behandlung von temporären Immunmangelzuständen ist der Versuch diese durch Stimulierung des unspezifischen zellulären und humoralen Abwehrsystems ganz oder teilweise zu beheben.

Die Schwierigkeiten einer gezielten Behandlung liegen unter anderem darin, dass man heute ohne aufwendige immunologische Untersuchungsmethoden nicht in jedem Falle angeben kann, welcher Teil des Immunsystems wie stark geschwächt ist, also stimuliert werden soll. Hinzu kommt, dass zwischen gemessenen Immunparametern und dem Gesundheits- bzw. Krankheitszustand sehr häufig keine strenge Korrelation besteht, die über den Erfolg einer immunstimulierenden Therapie Aufschluss geben könnte. Der Erfolg einer medikamentösen Immunstimulation hängt außerdem stark von der der *individuellen Reaktionsfähigkeit* einer Person und Präparate-*Dosierung* ab.

Die relativ hohe „Non-responder"-Rate bei der Behandlung von Immunmangelzuständen ist ein weiteres Handicap.

10.2 Immunstimulation

10.2.1 Definitionen

Als Immunstimulantien bezeichnet man Präparate, die eine nicht-Erreger- bzw. nicht-Antigen-spezifische Steigerung *vor allem unspezifischer körpereigener Abwehrmechanismen induzieren.*

Diese wurden früher als *„unspezifische Reizkörpertherapeutika"* oder *„Umstimmungsmittel"* bezeichnet. Sie haben heute als sog. **Immunstimulantien** oder **Immunmodulatoren** Eingang in die Medizin gefunden. Beide Begriffe sind als synonym zu bezeichnen (Drews, 1986).

Der Begriff *Reizkörpertherapeutika* ist deshalb obsolet geworden, weil die meisten der heute auf dem Arzneimittelmarkt befindlichen Immunstimulantien nicht mehr die Reizqualität eines Irritans bzw. Entzündungsmittels besitzen. (Siehe hierzu „klassische Reizkörpertherapeutika" S. 270).

Soweit heute noch der Begriff *„Umstimmungsmittel"* gebraucht wird, versteht man hierunter bevorzugt Präparate, von denen man sich über Eingriffe in endokrinologische und immunologische Prozesse Stoffwechseländerungen und Besserungen von chronisch entzündlichen, nichtinfektiösen Erkrankungen erwartet. Hierzu zählt z. B. die lymphatische Diathese (siehe Lymphadenopathien S. 273) (siehe auch Kapitel „Allgemeine Schwäche- und Erschöpfungszustände" S. 289).

Im angelsächsischen Sprachgebrauch bezeichnet man allgemein Präparate mit immunstimulatorischen Eigenschaften als *„Biological Response Modifiers"*.

10.2.2 Wirkmechanismen (siehe auch Wagner, 1986 a,b, 1988, 1991)

Immunstimulantien stimulieren primär das *unspezifische Antigen und Antikörper unabhängige Immunsystem.* Dieses wiederum wird in ein *zelluläres* und *humorales* I.S. unterteilt.

Hierzu gehören zellulär:

- neutrophile Granulozyten,
- Makrophagen,
- natürliche Killerzellen (NK-Zellen).

und humoral

- Monokine (z.B. α-Interferon, Interleukin 1, Tumornekrosefaktor α), von Makrophagen und Granulozyten sezerniert, außerdem Sauerstoffradikale und andere Mediatoren sowie
- das Komplement-System.

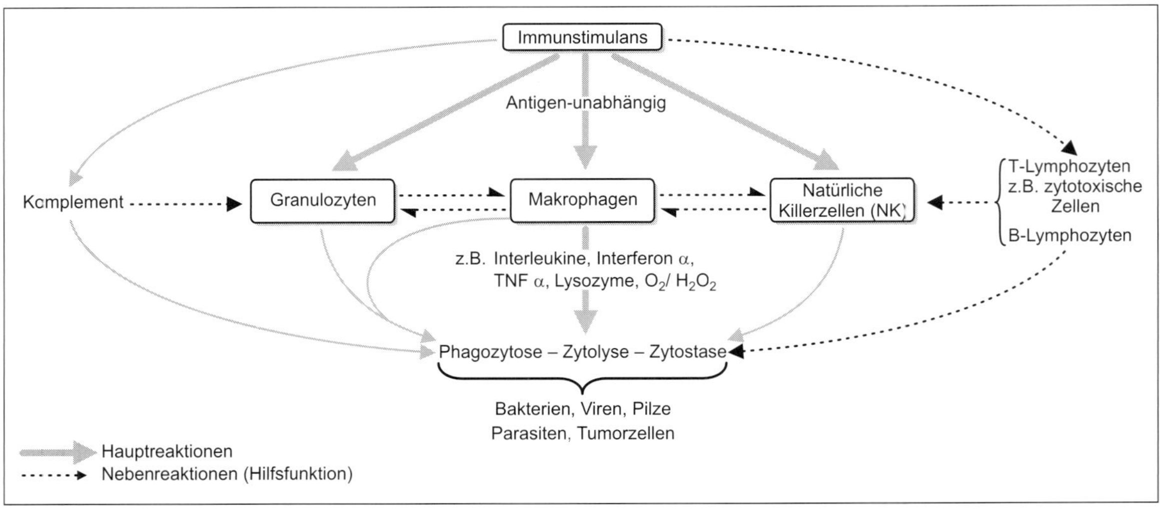

Abb. 10.1: Hauptangriffspunkte und Wirkmechanismen von Immunstimulantien (stark vereinfachtes Schema).

Bei der engen Verzahnung mit dem spezifischen Immunsystem kommt es sekundär über die Zytokin-Freisetzung auch zu einer Aktivierung von B- und T-Lymphozyten.

Somit können bei der Applikation von Immunstimulantien folgende Inducer-Wirkungen ausgelöst werden:

1. Erhöhte Rekrutierung von Granulozyten (polymorphkernige Leukozyten) und Makrophagen aus Stammzellen und deren Aktivierung zu erhöhter Phagozytoseleistung.
2. Gesteigerte Proliferation von T-Lymphozyten-Populationen und ihren Vorläuferzellen.
3. Erhöhte Aktivierung von Natural-Killer-Zellen.
4. Erhöhte Freisetzung von Mediatoren aus Monozyten und Lymphozyten (Monokine und Lymphokine wie z. B. Interleukine, Interferone, koloniestimulierender Faktor (CSF), Tumornekrosefaktor, Prostaglandine, lysosomale Enzyme, Sauerstoffradikale u. a.).
5. Gesteigerte Komplementaktivität.
6. Fieber und erhöhte Freisetzung von Entzündungsstoffen (Prostaglandine u. a.).

In Abb. 10.1 sind die Hauptangriffspunkte von Immunstimulantien dargestellt.

Bei der **oralen Applikation** kann das immunstimulierende Agens bereits mit dem *rachenassoziierten Immunsystem* der Tonsillen (Waldeyer'scher Rachenring) in Wechselwirkung treten (Pabst, 1986) (siehe Abb. 10.2).

Sofern keine Inaktivierung der applizierten Immunstimulantien im Magen erfolgt, besteht als nächstes die Möglichkeit des Kontaktes mit dem *darmassoziierten Immunsystem*, das in den *Peyerschen Plaques*, in der *Appendix vermiformis* und den zahlreichen solitären Lymphfollikeln der Darmschleimhaut lokalisiert ist (Baenkler, 1979; Gebbers und Laissure, 1984, 1985) (siehe Abb. 10.3).

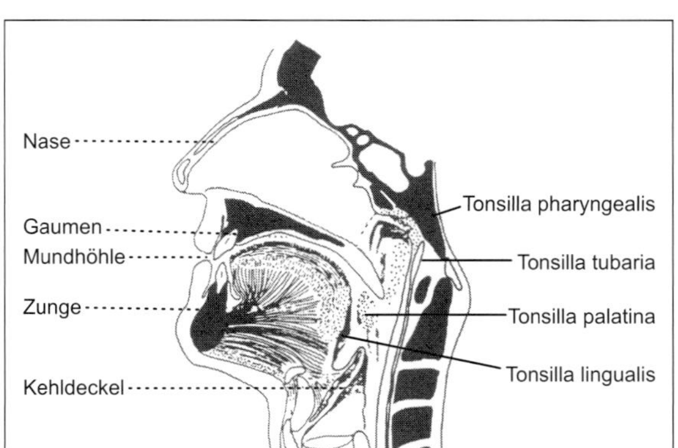

Abb. 10.2: Das rachenassoziierte Immunsystem (nach Pabst, 1986).

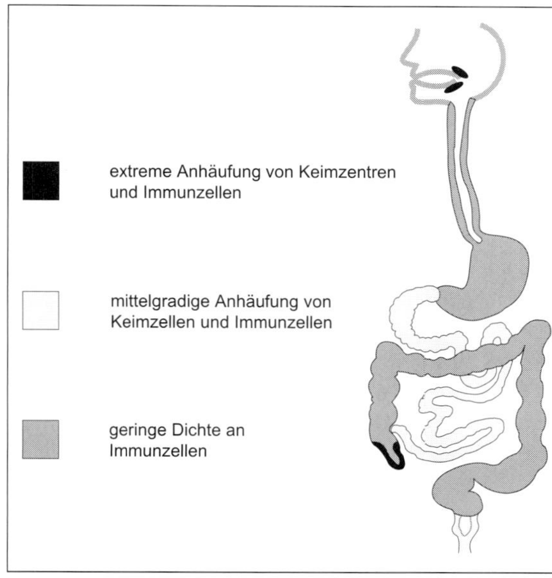

Abb. 10.3: Das Magen-Darm assoziierte Immunsystem (nach Baenkler, 1979).

Die in den Tonsillen und den Peyerschen Plaques aktivierten immunkompetenten Zellen wandern in das Blut und die Lymphe ab und bauen den *systemischen Immunschutz* auf.

Die abgewanderten Zellen werden laufend durch neu gebildete Immunzellen aus Knochenmark, Thymus und Milz ersetzt (Pabst, 1986).

Bei **kutaner oder subkutaner Applikation** können die in den *obersten und tieferen Hautschichten* vor allem vorkommenden T-Lymphozyten, Histiozyten, Langerhanszellen (Makrophagenfunktion) und Keratinozyten der Epidermis stimuliert werden (Krutmann, 1990).

Bei der *„unspezifischen Immunstimulation"* handelt es sich um eine **Sofortabwehrmaßnahme** des Organismus, die noch vor Erreichen der spezifischen Immunität einen Immunschutz liefert. Da diese Immunstimulation im Gegensatz zur Aktivierung des spezifischen Immunsystems **keine Gedächtnisreaktion** hinterlässt, müssen Immunstimulantien ständig oder in Intervallen verabreicht werden.

Ob und in welchem Maße bei Einsatz von pflanzlichen Immunstimulantien diese immunstimulierenden Reaktionen induzierbar sind bzw. induziert werden, hängt von einer Reihe von Faktoren ab, u. a.

- von der Dosierung des Präparates,
- vom Zeitpunkt der Art- und Weise sowie Dauer der Präparate-Applikation und
- vom Immunstatus des Patienten zu Beginn der Behandlung.

Da über die komplexen Wechselwirkungen innerhalb des I.S. noch nicht genügend wissenschaftliches Erkenntnismaterial vorliegt, ist ein völlig rationaler Einsatz von pflanzlichen Immunstimulantien ohne aufwändiges Immunmonitoring nur schwer zu erreichen. Aus diesem Grund sind die heute verfügbaren Phytopräparate für die Behandlung schwerer Immunmangelzustände nicht geeignet.

10.2.3 Gegenanzeige und potentielle Risiken von Immunstimulantien

! Der Einsatz von pflanzlichen Immunstimulantien hat bisher **keinen Nutzen** gezeigt bei:

- schwersten Immunmangelsyndromen (z. B. AIDS, Lupus erythematodes) oder angeborenen Immundefekten und ist
- unsicher und wenig vorhersehbar bei Autoimmunopathien (z. B. schwere rheumatische Arthritis), sowie
- bei hochfiebrigen schweren Krankheitszuständen.

! Von dem Einsatz von Immunstimulantien ist **abzuraten** *bei Neigungen zu Allergien* (z. B. bei erhöhtem Immunglobulin E-Titer), bei *progredienten Systemerkrankungen* z. B. Tuberkulose, Leukämie, Diabetes, multipler, Sklerose, sowie bei nachgewiesener *erhöhter Immunkomplex-Konzentration* im Blut.

Gelegentlich kann es bei der heute nicht mehr üblichen parenteralen Applikation zu einem geringen **Fieberanstieg** (0,5 bis max. 1° C) kommen. Dieser kann als Teil einsetzender Immunabwehr angesehen werden, da bei jeder Aktivierung von Makrophagen Interleukin 1 als endogenes Pyrogen freigesetzt wird. Bei Einsatz wässriger Extraktpräparate (z. B. Echinacin®) kann der Fieberanstieg allein durch die selbst immunstimulierend wirkenden Polysaccharide im wässrigen Extrakt ausgelöst werden, d. h. dass ein positiver Limulus-Test nicht unbedingt eine Endotoxin-Kontamination anzeigen muss (Scheer, 1984). Andererseits können Endotoxinverunreinigungen in einem Pflanzenextrakt nie völlig ausgeschlossen werden (Becker et al., 1988).

Allergische Reaktionen oder **Autoimmunopathien** sind bisher nur in einigen *wenigen Fällen* beobachtet worden.

Vielfache Überdosierungen können zu *Umkehreffekten*, d. h. Immunsuppressionen führen.

! Das **Nebenwirkungsrisiko** pflanzlicher Immunstimulantien bei peroraler Anwendung kann dagegen bei bestimmungsgemäßer Anwendung als *fehlend oder gering* bezeichnet werden. Hierzu liegen Untersuchungen und eine Bewertung der für die Nachzulassung beim BfArM hinterlegten Unterlagen vor (siehe auch Siegers, 1991). Hiernach kann für die mit Bakterien-Testmodellen untersuchten Einzeldrogen bzw. ihre Kombinationen[1] ein gentoxisches Potenzial ausgeschlossen werden. Zur Klärung einer eventuellen Wirkung auf die Tumorpromotion wurde der Einfluss von Pflanzenextrakten auf das Zellwachstum und die DNA-Synthese von menschlichen Tumorzellinien einer Kolonkarzinom-Zelllinie (Caco-2) und einer Hepatomzelllinie (Hep G 2) untersucht. Dabei konnte *bei keiner Zelllinie ein Einfluss auf Zellproliferation und DNA-Synthese* festgestellt werden. In höherem Konzentrationsbereich (> 100 mg/l Medium) wurden *eher hemmende* Einflüsse beobachtet.

Bisher liegen *keine Beweise* vor, dass Pflanzenextrakte oder daraus isolierte Einzelstoffe mit dem Indikationsanspruch der Immunstimulierung **mutagene Eigenschaften** besitzen. Die meisten pflanzlichen Immunstimulantien sind Monozyten-Aktivatoren und seltener Stimulatoren der T- oder B-Lymphozyten oder Fibroblasten-Proliferation, so dass auch das *Kanzerogenitätsrisiko* als gering einzuschätzen ist. Bisher gibt es auch keine Hinweise, dass durch pflanzliche Immunstimulantien eine Aktivierung von Onkogenen erfolgt oder Autoimmunprozesse in Gang gesetzt werden.

10.2.4 Drogen und Präparate zur Immunstimulierung (Wagner 1991)

Die Zahl von Drogen und Präparaten, für die auf Grund der Erfahrungsmedizin und nach heutiger begrifflicher Festlegung eine immunstimulierende Wirkung angenommen werden kann, ist groß. Nur für die wenigsten Drogen existieren allerdings beweiskräftige Untersuchungen und Studien. Auf dem deutschen Arzneimittelmarkt sind nur einige wenige vertreten (siehe Tab. 10.1).

Zu den bestuntersuchten Drogen mit immunstimulierenden Eigenschaften gehört die *Echinacea-Pflanze*.

---

[1] Ausgenommen die „klassischen Reizkörpertherapeutika".

Tab. 10.1: Arzneidrogen und Phytopräparate zur Immunstimulierung.

Alkoholische Extrakte oder Presssäfte von:			
M	Echinacea purpurea, pallida und angustifolia	M	Calendula officinalis
M	Eleutherococcus senticosus	M	Chamomilla recutita
	Eupatorium perfoliatum, Eup. cannabinum		Achyrocline saturoioides
	Baptisia tinctoria		Thuja officinalis
		M	Viscum album

10.2.4.1 Echinaceae herba, radix (Sonnenhut) M[1]

St.pfl.: Echinacea purpurea, E. pallida, E. angustifolia.

Die bereits von den Indianern Nordamerikas zur Wundheilung verwendete Droge – vermutlich handelt es sich um die Wurzeldroge von *E. purpurea* – wird heute neben den beiden Arten *E. angustifolia* und *E. pallida* in Europa angebaut. Verwendung finden für die Herstellung von Präparaten bevorzugt wässrig-alkoholische, bzw. rein wässrige E. purpurea- und E. pallida- bzw. E. angustifolia-Auszüge und zwar sowohl von der Herba- als auch den Wurzeldrogen.

Auf dem Arzneimittelmarkt befinden sich:

- Der Presssaft von Echinacea purpurea Kraut (Echinacin).
- Allopathische alkoholische Kraut- und Wurzelextrakte sowie Ganzpflanzenextrakte von Echinacea purpurea, pallida und angustifolia.
- Homöopathische Urtinkturen und Niedrig-Potenzen aus E. angustifolia, E. pallida und E. purpurea.
- Echinaceaextrakte enthaltende Kombinationspräparate.

(siehe Bauer und Wagner, 1989).

Hauptinhaltsstoffe (Abb. 10.4)

- **Alkylamide** vom *Monoen-* bzw. *2,4-Dien-Typ* (z. B. Dodeca-2E, 4E, 8Z, 10E-tetraensäureisobutylamid)
- *Polyine* mit 1–2-Dreifachbindungen und Kettenlängen C14 und C15.
- **Kaffeesäure-**, *Chinasäure-*, *Weinsäure-* oder *Zucker-Ester* (z. B. Echinacosid, Zichoriensäure).
- **Ätherischöle** (Mono- und Sesquiterpene).
- **Polysaccharide** (ein 4-O-Methylglucuronoarabinoxylan, MG = 35 000 D und ein *saures Arabinorhamnogalaktan* MG = 450 000 D). Die strukturell hiermit verwandten Polysaccharide der Zellkulturen von E. purpurea sind ein neutrales Fucogalaktoxyloglucan (MG = 25 000 D) und ein saures Arabinogalaktan (MG = 118 000 D).
- *Glykoproteine* noch nicht genau bekannter Zusammensetzung.
- Die chemische Zusammensetzung der niedermolekularen Verbindungen in Kraut und Wurzel von *E. pallida* und *E. angustifolia* und *E. purpurea* unterscheidet sich in charakteristischer Weise. Eine Unterscheidung und Identitätsprüfung kann über ihre charakteristischen HPLC-Fingerprints erfolgen. In gleicher Weise kann eine Standardisierung der Extrakte über die Cichoriensäure bzw. Alkylamide als Leitsubstanzen durchgeführt werden. Für die Polysaccharide liegen noch keine vergleichenden Untersuchungen vor, es kann aber angenommen werden, dass sie chemisch ähnlich oder gleich aufgebaut sind. Eine Standardisierung ist über die Zuckerzusammensetzung möglich.

Pharmakologie

Die meisten Untersuchungen wurden mit Echinacea-Presssaft (Echinacin®) durchgeführt. !

Nicht-immunologische Untersuchungen (siehe Bauer und Wagner, 1989).

Ermittelt wurden als örtliche Gewebewirkungen *antiinfektiöse* und *antiphlogistische* Effekte. Die erste Wirkung wird mit einer direkten oder indirekten Hemmung des bakteriellen Gewebe-Hyaluronsäure-Hyaluronidase-Systems erklärt. Bekanntlich kann dadurch die Ausbreitung von Infektionserregern im Gewebe gehemmt werden. In einem Testversuch an der Ratte entsprach die Hemmung von 0,04 ml Echinacin® dem inhibitorischen Effekt von 1 mg Cortison (Koch und Haase, 1952). Diese Ergebnisse könnten die bei lokaler Anwendung von Echinacin® beobachteten positiven Effekte bei chronisch eiternden Wunden und sekundär *infizierten Hautkrankheiten*, z. T. erklären. Auf welche Verbindungen diese Wirkung zurückzuführen ist, ist noch unbekannt. Für die *antiphlogistische* Wirkung, belegt im Rattenpfotenödem und im in vitro 5-Lipoxygenasetest, kommen die Polysaccharide (Presssaft) und die Alkylamide (alkoh. Extrakte) in Frage (Bonadeo et al., 1971; Tubaro et al., 1987; Wagner, 1989).

[1] Die von der Kommission E verabschiedete **M** bezieht sich nur auf den Presssaft von Echinaceae purpurae herba. Von der Kommission D (homöopathische Therapierichtung) dagegen wurde eine **M** „Echinacea" erstellt, die alle drei Arten, und zwar die Wurzeln als auch die ganze Pflanze umfasst.

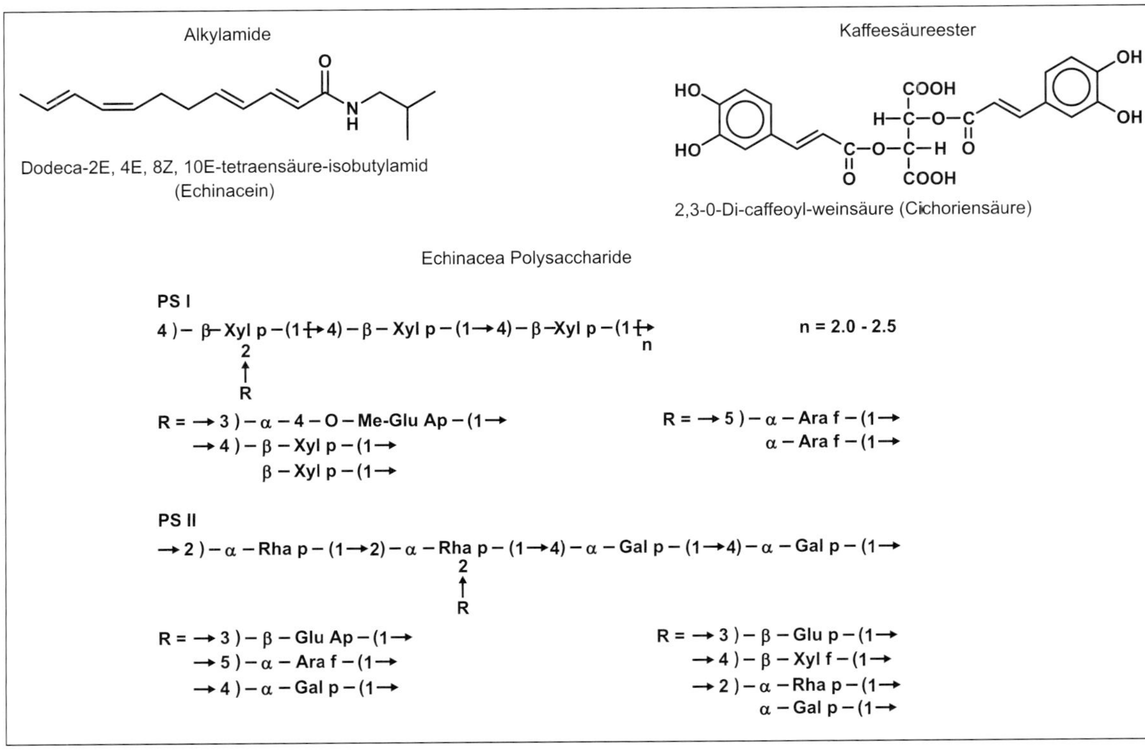

Abb. 10.4: Hauptwirkstoffe des Sonnenhuts Echinaceae purpureae herba.

Immunologische Untersuchungen (siehe Bauer und Wagner, 1989).

Diese wurden mit dem Presssaft, mit alkoholischen Extrakten und einigen isolierten Verbindungen durchgeführt.

a) *Extrakte:*
Folgende Wirkungen wurden ermittelt:

Erhöhung des *Properdinspiegels* bei Meerschweinchen nach parenteraler Applikation (Büsing, 1952).

Erhöhung der *Leukozytenzahl* bei Patienten nach i. v. Injektion (siehe auch Beuscher et al., 1977).

Erhöhung der *Granulozytenzahl* und deren Phagozytoseleistung bei Mäusen (Beuscher et al., 1978) und strahlenexponierten Patienten nach i. v. Injektion (Choné, 1965).

Erhöhung des *Phagozytoseindex* (Carbon-clearance-Methode) bei Mäusen nach p. o. Applikation verschiedener Echinacea-Extrakte (Bauer et al., 1988, 1989) (Abb. 10.5 und 10.6). Die Proliferation von *Lymphozyten* wurde nicht oder nur wenig beeinflusst.

Im In-vitro-Granulozyten- und im *In vivo*-Carbon-clearance-Maus-Modell zeigten alle Echinacea-Extrakte, bevorzugt aber die Echinacea purpurea-Extrakte, gute Wirksamkeit. Die alkoholischen Extrakte waren in diesen Testen dem Presssaft, die Chloroformausschüttelungen den verbleibenden wässrigen Extrakten in der Wirkung bzw. Wirksamkeit überlegen (Abb. 10.6). Zwischen Wurzel- und Kraut-Extrakten waren die Wirkunterschiede gering, ebenso zwischen allopathisch hergestellten alkoholischen Extrakten und homöopathischen Urtinkturen.

I. p. injizierter wässrig-alkoholischer stand. Extrakt von *Echinacea pallida* hatte bei Mäusen eine protektive Wirkung gegenüber cytotoxischem cis-Platin, gemessen an dem Verlust bzw. der Erhöhung des Körpergewichtes und verminderter Nephrotoxizität (Mustea et al., 1997).

Nach diesen Untersuchungen ist das immunstimuliernde Wirkprinzip von Echinacea-Drogen auf die lipophilen *und* polaren Lösungsmittelfraktionen verteilt.

Ähnliche Ergebnisse wurden mit Echinacea-Extrakt enthaltenden Kombinationspräparaten erzielt (Wagner u. Jurcic, 1991).

Esberitox®, eine pflanzliche Arzneimittelkombination, die Auszüge aus der Wurzel von *Echinacea purpurea* und *Echinacea pallida* sowie der Wurzel von *Baptisia tinctoria* und dem Kraut von *Thuja occidentalis* enthält, führte nach peroraler Applikation bei verschiedenen Mausstämmen in human the-

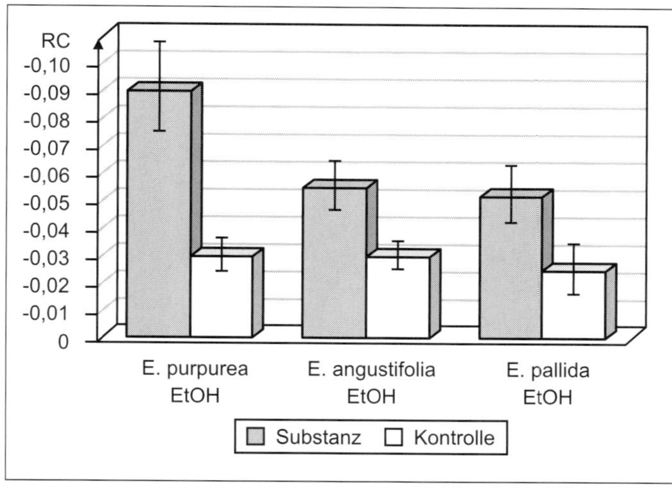

Abb. 10.5: Ergebnisse des Carbon-clearance-Testes mit ethanolischen Echinacea-Wurzelextrakten. RC = Regressionskoeffizienten*) im Vergleich zur Kontrolle. Konzentration: 30 ml entsprechen 50 mg Droge (ca. 5 mg Extrakt). Dosierung: 2 Tage dreimal tgl. per os 10 ml/kg.

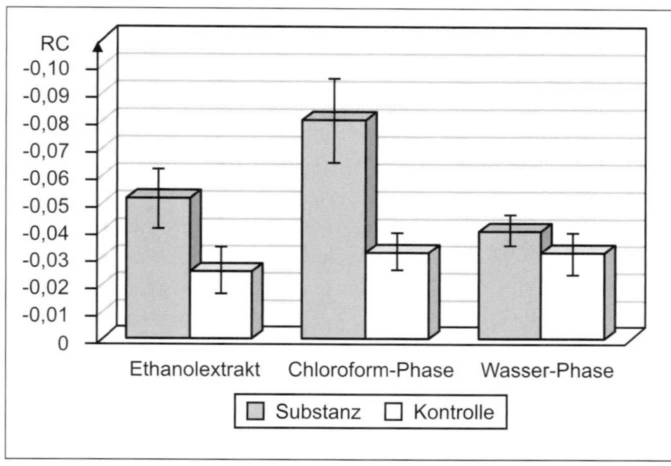

Abb. 10.6: Ergebnisse des Carbon-clearance-Testes mit verschiedenen Extrakten von Echinacea pallida. RC = Regressionskoeffizienten*) im Vergleich zur Kontrolle. Konzentration: 30 ml entsprechen ca. 5 mg Rohextrakt. Dosierung: 2 Tage dreimal tgl. per os 10 ml/kg (Bauer et al., 1988).

rapeutisch relevanten Dosierungen zu einer *Verstärkung* der *Immunantwort* gegen Schaferythrozyten (SRBC) (Bodinet et al. 2002).

Vergleichende Carbon clearance-Untersuchungen an der Maus, die mit einem anderen Kombinationspräparat (Resistan®) und den sie enthaltenden Einzelextrakten durchgeführt wurden, ergaben eine Überlegenheit der Kombination in der Kohle-Eliminationsrate gegenüber dem Echinacea-Monoextrakt (Wagner und Jurcic, 1991).

Bei vorausgegangener Behandlung der Mäuse mit Hydrocortison und der dadurch herbeigeführten Immunsuppression war es mit Esberitox® möglich, diesen Effekt wieder aufzuheben. Milzgewichte, Zellzahl pro Milz, Anzahl an antikörperbildenden Zellen in der Milz und der SRBC-Serumtiter (T-Zell-abhängiges Antigen) erreichten wieder Normalniveau (Bodinet, 1999).

In einem humanen Vollblutmodell gelang der Nachweis, dass Esberitox® stärker als alle Einzeldrogen die Ausschüttung von Immunmediatoren (TNF-α, IL-1-RA, IL-8, G-CSF und IFN-γ) steigerte (Köhler et al. 2000).

Die Behandlung von 24 Influenzavirus infizierten Balb/c-Mäusen mit Esberitox® führte zu einer signifikanten erhöhten Überlebensrate (1/14 : 7/14), einer Verlängerung der Überlebenszeit (7,1 % : 50,0 %) und einer Verringerung der histologischen Viruslast in der Lunge (2,81:1,62) gegenüber der Kontrolle (Köhler et al. 2000).

b) *Isolierte Verbindungen:*
Die *Alkylamid-Fraktion*, die *Cichoriensäure* und *Polysaccharide* von *E. purpurea* zeigten im Tierversuch starke *Phagozytose steigernde* Wirkungen (Bauer und Wagner, 1989).

Die aus der Pflanze isolierten Polysaccharide wurden in verschiedenen *In vitro-* und Tiermodellen untersucht (Wagner et al., 1985; Lohmann-Matthes und Wagner, 1989; Luettig et al., 1989). Vor allem

Tab. 10.2: Intrazelluläres Abtöten von Leishmania-Parasiten durch Peritoneal-Makrophagen, die durch Interferon oder Echinacea-Polysaccharid aktiviert worden (waren nach Lohmann-Matthes u. Wagner 1989).

Thioglycollat-induzierte Peritoneal-Makrophagen inkubiert mit	^{3}H-TdR-Inkorporation (cpm) in freigesetzte Parasiten	Intrazelluläre Lyse (%)
Medium	6750 ± 430	–
100 µg/Loch E.P.A.G.	915 ± 272	86,4
100 E IFN γ/Loch	620 ± 65	90,8

ein saures Arabinogalaktan aus Echinacea-Zellkulturen stimulierte Granulozyten und Makrophagen zur Phagozytose sowie zur Freisetzung verschiedener Mediatoren, z. B. Interferon β_2 (IL-6), Interleukin 1 (IL-1), Tumornekrosefaktor-α u. a. (Stimpel et al., 1984). Damit besitzen die Echinacea-Polysaccharide eine *Induktionswirkung auf Makrophagen*, wie sie auch von dem MAF (= Makrophagen aktivierender Faktor) bzw. GM-CSF (= Granulozyten-Makrophagen-Kolonie-stimulierender Faktor) her bekannt ist.

Prophylaktisch an Mäuse verabreichte *Polysaccharide aus Echinacea-Zellkulturen* (E.P.A.G.) waren 100 %ig in der Lage, die Tiere vor einer *Candida albicans* und *Listerien*-Infektion zu schützen. TNFα-sensitive Tumorzellen (WEHI 164) konnten in vitro nach Makrophagenaktivierung abgetötet werden. Peritoneal-Makrophagen, die durch die gleichen Polysaccharide aktiviert worden waren, vermochten auch intrazellulär *Leishmania*-Parasiten abzutöten (Tab. 10.2). Mäuse, deren Immunsystem durch Cyclophosphamid oder Cyclosporin A supprimiert worden war, überlebten letale Infektionen mit *Candida albicans*, wenn sie prophylaktisch Echinacea-Polysaccharide erhalten hatten (Tab. 10.3).

Tab. 10.3: Schutzversuche an Cyclophosphamid vorbehandelten und mit *Candida albicans* infizierten Mäusen durch prophylaktische Gabe von Echinacea-Polysaccharid. Die Tiere erhielten am Tag 5 × 10^3 *Candida-albicans*-Keime i. v. 24 Stunden danach wurden die Nieren aufgearbeitet und aliquote Mengen auf Agarplatten plattiert. Nach 15 Stunden bei 37 °C wurden die CFU ausgezählt (Lohmann-Matthes und Wagner, 1989).

10 mg E.P.A.G. i. v. Tag-1 und Tag 0	% CFU^b-Inhibition bezogen auf CFU von unbehandelten Kontrolltieren
Experiment 1	70 ± 8
Experiment 2	80 ± 5
Experiment 3	65 ± 7
Experiment 4	85 ± 4

Auch diese Untersuchungen belegen, dass an der immunstimulierenden Wirkung der Echinacea-Drogen mindestens drei Wirkstoffe, die *Alkylamide*, die *Cichoriensäure* und die *Polysaccharide*, beteiligt sein müssen, d. h., dass für die Therapie von Presssaft und den wässrig-alkoholischen Echinacea-Extrakten eine bessere Wirksamkeit zu erwarten ist als von den rein alkoholischen Extrakten, da in den ersten alle drei Wirkstoffgruppen enthalten sind (siehe Bauer und Wagner, 1989).

Toxikologie, Nebenwirkungen

Die LD50-Werte für den *Echinacea purpurea* Presssaft (E.P.P.) lagen in einer Akut- und Subakut-Studie für die Ratte und Maus bei p. o. Applikation > 15 000 mg/kg und bei i. v. > 5000 mg/kg. Bei Verfütterung von E.P.P. an Ratten in Dosen bis zu 8 g/kg/Tag über 4 Wochen, konnten in den Laborwerten, histologisch und in anderen Parametern keine toxikologisch relevanten Unterschiede zur Kontrolle beobachtet werden. *In vitro*-Mutagenitäts-Kanzerogenitätsteste verliefen negativ. Von den isolierten Polysacchariden zeigten Mengen von ≥ 5 g/kg i. p. injiziert nur eine geringe, in hohen für die Anwendung von Presssaft beim Menschen nicht relevanten Dosen, Gewebeirritationen (Mengs et al., 1991).

Indikationen für Echinacea-Extrakt-Präparate

Laut Arzneimittel-Monographien der Kommission E für

Presssäfte von *Echinaceae purpureae herba:*
bei innerlicher Anwendung: *„Unterstützende Behandlung rezidivierender Infekte im Bereich der Atemwege und der ableitenden Harnwege“, bei äußerlicher Anwendung schlecht heilende, oberflächliche Wunden.*

Alkoholische Wurzel-Extrakte von *Echinaceae pallidae radix*:
„Zur unterstützenden Therapie grippeartiger Infekte". Keine positive Bewertung und Anwendungsempfehlung erhielten Auszüge aus den Wurzeln von *E. purpurea* und aus der *Echinacea angustifolia* Pflanze, obwohl es für beide Präparate ähnlich positive pharmakologische Ergebnisse gibt wie für die offiziell anerkannten.

Klinik, Therapiestudien

Echinacea-Studien:

Es existieren > 26 kontrollierte Studien, davon 18 randomisiert, 11 plazebokontrolliert und doppelblindgeführt (nach Metaanalyse von Melchart et al., 1994a+b).

Angewendete Präparate. Sechs von ihnen wurden durchgeführt mit den Monoextrakten von *E. pallida, E. angustifolia* und *E. purpurea*-Presssaft und 20 mit den 4 Kombinationspräparaten Esberitox®, Esberitox® N, Resistan® und Toxi-Loges®. Überdosierung und Therapiedauer siehe S. 296 u. 304.

Hauptindikationen. Grippaler Infekt, chronisch-rezidivierende Atemwegsinfektionen, akuter Infekt der oberen Luftwege.

Ergebnisse. *Therapie:* Verkürzung der Krankheitsdauer um ca. 25–30 %, signifikante Verbesserung der Krankheits-Symptome (z. B. Halsschmerzen, Rachenrötung, Husten, Halsschmerzen, Kopfschmerzen, Mattigkeit, Gliederschmerzen, Fieber, verstopfte Nase).

Prophylaxe: ca. 15 % weniger Erstinfekte und ca. 27 % weniger Rezidivinfekte gegenüber Plazebo.

Von den bisher durchgeführten kontrollierten Studien mit Echinacea-Präparaten sind nachstehend vier Therapiestudien ausführlich dargestellt.

Therapiestudie 1

Indikation. Akute, unkomplizierte Infektion der oberen Luftwege.

Präparat. *Echinacea purp.* Presssaft (Echinagard® = schwed. Handelsname für Echinacin® Madaus).

Studienart. Randomisierte, plazebokontrollierte monozentrische Doppelblindstudie mit 120 Patienten (mit rezidivierender Infektneigung), die sich bei den ersten Anzeichen einer beginnenden Erkältung beim Betriebsarzt meldeten.

Behandlungsart. 20 Tropfen alle 2 Stunden am 1. Tag und 3 × 20 Tropfen täglich an den folgenden Tagen bis zu 10 Tagen.

Prüfkriterien. Befragung der Patienten über Intensität, Zeitdauer der Symptome bis zur Beendigung der Medikamenteneinnahme.

Ergebnis. Bei der Hälfte der Patienten hatte sich nach 10 Tagen eine „echte" Erkältung entwickelt. Davon waren nur 40 % der Patienten aus der Echinagard®-Gruppe verglichen mit 60 % aus der Plazebo-Gruppe. Der mittlere Behandlungserfolg betrug somit 20 % (95 % Konfidenzintervall 2,5–37,5 % p = 0,044). Die mittlere Zeit bis zum Eintritt einer Besserung betrug bei allen Patienten mit dem Vollbild einer echten Erkältung unter Echinagard® 4 Tage und in der Plazebo-Gruppe 8 Tage.

Echinagard® behandelte Patienten konnten die Behandlung im Mittel nach 6 Tagen, die der Plazebo-Gruppe im Mittel nach 10 Tagen abbrechen.

Nebenwirkungen wurden nicht beobachtet (Hoheisel et al., 1997).

Therapiestudie 2

Indikation. Akute Erkältungskrankheit.

Ppräparat. Wässrig-alkoholischer Frischpflanzen-Extrakt aus *Echinacea purp.* (95 %) oberirdische und 5 % Wurzelanteile der Frischpflanze (= Echinaforce®). 1 Tabl. = 6,78 mg Nativextrakt (DEV = 5,9:1).

Studienart. Plazebokontrollierte Doppelblindstudie mit 119 Patienten (Rekrutierung infektanfälliger Probanden per Zeitungsinserat, Einnahmebeginn bei den ersten Erkältungssymptomen).

Behandlungsart. 3 × 2 Tabletten/Tag, 8 Tage lang mit und ohne Begleitmedikation.

Prüfkriterien. Innerhalb der 8 tägigen Behandlung erfolgten 3 Termine, in denen auf Grund von 12 Symptomen die Summenscores (= Beschwerde-Indices) berechnet wurden.

Ergebnis. Bei Heranziehung der Gesamtpopulation in der „intention-to-treat-Analyse" als auch der protokollkonformen Gruppen von Patienten ohne unerlaubte Begleitmedikation, Drop-outs oder zu später Behandlungsbeginn in der Protokoll-Analyse kam es bei 68 % der Patienten (Prüfärztin-Urteil) bzw. 78 % (Patienten-Urteil) zu einer Reduktion des klinischen Beschwerdebildes (z-Test $p < 0,005$). Die Verträglichkeit wurde durch den Arzt in 98 % und durch die Patienten in 96 % der Fälle als gut bezeichnet. (Brinkeborn et al., 1998).

Bei einer Wiederholung dieser Studie mit 59 Patienten mit 2 verschiedenen Extraktzubereitungen (40 mg oder 280 mg Gesamtpflanzenextrakt und 18 mg Wurzelextrakt) erwies sich der Gesamtpflanzenextrakt dem Wurzelextrakt in der Reduktion des Beschwerdeindex deutlich überlegen (Gesamt-Pfl.-E. 63 %, Wurzel-E. 45 % gegenüber 29 % in der Plazebo-Gruppe) (Brinkeborn et al., 1999).

Therapiestudie 3

Indikation. Grippaler Infekt des oberen Respirationstraktes.

Präparat. *Echinacea-Monopräparat:* Echinaceae-pallidae-radix-Extrakt (Pascotox® mono Tropfen).

Studienart. Plazebokontrollierte Doppelblindstudie an 160 männlichen und weiblichen Patienten im Alter > 18 Jahren, die an Infektionen des oberen Respirationstraktes erkrankt waren. Je 80 Patienten in der Verum- und Plazebo-Gruppe.

Behandlungsart. 90 Tropfen/Tag entsprechend 900 mg Droge/Tag bzw. die gleiche Menge alkoholisch-wässrige Plazebolösung über einen Zeitraum von 8 bis 10 Tagen.

Ausschlusskriterien: weitere Infekte anderer Organe, Behandlung mit interaktiven Pharmaka, zusätzliche Erkrankungen wie multiple Sklerose, Polyarthritis, Pneumonie, Pleuritis, Mykosen.

Prüfkriterien. Verkürzung der Krankheitsdauer, Abklingen der Symptome „Husten" und „Schnupfen"; Hauptprüfparameter: klinische Befunde und die klinischen Symptome (Summen-Scores): Mattigkeit, Schwitzen, Tränenfluss, brennende Augen, Halsschmerzen, Ohrenschmerzen, Kopfschmerzen, Gliederschmerzen.

Ergebnisse.

Krankheitsdauer: Verkürzung bei überwiegend bakterieller Infektion von 13 Tagen auf 9,8, bei vorwiegend viraler Infektion von 13 Tagen auf 9,1 ($< p\ 0,0001$).

Klinische Befunde (Summen-Scores): Die stärksten Effekte wurden nach 8–10 Tagen bei Patienten mit viralen Infekten erzielt ($p < 0,0001$) (Abb. 10.7a).

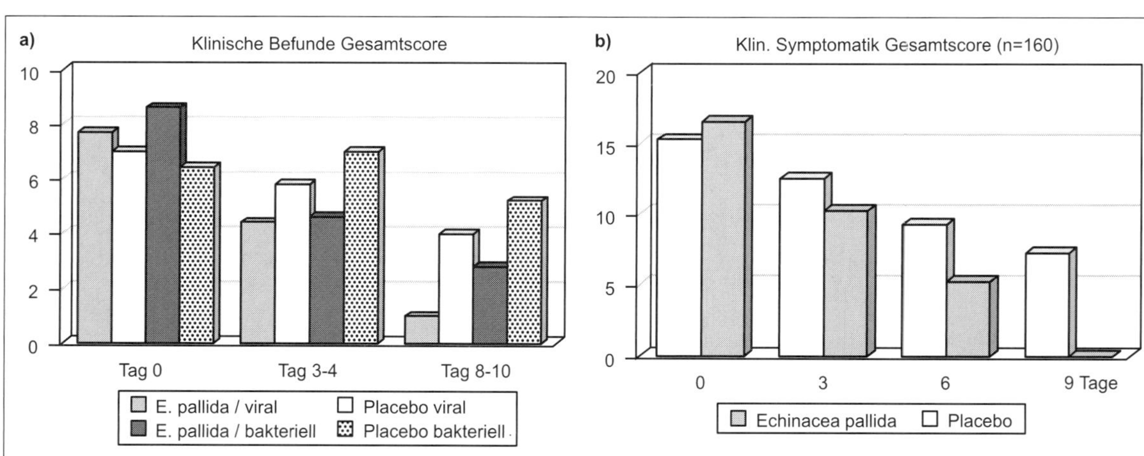

Abb. 10.7: Doppelblindstudie mit Echinacea-pallida-Monoextrakt bei der Indikation grippaler Infekte des oberen Respirationstraktes. Klinische Befunde (a) und klinische Symptomatik (b) (Bräunig und Knick, 1993).

Klinische Symptome (Summen-Scores): Die Besserung der klinischen Symptome stimmte gut mit der der klinischen Befunde überein ($p < 0{,}0001$) (Abb. 10.7b).

Alle geprüften klinischen Symptome waren während der 8- bis 10tägigen Therapie mit dem Echinacea-Extrakt verschwunden.

Der erhöhte Relativ-%-Anteil der Lymphozyten bei viralen Infektionen und der erhöhte Relativ-%-Anteil der segmentkernigen Granulozyten bei bakteriellen Infektionen nahm unter der Therapie leicht ab.

Gegenüber einem Echinaceae purpureae radix-Extrakt war E.-pallidae-radix-Extrakt etwas stärker wirksam. (Bräunig und Knicke, 1993).

Therapiestudie 4

Indikation. Grippeprophylaxe.

Präparat. Flüssigpräparat enthaltend 12,0 g Echinacea angustif. Ø, 2.9 g Eupatorium perf. Ø und 2,0 g Arnica D2 in 100 ml Lösung (Resistan®).

Studienart. Plazebokontrollierte Doppelblindstudie an 646 Probanden (303 Verum, 306 Plazebo). Anamnese: besondere Infektanfälligkeit.

Behandlungsart. Täglich 1 × 12 ml des Flüssigpräparates über 8 Wochen. Beginn: Herbst 1989. Ausschlusskriterien: Erkältungssymptome, Einnahme von anderen Grippe-Prophylaktika, bestehende Impfprophylaxe gegen Grippe, Alkohol- und Drogenabhängigkeit u. a.

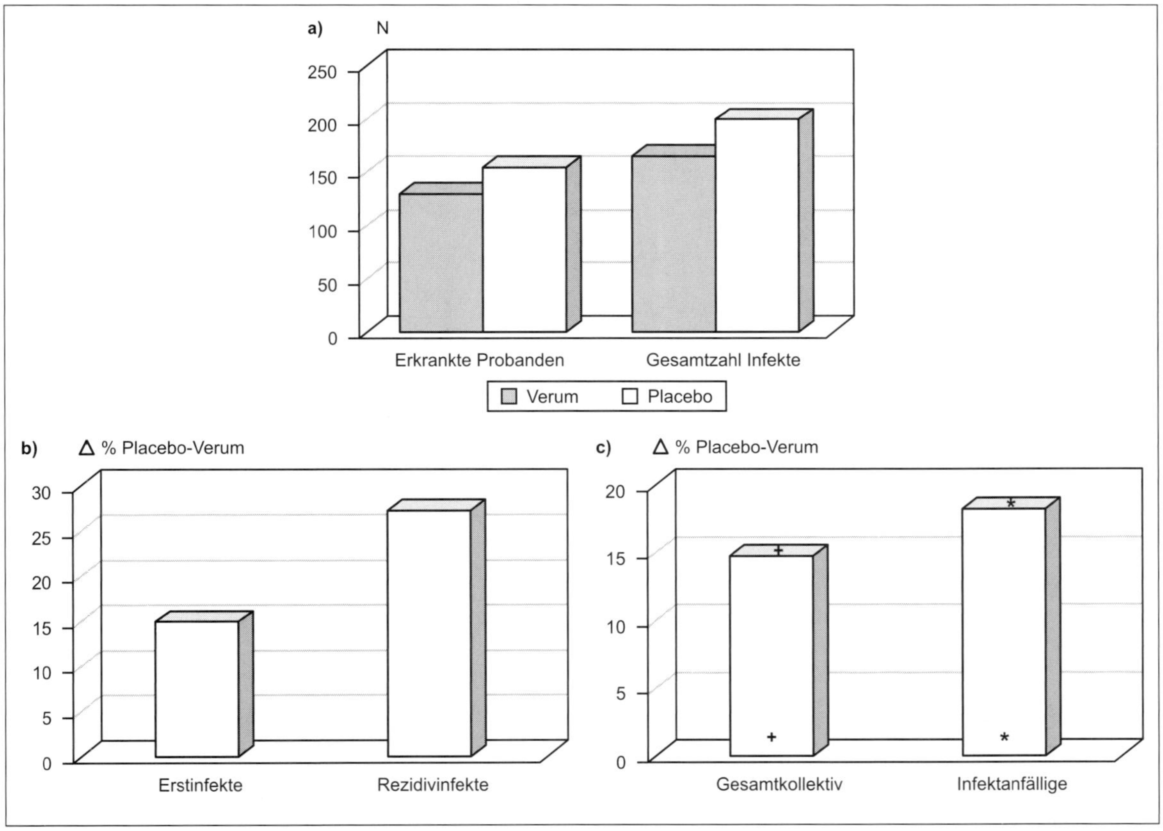

Abb. 10.8: Einfluss eines prophylaktisch verabreichten Echinacea-Kombinationspräparates auf die Erkrankungs- und Rezidivhäufigkeit sowie Infektanfälligkeit.
a) Erkrankte Probanden und Gesamtzahl der Infekte Verum im Vergleich zu Plazebo (Schmidt et al., 1990)
b) Differenzen Plazebo minus Verum in % bei Erst- und Rezidivinfekten. Diese Differenzen entsprechen dem Anteil derjenigen Infekte, die durch die Therapie mit dem Verum verhindert worden sind (Schmidt et al., 1990).
c) Differenzen Plazebo minus Verum in % beim Gesamtkollektiv ($+ = p < 0{,}08$) und bei den infektanfälligen Probanden ($= p < 0{,}05$). Bedeutung dieser Differenzen wie in Abb. 10.8b (Schmidt et al., 1990).

Prüfkriterien. Erfasst wurden die folgenden typischen Symptome: Husten; Halsschmerzen, Schluckbeschwerden, Schnupfen, Kopfschmerzen, Gliederschmerzen, Mattigkeit.

Ergebnis. In der Verum-Gruppe erkrankten mit 132 von 303 deutlich weniger Probanden als in der Plazebo-Gruppe mit 155 von 306 (Signifikanz $p < 0{,}08$) (Abb. 10.8a). In der Verumgruppe traten 14,8 % weniger Erstinfekte und 27,3 % weniger Rezidivinfekte auf als in der Plazebo-Gruppe (Abb. 10.8b). In der besonders infektanfälligen Probandenuntergruppe erkrankten in der Verum-Gruppe 47,2 %, in der Plazebo-Gruppe aber 57,7 % (Signifikanz $p < 0{,}05$) (Abb. 10.8c) (Schmidt et al., 1990).

Weitere Therapiestudien mit Echinacea-Monoextrakten sind in den letzten 10 Jahren von Dorn (1989), Vorberg und Schneider (1989), Albrecht und Schmidt (1992), Melchart et al. (1998) und Grimm und Müller (1999) bei gleicher Indikation mit ähnlichen Ergebnissen durchgeführt worden.

In einer randomisierten doppelblinden plazebokontrollierten Studie, die in 15 Prüfzentren mit Esberitox®N (3 × täglich 3 Tabletten) bei Patienten mit akuten viralen Infekten über jeweils 3 Tage durchgeführt wurde, besserten sich nach Einschätzung der Ärzte die Erkältungs-Gesamtscore-, Rhinitisscore-, Bronchitisscore Mittelwerte und die generelle Schwere der Erkältung deutlich gegenüber Plazebo. Bemerkenswert ist, dass die ersten Unterschiede zwischen den Behandlungsgruppen bereits am Tag 2 deutlich und vom 4. Tag an signifikant waren (Köhler et al., 2000).

Behandlungs-Erfahrungen und spezielle Anwendungs-Empfehlungen mit Echinacea-Präparaten
(siehe auch Wagner, 1988, 1991)

Nicht durch kontrollierte Studien aber durch zahlreiche Anwendungsbeobachtungen dokumentiert sind folgende **Indikationen** allein oder in Kombination mit Antibiotika bzw. Chemotherapeutika.

Gynäkologie:
- Rezidivierende Candida-Mykosen mit Antimykotika und adjuvant mit Echinacin® (Coeugniet und Kühnast, 1986). Die Rezidivrate lag bei dem Antimykotikum Econazolnitrat (lokal angew.) bei 60,5 %, während alle Behandlungsarten mit Echinacin® (p. o., s. c., i. m., i. v.) + Econazolnitrat Rezidivraten von nur 5–15 % ergaben.
- Endometritis, Parametritis.
- chronische Adnexitis.

Urologie:
- unspezifische Prostatitis,
- Urethritis u. Epididymitis und
- Zystitis.

Dermatologie:
- Herpes labialis, Herpes genitalis, Herpes zoster,
- endogenes Ekzem,
- psoriatische Erkrankungen,
- Ulcerationen.

(zusammengestellt von Hahn und Mayer, 1984).

Die Applikationsweise ist heute für die Echinacea-Monoextrakt-Präparate und auch für die meisten Kombinationspräparate die **perorale** bzw. **perlinguale** (Lutschtabletten).

Therapeutisch werden **flüssige Oral-Präparate** (Extrakt- oder Tinkturen-Präparate) zu Beginn einer Behandlung in einer Hochdosierung von 3–5 mal täglich 30–40 Tropfen gegeben. Nach 2–3 Tagen kann die Dosierung auf 3 × täglich 20–25 Tropfen reduziert werden. Nach 5–6 Tagen sollte ein 2-tägiges Intervall ohne Applikation erfolgen, anschließend kann wie üblich weiterbehandelt werden. Zur therapeutischen Behandlung werden die Präparate bis zum Abklingen der Symptome (2 bis maximal 4 Wochen) gegeben.

Einige Kombinationspräparate (z. B. Cefasept®, oder Pascotox® forte Injektopas), stehen auch für die i. m. oder i. v. Injektion zur Verfügung. Es handelt sich in jedem Fall um Verdünnungen, die einem Verdünnungsgrad von homöopathischen D_2- bis D_6-Präparaten entsprechen.

Prophylaktisch sollten die Präparate mit jeweils kurzen Intervallen nicht länger als 6 Wochen angewendet werden (lt. E.-Monographie).

Die Präparate sollten möglichst beim Auftreten der ersten Krankheitssymptome gegeben werden. Auf dem Höhepunkt einer fiebrigen Infektion ist ein Therapieerfolg fraglich.

Bei Kindern ist ein individuell abgestuftes Dosierungsschema lt. Präparate-Herstellerangaben anzuwenden.

Die Kombination von Echinacea Inj.-Präparaten mit Eigenblut ist sehr oft besonders bei chronisch rezidivierenden Erkrankungen (z. B. Bronchitis, Sinusitis) zur Wirksamkeitssteigerung sinnvoll.

Echinacea-Präparate können ohne Einschränkung als Begleittherapie zu einer gleichzeitigen Antibiotika-, Zytostatika- oder anderweitigen Chemotherapie verwendet werden. (siehe z. B. Coeugniet und Kühnast, 1986).

Gleichwertigkeit Echinacea-haltiger allopathischer und homöopathischer Präparate

Wie eine quantitative Bestimmung der beiden Hauptinhaltsstoffe Cichoriensäure und Dodecatetraensäureisobutylamid in 25 handelsüblichen Echinacea-Präparaten zeigte, schwankten die Gehalte beider Inhaltsstoffe stark in Abhängigkeit vom Präparatetyp, der verwendeten Echinacea Art und des verarbeiteten Pflanzenteils. Sie waren damit nicht „phyto- oder pharmazeutisch äquivalent". Allerdings wurden die Polysaccharidgehalte nicht berücksichtigt (Osowski et al., 2000).

Die Erfahrung zeigte aber, dass die verschiedenen auf dem Markt befindlichen allopathischen Echinacea-Präparate trotz ihrer oft unterschiedlichen chemischen Zusammensetzung immunologisch als weitgehend **bioäquivalent** anzusehen sind, sofern die Dosierungsangaben eingehalten wurden. Der Grund liegt vermutlich in der in der Immunologie geltenden „Alles- oder Nichts"-Regel, die besagt, dass bei Erreichen eines Konzentrationsschwellenwertes das Immunsystem optimal aktiviert wird und durch höhere Dosen nicht noch stärker stimulierbar ist. Gegenteilige Effekte (Immunsuppression) sind nur dann zu erwarten, wenn die Präparate 10–20 fach höher als angegeben dosiert werden.

Gleiches oder Ähnliches gilt auch für die homöopathisch definierten Echinacea-Präparate (Enbergs und Woestmann, 1986; Wagner et al. 1986b).

Gegenanzeigen, Nebenwirkungs-Risiko von Echinacea-Präparaten

! Die auf S. 296 behandelten Gegenanzeigen und potenziellen Risiken von Immunstimulantien gelten auch für Echinacea-Präparate.

In einem Review Artikel hat Parnham (1996) alle bisher registrierten Nebenwirkungen und unerwarteten Befunde von klinischen Studien, die bis zum Jahre 1996 mit dem Echinacea Presssaft Echinacin® durchgeführt wurden, zusammengestellt.

Er kommt zu dem Schluss, dass der Presssaft bei oraler Langzeitanwendung eine gute Verträglichkeit besitzt. Bei einigen Patienten, die unterschiedliche Infektionen hatten, wurde über eine vorübergehende Lymphopenie berichtet. Bei der heute nicht mehr üblichen parenteralen Anwendung von Echinacea-Extrakten wurden als Nebenwirkungen Fieber, Muskelschwäche und Kälteschauer verzeichnet.

10.2.4.2 Eleutherococci senticosi radix (Eleutherokokk) M

St.pfl.: Eleutherococcus (Acanthopanax) senticosus.

Die Wurzeldroge dieses zur Efeu-Familie (Araliaceae) gehörigen und aus Sibirien stammenden Strauches, enthält *Triterpene*, einfache *Phenylpropan*verbindungen (Syringin = Eleutherosid B), ein *Cumaringlucosid* (Eleutherosid B_1), *Lignane* (Sesamin und Syringaresinoldiglucosid (= Eleutherosid E) und Polysaccharide.

Pharmakologie und Probandenstudie

Eleutherococcus-Extrakte inhibieren in-vitro auch direkt die produktive Replikation von humanen Rhinoviren (HRV), von syncytialen Atemwegsviren (RSV) und von Influenca-A-Viren (Glatthaar-Saalmüller et al., 2001).

Die Wirkung des im Handel befindlichen Fluidextraktes (Eleutherokokk) wird als *immunstimulierend* und *adaptogen* und darüber hinaus als stressmindernd beschrieben.

Mit der ersten **Indikation** wurde eine plazebokontrollierte Doppelblindstudie mit gesunden Probanden mit einem Eleutherococcus-Extrakt (Eleukokk), durchgeführt (Bohn et al., 1987). Bei der mit Hilfe der Durchflusszytometrie durchgeführten Mehrparameteranalyse kam es in der Verumgruppe nach 4 Wochen zu einer signifikanten Zunahme von immunkompetenten Zellen vom T-Helfer/-Induktor-Typ und von zytotoxischen sowie natürlichen Killerzellen. Therapiestudien fehlen.

Indikation. lt. Arzneim.-Kommission-E Müdigkeits- und Schwächegefühl, nachlassende Leistungs- und Konzentrationsfähigkeit „Rekonvaleszenz".

Über die *adaptogene* Wirkung von Eleutherococcus, d. h. eine Resistenzsteigerung des Organismus gegenüber verschiedenen Stressoren wird im Kapitel „Adaptionsstörungen" S. 314. berichtet.

10.2.4.3 Eupatorii perfoliati und E. cannabini herba (Roter Wasserhanf und Wasserdost)

St.pfl.: Eupatorium perfoliatum und E. cannabinum.

Sesquiterpenlactone (z. B. Euperfolid, Eufoliatorin, Euperfolin), *Flavone* (z. B. Eupatorin), und *Polysaccharide* (Heteroxylane).

Pharmakologie

Für die *immunstimulierende* Wirkung dürften primär die Polysaccharide und in zweiter Linie die Sesquiterpenlactone verantwortlich sein. Die Polysaccharide erhöhten in *In vitro-* und *In vivo-*Versuchen die Phagozytoseleistung von Granulozyten (Vollmar et al. 1988). Die mit den Arnica-Terpenen verwandten Sesquiterpenlactone besitzen nach Hall et al. (1979) eine *antiphlogistische* Wirkung. Diese Wirkung kommt vermutlich über eine Suppression Lymphozyten-induzierter Entzündungsprozesse zustande. In hohen Dosen wirken diese Verbindungen *zytotoxisch*. Insgesamt ist das Wirkprofil von Eupatorium aber deutlich verschieden von dem der Echinacea-Droge.

Mit einem allopathichen Eupatorium-Extraktpräparat liegen keine Studien vor.

In einer Vergleichsstudie des homöopathischen Präparates Eupatorium D2 gegenüber Aspirin bei fieberhaftem Katarrh zeigten die Symptomveränderungen und gemessenen Laborparameter gleich positive Tendenz (Gassinger et al., 1981) (siehe auch Woerdenberg et al., 1992).

10.2.4.4 Baptisiae tinctoriae radix (Wilder Indigo)

St.pfl.: Baptisia tinctoria.

Chinolizidinalkaloide (z. B. Cytisin), ferner *Isoflavone* (z. B. Formononetin und Pseudo-baptigenin, *Polysaccharide* und *Glykoproteine*.

Pharmakologie

Die Polysaccharid- bzw. Glykopeptid-Fraktion *stimuliert die Phagozytose* und die T-Lymphozyten-Proliferation (Beuscher et al., 1989).

Phytotherapeutisch findet die Droge in einer fixen Kombination Anwendung (Esberitox®).

Als *Hauptindikationsgebiete* werden Infektionskrankheiten des Mundes und Rachens sowie Erkältungskrankheiten angegeben.

10.2.4.5 Thujae summitates (Amerikanischer Lebensbaum, Zweigspitzen)

St.pfl.: Thuja occidentalis.

Die Droge enthält ein *Ätherischöl*, das zu etwa 50 % aus dem relativ toxischen, örtlich stark reizenden *Monoterpen* α/β-Thujon besteht. Darüber hinaus wurden aus der Droge *Podophyllotoxin*-Lignane und Polysaccharide isoliert.

Pharmakologie

Das Ätherischöl und eines der Lignane, das Deoxypodophyllotoxin, wirken in verschiedenen Modellen in vitro *direkt antiviral* (Gerhäuser et al., 1992).

Daneben scheinen Thujapräparate bei entsprechender Extrakt-Zusammensetzung auch *immunstimulierend* zu wirken. Podophyllotoxin stimuliert z. B. in niedriger Dosierung menschliche Monozyten und Lymphozyten zur Freisetzung von Interleukin 1 und 2 (Zheng et al., 1987).

Die wasserlösliche Polysaccharidfraktion zeigte in vitro immunstimulierende Eigenschaften (Gohla et al., 1988).

Extrakte aus den Zweigspitzen dieses Zypressengewächses wurden früher zur Warzenbehandlung verwendet, daneben in der Homöopathie zur Behandlung von Gicht, Rheuma und Hautaffektionen.

Die Droge wird z.B. zusammen mit Echinacea und Baptisia in dem Kombinationspräparat Esberitox® eingesetzt.

Hauptindikationen: Akute und chronische Atemwegsinfekte, Grippe und Erkältungskrankheiten.

10.2.4.6 Visci albi herba (Mistel) M

St.pfl.: Viscum album (siehe Kapitel Tumorerkrankungen).

10.2.4.7 Weitere Drogen

Arnikablüten, Arnicae flos (*Arnica officinalis*).
Ringelblumenblüten, Calendulae flos (*Calendula officinalis*).
Kamillenblüten, Chamomillae flos (*Chamomilla recutita*).
Achyrocline-Kraut, (*Achyrocline saturoioides*), „Brasilianische Kamille".

Aus allen vier Pflanzen wurden *saure Polysaccharide* isoliert, die in verschiedenen Immunmodellen *stimulierende* Wirkungen zeigten (Wagner et al., 1985). Es ist anzunehmen, dass die immunstimulierenden Eigenschaften von wässrigen Auszügen dieser Drogen ganz oder zum größten Teil auf diesen Zuckerpolymeren beruhen (entsprechende Präparate z. B. Tonsilgon®).

Da immunstimulierend wirkende Mitelpräparate heute nur noch zur palliativen Tumortherapie zum Einsatz kommen, werden Chemie, Immunologie und Anwendung im Kapitel Tumorerkrankungen S. 324 abgehandelt.

10.2.4.8 Medizinische Hefe M

Stammorganismus *Saccharomyces cerevisiae, S. carlsbergensis.*

Hierbei handelt es sich um getrocknete bzw. lyophilisierte untergärige oder obergärige Bierhefe, die für medizinische Zwecke entbittert und von mechanischen Verunreinigungen gereinigt wurde. Im Handel befindet sich als bekanntestes Hefepräparat *Saccharomyces cerevisiae Hansen* (CBS 5926 (Perenterol®)) enthaltend 10^9 lebensfähige Hefezellen.

Zymosan ist ein aus Hefe-Zellwandmaterial gewonnenes Rohprodukt, das vor allem aus *Glucan- und Mannaanteilen* (ca. 60–80 %), *Protein* (ca. 15 %), Lipiden (besonders hoch beim „M-Typ") und *Mineralien* zusammengesetzt ist. Unveränderte Hefe enthält zusätzlich noch Mineralstoffe, Vitamine, Enzyme und Nucleinsäuren.

Für die *immunstimulierende Wirkung* der Hefe sind primär das „**Hefeglukan**", ein β-1,3-verknüpftes Glucosepolymer mit β-1,6-verknüpften Seitenketten (Mol.Gew. ca. 6500 D) und das „**Hefemannan**" mit α-1,6-verknüpfter Mannopyranose in der Hauptkette und α-1,2-verknüpften Seitenketten verantwortlich. Im einzelnen wurden für Hefe bzw. Zymosan folgende Wirkungen festgestellt:

- Aktivierung der Phagozytose,
- Aktivierung des Komplementsystems über den alternativen Weg,
- Stimulierung der T-Lymphozyten-Proliferation,
- Erhöhung des Lysozym-Spiegels.

(Mihami et al., 1982; Sung et al., 1983; Opferkuch und Cullmann, 1983; Hadden et al., 1977).

In verschiedenen Tiermodellen wurde eine eindeutig *protektive Wirkung gegenüber verschiedenen pathogenen Keimen* registriert (Okawa et al., 1982; Fitzpatrick und DiCarlo, 1964; Sinai et al., 1974).

Hauptindikationen: Diarrhöen, Hautkrankheiten (Akne, Neurodermitis) als Folge von Immunmangelzuständen.

10.2.4.9 „Reizkörpertherapeutika"/„Umstimmungsmittel"*)

Unter diesen beiden Begriffen findet man heute noch in der Liste der pharmazeutischen Präparate verschiedene Drogen und Drogenpräparate pflanzlicher und tierischer Herkunft (siehe Tab. 10.4). Sie werden gelegentlich noch entweder topisch

* Der Begriff „Umstimmungsmittel" findet sich noch heute in der Roten Liste 2003 z. T. unter „Erkältungs- und Grippe-Mittel"

Tab. 10.4: Präparate als Reizkörpertherapeutika.

Präparate	Pflanze/Tier
Krotonöl	Croton tiglium
Terpentinöl	Pinus-Arten
Senföl	Sinapis nigra
Kanthariden („Spanische Fliegen")	Lytta vesicatoria
Paprika (Capsaicin)	Capsicum annuum
Wolfsmilchharz**) (Latex)	Euphorbia resinifera u.a. Euph.
Seidelbastrinde**)	Daphne mezereum
Mistelextrakte	Viscum album
Giftsummach**)	Toxicodendron radicans
Bienen- oder Spinnengift**)	Apis/Lachesis
Anorganische Verbindungen	z. B. Sulfur, Ferrum phosphoricum, Mercurius bijodatum, (cyanatus) u. a.

**) in homöopathischen Kombinationspräparaten

(als Pflaster oder zur s.c. Injektion) oder oral als nieder potenzierte Homöopathika angewendet. In dem sogenannten **Baunscheidtieren** mit Krotonöl ist diese Behandlungsmethode noch bis heute erhalten geblieben. Die Vorstellung ist, daß diese Mittel über kutisviscerale Reflexe und Fernwirkungen und dadurch ausgelöste immunologische und hormonelle Reaktionen zu einer Umstimmung physiologischer Prozesse führen. Da bei Einsatz dieser Präparate nur eine gerine Vorhersehbarkeit über den Behandlungserfolg besteht und das Nutzen-Risiko-Verhältnis zu ungünstig ist, spielen diese Präparate zur „Immunstimulierung" heute keine Rolle mehr.

10.2.4.10 Phytopräparate – Immunstimulantien

Anwendungsempfehlungen und die Gleichwertigkeit Echinacea-haltiger allopathischer und homöopathischer Präparate:
siehe S. 305

Echinacea-Mono-Präparate z. B.

- Cefasept® Tabletten (Homöopath. Präparat) — 1 Tablette enthält 18 mg Echinacea angustifolia ∅
- Echinacea Hevert purp. forte® Tropfen — 100 g enthalten 80 g Frischpflanzenpresssaft aus Echinacea purpurea

• Echinacin® Madaus Capsetten® Lutschpastillen	1 Pastille enthält 88,5 mg getrockneten Presssaft aus frischem Purpursonnenhutkraut
• Echinacin® Madaus liquidum/Saft	100 g enthalten 80 g/2,34 g Frischpflanzenpresssaft aus Echinacea purpurea
• Echinaforce® Presssaft	100 g enthalten 76,6 ml Frischpflanzenpresssaft aus Echinacea purpurea
• Esberitox® mono Tropfen	100 g enthalten 64 g Presssaft aus Purpursonnenhutkraut
• Pascotox® mono Tropfen/Tabletten	100 g Fluidextrakt enthalten 25 g Echinacea pallida Wurzel, 1 Tabl. enthält Extrakt aus 9 mg E.p.-Wurzel.
• Pascotox forte-Injektopas® Injektionslösung	1 Ampulle (2 ml) enthält 500 mg wässrigen Fluidextrakt aus frischer Echinacea pallida-Wurzel

Allopath. + Homöopath. Echinaceaextrakthaltige Kombinationspräparate z.B.

• Cefasept® Injektionslösung (Homöopath. Präparat)	1 Amp. (1 ml) enth.: Echinacea angustifolia ∅ 10 mg, Kalium phosph. D4 100 mg, Lachesis mutus D6 100 mg
• Cefasept® Tabletten (Homöopath. Präparat)	1 Tablette enthält 18 mg Echinacea angustifolia ∅
• Cefasept® Tropfen (Homöopath. Präparat)	100 g enth.: Echinacea ∅ 5 g, Kalium phosph. D4 10 g, Natrium phosph. D4 10 g, Lachesis D6 10 g, Aqua silicata 2 g, Hydrargyrum cyanat. D6 10 g
• Contramutan® N Saft/Tropfen (Homöopath. Kombi-Präparat)	100 g enthalten 4,5 g/10 g Echinacea angustifolia ∅ 4,5 mg/10 mg Eupatorium perfol. ∅, 9 mg/10 mg Aconitum D4, 9 mg/10 mg Belladonna D4
• Esberitox N Lösung (Allopathisches Kombi-Präparat)	1 ml enthält 0,43 ml alkoholisch-wässrigen Auszug (1:1) aus 4 mg Herba Thujae occid., 15 mg Radix Echinaceae purp./pallid. (1 + 1) und 20 mg Radix Baptisiae tinct.
• Toxiselect® Tropfen (Homöopath. Kombi-Präparat)	100 g enthalten 40 g Echinacea purp. ∅, 20 g Lachesis D8, 10 g Sulfur D10, 20 g Bryonia D4 und 10 g Apis mellifica D3
• Virubact® Tabletten (Homöopath. Kombi-Präparat)	1 Tablette enthält 20 mg Echinacea ∅ und 10 mg Thuja ∅

Andere homöopathische Präparate zur Immunstimulation, als Grippemittel und Mittel gegen Erkältungskrankheiten (Umstimmungsmittel) z. B.

• Engystol® Injektionslösung	1,1 ml enthalten Vincetoxicum D6, D10 und D30 + Sulfur D4 und D10
• Gripp-Heel® Injektionslösung	1,1 ml enthalten Aconitum D3, Eupatorium perfol. D2, Phosphor D4, Lachesis D11 und Bryonia D3

Anwendungsempfehlung:

Bewährt hat sich eine Kombination von 1 Amp. Engystol® und 1 Amp. Gripp-Heel®-Injektion/Tag über 3 bis 4 Tage

• Tonsipret® (früher Tonsillitis PMD) Tropfen/Tabletten	100 g fl. Verdünnung enth. 20 g Phytolacca D1, 40 g Guaiacum D4 und 40 g Capsicum D4

Eleutherococcus-Präparate (siehe auch Adaptogen-Präparate S. 316) z. B.

• Eleu-Kokk® Dragees	1 Dragee enthält 65 mg Extr. Rhiz. Eleutherococci senticos.
• Eleu-Kokk® M Lösung	5 ml enthalten 0.98 g Flüssigextrakt aus Eleutherococcus senticosus-Wurzeln
• Eleutherokokk® Arkocaps Kapseln	1 Kapsel enthält 70 mg Extrakt aus Eleutherococcus senticosus-Wurzeln

Hefe-Präparate siehe Kapitel 5, S. 174

10.3 Adaptionsstörungen

10.3.1. Ursachen für Adaptionsstörungen – Stressbelastung

In der heutigen Hochleistungsgesellschaft ist der Mensch einer **erhöhten Stressbelastung** ausgesetzt. Wenn Stress eine kritische Intensität erreicht, die durch die normale physiologische Adaptionsenergie des Organismus nicht mehr kompensierbar ist, kann es zu Adaptionsstörungen und Erkrankungen (z. B. Reiz-Magen- und Reiz-Darm-Syndrom, Infektanfälligkeit) kommen. Die Auswirkungen und Folgen derartiger Belastungen auf den gesunden Organismus sind von Selye (1946) untersucht worden. Sie führten zur Formulierung des vom Stressortyp unabhängigen *„Allgemeinen Adaptionssyndroms" (AAS)* (Abb. 10.9). Dieses wird in die Phase der *Alarmreaktion, die Widerstandsphase* und die *Erschöpfungs-Phase* unterteilt. Danach folgt auf ein Stresssignal eine katabole (Alarm)-Phase, in der es zu einer Steigerung der ACTH- und Corticoidproduktion, Katecholaminausschüttung und der Synthese von „Schock-Proteinen" kommt. Es schließt sich die anabole oder Widerstands-Phase an, in der sich eine erhöhte Widerstandsfähigkeit gegenüber den Stressoren entwikkelt. Bei einem kontinuierlichen erhöhtem Dauerstress kommt es aber zum Zusammenbruch der Adaptionsenergie mit der Entwicklung von akuten und chronischen Erkrankungen.

Über die bei Stresseinwirkung im Körper ablaufenden physiologischen Prozesse siehe Schole (1978, 1986), Wagner et al. (1994) und Panossian et al. (1999).

Erhöhte Stressbelastung kann vor allem im höheren Alter die Inzidenz von Organerkrankungen beschleunigen. Die Fähigkeit des Organismus, sich an veränderte Umweltbedingungen anzupassen, nimmt mit zunehmendem Alter ab. Der „Rigor" oder „Altersstarrsinn" kann z.B. als äußere Form einer geringen oder fehlenden Adaptionsfähigkeit angesehen werden. Dies zeigt sich vor allem bei besonderen Belastungen in einer *Abnahme der Redundanz* (Vitalität) (Abb. 10.10). In Abb. 10.11 ist die Abnahme von Funktionen im Alter von 80 Jahren verglichen mit denen von 30 Jahren aufgelistet (Hofecker, 1987). Diese Leistungsminderungen induzieren Störungen der physiologischen Homöostase und münden sehr häufig in Krankheiten. Deshalb wird der physiologische Alterungsprozess sehr häufig durch Alters-Krankheiten überlagert, wobei sich beide Prozesse gegenseitig beschleunigen.

Der Alterungsprozess selbst ist sehr wahrscheinlich ein vorprogrammierter aktiver Prozess der ter-

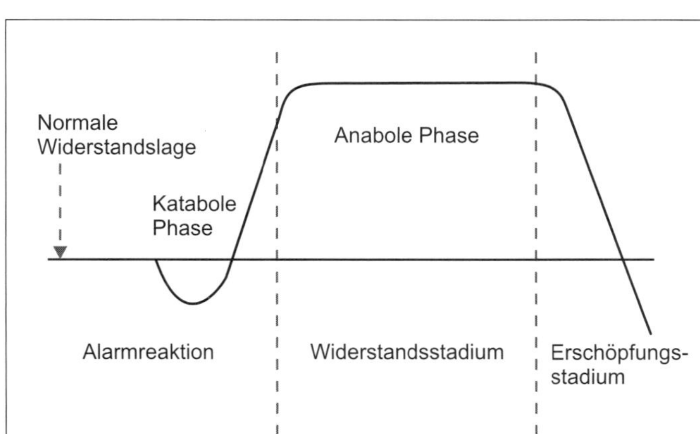

Abb. 10.9: Die drei Phasen des allgemeinen Adaptions-Syndroms nach Seyle (1946).

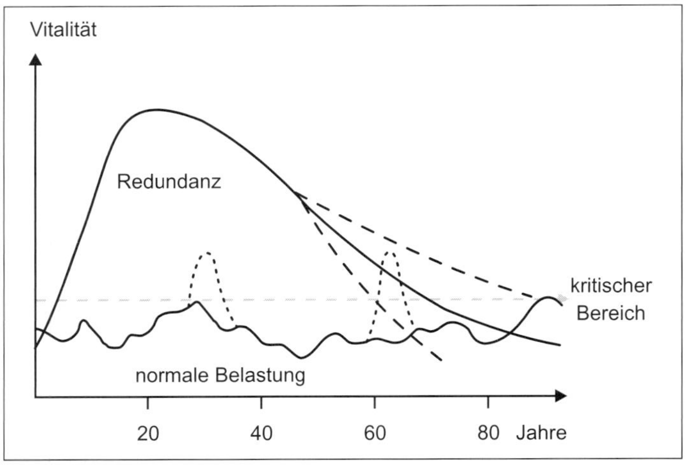

Abb. 10.10: Altersabhängige Veränderung der Vitalität (nach Hofecker, 1987).

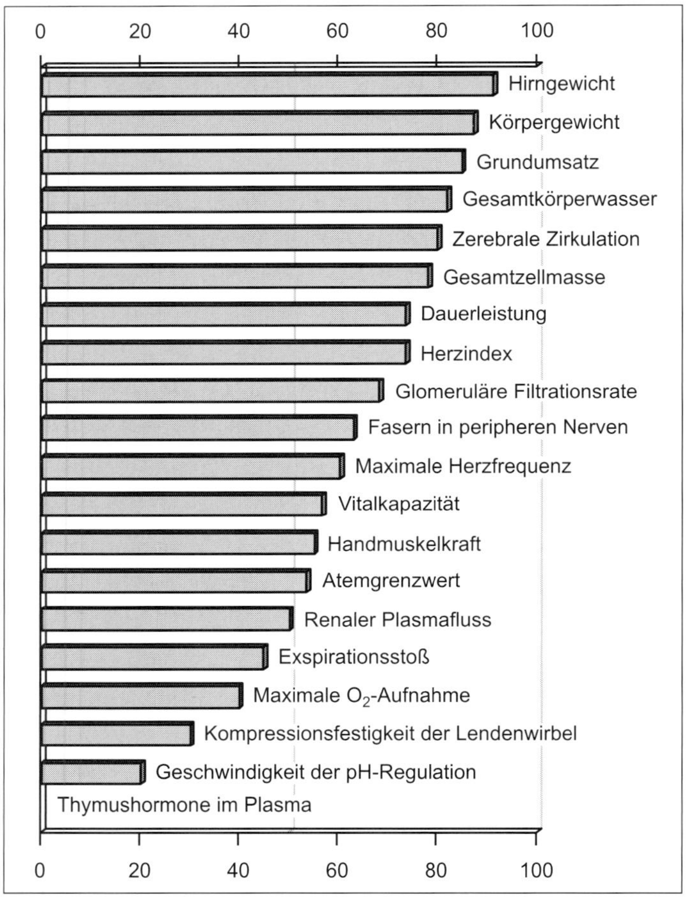

Abb. 10.11: Anatomische und physiologische Werte eines 80-Jährigen im Vergleich zu einem 30-Jährigen (= 100) (nach Hofecker, 1987).

minalen Zelldifferenzierung, an dem z. B. das c-fos-Protoonkogen oder ein Insulin-Rezeptorgen maßgebend beteiligt zu sein scheinen. Wenn die in den letzten Jahren an Hefezellen und an dem Fadenwurm *Caenorhabitis elegans* gewonnenen Erkenntnisse auf den Menschen übertragen werden können, dürften im Alterungsprozess auch Zelltod-Proteasen (Caspasen), die Verkürzung der sog. Telomeren bei der Chromosomen-Verdopplung und/oder die Bildung von fehlerhaften zirkulären Minichromosomen bei der Replikation des gesamten genetischen Materials eine Rolle spielen. Allerdings scheint der sog. Programmierte Zelltod (Apoptose) nicht direkt mit dem Alterungsprozess in Verbindung zu stehen, da bekanntlich die Apoptose auf Grund ihrer bekannten Schutz- und Reparaturfunktionen dem

Altern sogar entgegenwirken kann (siehe hierzu Tanner, 1999; Medina, 1998). Man nimmt nun an, dass verschiedene physische und psychische Stresseinwirkungen, wenn sie längere Zeit anhalten, die oben genannten molekularbiologischen bzw. genetischen Veränderungen induzieren bzw. beschleunigen.

- Seit der Begriff Stress als eine den Krankheits- und Alterungsprozess auslösende und beschleunigende Größe erkannt wurde, fehlt es nicht an Versuchen auch auf medikamentösen Wegen Stresseinflüsse psychischer und physischer Natur zu neutralisieren bzw. abzuschwächen.
- Hierzu zählen nicht die schon früh entwickelten chemisch-synthetischen Psychopharmaka, die den Stress nicht beseitigen, sondern dem Patienten nur suggerieren, als ob keine Stresseinflüsse mehr bestünden. Damit wird der Organismus in einen passiven Zustand versetzt, in dem er nicht mehr aktiv körpereigene Mechanismen zur Stressbewältigung mobilisiert.

10.3.2 Traditionell angewendete Adaptogendrogen

Präparate zur Prophylaxe oder Therapie von Adaptationsstörungen sind unter verschiedenen Namen im Handel. Ihre einzelnen Wirkprofile voneinander abzugrenzen ist schwierig, da sie mehr oder minder alle in zentral endokrine, hormonelle oder immunologische Prozesse einwirken und zudem die meisten von ihnen Mehrfachwirkungen besitzen.

Die Grundlagen für eine neue Arzneimittelgruppe mit vorherrschenden Antistresspotenzial legten Seyle (1937), Lazarev (1947) und Brekhman (1980). Der Begriff *„Adaptogene“* geht zurück auf Versuche von Lazarev mit dem synthetischen Dibazol (2-Benzylbenzimidazol), um die Widerstandsfähigkeit des Menschen gegen Stressoren zu stimulieren.

Heute versteht man unter **Adaptogenen** *Präparate, die einen Organismus gegenüber physikalischem, chemischen, biologischen und psychischen Stress widerstandsfähiger machen, d. h. die Adaption und Toleranz gegenüber Stressoren erhöhen sollen.*

Dieser Begriff wird erst seit kurzem als neuer Funktionsbegriff von der Gesundheitsbehörde der USA verwendet (FDA, 1998).

Nach Brekhman (1980) soll ein Adaptogen eine unspezifische Wirkung zeigen, unabhängig von der Art des pathologischen Zustandes normalisierend wirken und die Körperfunktionen so wenig wie möglich stören. Obwohl bei Adaptogenen die *Antistresswirkung gegenüber Stressoren nichtinfektiöser Art* immer im Vordergrund steht, werden bei einigen Adaptogenen auch *immunstimulierende, nootrope* oder *anabole* Effekte beobachtet (Wagner et al., 1992, 1994).

Als **Wirkmechanismen** kommen in erster Linie stimulierende bzw. modulierende Effekte auf endokrine Funktionen der Hypothalamus-Hypophyse-Nebennieren-Achse in Frage, wobei Katecholamine, Sexualhormone und Corticoide als Mediatoren die wichtigste Rolle zu spielen scheinen. Darüberhinaus sind auch Zytokine des Immunsystems, sowie Prostaglandine, N-oxid und schließlich zur Protektion „Heatshock Proteine“ (Stressproteine), Antioxidantien und verschiedenen Wachstumsfaktoren beteiligt. Über die bei Stressreaktionen und nach Adaptogenapplikation vermuteten molekularbiologischen Prozesse existiert eine auf *in vivo-* und *in vitro* Untersuchungen basierende Übersicht von Panossian et al. (1999).

Die Antistresswirkung kann in verschiedenen *in vitro* und Tiermodellen durch den Antagonisierungsgrad eines künstlich gesetzten Stressorschadens gemessen werden. Bei präventiver Gabe eines Adaptogens wird bestimmt, ob und inwieweit das Adaptogen in der Lage ist einen Stressorschaden zu verhindern, d.h. protektiv zu wirken. Aufschluss geben auch Studien über die physische und psychische Verhaltensweise von Tieren nach Gabe des Adaptogens.

Tab. 10.5: Traditionell angewendete Drogen mit adaptogenen Wirkeigenschaften

Pflanze	Droge
Gingsengwurzel	– Panax Ginseng
Eleutherokokk-Wurzel (Taigawurzel = sibirische Ginseng)	– Eleutherococcus (Acanthopanax) senticosus
Basilien-Kraut	– Ocimum sanctum
Withania-Wurzel (Ashwagandha, Indischer Ginseng)	– Withania somnifera
Glockenwindenwurzel („Dangshen“)	– Cadonopsis pilosula
Rosenrot-Wurzel	– Rhodioloa rosea u. crenulata
Andrographis-Kraut („Chuanxiulian“)	– Andrographis paniculata
Schisandrafrüchte („Wuweizi“)	– Schisandra chinensis
Gichtrübe (Wurzel)	– Bryonia alba

Das Ziel von *prophylaktischen Maßnahmen* könnte darin bestehen, durch Adaptogene das Erschöpfungsstadium zu verzögern oder völlig zu unterbinden und die physiologische Widerstandskraft zu verstärken.

In Tab. 10.5 sind die wichtigsten Adaptogendrogen liefernden Pflanzen aufgelistet.

Alle in der Liste genannten Drogen finden sich bevorzugt im Traditionellen Arzneischatz Chinas, Indiens (Ayurveda) und Rußlands.

Über die für die Adaptogenwirkung verantwortlichen **Drogeninhaltsstoffe** ist noch relativ wenig bekannt. Bei den bisher in Tierversuchen geprüften Inhaltsstoffen handelt es sich um Steroid- bzw. Triterpene oder Phenylpropane und davon abgeleitete Strukturen (z. B. Flavanone, Lignane, Zimtsäurederivate).

10.3.2.1 Ginseng radix (Ginseng-Wurzel) M

Off.: Ph. Eur., *Panax Ginseng.*

Die Ginseng-Droge hat eine 2000-jährige Geschichte. In der Traditionellen Chinesischen Medizin wurde und wird sie noch heute als Panazee und Tonikum verwendet. Die durch Anbau in Korea, China und anderen Ländern Asiens gewonnene Droge wird heute in großen Mengen exportiert. Zusätzlich zu der offiziellen „echten" Panax-Ginseng-Droge gibt es noch mindestens fünf andere Panax-Arten, die in Asien als Ersatzdrogen bzw. als Verfälschung gehandelt werden. Die bekanntesten sind *Panax quinquefolius,* die als amerikanische oder Kanton-Ginseng bekannt ist, und *Panax japonicus* (P. pseudoginseng subsp. japonicus), die aus Japan und Südchina stammt und als „Chiketsu Ginseng" im Handel ist. Die Ginsengpflanze gehört zu den *Efeugewächsen.*

Die einzelnen Wurzel- bzw. Rhizomdrogen sind in ihrer qualitativen und quantitativen chemischen Zusammensetzung oft sehr verschieden und daher medizinisch nicht als gleichwertig anzusehen.

Die Ginseng-Droge ist in zwei Formen, als **weißer Ginseng** und **roter Ginseng**, auf dem Markt. Bei der ersten handelt es sich um die getrocknete, manchmal geschälte Wurzel, bei der zweiten um die mit Wasserdampf behandelte Droge, wodurch letztere eine rote, glasige Beschaffenheit erhält. Die Wasserdampfbehandlung soll sie gegen Insektenbefall schützen. Außerdem werden dadurch die Glykoside abbauenden Enzyme inaktiviert. *Weißer und roter Ginseng stammen demnach nicht von zwei botanisch verschiedenen Arten.*

Die Zusammensetzung der echten Ginseng-Droge ist äußerst komplex. Als wertbestimmende Hauptwirkstoffe gelten die sich von den *Damarantriterpenen* (Proto)-**Panaxadiol** bzw. **Panaxatriol** ableitenden *Saponine* (**Ginsenoside**): R_a, R_{b1}, R_{b2}, R_c, R_d, R_e, R_f, R_{g1}, R_{g2} (Abb. 10.12). Das Ginsenosid R_0 leitet sich als Ausnahme von der Oleanolsäure ab. Die Prozentgehalte schwanken zwischen etwa 1,5 und 12 %. Der Hauptanteil (bis 12 %) befindet sich in den Seitenwurzeln. Die anderen Panax-Drogen besitzen teils eine ähnliche Ginsenosidzusammensetzung (z. B. *Panax quinquefolius*), teils enthalten sie auch Oleanolsäureglykoside (z. B. Chiketsu-Saponine in *Panax japonicus*).

Weitere Inhaltsstoffe: Ätherisches Öl (ca 0,5 %), Acetylenalkohole (Panaxydol, Panaxynol, Panaxytriol, Falcarinol), Peptide, Proteine und Polysaccharide.

Pharmakologie und Toxikologie

Lit.: Siehe Shibata et al., 1985 und Wagner et al., 1994).

Umfangreiches Untersuchungsmaterial aus Tierexperimenten liegt für Gesamtextrakte, Einzelfraktionen und reine Ginsenoside vor. Die beschriebenen Wirkungen sind in Tab. 10.6 zusammengestellt. Sie sind in bezug auf ihre Relevanz für den Menschen schwer zu interpretieren, da häufig chemisch sehr unterschiedlich zusammengesetzte Präparate für die Untersuchungen eingesetzt wurden. Zwei Besonderheiten kennzeichnen die bisherigen pharmakologischen Arbeiten:

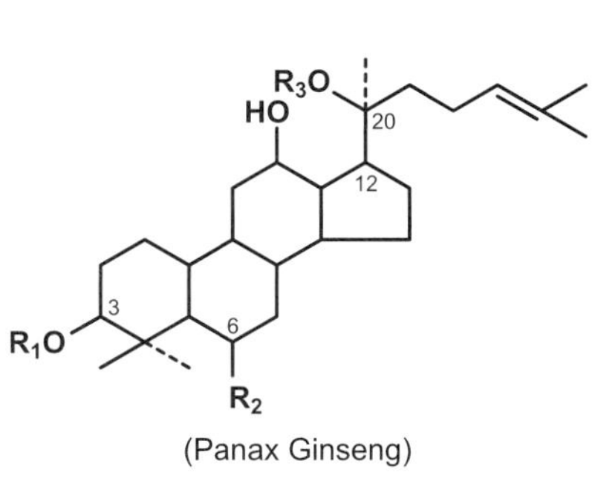

(Panax Ginseng)

(20S)-Protopanaxdiol $R_1\,R_2\,R_3$ = H

(20S)-Protopanaxtriol $R_1\,R_2$ = H

R_2 = OH

Ginsenoside $R_a \rightarrow R_d$:

R_1 : Gluc 1→ 2 Gluc

R_2 : H

R_3 : 2 oder 3 Zucker (Gluc, Ara, Xyl)

Ginsenoside $R_e \rightarrow R_g$:

R_1 : H

R_2 : 1 oder 2 Zucker (Gluc, Rha)

R_3 : Kein oder 1 Zucker (Gluc)

Abb. 10.12: Ginsenoside als Hauptwirkstoffe der Ginsengdroge.

Tab. 10.6: Pharmakologisches Wirkprofil von Ginsengextrakten und Ginsenosiden.

- Corticomimetische bzw. adaptogene Wirkung (Toleranzerhöhung gegenüber psychischem Stress)
- ZNS stimulierende und suppressive Effekte
- Tranquillisierende und stimulierende Effekte
- Cholinergische Wirkung
- Serotoninähnliche Wirkung
- Histaminähnliche Wirkung
- Stimulierende Wirkung auf Glykolyse
- Stimulierung der Cholesterin-, Leber-, RNA- und Protein-Synthese.
- Erhöhung des Anteils an reduziertem Glutathion der Rattenleber
- Entzündungshemmende Wirkung
- Analgetische und antipyretische Wirkung
- Leberprotektive Wirkung
- Immunstimulierende Wirkung, antioxidative Wirkung
- Den Prostaglandinstoffwechsel beeinflussende Wirkung
- Erhöhung der Leistungsfähigkeit (gemessen im Schwimmtest bei Mäusen).

- Viele Wirkungen beziehen sich auf das ZNS, das Endokrinum und das Immun-System.
- Ginsenggesamtextrakte zeigen oft andere Wirkprofile als einzelne isolierte Gensenoside. Außerdem wirken einzelne Ginsenoside oft pharmakologisch gegensinnig. Z. B. wirkt Ginsenosid R_{b1} in relativ hohen Dosen motorisch dämpfend oder tranquillisierend, während das Ginsenosid R_{g1} der Ermüdung entgegenwirkende, anregende Wirkung aufweist.

Derzeit kann noch nicht angegeben werden, welche Ginsenoside bzw. andere Inhaltsstoffe an der Ginseng-Gesamtwirkung maßgeblich beteiligt sind.

Untersuchungen zur **akuten und chronischen Toxizität, Kanzerogenität** und **Teratogenität**, wurden an verschiedenen Tierarten durchgeführt, die Mutagenität im Ames-Test geprüft. Es ergaben sich keine Hinweise für erhöhte toxikologische Risiken (Ploss, 1988).

Anwendungsstudien

Die bisher durchgeführten 38 klinischen Studien, davon nur 8 doppelblindgeführt, mit ca. 3000 Probanden, Sportlern und Patienten mit Dosierungen von 0,4 g–1,2 g Drogenpulver bzw. 0,2–0,6 g Extrakt/Tag über einen Zeitraum von 2–4 Monaten haben insgesamt zu dem übereinstimmenden Ergebnis einer Verbesserung der intellektuellen und psychophysischen Leistungsfähigkeit geführt, allerdings waren nur die Hälfte der Studien statistisch abgesichert. Nur in wenigen Fällen sind auch relevante Stoffwechselparameter gemessen worden. Nebenwirkungen wurden nur in einem Fall registriert.

Die zahlreichen **Studien am Menschen** hatten folgende Ergebnisse:

Die psychophysische Leistungsfähigkeit und Leistungserhaltung stieg unter Ginseng-Gabe (Geriatic Pharmaton = 200 mg Ginsengextrakt) in einem Zeitraum von 9 bzw. 12 Wochen kontinuierlich an, ablesbar am Milchsäurespiegel des Blutes, an der Sauerstoffaufnahmekapazität, der Beurteilung der Zweihandkoordination und der gemessenen visuellen Reaktionszeit (Forgo und Kirchdorfer, 1980; Dörling und Kirchdorfer, 1990).

In einer Doppelblindstudie, durchgeführt an 60 Versuchspersonen im Altersdurchschnitt von 71,5 Jahren (30 in der Plazebogruppe) wurde 100 Tage ein Ginseng-Präparat gegeben. Als objektivierbare Messparameter dienten unter anderem der *Giessen*-Test (Einstellung zu anderen Menschen), das Auffassungsvermögen nach *Zulliger*, Abstraktionsvermögen und verbale Begriffsbildung, Merkgedächtnis, Koordinations- und Vorstellungsvermögen, Einstellung zur Zukunft, Alter und Tod (Test nach *Murray*) u. a. Ab Mitte der Medikation traten deutliche Verbesserungen (25–43 %) in nahezu allen Testparametern auf (Siegl und Siegl, 1979; Kübler, 1979).

Eine andere Studie, durchgeführt mit dem gleichen Präparat an 120 Patientinnen, führte zu einer besonders guten Beeinflussung der Symptome innere Unruhe, Auffassungstempo, Ein- und Durchschlafstörungen, Nervosität, unzeitige Müdigkeit und Reizschwelle (Bettermann, 1982).

Weitere Literatur zu Studien und Ginseng-Pulver oder Ginsenosiden bei Shibata et al., 1985; Ploss, 1988; Sonnenborn und Proppert, 1990.

Hauptanwendungsgebiete der Ginsengwurzel

In der Arzneimittel-Monographie der Kommission E von 1991 sind als Anwendungsgebiete genannt: „Als Tonikum zur Stärkung und Kräftigung bei Müdigkeits- und Schwächegefühl, nachlassende Leistungs- und Konzentrationsfähigkeit sowie in der Rekonvaleszenz".

In China: Allgemeine körperliche Schwäche, Neurasthenie, Schlafstörungen, Ohrensausen.

In den westlichen Ländern: Vitalitätsstörungen, nachlassende geistige und körperliche Spannkraft in der Rekonvaleszenz, Adaptionsstörungen, Infektanfälligkeit.

! **Gegenanzeige und Nebenwirkungen.** Bei Bluthochdruck und Arteriosklerose sollten Ginsengpräparate nicht genommen werden, da gelegentlich bei „Yangdominanten" Personen eine Erhöhung des Blutdrucks beobachtet wurde (Siegel, 1980). Einnahme zu hoher Dosen kann zu nervöser Unruhe und Schlaflosigkeit führen.

Dosierungsempfehlung. 1–2 g Droge und 0,2–0,6 g Extrakt/Tag. **Anwendungsdauer:** 3 Monate.

10.3.2.2 Eleutherococci radix (Eleutherokokk-Wurzel) M

St.pfl.: Eleutherococcus (Acanthopanax) senticosus.

Das Verbreitungsgebiet der wie Panax ginseng zu den Efeugewächsen gehörenden Pflanze ist Sibirien, Zentral- und Nordchina einschließlich Korea und Japan. Zur Anwendung gelangen der gesamte Wurzelstock mit Wurzeln oder nur die Wurzelrinde. Die als *„sibirische Ginsengwurzel"* oder *„Taigawurzel"* gehandelte Droge ist bei uns in Extraktform auf dem Markt.

Obwohl zur gleichen Familie gehörig, ist die chemische Zusammensetzung der Wurzel von der der Ginsengwurzel verschieden. Anstelle der für Ginseng charakteristischen Ginsenoside kommen in der Wurzel nur in sehr geringer Konzentration Oleanolsäure- und **Sitosterolglucosid** (= Eleutherosid A) vor.

Als Hauptverbindungen gelten: **einfache Phenylpropane: Syringin** (= Eleutherosid B) (Abb. 10.13), Coniferylaldehyd, Sinapylalkohol, Kaffee- und Chlorogensäure, **Lignane:** Sesamin (= Eleutherosid B_4), (–)Syringaresinol, und dessen 4,4-Diglucosid (**Eleutherosid E**) (Abb. 10.13); Liriodendrin, **Cumarine:** Isofraxidin und Isofraxidin-7-O-glucosid (= Eleutherosid B_1).**Polysaccharide:** Neutrale Glucane und Glucuronoxylane.

Eine Zusammenfassung geben Bladt et al. (1990).

Pharmakologie

(Siehe Brekhman, 1980; Farnsworth et al., 1985; Wagner et al., 1994).

Die hauptsächlich von russischen Wissenschaftlern für Eleutherococcus-Extrakte im Tierversuch (Ratten, Mäuse, Kaninchen, Hunde) gefundenen **Wirkungen** werden wie folgt beschrieben:
- adaptogen bzw. stressreduzierend,
- immunstimulierend/antiviral,
- anabolisch bzw. die Sexualhormonproduktion stimulierend,
- ZNS-stimulierend,
- Blutzucker senkend,
- Cholesterin senkend,
- Blutdruck senkend.

Eleutherococcus-Wirkstoffe binden wie Inhaltsstoffe aus Ginseng an Gestagen-, Mineralkortikoid-, Glukokortikoid-Rezeptoren, und auch an Östrogen-Rezeptoren (Pearce et al., 1982).

Eleutherococcus-Extrakt führte bei Mäusen 2–3 Stdn. nach Injektion zu einem Anstieg der Blut-Corticosteronkonzentration, während subchronische Applikation die Stress-induzierte ACTH-Erhöhung unterdrückte (Winterhoff et al., 1993a). Dieses Ergebnis bestätigt den Einfluss von Eleutherococcus auf die hypophysär-adrenale Achse und erklärt gut die Antistress-Wirkung von Eleutherococcus-Präparaten. Außerdem konnte mit Hypophysenzellkulturen eine Inhibierung der LHRH-stimulierten Gonatropin Sekretion beobachtet werden (Winterhoff et al., 1993b).

Für das Syringin wurde im Tierversuch bei prophylaktischer Gabe eine deutliche *Verminderung von Stressauswirkungen* sowie eine *anabole* Wirkung beobchtet (Kaemmerer und Fink, 1980; Brekhman und Dardymov, 1969). Ähnliche Wirkungen wurden im Tierversuch auch für das Eleutherosid D und Eleutherosid C, ein Methyl-β-galaktosid (Eleutherosid C) festgestellt (Brekhman und Dardymov, 1969).

Nach Nikaido et al. (1981) hemmt Eleutherosid E *in vitro* die Aktivität von cAMP Phosphodiesterase, womit Brekhman's Hinweis auf eine Erhöhung des cAMP-Spiegels nach Eleutherococcus Einnahme eine Erklärung fände.

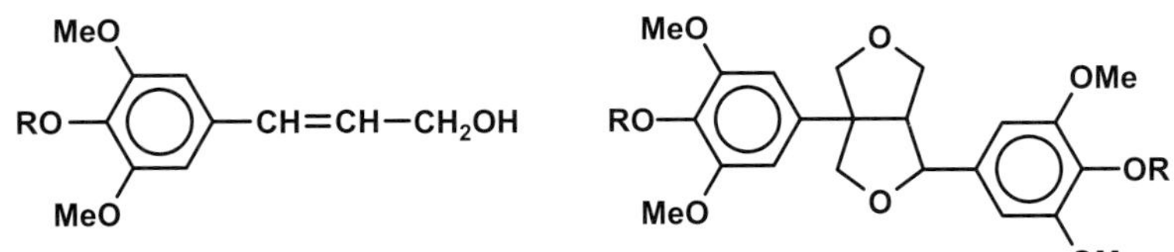

Eleutherosid B (Syringin)
R = Glucosyl

Eleutherosid E : R = Glucosyl
Syringaresinol : R = H

(Eleutherococcus senticosus)

Abb. 10.13: Eleutherococcus-Hauptinhaltsstoffe.

Für die *immunstimulierende* Wirkung kommen sowohl die wasserlöslichen Polysaccharide (Fang et al., 1985) als auch die niedermolekularen Verbindungen in Frage.

Die *adaptogene* und *leistungssteigernde* Wirkung scheint mehr auf Verbindungen des niedermolekularen Bereiches zurückzuführen sein, da mit Eleutherosid B und E in Tierversuchen nach peroraler Anwendung übereinstimmend sowohl bei Akut- als auch chronischem Stress stressreduzierende Effekte gefunden wurden.

Anwendungsstudien

Die Arzneimittel-Monographie der Kommission E „Eleutherococci radix" (Eleutherococcus-senticosus-Wurzel) nennt als Anwendungsgebiete: „Als Tonikum zur Stärkung und Kräftigung bei Müdigkeits- und Schwächegefühl, nachlassender Leistungs- und Konzentrationsfähigkeit sowie in der Rekonvaleszenz" (siehe Farnsworth et al., 1985).

Studien an Normalpersonen oder solchen unter Stress wurden nur mit Eleutherococcus-Extrakten durchgeführt. Die Dosierung betrug 2,0–16,0 ml eines 33 % ethanolischen Auszuges 1 × bis 3 × täglich. Die Kurdauer lag zwischen 2 bis 5 Wochen. Folgende „Adaptiv"-Wirkungen wurden beobachtet: erhöhte Widerstandskraft gegen Hitze, Lärm und Bewegung sowie erhöhte Arbeitsanforderung, Verbesserung von Gehörstörungen, Gedächtnisleistungen und Muskel-Arbeiten.

In einer plazebokontrollierten Doppelblindstudie, durchgeführt an 36 gesunden Probanden über 4 Wochen mit 3 × tägl. 10 ml eines ethanolischen Eleutherococcus-Extraktes kam es zu einer signifikanten Erhöhung von T-Lymphozyten vom Helfer/Induktor-Typ und von zytotoxischen und natürlichen Killerzellen (Bohn et al., 1987). Die Extrakte werden im allgemeinen gut vertragen, sollen aber bei Hypertonie und nach Herzinfarkt nicht eingenommen werden. Bei kurmäßigem Gebrauch werden Pausen nach 3- bis 4wöchiger Gabe empfohlen.

!

Dosierungsempfehlung

Empfohlen werden 2–3 g Droge oder 20–40 Tropfen eines entsprechenden Fluidextraktes/Tag. *Anwendungsdauer:* 2 Monate.

10.4.2.3 Weitere Adaptogendrogen

Von den in der Tabelle 10.5 neben Ginseng und Eleutherococcus aufgelisteten Drogen sind die bisher bekannten chemischen, pharmakologischen und Anwendungen nachfolgend zusammengefasst.

Andrographis paniculata (Andrographis-Kraut)

Hauptinhaltsstoffe sind die Diterpenlactone **Andrographolid** u. Desoxyandrographolid. In der chinesischen und ayurvedischen Medizin angewendet bei Erkältung, Influenza, anderen Infektionen sowie gastrointestinalen Störungen. In pharmakologischen Studien wurden antiphlogistische, antithrombotische und immunstimulierende Effekte gemessen.

Klinische Studien mit der Indikation Erkältung bzw. Infektion der Atemwegsorgane wurden durchgeführt von Hancke et al. (1996), Caceras et al. (1999) und Melchior et al. (1997 u. 2000). Eine pharmakokinetische und Bioverfügbarkeitsstudie liegt ebenfalls vor (Panossian et al., 2000). Ein entsprechendes Andrographishaltiges Präparat in Kombination mit *Eleutherococcus senticosus* ist in Schweden unter dem Namen KanJanga auf dem Markt.

Bryonia alba (Weiße Zaunrübe)

Die in der Volksmedizin seit dem Altertum als Antirheumatikum bekannte Wurzel der Pflanze enthält als Hauptwirkstoffe ein Gemisch von Triterpenen der **Cucurbitacin**-Reihe und eine Reihe von ungesättigten Hydroxyfettsäuren. Es wird berichtet, dass Extrakte die von im Frühjahr oder Herbst gesammelten Wurzeln stammen nicht das relativ toxische Cucurbitacin I sondern das verhältnismäßig wenig toxische Tetrahydrocucurbitacin enthalten (Panossian et al., 1997). Diese Bryonia-Extrakte wirken über endokrine Mechanismen, adaptogen. Es existieren klinische Studien bei Patienten mit Strahlenschäden, bei Hochleistungssportlern (siehe Übersicht Panossian et al. 1997).

Codonopsis pilosula (Glockenwindenwurzel)

Die in China als Ginsengersatz verwendete Wurzeldroge enthält als Hauptwirkstoffe Phenylpropane (z. B. Syringin und Tangshenosid I), Polyacetylene, Alkaloide, Sesquiterpene und Polysaccharide. Über die bisher durchgeführten Tierexperimente zum Nachweis einer Antistresswirkung siehe Übersichtsarbeit von Wagner et al. (1994). Klinische Studien sind nicht bekannt.

Ocimum sanctum (Basilienkraut)

Die in der Ayurveda Medizin seit dem Altertum als Tonikum bekannte Droge enthält im Ätherischöl als Hauptwirkstoffe Eugenol und andere Phenylpropane, zusätzlich Flavone und Triterpensäuren. Eine signifikante Antistresswirkung wurde in zahlreichen Tierexperimenten nachgewiesen (Übersicht siehe Wagner et al., 1994).

Kontrollierte klinische Studien fehlen.

Schizandra sinsensis (Schisandrafrüchte)

Die als Tonikum, Sedativum und Leberschutzmittel verwendeten Früchteextrakte enthalten als Hauptwirkstoffe die Dibenzo-cyclooocten-Lignane **Schisandrine**, Schisandrole, Schisantherine und Gomisine. Diese besitzen eine Leberschutz-, antioxidative, entzündungshemmende und adaptogene Wirkung.

In klinischen Studien wurden bisher nur eine dem Silymarin von *Silybum marianum* ähnliche Leberschutzwirkung nachgewiesen.

Rhodiola rosea (Rosenrotwurzel)

Die hauptsächlich in Rußland (Sibirien), Schweden und anderen Ländern Europas bekannte Wurzeldroge enthält als charakteristische Wirkstoffe Salidrosid (p-Tyrosolglucosid) und verschiedene Cinnamylglykoside (z. B. Cinnamyl-O-(6′-O-L-arabinosylglucosid = Rosavidin). Rhodioloa-Extrakte besitzen eine Reihe von Antistress-Aktivitäten, zusammengestellt in einem Review Artikel (Wagner et al., 1994) und in einer Doppelblindstudie (Darbinyan et al., 2000). In diesen Doppelblind-Crossover-Studie konnte gezeigt werden, dass der auf Salidrosid standardisierte Rhodiola-Extrakt bei Ärzten im Nachtdienst einen signifikanten Antiermüdungs-Effekt besitz (Darbinyan et al., 2000). Ein stand. Rhodiola-Extraktpräparat ist in Schweden auf dem Markt (Swedish Herbal Institute).

Withania somniferum (Indische Ginsengwurzel)

Die ebenfalls in der Volksmedizin Indiens bekannte Droge wurde bei Hauttumoren und allgemein als Tonikum und Roborans zur Aufrechterhaltung der „körperlichen Homöostase“ verwendet. Als Hauptwirkstoffe gelten die Steroidlactone Withaferin A und die damit verwandten Withanolide und Sitoindoside. Die Antistresswirkung wurde tierexperimentell in verschiedenen Modellen bestätigt. Es existiert eine Doppelblindstudie (Kuppurajan et al., 1980). Nur bei hohen Dosen wurden Nebenwirkungen festgestellt (Devi et al., 1992).

10.3.2.4 Phytopräparate – Adaptionsstörungen

Ginseng-Präparate z.B.

• Ardey-aktiv Pastillen	1 Pastille enthält 100 mg Ginseng-Wurzelextrakt entsprechend 400 mg Panax ginseng C.A. Meyer
• Ginsana® G 115 Kapseln	1 Kapsel enthält 100 mg Panax Ginseng Extrakt G 115 Pharmaton standard. auf 4 % Ginsenoside
• Ginsana® Tonic	15 ml enthalten 140 mg Panax Ginseng Extrakt G 115 Pharmaton standard. auf 4 % Ginsenoside
• Ginseng Tee von Gintec® Teegranulat	1 Teelöffel enthält Extrakt aus Radix Panax Ginseng C.A. Meyer 12 % (standard. auf ca. 1 % Ginsenoside)
• Roter Imperial Ginseng von Gintec® Extraktpulver/Kapseln	1 Beutel enthält 1000 mg/ 300 mg Extrakt aus 6-jähriger Roter Ginsengwurzel (standard. auf 15 %/8 % Ginsenoside

Eleutherococcus-Präparate z. B.

• Eleu-Kokk® Drag.	1 Drag. enthält 65 mg Trockenextrakt aus Eleutherococcus sent. Wurzeln
• Eleu-Curarina® Tropfen	50 ml enthalten 50 ml Fluidextrakt aus Eleutherococcus-Wurzel
• Eleutherococcus Lomapharm® Dragees	1 Dragee enthält 60 mg Extrakt aus Eleutherococcus senticosus-Wurzel
• Eleutherokokk-Arcocaps Kapseln	1 Kapsel enthält 70 mg Extrakt aus Eleutherococcus senticosus-Wurzel

• Konstitutin® forte Kapseln	1 Kapsel enthält 50 mg/ 100 mg Trockenextrakt aus Eleutherococcus senticosus-Wurzel
• Vital-Kapseln-ratiopharm® Kapseln	1 Weichkapsel enthält 50 mg Extrakt aus Eleutherococcus-Wurzel

10.4 Homöopathie bei rezidivierenden Infekten und Lymphadenopathien H

Siehe auch Venopathien S. 85 und Hautkrankheiten S. 425

Chronisch rezidivierende Infekte vor allem im Kindesalter können eine persistierende Lymphadenopathie hervorrufen. Diese auch als lymphatische Konstitution bezeichnete Krankheitssymptomatik findet sich oft noch im Zusammenhang mit dem tradierten Begriff der Skrofulose („Drüsenschwellung"). Vgl. Kap. 14 Kinderkrankheiten.

Zur Behandlung werden ähnlich den sogenannten Umstimmungsmitteln oder Reizkörpertherapeutika sog. „**Lymphmittel**" eingesetzt. Der Indikationsanspruch umfasst allgemein „die Steigerung der körpereigenen Abwehr bei chronisch rezidivierenden Infekten" sowie chronische Tonsillitis oder Sinusitis. Lymphatika werden damit in *ähnlicher Weise wie Immunstimulantien* angewendet. Ihre Zusammensetzung ist naturgemäß oftmals sehr ähnlich (siehe 10.2.4).

Demgegenüber werden in der Einzelmittel-Homöopathie individuelle Konstitutionsmittel eingesetzt. Überwiegend handelt es sich um **Barium-** und **Calcium**-Salze sowie um **Graphit**.

Lymphatika als **Komplexpräparate** sind zumeist aus *pflanzlichen* homöopathischen Einzelmitteln zusammengesetzt, die als Einzelmittel kaum eine Bedeutung besitzen. Dazu werden überwiegend in der Volksheilkunde gebräuchliche Pflanzen verwendet. Sie werden zunehmend zur *medikamentösen Lymphdrainage* – oral und lokal als Adjuvans zur manuellen Behandlung – eingesetzt.

Wichtigstes Anwendungsgebiet sind die *sekundären Lymphödeme*, wie sie posttraumatisch oder postoperativ entstehen können. Ihr Einsatz bei *neoplastisch bedingten Lymphödemen* (z. B. der oberen Extremitäten) wird favorisiert. Lymphatika können *peroral* aber auch *parenteral* eingesetzt werden, üblich ist auch ihre Anwendung als Externa.

Pflanzliche Homöopathika

Helianthemum canadense (Cistus canadensis) D4, Dil.
Rezidivierende Lymphdrüsenschwellungen unterschiedlicher Genese, vor allem im Zusammenhang mit Infekten der Atemwege.

Phytolacca americana D4, Dil.
Akute und rezidivierende Schluckbeschwerden mit Schmerzen, die in die Ohren ausstrahlen; Schmerzhafte Lymphknotenschwellungen.

Scrophularia nodosa D4, Dil.
Lymphdrüsenschwellungen von derber Konsistenz (*Cave*: Malignom), oft als Begleitsymptom bei Dermatosen.

Teucrium scorodonia D4, Dil.
Lymphdrüsenschwellung bei chronisch rezidivierenden Atemwegserkrankungen.

Nachstehend sind einige der bekanntesten **Kombinationspräparate** aufgelistet (Tab. 10.7).

Tab. 10.7 Kombinationspräparate.

Alymphon®	Lymphdiaral®
Cefalymphat®	Lymphomyosot®
Kinolymphat®	Tonsipret®

Literatur

Allopathie

Immunmangelzustände

Albrecht, M., Schmidt, U.: Pflanzliche Immunstimulanzien bei Erkältungskrankheiten. Therapeutikon **6**: 89–92 (1992).

Baenkler, H.W.: Immunologie und Gastroenterologie. Fortschr. Med. **97**: 683–736 (1979).

Bauer, R., Jurcic, K., Puhlmann, J., Wagner, H.: Immunologische in vivo- und in vitro-Untersuchungen mit Echinacea-Extrakten. Arzneimittel-Forsch. (Drug Res.) **38**: 276–281 (1988).

Bauer, R., Remiger, P., Jurcic, K., Wagner, H.: Beeinflussung der Phagozytoseaktivität durch Echinacea-Extrakte. Z. Phytother. **10**: 43–48 (1989).

Bauer, R., Wagner, H.: Echinacea-Monographie. Wissenschaftl. Verlagsges., Stuttgart (1989).

Becker, K.P., Ditter, B., Nimsky, C., Urbascheck, R., Urbascheck, B.: Untersuchungen zum Endotoxingehalt von Phytopharmaka. Korrelation zu klinisch beobachteten Nebenwirkungen. Dtsch. med. Wschr. **113**: 83–87 (1988).

Beuscher, N., Beuscher, H., Otto, B., Schäfer, B.: Über die medikamentöse Beeinflussung zellulärer und humoraler Resistenzmechanismen im Tierversuch. I. In vitro-Untersuchungen an Peritoneal-Leukozyten und Seren der Ratte. Arzneimittel-Forsch. (Drug Res.) **27**: 1655–1660 (1977).

Beuscher, N., Beuscher, H., Schäfer, B.: Über die medikamentöse Beeinflussung zellulärer Resistenzmechanismen im Tierversuch. II. Mitt., Untersuchungen an Granulozyten aus entzündlichen Peritoneal-Exsudaten der Ratte. Arzneimittel-Forsch. (Drug Res.) **28**: 2242–2246 (1978).

Bodinet, C., Lindequist, U, Teuscher, E., Freudenstein, J.: Effect of an orally applied herbal immunomodulator on cytokine induction and antibody response in normal and immunosuppressed mice, Phytomedicine **9**: 606–613 (2002).

Beuscher, N., Beuscher, H.N., Bodinet, E.: Enhanced release of Interleukin-1 from mouse macrophages by glycoproteins and polysaccharides from Baptisia tinetoria and Echinacea spezies, Planta Med. **55**: 660 (1989).

Bohn, B., Nebe, C.T., Birr, C.: Flow Cytometric Studies with Eleutherococcus-Senticosus extract as an immunmodulatory agent. Arzneimittel-Forsch. (Drug Res.) **37**: 1193–1196 (1987).

Bonadeo, I., Botazzi, G., Larazza, M.: Echinacina B, Polysaccharide attivo dell'Echinacea. Riv. Ital. Essenze-Profumi-Piante offic.-Aromi-Saponi-Cosmetici-Aerosol, **53**: 281–295 (1971).

Bräunig, B., Knicke, E.: Therapeutische Erfahrungen mit Echinaceae pallida bei grippalen Infekten. Naturheilpraxis **1**: 72–75 (1993).

Brinkeborn, R., Shah, D.V., Degenring, F.H.: Echinaforce® and other Echinacea fresh plant preparations in the treatment of the common cold. Phytomedicine. **6**: 1–5 (1999).

Büsing, K.H.: Hyaluronidasehemmung durch Echinacin. Arzneimittel-Forsch. (Drug Res.) **2**: 467–469 (1952).

Choné, B.: Gezielte Steuerung der Leukozyten-Kinetik durch Echinacin. Ärztl. Forsch. **19**: 611–612 (1965).

Coeugniet, E.G., Kühnast, R.: Adjuvante Immuntherapie mit verschiedenen Echinacin-Darreichungsformen. Therapiewoche **36**: 3352–3358 (1986).

Dantzer, R., Kelley, K.W.: Stress and immunity: An integrated view of relationship between the brain and the immune system. Life Sci. **44**: 1996 (1988).

Dorn, M.: Milderung grippaler Infekte durch ein pflanzliches Immunstimulans. Natur-Ganzheitsmed. **2**: 314–319 (1989).

Drews, J.: Immunpharmakologie. Springer, Berlin–Heidelberg–New York (1986).

Enbergs, H., Woestmann, A.: Untersuchungen zur Stimulierung der Phagozytoseaktivität von peripheren Leukozyten durch verschiedene Dilutionen von Echinacea angustifolia gemessen an der Chemolumineszenz aus dem Vollblut. Tierärztl. Umsch. **41**: 878–885 (1986).

Fitzpatrick, F.W., Di Carlo, F.J.: Zymosan. Ann. N.Y. Acad. Sci. **118**: 235–260 (1964).

Gassinger, C.A., Wünstel, G., Netter, P.: Klinische Prüfung zum Nachweis der therapeutischen Wirksamkeit des homöopathischen Arzneimittels Eupatorium perfoliatum D2 (Wasserhanf composite) bei der Diagnose „Grippaler Infekt". Arzneimittel-Forsch. (Drug Res.) **31**: 732–736 (1981).

Gebbers, J.O., Laissure, J.A.: Das intestinale Immunsystem. Teil 1: Funktionale Aspekte. Med. Klin. **79**: 13 (1984).

Gebbers, J.O., Laissure, J.A.: Der Darm als Immunorgan. Erfahrungsheilk. **11**: 825 (1985).

Gerhäuser, C., Leonhardt, K., Tan, G.T., Pezzuto, I.M., Wagner, H.: What is the active antiviral principle of Thuja occidentalis? Pharm. Pharmacol. Lett. **2**: 127–130 (1992).

Glatthaar-Saalmüller, B., Saeher, F., Esperester, A.: Antiviral activity of an extract derived from roots of Eleutherococcus senticosus, Antiviral Research **50**, 223–228 (2001).

Gohla, S.H., Haubeck, H., Neth, R.D.: Mitogenic activity of high molecular polysaccharide fractions isolated from the Cupressaceae Thuja occidentalis. L.I. Macrophage-dependent induction of CD-4-positive T-helper (Th+) Lymphocytes. Leukemia **2**: 528–533 (1988).

Grimm, W., Müller, H.H.: A randomized controlled trial of the effect of Fluidextrakt of Echinacea purpurea on the incidence and severita of cold and respiratory infections. Am J. Med. **106**: 138–143 (1999).

Hadden, J.W., Delmonte, L., Oettgen, H.F.: Mechanismus of immunopotentation, in: Hadden, J.W., Coffey, R.G., Spreafico, F. (eds.): Immunopharmacology, pp. 279–313, (Polysaccharides) pp. 291–292. Plenum Medic Book Co., New York–London (1977).

Hahn, G., Mayer, A.: Echinacea – Igelkopf oder Sonnenhut. Österr. Apoth. Z. **38**: 1040–1046 (1984).

Hall, I.H., Lee, K.H., Starnes, C.O., Sumida, Y., Wu, R.Y., Waddell, T.G., Cochran, J.W., Gerhart, K.G.: Anti inflammatory activity of Sesquiterpene lactones and related compounds. J. Pharm. Sci. **68**: 537–542 (1979).

Hoheisel, O., Sandberg, M., Bertram. S., Buhitta, M., Schäder, M.: Echinagard treatment shortens the course of the common cold: a double-blind, Plazebo-controlled clinical trial. Eur. J. of Clin. Res. **9**: 261–268 (1997).

Koch, F.E., Haase, H.: Eine Modifikation des Spreading Testes im Tierversuch, gleichzeitig ein Beitrag zum Wirkungsmechanismus von Echinacin. Arzneimittel-Forsch. **2**: 464–467 (1952).

Köhler, G., Bodinet, C., Schnitker, J., Henneicke v. Zepelin, H.-H., Freudenstein, J.: Pharmakodynamik der Arzneimittelkombination aus Echinaceae (purp. et pall.) radix, Baptisiae tinctoriae radix und Thujae occidentalis herba – klinische Wirksamkeit und Arzneimittelsicherheit von Esberitox® N bei akuten viralen Infekten in Phytopharmaka VI (ed. Rietbrock N.) Steinkopff Verlag Darmstadt 2000, S. 157–166.

Kropiunigg, U.: Psyche und Immunsystem. Springer, Wien–New York (1990).

Krutmann, I.: Das Immunsystem Epidermis. Z. Allg. Med. **66**: 368–372 (1990).

Lohmann-Matthes, M.-L., Wagner, H.: Aktivierung von Makrophagen durch Polysaccharide aus Gewebekulturen von Echinacea purpurea. Z. Phytother. **10**: 52–59 (1989).

Luettig, B., Steinmüller, C., Gifford, G.E., Wagner, H., Lohmann-Matthes, M.-L.: Macrophage activation by the polysaccharide arabinogalactan isolated from plantcell cultures of Echinacea purpurea. J. nat. Canc. Inst. **81**: 669–675 (1989).

Melchart, D., Linde, K., Worku, F., Bauer, R., Wagner, H.: Immunomodulation with Echinacea – a systematic review of controlled clinical trials. Phytomedicine. **1**: 245–254 (1994a).

Melchart, D., Linde, K., Worku, F., Bauer, R., Wagner, H.: Immunmodulation mit Echinaceahaltigen Arzneimitteln. Forschende Komplementärmedizin. **1**: 27–36 (1994b).

Melchart, D., Walther, E., Linde, K., Brandmaier, R., Lersch, K.C.: Echinacea root extracts for the prevention of upper respiratory tract infections. Arch. Fam. Med. **7**: 541–545 (1998).

Mengs, U., Clare, C.B., Poiley, J.A.: Toxicity of Echinacea purpurea. Acute, subacute and genotoxicity studies. Arzneim.-Forsch./Drug Res. **41**: (II), Nr. 10, 1076–1081 (1991).

Mihami, T., Nagase, T., Matsumoto, T., Suzuki, M., Suzuki, S., Kumano, W.: Mitogenic effect of the mannans from Saccharomyces cerevisiae on mouse spleen lymphocytes. Microbiol. Immunol. **26**: 913–922 (1982).

Mustea, I., Postescu, I.D., Tamas, M., Rasnita, T.D.: Experimental Evaluation of Protective Activity of Echinacea pallida against Cisplatin Toxicity. Phytotherapy Research. **11**: 263–265 (1997).

Okawa, Y., Okura, Y., Hashimoto, K., Matsumoto, T., Suzuku, S., Suzuki, M.: Protective effect of D-mannan of baker's yeast against Staphylococcus aureus infection in mice. Carbohyd. Res. **108**: 324–334 (1982).

Opferkuch, W., Cullmann, W.: Komplementsystem. In: Vorlaender, K.-O. (Hrsg.): Immunologie, 2. Aufl., S. 72–92, Thieme, Stuttgart–New York (1983).

Osowski, S., Rostock, M., Bartsch, H.H.: Zur pharmazeutischen Vergleichbarkeit von therapeutisch verwendeten Echinacea-Präparaten, Forsch. Komplementärmed. Klass. Naturheilkunde. **7**: 294–300 (2000).

Pabst, R.: Die Tonsillen, wichtige Organe des Immunsystems? Med. Mo. Pharm. **9**: 70–75 (1986).

Parnham, M.J.: Benefit-risk assessment of the squeezed sap of the purple cone flower (Echinacea purpurea) for a long-term oral immunostimulation. Phytomedicine. **3** (1): 95–102 (1996).

Firmenbroschüre der Fa. Schaper u. Brümmer, Esberitox N.

Scheer, R.: Pyrogene und Limulus-Test. Pharmazie in unserer Zeit **13**: 137 (1984).

Schmidt, U., Albrecht, M., Schenk, N.: Pflanzliches Immunstimulans senkt Häufigkeit grippaler Infekte. Plazebokontrollierte Doppelblind-Studie mit einem kombinierten Echinacea-Präparat mit 646 Studenten der Kölner Universität. Natur- und Ganzheitsmedizin **3**: 277–281 (1990).

Siegers, C.P.: Risikobewertung pflanzlicher Immunmodulatoren, Vortrag auf dem 3. Phytotherapie-Kongress in Lübeck-Travemünde, 3.–6. Okt. 1991.

Sinai, Y., Kaplun, A., Hai, Y., Halpern, B.: Enhancement of resistance to infections deseases by oral administration to brewer's yeast. Infect. Immunol. **9**: 33–38 (1974).

Stimpel, L., Proksch, A., Wagner, H., Lohmann-Matthes, M.L.: Macrophage activation and induction of macrophage cytotoxicity by purified polysaccharide fractions from the plant Echinacea purpurea. Infect. Immunol. **46**: 845–849 (1984).

Sung, S.-S.J., Nelson, R.S., Silverstein, S.C.: Yeast mannans inhibit binding and phagocytosis of zymosan by mouse peritoneal macrophages. J. Cell Biol. **96**: 160–166 (1983).

Tubaro, A., Tragni, E., Del Negro, P., Galli, C.L., Della Loggia, R.: Antiinflammatory activity of a polysaccharide fraction of Echinacea angustifolia. J. Pharm. Pharmacol. **39**: 567–569 (1987).

Vollmar, A., Wagner, H., Schäfer, W.: Immunologically active polysaccharides of Eupatorium cannabinum and E. perfoliatum. Phytochemistry **25**: 377–381 (1986).

Vorberg, G., Schneider, B.: Doppelblindstudie mit Resistan. Natura med. **4/3**: 126 (1989).

Wagner, H.: Immunstimulation und Phytotherapeutika. Z. Phytother. **7**: 91–98 (1986a).

Wagner, H.: Homöopathische Präparate zur Steigerung der unspezifischen Immunabwehr. Dtsch. Apoth. Z. **126**: 2667–2671 (1986b).

Wagner, H.: Phytopräparate zur Immunstimulierung. Internist **29**: 472–478 (1988).

Wagner, H.: Immunomodulatory Agents from Plants (ed. H. Wagner), Birkhäuser Verlag, Basel, Boston, Berlin (1991).

Wagner, H., Breu, W., Willer, F., Wierer, M., Remiger, P., Schwenker, G.: In vitro inhibition of arachidonate metabolism by some alkamides and alkylated phenols. Planta med. **55**: 566–567 (1989).

Wagner, H., Jurcic, K.: Immunologische Untersuchungen von pflanzlichen Kombinationspräparaten. Arzneimittel-Forsch. (Drug Res.) **35**: 1069–1075 (1991).

Wagner, H., Jurcic, K., Doenicke, A., Rosenhuber, E., Behrens, N.: Die Beeinflussung der Phagozytosefähigkeit von Granulozyten durch homöopathische Arzneipräparate. Arzneimittel-Forsch. (Drug Res.) **36**: 1421–1426 (1986b).

Wagner, H., Proksch, A., Riess-Maurer, I., Vollmar, A., Odenthal, S., Stuppner, H., Jurcic, K., Le Turdu, M., Fang, I.N.: Immunstimulierend wirkende Polysaccharide (Heteroglykane) aus höheren Pflanzen. Arzneimittel-Forsch. (Drug Res.) **35**: 1069–1075 (1985).

Woerdenbag, H.J., Bos, R., Hendricks, H.: Eupatorium perfoliatum L. der „durchwachsene" Wasserhanf. Z. Phytother. **13**: 134–139 (1992).

Zheng, Q.Y., Wiranowska, M., Sadlik, I.R., Hadden, I.W.: Purified podophyllotoxin (CPH-86) inhibits lymphocyte proliferation but augments macrophage proliferation. Int. J. Immunpharmacol. **9**: 539–549 (1987).

Allopathie

Adaptionsstörungen

Bettermann, A.A.: Möglichkeiten der Behandlung psychosomatischer Erkrankungen mit einem Ginseng-Präparat. Dtsch. Apotheker **34**: 453–458 (1982).

Bladt, S., Wagner, H., Woo, W.S.: Taiga-Wurzel. Dtsch. Apoth. Ztg. **27**: 1499–1508 (1990).

Bohn, B., Nebe, C.T., Birr, C.: Flow-cytomeric studies with *Eleutherococcus senticosus* extract as an immunomodulatory agent. Arzneimittel-Forsch. (Drug Res.) **37**: 1193–1196 (1987).

Brekhman, I.: Man and Biologically Active Substances. The Effect of Drugs, Diet, and Pollution on Health. Pergamon Press, Oxford–New York, Frankfurt (1980).

Brekhman, I.I., Dardymov, I.V.: New substances of plant origin which increase nonspecific resistance. Ann. Rev. Pharmacol. **9**: 410 (1969).

Cáceres, D.D., Hancke, J.L., Burgos, R.A., Sandberg, F., Wikman, G.: Use of Visual Analogue Scale Mensurements (VAS) to Assess the Effectiveness of standardized *Andrographis paniculata* extract SHA-10 in Reducing the Symptoms of Common cold. A randomized Double Blind-Plazebo Study. Phytomedicine. **6**: 4, 217–223 (1999).

Darbinyan, V., Kteyan, A., Panossian, A., Gabrielian, E., Wikman, G., Wagner, H.: *Rhodiola rosea* in stress induced fatigue – A double blind cross-over study of a standardized extract SHR-5 with a repeated low-dose regimen on the

mental performance of healthy physicians during night duty. Phytomedicine. **7** (5): 365–371, 2000.
Devi, P.U., Sharada, A.C., Solomon, F.E., Kamath, M.S.: In vivo growth inhibitory effect of Withania somnifera (ashwagandha) on a transplantable mouse tumor, Sarcoma 180, Ind. J. Exp. Biol. **30**: 169–172 (1992).
Dörling, E., Kirchdorfer, A.M.: Ginseng macht wieder fit (Doppelblindstudie). Ärztl. Praxis **41**: 1867–1869 (1990).
Fang, J.N., Proksch, A., Wagner, H.: Immunological active polysaccharides of Eleutherococcus sent. Phytochemistry **24**: 2719 (1985).
Farnsworth, N.F., Kinghorn, A.D., Soejarto, D.D., Waller, D.P.: Siberian ginseng (Eleutherococcus senticosus): Current status as an adaptogen. In: Wagner, H., Hikino, H., Farnsworth, N.R., (eds.): Economic and Medicinal Plant Research, Vol. I, S. 155. Academic Press, London–New York–Tokyo (1985).
Filaretov, A.A., Bogodanova, T.S., Podrigina, T.T., Bodganov, A.I.: Exp. Clin. Endocrinology **92**/2: 129 (1988).
Forgo, I., Kirchdorfer, A.M.: Zur Frage der Beeinflussung des Leistungsvermögens durch biologisch wirksame Substanzen bei Spitzensportlern. Ärztl. Praxis **33**: 1784–1786 (1980).
Hancke, J., Burgos, R., Cáceres, D., Brunetti, F., Durigon, A., Wikman, G.: Reduction of serum hepatic transaminases and CPK in sport horses with poor performance treated with a standardized Schizandra chinensis fruit extract. Phytomedicine. **3** (3): 237–240, 1996.
Hofecker, G.: Physiologie und Pathophysiologie des Alterns. Öster. Apoth. Z. **41**: 443–450 (1987).
Kaemmerer, K., Fink, J.: Untersuchungen von Eleutherococcus-Extrakt auf trophanabole Wirkungen bei Ratten. Prakt. Tierarzt **61**: 748–753 (1980).
Kübler, K.: Neue Aspekte bei der Wirkung von Heilpflanzen unter besonderer Berücksichtigung der Ginseng-Therapie. Erfahrungsheilk. **28**: 1014–1016 (1979).
Kuppurajan, K., Rajagopalan, S.S., Sitaramen, R., Rajagopalan, V., Janaki, K., Revethi, R., Venkataraghavan, S.: Effect of Ashawagandha (Withania somnifera) on the process of aging in human volunteers. J. Res. Ayurveda Siddha. **1**: 247–258 (1980).
Lazarev, N.V.: 7th All-union Congr. Physiol. Biochem. Pharmacol., p. 579. Medgiz, Moscow 1947.
Medina, J.J.: Die Uhr des Lebens. Birkhäuser-Verlag, Basel, 1998.
Melchior, J., Palm, S., Wikman, S.: Controlled clinical study of a standardized Andrographis paniculata extract in common cold – a pilot trial. Phytomedicine. **3**: 315–318 (1996).
Melchior, J., Spasor, A.A., Ostrovskij, O.V., Bulanov, A.E., Wikman, G.: Double-blind, Plazebo-controlled pilot and Phase III study of activity of standardized Andrographis paniculata Herba extract fixed combination (Kanjang) in treatment of uncomplicated upper-respiratory tract infection. Phytomedicine. **7**: 341–350 (2000).
Nikaido, T., Ohmoto, T., Konoshita, T., Sankawa, U., Nishibe, S., Hsiada, S.: Inhibition of cyclic AMP phosphodiesterase by Lignans. Chem. Pharm. Bull. **29** (12): 3586, 1981.
Panossian, A., Gabrielan, E., Wagner, H.: Plant adaptogens II. Bryonia as an adaptogen. Phytomedicine **4**: 85–99 (1997).
Panossian, A., Wikman, G., Wagner, H.: Plant adaptogens III. Earlier and more recent aspects and concepts on their mode of action. Phytomedicine. **6**: 287–300 (1999).
Panossian, A., Hovhannisyan, A., Mamikonyan, G., Abrahamian, H., Hambardzumyan, E., Gabrielan, E., Gonkasova, G., Wikman, G., Wagner, H.: Pharmacokinetic and oral bioavailability of andrographolide from Andrographis paniculata fixed combination Kan Jang in rats and human. Phytomedicine. **7**: 351–364 (2000).
Pearce, P.T., Zois, I., Wynne, K.N., Fulder, I.W.: Panax ginseng and Eleutherococcus senticosus extracts – in vitro studies on binding to steroid receptors. Endoc. japon. **29** (5): 567–573 (1982).
Ploss, E., Panax Ginseng, Meyer, C.A.: Wissenschaftlicher Bericht: Kooperation Phytopharmaka, Köln, Bonn, Frankfurt, Homburg (1988).
Proceedings of the 5th Int. Ginseng Symposium Aug. 29–Sept. 1. 1988 Seoul, Korea, Korea Ginseng & Tobacco Research Institute.
Schole, J.: In: Carr, C.J., Jokl, E. (eds): Enhancers of Performance and Endurance, p. 236. Lawrence Erlbaum Publ., Hillsdale, London 1986.
Schole, J., Harisch, G., Sallmann, H.-P.: Belastung, Ernährung und Resistenz, S. 29. Parey, Hamburg-Berlin (1978).
Seyle, H.: Endocrinology 21/2: **169** (1937).
Seyle, H.: The general adaptation syndrome on the disease of adaptation. J. Clin. Endocrinol. **6**: 117–130 (1946).
Shibata, S., Tanaka, O., Shuji, J., Saito, H.: Chemistry and pharmacology of Panax. In: Wagner, H., Hikino, H., Farnsworth, N. (eds.): Economic and Medicinal Plant Research, Vol. I. p. 217. Academic Press, London–New York–Sydney–Tokyo (1985).
Siegl, R.K.: Ginseng and the high blood pressure. J. Amer. Med. Assoc. **243**: 32 (1980).
Siegl, Ch., Siegl, H.J.: Die mögliche Revision von Einbußen an psychischen Fähigkeiten im höheren Alter, eine Doppelblindstudie mit Kumsan Ginseng. Therapiewoche **29**: 4206–4216 (1979).
Sonnenborn, U., Proppert, Y.: Ginseng (Panax ginseng C.A. Meyer). Z. Phytother. **11**: 35–49 (1990).
Tanner, W.: Altern und Tod – Der Tod des Individum ist eine Bedingung der Evolution in Sitte P. (Hrsg.) Jahrhundertwissenschaft Biologie. Verlag C.H. Beck, München 1999, S. 257.
Wagner, H., Nörr, H., Winterhoff, H.: Drogen mit Adaptogenwirkung zur Stärkung der Widerstandskräfte. Zeitschr. für Phytotherapie **13**: 42–54 (1992).
Wagner, H., Nörr, H., Winterhoff, H.: Plant Adaptogens. I: Phytomedicine. **1**: 63–76 (1994).
Winterhoff, H., Gumbinger, H.G., Vahlensieck, U., Streuer, M., Nörr, H., Wagner, H.: Effects of Eleutherococcus senticosus on the pituitary-adrenal system of rats. Pharm. Pharmacol. Lett. **3**: 95–98 (1993a).
Winterhoff, H., Meisel, M.L., Vahlensieck, U., Nörr, H., Wagner, H.: Interference of Eleutherococcus senticosus extract with LHRH and LH stimulation („in vitro"). Pharm. Pharmacol. Lett. **3**: 99–102 (1993b).

Homöopathie

Gawlik, W.: Homöopathie und konventionelle Therapie. Hippokrates 5. Aufl., Stuttgart (1993).
Rinneberg, A.-L.: Behandlung und Rezidivprophylaxe der Tonsillitis mit Lymphomyosot. Biolog. Med. **17**: 179–182 (1988).
Vogler-Hinze, S.: Die Behandlung akuter Hals- und Mandelenzündungen im Kindesalter. Ärztezeitschr. Naturheilverf. **41**: 475–482 (2000).
Zenner, St., Metelmann, H.: Therapeutischer Einsatz von Lymphomyosot. Biol. Med. **18**: 548–564, 658–666 (1989).

11 Tumorerkrankungen

Indikationen für Phytoreinstoffpräparate – allein oder in Kombination mit synthetischen Präparaten

Indikation	
Morbus Hodgkin Non-Hodgkin-Lymphome Lymphogranulomatose Akute lymphatische Leukämie Mammakarzinom Hoden- und Prostatakarzinome Ovarial- und Chorionkarzinome Bronchialkarzinome Melanome Karzinome im HNO-Bereich	11.1 → Seite 321–Seite 324

Indikationen für Extrakt-Mono- oder Kombinationspräparate 11.1.2–11.1.5 → Seite 324–333

Rezidiv- und Metastasenprophylaxe nach Entfernung des Primärtumors

Adjuvante Therapie zur Strahlen- und Chemotherapie

Palliativtherapie zur Verbesserung der Lebensqualität

Homöopathie 11.2 → Seite 333

11.1 Drogen, Naturstoffe und Präparate

11.1.1 Reinstoffpräparate mit direkter Zytostasewirkung

Sie werden *wie die synthetischen Chemotherapeutika oder Antibiotika angewendet*. Ihre Wirkweise besteht in einem direkten phasenspezifischen Eingriff in den Mechanismus der Zellproliferation (Zellzyklus) durch Hemmung der Mitose oder der DNA- bzw. Protein-Biosynthese. Sie müssen in der Regel hoch dosiert werden und besitzen dementsprechend auch ein hohes Nebenwirkungsrisiko (siehe Franz, 1990). Über die Hauptindikationen der Reinstoffpräparate siehe Tab. 11.1.

Colchicin ist ein biosynthetisch aus *Dopamin* und einem *Phenylpropan-Äquivalent* aufgebautes, trizyklisches *Alkaloid* mit zwei charakteristischen 7-Ringen, einer in Form des Tropolonringes. Der Stickstoff liegt als sekundäres Amin vor.

Demecolcin ist das N-Desacetyl-N-methylcolchicin (Abb. 11.1).

Die **Catharanthus**(Vinca)-**Alkaloide** sind aus *Tryptamin* und einer *Monoterpeneinheit* aufgebaute *Indolalkaloide*. Charakteristisch ist für die „antitumoralen" Alkaloide die dimere Struktur. Die beiden Hauptalkaloide **Vinblastin** und **Vincristin** unterscheiden sich voneinander nur in einer unterschiedlichen Substitution an einem der beiden Indolkerne (CH_3 bzw. CHO). Das nicht natürlich vorkommende **Vindesin** ist das 3-Carbomoyl-4-desacetyl-3-desmethoxy-vinblastin. Bei einem weiteren Derivat, dem **Vinorelbin**, handelt es sich um Nor-5′ Anhydroblastin (Abb. 11.1).

Die **Camptothecine** sind Alkaloide mit einem pentacyclischen Ringsystem, aufgebaut aus einem Chinolin-, Indolizin- und einem Pyranring. Bei den beiden therapeutisch eingesetzten Verbindungen **Topotecan** und **Irinotecan** handelt es sich um partialsynthetische Derivate des Camptothecins (Abb. 11.2).

Die **Taxan**-Verbindungen **Paclitaxel** und **Docetaxel** besitzen ein tetracyclisches C_{20}-Diterpengrundgerüst mit einem achtgliedrigen Taxanring, an den stickstoffhaltige Seitenketten esterartig gebunden sind (Abb. 11.3).

Die **Podophyllum**-Verbindungen gehören in die Stoffklasse der **Lignane**, die aus 2 Phenylpropan-Einheiten aufge-

Tab. 11.1: Antitumorale Drogen, Wirkstoffe, Präparate mit Hauptindikationen

Reinstoffe	Droge/Pflanze	Präparate®	Hauptindikation
Colchicin Ph. Eur. Demecolcin	Colchici semen (Herbstzeitlosensamen) Colchicum autumnale	–	Lymphsarkom (Hodgkin)
Vinblastin(sulfat) Ph. Eur. Vincristin(sulfat) Ph. Eur.	Catharanthus roseus (= Vinca rosea) Wurzeln und Blätter	Velbe Vinblastin Cellcristin Farmistin Vincristin	Akute lymphatische Leukämie, M. Hodgkin, Lymphosarkom, Lymphogranulomatose, Hodentumor, Mammakarzinom, Ovarial- und Chondrionkarzinom
Vindesin(sulfat) Ph. Eur.	Partialsynthetisch*)	Eldisine	Akute lymphatische Leukämie, maligne Melanome, Non-Hodgkin-Lymphome, Mammakarzinome und Karzinome im HNO-Bereich, Hodenkarzinom
Vinorelbin oral	Partialsynthetisch*)	Navelbine	Nicht kleinzelliges Bronchialkarzinom (Stadium III + IV), fortgeschrittenes anthracyclinresistentes Mammakarzinom
Camptothecinderivate Topotecan-HCl Irinotecan-HCl	Camptotheca acuminata Partialsynthetisch	 Hycamtin Campto	Metastasierendes Ovarialkarzinom, metastasierter Dickdarm- und Mastdarmkrebs
Paclitaxel Docetaxel	Taxus brevifolia (Eibenrinde)	Taxol Taxotere	Ovarial- und Mammakarzinom, Lungenkarzinom
Podophyllotoxin	Podophylli rhizoma (Fußblattwurzel) Podophyllum peltatum	Condylox Wartec	Condyloma acuminata
Podophyllotoxin-Derivate Etoposid Teniposid	Partialsynthetisch*)	Eto-Gry Etopophos Etomedac Vespesid VM 26-Bristol	Kleinzelliges Bronchialkarzinom, Non-Hodgkin-Lymphome, Ovarialkarzinom in Kombination mit anderen Zytostatika

*) Die partialsynthetischen Abwandlungsprodukte dieser Naturstoffe wurden hergestellt, um die Löslichkeit, Pharmakokinetik, Bioverfügbarkeit bzw. Verträglichkeit der isolierten Reinstoffe zu verbessern.

baut sind. Die chemisch synthetischen Abwandlungsprodukte Etoposid und Teniposid leiten sich vom Podophyllotoxin oder von der Podophyllinsäure ab (Abb. 11.4).

Pharmakologie, Therapie und Toxikologie

Alle Verbindungen dieser Reihe besitzen spezifische *Angriffspunkte im Zellzyklus* und sind demnach *phasenspezifisch*.

Seit einigen Jahren ist bekannt, dass pflanzliche Zytostatika ebenso wie synthetische Chemotherapeutika Krebszellen auch über den Apoptose-Mechanismus, den sog. „programmierten Zelltod", schädigen und eliminieren können (Ehlert und Kubbutat 2001). Eine therapeutische Anwendung dieses Verfahrens ist derzeit noch nicht in Sicht.

Colchicin (Abb. 11.1) ist der am längsten bekannte *Mitose-Hemmstoff* pflanzlichen Ursprungs. Die zytotoxische Wirkung beruht darauf, dass es in den Kernteilungszyklus hemmend eingreift, indem es sich an das Kernprotein Tubulin bindet. Da Colchicin und auch Demecolcin zu toxisch sind, werden *beide heute nicht mehr verwendet*.

Catharanthus-Alkaloide (Abb. 11.1) wirken wie Colchicin *mitosehemmend*, indem sie in der Metaphase an das Tubulin binden. Unterschiede bestehen bei den einzelnen Alkaloiden in der Pharmakokinetik, im Wirkspektrum und in der Toxizität. Vinblastin-sulfat wird i. v. oder als Infusion wöchentlich in einer Dosis beginnend mit 0,1 mg/kg bis zu 0,5 mg/kg Körpergewicht steigend entsprechend ca. 6 mg/m^2, höchstens bis 18,5 mg/m^2 Körperoberfläche gegeben.

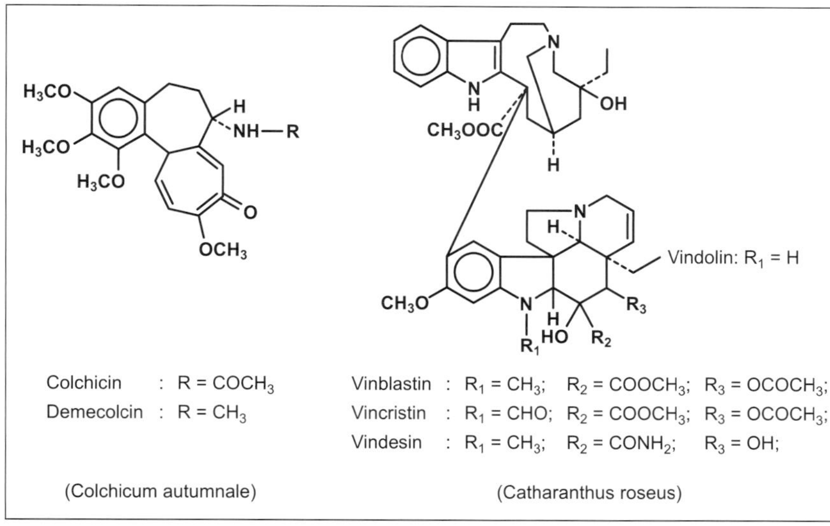

Abb. 11.1: Antitumorale Colchicum- und Catharanthus-Alkaloide.

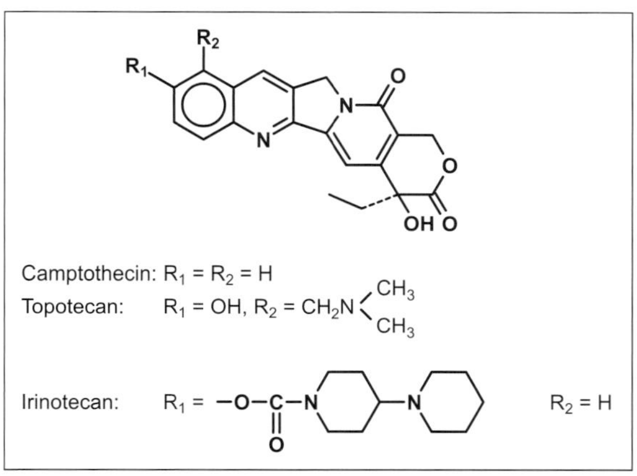

Abb. 11.2: Antitumorales Camptothecin-Alkaloid mit den beiden partialsynthetischen Alkaloiden Topotecan und Irinotecan.

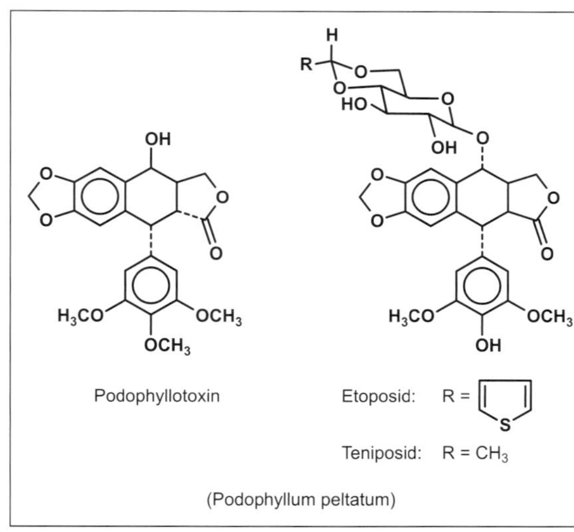

Abb. 11.3: Antitumorale Podophyllum-Wirkstoffe.

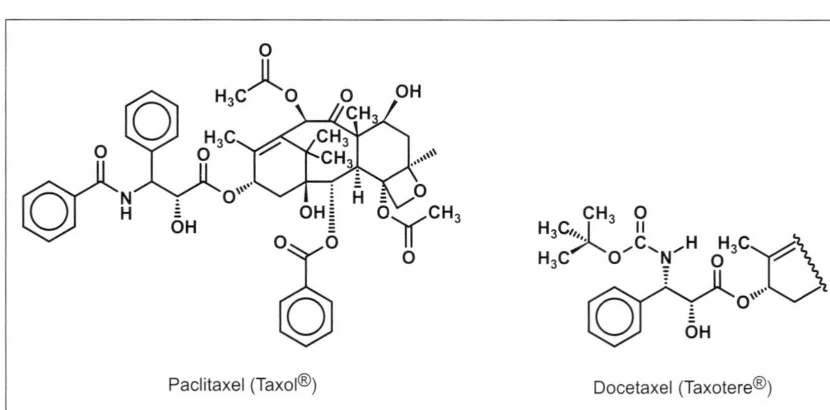

Abb. 11.4: Chemische Struktur der Taxanverbindungen Paclitaxel und Docetaxel.

Vincristin-sulfat wird i. v. oder als Infusion wöchentlich in einer Dosierung von 1–2 mg/m^2 Körperoberfläche appliziert.
Die erforderliche Dosis von **Vindesin-sulfat** beträgt 3–4 mg/m^2 Körperoberfläche.

! *Nebenwirkungen.* Kopfschmerzen, Hypertonie, Syndrom der gestörten Sekretion des antidiuretischen Hormons, Leukopenie, Veränderungen des roten Blutbildes, bei Vindesin kardiovaskuläre Störungen, Fieber, Bronchospasmen u. a.

Das **Camptothecin** und die beiden Derivate Topotecan und Irinotecan (Abb. 11.2) binden an den Topoisomerase-I-DNA-Komplex und induzieren durch einen DNA-Doppelstrangabbruch die Apoptose in der Replikation-S-Phase. Topotecan wird in einer Konzentration von 1,5 mg oder 0,5 mg/qm durch Infusion über 20 Tage oder auch oral verabreicht.

Nebenwirkungen: Neutropenie, Anämie, Erbrechen, gastrointestinale Störungen, Stomatitis, Asthenie, Haarausfall u. a.

Die **Podophyllum-Lignane** (Abb. 11.3) besitzen *Mehrfachwirkungen*. Podophyllotoxin wirkt *antimitotisch*. Die partialsynthetischen Derivate wirken *prämitotisch*, indem sie die Zellteilung in der S- und G2-Phase blockieren. Außerdem hemmen sie den Einbau von Thymidin und Uridin in die DNA und RNA der Zelle und damit die Proteinsynthese. Über *immunstimulierende* Wirkungen von Podophyllotoxin bei subtoxischer Dosierung wurde ebenfalls berichtet (Zheng et al., 1987).

Die Präparate Vepesid und VM 26-Bristol werden i. v. in Konzentrationen von 30–50 mg/m^2 Körperfläche 2- bis 5mal/Woche als Infusion appliziert.

! *Nebenwirkungen:* Leukopenien, gastrointestinale und orthostatische Regulationsstörungen, Dysurie, Bronchospasmen, Erytheme, Fieber u. a.

Die **Taxanverbindungen** (Abb. 11.4) binden wie Colchicin und die Catharanthusalkaloide an die Mikrotubuli der Zelle, stabilisieren aber im Gegensatz zu den Alkaloiden die Mikrotubuli und inhibieren deren Depolymerisation (Silchenmeyer und v. Hoff, 1991).

Taxol (Paclitaxel) wird jede 3. Woche in einer Dosierung von 175 mg/m^2 intravenös während 3 Stdn. infundiert (de Furia, 1997).

! *Nebenwirkungen:* Überempfindlichkeitsreaktionen, Erytheme, anaphylaktische Reaktionen, Neuropathien u. a.

11.1.2 Extraktpräparate

Auf Grund von immunologischen und molekularbiologischen Untersuchungen, die mit diesen Expräparaten und den aus den Arzneidrogen isolierten Hauptinhaltsstoffen durchgeführt wurden, sind *immunstimulierende* und/oder *Apoptose-induzierende Mechanismen* vorherrschend. Hierfür spricht auch, daß in den p. o. oder parenteral zur Anwendung kommenden Präparaten die in Frage kommenden Hauptinhaltsstoffe in so geringen Konzentrationen vorliegen, dass eine direkte Zytotoxizitätswirkung bei üblicher Dosierung auszuschließen oder sehr unwahrscheinlich ist.

Nach Applikation dieser Präparate konnten in *In-vitro-* und *In-vivo-*Untersuchungen deutliche Stimulierungseffekte einer Reihe von relevanten Immunparametern gemessen werden. Wenn zugleich Immunsuppressiva verabreicht wurden, waren keine erhöhten Immuntiter mehr nachweisbar.

Die **immuninduzierte** antitumorale Wirkung, die durch Stimulierung von zytotoxischen T-Lymphozyten, LAK-Zellen, natürlichen Killerzellen, Makrophagen, Granulozyten sowie über die erhöhte Freisetzung von Interleukinen, den Tumornekrosefaktor α, den Kolonie-stimulierenden Faktor (CSF), Sauerstoffradikalen und andere Mediatoren zustande kommen kann, wird in der Regel *nur bei Niedrigdosierung erreicht*. An ihr sind primär unspezifische Reaktionen beteiligt.

Man unterscheidet Tumor **Antigen-unabhängige** Immunreaktionen, an denen besonders Makrophagen und NKK-Zellen beteiligt sind und **Tumorantigen abhängige** Immunreaktionen.

Die Anwendung beruht noch weitgehend auf Empirie und versteht sich als *adjuvant* zu einer bestehenden Zytostatika-Therapie.

Das *Nebenwirkungsrisiko ist gering.*

11.1.2.1 Visci albi herba (Mistelkraut)

Off.: DAB, (Kraut), *Viscum album*, Mistellektine.

Die Misteldroge, die von dem Anthroposophen *Rudolf Steiner* in die Krebstherapie eingeführt wurde, hat in der Krebsbehandlung nur einen geringen volksmedizinischen Erfahrungshintergrund. Da man zudem über die für eine antitumorale Wirkung in Frage kommenden Inhaltsstoffe der Droge lange Zeit nichts wusste, waren die zur subkutanen Injektion entwickelten Präparate bis vor kurzem nicht standardisierbar. Die eigentliche phytochemische Forschung mit anschließenden immunologischen *in vitro* und *in vivo* Untersuchungen hat erst nach 1980 eingesetzt.

- Polypeptide (Viscotoxin A_2, A_3, B) (Mol.Gew. ≈ 5000 D),
- Glykoproteine (= **Lektine** ML-1, ML-2, ML-3) = VAA-I, II, III) (Mol.Gew. ≈ 60 000 – 120 000),
- Polysaccharide (saure Arabinogalaktane und Galakturonane),
- Phenolische Verbindungen (Flavonoide, Phenylpropane, z. B. Syringin, Lignane, z. B. Syringaresinolglucoside, Pflanzensäuren, z. B. Kaffeesäure, Vanillinsäure, Sinapinsäure u. a.),
- Sterine, Triterpene (z. B. Sitosterol),
- Aminosäuren (z. B. γ-Aminobuttersäure, Asparagin u. a.),
- Amine (z. B. Cholin, Acetylcholin, Tyramin u. a.).

Eine zusammenfassende Darstellung der Botanik und Chemie findet sich bei Luther und Becker (1987) und Mayer et al. (1996).

Pharmakologie

Obwohl man für Mistel-Extrakte auf Grund von ersten immunologischen *in vitro-* und in vivo Untersuchungen schon früh eine immuninduzierte Antitumor-Wirkung vermutete, konnten diese Effekte erst nach Isolierung der Hauptverbindungen und ihrer detaillierten Testung konkretisiert und rationalisiert werden. Belegt ist inzwischen dass dem **Mistellektin (ML)-I** eine immuninduzierte antitumorale Hauptwirksamkeit zukommt.

Inwieweit die *Viscotoxine* und *Polysaccharide* an dieser Wirksamkeit teilhaben, ist noch nicht geklärt. Es macht daher Sinn Mistelpräparate auf Mistellektin I zu standardisieren.

Die **Mistellektine** gehören zu der Familie der toxischen Pflanzenlektine vom Typ des Ricins aus der Riziniusbohne. Sie besitzen Proteinstruktur, binden an Zucker und agglutinieren Erythrozyten. Das Mistellektin I (= VAA1) besteht aus zwei Untereinheiten, der A-Kette mit ribosomeninaktivierender Wirkung und der B-Kette, die Galaktose bindende Eigenschaften besitzt.

Das *β-Galaktosid-spezifische Mistellektin I* stimuliert im Tierversuch (Kaninchen) im subtoxischen Bereich (0,25 – 1,0 µg/kg) natürliche Killerzellen zur Zytotoxizität.

Außerdem wird die Phagozytose von Granulozyten und die Produktion großer granulärer T-Lymphozyten angeregt (Hajto et al., 1989, 1990a). Diese Ergebnisse konnten in der Zwischenzeit durch *in vivo*-Studien bei Brustkrebspatientinnen bestätigt werden (Beuth et al., 1992).

In *in vitro*-Versuchen wurden aus Monozytenkulturen bei Zusatz des gleichen Lektins die Zytokine Tumornekrose-Faktor α, Interleukin 1 und Interleukin 6 freigesetzt (Hajto et al., 1990b). Diese erhöhte Sekretion von Zytokinen ist auf eine selektive Protein-Kohlenhydrat-Bindung zurückzuführen.

Im peripheren Blut von Mäusen war nach Behandlung von ML-1 die Dichte der Leukozyten, der Monozyten und speziell der aktivierten Lymphozyten, die die α-Untereinheit der Interleukin-2-Rezeptoren (CD 25) auf der Zelloberfläche ausbilden, sowie der Monozyten, die den Aktivierungsmarker MAC-3 exprimieren, erhöht.

In diesem Zusammenhang ist bemerkenswert, dass ML1 auch an CD 34 und haematopoetische Progenitorzellen bindet und deren Proliferation stimuliert (Vehmeyer et al., 1998).

Nach neueren Untersuchungen stimulieren der Mistelextrakt und Mistellektin 1 *in vitro* die Apoptose von Tumorzellen, Monozyten und Lymphozyten. Die Induktion von Apoptose stellt damit einen zweiten möglichen Wirkmechanismus von Mistelextrakten dar (Janssen et al., 1993; Büssing et al., 1996; Wenzel-Seifert et al., 1997).

Von Bedeutung könnte außerdem das Ergebnis eines *in vivo* Experimentes bei Mäusen sein, bei dem nach Mistelextraktapplikation eine Hemmung der *Tumorneoangiogenese* und damit eine Reduktion von Metastasen beobachtet wurde (Yoon et al., 1995).

Die früher als Hauptwirkstoffe der Mistel angesehenen Viscotoxine, niedermolekulare Peptide Mol. Gew. = ∼ 5000 D, besitzen keine immuninduzierende antitumorale Wirkung in den hohen Verdünnungen, in denen heute Mistelextraktpräparate verabreicht werden. Ihre direkte zytotoxische Nekroseinduzierende Wirkung kommt nur bei der für die Injektionsbehandlung bei degenerativen Gelenkerkrankungen üblichen, höheren Extraktkonzentration zum Tragen.

Für das *saure Mistel-Polysaccharid* wurde *in vitro* eine stimulierende Wirkung auf den alternativen Weg des Komplementsystems gemessen (Wagner und Jordan, 1986). Inwieweit diese und andere immunstimulierende Wirkungen des Polysaccharids an der antitumoralen Wirksamkeit von Mistelextrakten beteiligt sind, ist noch offen.

In *in vitro* Untersuchungen mit humanen Leukämie-Zelllinien wurde gefunden, dass **Mistelextrakte** verschiedener Herkunft (Apfel, Tann, Kiefer) das Wachstum der Zellen unterschiedlich hemmten (Hülsen et al., 1986). Diese Unterschiede dürften auf die unterschiedlichen Lektin- und Viscotoxingehalte zurückzuführen sein. Dass zwischen der Mistelherkunft (Pappel, Apfel, Tanne etc.) und der zu behandelnden Tumorart ein direkter Bezug besteht, wie von einigen Behandlern angenommen wird, hat keine wissenschaftliche Grundlage.

Zusammenfassende Übersichten zur Pharmakologie der Mistellektine findet man bei Mayer et al. (1996) und Samtleben et al. (1999).

Klinik

Mistel-Studien bis 1994

Bis zum Jahre 1994 sind ca. 50 Anwendungsbeobachtungen und klinische Studien hauptsächlich mit den Mistelpräparaten Iscador®, einige mit Helixor® und eine Studie mit Eurixor® bei Patienten mit unterschiedlichen Tumorerkrankungen durchgeführt worden. Die Therapieergebnisse und daraus abgeleitetes Erfahrungsmaterial sind in Übersichten von Kiene (1989), Leroi und Hoffmann (1985) sowie Hauser (1993) zusammengetragen und z. T. auch einer kritischen Wertung unterzogen worden.

Übereinstimmend wird berichtet, dass es nach Applikation von Iscador® bei Tumorpatienten in einer Dosierung von 0,25 bis 0,36 mg Iscador M/kg injiziert, entsprechend einem Gehalt von etwa 0,25 bis 1 mg Lectin I/kg, zu einer signifikanten Stimulierung von Granulozyten, Lymphozyten, Natural-Killer-Zellen, C-reaktivem Protein (CRP) und der Phagozytose kommt.

Die *optimale Dosierung* für einen immunstimulierenden Effekt wurde bei Tumorpatienten mit 1 ng/kg Lectin I angegeben. Messungen der Serumspiegel von TNF-α und IL-6 bei Tumorpatienten ergaben nach Injektion der entsprechenden Mistelextraktmenge eine signifikante Erhöhung der Bioverfügbarkeit der Zytokine (Hajto und Hostanska, 1989; Hajto et al., 1990b; Gabius et al., 1990 (Abb. 11.5) und Beuth et al., 1991 und 1995). Dieses Ergebnis entsprach in etwa der maximalen immunmodulatorischen Wirksamkeit von Interferon α (Hajto und Lanzrein, 1986).

Außerdem zeigen die zahlreichen Verlaufsstudien, dass sich die Lebensqualität unter der Misteltherapie verbesserte. Diese Aussage hat Heiny (1991) in einer Studie bei Mammakarzinompatientinnen durch Ermittlung des Befindlichkeits- und Angst-Indexes bestätigt. Er nimmt auf Grund von durchgeführten Blut-Messungen an, dass dieser Effekt über die Induktion von Endorphinen zustande kommt.

Den Abschluss dieser ersten Phase von Wirksamkeitsstudien bildete eine von Kleijnen und Knipschild (1994) durchgeführte Meta-Analyse von 11 der kontrollierten, nicht doppelblinden klini-

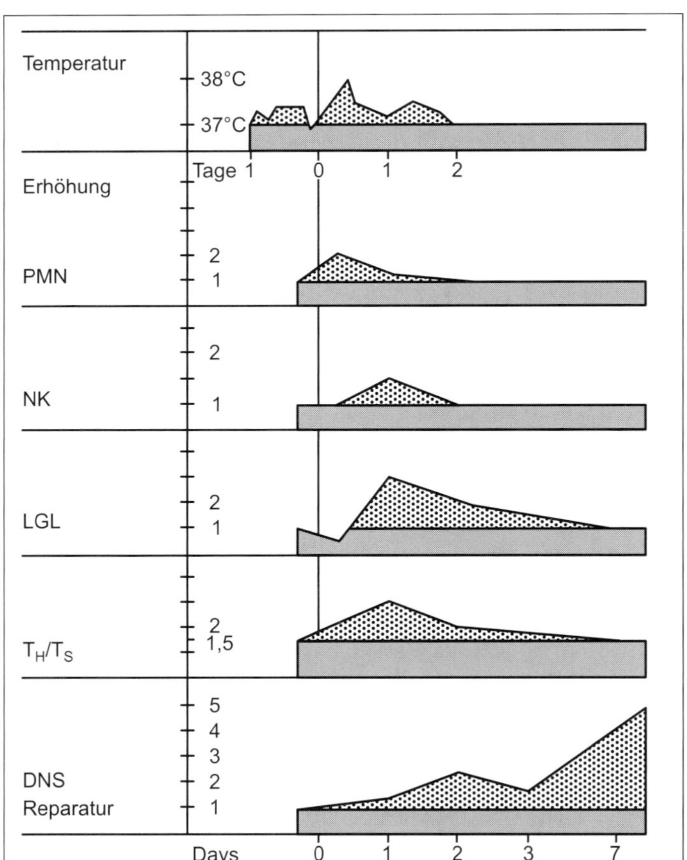

Abb. 11.5: Beeinflussung immunologischer Parameter durch Misteltherapie; PMN = Granulozyten, NK = Natürliche Killerzellen, LGL = Große granuläre Lymphozyten, T_H/T_S = Quotient von T-Helfer- zu T-Suppressor-Zellen (Haijto und Gabius, 1990a+b).

schen Studien. Der Rest der Studien konnte mangels brauchbarer auswertbarer Daten nicht in die Meta-Analyse einbezogen werden. Die Autoren kamen zu dem Schluss, dass keine der Studien den heutigen Anforderungen an GCP-Studien entspricht. Auch eine randomisierte multizentrische Äquivalenzstudie von Iscador® mit einem Multivitamin-Präparat bei 408 Patienten mit fortgeschrittenem, nicht kleinzelligem Bronchialkarzinom führte zu keiner signifikanten Überlegenheit von Iscador® in Bezug auf die Überlebenszeit. Die Patienten empfanden aber ihre „Lebensqualität" unter Iscador® als besser. (Dold et al., 1991).

Mistelstudien nach 1994

Die ersten Studien wurden randomisiert, doppelblind und im Cross-over-Verfahren mit einem Lektin I angereicherten standardisierten Mistelpräparat (Lektinol®) und mit rein dargestelltem Mistellektin I an gesunden Probanden gegen Plazebo durchgeführt (Hajto et al., 1996). Gemessen wurde mit Hilfe der Durchflusszytometrie der Einfluss beider Präparate auf zelluläre Parameter wie $CD3^+$, $CD4^+$, $CD8^+$, $CD16^+/56^+$, NK-Zytotoxizität und LGLs mit polymorphnuklearen Leukozyten (PMN). Eine signifikante Stimulierung konnte nur nach s. c. Injektion von 1 ng reinem ML-1/kg für die Leukozyten (PMN) gemessen werden, während bei allen anderen Parametern keine auswertbaren Veränderungen gegenüber Plazebo festgestellt werden konnten.

Diese Untersuchung zeigt die Schwierigkeit, geeignete Parameter für immunstimulierende Effekte beim Menschen zu finden. Offensichtlich hängt das Ergebnis stark von der immunologischen Homogenität des Personenklientels und von der Konstanz der ML-1 Gehalte in den Präparaten ab, denn in den Tiermodellen konnte bei gleicher Dosierung für alle Parameter eine signifikante Erhöhung gemessen werden (Hajto et al., 1989, 1990a). Dieses Ergebnis deckt sich mit vorangegangenen Untersuchungen bei Mammakarzinom-Patientinnen, bei denen nach einer Injektion von 1 ng/kg-MG-1 eine deutliche Erhöhung aller genannten Parameter registriert werden konnte. (Haijto et al., 1990a + b) (siehe auch Abb. 11.5).

In der Zwischenzeit gibt es eine prospektive Kohortenstudie, durchgeführt an 884 hauptsächlich Mamma- und Colonkarzinom-Patienten über einen Prüfzeitraum von 3 Monaten mit einem auf Mistellektin 1 standardisierten neuen Mistelextrakt (Lektinol®).

Verabreicht wurden subcutan 2,5 µg/kg Lektinol® KG. Hauptwirksamkeitsparameter der Studie war die Lebensqualität. Diese wurde von Ärzten und Patienten hinsichtlich des Therapieerfolges mit 76,5 % bzw. 79,9 % und hinsichtlich der Verträglichkeit mit 94,3 % bzw. 92,0 % bewertet. (Finelli et al., 1998).

In einer kürzlich abgeschlossenen, prospektiven, nichtrandomisierten und einer zweiten randomisierten epidemologischen Langzeit-Kohorten-Studie mit Iscador® bei 10 226 Krebspatienten (eingeschlossen 1668 Patienten mit Iscador® und 8475 Patienten, die weder Iscador® noch ein anderes Mistelpräparat erhalten hatten) kommen die Autoren (Grossarth-Maticek et al., 2001) zu dem Schluss, dass die mit Iscador® behandelten Patienten einen 40 % höheren Überlebensvorteil (4,13 Jahre) gegenüber der nicht mit Iscador® behandelten Kontrollgruppe (3,05 Jahre; $p < 0{,}001$) aufwiesen.

Es wird angenommen, dass die Iscadorbehandlung gleichzeitig die „self-regulation" stimulierte. Diese Kohortenstudien wurden auf der Basis neuerer methodischer Arbeiten amerikanischer Epidemiologen, die GEP-konform und GCP-adaptiert waren, durchgeführt. Im Vergleich zu den um das Vier- bis Sechfache erhöhten Nebenwirkungen der konventionellen, potoperativen Krebstherapie (Radio-, Chemo-, Hormontherapie) (54 %) betrug diese in den Iscadorgruppen nur 15,8 % – Schlußfolgerung: „standardisierter Mitselextrakt (Iscador®) erweist sich als wirksame und sichere adjuvante Zusatzbehandlung zur konventionellen Krebstherapie in der postoperativen Phase des primären Mammakarzinoms".

Bewertung der Studien an Tumorpatienten

Es kann nunmehr als gesichert gelten, dass es sich bei der Misteltherapie in der bisher überwiegend angewendeten Niedrigdosierung der Präparate um eine **immuninduzierte antitumorale Therapie** handelt, wobei die **Lebensqualität-Verbesserung** und die gute Verträglichkeit übereinstimmend als erwiesen gelten können. In diesem Sinne votiert auch die im Jahre 1984 verabschiedete Monographie der Arzneim.-Kommission E: „**Zur Palliativtherapie im Sinne einer unspezifischen Reiztherapie bei malignen Tumoren** ". Eine Lebensverlängerung und Rückgang des Tumorwachstums gelten allerdings offiziell noch nicht als erwiesen. Da nunmehr auf Mistellektin I standardisierte Präparate existieren und neuerdings auch reines rekombinantes Mistellektin I zur Verfügung steht, wird man bald eine Klärung dieser noch offenen Fragen erwarten dürfen.

Standardisierung von Mistelpräparaten, Präparatedaten und Präparateanwendung
Die Extraktpräparate werden aus fermentierten oder nichtfermentierten wässrigen Auszügen von Mistelkraut verschiedener Herkunft (z. B. Mistelkraut von Tanne, Pappel, Apfel, Fichte oder anderen Wirtsbäumen) durch Verdünnen in verschiedenen Wirkstärken hergestellt. Zwei Präparate sind auf Mistellektin I standardisiert: der aus Pappelmistel hergestellte wässrige Auszug in Lektinol® ist auf 15 µg ML-1/0,5 ml eingestellt und zur Proteinstabilisierung mit dem Hilfsstoff Povidon KL 18 und zur Konformationsstabilisierung mit Natriummede versetzt. Eurixor® ist auf 50–70 µg ML-1/ml eingestellt.

Die Applikation ist individuell an den Immunstatus und die Tumorlokalisation anzupassen. Es existieren Richtlinien für jedes Präparat. Man beginnt in der Regel mit einer Vortestung (0,1 ml s. c.), um die Verträglichkeit zu prüfen.

Anschließend wird mit der kleinsten Dosis bzw. Stärke der Therapie begonnen. Man injiziert s. c. tumornah (Primärtumor) oder intravenös. Zur Rezidiv- und Metastasenprophylaxe werden 2–3 Injektionen pro Woche in steigender Konzentration (von 0,1 auf 1 ml) verabreicht. Die Erhaltungstherapie soll mindestens 3 Monate geführt werden. Einige Hersteller empfehlen 14tägige Therapiepausen nach der 7. und 14. Injektion bzw. nach 3 Monaten. Bei einer Zusatztherapie zur Chemo- oder Strahlentherapie werden 1 ml vor der Chemotherapie und 24 Stunden danach verabreicht.

Nebenwirkungen

Beschrieben werden *allergische Reaktionen* (sehr selten), *lokale Reaktionen* (Rötungen! und Schwellungen) an den subkutanen Einstichstellen sowie *leichte Temperatursteigerungen* von 1,0–1,5 °C.

Die beiden letztgenannten Symptome werden aus therapeutischer Sicht als ein Ansprechen auf die Therapie gewertet.

Als **Gegenanzeige** gelten akut *entzündliche, hochfiebrige Erkrankungen* (mit Nachweis von zirkulierenden Immunkomplexen) und *allergische Reaktionen* (bei erhöhten Immunglobulin-E-Titer).

Bei Neigung zu *Venenentzündungen* sind die Injektionen außerhalb der entzündungsgefährdeten Regionen zu geben.

Bei ausgeprägter *Schilddrüsenüberfunktion* ist eine verzögerte Dosissteigerung angezeigt.

Pilz-Polysaccharide

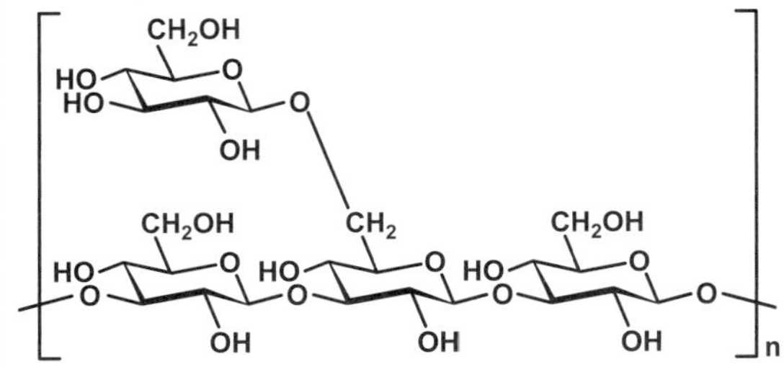

(Struktureinheit eines verzweigten Glucans)

Hefeclucan	(Saccharomyces cerevisiae)
Lentinan	(Lentinus edodes)
Schizophyllan	(Schizophyllum commune)

Abb. 11.6: Oligosaccharid-Untereinheit antitumoraler Pilz-Polysaccharide.

11.1.2.2 Antitumorale Pilzpolysaccharide

In Japan befinden sich seit einigen Jahren sog. „antitumorale" Pilzpolysaccharide zur adjuvanten Tumortherapie auf dem Markt (Abb. 11.6).

Lentinan

Ein Glucan, gewonnen aus *Lentinus edodes* (Shiitake-Pilz) mit einem MG von ca. 950 000 D. Es besteht aus einer (1 → 3)β-D-Glucanhauptkette und enthält an jeder 5. Glucose-Einheit (1 → 6) oder (1 → 3) verknüpfte Glucoseseitenketten gebunden.

Pharmakologie

Lentinan besitzt *keine direkte zytotoxische Wirkung*. Die Wirkung auf Tumorgewebe wird als *immuninduzierend* beschrieben, woran die Makrophagen, T-Lymphozyten, Komplement, Natural-Killer-Zellen bzw. die Interleukine beteiligt sind. Über eine Verlängerung der Lebenszeit und eine bis zu 50 %ige Regression des Tumors wird bei der adjuvanten Therapie von Lungen-, Zervix- und Magen-Karzinom sowie Darmkrebs berichtet, wenn zugleich die Chemotherapeutika **Tegafur, Mitomycin** und **oder 5-Fluorurazil** verabreicht wurden.. Die Dosierungen von Lentinan betrugen bei i. v. Applikation 0,5 bzw. 1 mg/Tag 2mal/Woche oder 2 mg/Tag 1mal/Woche. Die Injektionslösung enthält neben 1 mg Lentinan 100 mg Mannitol und 2 mg Dextran-40 (Hamuro und Chihara, 1984; Taguchi et al., 1982; Hersh et al., 1983; Maeda und Chihara, 1999).

11.1.2.3 Schizophyllan

Ein Glucan aus Kulturen von *Schizophyllum commune*, MG ca. 450 000 D, besteht aus einer (1 → 3)-Glucan-Hauptkette mit (1 → 6)-verknüpften Glucose-Seitenketten.

Pharmakologie

Die Wirkweise des Schizophyllans wird der von Lentinan als gleichwertig angegeben (Matsuo et al., 1982; Yamamoto et al., 1981).

Erfolge bei der *adjuvanten Krebstherapie* werden bei inoperablem primärem Lungen-Karzinom sowie bei Gebärmutterhals- und Magenkarzinom berichtet.

Die Dosierung wird mit 20 mg 2mal/Woche oder 40 mg 1mal/Woche bei i. m., s. c., i. p. oder i. v.-Applikation angegeben (Hersh et al., 1983).

11.1.2.4 Krestin

Ein Glykoprotein mit einem MG von 94 000 D, wird aus dem Kulturmyzel der Basidomycete *Coriolus versicolor* gewonnen. Die Verbindung enthält ca. 85 % (1 → 4) verknüpfte Glucose und einen kovalent gebundenen Proteinanteil, der hauptsächlich aus neutralen und sauren Aminosäuren besteht.

Pharmakologie

Bei etwa gleichem oder ähnlichem Wirkungsmechanismus wie dem des Lentinans und Schizophyllans werden neben einer ausgesprochen *antitumoralen* Wirkung auch *allgemein immunmodulierende Effekte* beschrieben (Mizushima et al., 1982; Yamada et al., 1979). Krestin soll auch orale Wirksamkeit besitzen, wofür auch spräche, dass ^{14}C-markiertes Krestin im Blutserum nachgewiesen werden konnte (Ikuzawa et al., 1988).

Übersichtsreferate über antitumorale Pilzpolysaccharide siehe Kraus (1990) und Franz (1989).

11.1.3 Andere Pflanzenextrakte (Knoblauch-, Lapacho-, Venusfliegenfalle, Katzenkralle und Weihrauch-Präparate)

Die Zahl der zur Krebstherapie empfohlenen Arzneipflanzen in den verschiedenen Kontinenten der Erde ist groß. Sieht man von den wenigen beschriebenen Alkaloiddrogen und der Mistel ab, existieren für alle anderen Drogen keine oder nur wenige auswertbare Tierexperimentelle oder klinische Untersuchungsergebnisse, die eine antitumorale Wirksamkeit belegen und ihre rationale Anwendung rechtfertigen. Vermutlich liegen in zahlreichen Fällen die Verhältnisse ähnlich wie bei der Mistel, deren Einsatz in der Krebsprävention und Therapie durch nachgewiesene Immunstimulierende und/oder Apoptose induzierte Wirkmechanismen begründet werden kann.

Als Beispiele sind die nachfolgenden Drogenprälparate genannt:

11.1.3.1 Allium sativum (Knoblauch)

Über die antitumorale Wirkung von **Knoblauchpräparaten** gibt es zahlreiche *in vitro* und Tierexperimentelle Daten (Koch und Lawson, 1996). Kürzlich konnte gezeigt werden, dass ein Wirkstoff von fermentierten Knoblauchextrakten, das *Ajoen*, eine die Apoptose von Leukämiezellen induzierende Wirkung besitzt (Dirsch et al., 1998). Therapeutische Relevanz hätten diese Ergebnisse, wenn positive klinische Studien mit auf Ajoen standardisierten Knoblauchpräparaten vorlägen.

11.1.3.2 Tabebuia avellanedae cortex (Lapachorinde)

St.pfl.: Tabebuia avellanedae.

Die von dem südamerikanischen Baum *Tabebuia avellanedae* stammende **Lapachorinde**, bei uns als Lapacho-Tee und Nahrungsergänzungmittel im Gebrauch, wird in Südamerika seit langem in der traditionellen Medizin zur Krebsbehandlung und Infektionsbekämpfung verwendet. Die in der Droge enthaltenen Naphthochinone vom Lapachon-Typ besitzen in hohen Dosierungen eine direkte zytotoxische Wirkung. Da in der Zwischenzeit gefunden wurde, dass die gleichen Lapachone in niedriger Dosierung immunstimulierende Eigenschaften besitzen (Wagner et al., 1988) und zudem auch die Apoptose induzieren (Chau et al., 1998) wäre eine neue Grundlage für klinische Prüfungen gegeben.

Anwendungsempfehlung für Lapacho-Tee: 2 Teelöffel geschnittene Droge in 1 L Wasser 5 min kochen, 15 min ziehen lassen und diese Menge über den Tag verteilt 4–6 Wochen lang trinken, dann 4 Wochen Pause und die Trinkkur nochmals 6 Wochen lang mit 1 l täglich wiederholen.

11.1.3.3 Dionaea muscipula (Venusfliegenfalle)

Aus der Ganzpflanze der Venusfliegenfalle (*Dionaea muscipula)* wurden die *chinoiden Verbindun-*

gen **Droseron, Plumbagin** und **Hydroplumbaginglucosid** isoliert (Kreher et al., 1990).

Da für das Plumbagin und andere Naphtochinone, wenn in hohen Verdünnungen (10^{-9}–10^{-12} g/l) appliziert, *in vitro* immunstimulierende Wirkungen beschrieben wurden (Wagner et al., 1988), wäre hiermit zumindest ein Teil der von Keller (1985) beschriebenen Therapieerfolge der Droge erklärbar.

11.1.3.4 Boswellia serrata (Weihrauchharz)

Das aus dem indischen **Weihrauchbaum** (*Boswellia serrata*) stammende Harz bzw. sein hieraus gewonnener bisher als Arzneimittel noch nicht zugelassener Spezialextrakt (H-15) besitzt nach einer ersten Studie positive Effekte auf das cerebrale Ödem bei Glioma-Patienten (Böker und Winking, 1997). In der Zwischenzeit wurde gefunden, dass der gleiche Extrakt in einer Konzentration von 240 mg/kg, oral verabreicht, das Wachstum von intracranialen C 6 Glioma-Tumoren bei Ratten hemmt (Winking et al., 1998). Außerdem erwiesen sich die für diese Wirkung in Frage kommenden Boswelliasäuren (Formel siehe S. 275) des Extraktes als Induktoren der Apoptose von Glioma Zellen (Glaser et al., 1999) und Hemmung der Topoisomerase I und II (Hoernlein et al., 1992). Diese bemerkenswerte pharmakologische Polyvalenz der Weihrauch-Droge könnte zur Entwicklung eines neuen Arzneimittels zur Therapie von Gliatumoren führen, wenn die z. Z. geplanten klinischen Studien die Wirksamkeit bestätigen sollten.

Siehe folgenden Abschnitt!

11.1.3.5 Uncaria tomentosa (Katzenkralle) (Una de gato)

Die aus Südamerika (Peru) stammende Wurzelrinde der Liane *Uncaria tomentosa* enthält Oxindolalkaloide, Gerbstoffe, Catechine, Procyanidine und aliphatische Kohlenwasserstoffe. Es scheinen zwei Varietäten zu existieren, die sich in der Alkaloidzusammensetzung unterscheiden. Nur die Varietät mit pentazyklischen Oxindolalkaloiden soll die nachgewiesene immunstimulierende (Phagozytose- und Lymphozyten aktivierend) Wirkung besitzen. Bisher wurde die Droge traditionell in Form von Tee, Kapseln, Presstabletten, alkoholischen Tinkturen und wässrigen Auszügen zur adjuvanten Tumortherapie, ausserdem bei entzündlichen Erkrankungen (Rheumatismus, Magenentzündungen, Arthritis) angewendet. Trotz zahlreicher bisher durchgeführten immunologischer *in vitro* und *in vivo* Untersuchungen ist ungeklärt, worauf die Wirksamkeit der Droge beruht. Da validierte klinische Studien fehlen, ist eine rationale Anwendung derzeit noch nicht möglich. Von dem in Apotheken erhältlichen Drogenpulver wird traditionell eine Abkochung hergestellt (20 g/l Wasser, 50min bei 80°C kochen), filtriert und davon ca. 75 ml verdünnt mit der gleichen Menge Wasser vor der ersten Mahlzeit getrunken.

Diese Beispiele wurden hier angeführt, um Ärzte auf mögliche adjuvante bzw. alternative Therapien hinzuweisen, sofern diese therapeutisch vertretbar und von Patienten ausdrücklich gewünscht werden. Erfahrungsberichte wären für die weitere Forschung von großem Wert.

11.1.4 Tumor-Rezidiv- und Metastasenprophylaxe durch Nahrungsstoffe

Eine Krebsprävention hat, wenn überhaupt möglich, zum Ziel, durch bestimmte nicht medikamentöse Maßnahmen die Tumorgenese und -promotion zu verlangsamen oder ganz zu unterbinden.

Die mit Sicherheit effektivste Methode ist die Vermeidung aller als krebsauslösend erkannten „Karzinogene" in der Nahrung und in der Umwelt.

Eine zweite, in den letzten Jahren diskutierte Methode basiert auf Tier- und *in vitro*-Forschungsergebnissen, die zeigen, dass in Pflanzen und auch in häufig konsumierten pflanzlichen Nahrungsmitteln Verbindungen vorkommen, die in der Lage sind, in die Initial- oder Promotionsphase einer Tumorzellgenese inhibierend einzugreifen. Dieser Eingriff kann auf der Genexpressionsebene (Onkogene (z. B. das vas-Tumorsuppressgen P 53), auf der Stufe der Zelldifferenzierung (z. B. Wachstumsfaktoren) oder im Carcinogenmetabolismus, stattfinden. Außerdem besitzen auch Verbindungen mit antioxidativen und antientzündlichen Eigenschaften ein gewisses Präventivpotenzial.

Als potenzielle Mechanismen für eine Chemoprävention kommen in Frage

- Karzinogen-Hemmung,
- antioxidative Wirkung,
- antientzündliche Wirkung,
- antiproliferative Wirkung,
- Apoptose Induktion („Programmierter Zelltod") und
- Induktion der Zelldifferenzierung.

In der Tabelle 11.2 sind Gemüsearten und andere Lebensmittel bzw. Genussmittel aufgeführt, von de-

Tab. 11.2: **Lebensmittel- und Genussmittel mit chemopräventivem Potenzial**

• (Roh-) Gemüse – Rettich-Arten – Lauch-Arten	• Rotwein
• Hülsenfrüchte	• Schwarzer Tee
• Karotten	• Bier (Hopfen)
• Tomaten	
• Citrus- (Agrum) früchte	
• Kartoffel	

nen auf Grund von epidemiologischen Studien ein chemopräventives Potenzial angenommen wird. In Tab. 11.3 sind die Stoffklassen mit einigen wichtigen Verbindungen aufgelistet, die vor allem nach den Ergebnissen von *in vitro* und tierexperimentellen Untersuchungen in einen der oben beschriebenen Wirkmechanismen eingreifen.

Neben der großen Zahl von phenolischen Verbindungen, die z. B. in Früchten, Gemüse und Getränken enthalten sind, sind es in erster Linie die in vielen Früchten reichlich enthaltenen Carotinoide, die in Pflanzen weit verbreiteten Flavonoide und die sog. Phytoöstrogene.

Carotinoide unter ihnen vor allem das *Lycopin der Tomate* sind in der Lage die hochreaktiven zellschädigenden freien Radikale im Körper zu deaktivieren. Dies ist wichtig, da diese Radikale bei Fehlen oder Mangel an Radikal abbauenden körpereigenen Enzymen (Superoxiddismutase, Katalase, Glutathionperoxidase) Zellschäden herbeiführen und an der Onkogenese beteiligt sein können.

Tab. 11.3: **Substanzklassen, in denen chemopräventive Verbindungen gefunden wurden mit Wirkstoffbeispielen**

Pro-Vitamine	• Carotinoide (z. B. β-Carotin, Lycopin) • Ascorbinsäure (Vitamin C) • Vitamin E und D_3
Phenolische Verbindungen	• Flavonoide (z. B. Quercetin) • Gallotannine (z. B. Epicatechin, Ellagsäure) • Curcuminoide • Proanthocyanidine (z.B. Pycnogenol)
Organoschwefelverbindungen	• Cysteinsulfoxide (z. B. Alliin) • Glucosinolate und Senföle
Terpenoide	• Monoterpene (z. B. Limonen, Perillylalkohol) • Triterpene (z. B. Urolsäure)
Phytoöstrogene	• Stilbenverbindungen (z. B. Resveratrol) • Lignanverbindungen (z. B. Enterodiol) • Isoflavone (z. B. Genistein, Daizein)

An zweiter Stelle potenter Antioxidantien stehen die vielen **phenolischen Verbindungen** (Flavonoide), die in allen Gemüsearten weit verbreitet vorkommen. Bekanntestes Beispiel sind die Polyphenole (Catechin und Epicatechin) des **grünen Tees** (Agarwal und Mukhtar, 1995). Ein erhebliches chemopräventives Potenzial besitzen auch die schwefelhaltigen Wirkstoffe des **Knoblauchs**, die senfölführenden Pflanzen und die **Phytooestrogene**.

In drei Übersichten sind die bisher als Chemopräventiva erkannten Pflanzenstoffe aufgelistet (Ren und Lien, 1997; Kelloff et al., 1996; Adlercreutz, 1995).

Epidemiologie

Aus den über 30 existierenden epidemiologischen Untersuchungen über einen möglichen Zusammenhang zwischen der Carotinoidaufnahme mit der Nahrung bzw. der Carotinoidkonzentration im Blut und dem Krebsrisiko beim Menschen folgerte man, dass hohe Carotinoidkonzentrationen im Blut in den meisten Fällen mit einem niedrigeren Krebsrisiko verbunden waren (Veris Research Bericht, 1998). In Interventionsstudien an Patienten mit oraler Leukoplakie (präkanzeröse Schädigungen der Mundhöhle) wurde festgestellt, dass β-Carotin, allein oder in Kombination mit anderen Antioxidantien, einen Rückgang der Schädigungen bewirkte. Diese positiven Effekte waren bei Rauchern stärker (Garewal und Schantz, 1995). Allerdings gibt es auch gegenteilige Befunde (siehe Veris Research Bericht, 1998). Über die Krebs-Chemoprävention durch die Polyphenole des grünen Tees gibt es eine Zusammenstellung von Agarwal und Mukhtar (1995).

2266 chinesische Männer, die an Pankreas-, Kolon- und Rektumkrebs erkrankt waren und 1552 gesunde Männer wurden u.a. über ihre Essgewohnheiten einschließlich Teekonsum befragt.

Das Ergebnis war, dass regelmäßige Teetrinker allgemein ein niedrigeres Risiko zeigten an Rektal- und Pankreas-Karzinom zu erkranken (Ji et al., 1997). Eine von Knekt et al. (1997) in Finnland mit 9959 Männern und Frauen durchgeführte epidemiologische Studie kommt zu dem Ergebnis, dass eine an Flavonoiden reiche Nahrung eine geringere Krebsinzidenz (Lungen- und andere Karzinomarten) zur Folge hat.

Ein aus acht „chinesischen Drogen" bestehendes Phytokombinationspräparat (PC-SPES) (Botaniclab, Brea, Calif.) wurde acht Patienten mit hormonabhängigem Prostatakrebs verabreicht. Gemessen wurden der Prostata spezifische Antigen Titer und der Testosteron Spiegel der Patienten. Als Ergebnis ist festzuhalten, dass das Phytopräparat den Testesteronspiegel in gleicher Weise senkte wie in einer Leuprolid-Studie. In gleicher Weise kam es auch zu einer Reduktion der Prostata spezifischen Antigenkonzentration im Serum. Da für das Präparat in *in vitro*-Testen und Tierversuchen Effekte registriert wurden, wie sie auch bei einer Östrogenbehandlung auftreten, nehmen die Autoren an, dass die Wirksamkeit des Präparates auf einem „Phytoöstrogen Effekt" beruht (Di Paola et al., 1998).

Über die Frage der notwendigen Menge an chemopräventiven Verbindungen in der Nahrung gibt es keine verlässlichen Zahlen. Bei den Carotinoiden schwankt die empfohlene tägliche Menge an β-Carotin zwischen 2 mg und 30 mg. Die Mengen an Polyphenolen (Flavonoide und Procyanidine), die nötig sind, um einen chemopräventiven Effekt beim Menschen zu erzielen, scheinen wesentlich höher zu liegen. Sie dürften bei mindestens 100–200 mg/Tag liegen.

Schlussfolgerung

Inwieweit Lebensmittel, die reich an chemopräventiven Inhaltsstoffen sind, eine Metastasenbildung zu verhindern und inhibierend in die Tumorgenese einzugreifen vermögen, kann derzeit trotz positiv verlaufener epidemiologischer Studien und einer großen Zahl pharmakologischer Untersuchungen noch nicht abschließend beantwortet werden. Man kann aber annehmen, dass eine Nahrungsumstellung bzw. eine entsprechende Zusatzernährung, die mit den angegebenen Inhaltsstoffen angereichert ist, zur allgemeinen Prävention oder adjuvant zu einer medikamentösen Metastasenprophylaxe und empfohlen werden kann (siehe auch Ausführungen in Kapitel 10).

11.1.5 Phytopräparate – Palliativtherapie bei Tumoren – Mistelpräparate

z. B.

• Abnoba Aviscum® Injektionslösung (Fa. Abnoba)	1 ml (1 Amp.) Verdünnungsstufe 2/3/4/5 enthält 15 mg/1,5 mg/ 0,15 mg/0,015 mg Presssaft aus 20 mg/2 mg/ 0,2 mg/0,02 mg Mistelkraut des betreffenden Wirtsbaumes
• Cefalektin® Injektionslösung (Fa. Cefak)	1 ml (1 Amp.) enthält 10 ml wässrigen Auszug aus Mistelkraut entsprech. 1 mg getr. Mistelkraut
• Eurixor® Injektionslösung (Fa. Medisculab)	1 Ampulle enthält 1 mg wässrigen Auszug aus Mistelkraut (standard. auf 50–70 ng ML-1)
• Helixor® A/M/P Injektionslösung (Fa. Helixor)	1 Ampulle enthält die wässrigen Auszüge von Tannenmistel (abies = A), Apfelbaummistel (malus = M) oder Kiefernmistel (pinus = P) 0,01 mg/0,1 mg/1 mg/ 5 mg/10 mg/20 mg/ 30 mg/50 mg/ 100 mg.
• Iscador® M/P/Qu Injektionslösung (Fa. Weleda)	1 Ampulle enthält fermentierte Auszüge aus unterschiedlichen Mengen an Apfelbaum-/Kiefern- oder Eichenmistel (Quercus = Qu)
• Lektinol® Injektionslösung (Fa. Madaus)	0,5 ml enthalten wässrigen Auszug aus 0,02–0,07 mg Mistelzweigen mit Blättern entsprech. 15 ng aktivem Mistellektin bestimmt als ML-1
• Vysorel® A/M/P-Stärke 60 (Fa. Novipharm)	1 ml enthalten wässrigen Auszug aus 991,54 mg des jeweiligen Mistelkrautes

Anwendungsempfehlung:
siehe S. 328.

• Lapacho-Tee und Katzenkralle-Tee

Anwendungsempfehlung:
siehe 11.1.3.2 und 11.1.3.5.

11.2 Homöopathie bei Tumorerkrankungen

H

Im Gegensatz zu den sehr optimistischen Berichten der älteren Literatur werden die Möglichkeiten der *Homöopathie in der Krebsbehandlung* in der modernen Literatur als rein palliativ dargestellt. In einem neueren Beitrag von Gebhardt (1995) wird darauf hingewiesen, dass eine homöopathische Therapie, wenn überhaupt anzuwenden, *nur adjuvant* zu verstehen ist und auch nur dort Wirkung zeigen kann, wo noch ein weitgehend intaktes oder zumindest noch reagibles Immunsystem existiert, d. h., dass die Homöopathie in diesem Sinne als eine *palliative Maßnahme* zu betrachten ist.

Je nach Symptomatik sind die in den einzelnen Kapiteln genannten Homöopathika anwendbar.

Da in dem entsprechenden Phytotherapie-Kapitel bereits dargestellt wurde, dass sich bei der Prophylaxe oder Behandlung von Immunmangelerscheinungen bzw. immunsuppressiven Zuständen bisher *keine grundsätzlichen Dosierungs- und Wirkunterschiede zwischen Phytopräparaten und Niederpotenz-Homöopathika* ergaben (Kap. 10 S. 305), erübrigt sich aufgrund dieser neuesten Forschungsergebnisse ein eigenes Kapitel „Homöopathie bei Krebserkrankungen". Für die Interessierten wird auf einige grundlegende Erörterungen zu diesem Thema in der neueren Literatur hingewiesen.

Literatur

Allopathie

Adlercreutz, H., Goldin, B., Gorbach, L., Höckerstedt, K., Watanabe, S., Hämälainen, K., Markkanen, H., Mäkelä, T., Wähälä, K., Hase, T., Fotsis, T.: American Inst. of Nutrition, 0022–3166, 1995.

Agarwal, R., Mukhtar, H.: Cancer chemoprevention by polyphenolic compouds from green tea. DNP **8** (4): 216–224 (1995).

Beuth, J., Ko, H.L., Gabius, H.J., Burrichter, H., Oette, K., Pulverer, G.: Behaviour of lymphocyte subsets and expression of activation markers to immunotherapy with galactoside-specific lectin from mistletoe in breast cancer patients. Clin. Investig. **70**: 658–661 (1992).

Beuth, J., Ko, H.L., Gabius, H.-J., Pulverer, G.: Influence of treatment with the immunomodulatory effective dose of the β-galactoside-specific lectin from mistletoe on tumor colonization in BALB/c-mice for two experimental model systems. In Vivo. **5**: 29–32 (1991).

Beuth, J., Stoffel, B., Ko, H.L., Buss, G., Tunggal, L., Pulverer, G.: Immunaktive Wirkung von Mistellektin-1 in Abhängigkeit von der Dosierung. Arzneim.-Forsch./Drug Res. **45**: 505–507 (1995).

Böker, D.K., Winking, M.: Die Rolle von Boswellia-Säuren in der Therapie maligner Gliome. Deutsches Ärzteblatt. **94**: B958–B960 (1997).

Büssing, A., Suzart, K., Bergmann, I., Pfüller, U., Schietzel, M., Schweizer, K.: Induction of apoptosis in human lymphocytes treated with Viscum album. L. is mediated by the mistletoe lectins. Cancer Letters. **90**: 59–72 (1996).

Chau, Y.-P., Shiah, S.-G., Don, M.-J., Kuo, M.-L.: Involvement of hydrogen peroxide in topoisomerase inhibitor B-lapachone-induced apoptosis and differentiation in human-leukemia cells. Free Radic. Biol. Med. **24**: 660–670 (1998).

De Furia: Paclitaxel (Taxol®), A new Natural Product with major anticanceractivity, Phytomedicine **4**: 273–282 (1997)

Di Paola, R.S., Zhang, H., Lambert, G.H., Meeker, R., Licitra, E., Rafi, M.M., Zhu, B.T., Spaulding, H., Goodin, S., Toledano, M.B., Hait, W.N., Gallo, M.A.: Clinical and biological activity of an estrogenic herbal combination (PC-SPES) in prostate cancer. The New England J. of Medicine. **339**: 785–791 (1998).

Dirsch, V.M., Gerbes, A.L., Vollmar, A.M.: Ajoene, a compound of garlic, induces apoptosis in human promyeloleukemic cells, accompanied by generation of reactive oxygen species and activation of nuclear factor κB. Molecular Pharmacology **53**: 402–407 (1998).

Dold, U., Edler, Mänver, H.C., Müller-Wening, D., Sahdlarion, B., Trenddenburg, F., Wagner, G.: Krebszusatztherapie beim fortgeschrittenen nicht kleinzelligen Bronchialkarzinom. Georg Thieme Verlag (1991).

Ehlert, J.E., Kubbutat, M.H.G: Apoptosis and its relevance in cancer therapy, Onkologie **24**: 433–440 (2001).

Finelli, A., Limberg, R., Scheitke, K.: Mistel-Lektin bei Patienten mit Tumorerkrankungen. Diagnostik und Therapie im Bild: 1998 S. 2–5.

Franz, G.: Phytotherapie in der Tumorbehandlung. Dtsch. Apoth. Z. **130**: 1443 (1990).

Franz, G.: Polysaccharides in pharmacy. Current application and future concepts. Planta med. **55**: 493–497 (1989).

Franz, H.: Inhaltsstoffe der Mistel (Viscum album L.) als potentielle Arzneimittel. Pharmazie **40** 2: 81–152 (1985).

Gabius, H.I., Hostanka, K., Trittin, A., Gabius, S., Hajto, T.: Klinischer Nachweis von Immunmodulation durch Lectine im Rahmen der Misteltherapie. Therapeutikon **4**: 38–45 (1990).

Garewal, H.S., Schantz, S.: Emerging role of Beta-Carotene and antioxidant nutrients in prevention of oral cancer. Arch. Otolaryngol Head Neck Surg. 121: 141–144 (1995).

Glaser, T., Winter, S., Groscurth, P., Safayi, H., Sailer, E.R., Ammon, H.P.T., Schabet, M., Weller, M.: Boswellic acids and malignant glioma: induction of apoptosis but no medulation of drug sensitivity. Brit. J. Cancer **80**: 756–765 (1999).

Grossarth-Maticek, R., Kiene, H., Baumgartner, St.M., Ziegler, R.: Use of Iscador, an extract of European mistletoe (Viscum album) in cancer treatment: prospective nonrandomized and randomized matched-pair studies nested within a cohort study. Alternative Therapies. **7**: 57–78 (2001).

Haijto, T., Hostanka, K., Fischer, J., Lentzen, H.: Investigation of cellular parameters to establish the response of a biomodulator: galactoside-specific lectin from Viscum album plant extract. Phytomedicine. **3**: 129–137 (1996).

Hajto, T., Hostanka, K., Gabius, H.I.: Modulatory potency of the β-galactoside – specific lectin from mistletoe extract (Iscador) on the host defense system in vivo in rabbits and patients. Canc. Res. **49**: 4803 (1989).

Hajto, T., Hostanka, K., Frei, K., Rordorf, Chr., Gabins, H.J.: Increased secretion of tumor necrosis factor α, interleukin 1, und interleukin 6 by Heiman mononuclear cells exposed to β-galactoside – specific lectin from clinically applied mistletoe extract. Canc. Res. **50**: 3322 (1990a).

Hajto, T., Hostanka, K., Gabius, H.I.: Zytokine als Lectin-induzierte Mediatoren in der Misteltherapie. Therapeutikon **4**: 136–145 (1990b).

Hajto, T.: Immunmodulatory effects of Iscador: A Viscum album preparation. Oncology **43**, Suppl. 1: 51–65 (1986).

Hajto, K., Hostanska, K.: Immunmodulierende Effekte der Misteltherapie. Therapeutikon **3** (**6**): 361–368 (1989).

Hajto, T., Lanzrein, Chr.: Natural killer and antibody-dependent cell-mediated cytotoxicity activities and large granular lymphocyte frequencies in Viscum album treated breast cancer patients. Oncology **43**: 93–97 (1986).

Hamuro, I., Chihara, G.: Lentinan, a cell Orientied Immunmodulation Agents and Nature. Their Mechanism, p. 409–436. Femidel, R.L., Chirigos, M.A. (eds.): Marcel Dekker, New York-Basel (1984).

Hauser, S.P.: Wunderkraut oder Medikament? Therapiewoche. **43** (**3**): 76–81 (1993).

Heiny, B.M.: Additive Therapie mit standardisiertem Mistelextrakt reduziert die Leukopenie und verbessert die Lebensqualität von Patientinnen mit fortgeschrittenem Mammakarzinom unter palliativer Chemotherapie (VEC-Schema). Krebs-Medizin **12**: 1–14 (1991).

Hersh, E.M., Hoshino, T., Micksche, M. (eds.): Clinical and Experimental Studies in Immunotherapy, 13th Int. congr. of Chemoth. Wien 1983, Proceedings SE 12.5 3/A, SE 12.5. 3/B part 264.

Hoernlein, R.F., Orlikowasky, Th., Niethammer, D., Sailer, E.R., Dannecker, G.E., Ammon, H.P.T.: Acetyl-11-Keto-β-boswellic acid (AKBA) induces apoptosis in HL60 und CCRF-CEM cells and inhibits topoisomerase I. Proc. Amer. Anoc. Cancer Res. **38**: 192 Abstract 1291 (1992).

Hülsen, H., Doser, C., Mechelke, F.: Differences in the in vitro effectiveness of preparations produced from mistletoes of various host trees. Arzneimittel-Forsch. (Drug Res.) **36**: 433–436 (1986).

Ikuzawa, M., Matsunaga, K., Nishiyama, S., Nakajima, S., Kobayashi, Y., Andok, T., Kobayashi, A., Ohara, M., Ohmura, Y., Wada, T., Yoshikumi, C.: Fate and distribution of an antitumor protein-bound polysaccharide PSK (Krestin). Int. J. Immunopharmac. **10**: 415–423 (1988).

Janssen, O., Scheffler, A., Kabelitz, D.: In vitro effects of mistletoe extracts and mistle toe lectins. Arzneim. Forsch./Drug Res. **43** (II): 1221–1227 (1993).

Ji, B.T., Chow, W.-H., Hsing, A.W., McLaughlin, J.K., Dai, Q., Gao, Y.-T., Blot, W.J.: Green tea consumption and the risk of pancreatic and colorectal cancers. Int. J. Cancer. 70: 255–258 (1997).

Keller, H.: Venusfliegenfallen-Extrakt hilft bei Krebs. Ärztl. Praxis **37**: 1628 (1985).

Kelloff, G.J., Boone, C.W., Crowell, J.A., Steele, V.E., Lubet, R.A., Doody, L.A., Malone, W.F., Hawk, E.T., Sigman, C.C.: New Agents for Cancer Chemoprevention. J. Cell. Biochem. Suppl. 26 S, 1–28 (1996).

Kiene, H.: Klinische Studien zur Misteltherapie karzinomatöser Erkrankungen. Therapeutikon **3** (**6**): 347–353 (1989).

Kleijnen, J., Knipschild, P.: Mistletoe treatment for cancer, Review of controlled trials in humans. Phytomedicine. F1: 255–260 (1994).

Knekt, P., Järvinen, R., Seppänen, R., Heliövaara, M., Teppo, L., Pukkala, E., Aromaa, A.: Dietary flavonoids and the risk of lung cancer and other malignant neoplasms. Am. J. Epidemiol. **146**: 223–230 (1997).

Koch, H.P., Lawson, L.D.: Garlic – The Science and Therapeutic Application of Allium sativum L. and related species 2. ed. Williams Wilkins, Baltimore (1996).

Kraus, I.: Biopolymere mit antitumoraler und immunmodulierender Wirkung. Pharmazie in unserer Zeit. **19**: 157–164 (1990).

Kreher, B., Neszmelyi, A., Wagner, H.: Naphthoquinones from Dionaea muscipula. Phytochemistry **29**: 605 (1990).

Leroi, R., Hoffmann, J.: In: Wolff, O. (Hrsg.): Die Mistel in der Krebsbehandlung, 3. Aufl. 71–111. Klostermann, Frankfurt (1985).

Luther, P., Becker, H.: Die Mistel: Botanik, Lectine, medizinische Anwendung. Springer, Berlin-Heidelberg-New York (1987).

Maeda, Y.Y., Chihara, G.: Lentinan and other antitumoral polysaccharides in Immunomodulatory Agents from Plants (ed. H. Wagner). Birkhäuser Verlag Basel-Boston-Berlin 1999, p. 203–221.

Matsuo, T., Arika, T., Mitani, M., Komatsu, N.: Pharmacological and toxicological studies of a new antitumor polysaccharide Schizophyllan. Arzneimittel-Forsch. (Drug Res.) **32**: 647–656 (1982).

Mayer, H., Steppkes, R., Roth, R., Richter, C.P.: Mistelextrakte zur Immunmodulation bei Tumorpatienten. Pharm. Ztg. **141**: 2483–2493 (1996).

Mizushima, Y., Yukki, N., Hosokawa, M., Kobayashi, H.: Diminution of cyclophosphamide on transplanted tumor in rats. Cancer Res. **43**: 5176–5180 (1982).

Ren, S., Lien, E.J.: Natural products and their derivatives as cancer chemopreventive agents in: Progress in Drug Research Vol. 48 (ed. E. Jucker), Birkhäuser Verlag, Basel (1997) p. 147–171.

Samtleben, R., Haijto, T., Hostanka, K., Wagner, H.: In: Immunmodulatory Agenst from Plants (ed. H. Wagner). Birkhäuser Verlag, Basel, 1999, S. 223.

Silchenmeyer, J., v. Hoff, D.D.: Taxol: a new and effective and anticancer drug. Anti-cancer Drugs **2**: 519–530 (1991).

Taguchi, T., Furue, H., Kumura, T., Kondo, T., Hattori, T., Ogawa, N.: Clinical efficacy of lentinan on neoplastic diseases. J. Immunopharmacol. **4**: 271–272 (1982).

Vehmeyer, K., Haijto, T., Hostanka, K., Könermann, S., Lösert, H., Saller, R., Wörmann, B.: Lectin induced increase in chlonogenic growth of haematopoietic progenitor cells. Eur. J. Haematol. **60**: 16–20 (1998).

Veris Research Summary: Die Wirksamkeit von Carotinoiden. Dtsch. Apoth. Ztg. **138**: 3755–3762 (Epidemiologie 59–66) 1998.

Wagner, H., Jordan, E.: Structure and properties of polysaccharides from Viscum album (L.). Oncology, Suppl. **1**: 8–15 (1986).

Wagner, H., Kreher, B., Jurcic, K.: In vitro stimulation of human granulocytes and lymphocytes by pico- and femtogram quantities of cytostatic agents. Arzneimittel-Frosch. (Drug Res.) **38**: 273–275 (1988).

Wenzel-Seifert, K., Lentzen, H., Seifert, R.: In U-937 promonocytes, mistletoe lectin increases basal $[Ca^{2+}]i$, enhances histamine 1- and complement C5a-C5a-receptor-mediated rises in $[Ca^{2+}]i$, and induces cell death. Naunyn-Schmiedeberg's Arch. Pharmaceut. **355**: 190–197 (1997).

Winking, M., Sarikya, S., Jödicke, A., Böker, D.K.: Boswellia acids inhibit glioma growth. J. Cancer Res. Clin. Oncol. **124**: R14 (Abstr.) 1998.

Yamada, Y., Kitazato, K., Umoni, N.: Combination therapy with futrafur and krestin. Cancer Chemother. **6**: 127–131 (1979).

Yamamoto, T. et al.: Inhibition of pulmonary metastasis of Lewis lung carcinoma by a glucan, Shiziphyllan. Invasion and Metastas. **1**: 71–84 (1981).

Yoon, T.J., Yoo, Y.C., Choi, O.B., Do, M.S., Kang, T.B., Lee, K.S.W., Azuma, I., Kim, J.B.: Inhibitory effect of Korean mistletoe (Viscum album coloratum) extract on tumor angiogenesis and metastasis of haematogenous tumour cells in mice. Cancer Lett. **97**: 83–91 (1995).

Zheng, Q.Y., Wiranowska, M., Sadlik, I.R., Hadden, I.W.: Purified podophyllotoxin (CPH-86) inhibits lymphocyte proliferation but augments macrophage proliferation. Int. J. Immunpharmacol. **9**: 539–549 (1987).

Homöopathie

Gebhard, K.-H.: Homöopathie und Krebs. In: Wrba, H. (Hrsg.): Kombinierte Tumortherapie. 2. Aufl. Hippokrates, Stuttgart (1995).

Gnaiger, I.: Der Grundkonflikt des Karzinompatienten. In: Dorsci, M. (Hrsg.): Documenta Homoeopathica, Band 6. Haug, Heidelberg (1985).

Mattitsch, G.: Die Prognose des Krebspatienten. In: Dorsci, M. (Hrsg.): Documenta Homoeopathica, Band 6. Haug, Heidelberg (1985).

Dittmar, F. W., Loch, E.-G., Wiesenauer, M.: Naturheilverfahren in der Frauenheilkunde und Geburtshilfe. 3. Aufl. Hippokrates, Stuttgart (2003).

12 Schwäche- und Erschöpfungszustände, Funktionsstörungen des Alters

Hauptindikationen für Phytopharmaka

Allgemeine nicht altersabhängige psychische und physische Schwäche- und Erschöpfungszustände 12.2 → Seite 338–341

Perioden erhöhter physischer und psychischer **Leistungsanforderungen**

Mangelzustände und Funktionsstörungen als Folge des natürlichen Alterungsprozesses

Alterstypische bzw. altersbedingte Krankheiten

Die Präparate werden *teils prophylaktisch, teils therapeutisch* eingesetzt.

Homöopathie 12.3 → Seite 341

12.1 Behandlungsprinzipien

Das Ziel der Behandlung von **allgemeinen Schwäche- und Erschöpfungszuständen** besteht darin, die durch schwere Erkrankungen, Organverletzungen, Operationen und Arbeitsüberlastung ausgelösten, zumeist vorübergehenden Schwächezustände organischer und funktioneller Art zu beheben. Dies kann geschehen durch

- Unterstützung der Stoffwechselfunktionen der betroffenen Organe mit Hilfe von sog. **Tonika, Roborantien oder Analeptika**, die in der Regel organgerichtet sind, und durch
- Ganzheitsmedizinisch ausgerichtete Maßnahmen, die neben der Ausschaltung der Störfaktoren organbezogene allgemeine Stoffwechselfunktionen anregen oder Mangelzustände durch Substitution mit Mineralstoffen, Vitaminen, Proteinen, Elektrolyten oder Hormonen beheben.

In *Perioden erhöhter physischer Leistungsanforderungen* z. B. im Sport sind besonders *anabole* und *adaptogen* wirkende Präparate angezeigt.

Die medikamentöse **Geroprophylaxe** zielt darauf ab, den natürlichen Abbauprozess der Gewebe und die zunehmende Leistungsminderung abzubremsen und den Leistungsknick im 6. Lebensdezennium in ein höheres Lebensalter zu verschieben. Hierzu gehören neben der Ausschaltung von Risikofaktoren eine altersgerechte Ernährung, körperliche Aktivität und Sport und unterstützende medikamentöse Maßnahmen, wie z. B. Präparate mit *nootropen* Wirkeigenschaften, die primär *prophylaktisch* zu verstehen sind. Darüber hinaus müssen diese Maßnahmen darauf gerichtet sein, Erkrankungen auszuschalten, die die mittlere Lebenskurve kurzfristig oder über lange Zeit begleiten und dadurch in die Chronizität führen.

Die **Therapie alterstypischer bzw. altersbedingter Krankheiten** verlangt Behandlungsmethoden, wie sie auch sonst in anderen Altersstufen üblich sind mit dem Unterschied, dass hier die *Dosierungshöhe und Dauer der Medikation* an die besonderen Stoffwechselcharakteristika des Alters *angepasst* werden müssen, da die Pharmakokinetik und Bioverfügbarkeit von Arzneistoffen im höheren Lebensalter in der Regel verändert ist. Dabei ist es schwierig, exakt zwischen behandlungsbedürftigen „physiologischen" Alterserscheinungen und „echten" Krankheiten im Alter zu unterscheiden, da die *Grenzen fließend sind.*

Bezüglich der Arzneimitteltherapie alterstypischer Krankheiten sei auf die einzelnen Therapiekapitel in diesem Buch oder solche in Standardwerken der klinischen Therapie hingewiesen. Übersichten und Literaturzusammenstellungen zu diesem Thema finden sich bei Estler „Grundlagen für die Arzneimitteltherapie des älteren Menschen" (1987) sowie bei Coper und Schulze (1980), Franke (1983), Lang (1981), Platt (1983, 1991), Rowe (1984), Sprecher (1988a,b), Trunzler (1987) und Wichtl (1992).

12.2 Drogen und Präparategruppen (Tonika-Roborantien-Analeptika)

Hierunter versteht man Mittel, die einen fehlenden oder schwachen Organtonus (Dystonien, z. B. Muskeltonus, Magen-Darm-Tonus, Gefäßtonus, Dysfunktionen der Sekretomotorik) wieder normalisieren und allgemein Organfunktionen z. B. bei vegetativen Dystonien anregen. Zahlreiche Drogenwirkstoffe von Tonika z. B. *Coffein* gehören in die Gruppe der **Analeptika**. Die Analeptika dienen zur Behandlung *hypotoner Kreislaufzustände* und zur *Verbesserung der Hirndurchblutung*.

Tonika oder **Roborantien** sind unspezifisch wirkende Mittel, die man häufig dann einsetzt, wenn eine spezifische Therapie nicht bekannt oder angezeigt ist. Da hierunter viele Befindlichkeitsstörungen ohne klare Diagnostik fallen, werden sie häufig im Rahmen der Selbstmedikation angewendet.

12.2.1 Bitterstoff- und Scharfstoff-Drogen

Pflanzliche **Bitterstoffe** wirken reflektorisch über die Geschmacksknospen der Zunge (*enzephalische Phase*) und auch direkt auf die Sekretion von Speichel, Magensaft (*gastrische Phase*), Pankreas, Leber und Galle. Es kommt zu einer verstärkten Sekretion von Enzymen und Verdauungssäften (sekretagoger Effekt) und als Folge davon zu einer verbesserten Nahrungsausnutzung. Außerdem wird die gesamte Verdauungs-Motorik angeregt (siehe Kapitel 5 S. 139).

Scharfstoffe wirken über Thermo- und Schmerzrezeptoren direkt auf die Sekretion des Magens, zusätzlich choleretisch, cholagog und durch Sympathikusreizung gefäßerweiternd und kreislaufanregend. Durch die Reizung können über die Hypophyse auch hormonelle (kortikomimetische) Wirkungen ausgelöst werden.

Als **Indikationen** für die Verordnung von Bitterstoff- und Scharfstoff-Präparaten können gelten

- *Appetitlosigkeit* als Folge und Begleiterscheinung von schweren Krankheiten, in der Rekonvaleszenz, bei vegetativer Dysfunktion, allgemeiner Asthenie und eingeschränkter Tätigkeit der Verdauungsenzyme. Die *Appetitlosigkeit älterer Menschen* ist eine klassische Indikation für Bitterstoffpräparate.
- *Dyspeptische Beschwerden* wie z. B. Völlegefühl, Oberbauchschmerzen, Flatulenz.

Hauptdrogen

- Enzianwurzel (Gentianae radix)
- Wermutkraut (Absinthii herba)
- Tausendgüldenkraut (Centaurii herba)
- Bitter-/Fieber-Klee (Trifolii fibrini herba)
- Kondurangorinde (Condurango cortex)
- Pomeranzenschalen (Citri aurantium pericarpium)
- Löwenzahnkraut (Taraxaci herba)
- Harongablätter/Rinde (Harunganae folium/cortex)
- Chinarinde (Chinae cortex)
- Kalmuswurzel (Rhizoma Calami)
- Ingwerwurzel (Rhizoma Zingiberis)
- Galgantwurzel (Rhizoma Galangae)
- Muskatsamen (Semen Myristicae).

Über die Inhaltsstoffe Chemie, Pharmakologie, und Phytopräparate der Bitterstoff- und Scharfstoff-Drogen, siehe Kap. 5, S. 132 u. 139.

12.2.2 Coffein-Drogen

Von diesen kommen nur Drogen mit hohem Coffeingehalt oder reine Coffein-Präparate in Betracht. Coffein, das 1,3,7-Trimethyl-xanthin (siehe Kap. 3, S. 57), gehört in die Gruppe der unspezifisch wirkenden **Analeptika**, die u. a. die „Psyche" anregen, weshalb Coffein auch als Psychoanaleptikum, Psychostimulans oder Psychotonikum bezeichnet wird. Hauptangriffspunkt ist das Zentralnervensystem mit *Primärwirkung auf die Hirnrinde und die Medulla oblongata.*

Folgende **erwünschte Wirkungen** sind charakteristisch für coffeinhaltige Tonika:

- Anregung von Antrieb und Stimmung,
- Steigerung von Lernprozessen, Merkvermögen und Denkfähigkeit,
- Verschwinden von *Ermüdungserscheinungen* und kurzfristige Leistungssteigerung,
- Steigerung der *Hirndurchblutung* bei Vorliegen einer Zerebralsklerose,
- Erleichterung des *Einschlafens* bei alten Menschen.

Coffein besitzt darüber hinaus *periphere Wirkungen*, die *Herz, Gefäße, Niere, Skelettmuskulatur* und *vegetative* Funktionen betreffen. Durch einen Adenosinantagonismus erhöht sich die Calciumkonzentration und es kommt über eine Hemmung der Phosphodiesterase zur Erhöhung des zyklischen AMP (cAMP). Coffein fördert außerdem die Glykogenolyse und Lipolyse.

! Coffein ist *kontraindiziert* bei Magenschleimhautentzündungen, Magenulkus und Urämie.

Nicht alle Hypotoniker reagieren gleich auf Coffeingaben. Gelegentlich kommt es auch zu einer *paradoxen* Verstärkung dysregulatorischer Herz-Kreislauf-Prozesse, d. h. dass sowohl Tachykardie als auch Bradykardie, Blutdrucksteigerung als auch Blutdruckabfall die Folge sein können.

Hauptdrogen

- **Semen Coffeae arab. tostum (geröstete Kaffeesamen)**
  (Gehalt: 0,3–2,5 % Coffein)
- **Extr. Sem. Coff. tost.**

M **Semen Colae acuminatae (Kolanuss).** Ph. Eur.
  (Gehalt: 0,6–3,0 % Coffein)

- **Extr. Sem. Colae**
- **Semen (Pasta) Guaranae (Guarana)**
  (Gehalt 3,0–8,0 % Coffein)

Dosierungen. Die anregende Wirkung wird in der Regel erreicht mit 0,15–0,25 g Coffeinum purum, 1–2 Tassen Mokka-Kaffee, 2–4 Tassen Tee oder 0,5–1 l Coca Cola.

12.2.3 Sexualtonika, Aphrodisiaka

Diese Begriffe werden zwar heute noch gebraucht, entsprechen aber nicht mehr dem heutigen Wissenschaftsanspruch an ein Pharmakon. Hierzu werden Drogen gerechnet, die bevorzugt zur Anregung der Sexualfunktionen und zur Libidosteigerung sowohl beim Mann als auch bei der Frau, ferner bei allgemeinen körperlichen und geistigen Erschöpfungszuständen (Neurasthenien), Angst-, Spannungs- und Erregungszuständen und neurovegetativen Störungen insbesondere der Sexualsphäre (z. B. Erektions- und Ejakulationsstörungen) traditionell Verwendung finden.

Wir unterscheiden Drogen mit folgenden **Wirkprofilen**:

a) Das ZNS *erregende und enthemmende Drogen* (z. B. Alkohol, Solanaceendrogen, Amphetamin und andere Analeptika, Strychnin).
b) *Sedativ wirkende Drogen* zur Behandlung von Libido- und Potenzstörungen neurovegetativer Genese (z. B. Hopfenextrakt).
c) *Drogen mit starker Reiz- und Hyperämiewirkung auf ableitende Harnwege und Sexualorgane* (z. B. Ätherischöldrogen vom Typ der Petersilienfrüchte, ferner Paprika oder Spanische Fliegen).

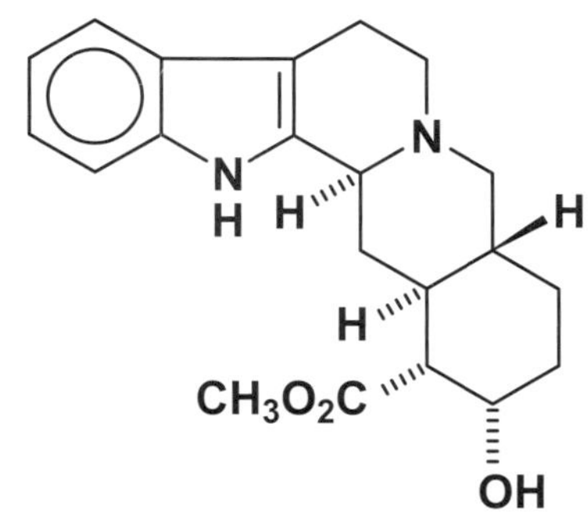

β-Yohimbin
(Pausinystalia yohimbe)

Abb. 12.1: Hauptalkaloid des Yohimbe-Extrakts.

Heute haben nur noch Drogen unter (a) und (b) Bedeutung. Die zu (c) gehörenden Drogen waren früher im Volke als Bestandteil von „Liebestränken" und „Potenzmitteln" gerühmt. Wegen ihrer zum Teil erheblichen Nebenwirkungen bei zu hoher Dosierung kam es immer wieder zu gefährlichen Intoxikationen (z. B. Delirium, Abort). Nicht wenige dieser Drogen verdanken ihr Ansehen psychischen und suggestiven Einflüssen sowie einer überzogenen Werbung.

12.2.3.1 Extractum Yohimbe (Yohimbin)

Off.: ÖAB, Yohimbin hydrochlorid, *Pausinystalia yohimba.*

Verwendung finden der Yohimbe-Extrakt aus der Rinde von *Pausinystalia yohimba* und das *Indolalkaloid Yohimbin* (Abb. 12.1) in seiner wasserlöslichen Hydrochloridform. Yohimbin leitet sich biosynthetisch wie das Strychnin von Tryptamin ab. Es ist als Hauptalkaloid zusammen mit ca. 10 Nebenalkaloiden in einer Konzentration von ca. 1,0–1,5 % in der Droge enthalten.

Pharmakologie

Yohimbin besitzt eine *sympatholytische* Wirkung, die eine starke Gefäßerweiterung und Hyperämie im kleinen Becken bedingt. Vermutlich ist die immer wieder beschriebene *aphrodisierende* Wirkung auf diese Gefäßerweiterung zurückzuführen. Zusätzlich wird Yohimbin bei *Harninkontinenz* eingesetzt.

Therapiestudie

Es existiert eine Doppelblindstudie mit Yohimbin-HCl bei Erektionsstörungen (Riley et al., 1989). In einer anderen Anwendungsbeobachtung wurden 408 Männer mit erektiler Dysfunktion mindestens 3 Wochen mit Yohimbin behandelt (Bastian und Müller, 1991). Die Tagesdosis betrug 15 mg Yohimbin. Die Wirksamkeitsbeurteilung erfolgte durch Befragung. Die Frage nach der Besserung der Potenzstörungen wurde zu 43 % mit „ja" beantwortet, zu 36 % mit „etwas" und 20 % mit „nein". In 3 % kam es wegen unerwünschter Wirkungen zum Abbruch der Behandlung.

12.2.3.2 Muira Puama (Cortex Quebracho)

St.pf..: Ptychopetalum dacoides, P. uncinatum.

Holz und Rinde des in Brasilien vorkommenden Baumes *Ptychopetalum olacoides* und *P. uncinatum* *(„Potenzholz")* liefern einen traditionell als *Aphrodisiakum* und *Tonikum* verwendeten Extrakt, in dem bisher nur Triterpensäureester gefunden wurden (Tyler, 1982). Ob tatsächlich eine sexualtonisierende Wirkung vorliegt, muss bezweifelt werden.

12.2.4 Weitere Drogen

12.2.4.1 Ginseng- und Eleutherococcus-Wurzel

Beide Drogen werden heute zu den sog. „Adaptogen-Drogen" (S. 312/314) gezählt.

Hauptindikationen sind

- Erschöpfungszustände,
- Vitalitätsminderung,
- nachlassende Leistungs- und Konzentrationsfähigkeit,
- verminderte Anpassungsfähigkeit an bzw. Bewältigung von Stressbelastungen.

Ihre Wirkung kann als adaptogen, roborierend, tonisierend und leistungssteigernd bezeichnet werden. Über die Art ihrer Anwendung und Kontraindikationen siehe Kapitel 10, Adaptionsstörungen S. 309.

12.2.4.2 Ginkgo-Präparate

Ginkgo Präparate sind an eine genaue Indikation gebunden und eignen sich nicht für die Selbstmedikation.

Sie sind keine klassischen Geriartika, werden aber bei den im Alter sehr häufig auftretenden Hirnfunktionsstörungen als Nootropika eingesetzt. Als Hauptindikationen gelten:

- hirnorganisch bedingte Leistungsstörungen,
- dementielles Syndrom mit der Leitsymptomatik Gedächtnisstörungen, Konzentrationsstörungen, depressive Verstimmung, Schwindel, Ohrensausen und Kopfschmerzen,
- periphere arterielle Verschlusskrankheit bei Stadium II nach FONTAINE (Claudicatio intermittens). (siehe Kapitel 8, Neurologische Erkrankungen S. 243)

12.2.5 Phytopräparate – Tonika und Roborantien

Bitter- und Scharfstoff-Präparate z. B.

• Amara Tropfen	10 g (= 10,4 ml) enthalten 0,15 g Ethanol und einen Auszug aus Wermutkraut und sieben anderen Drogen (z. T. als Urtinktur)
• Amara Tropfen-Pascoe® Tropfen	1 g enthält 120 mg Tinktur von Enzianwurzel, 83 mg Chinarinde, 75 mg Wermutkraut und 50 mg Zimtrinde
• Sedovent® Verdauungstropfen	100 ml enthalten ethanol.-wässrigen Auszug aus 1 g Zimtrinde, 2 g Pomeranzenschalen, 3 g Schafgarbenkraut, 7 g Enzianwurzel
• Vitasana-Lebenstropfen Mixtur	100 ml enthalten ethanol-wässrigen Auszug aus drei Bitterstoffdrogen und 10 Drogen zur Verbesserung der Verdauung bzw. zur Stoffwechselanregung und Beruhigung

Anwendungsempfehlung:

15 Minuten vor dem Essen 15–25 Tropfen auf 1/4 Glas Wasser 1 bis 3 mal täglich bis zum Verschwinden der Appetitlosigkeit oder Magen/Darm-Störung. Bei Kindern 5–10 Tropfen auf 1/4 Glas Wasser

- Weitere Drogen siehe Kapitel 5, S. 141.

Coffein-haltige Präparate z. B.

• Coffeinum purum Tabletten	1 Tablette enthält 100 mg Coffein
• Hallo-Wach® N Tabletten	1 Tablette enthält 30 mg Coffein und 182 mg Glucose
• Percoffedrinol® N Tabletten	1 Tablette enthält 50 mg Coffein

Anwendungsempfehlung:

Bei Bedarf 1–2 Tabletten

- **Ginseng- und Eleutherococcus-Präparate siehe** Kapitel 10 S. 316
- **Ginkgo-Präparate** siehe Kapitel 8, S. 250

Sexualtonik-Präparate z. B.

• Afrodor 2000 Dragees	1 Dragee enthält 100 mg Acecarbromol, 30 mg Extr. Quebracho + 30 mg Vitamin E
• Cefagil® Tropfen (Homöopath. Präparat)	100 ml enthalten 100 ml Turnera diffusa D2
• Cefagil® Tabletten (Homöopath. Präparat)	1 Tablette enthält 25 ml Turnera diffusa ∅
• Repursan® ST Dragees	1 Dragee enthält 30 mg Extr. Cort. Yohimbe, 30 mg Extr. Cola, 5 mg Extr. Lig. Muirae puamae + Vitamine + Mineralstoffe
• testasa e Kapseln	1 Kapsel enthält 50 mg Extr. Cort. Yohimbe standard. auf 10 % Gesamtalkaloide berechnet als Yohimbin
• Yohimbin Spiegel® Tabletten	1 Tablette enthält 5 mg Yohimbin-HCl

12.3 Homöopathie bei Schwäche- und Erschöpfungszuständen, Funktionsstörungen des Alters H

Die homöopathische Behandlung von Schwäche- und Erschöpfungszuständen orientiert sich insbesondere an der Ursache. Demnach kann eine orientierende Einteilung und die Anwendung homöopathischer Arzneimittel wesentlich beeinflussende Unterscheidung in ein physisches Trauma (Erkrankung, Operation) und ein psychisches Trauma (Stress) vorgenommen werden. Zur Behandlung der Folgezustände insbesondere von Operationen und Verletzungen sind die im Kapitel Traumatologie genannten Homöopathika zu berücksichtigen (Kap. 14).

Schwäche- und Erschöpfungszustände infolge von psychischen Ereignissen sind eine wichtige Domäne für *Konstitutionsmittel*. In der Homöopathie spricht man von den „Folgen von Kummer, Sorge, Aufregung". Diese Ätiologie weist in vielen Fällen auf personotrope Mittel hin, die allerdings erst durch die umfassende homöopathische Anamnese herausgearbeitet und präzisiert werden müssen. Das indizierte Homöopathikum wird zumeist als Hochpotenz mit einer Einmalgabe appliziert.

Unabhängig davon werden bei diesen Krankheitsbildern die Syndrome „Schwäche und Erschöpfung" häufig wiedergefunden. Neben *pflanzlichen* Homöopathika finden insbesondere *mineralische Arzneimittel* („Säuremittel") Verwendung. Gleiches gilt für *Phosphorus* und seine verschiedenen in der Homöopathie verwendeten Verbindungen.

Störungen und Beschwerden als **Folge des Alterungsprozesses** wie auch **alterstypische Krankheiten** werden nach in der Homöopathie üblichen Kriterien behandelt, d. h. es kommen differentialtherapeutisch jene Homöopathika in Betracht, die aufgrund der *Organo- oder Personotropie* indiziert sind, also unabhängig des Alters eingesetzt werden. Allerdings gibt es einige Homöopathika, die aufgrund ihres Wirkungsprofiles beim älteren Menschen häufiger indiziert sind (s. u.).

Aus Sicht der Praxis erweist es sich als entscheidender Vorteil, wonach bei der Anwendung von Homöopathika gerade beim älteren Menschen Kriterien wie Nebenwirkungen, Wechselwirkungen, Kontraindikationen, Eliminationsrate etc. nicht zutreffen und deshalb eine effektive Therapie der Funktionsstörungen weitestgehend möglich ist.

Die bekannten Phytotherapeutika wie Knoblauch, Ginseng, Eleuterokokkus haben homöotherapeutisch nur wenig Bedeutung; ihre Anwendung zumeist in homöopathischen Kombinationspräparaten dürfte überwiegend im Sinne einer Low-dose-Phytotherapie erfolgen. Ähnliches gilt für die gelegentlich als Einzelmittel eingesetzten Stoffe Ginkgo biloba oder Damiana. Demgegenüber finden Strychnos nux vomica und Strychnos ignatii als Konstitutionsmittel breite Anwendung.

Die häufige Erwähnung aphrodisierender Eigenschaften von Homöopathika wird einer kritischen Nachprüfung nicht mehr standhalten können, da diese Effekte auf Reiz- und Hyperämiewirkung beruhen, wie sie bei genügend hoher Dosierung substanzspezifisch zu beobachten sind (z. B. Cantharis).

12.3.1 Schwäche und Erschöpfungszustände

Pflanzliche Homöopathika

Artemisia abrotanum (Abrotanum) D3, Dil.
Appetitlosigkeit bei allgemeiner Schwäche, insbesondere auch bei Kindern in der Rekonvaleszenzphase.

Anamirta cocculus (Cocculus) D12, Dil.
Schwächezustände und Erschöpfung als Folge von Zeitverschiebung, Schichtwechsel etc.

Cinchona succirubra (China) D6, Dil.
Schwäche und Erschöpfung nach Blut- und Sekretverlusten (Operation; Enteritis) mit vegetativer Begleitsymptomatik wie Schwindel, Schweiß, Übelkeit.

Okoubaka D3, Tabl.
Verzögerte Rekonvaleszenz mit Schwächezuständen nach fieberhaften Infekten, insbesondere nach gastro-intestinalen Infekten sowie nach Infektionskrankheiten im Kindesalter.

Strychnos ignatii (Ignatia) D12, Dil.
Somatische Beschwerden (Herzsymptomatik, Magen-Darm-Beschwerden) als Folgezustand psychischer Traumen.

Mineralische Homöopathika

Acidum phosphoricum D6, Dil.
Körperliche und geistige Erschöpfungszustände.

Calcium phosphoricum D12, Tbl.
Erschöpfung durch geistige Überanstrengung.

Chininum arsenicosum D6, Tbl.
Schwächezustände.

Kalium phosphoricum D6, Tbl.
Erschöpfungszustände infolge geistiger Überarbeitung.

Phosphorus D12, Dil.
Erschöpfungszustände, auch als Folge von Infektionskrankheiten.

12.3.2 Alterskrankheiten

Je nach Funktionsstörung und Krankheitsbild sind die in den jeweiligen Kapiteln genannten Homöopathika differenzialtherapeutisch zu berücksichtigen.

Pflanzliche Homöopathika

Arnica montana D12, Dil.
Herz- und Kreislauf-Symptomatik mit Hypertonus; Zustand nach Apoplex.

Conium maculatum D12, Dil.
Psychisches und physisches Beschwerdebild des alternden Menschen.

Datura stramonium (Stramonium) D12, Dil.
Erregungszustände, Verwirrtheit, unmotiviertes Verhalten; Vigilanzstörungen.

Hyoscyamus niger D12, Dil.
Psychische Zustände, auch als Folge von Apoplex.

Mineralische Homöopathika

Aurum metallicum D12, Tbl.
Altersbeschwerden mit Depressionen.

Barium carbonicum D12, Tbl.
Altersbeschwerden mit Herz-Kreislauf-Symptomatik.

Plumbum metallicum D12, Tbl.
Altersbeschwerden mit Depressionen.

Literatur

Allopathie

Allgemeines

Bastian, H.P., Müller, I.: Yohimbin bei erektiler Dysfunktion. Therapiewoche **41**: 603–606 (1991).

Coper, H., Schulze, G.: Pharmakotherapie im Alter. Urban & Schwarzenberg, München-Wien-Baltimore (1980).

Estler, C.J.: Arzneimittel im Alter, Grundlagen für die Arzneimitteltherapie, Wissenschaftliche Verlagsges., Stuttgart (1987).

Franke, H.: Gerotherapie. G. Fischer, Stuttgart-New York (1983).

Lang, E.: Geriatrie, Grundlagen für die Praxis. G. Fischer, Stuttgart (1981).

Platt, D.: Handbuch der Gerontologie. G. Fischer, Stuttgart-New York (1983).

Platt, D.: Besonderheiten der medikamentösen Behandlung im Alter. Pharmazie in unserer Zeit **20**: 32–36 (1991).

Riley, A.J., Goodman, R.E., Kellett, J.M. et al.: Doubleblind trial of yohimbine hydrochloride in the treatment of erection inadequacy. Sex. Mat. Ther. **4**: 17–26 (1989).

Rowe, I.W.: Physiological changes with age and their clinical relevance. In: Butler, R.N. u. Bearn, A.G. (eds.): The Aging Process: Therapeutic Implications, pp. 41–52. Raven Press, New York (1984).

Sprecher, E.: Pflanzliche Geriatrika. Dtsch. Apoth. Z. **128**: 2597–2605 (1988a).

Sprecher, E.: Pflanzliche Geriatrika. Z. Phytother. **9**: 40–52 (1988b).

Trunzler, L.: Phytopharmaka in der Geriatrie. Ärztezeitschr. Naturheilverf. 2/87, **28**, 85–99 (1987).

Tyler, V.E.: The honest herbal. A sensible guide to the use of herbs and related remedies. Stickley Comp. Washington-Philadelphia (1982).

Wichtl, M.: Pflanzliche Geriatrika. Dtsch. Apoth. Z. **132:** 1569–1576 (1992).

Homöopathie

Gawlik, W.: Homöopathie in der Geriatrie. Hippokrates, Stuttgart (1998).

Wiesenauer, M.: Geriatrische Praxis der Homöopathie. Hippokrates, Stuttgart (1995).

13 Gynäkologische Erkrankungen

Hauptindikationen für Phytopharmaka:

Keine Indikationen

Fehlbildungen der Genitalorgane

Gutartige Tumore (Polypen, Myome, Ovarialzysten)

Bösartige Tumore

Geschlechtskrankheiten

13.1 Menstruationsstörungen

Hierzu rechnet man
- verlängerte und verstärkte Menstruationsblutungen (**Menorrhagie**),
- außerhalb der Menstruation auftretende Blutungen (**Metrorrhagie**) oder
- ausbleibende oder schwache Menstruationsblutungen (**Amenorrhoe** und **Oligomenorrhoe**) und
- Menstruation, die mit kolikartigen Unterleibsschmerzen und vegetativen Störungen (Kopfschmerzen, Migräne, Übelkeit) einhergeht (**Dysmenorrhoe**)

13.1.1 Behandlung von Menstruationsstörungen

Während **Menorrhagie** und **Metrorrhagie** nur bei den leichten Formen **allein** mit Phytopräparaten behandelbar sind, bedürfen die schwereren Regel nach genauer Diagnosestellung einer Hormonbehandlung. Allerdings können **adjuvant** hierzu auch Phytopräparate eingesetzt werden.

Für die Behandlung von **Amenorrhoe** und **Oligomenorrhoe**, soweit diese auf einer ovariellen Dysfunktion beruhen, werden heute in erster Linie Östrogenreinsubstanzen bzw. Phytoöstrogene oder Gestagene eingesetzt. Adjuvant hierzu können sog. pflanzliche **Emmenagoga** verwendet werden. Ihre Funktion besteht darin die Menstruation durch direkte oder indirekte Stimulierung des Uterus auszulösen oder zu verstärken. Ihre Anwendung ist heute durch synthetische Östrogene und Gestagene stark zurückgedrängt. Erhalten haben sich Präparate zur inneren und äußerlichen Anwendung in Form von Tees oder Bädern.

In der Tabelle 13.1 sind die wichtigsten heute noch zur Behandlung von Menstruationsstörungen eingesetzten Drogen mit ihren nachgewiesenen oder vermuteten Hauptwirkstoffen, ihren pharmakologischen Wirkprofilen und Hauptindikationen zusammengestellt.

Tab. 13.1: **Arzneidrogen zur Behandlung von Menstruationsstörungen sowie des prämenstruellen und klimakterischen Syndroms**

Drogen	Hauptwirkstoffe	Beschriebene Wirkungen	Hauptindikationen
Mönchspfeffer/Keuschlammfrüchte (Vitex agnus castus)	Monoterpene, bizyklische Diterpene, ätherisches Öl	Hormomimetisch, (dopaminerge und schwache Corpus luteum ähnliche Wirkung)	Menorrhagie, Metrorrhagie, Amenorrhoe, Prämenstruelles Syndrom, Mastodynie, Dysmenorrhoe
Nordamerikanisches Traubensilberkerzen-Rhizom (Cimicifuga racemosa)	Phytoöstrogene noch unbekannter Struktur, Isoflavon Formononetin, Fucinolsäure, Triterpenglykoside	Hormomimetisch, schwach östrogene Wirkung, psychomimetisch, Osteoporose-Antagonismus	Klimakterisches und (Prämenstruelles) Syndrom, neurovegetative Beschwerden
Gänsefingerkraut (Potentilla anserina)	Flavone, Ellagtannine, Phytosterole	Adstringierend, blutstillend, Uterustonussteigernd	Dysmenorrhoe (zur innerlichen Anwendung)
Hirtentäschelkraut (Capsella bursae pastoris)	Flavonoide, biogene Amine, Phenolcarbonsäuren	Blutstillend, uteruskontraktionssteigernd	Menorrhagie, Metrorrhagie (zur innerlichen Anwendung)
Rhapontik (Mönchs-) Rhabarber-Wurzel (Rheum rhaponticum)	Rhaponticin, Rhapontigenin, Antrachinone, Gerbstoffe	Schwach östrogene Wirkung	Juvenile Oligomenorrhoe, primäre und sekundäre Amenorrhoe, klimakterische Beschwerden
Wolfstrappkraut (Lycopus virginicus)	Lithospermsäure, (Kaffeesäure- und Rosmarinsäure-Oligomere)	Antigonadotrope und antithyreotrope Wirkung	Mastodynie, leichte Schilddrüsenüberfunktion
Kamillenblüten (Chamomilla recutita)	Flavone, Ätherisches Öl, Schleimstoffe	Spasmolytisch, antiphlogistisch	Dysmenorrhoe (zur Badeanwendung und Spülungen)
Schafgarbenkraut (Achillea millefolium)	Flavone, Ätherisches Öl	Spasmolytisch, adstringierend	Dysmenorrhoe (zur Badeanwendung und Spülungen)

Hieraus wird deutlich, dass eine strenge Abgrenzung der Indikationen nicht möglich ist, da praktisch alle Drogen Mehrfachwirkungen besitzen und andererseits die meisten gynäkologischen Beschwerden multikausal sind.

Dysmenorrhoen können mit spasmolytisch, antiphlogistisch und analgetisch wirksamen Phytopräparaten behandelt werden. Man fasst diese unter dem Begriff der **Antidysmenorrhoika** zusammen.

13.1.2 Phytopräparate – Menstruationsstörungen (Menorrhagie, Metrorrhagie, Dysmenorrhoe)

z. B.

- Agnolyt® Kapseln/Lösung — 1 Kaps./100 g Lösung enthalten 3,85 mg/9 g Früchte des Mönchpfeffers Extrakt/Tinktur
- Agnucaston® Filmtabletten/Lösung — 1 Tabl./100 g Lsg. enthalten Extrakt aus 3,2–4,8 mg/0,192–0,288 g Früchte des Mönchspfeffers entspr. 2,4 g Droge
- Cefanorm® Kapseln/Lösung — 1 Kaps./100 g Tinktur enthalten 4 mg/20 g Extrakt/Tinktur
- Strotan® Filmtabletten — 1 Filmtbl. enth. 3 mg Mönchspfefferfrüchte-Extrakt
- Phytoestrol® N Drag. — 1 Drag. enthält 4 mg Rhapontikrhabarberwurzel-Extrakt (stand. auf 2,4–2,8 mg Rhaponticosid)

Agnus castus-Extrakt enthaltende Kombinationspräparate siehe homöopathische Präparate S. 361

• Cefadian® Tabletten	1 Tabl. enthält 200 mg Gänsefingerkraut-Extrakt

2–3 mal täglich 2 Tabletten

• Natudolor Drug	1 Dragee enthält 300 mg Gänsefingerkraut-Extrakt
• Styptysat® (N) Bürger Dragees/ Lösung	1 Drag./100 g enthalten 200 mg Hirtentäschelkraut-Extrakt/Extrakt aus 30 g Hirtentäschelkraut

6–8 Dragees aufgeteilt in 2–3 ED/3 mal tgl. 50–85 Tropfen

Anwendungsempfehlung:

1 Kapsel/Tablette bzw. 25–40 Tropfen morgens über mehrere Monate einnehmen.

Teerezepturen zur unterstützenden Regelung und Förderung der Monatsblutungen

a)	Kamillenblüten	30,0 g
	Melissenblätter	20,0 g
	Schafgarbenblüten	20,0 g
	Gänsefingerkraut	20,0 g
	Fenchelfrüchte	10,0 g
b)	Kamillenblüten	30,0 g
	Frauenmantelkraut	20,0 g
	Lavendelblüten	20,0 g
	Kümmelfrüchte	10,0 g
c)	Rutenkraut	20,0 g
	Röm. Kamillenblüten	20,0 g
	Sennesblätter	30,0 g
	Melissenblätter	30,0 g

Anwendungsempfehlung:

Zur Regelung der Monatsblutung wird jeweils früh und abends 1 Tasse getrunken, zur Förderung der Monatsblutung werden 2 Tassen tägl. 8 Tage vor Eintritt der Regel getrunken.

13.2 Prämenstruelles Syndrom – Klimakterisches Syndrom

13.2.1 Pathophysiologie und therapeutische Möglichkeiten

Das **prämenstruelle Syndrom** (PMS) tritt einige Tage vor Eintritt der Periodenblutung mit psychischen und somatischen Symptomen auf. Sie äußern sich in Angst, Gereiztheit, Stimmungsschwankungen, Schlaflosigkeit, Kopfschmerzen, Spannungsgefühl der Brüste, geblähtem Abdomen und Ödemen in den Beinen. Die Symptomatik resultiert aus einem relativ erhöhten Östrogenspiegel bei relativ erniedrigten Progesteronwerten in diesem Zyklusabschnitt, wobei eine ausgeprägte psychosomatische Komponente (Stresssituationen) eine wichtige Rolle spielt. Insofern wird eine Progesteronsubstitution beim PMS eher zurückhaltend bewertet.

Es kommt zu einer vermehrten Prolaktinausschüttung und als Folge davon zu den Erscheinungen der **Mastodynie**.

Unter dem **klimakterischen Syndrom** (Menopausen-Syndrom) versteht man Beschwerden, die bei der Frau nach dem 45. Lebensjahr durch das Erlöschen der Ovarialfunktion und die dadurch verminderte Östrogen- und Gestagen-Produktion und gleichzeitig *vermehrte Sekretion gonadotroper Hormone* auftreten. Dabei nimmt das follikelstimulierende Hormon (FSH) wesentlich stärker zu als das luteinisierende Hormon (LH), so dass eine Umkehrung der Relation dieser beiden Gonadotropinhormone eintritt. Außerdem nimmt die extraglanduläre Östronsynthese aus androgenen Vorstufen des Ovars und der Nebennierenrinde zu.

Die klimakterischen Ausfallserscheinungen stellen ein **Syndrom-Trias** dar, das sich in vegetativendokrinen, metabolisch funktionellen und endokrinen psychischen Beschwerden äußern kann (Abb. 13.1). Die häufigsten Beschwerden sind *Poly-* und *Oligomenorrhöen, dysfunktionelle Blutungen, Hitzewallungen, Schweißausbrüche, Schlafstörungen* und *Depressionen*.

Da man inzwischen Östrogenrezeptoren auf Osteoblasten nachgewiesen hat, ist anzunehmen, dass auch die bei älteren Frauen häufig auftretende *Osteoporose* ursächlich mit dem Abfall der glandulären Östrogen-Produktion verknüpft ist.

Die heute in der Menopause am häufigsten verwendete **Therapie** ist die Substitution mit *Östrogen-Einzelpräparaten* oder *Östrogen-Gestagen-Kombinationspräparaten* (Hormonersatztherapie).

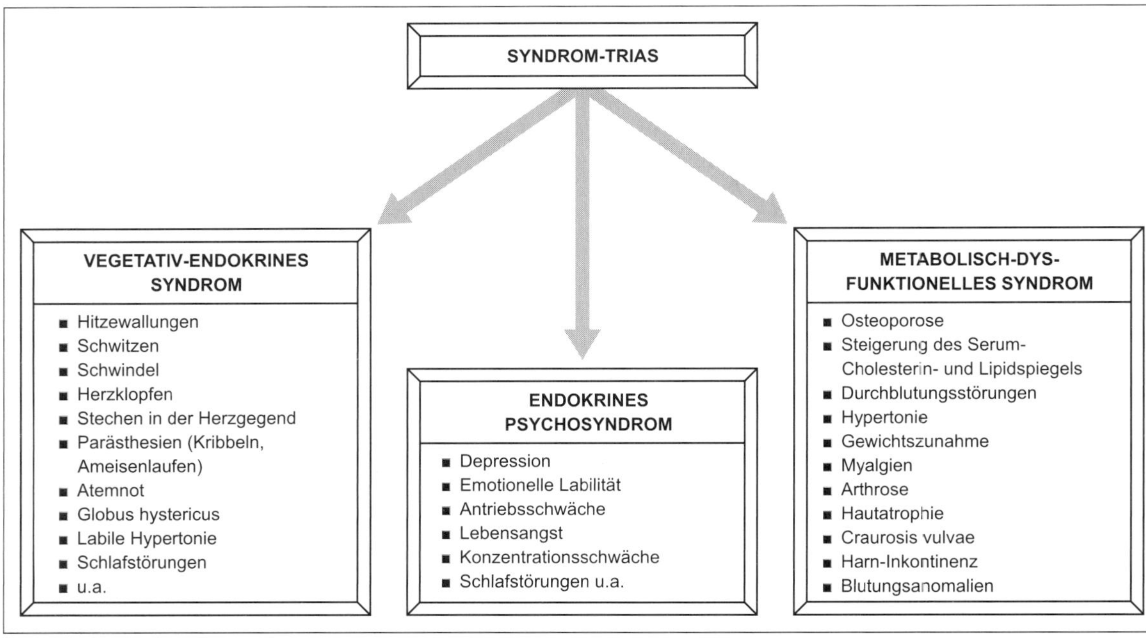

Abb. 13.1: Klimakterisches Syndrom-Trias (nach Stein-Kreidelmeyer, M., 1986).

Phytotherapeutisch stehen nur wenige Drogen bzw. Präparate zur Verfügung (Tab. 13.1). Ihre Wirkung ist als *hormomimetisch* zu verstehen. Diese Drogen wirken aufgrund von bisher noch weitgehend unbekannten „Pflanzenhormonen" *hormonähnlich, aber nicht substituierend*, d. h. sie können eine notwendige Hormonbehandlung mit Sexualhormonpräparaten nicht ersetzen.

Wegen ihrer praktisch fehlenden Nebenwirkungen sind sie aber bestens geeignet für die Behandlung leichter bis mittelschwerer klimakterischer Beschwerden und aller Formen des prämenstruellen Syndroms einschließlich der Mastodynie.

Die psychischen Begleiterscheinungen können mit pflanzlichen Tonika oder Sedativa behandelt werden (siehe hierzu S. 316 u. 232).

13.2.2 Drogen und Präparategruppen

13.2.2.1 Agni casti fructus (Mönchspfefferfrüchte) M

St.pfl.: Vitex agnus castus.

Der Extrakt der Früchte wird aus den pfefferartig schmeckenden viersämigen Steinbeeren, eines im Mittelmeergebiet und in Vorder- bzw. Zentralasien wachsenden Strauches, gewonnen. Die griechische Bezeichnung „Agnos" (die Unfruchtbare) und der Name Keuschlamm oder Mönchspfeffer deuten dar-

Tab. 13.2: Homöopathika zur Behandlung des klimakterischen Syndroms

Begleitsymptomatik	Arzneimittel
Rezidivierende Entzündungen der Harnwege; chronisch venöse Insuffizienz; Ekzem; degenerativer Rheumatismus	Aristolochia clematitis D12, Dil.
Funktionelle Herzbeschwerden; migräneartige Kopfschmerzen bei HWS-Syndrom	Cimicifuga D6, Dil.
Herzsensationen bei wechselnden RR-Werten; rezidivierende Phlebitiden; Neigung zu Lumbo-Ischialgien; vasomotorische Beschwerden wie Hitzewallungen, Schweiße	Lachesis mutus D12, Dil.
Rezidivierende Schleimhautkatarrhe der Atemwege und der Harnwege; Cholezysto- und Hepatopathie; venöse Insuffizienz	Pulsatilla pratensis D12, Dil.
Migräne mit Schwindelgefühl; Herzsensationen; neuralgisch-arthralgische Beschwerden	Sanguinaria canadensis D12, Dil.
Rezidivierende Urogenitalentzündungen mit ausgeprägtem Prolapsgefühl; Ekzem, Psoriasis; Hepato- und Cholezystopathie	Sepia D12, Tabl.

aufhin, dass im griechischen Altertum und im Mittelalter von der Einnahme der Droge libidohemmende Eigenschaften beobachtet wurden.

In der Antike wurde die Pflanze als Heilmittel bei Erkrankungen der Gebärmutter und im Mittelalter als Galaktagogum, Emmenogogum und Aphrodisiakum verwendet.

Die Hauptinhaltsstoffe: *Monoterpen-Glykoside (Iridoide)* (z. B. Aucubin, Agnusid und Eurostosid), *bizyklische Diterpene* mit Labdan-Struktur (z. B. Rotundifuran), Flavon-Verbindungen (z. B. Casticin, Isovitexin, Orientin) und *ätherisches Öl* (z. B. Cineol, Pinen u. a.). Östrogene, z. B. Östron oder Östradiol, wurden nicht nachgewiesen. Statt dessen enthält die Droge ein bisher noch nicht identifiziertes, wasserlösliches, *Prolaktin inhibierendes Wirkprinzip* (Jarry et al., 1991).

Pharmakologie

Aus den früher durchgeführten pharmakologischen Untersuchungen (Bautze, 1953; Probst und Roth, 1954; Haller, 1961, 1962) und den Beobachtungen am Menschen (Probst und Roth, 1954; Roth, 1956; Amann, 1987) wurde geschlossen, dass der *Vitex-agnus-castus*-Extrakt einen direkten hypophysären Angriff besitzt. Es wurde angenommen, dass eine Hemmung des follikelstimulierenden Hormons des Hypophysenvorderlappens (FSH) und eine Stimulation des Luteinisierungshormons (LH) sowie des luteotropen Hormons (LTH) stattfinden (Amann, 1988; Kartnig, 1986; Winterhoff, 1987) (siehe Abb.13.2).

Neuere Untersuchungen an Ratten, Hypophysezellkulturen und in Rezeptor-Radioliganden-Bindungs-Studien (Dopamin D_2 Rezeptor) haben gezeigt, dass *Vitex agnus castus* Extrakte und Diterpen Verbindungen aus der Lipidfraktion eine dopaminerge und damit Prolaktin- sowie cAMP inhibierende Wirkung ausüben (Jarry et al., 1991, 1994; Winterhoff et al., 1991; Christoffel et al., 1989) (Abb. 13.3). An dieser Wirkung ist offenbar eine wasserlösliche, instabile, strukturell noch unbekannte Verbindung maßgeblich beteiligt (Wuttke et al., 1995).

In weiteren Experimenten wurde für einen mit 60 % Alkohol hergestellten Vitex agnus Spezial-Extrakt die dopaminerge Wirkung bestätigt und zusätzlich eine starke Bindungshemmung an Opiate μ- und κ-Subtypen nachgewiesen (Jarry 1994). Dagegen wurde keine Hemmung der Rezeptorbindung an den Histamin H_1-, Benzodiazepin-, OFQ- und den Serotonin (5-HT)- Rezeptor gefunden (Meier et al., 2000).

Ein homöopathisches Vitex agnus castus Präparat (Mastodynon®) das neben Agnus castus ∅ noch

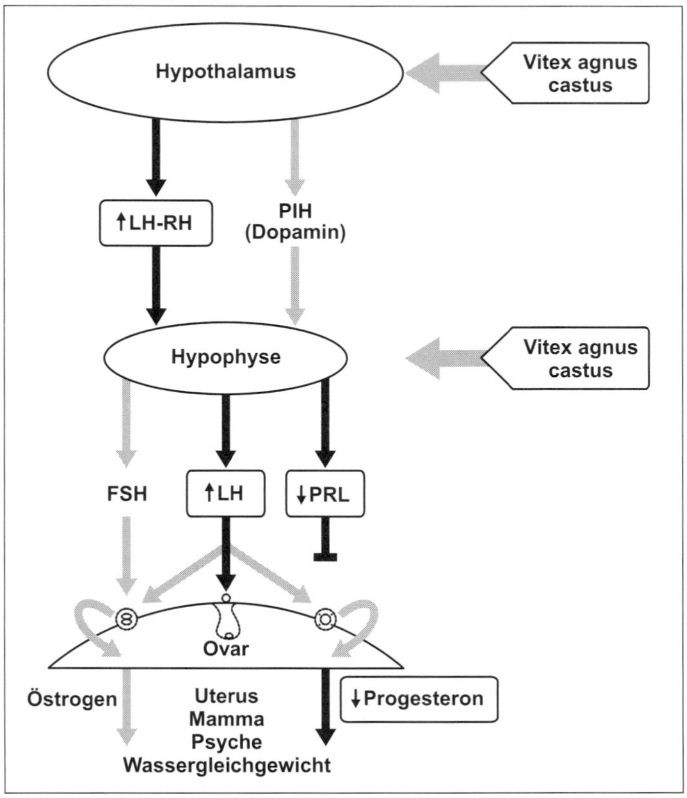

Abb. 13.2: Wirkungsmechanismus von *Vitex agnus castus*. Angriffspunkt ist die Achse Hypothalamus-Hypophyse. Eine gonadotrope Wirkung von *Vitex agnus castus* führt über die Stimulierung des LH-Releasing-Hormons (LH-RLH) aus dem Hypothalamus zu einer erhöhten Sekretion des Luteinisierungshormons (LH) und damit zu einem erhöhten Progesteronspiegel. Gleichzeitig wird wegen der dopaminergen Wirkung von *Vitex agnus castus* die Prolaktin (PRL)-Sekretion gebremst. Es kommt zu einer Normalisierung des gestörten Hormonzyklus (nach Lauritzen et al., 1997).

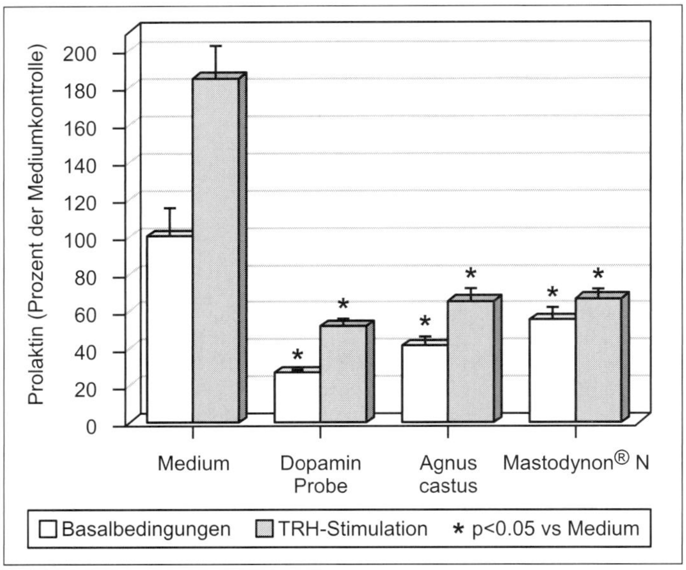

Abb. 13.3: Einfluss von Präparaten, die Extrakte von *Vitex-agnus-castus* enthalten, auf die *in vitro*-Prolaktin-Sekretion. Wirkung einer Mastodynon® N-Präparation (homöopathisches Präparat, das neben Agnus castus ∅ noch 5 weitere Pflanzen-Extrakte [D2-D6] enthält (siehe S. 363), einer wässrigen Aufarbeitung einer Agnus-castus-Tinktur und von Dopamin auf die basale und TRH-stimulierte Prolaktinsekretion von Ratten-Hypophysenzellen *in vitro*. Die Endkonzentrationen im Kulturansatz betrugen 10^{-4} M Dopamin, 2×10^{-5} M TRH und 3,3 mg gelöste Soffe/ml für die Mastodynon® N-Zubereitung und den Agnus-castus-Extrakt (Mittelwerte + SEM) (Jarry et al., 1991).

5 weitere Pflanzenextrakte (D2-D6) enthält, zeigte im *in vitro*-Test das gleiche Wirkprofil wie ein Vitex agnus-Extrakt allein.

Die dopaminerge, durch Haloperidol antagonisierbare und damit prolaktinhemmende Wirkung von *Vitex agnus castus* erklärt die meisten der beschriebenen positiven Therapieergebnisse bei der Behandlung des prämenstruellen Syndroms einschließlich einer Reihe von Regeltempoanomalien und der Mastodynie.

Indikationen

Die Arzneimittel-Kommission E hat in der revidierten Monographie-Fassung aus dem Jahre 1992 für *Vitex agnus castus* folgende Anwendungsgebiete benannt:
- **Regeltempoanomalien** (Zyklusstörungen)
- **Prämenstruelle Beschwerden** und
- **Mastodynie**

Klinik – Therapiestudienübersicht

Es gibt 7 klinische Studien, davon 5 plazebokontrollierte Doppelblindstudien mit der Indikation prämenstruelles Syndrom.

In einer randomisierten, plazebokontrollierten Doppelblindstudie mit 52 Patienten mit latenter Hyperprolactinämie kam es nach 3 Monaten zu einer Erniedrigung des Prolaktinspiegels bei gleichzeitiger Normalisierung der verkürzten Lutealphase und des erniedrigten Progesteronspiegels (Milewicz et al., 1993).

Eine mit einem Vitex agnus castus-Kombinationspräparat (Mastodynon®) durchgeführte plazebokontrollierte Pilotstudie bei 56 Patientinnen mit Mastodynie über einen Zeitraum von 3 weiblichen Zyklen führte zu einer signifikanten Verringerung des Serum-Prolaktin-Spiegels gegenüber Plazebo (Wuttke et al., 1995).

Eine multizentrische Doppelblindstudie wurde mit 175 Patientinnen im Vergleich zu Pyridoxin durchgeführt (Lauritzen et al., 1997, siehe Therapiebeispiel 1). Da die Hyperprolactinämie eine der häufigsten Ursachen für Zyklustempoanomalien wie sekundäre Amenorrhoe, Oligomenorrhoe, Polymenorrhoe infolge Corpus luteum-Insuffizienz, anovulatorische Zyklen und damit verbundene Galaktorrhoe sowie die zyklisch auftretende Mastodynie ist, dürfte die Besserung der Symptomatik bzw. Normalisierung in erster Linie auf die Reduktion des freigesetzten Prolaktins zurückzuführen sein.

Bei einer anderen Multicenter-Studie mit 1592 Patientinnen, die vermutlich auf Grund einer Gelbkörperinsuffizienz unter menstrualen Störungen und dem prämenstuellen Syndrom litten, kam es zu einer deutlichen Verbesserung der Symptome bzw. zu guten Ergebnissen zwischen 50 % und 60 % (Propping et al., 1991) (siehe Therapiebeispiel 2).

Eine plazebokontrollierte Doppelblindstudie, durchgeführt mit einem *Vitex agnus castus* enthaltenden homöopathischen Kombinationspräparat mit dem kombinierten Zielkriterium Eintritt einer Schwangerschaft oder spontanen Menstruation, kam zu dem Ergebnis, dass das Präparat zur Behandlung von Frauen mit Sterilität aufgrund einer sekundären Amenorrhoe bzw. Corpus luteum-Insuffizienz empfohlen werden kann (Gerhard et al., 1998).

Eine Übersicht über die bisher durchgeführten pharmakologischen und klinischen Untersuchungen mit *Vitex agnus castus* Präparaten geben Gorkow et al. (1999, 2002).

Therapiestudie 1

Indikationen. Prämenstruelles Syndrom (PMS).

Präparat. Agnolyt® Kapseln (alkohol. Vitex agnus-Extrakt = VAC).

Studienart. Multizentrische (16 Studienzentren), randomisierte, kontrollierte Doppelblindvergleichsstudie gegen Pyridoxin.

Behandlungsart. 1 Kapsel Agnolyt®+ 1 Plazebo Kapsel/Tag, n = 90 Patientinnen; Pyridoxin-HCl (Vitamin B 6) 2 Kapseln/Tag (n = 85) über 3 Monatszyklen.

Prüfkriterien. Der therapeutische Erfolg wurde bewertet an Hand der Prämenstruellen Syndrom Skala (PMTS) (Brustspannung, Ödeme, innere Spannung, Kopfschmerz, Obstipation, Depression) durch den Arzt und der Patientin und der Clinical Global Impression Skala (CGI-Skala).

Ergebnis und Bewertung
(siehe Abb. 13.4 + 13.5)

Die Reduktion der Score-Punkte der PMTS-Skala betrug unter VAC – 47,4 % und bei Pyridoxin – 48 %. Die Milderung der typischen PMTS-Beschwerden war unter VAC ausgeprägter als unter dem Vitamin-Präparat. Nach der CGI-Skala wurde von den Ärzten für VAC und Pyridoxin übereinstimmend die Wirksamkeit mit > 80 % ermittelt. Die VAC-Behandlung wurde von den Ärzten mit 24,5 %, die Pyridoxin-Behandlung mit 12,1 % als ausgezeichnet bewertet. Von den Patientinnen wurde die VAC-Behandlung mit 36,1 %, die Pyridoxin-Behandlung mit 21,3 % bewertet. Nebenwirkungen (abdominale Beschwerden, Hautreaktionen und Kopfschmerzen) traten auf bei 5 Patientinnen unter Pyridoxin und 2 Patientinnen unter VAC. Ernsthafte Beschwerden wurden nicht beobachtet. (Lauritzen et al., 1997)

Therapiestudie 2

Indikationen. Corpus-luteum-Insuffizienz, prämenstruelles Syndrom.

Präparat. Alkoholische Vitex-agnus-castus-Früchte-Tinktur (1:5) (Agnolyt®).

Studienart. Multizentrische Untersuchung bei 314 niedergelassenen Gynäkologen mit 1592 Patientinnen.

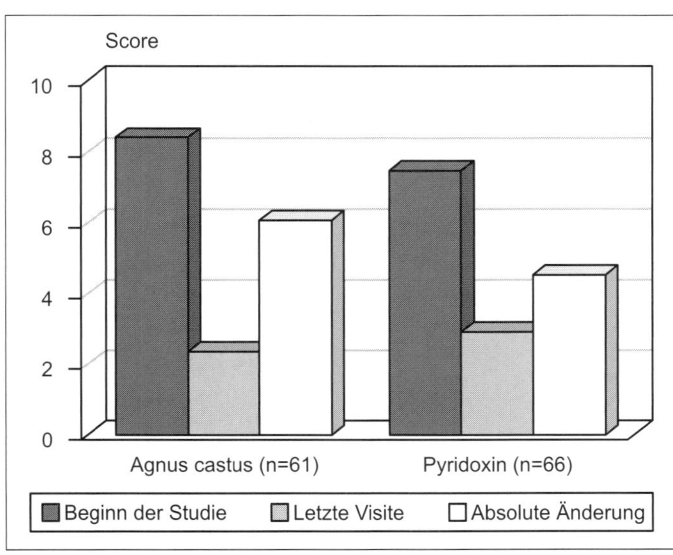

Abb. 13.4: PMTS (Premenstrual Tension Syndrome) Gesamt-Score-Werte (Mittelwerte für die *Vitex-agnus-castus-* und Pyridoxin-Behandlung im Vergleich „Intent to-treat„-Gesamtzahl. Absolute Änderungen: 95 % Konfidenz-Intervall: [– 6.4261-0.1670] (Lauritzen et al., 1997).

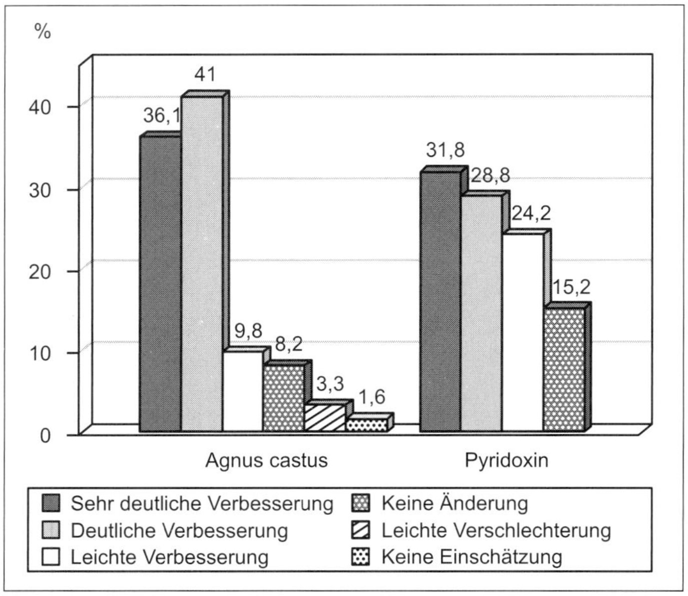

Abb. 13.5: CGI-(Clinical Global Impression) – Gesamtwertung der Änderungen bezogen auf die prozentuale „Intent-to-treat"-Gesamtzahl für die *Vitex agnus castus*- und Pyridoxin Behandlung im Vergleich (Lauritzen et al., 1992).

Behandlungsart. 1 × 40 Tropfen/Tag mit einer Therapiedauer von 1 bis 192 Monaten mit einem Mittelwert von 5,9 ± 10 Monaten. 501 (31,5%) der Patientinnen waren vorbehandelt (Sexualhormone, Spasmolytika, Analgetika), 173 Patientinnen (10,9 %) gaben Begleittherapien (z. B. Antibiotika, Antimykotika, Antihypertonika) an.

Prüfkriterien. Es erfolgte eine Protokollierung des Therapieerfolges sowie von Art, Dauer und Schweregrad eventueller Nebenwirkungen durch den Arzt und die Patientin.

Ergebnis und Bewertung. Aus den Bewertungen der Präparatewirkung durch die Patientinnen und den Arzt wird deutlich, dass die Besserung der Symptome bzw. gute Ergebnisse zwischen 50 und 60 % lagen. Beschwerdefreiheit wurde bei 33 % der Patientinnen erreicht. Die Nebenwirkungsrate lag bei nur 2,4 %. In der Untergruppe der Patientinnen mit unerfülltem Kinderwunsch kam es bei 56 der 145 Patientinnen d. h. in 38,6 % der Fälle unter der Therapie zu einer Schwangerschaft. (Abb. 13.6, 13.7) (Propping et al., 1991).

13.2.2.2 Cimicifugae racemosae rhizoma (radix) (Traubensilberkerzen-Wurzelstock) M

St.pfl.: Cimicifuga (Actea) racemosa.

Die Wurzel der im östlichen Teil Nordamerikas beheimateten Pflanze wurde von den Indianern gegen die Folgen von Schlangenbissen und zur Geburtshilfe verwendet. Im 19. Jahrhundert galt sie als Mittel gegen fieberhaften Rheumatismus. Ihre Anwendung in der Gynäkologie verdankt sie der Arzneimittelprüfung in der Homöopathie.

Saponinartige *Triterpenglykoside* (z. B. **Actein** und Cimicifugosid) vom Cycloartenoltyp, Fucinolsäure, Salicylsäure und das *Isoflavon* Formononetin (Abb. 13.8).

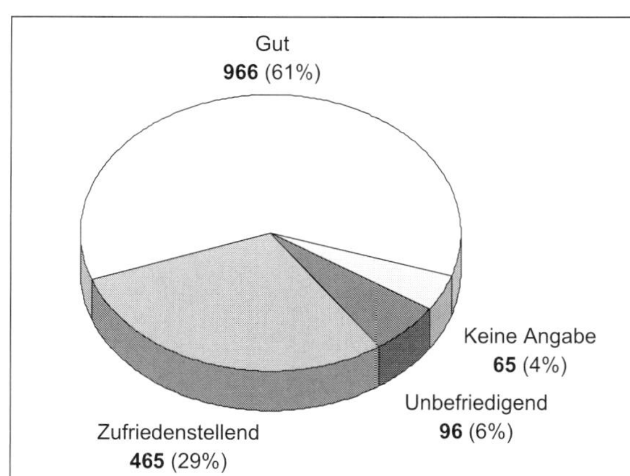

Abb. 13.6: Bewertung der Wirksamkeit eines *Vitex-agnus-castus*-Extrakt-Präparates durch Patientinnen. (Propping et al., 1991).

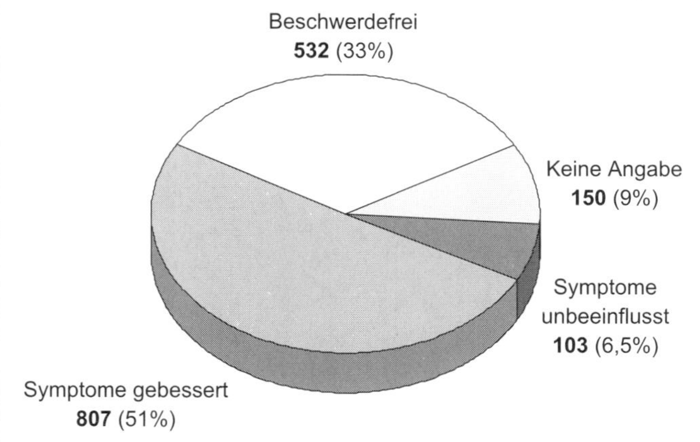

Abb. 13.7: Bewertung der Wirksamkeit eines *Vitex-agnus-castus-Extrakt-Präparates durch den Arzt* (Propping et al., 1991).

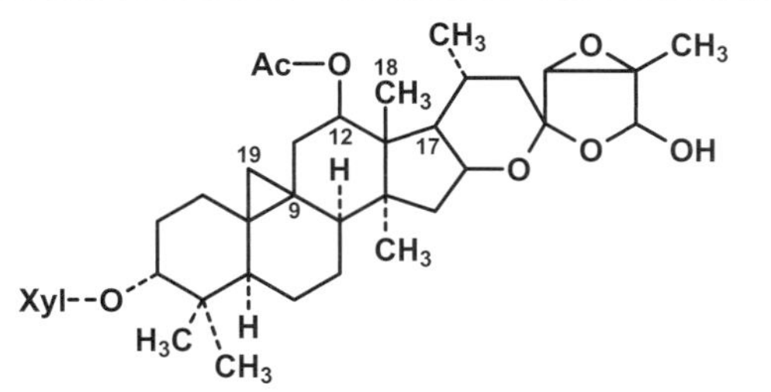

Abb. 13.8: Hauptwirkstoff von *Cimicifuga racemosa* (Wanzenkraut).

Pharmakologie

Wie bei Vitex agnus castus vermutet man bei Cimicifuga aufgrund von tierexperimentellen Arbeiten den Angriffspunkt im Regelkreis *Hypothalamus-Hypophyse-Ovar*. Die endokrine Wirksamkeit des Monoextraktes scheint hier in einer selektiven Reduktion der Serumkonzentration des Hypophysenhormons LH zu bestehen (Jarry und Harnischfeger, 1985).

Cimicifuga-„Phytoöstrogene" binden zwar als selektive Östrogenrezeptor-Modulatoren (SERM) an Östrogenrezeptoren, stimulieren aber keines der östrogenregulierten Gene im Uterus, steigern nicht das uterine Gewicht und wirken nicht auf diverse Knochen-, Arterien und ZNS-Parameter (Seidlová-Wuttke et al. 2002).

Außerdem konnte im Tierversuch (Sprague Dawley Ratten) gezeigt werden, dass ein Isopropanol-Cimicifuga-Extrakt keine Brusttumor induzierende Wirkung besitzt (Freudenstein, 2002).

In anderen tierexperimentellen Untersuchungen an Ratten wurde eine Vaskulisierung der Unterleibsorgane, eine Stimulierung der Ovartätigkeit und der Östruseintritt nach Cimicifuga-Gaben festgestellt.

In einer neuen Studie an ovarektomierten Ratten konnte gezeigt werden, dass eine Fraktion des Cimicifuga-Extraktes die LH-Sekretion in ovarektomierten Ratten wie Östradiol reduziert und die Gonadotropin Freisetzung bei Frauen in der Menopause inhibiert (Düker et al., 1991).

Worauf die LH-inhibierende Wirkung und die Östrogen-Rezeptor bindende Eigenschaft des Extraktes zurückzuführen ist, ist noch nicht geklärt. Man vermutet wie bei *Vitex agnus castus* einen Synergismus mehrerer Wirkstoffkomponenten.

Dieser LH-inhibitorische Effekt soll mit einer Abnahme von Hitzewallungen in der Menopause korrelieren. Das „hormonelle" Prinzip wird in der Lipidfraktion vermutet. (Jarry et al., 1995).

Ein Cimicifuga-Extrakt führte in sehr niedriger Dosierung zu einer Reduktion der Proliferationsrate von östrogenabhängigen Brustkrebs-Zellen (MCF-7-Zellen). Gleichzeitig war der Extrakt in der Lage den inhibierenden Effekt des Antiöstrogens Tamoxifen zu steigern (Bodinet und Freudenstein, 2001).

Extrakte von *C. heracleifolia* und *C. foetida* und Cimicifuga-Triterpene senkten den Calcium Spiegel von Ratten unter einer Calcium niedrigeren Diät durch Hemmung des Knochenumsatzes und verhinderten so Knochensubstanzverluste, wie sie für Osteoporose bei ovarektomierten Ratten charakteristisch sind (Li et al., 1996).

Interessanterweise besitzt der Cimicifuga-Extrakt auch schwache kardiovaskuläre, hypoglykämische und antientzündliche Wirkungen.

Ein monographiekonformer Cimicifuga-Extrakt führte p. o. bei weiblichen Mäusen in Konzentrationen von 25 bis 100 mg/kg zu einer signifikanten Absenkung der Körpertemperatur. Da bei gleichzeitiger Gabe des D_2-Rezeptor Antagonisten Sulpirid keine Temperaturänderung gemessen werden konnte, wird angenommen, dass die zentrale Wirkung über diese rezeptoragonistische Wirkung zustande kommt. Dieser dem Bromocriptin-ähnlichen Wirkmechanismus wurde durch Verlängerung der Ketaminschlafzeit nach p. o. Cimicifuga-Extraktgabe und Injektion des Narkotikums bestätigt (Löhning, 2000). Dieser Effekt könnte die Reduktion von Hitzewallungen (hot flushes) durch die Cimicifuga-Extrakt-Anwendung bei klimakterischen Beschwerden erklären. Diese dopaminerge Wirkung des Cimicifuga-Extraktes wurde durch Inhibierung der Prolaktin-Sekretion von Hypophysenzellen der Ratte und Antagonisierung dieses Effektes durch den D_2-Rezeptorantagonisten Haloperidol erneut bestätigt (Löhning, 2000).

Im „Tail Suspension Test", ein Versuchsmodell zur Erfassung antidepressiver Aktivitäten, reduzierte der Cimicifuga-Extrakt in einer Konzentration von 100 mg/kg KG die Immobilitäts-Zeit ebenso stark wie 30 mg Imipramin/kg KG (Löhning, 2000).

Indikationen. Cimicifuga-Extrakt-Präparate eignen sich aufgrund der zahlreichen durchgeführten Patientenstudien bevorzugt zur Behandlung folgender Beschwerdebilder:

- Klimakterische Beschwerden bei zunehmender Ovarialinsuffizienz (z. B. Schweißausbrüche),
- Prämenstruelle neurovegetative und psychische Störungen (z. B. Hitzewallungen, Schlafstörungen, Depressionen).
- Die Indikationen nach Arzneim.-Kommission E lautet: Prämenstruelle und dysmenorrhoische sowie klimakterisch bedingte neurovegetative Beschwerden, wobei die neurovegetativen Begleiterscheinungen auf die Cimicifuga-Applikation offenbar besonders gut ansprechen, wie die validierten psychometrischen Messergebnisse eindrucksvoll gezeigt haben.

Klinik – Therapiestudien – Übersicht

Die ersten plazebokontrollierten klinischen Studien die nicht doppelblind angelegt waren, stammen von Warnecke (1985) und Lehmann und Riedel (1988).

In einer Studie durchgeführt mit einem Cimicifuga-Extrakt an 110 Frauen in der Menopause konnte gezeigt werden, dass nach 8wöchiger Behandlung mit dem Cimicifuga-Extrakt der LH- aber nicht der FSH-Spiegel signifikant gesenkt wurde (Düker et al., 1991).

In einer randomisierten Doppelblindstudie, durchgeführt mit 80 Frauen im Klimakterium, gegen Plazebo (20 Pat.) und eine „Östrogen-Gruppe" (30 Pat.) zeigte sich, dass durch eine 12wöchige Behandlung mit Remifemin® (30 Pat.) der Proliferationsgrad im Sinne einer östrogenen Stimulation deutlich verändert war (Stoll, 1987). Gebessert wurden psychische Symptome (Unruhe, depressive Verstimmung, Verspannung) und körperliche Symptome, besonders Hitzewallungen. Als Wirksamkeitsparameter wurden der Kuppermann-Index (vegetative Beschwerden), die Hamaskal- (psychische Symptomatik) und die Hamilton-Angst-Skala verwendet (Stoll, 1987).

In einer zweiten randomisierten Plazebo- und conj. Östrogen-kontrollierten Doppelblindstudie wurden 97 „klimakterische" Patientinnen, die täglich 3 mal pro Tag unter Hitzewallungen litten und mindestens 6 Monate „amenorrhoisch" waren, in 3 Behandlungsgruppen unterteilt.
1. Gruppe: Klimadynon/Menofem® Kaps. (2 × 1/Tag, entspr. 40 mg Cimicifuga-Droge)
2. Gruppe: 0,6 mg conj. Östrogene/Tag und
3. Gruppe: Plazebo-Kapseln (2 × 1/Tag): Die Patientinnen wurden vor Beginn der Behandlung und 4, 8 sowie 12 Wochen nach Behandlungsbeginn untersucht. Während es in allen Gruppen zu einer deutlichen Reduktion aller Symptome auf der Menopausen-Bewertungs-Skala kam, wurden sowohl in der Klimadynon/Menofem® – als auch der Östrogen-Behandlungsgruppe die klimakterischen Beschwerden (Hitzewallungen, depressive Verstimmung, Schlafstörungen. vaginale Trokkenheit, Muskel- und Gelenkschmerzen) im Vergleich zur Kontrolle nach 3-monatiger Behandlung deutlich gebessert. Außerdem waren die in beiden Gruppen über Parameter gemessenen Osteoblasten/Osteoclasten-Aktivitäts-Quotienten im Vergleich zu Plazebo signifikant höher als in der Plazebogruppe. Der HDL/LDL Quotient war in der Cimicifuga-Behandlungsgruppe ebenfalls erhöht. Ein Einfluss auf das Endometrium konnte ausgeschlossen werden. Aus dieser Studie wurde geschlossen, daß die Cimifuga-Extrakte in Klimadynon® oder Menofem® die klimakterischen Beschwerden verbessern, antiosteoporotische Wirkung entfalten, aber keine Wirkung auf

den Uterus besitzen. Die SERM (Selektive Estrogen Rezeptor-Modulator) Eigenschaft der Cimifuga Droge konnte auch durch diese Studie bestätigt werden (Wuttke et al. 2002).

An Nebenwirkungen wurden bisher gelegentlich Magenbeschwerden registriert.

13.2.2.3 Phytoöstrogene

Neben den körpereigenen, heute synthetisch zugänglichen Östrogenen vom Östradiol (Steroid)-Typ, die bisher nachweislich nie in Pflanzen gefunden worden sind, gibt es eine Reihe von Pflanzenstoffen mit chemisch anderen Strukturen, die ebenfalls an Östrogen-Rezeptoren binden können und damit östrogenähnliche Eigenschaften entfalten. Man bezeichnet sie als **Phytoöstrogene**. Hierzu zählen bestimmte **Isoflavon-, Flavanon-, Stilben-** oder **Lignan-Strukturen**. Die **Fukinolsäure** von *Cimicifuga* gehört ebenfalls dazu. Zum Unterschied von den körpereigenen Östrogenen besitzen sie eine schwächere Rezeptor-Affinität als 17-β-Östradiol (Miksicek, 1993). Deshalb sind von der Applikation phytoöstrogenhaltiger Extrakte nur in der Menopause zur Kompensation des Östrogenmangels Wirksamkeiten zu erwarten und auch nur dann, wenn die Phytoöstrogenkonzentrationen in den applizierten Produkten genügend hoch sind.

Besonders reich an Phytoöstrogenen sind z. B. die *Sojabohne* (Daidzein-, Genistein-Glykosid-Mischung 100–300 mg/100 g) *Rotklee* (Genistein) und die *Mönchsrhabarberwurzel* (Rhapontizin).

Dass eine phytoöstrogenreiche Nahrung (reich an Soja) die Symptome des klimakterischen Syndroms mildern kann, scheint aus einer epidemiologischen Studie hervorzugehen, wonach nur 25 % von Menopause Frauen in Japan im Vergleich zu 85 % von Frauen in USA an den Symptomen eines Östrogendefizites leiden (Notelovitz, 1989).

Zur Untermauerung dieser Hypothese erhielten in einer plazebokontrollierten Doppelblindstudie 12 Wochen lang 51 Frauen täglich zusätzlich 60 g Soja-Extrakt und 53 Frauen als Plazebo eine Caseinzusatznahrung. In der Soja-Gruppe kam es zu einer deutlichen Minderung der Hitzestauungen und des Schweißausbruchs im Vergleich zur Plazebo-Gruppe (Albertazzi et al., 1998).

Weitere Beobachtungsstudien und Tier-Experimentalarbeiten zu diesem Thema siehe Holt (1997), Cassidy et al. (1994), Arjmandi et al. (1996) und Adlercreutz (1992).

Über weitere Effekte von Phytoöstrogenen zur

- Prostatakrebs-Prävention siehe Morton et al., 1997 und Dallacker, 1995.
- bei Hypercholesterinämie siehe Liebmann, 1998 und
- cardiovaskulären Risiken bei Menopause – Frauen siehe Nestel et al. (1999).

Da die im Handel befindlichen Nahrungsergänzungsmittel sehr unterschiedliche Mengen an Phytoöstrogenen enthalten und keine entsprechenden Dosis-Studien vorliegen, können keine Anwendungsempfehlungen gegeben werden. Die bei Sojaprodukten bisher verabreichten täglichen Isoflavonmengen lagen zwischen 35 mg und 60 mg.

Rhei rhapontici radix (Rhapontik-, Mönchs- oder Pontischer Rhabarber)

Die Droge stammt von dem mit dem *offiziellen Rhabarber* (*Rheum officinale* und *Rh. palmatum*) verwandten *Rhapontik-Rhabarber*. Sie enthält zwar auch abführend wirkende Anthrachinonglykoside, unterscheidet sich aber von der offiziellen Droge durch den zusätzlichen Gehalt an **Rhapontizin** (Rhaponticosid, ca. 5 %) (Abb. 13.9), einem Phytoöstrogen vom *Stilben-Typ*. Dieses ähnelt im Aufbau dem synthetischen Diethylstilböstrol (Cyren A). Im Vergleich dazu besitzt Rhapontizin nur eine geringe Wirksamkeit (cave: Endometrium-Hyperplasie).

Das einzige existierende Phytopräparat ist das Phytoestrol® N, zur Behandlung der juvenilen Oligomenorrhoe, primären und sekundären Amenorrhoe, Endometritis und klimakterischen Beschwerden (siehe Phytopräparate 13.1.2 S. 346).

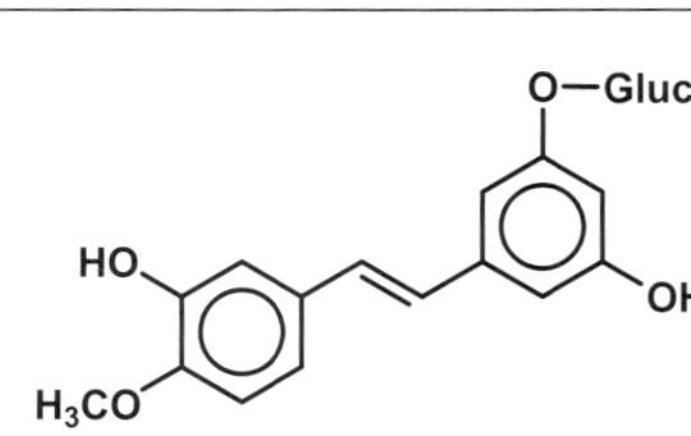

Abb. 13.9: Rhaponticin, das östrogene Wirkprinzip von *Rheum rhaponticum*.

13.2.2.4 Neurovegetativ-Drogen

Strychni nuci vom. semen (Strychnossamen)

St.pfl.: Strychnos nux vomica.

Allopathisch in kleinen Dosen nur in Form des isolierten reinen Strychninnitrats, *homöopathisch* in Form von Nux vomica D4–D6 zur Behandlung von Libidostörungen und vegetativen Dystoniezuständen im Klimakterium.

Strychnin stimuliert auf nervösem Wege durch Steigerung der Reflexerregbarkeit im Rückenmark die Sexualsphäre (siehe hierzu Kapitel „Tonika“, S. 340).

Lycopi virginici herba (Wolfstrappkraut) M

St.pfl.: Lycopus virginicus.

Die *antigonadotrope* und *antihyreotrope Wirkung* des Lycopus-Extraktes ist vermutlich auf **Kaffeesäure-** bzw. **Rosmarinsäure-Oligomere** vom Typ der *Lithospermsäure* (siehe auch S. 227) zurückzuführen (Wagner et al., 1970; Winterhoff, 1988).

Indikationen. Lycopus-Extrakte werden zusammen mit anderen Extrakten, z. B. Extrakten von *Valeriana off., Leonurus card., Crataegus offic.* und *Rosmarinus offic.* primär bei *Hyperthyrose* leichten Grades und *thyreogenen Kreislaufstörungen* sowie bei *vegetativer Dystonie und Mastodynie* eingesetzt. Für den Erfolg auch bei Behandlung des prämenstruellen Syndroms und bei klimakterischen Beschwerden gibt es nur Erfahrungsberichte.

Pharmakologie:
Lycopus-Extrakte wirken schwach antigonadotrop und antithyreotrop. Die Prolaktinbildung im Hypophysenvorderlappen wird gehemmt. Durch Verminderung der zyklusbedingten Hyperämie und intraalveolären Sekretion in der Brustdrüse kommt es zur Volumenabnahme und zum Nachlassen des Spannungsschmerzes in der Brust.

Klinische Studie und Indikation:

Eine mit einem Lycopus-Extrakt durchgeführte klinische Studie ergab bei 90 % der Patientinnen mit prämenstrueller Mastodynie nach 2-monatiger Behandlung bei 90 % der Patientinnen eine Besserung der Symptome bzw. Symptomfreiheit. Auf Grund der gleichzeitigen antithyreotropen Wirkung kam es zu einer Abnahme der Pulsfrequenz.

Von der Kommission E wurden im Jahre 1990 folgende Anwendungsgebiete anerkannt: „leichte Schilddrüsenüberfunktion mit vegetativ nervösen Störungen sowie Spannungsgefühl und Schmerzen in der Brustdrüse (Mastodynie)“.

Eine Verbindung von vegetativ nervösen Störungen und hormonellen Dysfunktionen erklärt sich damit, dass Zyklusstörungen häufig mit einer diskreten Hyperthyreose einhergehen.

13.2.2.7 Hyperici perforati herba (Johanniskraut) M

Off.: Ph. Eur., ESCOP, *Hypericum perforatum.*

Drogenextrakte werden in Form von Monoextrakt- oder Kombinationspräparaten zur Behandlung von *Depressionen im Klimakterium oder nach Geburten,* von *nervöser Unruhe* und *Erschöpfung* eingesetzt (siehe Kapitel „Depressionen und Verstimmungszustände“, S. 233).

Da das Klimakterium und die Nachgeburtsphase sehr häufig mit Depressionen einhergehen und kürzlich nachgewiesen wurde, dass Hypericum-Extrakte auch den Prolaktin-Spiegel senken können und dopaminerg wirken (Franklin et al., 1999), macht es Sinn *Vitex agnus castus* oder *Cimicifuga racemosa*-Extrakte mit *Hypericum* zu kombinieren.

Ginseng radix (Ginsengwurzel) M
und Eleutherococci sent. radix (Eleutherokokk-Wurzel) M

Off.: Ph. Eur., *Panax pseudoginseng* und *Eleutherococcus senticosus.*

Die Extrakte beider Wurzeln werden in Form verschiedener Präparate als *Tonika* verwendet. Bei *Ginseng* kommt die *gonadotrope*, bei *Eleutherococcus* die *adaptogene* bzw. *kortikomimetische* und *immunstimulierende* Wirkung stärker zum Tragen.

Therapiestudien: Übersicht

In einer Plazebo-Vergleichsstudie konnten durch ein Ginsengpräparat bei 60 % von Patientinnen unangenehme klimakterische Beschwerdesymptome zum Verschwinden gebracht werden (Owen, 1981).

In einer ähnlichen Studie bei 49 Patientinnen mit Symptomen wie Hitzewallungen, Schwindel, Schlaflosigkeit und depressiven Verstimmungen konnten mit einem ähnlichen Extrakt deutliche Verbesserungen des Allgemeinbefindens nachgewiesen werden (Reinhold, 1990) (siehe auch Kapitel „Tonika“, S. 316).

13.2.2.4 Balneotherapie klimakterischer Beschwerden

Siehe Kap. 18, S. 442

13.2.2.5 Phytopräparate – klimakterisches Syndrom

z. B.

• Cefakliman® mono Kaps./Lösg.	1 Kaps./100 g enth. Extrakt/alkohol. Auszug aus 5 mg/20 g Cimicifuga-Wurzelstock
• Femilla® N Tinktur	100 g alkohol. Auszug aus 20 g Cimicifuga-Wurzelstock
• Klimadynon® Lösg.	100 g enth. Tinktur aus 12 g Cimicifuga Wurzel
• Klimadynon® Filmtabl.	1 Filmtabl. enth. 1,66–2,86 mg Cimicifuga Extrakt entspr. 20 mg Droge
• Klimadynon® Uno Filmtabletten	1 Filmtabl. enth. 6,5 mg Cimicifuga-Extrakt
• Remifemin® Tabl./Lösg.	1 Tabl./100 ml enth. Extrakt aus 20 mg/2,4 g Cimicifuga-Wurzelstock
• Remifemin® plus Drag.	1 Drag. enth. Cimicifuga-Extrakt (stand. auf 1 mg Triterpenglykoside ber. als 27-Desoxyactein) + Hypercium-Extrakt stand. auf 0,25 mg Gesamthypericin

• **Weitere Präparate**

Phytoestrol® N Drag. (siehe Präparateliste 13.1.2 S. 346).

• Hypericum-Präparate • Baldrian-Präparate	siehe Präparatenliste Kap. 7.2.1 und 7.3.2

13.2.2.6 Phytopräparate – Mastodynie, PMS

• **Agnus-castus-Präparate** (siehe 13.1.2 S. 346) wie zur Behandlung des prämenstruellen Syndroms allein oder in Kombination mit einem Wolfstrappkraut-Präparat

z. B.

• Lycoaktin® M Tabl./Lösg.	1 Tabl./100 g enth. alkohl. Extrakt/Frischpflanzenauszug aus 70 mg/10 g Wolfstrappkraut
• Thyreogutt® mono Tabl./Tropf.	1 Tabl./0,435 g Lösg. enth. 0,825 mg Extrakt aus Wolfstrappkraut
• Mutellon® Tropf. (Kombinations-Präparat)	100 ml enth. 60 ml extr. Herba Lycopi virg. + Extrakt Herba Leonuri card. fluid + 20 ml Extrakt Rad. Valerianae fluid.

13.3 Uterusblutungen

13.3.1 Ursachen

Blutungen, die keinen Zusammenhang mit Menstruationsblutungen erkennen lassen, haben zumeist eine organische Ursache.

Man unterscheidet Blutungen, die während der **Schwangerschaft** und in der **Nachgeburtsperiode**, und solche, die außerhalb der Schwangerschaft auftreten. Die letzteren können durch **Entzündungen, Ektopie, Polypen** und **Myomen** verursacht sein. !

(Cave: Karzinom).

13.3.2 Drogen und Präparategruppen

13.3.2.1 Secale cornutum (Mutterkorn) M

Stammpilz: Claviceps purpurea.

Die ursprünglich nur in der Geburtshilfe eingesetzte Droge, das Dauermyzel (Sklerotium) des auf Getreide und Gräsern schmarotzenden Pilzes *Claviceps purpurea*, enthält strukturell sehr unterschiedlich aufgebaute und pharmakologisch wirkende Alkaloide. Sie leiten sich alle von der *Lysergsäure* ab.

Zu unterscheiden sind die Alkaloide vom **Säureamid**- und **Cyclopeptid-Typ**. Zum ersten gehören das wasserlösliche **Ergometrin** bzw. das partialsynthetisch aus Lysergsäure herstellbare **Methylergometrin**.

Zum 2. Typ zählen die Alkaloide **Ergotamin, Ergocristin, Ergokryptin** und **Ergocornin** (Formeln siehe S. 57).

Pharmakologie und Anwendung

Extraktpräparate des Mutterkorns werden heute wegen des schwankenden Wirkstoffgehaltes und des polyvalenten Wirkprofils nicht mehr verwendet.

Ergometrin und **Methylergometrin** wirken *oxytocisch* und durch *kontrahierende* Wirkung auf den Uterus in der Nachgeburtsperiode *blutstillend*. Außerhalb der Schwangerschaft sind beide Alkaloide weniger wirksam, da der nichtgravide Uterus nur eine geringe Empfindlichkeit besitzt.

13.3.2.2 Bursae pastoris herba (Hirtentäschelkraut) M

St.pfl.: Capsella bursa-pastoris.

Nachgewiesen wurden an **Inhaltsstoffen** *Cholin, Acetylcholin, Flavonoide* (Rutin und Diosmin), *Saponine* und *Mineralstoffe* (z. B. hoher Prozentsatz an Kaliumsalzen).

Für die *hämostypische* **Wirkung** soll ein Peptid nicht näher bekannter Struktur verantwortlich sein.

! Da die Droge und galenische Zubereitungen noch nicht standardisierbar sind, ist die Wirkung unsicher und in *keinem Falle in der Geburtshilfe anwendbar.* Die alte Bezeichnung „Deutsche Secale" ist übertrieben und irreführend.

13.3.2.3 Phytopräparate

(siehe Phytopräparate 13.1.2. S. 347)

13.4 Entzündliche Erkrankungen des weiblichen Genitals (Pelvipathien)

13.4.1 Anwendungsgebiete und Behandlungsprinzipien

Zu den auch phytotherapeutisch behandelbaren entzündlichen Erkrankungen gehören

- **Fluor vaginalis** (Scheidenausfluss), ausgelöst durch chemische/mechanische Reize oder bakterielle, virale, Pilz- oder Trichomonaden-Infektionen.
- **Vulvitis** und **Kolpitis** (Vaginitis)

Entzündungen des äußeren und inneren Genitalbereichs, verursacht durch virale Infektionen, chemische oder mechanische Irritationen, Östrogenmangel infolge Verdrängung der physiologischen Vaginalflora, Antibiotikatherapie, Diabetes mellitus, oder hormonelle Kontrazeptiva.

Die Behandlungsart erfolgt primär äußerlich in Form von Spülungen, Sitzbädern, Suppositorien und zusätzlichen Teeanwendungen.

Die Therapie ist weitgehend **adjuvant**, wobei das Ziel darin besteht das gestörte physiologische Scheidenmilieu wieder zu normalisieren und die Entzündungen bzw. die Symptome (z. B. Pruritus oder Miktionsschmerzen) zu bekämpfen. Die Entzündungen infektiöser Herkunft werden lokal oder systemisch mit Antibiotika oder Antimykotika behandelt.

Tuben- und Uterus-Entzündungen (Adnexitis und Endometritis) müssen, da in der Regel infektiöser Herkunft, mit Antibiotika behandelt werden.

Zur Behandlung stehen nachfolgende Phytopräparate mit *antiphlogistischer, adstringierender* und *antibakterieller* bzw. virustatischer Wirkung zur Verfügung.

13.4.2 Drogen und Präparategruppen

13.4.2.1 Chamomillae flos (Kamillenblüten) M

Off.: Ph. Eur., *Chamomilla recutita.*

Die Droge enthält als antiphlogistisch wirkende Verbindungen *Terpenoide* (z. B. Azulen, Bisabolole (oxide), *Flavonoide* (z. B. Apigenin, Luteolin) und *Schleime* (saure Polysaccharide). Die letzteren wirken auch *immunstimulierend.* (siehe Kap. 10, S. 299).

13.4.2.2 Malvae flos (Malvenblüten) M

Off.: Ph. Eur., *Malva sylvestris.*

Die Droge enthält *antiphlogistisch wirkende Schleime* (saure Polysaccharide) und eignet sich für Spülungen und Bäder (siehe Kap. 18: „Balneotherapie").

13.4.2.3 Quercus cortex (Eichenrinde)

Off.: Ph. Eur., *Quercus-Arten.*

Die wirksamkeitsbestimmenden Inhaltsstoffe sind die Catechingerbstoffe und Flavonoide. Diese wirken adstringierend, virustatisch, sekretionshemmend, juckreizmildernd und schwach oberflächenanästhesierend.

13.4.2.4 Alchemillae herba (Frauenmantelkraut) M

Off.: Ph. Eur., *Alchemilla xanthochlora.*

Die Wirkung der Droge wird als *schwach adstringierend* und *spasmolytisch* beschrieben. An relevanten Inhaltsstoffen wurden *Gerbstoffe, Flavonoide* und *biogene Amine* nachgewiesen. Die Droge wird nur zur Bereitung von Tees und Bädern verwendet (siehe Kap. 18: „Balneotherapie").

Die Monographie E (1990) gibt folgende Anwendungsgebiete an: In Form von Sitzbädern bei Pelvipathia vegetata (schmerzhafte Krampfzustände psychovegetativen Ursprungs im kleinen Becken der Frau), zusätzlich orale Anwendung bei dyspeptischen Beschwerden.

13.4.2.5 Lamii albii flos (Taubnesselblüten) M

St.pfl.: *Lamium album.*

An relevanten Inhaltsstoffen wurden in der Droge *Gerbstoffe* (ca. 2,5 %), *Schleim, Flavonolglykoside, Iridoidglucoside, Triterpensaponine* und *biogene Amine* (z. B. Histamin, Tyramin und Methylamin) nachgewiesen. Die Droge wird wegen ihrer adstringierenden antiphlogistischen und sekretionshemmenden Wirkung bevorzugt für Tees und Bäder verwendet (siehe Kap. 18: „Balneotherapie").

13.4.2.6 Salviae folium (Salbeiblätter) M

Off.:: Ph. Eur., ESCOP, *Salvia officinalis.*

Die Droge wirkt *adstringierend* aufgrund ihres *Gerbstoffgehaltes* und *antiseptisch* wegen der im *Ätherischöl* enthaltenen *Monoterpene Thujon und Thujolalkohol* (siehe auch Kap. 4: „Atemwegserkrankungen" und Kap. 18 „Balneotherapie").

13.4.2.7 Mikroorganismen-, Milchsäure- und Ichthyol-haltige Antiseptika und Antiinfektiva

Bei unspezifischem Fluor, Pruritis, Vulvitis, Kolpitis mit Störungen der Vaginalflora, insbesondere auch zur Nachbehandlung nach lokaler Antibiotika-, Chemo- und Sulfonamidtherapie eignen sich allein oder zur adjuvanten Behandlung

- Lactobacillus-Lyophylisate oder Kulturen mit lebensfähigen Keimen und
- Ichthyol-haltige Präparate mit oder ohne Zusatz von Estradiol, Benzylnicotinat, Atropinsulfat, Milchsäure oder z. B. Thymol.

13.4.2.8 Phytopräparate – Entzündliche Erkrankungen des Genitals

als Vaginal-Suppositorien z. B.

• Vagiflor® Vaginalzäpfchen	1 Vag.-Zäpfchen enthält 1 g gefriergetrockn. Kulturen des L. acidophilus mit 10^7 bis 10^8 lebensfähigen Keimen/g
• Döderlein Med® Vaginal Kapseln	1 Vag.-Kapsel enthält 20 mg Lactobacillus gasseri-Kulturlyophilisat mit 10^{10} bis 10^{11} KBE/g
• Pelvichthol® N Zäpfchen	1 Zäpfchen enthält 120 mg Natriumbituminosulfonat (Ichthyol®-Natrium), hell und 20 mg Benzylnicotinat
• Ichtho-Bellol® Zäpfchen	1 Zäpfchen enthält 0,12 g Natriumbituminosulfonat (Ichthyol®-Natrium), hell und 0,33 mg Atropinsulfat
• Eubiolac® Verla® Vaginal-Tabletten	1 Vaginaltablette enthält 61 mg Calciumlactat (entsprech. 50 mg Milchsäure)

zur äußerlichen Anwendung für *Spülungen* und/oder *Sitzbäder*

Kamillen- und Schafgarben-Präparate
(Zusammensetzung siehe auch Kap. 18 Balneotherapeutika S. 443).

z. B.

- Kamille Spitzner N Lösg.
- Kamillin Robugen® Konzentrat
- Kamillosan® Konzentrat Lösg.
- Salus® Schafgarben-Tropfen
- Kamillan® plus Lösg.
  (Schafgarben und Kamillen Extrakt)

Anwendungsempfehlungen:

Je nach Präparatevorschrift 1–2 Esslöffel oder 15–30 ml des Extrakt-Konzentrates auf 1 l Wasser für ein Sitzbad oder Spülungen. Die Spülungen oder Sitzbäder sollten 2 × täglich (am besten morgens und abends) durchgeführt werden.

Für die Eigenherstellung aus Kamillen- oder Schafgarbenblüten ca. 50 g Droge mit 2 Liter heißem Wasser übergießen, 5 Minuten unter Umrühren ziehen lassen, abseihen und in ca. 20 l warmes Badewasser geben.

13.5 Lageveränderungen der Gebärmutter

Hierbei handelt es sich um ein Absinken von Uterus, Senkung des Blasenbodens und Vorwölbung des Enddarms in die Scheide als Folge einer Erschlaffung der Bindegewebsbänder z. B. nach Schwangerschaft und Geburt.

Die **Behandlung** zielt auf eine *Tonisierung des weiblichen Stützapparates*. Möglicherweise besteht der Wirkmechanismus auch in einer Hormon- oder Reizwirkung.

Zur Behandlung stehen derzeit *nur homöopathische Präparate* zur Verfügung (siehe S. 362).

13.6 Brustdrüsen-Entzündung

Die Brustdrüsenentzündung (Mastitis) ist zumeist Folge einer akuten Infektion der laktierenden Brust, die durch kleine Verletzungen der Mamille auftreten können (*Mastitis puerperalis*). Eine Mastitis außerhalb des Wochenbettes ist zumeist durch Traumen bedingt (Karzinom ausschließen!).

Wichtig ist die frühzeitige **Behandlung** durch *Lokalmaßnahmen* wie Hochbinden der Brust, durch Umschläge aus Quark, essigsaurer Tonerde, Retterspitzwasser, Alkohol bzw. Eis. Zur internen Therapie kann ein *Immunstimulans* eingesetzt werden. Eine hochdosierte Antibiotikatherapie ist nur bei ausgeprägt entzündlichen Veränderungen indiziert. Bei Mastitis puerperalis ist eine Hemmung der gesteigerten Milchproduktion primär durch Prolactin-Synthesehemmer notwendig.

Eine unterstützende Behandlung kann durch zusätzliche **Teemedikation** versucht werden.

Rp:	
Fol. Juglandis	20,0
Strob. Lupuli	
Fol. Salviae	aa 40,0

Für die Behandlung der Mastitis siehe auch Kap. 16: „Hauterkrankungen" und Kap. 10.4, S. 317: „Lymphmittel".

13.7 Homöopathie bei gynäkologischen Erkrankungen H

Homöopathische Arzneimittel lassen sich bei akuten und chronischen Frauenkrankheiten einsetzen. Dazu gehören insbesondere die verschiedenen Formen der *Menstruationsstörungen* einschließlich des *prämenstruellen Syndroms*. Weitere Indikationsgebiete sind *akut entzündliche*, vor allem aber *chronisch-rezidivierende Erkrankungen der Vagina*, des *Uterus* und der *Adnexe*, wobei eine sorgfältige Diagnostik vorausgesetzt wird.

Keine primäre Indikation für Homöopathika sind die Karzinomerkrankungen. Eine Therapie postoperativ resp. während/nach einer Chemo- oder Radiotherapie als Adjuvans ist möglich.

Erfahrungsgemäß können die mit dem *klimakterischen Syndrom* verbundenen Beschwerden homöopathisch behandelt werden; dies betrifft auch die Senkungsbeschwerden, sofern nicht eine plastisch-chirurgische Operation angezeigt ist.

Es sei darauf hingewiesen, dass eine homöopathische Behandlung der *Sterilität und Infertilität* möglich ist; dabei besitzt die *Konstitutionstherapie* eindeutigen Vorrang (Personotropie).

Eine vergleichende Untersuchung zwischen homöopathischer und konventioneller Behandlung bei weiblicher Sterilität liegt vor (Reimers, 1997).

Eine Behandlung mit Homöopathika *während der Schwangerschaft* ist bei gegebener Indikation möglich und sollte in Form von *Globuli* durchgeführt werden. Eine homöopathische Begleittherapie *während der Geburt* hat sich inzwischen auf vielen Entbindungsstationen etabliert (Dittmar und Wiesenauer, 2001).

Sofern keine maligne Brustdrüsenerkrankung vorliegt, lassen sich bei den verschiedenen *Beschwerden und Erkrankungen der weiblichen Mamma* homöopathische Arzneimittel ebenfalls einsetzen.

13.7.1 Menstruationsstörungen (Blutungsanomalien)

Anomalien der Menstruationsblutung sowie das *prämenstruelle Syndrom* sind wichtige Anwendungsgebiete für Homöopathika. Die Differentialtherapie berücksichtigt insbesondere die Blutungsfarbe (hellrot/dunkelrot) und Konsistenz (flüssig/klumpig).

Besondere Bedeutung haben die *Konstitutionsmittel* (Tab. 13.2) sowie Calcium carbonicum, Graphites, Platinum metallicum, Sepia.

Achillea millefolium (Millefolium) D6, Dil.
Langdauernde, starke Menstruationsblutung; das Blut hat eine hellrosa Farbe und ist dünnflüssig.

Erigeron canadensis D4, Dil.
Langdauernde und starke Menstruationsblutung, schmerzhaft. Das Blut hat eine hellrote Farbe.

Cinchona succirubra (China) D6, Dil.
Blutung zumeist verfrüht eintretend bei unregelmäßiger Periode. Blutung sehr stark, klumpig, dunkelrote Farbe.

Secale cornutum D6, Dil.
Starke Periodenblutung, dunkle Farbe und übelriechend; krampfartige Schmerzen.

Pulsatilla pratensis D12, Dil.
Unregelmäßige Periodenblutung mit unterschiedlicher Dauer und Stärke, prämenstruelle Beschwerden; Mastodynie.

Bei der Behandlung der *Dysmenorrhoe* sind die *Schmerzqualitäten* sowie die *Begleitbeschwerden* differentialtherapeutische Kriterien. Der Anspruch der Homöotherapie liegt insbesondere im Einspareffekt stärker wirksamer Analgetika und Spasmolytika. Dabei werden teilweise dieselben Pflanzen wie in der Phytotherapie eingesetzt, u. a. *Potentilla anserina, Viburnum opulus, Vitex agnus castus.*

Zur *längerfristigen Therapie der Dysmenorrhoe* sind Konstitutionsmittel notwendig.

Atropa belladonna (Belladonna) D6, Tabl.
Kolikartige Unterbauchschmerzen bei starker Blutung.

Matricaria chamomilla (Chamomilla) D6, Dil.
Wehenartige Unterbauchschmerzen, die vor Blutungseintritt schon auftreten. Schmerzempfindliche Patientin.

Veratrum album D4, Dil.
Kolikartige Schmerzen, die mit Übelkeit, Erbrechen und Durchfall verbunden sind; Kollapsneigung.

Viburnum opulus D3, Dil.
Vor der Menstruation schlagartig beginnende Schmerzen, vom Kreuzbein bis in die Oberschenkel ausstrahlend. Kurze, schwache, hellrote Blutung.

13.7.2 Klimakterisches Syndrom

Die Homöotherapie klimakterischer Beschwerden erfolgt üblicherweise mit *Konstitutionsmittel*, deren Wirkungsprofile sowohl die somatischen wie psychischen Symptome erfassen. Wenngleich eine Vielzahl zumeist pflanzlicher Homöopathika in Frage kommen kann, gibt es doch eine Reihe häufig verwendeter Mittel, die zumindest in der älteren Literatur als „Frauenmittel" apostrophiert werden.

Eine Bedeutung in der Homöopathika haben auch *Cimicifuga* und *Vitex agnus castus*. Ansonsten sind *Lachesis mutus, Pulsatilla pratensis* und *Sepia* wichtige Konstitutionsmittel beim klimakterischen Syndrom (Tab. 13.2).

Therapiestudien

Es existieren von 3 Kombinationspräparaten (Tab. 13.3) klinische Studien bei unterschiedlichen Indikationen, davon eine Doppelblindstudie (War-

Tab. 13.3: Kombinationspräparate (Klimakterisches Syndrom).

Cefakliman®	Klimakt-Heel®
Klimaktoplant H®	

necke und Banzhaf, 1987; Buchheit und Eleck, 1987; Kubista et al., 1986).

13.7.3 Entzündliche Erkrankungen

Entzündliche Erkrankungen von Vagina, Uterus und Adnexen bedürfen im hochakuten Stadium in der Regel einer antibiotischen Behandlung. Möglich ist eine *homöopathische Begleittherapie* (Tab. 13.4).

Den hauptsächlichen Indikationsanspruch besitzen Homöopathika bei den *subakuten, chronischen* sowie *chronisch-rezidivierenden Entzündungen*, die mit konventionellen Behandlungsschemata häufig schwer therapierbar sind oder sich therapieresistent zeigen.

Atropa belladonna (Belladonna) D6, Dil.
Beginnende Entzündugnssymptomatik mit (lokalem) Hitzegefühl, brennenden und pulsierenden Schmerzen. Die Schleimhäute sind hochrot entzündet.

Bryonia cretica, D6, Dil.
Akute Entzündung mit stechenden Schmerzen bei peritonealem Reizzustand.

Thuja occidentalis, D12, Dil.
Bei chronisch entzündlichen Adnexerkrankungen; klinisch besteht oft nur ein wenig charakteristische Symptomatik (Fluor vaginalis; Schmerzsensationen).

Die Behandlung des *Fluor vaginalis* setzt eine sorgfältige Diagnostik voraus.

13.7.4 Lageveränderungen

Je nach Ausprägungsgrad der Lageveränderungen ist ein konservativer Therapieversuch mit Homöopathika sinnvoll, zumal häufig die subjektive Beschwerdesymptomaik im Vordergrund steht.

Es sei darauf hingewiesen, dass das Wirkungsprofil von *Sepia* in klassischer Weise die Senkungsbeschwerden der Frau erfasst.

Aletris farinosa D4, Dil.
Senkungsbeschwerden und Prolapsgefühl, auch nach Entbindungen.

Fraxinus americana, D3, Dil.
Senkungsbeschwerden, auch als Begleitsymptome eines Uterus myomatosus.

Helonias dioica, D4, Dil.
Senkungsbeschwerden, auch im Zusammenhang mit einem LWS-Syndrom.

Lilium tigrinum D6, Dil.
Senkungsbeschweden mit in den Unterbauch ausstrahlenden Schmerzen.

13.7.5 Mastopathien

Mastodynie und *Mastopathie* sind klassische Indikationen für Homöopathika. Gleiches gilt für *Laktationsstörungen*. Ebenso ist eine Homöotherapie der *Mastitis* möglich.

Bewährt hat sich das oben angegebene Behandlungsverfahren, wobei anstelle von *Mercurius solu-*

Tab. 13.4: Adjuvante Homöotherapie bei akuter Entzündungssymptomatik.

Tierische Homöopathika	Klinische Indikationen
Apis mellifica D6, Dil.	Akutes Entzündungsstadium
Lachesis mutus D12, Dil.	Hochakute Entzündung mit Sepsisgefahr*
Sepia D12, Tabl.	Chronische Adnexerkrankungen
Mineralische Homöopathika	
Mercurius solubilis D12, Tabl.	Akute Entzündungsstadium mit regionärer Lymphadenopathie
Mercurius bijodatus D6, Tabl.	Subakutes Entzündungsstadium (zur Resorption)
Kreosotum D6, Dil.	Chronische Entzündung mit übelriechendem Fluor vaginalis

***Initialtherapie:** Lachesis D12, Echinacea D6, Pyrogenium D30 (1 Amp. i. v.).
Danach: Lachesis D12, Echinacea D6, Mercurius solubilis D12, (1 – 2-mal täglich eine Mischinjektion i. v. bis zum Abklingen der Akutsymptomatik, längstens 10 Tage)

bilis in der Folge *Phytolacca americana* eingesetzt wird. (Tab. 12.8).

Alte Literaturhinweise über eine homöopathische Behandlung des Mammakarzinoms entsprechen nicht mehr dem heutigen Kenntnisstand.

Conium maculatum D6, Dil.
Indurierte benigne Knotenbildung bei Atrophie der Mammae.

Bellis perennis D3, Dil.
Entzündung und Schmerzen der Brustwarzen infolge eines Traumas.

Phytolacca americana D6, Dil.
Periodenabhängige Vergrößerung und Schmerzen der Mammae. Verzögerter Milcheinschuss; harte, knotige, gestaute Mammae.

Phytolacca americana D2, Dil.
Gespannte Mammae mit Knotenbildung bei Galaktorrhoe zur Reduzierung der Milchmenge.

Therapiestudie

Indikationen. Mastopathie mit zyklischer Mastodynie.

Präparat. Vitex agnus castus ∅, Caulophyllum thalictroides D4, Cyclamen D4, Ignatia D6, Iris D2, Lilium tigrinum D3, (Mastodynon®).

Studienart. Randomisierte Doppelblindstudie mit 97 Patientinnen.

Behandlungsart. 1. Zyklus als Ausgangsbasis (Beobachtungsphase), anschließend Prüfmedikation über 3 Zyklen mit 2mal täglich 30 Tropfen.

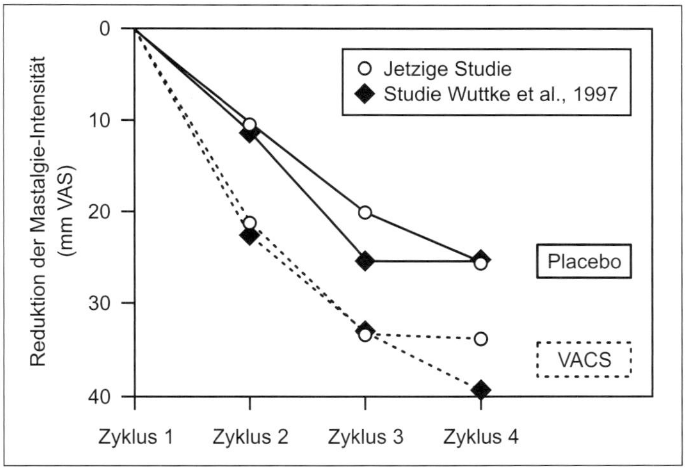

Abb. 13.10: Vergleich der erreichten Mastalgie-Reduktion (mm VAS) in der jetzigen Studie mit jener der Wuttke-Studie (Wuttke et al., 1977).
VAS = visual analogue scale
VACS = Vitex agnus castus extract-containing solution

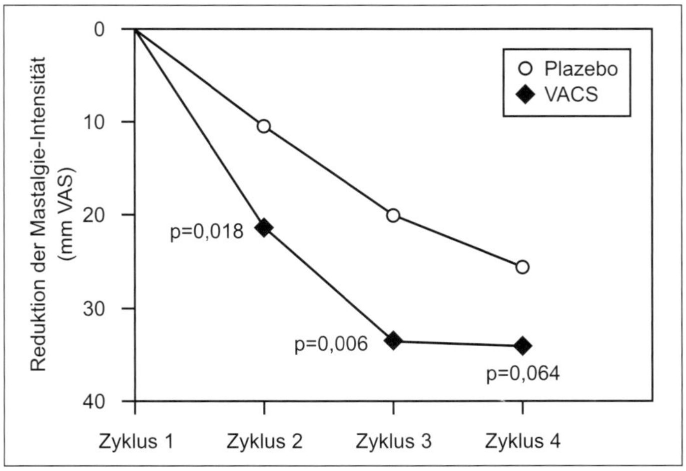

Abb. 13.11: Abnahme der Schmerzintensität, bestimmt mit VAS in mm und p-Differenz-Werte zu Plazebo für den 2., 3. und 4. Behandlungszyklus (Haluska et al., 1999).

Prüfkriterien. Visuelle Analog-Skala zum Brustschmerz-Verlauf an den prämenstruellen Tagen sowie kontinuierliches Schmerztagebuch.

Ergebnis. Der Rückgang der Schmerzsymptomatik war in der Verum-Gruppe signifikant schneller als in der Plazebo-Gruppe, am Ende der beiden ersten Behandlungszyklen mit $p = 0{,}006$ hochsignifikant (Abb. 13.10). Über unerwünschte Wirkungen wurde nicht berichtet (Halaska, 1999). Damit konnten die Ergebnisse einer anderen Forschergruppe reproduziert werden (Wuttke et al., 1997 (Abb. 13.11)).

Mit demselben Präparat wurde eine weitere plazebokontrollierte Doppelblindstudie bei 96 Frauen mit Fertilitätsstörungen durchgeführt (Gerhard et al., 1998). Bei Amenorrhoe und Lutealinsuffizienz waren Schwangerschaften unter Verum doppelt so häufig wie unter Plazebo.

Literatur

Allopathie

Arzneidrogen, Präparate

Adlercreutz, H.: Is genistein the key to soy's success. The Lancet. **16** (339): 1233 (1992).

Albertazzi, P., Panisini, F., Bonaccorsi, G., Zanotti, I., Forine, E., De Aloysio, D.: The effect of dietary soy supplementation on hot flushes. Obstetrics & Gynecology. **91**: 6–11 (1998).

Amann, W.: Amenorrhoe: Günstige Wirkung von *Agnus castus* (Agnolyt) auf Amenorrhoe. Z. Allg. Med. **58**: 228 (1987).

Amann, W.: Extr. Fruct. Agni casti sicc., ein pflanzliches Mittel mit vielfältiger Anwendungsmöglichkeit. Therapeutikon. **11**: 627, 632 (1988).

Arjmandi, B., Alehel, L., Hollis, B., Amin, D., Stacewicz-Sapuntzakis, M.: Dietary soybean protein prevents bone loss in an ovariectomized rat model of osteoporosis. J. Nutr. **126**: 161–167 (1996).

Bautze, H.J.: Untersuchungen über die Beeinflussung der Stilleistung durch Agnus castus. Med. Welt **5**: 189 (1953).

Bodinet, C., Freudenstein, J.: Influence of *Cimicifuga racemosa* on the Proliferation of Estrogen Receptor Positive Human Breast Cancer cells. Phytomedicine. **9**: 606–613 (2002).

Cassidy, A., Bingham, S., Setchell. K.: Biological effects of a diet of soy protein rich in isoflavones on the mentrual cycle of premenopausal women. Am. J. Clin. Nutr. **60** (3): 333–340 (1994).

Christoffel, V., Spengler, B., Jarry, H., Wuttke, W.: Prolactin inhibiting dopaminergic activity of diterpenes from *Vitex agnus castus*. In: Loew, D., Rietbrock, N. (Hrsg.) Phytopharmaka in Forschung und klinischer Anwendung, Steinkopff, Darmstadt 1989 S. 209.

Dallacker, F.: Brustkrebs, Förderung und Hemmung durch Lebensgewohnheiten und Umweltfaktoren. Wissenschaft und Umwelt. **2**: 99–117 (1995).

Düker, E.M., Kopanski, L., Jarry, H., Wuttke, W.: Effects of extracts from *Cimicifuga racemosa* on gonadotropin release in menopausal woman and ovariectomized rats. Planta Med. **57**: 420–424 (1991).

Franklin, M., Chi, J., McGavin, C., Hockney, R., Reed, A., Campling, G., Whale, R.W., Cowen, P.J.: Neuroendocrine evidence for dopaminergic actions of hypericum extract (LI 160) in healthy volunteers. J. Biol. Psychiat. **46**: 581–584 (1999).

Freudenstein, J., Dasenbrock, C., Nißlein, Th.: Lack of promotion of estrogen-dependant mammary gland tumors *in vivo* by an isopropanolic *Cimicifuga racemosa* extract. Canc. Res. **62:** 3448–3452 (2002).

Gerhard, I., Patek, A., Monga, B., Blank, A., Gorkow, L.: Mastodynon® bei weiblicher Doppelblindstudie. Forsch. Komplementärmed. **5**: 272–278 (1998).

Gorkow, C., Wuttke, W., März, R.W.: Evidence of efficacy of *Vitex agnus castus* preparation, In: Loew, D., Blume, H., Dingermann, Th. (Hrsg) Phytopharmaka in Forschung und klinischer Anwendung, Steinkopff Verlag, Darmstadt 1999, S. 209.

Gorkow, C., Wuttke, W., März, R.W.: Zur Wirksamkeit von *Vitex agnus castus*-Präparaten. Wien. Med. Wochenschr. **13**: 1–9 (2002).

Haller, J.: Das Eingreifen von Pflanzenextrakten in die hormonellen Wechselbeziehungen zwischen Hypophyse und Ovar. Z. Gebheilk. Gynäkol. **156**: 274–302 (1961).

Haller, J.: Kerngrößenveränderungen im Milzovar und Hypophyse. Z. Gebheilk. Gynäkol. **158**: 1–15 (1962).

Holt, S.: Phytoöstrogens for a healthier menopause. Alternative & Complementary Therapies. 1–5 (1997).

Jarry, H., Goekow, Ch., Wuttke, W.: Treatment of Menopausal Symptoms with Extracts of *Cimicifuga racemosa*: in vivo und in vitro evidence for estrogenic activity. In: Loew, D., Rietbrock, N. (Hrsg.) Phytopharmaka in Forschung und klinischer Anwendung. Steinkopff Verlag, Darmstadt: 1995, S. 99–112.

Jarry, H., Harnischfeger, G., Düker, E.: Untersuchungen zu endokriner Wirksamkeit von Inhaltsstoffen aus *Cimicifuga racemosa*. In vitro Bindung von Inhaltsstoffen an Östrogenrezeptoren. Planta med. **4**: 316–319 (1985).

Jarry, H., Leonhardt, S., Gorkow, C., Wuttke, W.: In vitro prolactin but not LH and FSH release is inhibited by compounds in extracts of *Agnus castus*: direct evidence for a dopaminergic principle by the dopamine receptor assay. Exp. Clin. Endocrinol. **102**: 448–454 (1994).

Jarry, H., Leonhardt, S., Wuttke, W., Behr, B., Garkow, Ch.: *Agnus castus* als dopaminerges Wirkprinzip in Mastodynon N. Z. Phytother. **12**: 77–82 (1991).

Kartnig, Th.: Vitex agnus castus – Mönchspfeffer oder Keuschlamm. Z. Phytother. **7**: 119–122 (1986).

Lauritzen, Ch., Reuter, H.D., Repges, R., Böhnert, K.J., Schmidt, U.: Treatment of premenstrual tension syndrome with *Vitex agnus castus*. Controlled, double-blind study versus pyridoxine. Phytomedicine. **4** (3): 183–189 (1997).

Lehmann-Willenbrock, E., Riedel, H.H.: Klinische und endokrinologische Untersuchungen zur Therapie ovarieller Ausfallerscheinungen nach Hysterektomie unter Belassung der Adnexe. Zent. Gynäkol. **110**: 611–618 (1988).

Li, J.X., Kadota, S., Li, H.Y., Miyahara, T., Wu, Y.W., Seto, H., Namba, T.: Effects of Cimicifugae rhizoma on serum calcium and phosphate level in low calcium dietary rats

and on bone mineral density in ovarectomized rats. Phytomedicine. **3**: 379–385 (1996).
Liebmann, B.: The soy story. Nutr. Action Health. **25** (7): 3–7 (1998).
Löhning, M.: Vortrag auf dem 3. Int. Congress on Phytomedicine, October 11.–13., 2000, Munich.
Meier, B., Berger, D., Hobery, E., Sticher, O., Schaffner, W.: Pharmacological activities of Vitex agnus-castus extracts in vitro. Phytomedicine. **7** (5): 373–381 (2000).
Miksicek, r.: Commonly occuring plant flavonoids hve estrogenic activity, celluar Pharmacology **44:** 37–43 (1993).
Milewicz, A., Gejdel, E., Sworen, H., Sienkiewicz, K., Jedrzjak, J., Teucher, T., Schmitz, H.: Vitexs agnus castus-Extract zur Behandlung von Regeltemponanomalien infolge latenter Hyperprolaktinämie. Arzneim. Forsch./Drug Res.: **43**: 752–756 (1993).
Morton, M.S., Chan, P.S.F., Cheng, C., Blacklock, N., Matos-Forreira, A., Abranches-Monteiro, L., Correira, R., Lloyd, S., Griffiths, K.: Lignangs and isoflavonoids in plasma and prostatic fluid in men: samples from Portugal, Hongkong and the United Kingdom. Prostate. **32**: 122–128 (1997).
Nestel, P.J., Pomeroy, S., Kay, S., Komesaroff, P., Behrsing, J., Cameron, J.D., West, L.: Isoflavones from red clover improve systemic arterial compliance but not plasma lipids in menopausal women. J. Clin. End. Met. **84**: 895–899 (1999).
Notelovitz, M.: Estrogen replacement therapy indications, contraindications and agent selection. Am. J. Ostet. Gynecol. **161**: 8–17 (1989).
Owen, R.T.: Ginseng, a pharmacological profile. Drugs of Today. **17** (8): 343–551 (1981).
Probst, V., Roth, O.A.: Über einen Pflanzenauszug mit hormonartiger Wirkung. Dtsch. med. Wschr. **79**: 1271–1274 (1954).
Propping, D., Böhnert, K.I., Peeters, M., Albrecht, M., Lamertz, M.: Vitex agnus castus, Behandlung gynäkologischer Krankheitsbilder. Therapeutikon **5** (11): 581–585 (1991).
Reinhold, E.: Der Einsatz von Ginseng in der Gynäkologie. Natur Ganzheitsmed. **4**: 131–134 (1990).
Roth, O.A.: Zur Therapie der Gelbkörperinsuffizienz in der Praxis. Med. Klin. **51**: 1263–1265 (1956).
Seidlová-Wuttke, Jarry H., Becker, T., Christoffel, V., Wuttke, W.: Evidence for selective estrogen receptor modulator activity in *Cimicifuga racemosa*, Abstract Worl Menopause Congress Berlin June, 10.–14.2002.
Wagner, H., Hörhammer, H., Frank, U.: Lithospermsäure, das antihormonale Wirkprinzip von Lycopus europaeus L. (Wolfsfuß) und Symphytum officinale L. (Beinwell). Arzneimittel-Forsch. (Drug Res.) **20**: 705–713 (1970).
Warnecke, G.: Beeinflussung klimakterischer Beschwerden durch ein Phytotherapeutikum, erfolgreiche Therapie mit Cimicifuga-Monoextrakte. Med. Welt **36**: 25/26 (1985).
Warnecke, G., Pfaender, H., Gerster, G., Gracza, E.: Wirksamkeit von Kava-Kava-Extrakten beim Klimakterischen Syndrom. Z. Phytotherapie **11**: 81–86 (1990).
Winterhoff, H.: Endokrinologisch wirksame Phytopharmaka. Z. Phytother. **8**: 169–171 (1987).
Winterhoff, H., Gumbinger, H.G., Sourgens, H.: On the antigonadotropic activity of Lithospermum and Lycopus species and some of their phenolic constituents. Planta med. 101–106 (1988).
Winterhoff, H., Gorkow, Ch., Behr, B.: Die Hemmung der Laktation bei Ratten als indirekter Beweis für die Senkung von Polaktin durch *Agnus castus*. Z. Phytother. **12**: 175–179 (1991).
Wuttke, W., Gorkow, C., Jarry, H.: Dopaminergic compounds in *Vitex agnus castus*. In: Loew, D., Rietbrock, N. (Hrsg.): Phytopharmaka in Forschung und klinischer Anwendung. Steinkopff, Darmstadt 1995, S. 81–91.
Wuttke, W., Seidlová-Wuttke, D., Gorkow, C., März, R.: Evidence for the clinical efficacy of a *Cimicifuga racomesa* preparation in climacteric woman, Abstract World Menopause Congress Berlin, June, 10.–14.2002.

Homöopathie

Buchheit, H., Elck, E.: Therapie klimakterischer Beschwerden mit einem hormonfreien Phytotherapeutikum (Cefakliman). extr. gynaecol. **11** (4): 229–232 (1987).
Dittmar, F.W., Wiesenauer, M.: Homöopathie in der Geburtshilfe. Gynäkol. Prax. **25**: 221–228 (2001).
Dotzer, F.: Therapie des Klimakteriums mit hormonfreien Arzneimitteln. Therapeutikon. **1**: 119–123 (1987).
Gerhard, I., Patek, A., Monga, B., Blank, A., Gorkow, C.: Mastodynon bei weiblicher Sterilität. Forsch. Komplementärmed. **5**: 272–278 (1998).
Gregl, A.: Klinik und Therapie der Mastodymie. Med. Welt. **36**: 242–246 (1985).
Halaska, N., Beles, P., Gorkow, C., Sieder, C.: Treatment of cyclical mastalgia with a solution containing a Vitex agnus castus extrakt: results of a Plazebo-controlled double-study. The Breast. **8**: 175–181 (1999).
Kubista, E., Müller, G., Spona, I.: Behandlung der Mastodynie: Klinische Ergebnisse und Hormonprofile (Mastodynon). Gynäk. Rdschr. **26**: 65–79 (1986).
Reimers, G.: Homöopathie bei weiblicher Sterilität. edition forschung. Hippokrates, Stuttgart 1997.
Schlüren, E.: Homöopathische Behandlung in der Frauenheilkunde. Allg. hom. Z. **216:** 241–245 (1971).
Schlüren, E.: Phytolacca und die weibliche Brust. Allg. hom Z. **218**: 201–205 (1973).
Schlüren, E.: Homöopathie in Frauenheilkunde, 8. Aufl. Haug, Heidelberg (2001).
Tannich, H.-J., Naumann, H.: Die Behandlung klimakterischer Beschwerden mit einem hormonfreien Regulans, TW Gyn. **3**, 5: 356–362 (1990).
Warnecke, G., Banzhaf, A.: Ein anderer Weg zur Behandlung des klimakterischen Syndroms – Erfahrungen mit Klimaktoplant, einer fixen Kombination homöopathischer Einzelmittel. Kassenarzt **41**: 27, 30–34 (1987).
Wiesenauer, M.: Rezidivierende gynäkologische Infektionen und Harnwegsinfektionen. Gynäkologie. **33**: 46–54 (2000).
Wiesenauer, M., Elies, M.: Gynäkologisch-geburtshilfliche Praxis der Homöopathie. 3. Aufl. Hippokrates, Stuttgart (1998).

14 Kinderkrankheiten

Hauptindikationen für Phytopharmaka:

14.1 Besonderheiten der Phytotherapie in der Pädiatrie

Die phytotherapeutische Behandlungsweise von Kinderkrankheiten unterscheidet sich nicht grundsätzlich von der bei Erwachsenen. Es gibt aber einige Regeln und Besonderheiten, die für die Therapie von Bedeutung sind (siehe weiterführende Literatur Schilcher, 1999). Sie sind nachstehend zusammengefasst:

Aus der Erfahrung ist bekannt, dass **Phytopharmaka** speziell im Kindesalter gut ansprechen, so dass oft auf stark wirkende Präparate verzichtet werden kann. Der Vorteil liegt dabei in erster Linie in dem allgemein guten *Nutzen-Risiko-Verhältnis*. Dies dürfte auch der Grund sein, weshalb die Phytopräparate in der Kinderheilkunde bei leichten Erkrankungen eine relativ hohe *Selbstmedikationsrate* haben.

Andererseits ist zu bedenken, dass die **Pharmakokinetik bei Kindern** nicht völlig mit der bei Erwachsenen übereinstimmt. Nicht selten weichen die *Dosierungsregeln* und notwendigen *Behandlungszeiträume* bei Kindern von der Norm ab. Bekannt ist z. B., dass in den ersten sechs Lebensmonaten die Entgiftungsmechanismen der Leber und Niere noch nicht voll ausgebildet sind. Dasselbe gilt für das Immunsystem, das im frühen Kindesalter noch nicht voll entwickelt ist.

Die heute zur Verfügung stehenden **kinderfreundlichen Applikationsformen** (z. B. Inhalate, Bäder, Salben, Zäpfchen, Sirupe, alkoholfreie Flüssigpräparate) erleichtern die Anwendung und erhöhen die Compliance.

Schließlich gibt es **typische Kinderkrankheiten**, die im Erwachsenenalter nicht oder selten auftreten und mit Phytopharmaka gut behandelt werden können (siehe hierzu Schilcher, 1999; Schimmel, 1991).

14.2 Akuter fieberhafter Infekt und Infektanfälligkeit

Beim akuten fieberhaften Infekt sollten *stark temperatursenkende Medikamente, Hustenblocker* oder Präparate zur *Unterdrückung der Nasensekretion* wegen der durch sie möglicherweise ausgelösten Suppression natürlicher Heilvorgänge und Abwehrmechanismen *nur in Ausnahmesituation* eingesetzt werden.

14.2.1 Nichtmedikamentöse Verfahren

(*Siehe auch Flade 1987.*)

Das **Aufwärmungsbad** mit Zusatz von *ätherischen Ölen* bewährt sich besonders bei Frösteln oder Schüttelfrost. Anschließend Anlegen einer *Schutzpackung* in Form eines kalten Rumpf- oder bei größeren Kindern eines *Ganzwickels* mit Wärmeflaschen an Füßen, Bauch und im Kreuz.

Wadenwickel dürfen *nur an warmen Beinen* angelegt werden.

Das reichliche Trinken von *schweißtreibenden* **Tees** wie z. B. Lindenblüten- oder Holundertees ist anzuraten (siehe Teerezepte).

Bei Fiebertemperaturen *über 39* °C ist ein kurzes **Abkühlungsbad** mit einer Temperatur von 1–2° unter der gemessenen Körpertemperatur empfehlenswert.

Fiebersenkend wirkt auch ein *kühler* **Einlauf** 1- bis 2mal täglich.

14.2.2 Phytotherapie

Zur *Erleichterung der lästigen Begleiterscheinungen* wie z. B. Kopfschmerzen, Unruhe, Schlaflosigkeit, werden Schmerzmittel oder Beruhigungsmittel verabreicht.

Immunstimulierende Präparate sind beim akuten grippalen Infekt höchstens noch zu Beginn der Erkrankung effektiv.

14.2.2.1 Phytopräparate – Fieberhafter Infekt, Grippe

a) Analgetika/Antipyretika z. B.

• Phytodolor® N Tropfen	100 ml enthalten 60 ml alkohol. Frischpflanzenauszug aus Zitterpappelrinde und -blättern, 20 ml echtem Goldrutenkraut und 20 ml Eschenrinde

Anwendungsempfehlung:

3 bis 4 mal täglich 10–20 Tropfen (Kinder 1 bis 4 Jahre), 20–30 Tropfen (Kinder ab 4 Jahren).

• Salix Bürger® Lösung	100 ml enthalten 100 ml gerbstofffreien Extrakt aus Weidenrinde (entspr. 30 mg Gesamtsalicin berechn. als Salicin)

Anwendungsempfehlung:

2 mal täglich 30–40 Tropfen bei Kindern ab 4 Jahren.

• Viburcol® Säuglings- und Kinderzäpfchen (Homöopath. Kombipräparat)	1 Suppos. enthält Chamomilla D1, Belladonna D2, Plantago major D3, Pulsatilla D2, Calcium carbonicum Hahnemann D8

Anwendungsempfehlung:

Bei akuten Beschwerden 1 bis 2 mal täglich 1 Zäpfchen bei Säuglingen, sonst 3–4 Zäpfchen.

b) Immunstimulantien z. B.

- Contramutan® Tropfen, Kindersaft*)
- Echinacea Hevert® purp. forte Hevert® Tropfen
- Esberitox® N Lösung/Tablette

* Homöopathisches Kombinationspräparat

- Echinacin® liquidum
- Salus® Echinacea Tropfen

siehe Kap. 10 Präparateliste „Immunmangelzustände“ S. 307.

Dosierung:

Kinder von 1 bis 4 Jahren 3 mal täglich 20–30 Tropfen, Kinder ab 4 Jahren 3 mal täglich 30–40 Tropfen oder 2–3 Tabletten.

Contramutan®-Saft: Kinder von 1 bis 4 Jahren 1/2 Esslöffel in Milch oder Tee; Kinder ab 4 Jahren 3 mal täglich 1 Esslöffel in Milch oder Tee.

14.2.2.2 Teemedikation

Im Vordergrund stehen Drogen mit *schweißtreibender (diaphoretischer)* Wirkung wie z. B. Holunderblüten oder Spierblume oder schwach *antipyretisch, antiphlogistisch* und *schmerzlindernde Drogen* wie z. B. Weidenrinde oder Spierblume.

Vor der Schwitzkur wird 1 Tasse voll möglichst heiß getrunken. 1 Esslöffel der Teemischung wird mit 150 ml kochendem Wasser überbrüht und 10 min lang ziehen gelassen.

Teerezepturen

z. B.

Birkenblätter	
Lindenblüten	
Holunderblüten	aa 30,0 g
Weidenrinde	30,0 g
Lindenblüten	40,0 g
Kamillenblüten	10,0 g
Spierblume	10,0 g
Orangenschalen	10,0 g
Weidenrinde	30,0 g
Spierblume	20,0 g
Lindenblüten	20,0 g
Holunderblüten	20,0 g

Als Geschmackskorrigentien eignen sich Orangenschalen (Aurantii pericarpium) oder Pfefferminzblätter (Menthae piperit. folium)

Anwendung:

3 bis 4 mal täglich 1 Tasse, hergestellt aus 1 Esslöffel der Teemischung als Aufguss (150 ml).

Bei *Lymphatikern* mit persistierender Lymphadenopathie und Tonsillenhyperplasie kann der gleichzeitige Einsatz von Lymphmitteln therapeutisch sinnvoll sein (siehe Homöopathie-Teil, S. 317).

Bei älteren Kindern hat sich eine *Kombination mit Eigenblutinjektionen* bewährt (vgl. Kap. 10).

Diese Maßnahmen sind in der Regel ausreichend, solange es sich um banale Infekte handelt und bakterielle Infektionen wie z. B. Streptokokken-, Haemophilus Influencae- und Pseudovirus-Infektionen („echte Grippe“) ausgeschlossen werden können. Gegen Rhinoviren aus der Familie der Picornoviren oder Caronaviren sind die aufgelisteten Phytopräparate wirkungslos.

Wenn die Erkältung längere Zeit ohne Besserung durch die genannten Maßnahmen anhält, muss eine Differentialdiagnose gestellt und eventuell eine Antibiotikatherapie eingeleitet werden.

14.3 Atemwegserkrankungen

14.3.1 Husten-Keuchhusten

Wir unterscheiden den **„unproduktiven“ Husten** und Husten, der wegen der Ansammlung von zähflüssigem Schleim als sog. „**produktiver Husten**“ bezeichnet wird.

Unproduktiver Husten

Hierfür stehen in erster Linie die Schleimdrogen und ihre Präparate (Mucilaginosa) zur Verfügung. Hierzu gehören
- Eibischwurzel (Althaeae radix),
- Isländisches Moos (Lichen islandicus),
- Malvenblüten/blätter (Malvae flos, Malvae folium) oder
- Königskerzenblüten (Verbasci flos).

Diese Schleimstoffe mildern den Husten dadurch, dass sie im Bronchialtrakt durch Bindung an die Hustenrezeptoren deren Empfindlichkeit herabsetzen.

Mit Ausnahme des Eibischwurzel-Tees wird von den oben genannten geschnittenen Drogen 1 Esslöffel (ca. 3–4 g) mit ca. 200 ml heißen Wassers übergossen und einige Zeit ziehen gelassen.

Eibischwurzel wird *kalt angesetzt* und der Auszug nach 2–3 Stunden stehenlassen, abgeseiht, kurz aufgekocht und dann getrunken, wobei der Tee kurze Zeit vor dem Schlucken im Mund behalten werden sollte.

Ein ganz anderer Mechanismus liegt den im Opium enthaltenen Alkaloiden Codein und Noscapin zu Grunde. Diese dämpfen das Hustenzentrum im Stammhirn. Von beiden Verbindungen sollte nur das nebenwirkungsärmere Noscapin und auch dieses nur bei älteren Kindern bei quälendem Husten zur Anwendung kommen.

Husten mit zähflüssigem Schleim

Zur Verflüssigung des zähflüssigen Schleims (Sekretolyse) sind Saponindrogen gut geeignet. Diese erniedrigen die Oberflächenspannung des Schleimes. Außerdem regen sie reflektorisch das Flimmerepithel und damit die Ziliartätigkeit an, so dass das Abhusten erleichtert wird. Wichtige Drogen sind

- Efeublätter (Hederae helicis folium),
- Primelblüten und -wurzel (Primulae flos und radix),
- Süßholzwurzel (Liquiritiae radix).

Keuchhusten (Pertussis)

Keuchhusten, eine akute Infektionskrankheit, die durch den Erreger *Bordetella pertussis* ausgelöst wird, kann durch Schädigung der Bronchialschleimhaut zu schweren Hustenanfällen führen, die vor allem bei Säuglingen zu gefährlichen Komplikationen führen können. Keuchhusten wird üblicherweise mit Antibiotika behandelt. Phytotherapeutika können jedoch adjuvant eingesetzt werden, um den krampfartigen Reizhusten und den Hustenanfall zu mildern oder durch Sekretolytika die Bildung von zähem auswurfhemmenden Schleim zu verhindern.

In Frage kommen Extraktpräparate oder Tees von folgenden Drogen allein oder in Kombination z. B. mit Schleimdrogen

- Efeublätter (Hederae helicis folium),
- Sonnentaukraut (Droserae folium),
- Thymiankraut (Thymi herba),
- Anisfrüchte (Anisis fructus).

Phytopräparate – Husten, Keuchhusten

• Biotuss® N Hustensaft für Kinder	100 g enthalten 0,20 g Thymianfluidextrakt
• Phytohustil Hustenreizstiller Sirup	100 g enthalten wässriges Mazerat aus 35,61 g Eibischwurzel
• Prospan® Tropfen/ Saft/ Zäpfchen	100 g enthalten 2 g/0,7 g/0,8 g Efeublätter-Extrakt
• Thymipin® Hustensaft/ Zäpfchen	1 ml Lösung/1 Suppos, enthalten 405 mg/ 31,25 mg Thymianfluidextrakt

Dosierung:

Für Kinder von 1 bis 4 Jahren ca. 40 Tropfen, für Kinder über 4 Jahren ca. 65 Tropfen/Tag.
Hustensaft: Säuglinge und Kinder bis 2 Jahre 2 mal täglich einen halben Teelöffel, Kinder über 2 Jahre 2 mal täglich 1 Teelöffel.
Zäpfchen: 1 bis 2 mal täglich 1 Zäpfchen bei Säuglingen und Kleinkindern, Kinder ab dem 2. Lebensjahr 1–2 mal täglich 2 Zäpfchen.

Teerezepturen:

Thymiankraut (Thymi herba)	40,0 g
Sonnentaukraut (Droserae herba)	40,0 g
Anisfrüchte (Anisi fructus)	15,0 g
Königskerzenblüten (Verbasci flos)	5,0 g

Thymiankraut (Thymi herba)	40,0 g
Sonnentaukraut (Droserae herba)	40,0 g
Anisfrüchte (Anisi fructus)	15,0 g
Eibischwurzel (Althaeae radix)	10,0 g

Weitere Präparate siehe Kapitel 4 Atemwegserkrankungen S. 108.

14.3.2 Sinusitis

Die **akute** Sinusitis wird mit einem Sekretolytikum und unterstützend mit Dampfbädern von Kamilleblüten bzw. -Extrakt oder Thymian-Öl behandelt.

Zur Inhalation verwendet man Kamillenblüten oder alkoholische Kamillen-Fertigpräparate. Als

Regel gilt, dass etwa 30 g Kamillenblüten, oder 20 ml des Kamillen-Fertigpräparates auf 1 Liter heißen Wassers gegeben werden. Die Wassertemperatur muss zu Beginn der Inhalation mindestens 90° betragen. Da die Inhalation bei Kindern nicht immer einfach durchzuführen ist und dadurch häufig die erzielten Kamillendampfkonzentrationen zu niedrig ausfallen, sollten vor allem bei Kleinkindern normale Inhalatoren, Thermoinhalatoren oder Ultraschallverdampfer eingesetzt werden.

Für die Behandlung der **chronischen Sinusitis** als Folge einer nicht völlig ausgeheilten oder einer rezidivierenden Nasen- und Racheninfektion, kommt die Phytotherapie nur adjuvant zu einer meist nötigen Antibiotikatherapie in Frage. Als Phytopräparate verwendet man Sekretolytika und Immunstimulantien.

Phytopräparate-Sinusitis

z. B.

• Sinuforton® Kapseln	1 Kaps. enthält 30 mg Anisöl, 30 mg Primelwurzelextrakt und 70 mg Thymiankrautextrakt
• Sinupret® Tropfen	100 g enthalten 29 g Auszug aus Enzianwurzel, Sauerampferkraut, Holunderblüten, Schlüsselblumenblüten mit Kelch u. Eisenkraut

Anwendungsempfehlung:

Sinoforton: Kinder ab 12 Jahre 3 mal tägl. 1 Kapsel. Sinupret: Kinder über 6 Jahre 3 mal täglich 25 Tropfen, Kinder von 2 bis 6 Jahren 3 mal täglich 15 Tropfen.

14.3.3 Rhinitis-Pollinosis

Sie ist sehr häufig eine Begleiterscheinung von allgemeinen Erkältungskrankheiten (Schnupfen) und der Pollenallergie (Pollinosis). Die phytotherapeutische Behandlung kann nur in der äußerlichen Anwendung schleimhautabschwellender und antientzündlicher Mittel z. B. Nasensalben oder Nasensprays bestehen. Für die orale Behandlung stehen derzeit ein Pestwurz-(Petasites)Extrakt (Petadolex u. Petaforce®) und homöopathische Präparate zur Verfügung.

Phytopräparate – Rhinitis

• Babiforton® Inhalat	10 g enthalten 3,3 g Eukalyptusöl, 3,3 g Kiefernnadelöl und 0,3 g Pfefferminzöl
• Denosol® Erkältungsraumspray	100 ml enthalten 2,05 g Cineol (Eukalyptol), 0,37 g Levomenthol, 0,12 g Campher und 0,04 g Thymol
• Liniplant® Inhalat	1 g enthält 700 mg Eukalyptusöl, 250 mg Cajeputöl

Anwendungsempfehlung:

Bei Säuglingen und Kleinkindern 3 bis 5 mal täglich 2–4 Tropfen auf Wäschestück in der Nähe der Atmungsorgane auftropfen.

• Petadolex® • Petaforce®	siehe Präparateliste Kap. 4.4.2.10 u. Kap. 8.3.5

Pollinosis-Präparate

siehe Homöopathika S. 127

14.3.4 Bronchitis

Neben den unter „Pertussis" genannten Antitussiva und Sekretolytika eignen sich für die adjuvante Behandlung vor allem das Einreiben mit antiphlogistisch wirkenden Salben, die nicht reizende Ätherischöle enthalten und zusätzliche innerlich Immunstimulantien.

Die Salben-Präparate unterscheiden sich nur in der Wirkstoffstärke von denen, die bei Erwachsenen eingesetzt werden bzw. sie dürfen nur in geringer Menge auf die Haut aufgetragen werden. (siehe Kapitel 4, S. 109)

Weitere Behandlungsmöglichkeiten:
- Echinacea-Präparate (z. B. Echinacin liquidum) oder Umckaloabo-Tinktur
- Echinacin-Präparate in Kombination mit einem Chemotherapeutikum (z. B. Erythromycin oder oral Penicillin), oder das
- Chemotherapeutikum allein.

Therapiestudien

Indikation. Infektanfälligkeit auf Grund einer temporären Abwehrschwäche und Therapie akuter chronischer Atemwegsinfekte.

Mit dem alkoholfreien **Echinacin® Saft** gibt es zwei Studien bei Kindern mit akuten Atemwegsinfekten im Bereich der oberen Atemwege (Ertel et al. 1999; Günning and Steele (1999).

a) Anwendungsbeobachtung bei 1327 Kindern ab dem 2.–5. Lebensjahr (mit mindestens 2 Infekten (Jahr), Dosierung: 3 × 2,5 ml (2–5 Jahre), 3 × 5,0 ml (6–12 Jahre) über 10 Tage. Ergebnis: 80 % Beurteilung durch Ärzte + Eltern gut bis sehr gut.

b) Multicenter-Studie mit 455 Kindern in 34 Prüfzentren.

Indikation. Infektanfälligkeit auf Grund einer temporären Abwehrschwäche und Therapie akuter chronischer Atemwegsinfekte.

Mit **Umckaloabo-Tinktur** wurden zwei kontrollierte Studien durchgeführt:
a) Bei dieser Studie handelte es sich um eine multizentrische, offne Beobachtungsstudie mit 742 Kindern im Alter von durchschnittlich 3 + 4 Jahren. 83 % der Kinder litten an akuter Bronchitis, 2,3 % an akuter Exazerbation einer chronischen Bronchitis mit durchschnittlich vier Rezidiven/Jahr. Bei den meisten Kindern lagen typische und vielfachmultiple Begleitinfektionen vor. Die Dosierung für die Umckaloabo-Tinktur betrug je nach Alter 3 mal täglich 5 Tropfen (bis 2 Jahre), 3 mal täglich 10 Tropfen (2–6 Jahre) und 3 mal täglich 20 Tropfen (über 6 Jahre). Dauer der Behandlung 14 Tage. Zielparameter für die Beurteilung der Behandlung war die Veränderung des Gesamtscores bestehend aus den 5 Einzelsymptomen Husten, Auswurf, Atemnot, Rasselgeräusche und Brustschmerzen. Ergebnis: Bei 90,2 % der Kinder kam es zu einer völligen Remission oder deutlichen Besserung der Beschwerden. Die Verträglichkeit wurde von 94,9 % der Prüfärzte mit Höchstnoten bewertet (Haidvogl et al. 1996).

b) Bei der zweiten Studie handelte es sich um eine prospektive, randomisierte, kontrollierte, offene Studie im Vergleich zu dem Mukolytikum Acetylcystein. An dieser Studie nahmen 60 Kinder im Alter von durchschnittlich 8–9 Jahren teil. Dosierung: Umckaloabo-Tinktur in den ersten ein bis zwei Tagen stündlich 20 Tropfen (maximal 12 ml/Tag), danach 3 mal täglich 20 Tropfen. Acetylcystein: 2 mal täglich 200 mg (2 Beutel). Ergebnis: Der Anteil der Patienten, bei denen am Behandlungsende alle bronchitistypischen Symptome beseitigt waren, betrug in der Umcka-Gruppe 76,7 %, in der Acetylcysteingruppe 56,7 %. Das Abklingen der Symptome war in der Umckagruppe rascher als in der Acetylcysteingruppe (Blochin et al. 1999)

Phytopräparate – akute Bronchitis

- Echinacin liquid — siehe Kap. 14.2.2.1 S. 368/369.
- Umckaloabo-Tinktur — siehe Kap. 14.4 S. 373.

14.4 Entzündungen des Mund- und Rachenraumes

Die Behandlung erfolgt wie beim Erwachsenen durch *Inhalation, Gurgeln und Lutschen oder Einpinseln* mit entsprechenden Phytopräparaten. Bei infektiösen Entzündungen wie z. B. Angina dienen Phytopräparate nur zur adjuvanten Behandlung (siehe hierzu auch Kap. 4: „Atemwegserkrankungen“).

Der **Mundsoor**, die **Candidose der Mundschleimhaut**, kann durch Einpinseln mit unverdünnter oder 1:1 mit abgekochtem Wasser oder Kamillentee verdünnter Myrrhen- oder Ratanhia-Tinktur behandelt werden.

Bei bakteriellen Infektionen (z. B. Tonsillitis) dienen Phytopräparate wie z. B. Umckaloabo-Tinktur oder das Homöophatikum Tonsipret® (Tonsillitis PMD) nur zur adjuvanten Behandlung

Zum *Inhalieren* eignen sich besonders Kamillenblüten (Chamomillae flos) oder entsprechende Kamillenextrakt-Fertigpräparate (siehe Phytopräparate S. 119).

Zum *Gurgeln* stehen Auszüge aus *Salbeiblättern* (Salviae folium) oder Fertigpräparate wie z. B. Salviathymol® liqu., *Spitzwegerich-Kraut* (Plantaginis lac. herba) als Infus, Frischpflanzenpresssaft oder Sirup oder *Myrrhe* als Tinktur zur Verfügung (siehe auch Phytopräparate Kap. 4, S. 122).

Zum *Lutschen* empfehlen sich *Salbei-* oder *Isländisch-Moos-Pastillen* (siehe Phytopräparate).

Seit kurzem hat auf Grund von neuen Studien die Umckaloabo Tinktur zur Behandlung der Nicht-streptokokkenbedingten Tonsillopharyngitis bei Kindern Akzeptanz gefunden (siehe hierzu auch Behandlung der akuten Bronchitis von Erwachsenen; Kapitel 4, Seite 105).

Therapiestudie

Indikation. Nicht-streptokokkenbedingte Tonsillopharyngitis bei Kindern

Präparat. Umckaloabo® Tropfen (*P. sidoides* Extrakt 7630)

Studienart. Multizentrische, prospektive, randomisierte, doppelblinde, plazebokontrollierte Studie mit 144 Kindern im Alter von 6–10 Jahren nach dem adaptiv-sequentiellen Design, 73 Kinder in der Verum- und 71 Kinder in der Plazebo-Gruppe.

Applikationsform. 3 mal täglich 10–15 Tropfen über einen Zeitraum von 6 Tagen. Bei Fieber $\geq$ 38,5 °C war die Verabreichung von Paracetamol-Zäpfchen erlaubt.

Prüfkriterium. Nach Eingangsuntersuchungen am Tag 0 mit vollständiger HNO-Anamnese (5 Tonsillitis-typische Symptome) nach einer 4-Punkte-Skala erfolgten Kontrolluntersuchung nach 2, 4 und 6 Tagen. Zielkriterium war die Veränderung der Gesamtscores der tonsillitisch-typischen Symptome am Tag 4.

Ergebnis. Die Mittlere Abnahme der tonsillitis-typischen Gesamtscores am Tag 0 bis Tag 4 lag in der Umckaloabo-Gruppe bei 7,1 ± 2,1 Punkten und in der Plazebo-Gruppe bei 2,5 ± 3,6 Punkten. Das 95 % Konfidenzintervall für den Unterschied zwischen den beiden Gruppen war unter dem vordefinierten Minimalwert signifikant (Heger und Bereznoy, 2002).

Phytopräparate – Entzündungen des Mund- und Rachenraumes

Zur Pinselung bei Mundsoor z. B.

• Inspirol® P forte Tinktur	10 ml enthalten 10,0 ml Myrrhentinktur
• Lomasatin® M Tinktur	50 ml enthalten 46,4 g Myrrhentinktur DAB
• ratioSept® Mund- und Rachentinktur Lösung	1 ml enthält 1 ml Ratanhiatinktur DAB

Anwendungsempfehlung:

Die Myrrhen- oder Ratanhiatinktur wird 1:1 mit abgekochtem Wasser oder Kamillentee verdünnt und die Lösung mit einem Wattestäbchen auf die Soor befallene Mundschleimhaut aufgestrichen.

Zum Gurgeln und Mundspülen z. B.

• Kamillin Robugen® Konzentrat Lösung	100 g Lösg. enthalten Auszug aus 95,8 g Kamillenblüten (entsprechend 50 mg Levomenol und 10–40 mg Apigenin)
• Salus® Salbei-Tropfen	100 g enthalten alkohol. Auszug aus 15 g Salbeiblätter

Anwendungsempfehlung:

Entsprechend den Präparatehinweisen mehrmals täglich 2–3 ml auf 1 Glas warmes Wasser.

• Umckaloabo® Tropfen	100 g enth. 80 g enthanol. Auszug (1 + 10) aus den Wurzeln von Pelargonium sidoides/reniforme

Kinder über 12 Jahren bei akuten Infektionen 3 mal tägl. 20–30 Tropfen.
Zur nachfolgenden Behandlung, insbesondere bei chronischem Krankheitsverlauf oder häufigen Rückfällen 3 mal tägl. 10–20 Tropfen. Kinder im Alter von 6–12 Jahren bei akuten Infektionen 3 mal tägl. 10–20 Tropfen. Kinder unter 6 Jahren je nach Alter 3 mal tägl. 5–10 Tropfen.

• Tonsipret®, früher Tonsillitis PMD Tropfen	100 g fl. Verdünnung enth. 20 g Phytolacca D1, 40 g Guaiacum D4, 40 g Capsicum D4

• Meditonsin® H Lösung (Homöopathisches Präparat)	100 g enthalten 10 g Aconitum D5, 50 g Atropinum sulfat. D5 und 40 g Mercurius cyanatus D8

Anwendungsempfehlung:

Tonsipret®: Am 1. Tag bis zu 5 mal 10 Tropfen, ab 2. Tag 3–4 mal 10 Tropfen.

Meditonsin®: Mehrmals täglich 1–3 Tropfen bei Säuglingen ab 7 Monaten, bei Kleinkindern ab 1 Jahr 2–5 Tropfen und bei Kindern von 6 bis 12 Jahren 3–6 Tropfen.

14.5 Mittelohrentzündungen

Die Mittelohrentzündung (*Otitis media*), die als virale Form (meist beidseitig) oder bakterielle Form auftritt und in der Regel mit starken Ohrenschmerzen und Fieber einhergeht, wird mit *Antibiotika* behandelt. Adjuvante Behandlung mit einem Immunstimulans hat sich in der Praxis bewährt (kleinere Infektdauer und Minimierung von unerwünschten Wirkungen!).

Zur *adjuvanten Behandlung* eignen sich auch Homöopathika (siehe S. 383) und aus dem phytotherapeutischen Bereich *Senfmehl-, Zwiebel- oder Heilerde-Umschläge*. Senfmehl- und Zwiebel-Umschläge wirken im Sinne des Counterirritant-Prinzips antiphlogistisch, Heilerde Umschläge dagegen durch Wärmeentzug.

Bereitung

Senfmehlumschläge werden in der Weise bereitet, dass frisches(!) stechend riechendes Senfmehl mit warmem Wasser zu einem dünnen Brei (wie Omlettenteig) gerührt, auf ein Leinwandläppchen gestrichen, hinter dem Ohr ca. 10–15 Minuten auf die Haut aufgelegt und nach dieser Zeit die Auflage sofort wieder entfernt wird. Hautrötung und Brennschmerz beachten!

Zwiebelwickel werden bereitet, indem feingehackte rohe Zwiebel auf eine Zellulosegaze gegeben und in gleicher Weise auf die Haut gebracht werden. Die Auflage kann längere Zeit verbleiben.

Heilerdewickel werden mit kalt angeteigtem Heilerdebrei hergestellt. Nach dem Antrocknen wird gewechselt.

14.6 Magen-Darm-Erkrankungen

14.6.1 Appetitlosigkeit (Anorexia nervosa)

Appetitlosigkeit, auch als Teilsymptom einer *Anorexia nervosa*, ist eine vor allem bei neuropathischen und asthenischen Kindern bzw. jungen Mädchen häufig zu beobachtende Störung. Die symptomatische Behandlung ist, sofern Organkrankheiten ausgeschlossen wurden, eine adjuvante Maßnahme. Man bedient sich in erster Linie karminativ wirkender Phytopräparate, sog. „**Amara-Aromatika**“, mit niedrigem Bitter- bzw. Scharfstoff- und gleichzeitig hohem Ätherischöl-Gehalt.

Diese Drogen wirken kräftig tonisierend, sekretionsfördernd und dadurch appetitanregend.

Phytopräparate – Appetitlosigkeit

z. B.

• Anorex® N Tropfen	100 g enthalten alkohol. Auszug aus 7 g Wermutkraut, 7 g Enzianwurzel und 6 g Angelikawurzel
• Carvomin® forte Lösung	100 g enthalten 100 g wässrigen Auszug aus 2,0 g Angelikawurzel, 8,7 g Benediktenkraut und 8,7 g Pfefferminzblätter

Anwendungsempfehlung:

Kinder ab 4 Jahren 3 mal täglich 15–20 Tropfen in 1 Glas Wasser vor den Mahlzeiten.

• **Pomeranzenschalen-Tinktur** (Aurantii amarae Tinct.)

3 mal täglich 20 Tropfen in Wasser oder auf Zucker vor jeder Mahlzeit.

• **Bewährte Rezeptur**: *Amarum tonicum stomachicum*

Aurantii amarae Tinct.	1,0 g
Gentianae Tinct.	9,0 g
Calami Tinct.	10,0 g

D.S. vor jeder Mahlzeit 10 Tropfen in ½ Glas Wasser schluckweise trinken.

14.6.2 Magenbeschwerden

Dazu zählen das Reizmagen-Syndrom, Magenkrämpfe, Völlegefühl oder Übelkeit. Sie sind z. B. die Folge von schwer verdaulichen Nahrungsmitteln, hastigem Essen, zu kalt oder heiß gegessenen Speisen, einfachen Infektionen, Schul- und Prüfungsstress, häuslicher Streit usw.

Vor einer phytotherapeutischen Behandlung sind oft diätische Maßnahmen, Bettruhe mit Wärmflasche oder feuchtwarmen Umschlägen auf den Bauch ausreichend.

Als Phytopräparate eignen sich Kamillen-, Melissen- oder Pfefferminz-Tee. Zusätzlich gibt es eine Reihe von Drogenmischungen als bewährte „Magentees". (siehe Phytopräparate S. 141).

14.6.3 Meteorismus

Dieses bei Klein- und Kleinstkindern sehr häufig auftretende Beschwerdebild lässt sich ähnlich wie bei der Appetitlosigkeit gut mit karminativ wirkenden Tees, Tinkturen oder Einreibungen in die Nabelgegend bekämpfen. Dies gilt auch für Nabelkoliken.

Phytopräparate – Magen-Darm-Erkrankungen

z. B.

- Kamillosan® Lösung, Kamille® Spitzner-N, Kamillin® Konzentrat, Salus® Kamillentropfen

(nach Anweisung des Arztes bzw. nach den Präparatehinweisen)

Teerezepturen und Einzeltees (siehe Schilcher, 1991).

- Z. B. „*Windtee*" (Species deflatulentis)
  Rp:

Kamillenblüten conc.*	30,0
Pfefferminzblätter conc.	15.0
Kümmelfrüchte cont.**	20,0
Fenchelfrüchte conc.	30,0
Orangenschalen conc.	5,0

  D.S. Bei Bedarf eine Tasse, für Säuglinge 50–100 ml im Fläschchen.

- „*AFK-Tee*"-*Rezeptur*
  Rp:
  Anisfrüchte cont.
  Fenchelfrüchte cont.
  Kümmelfrüchte cont. aa 30,0
  D.S. Bei Bedarf mehrmals täglich eine Tasse.

- *Fenchel-Tee* (Foeniculi fruct. cont.)

- *Pfefferminz-Tee* (Menthae pip. folium conc.)

- „*Kümmeltropfen*"-*Rezeptur*
  Rp:

Kümmelöl	20,0
Baldrian-Tinktur (aeth.)	
Karminativ-Tinktur	aa 10,0

  D.S. 3mal tägl. 10–20 Tropfen.

- **Einreibmittel**
  Z. B. Windsalben, die Basilikumöl (Basilici aeth.), Kirschlorbeeröl (Lauri cerasi aeth.), Majoranöl (Majoranae aeth.) oder andere karminativ wirkende Öle enthalten. Kümmelöl oder eine 10 %ige Lösung von Kamillenöl (aeth.) in Olivenöl haben sich zum Einreiben in die Nabelgegend bestens bewährt. Einige Tropfen mehrmals täglich einmassieren.

* concisum = geschnitten
** contusus = gestoßen

14.6.4 Dyspepsien, Durchfälle

(Siehe auch Harnack, 1986.)

Heftige Durchfälle, die länger als 3–4 Tage andauern oder solche, die mit hohem Fieber oder Blut im Stuhl verbunden sind, müssen zur Ursachenklärung in eine Klinik eingewiesen werden, wo sofort Elektrolytbestimmungen, Stuhluntersuchungen und Infusionen möglich sind.

Bei unspezifischen kurzzeitigen Diarrhöen, z. B. von Sommerdiarrhöen, ob infektiöser, diätetischer oder psychogener Natur, steht der **Wasser-** und **Elektrolytersatz** im Vordergrund. Da Kochsalz, Kaliumchlorid und Natriumcarbonat von Kleinkindern und besonders Säuglingen nicht akzeptiert werden, ist eine Kombintion mit wohlschmeckenden Tees, sog. *Glucose-Elektrolyt-Tees* oder Aufbaunahrung zu empfehlen (Pilars de Pilar, 1991). In Tab. 14.1 sind beispielhaft Glucose-Elektrolyt-Lösungen für Tees oder Aufbaunahrung aufgelistet.

Als *Hausrezepte* haben sich die in Tab. 14.2 angegebenen Kombinationen bewährt:

Für den **Diät- bzw. Nahrungsaufbau** eignen sich Karottensuppe, Reisschleim, Apfelbrei und Bananenbrei.

Tab. 14.1: Glucose-Elektrolyt-Lösungen für Tees oder Aufbaunahrungen (ca. 150 ml/kg Körpergewicht und Tag in mmol/l) (Pilards de Pilar, 1991).

WHO-Rezept oder Elotrans neu		**GES 60**	**GES 45**	**Oralpädon**	**Humana-Heilnahrung + Elektrolyt**	**Töpfer Reisschleim* + Elektrolyt**
Glucose	111 mmol	110	160	277	100	Glucose Maltose-Dextrin
Na^+	90	60	45	30	46	55
K^+	20	20	25	20	35	30
Cl^-	80	50	45	30	45	60
$Citrat^-$	10	30 HCO_3^-	25 HCO_3^-	20 HCO_3^-	12 $Citrat^-$	25 HCO_3^-
Summe	311	270	300	377	238	218

* Die Ionen-Zusammensetzung entspricht 3,73 g/100 g Kaliumchlorid, 3,72 g/100 g Natriumhydrogencarbonat und 3,05 g/100 g Natriumchlorid.

Tab. 14.2: Hausrezepte zur Behandlung kurzzeitiger Diarrhöen (Pilars de Pilar, 1991).

Ein Liter Schwarzer- beziehungsweise Fencheltee wird versetzt mit:
Für Erwachsene und Kinder
zwei Esslöffeln Glucose
1/2 Teelöffel Kochsalz
1/2 Teelöffel KCl
1/2 Teelöffel Backpulver (= $NaHCO_3$)
1/2 Teelöffel Kochsalz
Für Säuglinge
3 bis 4 Esslöffeln Glucose
1/4 Teelöffel Kochsalz
1/4 Teelöffel KCl
1/4 Teelöffel $NaHCO_3$

An *Fertigpräparaten* stehen zur Verfügung:

z. B. Aplona® Granulat	1 Beutel enthält 4,9 g getrockn. Apfelpulver
Traxaton® Tabletten	1 Tablette enthält 140 mg Eichenrindenextrakt
Myrtilli fructus (Heidelbeeren)	Tagesdosis ca. 30 g Droge = 3 g gehäufte Esslöffel Droge auf 400 ml Wasser, die gesamte Menge über den Tag verteilt trinken.
Perenterol® 250 mg Pulver	1 Beutel (m. 765 mg) Pulver enthält 250 mg Trockenhefe aus *Saccharomyces boulardii*

oder die Präparate:

Hamadin Kapseln, Omniflora®

Akut Hefekapseln mit gleicher Zusammensetzung

Säuglingsdyspepsien nur im Rahmen ärztl. Verordnung

• Bessau Reisschleim-Elektrolyt Diät, Töpfer	Granulat enthält Reis, Glucose, Maltodextrin, Kaliumchlorid 3,73 g/100 g, Natriumhydrogencarbonat 3,72 g/100 g, Natriumchlorid 3,05 g/100 g und Aromastoffe

Inhalt eines Beutels (11,3 g) mit abgekochtem Wasser in Trinkflasche anschütteln und auf 200 ml auffüllen. Während 8–12 h 80–100 ml Trinklösung/kg KG zuführen.

! Das synthetische motilitätshemmende Antidiarrhoikum Loperamid (z. B. Imodium®) darf bei Kindern nur unter Kontrolle des Arztes, keinesfalls in Selbstmedikation, verabreicht werden (vgl. Kapitel 5, S. 163).

14.6.5 Obstipation

Die am häufigsten durch psychische Faktoren (Stress, Ängste) ausgelöste Obstipation sollte, wenn die Beseitigung der Ursachen keinen Erfolg zeigt oder nicht möglich ist, in erster Linie mit „milden Laxantien" versucht werden. Hierzu gehört die Anwendung von z. B.

- Leinsamen (Lini semen),
- Flohsamen (Psyllii semen)
- Milchzucker, Lactulose oder
- Kleie („Ballaststoffe") (vgl. Kapitel 5, S. 178).

Nur in hartnäckigen Fällen und dann nur kurzzeitig können *Anthranoid*-Präparate eingesetzt werden. Hierfür eignen sich die relativ mild wirkenden Drogen wie Faulbaumrinde (Frangulae cortex), Rhabarberwurzel (Rhei radix) oder Kombinationspräparate, in denen diese Abführdrogen bzw. Extrakte mit Quellstoffen in Kombination vorliegen (siehe Phytopräparate).

Phytopräparate – Obstipation

Anthranoidfreie Präparate z. B.

• Agiocur® Granulat	5 g (~ 1 Teelöffel) enthalten 3,25 g Flohsamen und 0,11 g Flohsamen-Schalen

Anwendungsempfehlung:

Nach Anweisung des Arztes.

• Glycilax® für Kinder Suppositorien	1 Supp. enthält 0,75 g Glyzerol 85 %

Anwendungsempfehlung:

Für Säuglinge 1 Suppositorium und Kinder 1 bis 2 Suppositorien.

• Lactocur® Sirup	100 ml enthalten 121,2 g Lactulose Lösung (50 %) bestehend aus 60,6 g Lactulose

Anwendungsempfehlung:

Für Säuglinge und Kleinkinder 4 mal täglich 3 g Lactulose als Basistherapie (zur Kur), wenn erforderlich 2 bis 3 mal wiederholen.

Anthranoidhaltige Präparate z. B.

• Liquidepur® N Lösung	100 ml enthalten 1–1,334 g Alexand. Sennesfrüchte entsprechend 200 mg Hydroxyanthracen-Glykoside berechnet als Sennosid B

Anwendungsempfehlung:

Kinder ab 12 Jahren 1 Teelöffel abends einnehmen.

• Neda® Früchtewürfel	1 Würfel enthält 0,5 g Sennesblätter Pulver und 0,5 g Tinnevelly Sennesfrüchte Pulver

Anwendungsempfehlung:

Kinder ab 10 Jahren 1/4–1/2 Würfel abends einnehmen.

14.7 Reizblase – Enuresis nocturna

Die adjuvante phytotherapeutische Behandlung zielt bei der Reizblase auf eine Kräftigung des Schließmuskels und eine Sedierung.

Die zur Verfügung stehenden Phytokombinationspräparate enthalten spasmolytische, sedierende, blasenmuskeltonisierende und antiphlogistische Extrakt- oder Pulver-Komponenten. Sie sind in Tab. 14.3 zusammengestellt, bei psychosomatischer Konstellation vgl. 14.9.

Tab. 14.3: Arzneidrogen zur Anwendung bei Reizblase/Enuresis nocturna (nach Schilcher, 1999).

M	Gewürzsumachwurzelrinde	Rhoidis arom. cortex
M	Bärentraubenblätter Ph. Eur., ESCOP	Uvae ursi folium
M	Kürbissamen DAB	Cucurbitae peponis semen
	Hopfenzapfen	Lupuli strobulus

Phytopräparate – Reizblase, Enuresis nocturna

• Granufink® Kürbiskern Kapseln N	1 Kapsel enthält 400 mg Kürbissamen und 340 mg Kürbiskernöl
• Inconturina® SR Tropfen	100 g enthalten 24,89 g Extrakt aus Goldrutenkraut und 19,56 g aus Gewürzsumachrinde

Anwendungsempfehlung:

Kinder ab 4 Jahren 3 mal täglich 10–15 Tropfen. Kinder ab 12 Jahren 3–4 mal tgl. 1 Kps.

• Rhoival® Dragees	1 Dragee enthält 67 mg Extr. comp. aus: 73 mg Odermennigkraut, 73 mg Goldrutenkraut, 73 mg Johanniskraut, 100 mg Hirtentäschelkraut, 30 mg Arnicablüten und 250 mg Baldrianwurzel

Anwendungsempfehlung:

Bis 12 Jahre früh und abends 1 Tablette; von 12 bis 18 Jahre 2–3 Tabletten früh und abends im Mund zergehen lassen (siehe auch Kapitel 6 Erkrankungen der Urogenitalorgane. S. 205).

14.8 Harnwegsinfekte

Sofern auf Grund des mikrobiellen Befundes mit Keimzahlen > 10^5/ml Urin (asymptomatische Bakteriurie) keine Antibiotika bzw. Chemotherapie erforderlich erscheint, kann allein eine Durchspülungstherapie mit einem speziellen Nieren-Blasentee für Kinder ausreichend sein (siehe Phytopräparate S. 199). Die Drogen, die hier in Frage kommen, sind

- Bärentraubenblätter (Uvae ursi folium),
- Goldrutenkraut (Solidaginis virg. herba),
- Orthosiphonblätter (Orthosiphonidis folium),
- Kapuziner Kressenkraut (Tropaeoli herba),
- Birkenblätter (Betulae folium).

Außer entsprechenden Teerezepturen gibt es eine Reihe von Fertigarzneimitteln (siehe Phytopräparate Kapitel Harnwegserkrankungen S. 200).

14.9 Nervöse Schlafstörungen – Psychische Störungen

Im Grunde genommen unterscheidet sich die Behandlung von Unruhe-, Angstzuständen und Schlafstörungen bei Kindern nicht von der bei Erwachsenen. Da aber bei Kindern die Anwendung von synthetischen Tranquillizern und Antidepressiva nicht üblich ist, sind die *„mite-Phytopräparate“* nach Weiß (1985) für die Anwendung in der Kinderheilkunde geradezu prädestiniert.

In der Tab. 14.4 sind die Drogen aufgelistet, die sich speziell in der Kinderheilpraxis auch bei Kleinkindern in Form von Tees, Extraktpräparaten, Suppositorien oder Bädern bewährt haben.

Baldrian-Therapiestudie

Die Wirksamkeit und Verträglichkeit von LI 156 (Sedonium®) wurde bei 130 Kindern zwischen 6–12 Jahren mit nervösen Schlafstörungen und/oder Spannungszuständen in einer multizentrischen Anwendungsbeobachtung untersucht. Die Kinder nahmen im Mittel 2 (1–4) Dragees mit jeweils 300 mg Baldrianextrakt über den Tag verteilt ein.

Eltern und Ärzte beurteilten nach 4wöchiger Einnahme den Therapieerfolg in 94 (95)% der Fälle als „gut“ oder „sehr gut“. Die Verträglichkeit wurde in 85 (80)% der Fälle als „sehr gut“ und in 15 (19)%der Fälle als „gut“ eingeschätzt.

Tab. 14.4: Arzneidrogen zur Behandlung psychischer Störungen.

M	Hopfenzapfen	Lupuli strobulus
M	Melissenblätter	Melissae folium
M	Lavendelblüten	Lavandulae flos
M	Passionsblumenkraut	Passiflorae herba
M	Johanniskraut	Hyperici herba
M	Baldrian-Wurzel	Valerianae off. radix
M	Haferkraut	Avenae herba
M*	Eschscholtziae calif. radix	Kalifornische Schlafmohn-Wurzel

* Nach **M** wird die therapeutische Anwendung wegen nicht belegter Wirksamkeit für die beanspruchten Anwendungsgebiete nicht befürwortet.

Damit ist gezeigt, daß Baldrian speziell bei Kindern eine ideale, weil wirksame, verträgliche und sichere Alternative zu den synthetischen psychotropen Pharmaka darstellt (Hintelmann 2002).

Eine alte, aber immer noch erfolgreiche Methode nach Art der Aromatherapie ist die Anwendung von sog. „**Duftkissen**" oder „**Duftsäckchen**". Z. B. können **Hopfenkissen** (ca. 500 g Hopfenzapfen in ein Baumwoll- oder Leinenkissen gefüllt) als Kopfunterlage dienen. Lavendelblüten können gleichfalls in Lavendelblüten-Duftsäckchen als Kopfunterlage oder als „**Lavendelsträußchen**" in die Nähe des Kinderbettes gehängt werden.

! In den U.S.A. sind Zubereitungen des **kalifornischen Schlafmohns** (Eschscholtziae calif. radix) in der Pädiatrie zur Behandlung motorisch unruhiger Kinder („Zappelphilippe") im Gebrauch. Hier ist allerdings anzumerken, dass es sich um eine alkaloidhaltige Pflanze handelt, die *nicht bei Kleinkindern* angewendet werden sollte. Ein entsprechendes Präparat ist Requiesan®, in dem Eschscholtziae rad.-Extrakt mit einem Extrakt von Avenae sativae herba (Haferkraut) kombiniert ist.

Phytopräparate z.B.

- Baldrian-Monopräparate mit und ohne Valepotriate und Kombinationspräparate siehe Kapitel 7 S. 232
- Johanniskraut-Mono- und Kombinationspräparate siehe Kapitel 7 S. 238
- Lavendel als Teepräparat Kapitel 7 S. 232
- **Teerezepturen**

1. Rp:

Melissenblätter conc.	
Lavendelblüten tot.	
Passionsblumenkraut conc.	aa 30,0
Johanniskraut conc.	10,0

2. Rp:

Melissenblüten conc.	30,0
Hopfenzapfen tot.	10,0
Pfefferminzblätter	20,0

14.10 Kopfschmerzen

Bis zu 50 % der Schulkinder leiden an immer wiederkehrenden Kopfschmerzen. Phytotherapeutisch werden verschiedene Tropfen eingesetzt.

Verglichen wurde die Wirksamkeit und Verträglichkeit von Pfefferminzöl-Lösung LI 170 (Euminz®) gegen die Standardwirkstoffe Paracetamol, Acetylsalicylsäure und Plazebo. Das Ergebnis zeigt, dass Pfefferminzöl in ethanolischer Lösung auf die schmerzhaften Areale an Stirn und Schläfen aufgetragen, eine ebenso wirksame, aber verträglichere und kostengünstigere Alternative zu den herkömmlichen therapeutischen Möglichkeiten ist.

Eine systematische Untersuchung durchgeführt bei 62 Kindern im Alter von 4–14 Jahren ergab bei 210 Kopfschmerzepisoden eine 78 %ige Therapieeffektivität mit der Einstufung gut oder sehr gut durch die Kinder oder Eltern.

Präparateliste siehe Kap. 8 Neurologische Erkrankungen S. 256.

14.11 Zahnschmerzen

Die Behandlung von akuten Zahnschmerzen kann in Form der Selbstmedikation zu Hause bis zum Aufsuchen eines Zahnarztes erfolgreich mit **Nelkenöl** (Caryophylli aetherol.) durchgeführt werden. Man gibt einige Tropfen des in der Apotheke erhältlichen Öles auf einen kleinen Wattebausch oder tränkt hiermit einen Baumwollfaden und führt diesen in den kariösen Zahn ein.

Durch die *stark lokalanästhesierende Wirkung des Eugenols*, des Hauptwirkstoffes des Nelkenöles, kommt es vorübergehend zu einer Minderung der Schmerzen.

14.12 Hauterkrankungen

Der **Milchschorf** oder **Gneis** (*Dermatitis seborrhoica*) tritt in den ersten Lebensmonaten auf. Er besteht in scharf begrenzten gelblich-roten, mit fettigen Schuppen bedeckten Herden an talgdrüsenreichen Stellen an Kopfhaut, Wange, Brust und im Genitalbereich.

Die **Neurodermitis** (*Neurodermitis atopica*), ein chronisches oder endogenes Ekzem, tritt in der Regel nach dem 4. Lebensmonat auf. Sie besteht in einer stark juckenden Rötung, Schuppung und Krustenbildung. Betroffen sind primär die Gelenkbeugen und die Kniekehlen. Zur Neurodermitis besteht eine genetisch-konstitutionelle Disposition.

Die **Windeldermatitis** (*Dermatitis glutaealis* infantum) ist eine durch Wärmestau, Gummiunterlagen, Plastikhöschen in Verbindung mit Zersetzungsprodukten des Urins ausgelöste Entzündung im Genitalbereich, die leicht mit Hefepilzen (*Soor*) oder *Staphylokokken* besiedelt wird.

Therapie – Phytopräparate

Die **Basistherapie** aller genannten Erkrankungen besteht bei trockener Haut in einer regelmäßigen *intensiven Fettung der Haut* mit Cremes auf Öl-in-Wasser-Emulsions-Basis, z. B. pH5-Eucerin, Linola oder mit Salben vom Wasser-in-Öl-Emulgator-Typ, z. B. Linola® Fett N Creme W/Ö u. a.

Für die **phytotherapeutische adjuvante Behandlung** kommen in Frage:

Kamillen-Präparate wegen ihrer bevorzugt antientzündlichen Wirkung in Form von Salben, Ölen, Pudern, Tinkturen oder zu Sitzbädern z. B. Kamillosan®-Lösung, Kamille®-Spitzner N-Lösung, Kamillin® Konzentrat, Salus®-Kamillentropfen, Chamo®-Salbe Bürger, Kamillosan®-Salbe.

Schafgarbenblüten (Achilleae millef. herba) analog der Kamille ebenfalls wegen antientzündlicher Wirkung zur Bereitung von Sitzbädern verwendet z.B. Schafgarben-Tropfen.

Ringelblumenblüten (Calendulae flos) in Form von Salben und Bädern z.B. Calendula Salbe® Helixor, Ringelblumen Heilsalbe Dr. Theiss® oder Calendumed®-Creme/Gel/Salbe® DHU.

Haferstroh zu Kleievollbädern wegen ihrer Juckreiz- und Hautreiz-mildernden Wirkung (siehe auch S. 445).
Ca. 50–100 g Haferstroh (Avenae stramentum) in 2 l Wasser ca. 30 Min. kochen und nach dem Abseihen dem Vollbad zusetzen.

Stiefmütterchenkraut (Violae tricoloris herba) wegen seiner reizlindernden und schuppenaufweichenden Wirkung (Milchschorf) zu Waschungen, Umschlägen und Sitzbädern. Man rechnet 1 Esslöffel auf 1 Tasse heißes Waser für Umschläge. Für ein Sitzbad werden 2–3 Esslöffel der Droge mit 1 Liter Wasser aufgekocht und die Lösung nach 1/4-stündigem Ziehenlassen und Abseihen dem Bad zugesetzt.

Hamamelisblatt- u. *Rinden-Extrakt* (Hamamelidis folium et cortex) haben wegen ihrer adstringierenden Wirkung vor allem in Form der Hamamelis-Salbe bei Neurodermitis Bedeutung z.B. Hamasana®- oder Hametum®-Wund- und Heilsalbe.

Weitere Arzneidrogen und Präparate siehe Kapitel „Hautkrankheiten“ S. 399.

Sehr häufig bessert sich das atopische Ekzem allein durch eine *mikrobiologische Basistherapie*. Hierunter versteht man den Versuch, eine gestörte Darmflora durch Gabe von Bakterienpräparaten, lebenden Darmsymbionten (E.-coli-, Acidophilus- und Bifidus-Präparate), Hefen (z. B. Saccharomyces boulardii) und Heubazillen (Bac. subtilis) oder deren Stoffwechselprodukte (Autolysate) wieder zu sanieren. Diese Methode wird auch als „*Symbioselenkung*“ bezeichnet (siehe hierzu Literatur und Präparate im Kap. 5.5: „Durchfallerkrankungen“ S. 161).

Präparatelisten Kap. 16 Hautkrankheiten S. 399.

Homöopathika (siehe S. 385).

Hautverletzungen und Wunden

Die Behandlung von Schürfwunden, Verbrennungen, Prellungen, Quetschungen, Verstauchungen, Verrenkungen und Zerrungen bei Kindern unterscheidet sich nicht von der bei Erwachsenen, weshalb auf das entsprechende Kapitel auf S. 387 verwiesen wird.
– Präparateliste siehe Kap. 15 S. 396.

14.13 Homöopathie in der Pädiatrie **H**

Als eine wichtige Domäne der Homöopathie gilt die Behandlung von Erkrankungen im Säuglings- und Kindesalter. *Erfahrungsgemäß zeigt der kindliche Organismus ein besonders gutes Ansprechen (Rea-*

gibilität) auf Homöopathika, weshalb eine Vielzahl pädiatrischer Krankheitsbilder mit dieser Präparategruppe behandelt werden können.

Die *Grenzen* für eine Homöopathie sind insbesondere überschießende Reaktionen (*Fieberkrampf*) oder bakterielle Erkrankungen (*Meningitis*). Eine Nachbehandlung von Infektionskrankheiten mit Homöopathika hat sich bewährt.

Vor allem zur Therapie bei typischen **infektbedingten** Erkrankungen im Kindesalter eignen sich die nachstehend genannten Homöopathika besonders gut, wobei situativ (z. B. Scharlach) eine freie Kombination von konventioneller und homöopathischer Therapie notwendig werden kann. Homöopathische Arzneimittel sind vor allem auch indiziert bei den *Prodromen*, zumal in solchen Frühstadien oftmals eine exakte Diagnosestellung problematisch ist. Aufgrund praktischer Beobachtungen sind *Sekundärinfektionen* unter einer Homöopathika-Behandlung eher *selten* zu beobachten. Es sei darauf hingewiesen, dass es keine „Kinderarzneimittel" im eigentlichen Sinne gibt. Deshalb sind je nach Symptomatik die in den anderen Buchkapiteln genannten Homöopathika zu berücksichtigen. Homöopathika können prinzipiell auch bei Säuglingen und Kleinkindern eingesetzt werden..

Bei **chronischen Erkrankungen** im Kindesalter (Neurodermitis, Allergosen) sind *Konstitutionsmittel* notwendig. Dieses gilt vor allem auch für *psychische Erkrankungen* (hyperkinetisches Syndrom, Schulschwierigkeiten, Stottern, Ticks), weshalb auf das Literaturverzeichnis verwiesen wird.

In der Monographie von Haidvogl (1997) finden sich neben zahlreichen Studien auch viele Kasuistiken, die die homöopathischen Behandlungsmöglichkeiten in der Kinderarztpraxis widerspiegeln.

Die Wirksamkeit der Homöopathie in der Kinderheilkunde wurde von Friese et al (1997) am Beispiel der akuten Otitis media dokumentiert. Mit einer randomisierten plazebokontrollierten Doppelblindstudie wurde von Mössinger (1985) die Wirksamkeit von Pulsatilla bei der akuten Otitis media gezeigt.

Eine weitere, die therapeutische Zweckmäßigkeit der Homöopathie bei akuter Otitis media bestätigende Studie wurde von Jacobs et al. (2001) vorgelegt.

Therapiestudie

Indikation. Akute Otitis media bei Kindern.

Präparat. Pulsatilla D6 und andere Einzelmittel

Studienart. Prospektive vergleichende Studie in einer homöopathisch arbeitenden HNO-Praxis im Vergleich zu vier konventionell arbeitenden HNO-Praxen bei 131 Kindern im Alter von 1 bis 11 Jahren.

Behandlungsart. Gruppe A wurde primär ausschließlich mit homöopathischen Einzelmitteln behandelt, Gruppe B mit Nasentropfen, Antibiotika, Sekretolytika und/oder Antipyretika.

Prüfkriterien. Otoskopische Befunde, Fieberverlauf, Schmerzintensität und -dauer, Therapiedauer und Rezidivhäufigkeit.

Ergebnis und Bewertung. Der Median der Schmerzdauer betrug in der Gruppe A 2 Tage, in der Gruppe B 3 Tage. Die Therapiedauer lag in Gruppe A bei 4 Tagen, in Gruppe B bei 10 Tagen (bedingt durch die längerdauernde Antibiose). In der Gruppe A waren innerhalb eines Jahres 70,7 % rezidivfrei, 29,3 % hatten maximal 3 Rezidive.

In der Gruppe B waren 56.6 % rezidivfrei, 43,5 % hatten maximal 6 Rezidive. In beiden Gruppen wurden keine bleibenden Schäden beobachtet (Friese et al., 1997).

Nachstehend werden einige Indikationsbereiche und die dabei am häufigsten angezeigten Homöopathika genannt (Tab. 14.5); im Übrigen sind die in den jeweiligen Kapiteln dargestellten Therapiemaßnahmen zu beachten.

Als **Darreichungsformen** bewähren sich in der Pädiatrie *Globuli* und *Tabletten*. Bei der Dosierung sollte das Alter des Patienten berücksichtigt werden; demnach entsprechen einer Einmaldosis bei Säuglingen 1 Globulus, bei Kleinkindern 3 Globuli, bei Schulkindern 5 Globuli oder 1 Tablette.

14.13.1 Typische Infektionskrankheiten im Kindesalter (Tab. 14.5)

Pflanzliche Homöopathika

Aconitum napellus D6, Glob.
Plötzlicher Erkrankungsbeginn mit Schüttelfrost und raschem Fieberanstieg. Blasse Gesichtsfarbe, trockene Haut und harter Pulsschlag.

Tab. 14.5: Homöopathika zur Behandlung typischer Infektionskrankheiten im Kindesalter.

Erkrankung	Arzneimittel
Dreitagefieber	Aconitum napellus, Atropa belladonna, Matricaria chamomilla
Fieberhafter Infekt	Aconitum napellus, Atropa belladonna, Eupatorium perfoliatum, Gelsemium sempervirens, Ferrum phosphoricum
Keuchhusten	Atropa belladonna, Cuprum metallicum, Drosera
Masern	Euphrasia officinalis, Euspongia officinalis, Pulsatilla pratensis
Mumps	Atropa belladonna, Ferrum phosphoricum, Mercurius solubilis
Pfeiffersches Drüsenfieber	Apis mellifica, Mercurius solubilis, Lachesis mutus
Röteln	Apis mellifica, Atropa belladonna, Ferrum phosphoricum
Scharlach	Atropa belladonna, Rhus toxicodendron
Windpocken	Atropa belladonna, Rhus toxicodendron

Hinweis: Das indizierte Homöopathikum kann auch adjuvant eingesetzt werden.

Atropa belladonna (Belladonna) D6, Glob.
Fieberhafte Erkrankung mit beginnender Lokalisation als katarrhalische Schleimhautentzündung (Otitis, Konjunktivitis, Laryngitis) und/oder Exanthem.

Drosera D6, Glob.
Pertussiforme Hustenanfälle, schmerzhaft und krampfartig. Anfänglich trocken, dann auch Auswurf und Erbrechen von glasig-zähem Schleim.

Eupatorium perfoliatum D4, Glob.
Fieberhafter Infekt mit reduziertem Allgemeinbefinden und typischen Grippalsymptomen (Rhinitis, Bronchitis) bei ausgeprägten Gliederschmerzen.

Euphrasia officinalis D4, Glob.
Konjunktivale Reizung mit Lichtscheu, Tränenfluss, brennenden Schmerzen; mäßiggradiger Husten.

Euspongia officinalis (Spongia) D6, Glob.
Trocken-bellender, kruppöser Husten mit erschwerter Atmung; heisere Stimme.

Gelsemium sempervirens D6, Glob.
Allmählicher Beginn des grippalen Infektes mit subfebrilen Temperaturen; ausgeprägtes Gefühl von Benommenheit.

Matricaria chamomilla (Chamomilla) D6, Glob.
Fieberhafter Infekt der Atemwege (Rhinitis, Bronchitis) sowie katarrhalische Otitis media. Auffallend ist die große Schmerzempfindlichkeit mit ägerlich gezeizter Stimmung (wichtiges Kindermittel).

Phytolacca americana D6, Glob.
Belegte Tonsillen bei dunkelroter Rachenschleimhaut; bis in die Ohren ausstrahlende Schluckschmerzen. Lymphadenopathie sowie Arthralgie sind mögliche Begleitsymptome.

Pulsatilla pratensis D6, Glob.
Zäh-schleimiges Nasensekret mit Otalgie, konjunktivale Reizung, Bronchitis; Masern-Exanthem.

Rhus toxicodendron D12, Glob.
Brennend juckende Bläschen mit serösem Inhalt.

14.13.2 Erkrankungen von Hals, Nase und Ohren (Tab. 14.6)

Therapiestudie

Indikation. Halsschmerzen und Schluckbeschwerden bei akuter Angina tonsillaris.

Präparat. Homöopathische Kombination aus Phytolacca Ø 50,0 mg, Guaiacum D3 75,0 mg, Capsicum D3 75,0 mg/Tabl. (Tonsipret-Tabletten). Phytolacca D1 2,0 g, Guaiacum D4 4,0 g, Capsicum D4 4,0 g/10 g (Tonsipret-Tropfen).

Studienart: Meta-Analyse von drei Studien bei Kindern und Erwachsenen unter Praxisbedingungen.

Behandlungsart. Initial 5 mal tägl. 30 Tropfen/2 Tabletten (Kinderdosierung nach Lebensalter).

Prüfkriterien. Dauer bis zur vollständigen Symptomen- und Beschwerdelosigkeit, wobei Hauptzielkriterium Halsschmerzen bzw. Rachenringrötung sind (intention-to-treat-Analyse).

Tab. 14.6: **Homöopathika bei HNO-Erkrankungen im Kindesalter.**

Erkrankung	Arzneimittel
Zahnungsbeschwerden	Atropa belladonna, Matricaria chamomilla
Otitis media	Apis mellifica, Atropa belladonna, Ferrum phosphoricum, Matricaria chamomilla, Mercurius solubilis, Phytolacca americana, Pulsatilla pratensis
Gingivitis, Stomatitis, Soor	Atropa belladonna, Mercurius solubilis, Ferrum phosphoricum
Angina tonsillaris	Apis mellifica, Atropa belladonna, Mercurius solubilis, Phytolacca americana
Laryngo-Pharyngitis, Pseudo-Krupp	Aconitum napellus, Euspongia officinalis
Rhinitis, Sinusitis	Allium cepa, Euphrasia officinalis, Lobaria pulmonaria, Sambucus nigra, Thuja occidentalis

Hinweis: Das indizierte Homöopathikum kann auch adjuvant eingesetzt werden.

Ergebnis/Bewertung. Mit den drei Studien wurden 244 Patienten im Alter zwischen 1 und 74 Jahren erfasst. Kinder werden nach Auftreten der Symptomatik deutlich früher dem Arzt vorgestellt als Erwachsene (1,4 Tage vs. 2,7 Tage).
Die durchschnittliche Zeit bis zum Erreichen der Beschwerdefreiheit beträgt bei Kindern im Mittel 1,8 Tage, bei Erwachsenen 5 Tage (Abb.14.1).
Arzt- und Patientenurteil (clinical global impression) liegt übereinstimmend bei über 80 %.

Die Einnahme von Präparaten mit immunmodulatorischem Wirkprinzip scheint die Progredienz der Erkrankung zu stoppen; erst bei Persistenz ist eine Antibiose in Betracht zu ziehen, zumal nur bis zu 39 % der Infekte bakteriell verursacht sind (Wiesenauer, 2002).

14.13.3 Atemwegserkrankungen

Siehe auch Kapitel 4, S. 122.

Pflanzliche Homöopathika

Allium cepa D6, Glob.
Rhino-Konjunktivitis mit brennend scharfem Nasensekret, Niesattacken und Kopfschmerzen.

Lobaria pulmonaria (Sticta) D6, Glob.
Sinu-Bronchitis mit deszendierendem Verlauf; zähflüssiges Nasensekret, schleimiger Husten; Stirnkopfschmerzen.

Sambucus nigra D3, Glob.
Verlegte Nasenatmung (typischer Säuglingsschnupfen); bronchitisches Atmen.

Thuja occidentalis D12, Glob.
Rezidivierende Infekte der Atemwege mit schleimigem Sekret; Polypenbildung.

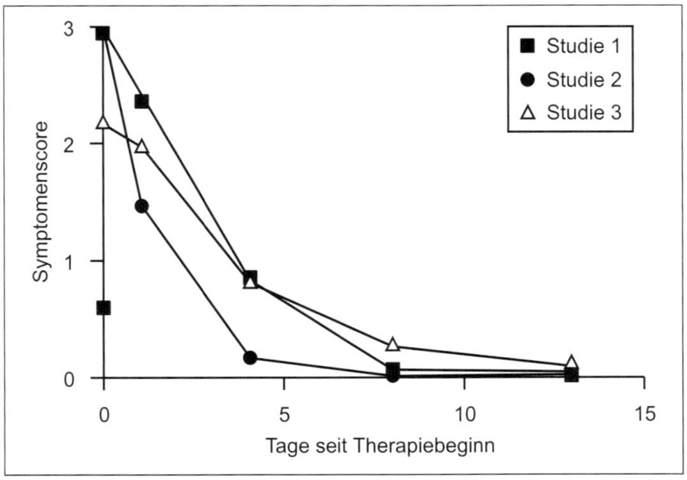

Abb. 14.1: Symptomenscore-Verlauf des Hauptzielkriteriums Halsschmerzen (Wiesenauer, 2002).

Tierische Homöopathika
Apis mellifica D6, Glob. Entzündliche Schwellung des lymphatischen Systems (Tonsillitis, Lymphadenopathie; Exanthem).
Lachesis mutus D12, Glob. Hochentzündlicher Prozess, Mitreaktion des lymphatischen Systems.

Mineralische Homöopathika
Cuprum metallicum D6, Tbl. Pertussiformer Husten.
Ferrum phosphoricum D6, Tbl. Fieberhafter, katarrhalischer Infekt.
Mercurius solubilis D12, Glob. Schleimhautentzündung mit Lymphadenopathien.

14.13.4 Magen-Darm-Erkrankungen

Die im Säuglings- und Kindesalter auftretenden Magen-Darm-Erkrankungen lassen sich mit Homöopathika behandeln, wobei differentialdiagnostisch schwere Erkrankungen oder lebensbedrohliche Verläufe *ausgeschlossen werden müssen*. Beispielhaft sei auf die Gefahr der *Exsikkose* bei anhaltender *Gastroenteritis* hingewiesen oder das Symptom „*Obstipation*" genannt, dem eine schwere organische Erkrankung zugrunde liegen kann (z. B. Megakolon).

Im übrigen sind differentialtherapeutisch die im Kapitel Magen-Darm-Erkrankungen Seite 183 genannten Homöopathika zu vergleichen.

Therapiestudie

Indikation. Akute Diarrhoe bei Kindern.

Präparat. Individuelle Auswahl des homöopathischen Einzelmittels (Arsenicum album, Chamomilla, Calcium carbonicum, Podophyllum, Sulfur).

Studienart. Randomisierte, doppelblinde, plazebokontrollierte Studie.

Behandlungsart. Homöopathikum in C30-Potenz (Globuli) vs. Plazebo, jeweils eine Dosis nach jedem ungeformten Stuhlgang 5 Tage lang.

Prüfkriterien. Dauer der akuten Diarrhoe, definiert über die Zeit mit weniger als drei ungeformten Stühlen pro Tag an zwei aufeinanderfolgenden Tagen sowie die durchschnittliche Anzahl an täglichen Stuhlgängen in jedem Therapiearm.

Ergebnis. 126 Kinder im Alter zwischen 6 Monaten und 5 Jahren wurden in die Studie aufgenommen, 116 Kinder beendeten die Behandlung gemäß Prüfplan. Die durchschnittliche Stuhlfrequenz pro Tag während der 5-tägigen Behandlungsdauer lag bei 3,2 in der Verum und bei 4,5 in der Plazebogruppe; über unerwünschte Wirkungen wurde nicht berichtet (Jacobs et al., 2000).

Damit konnten die Ergebnisse einer früheren Studie reproduziert werden, wonach die Dauer einer akuten Diarrhoe sowie die tägliche Frequenz an durchfälligen Stühlen mit einer homöopathischen Behandlung versus Plazebo signifikant reduziert werden kann (siehe Abb. 14.2) (Jacobs et al., 1994).

Pflanzliche Homöopathika

Artemisia abrotanum (Abrotanum) D3, Glob.
Appetitmangel; abdominelle Spasmen. Als Begleitsymptom oft Lymphadenopathie.

Medicago sativa D4, Glob.
Appetitlosigkeit und Müdigkeit bei verzögerter Rekonvaleszenz.

Cephaelis ipecacuanha (Ipecacuanha) D6, Glob.
Starke Übelkeit mit Brechreiz und wiederholtem Erbrechen. Ursache ist häufig der Verzehr schwer verdaulicher Speisen.

Okoubaka D3, Glob.
Gastroenteritis infolge von verdorbenen Speisen.

Pulsatilla pratensis D6, Glob.
Übelkeit, Erbrechen und Durchfall nach Verzehr von fetten Speisen, zu vielem Eis- und Obstessen.

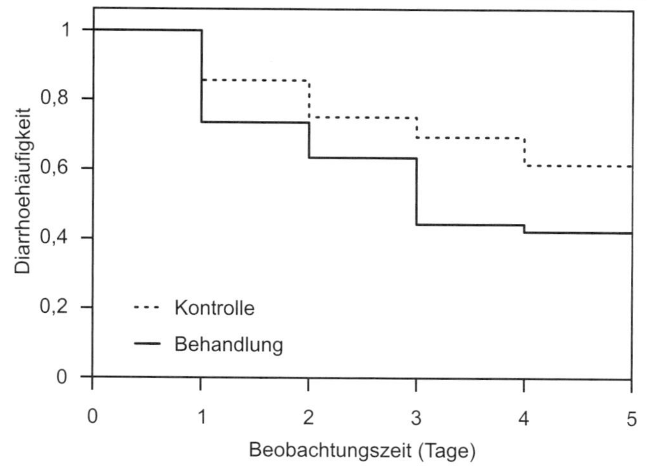

Abb. 14.2: Kaplan-Meier Graphik der Diarrhoe-Dauer, in Tagen: Homöopathie versus Plazebo-Gruppe (log-rank test: p = 0,036 (Jacobs et al., 1994).

Mineralische Homöopathika
Calcium carbonicum D12, Tbl. Gedeihstörungen.
Ferrum metallicum D6, Tbl. Akute Gastroenteritis.
Natrium chloratum D12, Tbl. Gedeihstörungen.
Magnesium chloratum D6, Tbl. Obstipation.

14.13.5 Enuresis

Das Einnässen imponiert klinisch häufig als Reizblase. Nach Ausschluss organischer Ursachen (z. B. Reflux) liegt der dringende Verdacht einer psychosomatischen Erkrankung nahe (Familien- und Sozialanamnese!). Die Enuresis ist mit einer *streng personotropen* Homöopathie zu behandeln. Nachstehend genannte Homöopathika kommen zur Initialtherapie in Frage, wobei das Kap. 6 „Harnwegserkrankungen" S. 215 zu vergleichen ist.

Equisetum hiemale D4, Glob.
Gehäufter Harndrang und Harnabgang im ersten Schlaf.

Petroselinum D6, Glob.
Starker Harndrang; muss häufig zur Toilette, kann das Wasser nicht halten.

Pulsatilla pratensis D6, Glob.
Reizblase infolge von Unterkühlung; anhaltender Harndrang.

14.13.6 Hauterkrankungen (Ekzeme)

Bei den im Kindesalter auftretenden Hauterkrankungen handelt es sich vor allem um
- Kontaktekzem,
- Seborrhoisches Säuglingsekzem,
- Endogenes Ekzem. (Neurodermitis)

Die längerfristige Behandlung erfolgt mit personotropen Homöopathika; vgl. dazu auch Kap. 16 „Hautkrankheiten" S. 425. Dort werden auch weitere Homöopathika ausführlich beschrieben, die sich zur Initialbehandlung eignen.

Pflanzliche Homöopathika

Clematis recta D6, Glob.
Bläschen- und Krustenbildung.

Nerium oleander (Oleander) D6, Glob.
Nässendes Ekzem.

Cardiospermum halicabum D3, Glob.
Ekzem mit starkem Juckreiz.

Viola tricolor. D3, Glob.
Trocken-borkiges Ekzem.

Externa zur adjuvanten Behandlung:
Cardiospermum halicacabum (Halicar®-Creme und Salbe), bei juckendem, hochentzündlichem Ekzem.

Mahonia aquifolium (Rubisan®-Creme und Salbe) bei trocken-schuppendem Ekzem.

Literatur

Allopathie

Schilcher, H.: Phytotherapie in der Kinderheilkunde. 3. Aufl. Wiss. Verlagsges., Stuttgart (1999).

Baetgen, D.: Behandlung der akuten Bronchitis im Kindesalter. Therapeutikon. **1**: 16–23 (1988).

Blochin, B., Haidvogl, M., Heger, M.: Umckaloabo im Vergleich zu Acetylcystein bei Kindern mit akuter Bronchitis, Der Kassenarzt **49/50**: 46–50 (1999),

ERtel, G., Manley, H., Mc Queen, C., Bryant, P.: Information on additional Echinacea trials. J. Fam. Praet. **48:** 1001–1002 (1999).

Gunning, K., Steele, P.: Echinacea for the prevention of upper respiratory tract infections, J. Fam. Pract **48:** 93 (1999).

Flade, S.: Naturheilverfahren in der Pädiatrie. Therapeutikon **1**: 52–55 (1987).

Haidvogl, M., Schuster, R., Heger, M.: Akute Bronchitis im Kindesalter. Zeitschr. für Phytotherapie **17**: 302–313 (1996).

Harnack, G.A.: Durchfall bei Säuglingen und Kleinkindern. Arzneiverordn. Praxis **4**: 37–40 (1986).

Heger, M., Bereznoy, V.V. (2002) Nichtstreptokokkenbedingte Tonsillopharyngitis bei Kindern: Wirksamkeit eines Extraktes aus *Pelargonium sidoides* (Eps 7630) im Vergleich zu Plazebo. In: Schulz, V., Rietbrock, N., Roots, I., Loew, D.: Phytopharmaka VII – Forschung und klinische Anwendung, Steinkopff-Verlag, Darmstadt 2002.

Hintelmann, C.: Einschlafstörungen bei Kindern unter 12 Jahren, Zeitschr. für Phytotherapie **23**: 60–61 (2002).

Pilars de Pilar, C.E.: Typische Kinderkrankheiten. Apoth. J. **8**: 34–41 (1991).

Schilcher, H.: Phytotherapie in der Kinderheilkunde. 3. Aufl. Wiss. Verlagsges., Stuttgart (1999).

Schimmel, K.Ch.: Die Phytotherapie im Kindesalter. Ärztezeitschr. Naturheilverf. **32**: 137–142 (1991).

Homöopathie

Friese, K.-H., Kruse, S., Lüdtke, R., Moeller, H.: The homoeopathie treatment of otitis media in children comparisons with conventional therapy. Int. J. Clin. Pharm. Ther. **35**: 296–301 (1997).

Haidvogel, M.: Homöopathie für Kinderärzte. Enke Verlag Stuttgart 1997.

Hauptmann, H.: Homöopathie bei infektbedingten Erkrankungen im Kindesalter. Dtsch. Apoth. Z. **128**: 451–456 (1988).

Imhäuser, H.: Homöopathie in der Kinderheilkunde. 11. Aufl. Haug, Heidelberg (1995).

Jacobs, J., Jimenez, L.M., Gloyd, S., Gale, J., Crothers, D.: Treatment of acute childhood diarrhea with homoeopathic medicine: A randomized clinical trial in Nicaragua. Pediatrics. **93**: 719–725 (1994).

Jacobs, J., Jimenez, M., Malthouse, St., Chapman, E., Crothers, D., Masuk, M., Jonas, W.B.: Homoeopathic treatment of acute childhood diarrhea: Results from a clinical trial in Nepal. J. Altern. complent. Medicine. **6**: 131–139 (2000).

Jacobs, J., Springer, D.A., Crothers, D.: Homeopathic treatment of acute otitis media in children: a preliminary randomized Plazebo-controlled trial. Pediatr. Infect. Dis. J. **20**: 177–183 (2001).

Mössinger, P.: Zur Behandlung der Otitis media mit Pulsatilla. Kinderarzt. **16**: 581–582 (1985).

Wiesenauer, M., Elies, M.: Pädiatrische Praxis in der Homöopathie. 3. Aufl. Hippokrates, Stuttgart (1998).

Wiesenauer, M.: Behandlungsmöglichkeiten fieberhafter Infekte im Kindesalter. Ärztezeitschr. Naturheilverf. **30**: 609–613 (1989).

Wiesenauer, M.: Ergebnisse Klinischer Prüfungen zur homöopathische Therapie von Halsschmerzen, Der Allgemeinarzt **24**: 1154–1159 (2002).

Wiesenauer, M., Elies, M.: Dermatologische und allergologische Praxis der Homöopathie. 2. Aufl. Hippokrates, Stuttgart (1998).

15 Hautverletzungen und Wunden

Hauptindikationen für Phytopharmaka: 15.3.1 – 15.3.14 → Seite 388 – Seite 396

Hautläsionen	**Frostbeulen**
Rhagaden	**Verbrennungen**
Ulzerationen	**Strahlenschäden der Haut**
Dekubitus	**Kontusionen**
	Distorsionen

Homöopathie (siehe Kap. 16)

Keine Indikationen:

Verbrennungen 3. und 4. Grades
Schwere Wundinfektionen

15.1 Die Wundheilung

Man unterscheidet **primäre** und **sekundäre** Wundheilung.

Bei der sogenannten **primären Wundheilung** von glattrandigen nichtinfizierten Wunden (z. B. Schnitt-, Stich-, Schürf- und Kratzwunden) kommt es ohne Substanzverlust innerhalb von 6 – 8 Tagen zum Wundverschluss. Die Oberfläche des Wundspaltes wird mit Schorf verschlossen. Dieser löst sich nach 6 – 8 Tagen ab und hinterlässt eine frisch epithelisierte Narbe.

Eine **sekundäre Wundheilung** liegt vor, wenn infektionsgefährdete Riss-, Biss-, Quetsch-, Platz-, Zerr- oder Brandwunden unter Auffüllung von Gewebslücken durch Granulations- und Gewebsneubildung verlangsamt zusammenheilen.

Der Ablauf einer ungestörten sekundären Wundheilung hat *physiologisch vier Phasen:*
- provisorischer Wundverschluss,
- exsudative oder inflammatorische Phase,
- proliferative Phase oder Granulationsphase,
- reparative Phase oder Epithelisierung.

Verzögerungen oder **Komplikationen** der Wundheilung können auftreten bei Bestehen von Stoffwechselstörungen (z. B. Diabetes), Durchblutungsstörungen, Infektionen in Wundnähe, Hämatomen oder Einnahme bestimmter Medikamente (z. B. Kortikoide, Antikoagulantien).

15.2 Wirkungen und Indikationen von Phytopräparaten

Für die Behandlung von Wunden bzw. Verletzungen sind solche Wirkstoffe am besten geeignet, die sich durch folgende **pharmakologische Wirkungen** auszeichnen (Tab. 15.1):
- desinfizierend,
- wundreinigend,
- analgetisch,
- antiphlogistisch,
- adstringierend,
- granulationsfördernd,
- epithelbildungsfördernd,
- immunstimulierend.

Die häufigsten **Applikationsformen** sind:

Salben, Puder und Gele, weniger häufig Tinkturen, Pasten und fette Öle. Seit einiger Zeit werden auch Sprays vor allem zur Wunddesinfektion verwendet. Eine systemische Wirkung wird von den extern angewendeten Applikationsformen zur Wundversorgung nicht erwartet.

Über einige grundsätzliche Regeln für die richtige Wahl der Arzneistoffträger (Grundlagen) siehe Kap. 16: „Hautkrankheiten", dazu auch Literatur Kap. 16, S. 432. Schöpf, 1972; Tronnier, 1997; Gloor, 1982, 1986; Morck, 1988.

Tab. 15.1: Ausgangsdrogen zur Herstellung von Präparaten zur äußerlichen Anwendung bei Hautverletzungen und Wunden

Drogen	Beschriebene Wirkungen	Anwendungsgebiete
Kamillenblüten (Matricariae flos)	Antiphlogistisch, antiulzerogen, granulationsfördernd	Anwendungsgebiete lt. Monographie der Kommission E (1984), Haut- und Schleimhautentzündungen sowie bakterielle Hauterkrankungen im Anal- und Genitalbereich (Bäder und Spülungen)
Arnikablüten (Arnicae flos)	Antiphlogistisch, immunstimulierend	Anwendungsgebiete lt. Monographie der Kommission E (1984), zur äußerlichen Anwendung bei Verletzungs- und Unfallfolgen; bei rheumatischen Muskel- und Gelenkbeschwerden
Ringelblumenblüten (Calendulae flos)	Antiphlogistisch, immunstimulierend	Anwendungsgebiete lt. Monographie der Kommission E (1986), äußerlich bei Wunden auch mit schlechter Heilungstendenz sowie bei Ulcus cruris
Hamamelisblätter- und rinde (Hamamelidis folium et cortex)	Adstringierend, antiphlogistisch, antiseptisch, granulationsfördernd, lokal hämostyptisch	Anwendungsgebiete lt. Monographie der Kommission E (1985), leichte Hautverletzungen, lokale Entzündungen der Haut und Schleimhäute; Hämorrhoiden, Krampfaderbeschwerden
Beinwellkraut/-blätter/-wurzel (Symphyti herba/folium/radix)	Antiphlogistisch, adstringierend, desinfizierend	Anwendungsgebiete lt. Monographie der Kommission E (1990), Prellungen, Zerrungen, Verstauchungen
Johanniskrautöl (Hyperici Oleum)	Antibakteriell, antiphlogistisch, analgetisch	Anwendungsgebiete lt. Monographie der Kommission E (1984), zur Behandlung und Nachbehandlung von scharfen und stumpfen Verletzungen, Myalgien und Verbrennungen 1. Grades
Asiat. Wassernabelkraut (Hydrocotylidis herba)	Antibakteriell, mykotisch, antiphlogistisch, wundheilungsfördernd, regulierend auf die Bindegewebsneubildung	Geschwüre, gestörte Wundheilung, hypertrophe Narbenbildungen, Bindegewebserkrankungen
Perubalsam (Peruviani balsamum)	Antiseptisch, granulationsfördernd, antiulzerös	Frostbeulen, Ulzerationen, Dekubitus, Brustrhagaden
Purpur-Sonnenhutkraut (Echinaceae purpureae herba)	Antiphlogistisch, antibakteriell, immunstimulierend, Granulations- und Epithelbildung fördernd	Infizierte, schlecht heilende Wunden
Aloegel	Antiphlogistisch, wundheilungsfördernd, antiulzerogen	Schlecht heilende Wunden, Verbrennungen, Geschwüre
Enzyme (z. B. Bromelain)	Antiphlogistisch, antiexsudativ, proteolytisch	Akut postoperative und posttraumatische Schwellungszustände, zur enzymatischen Wundreinigung

15.3 Drogen und Präparategruppen (Tab. 15.1)

15.3.1 Chamomillae flos (extractum) (Kamillenblüten[-Extrakte]) M

Off.: Ph. Eur., *Chamomilla recutita.*

Die für die Wundheilung relevanten *Wirkprinzipien* gehören drei verschiedenen Stoffklassen an (Abb. 15.1):

Sesquiterpene: Matricin, Chamazulen, Bisabolole, Bisabololoxide, En-in-dicycloether.

Flavonoide: Flavon- und Flavonol-Glykoside, mit den Aglykonen Apigenin, Luteolin, Patuletin, Quercetin, Isorhamnetin u. a.

Schleimstoffe: Galakturonsäure und andere Zucker enthaltende, stark visköse Lösungen liefernde Pectine und Protopectine (Chemie siehe auch Kap. 4: „Atemwegserkrankungen“ S. 93).

Pharmakologie

Ob alle Substanzen eine pharmakologische Wirkung entfalten, hängt von der Art der gewählten *galenischen Zubereitung* ab.

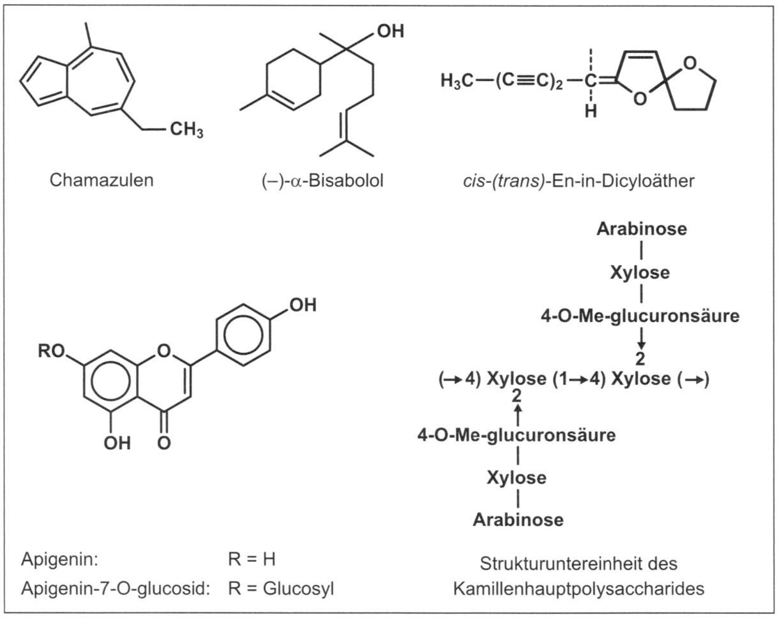

Abb. 15.1: Hauptwirkstoffe der Kamille.

Wässrige Zubereitungen (z. B. Kamillentee) enthalten nur Schleimstoffe und die wasserlöslichen Flavonoidglykoside neben wenig Terpenbestandteilen (höchstens 15 % der Gesamtmenge), während *alkoholische* Extrakte nur die Terpenoide und Flavone in ihrer Gesamtheit enthalten.

Die meisten Untersuchungen wurden mit den **Terpenoiden** und **Flavonoiden** durchgeführt. Dass Terpene bzw. Ätherischöle auch eine gute perkutane Resorption aus Badewasser zeigen, dem sie zugesetzt wurden, haben Römmelt et al. (1974) experimentell bewiesen. Beschrieben wurden für Chamazulen, Matricin, die Bisabolole und Bisabololoxide bei topischer Anwendung bevorzugt *antiphlogistische* und *Antihistamin-Wirkungen*, gemessen am Rattenpfotenödem-, Formaldehyd-, Arthritis- und UV-Erythem-Modell (Schilcher, 1987 und Kamillensymposium, 1985). Für das Kamillenöl wurden zusätzlich, ebenfalls in Tiermodellen, Aktivierungen des retikuloendothelialen Abwehrsystems (RES) nachgewiesen (Barton und Wendler, 1952).

! Die sehr selten auftretenden *allergischen Reaktionen (Kontaktdermatitis) nach Kamillenanwendungen* sind entweder auf Kamillenverfälschungen (Hundskamille) oder auf die Salbengrundlage bzw. Konservierungszusätze zurückzuführen. In der Hundskamille wurde das allergene Sesquiterpenlacton Anthecotulid bis zu einer Konzentration von 1,8 % nachgewiesen. Zur Problematik der „Kamillenallergien“ siehe Hausen (1985).

Über die *lokal-antiphlogistische Wirkung* der **Kamillenflavone** und die dieser Wirkung zugrundeliegenden Wirkmechanismen informieren Übersichten von Della Loggia (1985) und Ammon, Kaul (1992). Hiernach kann die Wirkung durch einen Eingriff in den *Arachidonsäuremetabolismus* (Cyclooxygenase- und Lipoxygenase-Hemmung), Hemmung der Histaminfreisetzung und/oder durch Abfangen von Sauerstoffradikalen erklärt werden.

Die *antiphlogistische Wirkung* von **Schleimstoffen** ist allgemein bekannt. Am Rattenpfotenödem-Modell zeigten einige Polysaccharide eine *antiödematöse* bzw. *antiexsudative* Wirkung (Tubaro et al., 1987). Möglicherweise kommt diese Wirkung über eine Beeinflussung von Komplementfaktoren zustande (Wagner, 1989). Für saure Polysaccharide wird auch eine Antihyaluronidase-Wirkung vermutet. Durch die Hemmung der bakteriellen Hyaluronidase wird die Ausbreitung von bakteriellen Keimen im Gewebe verhindert und begrenzt (siehe Kap. 4: „Atemwegserkrankungen“). Zusätzlich wirkt das Kamillenpolysaccharid *in vivo* auch immunstimulierend, wie im carbon clearance Modell an der Maus nachgewiesen werden konnte (Wagner et al., 1985).

Indikationen für Kamillenpräparate: entzündliche Schleimhautläsionen, Fisteln, Ulcus cruris, Aphthen, Dermabrasien, Dekubitalgeschwüre, nekrotisierende Entzündungen, Verbrennungen.

Therapiestudien: Übersicht

In klinischen Studien erreichte die Kamille ca. 70 % der Kortikosteroidwirkung (Albring et al., 1983; Aergeerts et al., 1985). In einer Doppelblindstudie mit einem standardisierten Kamillenextrakt (Kamillosan®) wurde eine beschleunigte Wundheilung und Abtrocknung von nässenden Wundflächen bestätigt (Glowania et al., 1987).

Therapiestudie

Indikation. Nässende Dermatosen nach Tätowierungsschleifung.

Phytopräparate. Äthanolisch-wässriger Kamillenextrakt standardisiert auf 3 mg Chamazulen und 50 mg α-Bisabolol/100 g (Kammillosan®).

Studienart. Randomisierter Doppelblindversuch an 14 männlichen gesunden Patienten im Alter von 18–33 Jahren, die sich an Ober- und Unterarm einer Schleifung der Tätowierung unterzogen hatten.

Ausschlusskriterien: Allergien gegen Kamilleninhaltsstoffe, eine Vorbehandlung und eine Diabeteserkrankung.

Behandlungsart. Anlegen von Kamillenverbänden 3mal täglich für jeweils eine Stunde, bis zur vollständigen Abtrocknung der Wundfläche. Aus der Plazebolösung waren die „Leitsubstanzen" chemisch entfernt worden, wodurch allerdings der typische Geruch nicht verändert war.

Messkriterien. Abtrocknungs- und Epithelisierungsfläche der akuten, nässenden Dermatosen. Die objektiven Nebenkriterien waren Sekretions- und Erythem-Stärke. Die subjektive Gesamtbeurteilung durch den Arzt wurde in einer Wertskala der Abtrocknungs- und Heilungstendenzen festgehalten. Die statistische Auswertung der objektiven Hautparameter erfolgte durch Varianzanalyse, die der subjektiven Parameter durch den Mantel-Haenszel-Test.

Ergebnis. Während in der Erythementwicklung zwischen Verum und Plazebo keine signifikanten Unterschiede zu beobachten waren, konnte in der Sekretionsstärke gegenüber Plazebo mit der Therapiedauer ein kontinuierlicher deutlicher Unterschied registriert werden. Bereits ab dem 4. Tag unterschieden sich die Flächen wesentlich und differierten untereinander am 8. Tag fast um 50 %. Die prozentualen Unterschiede der Wundepithelflächen wiesen auf eine klare Tendenz zur schnelleren Epithelisierung hin. Am deutlichsten war die Wirkung am 12. Tag (Tab. 15.2). Die Abtrocknung fand in der Therapiegruppe fast um 30 % früher statt als in der Plazebogruppe. (Tab. 15.3) (Glowania et al. 1987)

15.3.2 Arnicae flos (Arnikablüten) M

Off.: Ph. Eur., ESCOP, *Arnica montana.*

Für die *antiphlogistische Wirkung* von Arnikazubereitungen kommen folgende Wirkstoffe in Frage:

Sesquiterpenlactone z. B. Helenalin, Dihydrohelenalin (Abb. 15.2). **Monoterpene:** Thymol, Thymolmethylether. **Flavonoidglykoside:** Isoquercitrin, Luteolin-7-glucosid und **Polysaccharide** (Heteroglykane).

Tab. 15.2: Zeitlicher Verlauf der nässenden Wundflächen in cm³ während der Therapie mit dem Phytopräparat (Glowania et al., 1986).

Therapiezeit (Tage)	Nässende Wundfläche Verum %	Plazebo %
1	100	100
4	70,5	85,6
8	29,8	50,3
10	16,7	25,0
12	5,5	16,4
14	1,5	9,9
18	0,2	5,3
$p < 0{,}05$		

Tab. 15.3: Abtrocknungszeit von nässenden Dermatosen in Tagen nach einer Therapie mit dem Phytopräparat (Glowania et al., 1986).

Statische Größe	Zeit der Abtrocknung (Tage)		
	Verum	Plazebo	Differenz
Mittelwert	13 ± 5,1	17,14 ± 5,5	4 (23,3 %)
Median	12	18	6 (29 %)

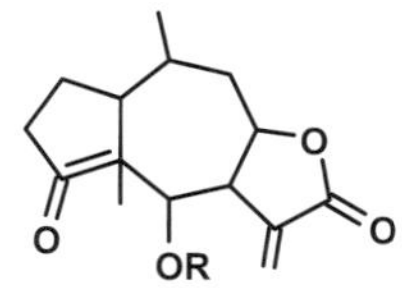

Helenalin: R = H

Dihydrohelenalin: R = $-\overset{O}{\overset{\|}{C}}-CH_3$
(Arnica montana)

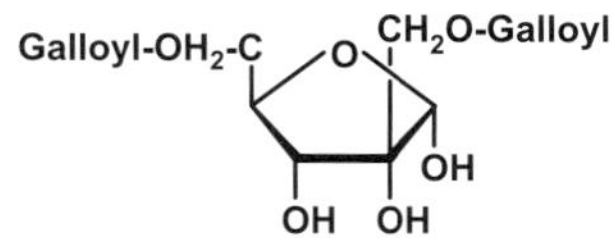

Hamamelitannin
(Hamamelis virginiana)

Abb. 15.2: Hauptwirkstoffe von Arnika und Hamamelis.

Pharmakologie

Die Hauptwirkung dürfte den **Terpenoiden** zukommen. Für Helenalin wurde im Adjuvansarthritis-Modell an der Ratte schon in sehr niedriger Dosierung (2,5 mg i. p.) eine 70–77 % *ödemhemmende* Wirkung nachgewiesen (Willuhn, 1981).

Thymol besitzt im In-vitro-Cyclooxygenasetest eine stark hemmende Wirkung (Wagner, 1987, 1989), so dass es bei topischer Anwendung von Arnikazubereitungen an der *antiphlogistischen* Wirkung beteiligt sein dürfte. Soweit mit Wasser oder mit hohem Wasseranteil hergestellte Extrakte zur Anwendung kommen, ist auch eine *antiphlogistische* und *immunstimulierende* Wirkung durch die in solchen Extrakten enthaltenen Arnika-Polysaccharide denkbar (Puhlmann und Wagner, 1991). Arnika-Extrakte mit hohem Helenalin-Gehalt können bei empfindlichen Personen Allergien hervorrufen.

Über die Pharmakologie der beiden anderen Wirkstofftypen siehe Ausführungen zur Kamille S. 389.

Indikationen: lt. Arzneim.-Kommission-E „Verletzungs- und Unfallfolgen (z.B. Hämatome, Prellung, Quetschung, Distorsion, Frakturödem, Oberflächenphlebitis, Entzündungen als Folge von Insektenstichen.

15.3.3 Calendulae flos (Ringelblume) M

Off.: Ph. Eur., ESCOP, *Calendula officinalis.*

In Frage kommen für die Wirkung:

Flavonolglykoside des Quercetins und Kämpferols.

Carotinoide: β-Carotin, Lycopin, Violaxanthin, Flavoxanthin. **Ätherisches Öl. Triterpensaponine:** Oleanolsäureglykoside. **Polysaccharide:** Heteroglykane.

Pharmakologie

Da pharmakologische Untersuchungen mit den einzelnen Calendula-Inhaltsstoffen nicht vorliegen, ist nicht anzugeben, worauf die spezifisch *granulationsfördernde* Wirkung von Calendula-Zubereitungen zurückzuführen ist. Für die Calendula-Polysaccharide wurden *immunstimulierende* Wirkungen nachgewiesen (Varljen et al., 1989). Für die anderen Inhaltsstoffe können aus Untersuchungen mit Reinstoffen anderer Herkunft nachstehende Wirkungen abgeleitet werden:

Flavonoide: *Antiphlogistische* und *antiödematöse* Wirkung.

Saponine: *Antiödematöse* Wirkung.

Carotinoide: *granulationsfördernde* Wirkung in Analogie zu Vitamin-A-Zubereitungen.

Nach Patrick et al. (1996) könnte die wundheilungsfördernde Wirkung durch eine Anregung der Gefäß-Neubildung im Wundgebiet zustande kommen.

Indikationen: Rissige Haut, Sonnenbrand, Schürf- und Quetschwunden. Lt. Arzneim.-Kommission-E Wunden, auch mit schlechten Heilungstendenzen, Ulcus cruris (äußerliche Anwendung).

15.3.4 Hamamelidis folium (Hamamelis-Blätter) M

Off.: Ph. Eur., *Hamamelis virginiana.*

Die als Hauptwirkstoffe anzusehenden Verbindungen β-**Hamamelitannin** und die **Ellagtannine** gehören zur Klasse der niedermolekularen wasserlöslichen *Gallotannine* (s. Abb. 15.2).

Pharmakologie

Von den Gallotanninen ist bekannt, dass sie *lokal hämostatisch, adstringierend* und *antiphlogistisch* wirken. Sie setzen die Gefäßpermeabilität herab. Die antiphlogistische Wirkung dürfte bei topischer Anwendung über die Hemmung der Cyclooxygenase zustande kommen (Okuda et al., 1989; Wagner, 1989).

Soweit in den Zubereitungen freie Gallussäure vorliegt, ist auch eine *antioxidative* bzw. *antiseptische* Wirkung zu erwarten. Mit gewisser Einschränkung gelten diese Angaben auch für die anderen Gerbstoffdrogen.

Interessanterweise wurde auch bei gerbstofffreien Hamamelis-Wasserdampfdestillaten („Hamamelis-Wasser"), die durch Wassermazeration und anschließende Destillation hergestellt wurden, beim Kaninchen über hämostypische und vasokonstriktorische Wirkungen berichtet.

Therapiestudien

Für beide Hamamelis-Zubereitungsarten – ein Kombinationspräparat mit hohem Hamamelisrinden-Extrakt-Anteil und eine „Hamamelis Destillat-Creme" – gibt es kontrollierte klinische Studien.

Die Extraktsalbe (Eulatin® Salbe) führte in 2 Studien bei 75 bzw. 90 Patienten mit Hämorrhoidalleiden im Stadium I (Blutung, Wundgefühl, Juckreiz, Brennen) zu einem 70–90 %igen Rückgang der Symptome. In einer im Vergleich zu einer Corticoid-Salbe geführten Doppelblind-Studie erwiesen sich die Wirkstärken beider Salben als ziemlich gleich (Knoch, 1991).

Die „Destillat-Creme" führte bei 5 Patienten mit atopischer Neurodermatitis zu antiphlogistischen Effekten und zu einer Verminderung der Hautdurchblutung (Sorkin, 1980). In zwei randomisierten Doppelblindstudien mit 24 gesunden Probanden, deren Rückenhaut einer UV-Bestrahlung ausgesetzt worden war, zeigte sich nach „Hamamelis-Destillat-Creme" Behandlung ein signifikanter Rückgang des UV-Erythems (Korting et al., 1993). In einer weiteren Doppelblindstudie durchgeführt bei 72 Patienten mit atopischem Ekzem im Vergleich zu einer Hydrocortison-Salbe und der Basis Creme, schnitt allerdings die Cortisonsalbe signifikant besser ab als die „Destillatcreme". Letztere war nur geringfügig besser als Plazebo (Korting et al., 1995).

Indikationen: Wunden jeder Art, speziell Ulzerationen, Brandwunden lt. Arzneim.-Kommission-E leichte Hautverletzungen, lokale Haut- und Schleimhautentzündungen, Hämorrhoiden und Krampfaderbeschwerden (siehe auch Kap. 16 Hautkrankheiten S. 399).

15.3.5 Beinwell-Wurzel (Symphyti radix) M

St.pfl.: Symphytum officinale.

Als Wirkstoffe kommen *Allantoin (Abb. 15.3)*, ein mit Harnsäure verwandtes Purinderivat, *Rosmarinsäure* und *Schleimstoffe* (Polyfructosane) in Frage.

Pharmakologie

Pharmakologisch sind alle drei Wirkstoffgruppen von Relevanz.

Allantoin wirkt ähnlich dem Harnstoff auf osmotischem Wege *wundsekretsteigernd*, wodurch die Wunde von Toxinen und Keimen gereinigt wird und zusätzlich *granulationsfördernd*. Die *antiphlogistische, antioxidative* und *analgetische* Wirkung dürfte in erster Linie der Rosmarinsäure zukommen (Gracza et al., 1983; Englberger et al., 1988). Schleimpolysaccharide wirken topisch ebenfalls antientzündlich. Außerdem wird die lokale *Durchblutung gesteigert.*

Die im Extrakt enthaltenen *Pyrrolizidinalkaloide* (0,02–0,07 %) gehören zwar zu den als *potentiell gentoxisch* und *kanzerogen* eingestuften Pflanzenstoffen, stellen aber bei kurzzeitiger äußerlicher Anwendung kein Risiko dar. !

Nach **M** darf die Salbe *nur auf intakte Haut aufgetragen* und *nicht länger als 4–6 Wochen pro Jahr* angewendet werden. Von der Salbe, entsprechend 5–20 % getrocknete Droge, dürfen pro Tag *nicht mehr* als 100 µg Pyrrolizidinalkaloide appliziert werden. !

Therapiestudien

Es gibt mehrere Studien bei Knie- und Fußgelenk-Verletzung, Prellungen, Zerrungen, Verstauchungen sowie bei Gonarthrose.

Indikationen: lt. Arzneimittel-Kommission Sportverletzungen (Prellungen, Zerrungen, Verstauchungen), Knochenbrüche.

Therapiestudie

Indikation. Unkomplizierte, akute unilaterale Sprunggelenksdistorsionen.

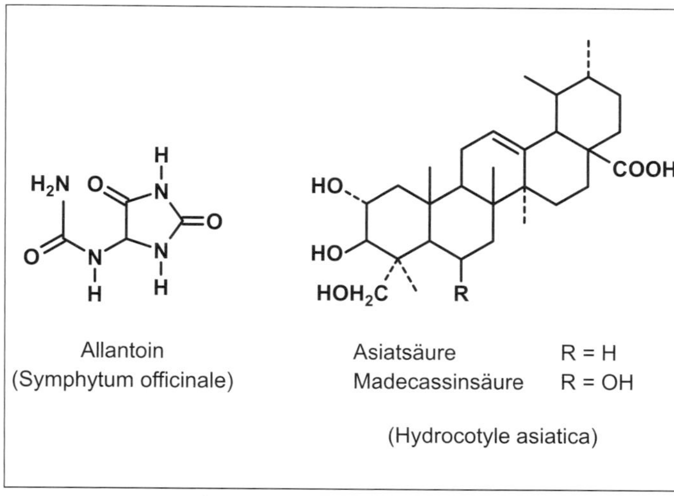

Abb. 15.3: Wirkstoffe von Beinwellwurzel und Wassernabelkraut.

Präparat. Kytta-Salbe® enthaltend 35 g Rad. Symphyti Fluidextrakt (1:2) in 100 g.

Studienart. Randomisierte, multizentrische, doppelblinde, plazebokontrollierte Studie mit 140 ambulanten Patienten.

Behandlungsart. Die lokale Behandlung bestand aus dem viermaligen Auftragen von ca. 2 g (6 cm Salbenstrang)/Tag von Verum bzw. Plazebo über eine Dauer von 8 Tagen, leichtem Einmassieren, Abdecken des behandelten Areals mit Gaze und Anlegen eines elastischen Stützverbandes.

Prüfkriterien. Primäre Zielvariable war der tonometrisch erfasste Druckschmerz am Sprunggelenk. Sekundäre Zielvariablen waren der Gelenkumfang (Schwellung), erfasst nach der „Figure ofeight" Methode, die Schmerz-Skalierung mittels visueller Analogskala (VAS), die Beurteilung der Bewegungseinschränkung mittels Neutral-Null-Durchgangsmethode, der Verbrauch von Notfallmedikation (Paracetamol-Tabletten) und abschließend die globale Wirksamkeitsevaluierung durch Arzt- und Patientenurteil.

Ergebnis. Gegenüber Plazebo war die Prüfmedikation in Bezug auf den Rückgang des Schmerzes ($p < 0,0001$) und der Schwellung ($p = 0,0001$) signifikant überlegen (siehe Abb. 15.4/15.5). Signifikante Unterschiede ergaben sich auch in Bezug auf die Gelenkmobilität und globale Wirksamkeit. Unerwünschte Arzneimittelwirkungen traten nicht auf. (Koll et al., 2000).

Indikationen: lt. Arzneimittel-Kommission Sportverletzungen (Prellungen, Zerrungen, Verstauchungen), Knochenbrüche.

15.3.6 Asiatisches Wassernabelkraut (Hydrocotylidis herba)

St.pfl.: Centella asiatica.

Bei den Hauptwirkstoffen handelt es sich um **Saponine**, die sich von den *Triterpensäuren* Asiatsäure und Madecassin-Säure ableiten. Das Hauptsaponin ist das **Asiaticosid**, ein Triglykosid der Asiatsäure (s. Abb. 15.3).

Pharmakologie

Das Saponingemisch wirkt *antibakteriell* und *antimykotisch*. Asiatcosid *begünstigt den Vernarbungsprozess*, in dem es auf eine bisher nicht bekannte Weise in die Kollagenbiosynthese bzw. Fibroblastenaktivität regulierend eingreift. In der Volksmedizin Madagaskars wurde die Droge gegen Lepra eingesetzt.

Indikationen: Verletzungen jeder Art, Ulzera, Schorf, Verbrennungen, Störungen der Wundheilung.

15.3.7 Hyperici Oleum (Johanniskrautöl)

St.pfl.: Hypericum perforatum.

Durch Mazeration der zerquetschten Blüten und Blätter von Hyperici herba mit Olivenöl, Sonnenblumenöl oder Weizenkeimöl im Verhältnis 1:10 und anschließendes Stehenlassen in der Wärme

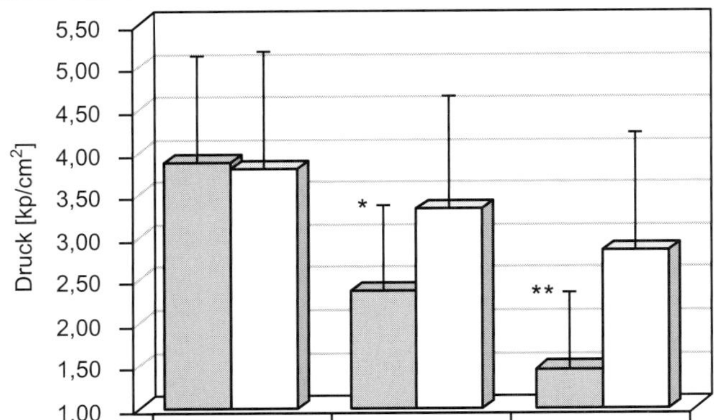

	Visite 1	Visite 2	Visite 3
□ Verum	3,88	2,37	1,44
■ Placebo	3,80	3,35	2,85

Abb. 15.4: Tonometrisch ermitteltes Schmerzkriterium – Druckdifferenzen zwischen verletztem und gesundem Fuß (Mittelwerte und Standardabweichung) □ Verum ■ Plazebo; $^{*}p = 0{,}0001$; $^{**}p = 0{,}0001$ (nach Koll et al., 2000).

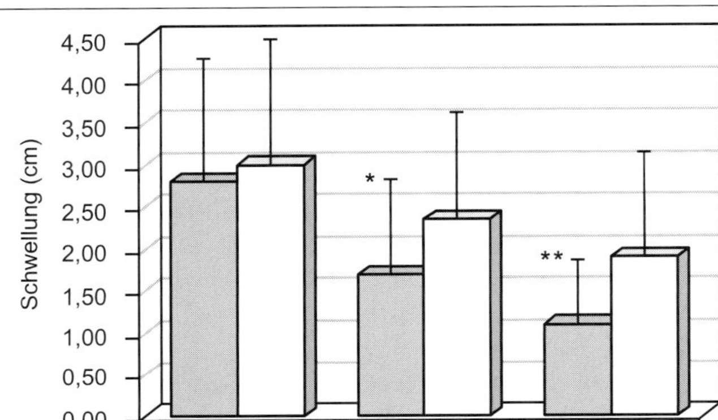

	Visite 1	Visite 2	Visite 3
□ Verum	2,79	1,69	1,09
■ Placebo	2,98	2,36	1,90

Abb. 15.5: Schwellung („Figure-of-eight"-Methode), Verlauf der Differenzen zwischen verletztem und gesundem Fuß (Mittelwerte und Standardabweichung). □ Verum, ■ Plazebo; $^{*}p = 0{,}0011$; $^{**}p = 0{,}0001$ (nach Koll et al., 2000).

und im Sonnenlicht wird nach 6 Wochen das sog. „Rotöl" erhalten. Die Farbe stammt von den Hypericinen und seinen höher polymeren Folgeprodukten.

Laut Monographie der Kommission E kann das Johanniskrautöl zur Behandlung und Nachbehandlung von *scharfen und stumpfen Verletzungen, Myalgien und Verbrennungen 1. Grades eingesetzt werden*. Die letzte Indikation ist heute nicht mehr üblich.

15.3.8 Perubalsam (Peruviani balsamum) M

Off.: Ph. Eur., *Myroxylon balsamum* var. *pereirae*.

Das Wirkprinzip setzt sich hauptsächlich aus einem *Gemisch von Benzoesäure-*, *Zimtsäure-* und *Methylbenzyl- sowie Benzylestern* zusammen (Abb. 15.6).

Pharmakologie

Indikationen. Wegen seiner *antiseptischen* und die *Granulationsbildung fördernden* Wirkung ist Perubalsam noch Bestandteil von alkoholischen Lösungen und Salben zur Behandlung von Frostbeulen, Brustrhagaden, Ulzerationen, Dekubitus, Brustrhagaden und Hämorrhoiden.

Perubalsam kann bei empfindlichen Personen *Allergien* auslösen. !

Indikation: lt. Arzneim.-Kommission-E infizierte und schlecht heildende Wunden, Verbrennungen, Dekubitus, Frostbeulen, Ulcus cruris, Prothesendruckstellen, Hämorrhoiden.

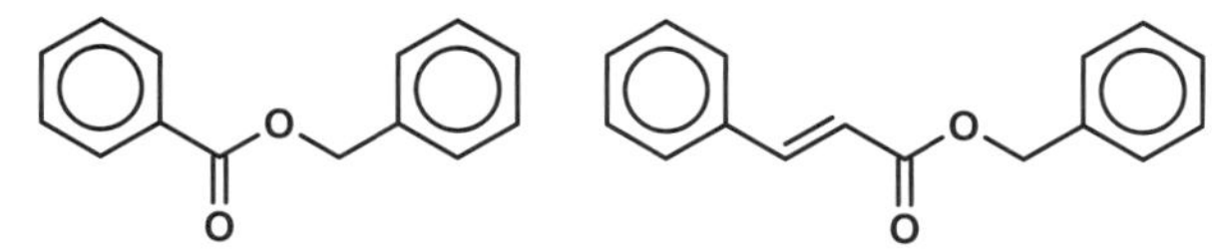

Cinnamein: Benzoesäurebenzylester + Zimtsäurebenzylester

Abb. 15.6: Hauptwirkstoffe des Perubalsams.

15.3.9 Aloe – Aloe extr. – Aloegel

St.pfl.: Aloe-Arten.

Die industriell aus *Aloe vera* hergestellten bisher nur als Kosmetika eingesetzten Aloegele stellen ein *Anthranoidfreies*, aber an **Schleimstoffen, Aminosäuren** und **Mineralstoffen** reiches Exsudat dar. Außerdem wurden in dem Gemisch *Magnesiumlactat, Bradykinase* und ein *Glykoprotein (Aloctin A)* nachgewiesen (siehe Übersicht Schmidt, 1990).

Pharmakologie

Die gefundene *antiphlogistische* Wirkung soll vor allem dem Glykoprotein zukommen.

Davon zu unterscheiden ist der frisch gewonnene ebenfalls in der Kosmetik eingesetzte *Blattsaft*. Dieser besitzt eine nachgewiesene, die *Wundheilung fördernde* Wirkung, die möglicherweise zum Teil den im Blattsaft enthaltenen *Anthranoid-Derivaten* zuzuschreiben ist.

15.3.10 Sonnenhut, Kraut/Wurzel (Echinaceae herba/radix) M

St.pfl.: E. purpurea, Echinacea angustifolia (radix), *E. prupurea.*

Der lange Zeit fast ausschließlich zur innerlichen Anwendung eingesetzte Presssaft von *Echinacea purpurea* (Echinacin®) enthält lipophile und wasserlösliche Verbindungen, und zwar *Alkylamide, Polyacetylenverbindungen, Phenolcarbonsäuren* und ihre Ester sowie *glucuronsäurehaltige* **Polysaccharide** (siehe auch Kapitel „Immunstimulantien" S. 300).

Pharmakologie

Bei äußerlicher Anwendung von Echinacea-Extrakten, die bereits bei den Indianern Nordamerikas bekannt war, wurden *antiphlogistische, granulations-* und *epithelbildungsfördernde* und *antiinfektiöse* Wirkungen beobachtet, die in ihrer Gesamtheit für die beschleunigte und verbesserte Wundheilung verantwortlich sein dürften.

Für den *antiphlogistischen* Wirkmechanismus kommen kortikomimetische und Hemmeffekte auf die Cyclooxygenase, als Wirkprinzipien die **Alkylamide** (Wagner et al., 1989) und **Polysaccharide** (Tubaro et al., 1987; Bonadeo et al., 1971; Keller, 1959) in Frage.

Die *Granulations-* und die *Epithelbildung* fördernde Wirkung wird mit einer indirekten Wirkung auf das Hyaluronsäure-Hyaluronidase-System erklärt (Koch und Uebel, 1953; Tünnerhoff und Schwabe, 1956).

Die *antiinfektiöse* Wirkung kann über zwei Mechanismen zustande kommen: einen Hemmeffekt auf die Bakterienhyaluronidase, wodurch die Ausbreitung der Infektion im Gewebe verhindert wird (Büsing, 1952; Koch und Haase, 1952), und eine direkt immunstimulierende, z. B. phagozytosesteigernde Wirkung (Lohmann-Matthes und Wagner, 1989; Bauer und Wagner, 1989; Krutmann, 1990). Über die innerliche Anwendung von Echinacea-Präparaten siehe Kapitel 9, S. 301).

Indikationen: lt. Arzneim.-Kommission-E „schlecht heilende, infizierte und oberflächliche Wunden.

15.3.11 Enzyme

Hierbei handelt es sich um *proteolytische Enzyme pflanzlicher oder tierischer Herkunft*. Sie dienen zur *enzymatischen Wundreinigung*, um z. B. nekrotische Beläge abzubauen. Sie besitzen darüber hinaus aber noch *antiphlogistische* und *antiexsudative* Wirkungen. Bemerkenswert ist, dass die Enzyme bei nicht zu hoher Dosierung intaktes Epithel-, Granulations- und Fett- sowie Muskelgewebe nicht abbauen. Häufig werden die Enzyme mit Antibiotika kombiniert.

Indikationen. Ulcus cruris, sekundär infizierte Wunden, Abszesse, Verbrennungen, Erfrierungen

15.3.12 „Lymphsalbe"

Von den im Handel befindlichen Extrakten mit Wirkung auf die Wundheilung hat sich besonders die **Unguentum lymphaticum (PGM)** bewährt. Sie enthält neben *Extr. Calendulae* unter anderen *Extr. Podophylli, Conii, Digitalis, Colchici* und *Hyoscyami* (siehe auch Lymphmittel S. 80).

Hauptindikationen. Lymphödeme, Hämatome und durch Funktionsstörungen des Lymphsystems bedingte schlecht heilende Wunden. Die Wirkung wird primär auf einen Stimulationseffekt auf Makrophagen zurückgeführt (Caseley-Smith, Caseley-Smith, 1983, siehe auch Krutmann, 1990).

15.3.13 Weitere pflanzliche Arzneimittel

Allantoin
siehe Symphytum S. 392

Myrrhe
Siehe Kap. 4 „Stomatitiden, Pharyngitis".

Ätherischöle
Siehe Kap. 4 „Atemwegserkrankungen".

Fette, Öle
Siehe Kap. 16 „Hautkrankheiten".

15.3.14 Phytopräparate – Hautverletzungen, Wunden

Arnika-Calendula-Kamillen-Präparate z. B.

• Arnikamill® Salbe	100 g enthalten 40 g Wasserdampf-Auszug hergest. aus 1,6 g Arnikablüten und 8,4 g Kamillenblüten
• Kamillosan® Salbe	1 g enthält 10 mg ethanol. Trockenextrakt aus Kamillenblüten
• Matmille-Salbe	100 g enthalten 5 g Extr. Flor. Chamomillae fld. mit einem Mindestgehalt von 20 mg äther. Kamillenöl, davon mind. 7 mg Levomenol
• Calendula-Salbe (Helixor)	10 g enthalten 0,5 g Calendula ∅
• Calendula-Echinacea Salbe	10 g enthalten 1 g ethanol. Presssaft aus Herba et Flos, Calendulae off. und 1,1 g Echinacea ∅
• Calendumed® Creme/Gel/Salbe	10 g enthalten 1 g Calendula ∅

siehe weitere Präparate Kapitel 16 Hautkrankheiten S. 416.

Beinwell-, Hamamelis-, Johanniskraut-Präparate z. B.

• Kytta-Plasma® Umschlagpaste	100 g enthalten 30 g Rad. Symphyti Fluid-Extrakt
• Kytta®-Salbe	100 g enthalten 35 g Rad. Symphyti Fluid-Extrakt
• Traumaplant® Salbe	100 g enthalten 10 g Extr. Herba Symphyti rec.
• Hamamelis-Salbe N LAW	100 g enthalten 5,0 g ethanol. Hamamelisblätter-Fluidextrakt
• Hamasana® Salbe	100 g enthalten 20 g Extr. Cort. c. Fol. Hamamelidis dest.
• Hametum® Wund- und Heilsalbe	100 g enthalten 6,25 g Destillat aus frischen Blättern und Zweigen von Hamamelis virginiana
• Leukona® Wundsalbe	100 g enthalten 35 g Lebertran, 125 g Hamamelisrindenwasser und 2 g Allantoin
• Johanniskrautöl Bio-Diät Öliger Auszug	100 g enthalten 100 g öligen Auszug aus Johanniskraut (1:18–22)
• Kneipp® Johanniskrautöl N	100 ml enthalten 100 ml Olivenölauszug aus frischen Johanniskrautblüten

Perubalsam-, Centella-, Aloe-Präparate z. B.

• Branolind® N Salbenkompresse 7,5 × 10 cm/ 10 × 20 cm imprägn. Gittertüll	1 Salbenkompresse 7,5 × 10 cm/10 × 20 cm enthält: 100 mg/ 265 mg Perubalsam in 2 g/5,3 g Salbenmasse
• Peru-Lenicet® Salbe	100 g enthalten 1,1 g Perubalsam, 0,83 g Aluminiumdiacetat-hydroxid und 1,51 g Algeldrat

- Centella asiatica homöopath. Creme/Salbe — Homöopathische Urtinktur 5 % in neutraler Salbengrundlage (als Rezeptur)

(siehe auch Präparateliste des Kap. 16 Hautkrankheiten (Narben, Keloide) S. 425

- Echinacin® Madaus Salbe — 100 g enthalten 16 g Presssaft aus frischem blühendem Purpursonnenhutkraut

Sonstige Präparate z. B.

- Traumeel® S Salbe (Homöopath. Präparat) — 100 g enthalten 14 homöopath. Pflanzenextrakte als ∅-, D1-, D3, D4- und D6-Zubereitungen mit Arnika, Calendula, Hamamelis, Chamomilla und Symphytum als Hauptkomponenten

15.4 Homöopathie bei Hautverletzungen und Wunden

Siehe Kap. 16: Hautkrankheiten, S. 425.

Literatur

Allopathie

Aergeerts, P., Albring, M., Klaschka, F., Nasemann, Th., Patzelt-Wenczler, R., Rauhaut, K., Weigl, B.: Vergleichende Prüfung von Kamillosan-Creme gegenüber steroidalen (0,25 % Hydrocortison, 0,75 % Fluocortinbutylester) und nichtsteroidalen (5 % Bufemac) Externa in der Erhaltungstherapie von Ekzemerkrankungen. Z. Hautkr. **60** (3): 270–277 (1985).

Albring, M., Albrecht, H., Alcorn, G., Lücker, P.W.: The measuring of the antiinflammatory effect of a compound on the skin of volunteers. Meth. Find. exptl. chin. Pharmacol. **5** (8): 575–577 (1983).

Ammon, H.P.T., Kaul, R.: Pharmakologie der Kamille und ihrer Inhaltsstoffe. Dtsch. Apoth. Ztg. 132, Suppl. **27**: 3–26 (1992).

Barton, H., Wendler, M.: Synthetische Azulene III. Beeinflussung der Leukozytenfunktion durch Azulenderivate im Vergleich zu anderen aromatischen Kohlenwasserstoffen. Arch. exp. Pathol. Pharmakol. **215**: 573 (1952).

Bauer, R., Wagner, H.: Die Echinacea-Droge. Ein Handbuch für Apotheker und Ärzte, Wissenschaftl. Verlagsges., Stuttgart (1989).

Bonadeo, I., Botazzi, G., Lavazza, M.: Echinacina B, polysaccaride attivo dell'Echinacea. Riv. Ital. Essenze-Profumi-Piante offic. – Aromi-Saponi-Cosmetici-Aerosol. **53**: 281–295 (1971).

Büsing, K.H.: Hyaluronidasehemmung durch Echinacin. Arzneimittel-Forsch. (Drug Res.) **2**: 467–469 (1952).

Casley-Smith, I.R., Casely Smith, I.R.: The effects of „Unguentum lymphaticum" on acute experimental öymphedema and other high-protein edemas. Lymphology **3**: 159–156 (1983).

Della Loggia, R.: Lokale antiphlogistische Wirkung der Kamillen-Flavone. Dtsch. Apoth. Z. **125**, 43/Suppl. I: 9 (1985).

Englberger, W., Hadding, U., Etschenberg, E., Graf, E., Leyck, S., Winkelmann, J., Parnham, M.J.: Rosmarinic acid: a new inhibitor of complement C 3-convertase with anti-inflammatory activity. Int. Immuno-pharmacol. **10**: 729–737 (1988).

Gloor, M.: Pharmakologie dermatologischer Externa. Springer Verl., Berlin – Heidelberg – New York (1982)

Gloor, M.: Über die Bedeutung der Rezeptur in der modernen dermatologischen Therapie. Pharmaz. Z. **3**: 89–95 (1986).

Glowania, H.J., Raulin, Chr., Swoboda, M.: Wirkung der Kamille in der Wundheilung. Eine klinische Doppelblindstudie. Z. Hautkr. **62** (17): 1262–1271 (1987).

Gracza, L., Koch, H., Loffler, E.: Biochemical pharmacologic studies of medicinal plants. Isolation of rosmarinic acid from Symphytum officinale L. and its anti-inflammatory activity in an in vitro model. Arch. Pharm. (Weinheim). **318**: 1090–1095 (1985).

Hausen, B.: Besitzen Kamille und Kamillen-Zubereitungen eine allergene Potenz? Dtsch. Apoth. Z. **125**, 43/Suppl. **I**: 24–25 (1985).

Kamillen-Symposium Rauschholzhausen, 1985. Dtsch. Apoth. Z. **125**, 43/Suppl. I (1985).

Keller, A.: Recovery of active agents from aqueous extracts of the species Echinacea. Chemie Grünenthal Ber. Patent Ger. 950.674, Oct. 11 (1956); ref. in C.A. **53**: 8880i (1959).

Knoch, H.G.: Hämorrhoiden I. Grades: Wirksamkeit einer Salbe auf pflanzlicher Basis. Münch. Med. Wschr. **31/32**: 381–484 (1991).

Koch, E., Haase, H.: Eine Modifikation des Spreading Testes im Tierversuch, gleichzeitig ein Beitrag zum Wirkungsmechanismus von Echinacin. Arzneimittel-Forsch. (Drug Res.) **2**, 464–467 (1952).

Koch, E., Uebel, H.: Experimentelle Untersuchungen über die örtliche Gewebswirkung der Echinacea purpurea MOENCH. Arzneimittel-Forsch. (Drug Res.) **3**: 16–19 (1953).

Koll, R., Buhr, M., Dieter, R., Pabst, H., Predel, H.G., Petrowiez, O., Gianetti, B., Wagener, S.: Wirksamkeit und Verträglichkeit von Beinwellwurzelextrakt (Extr. Rad. Symphyti) bei Sprunggelenksdistorsionen. Ergebnisse einer multizentrischen, randomisierten, plazebokontrollierten Doppelstudie. Zeitschr. f. Phytotherapie. **21**: 127–134 (2000).

Korting, H.C., Schäfer-Korting, M.; Hart, H., Laux, P., Schmid, M.: Antiinflammatory activity of hamamelis distillate applied topically to the skin. Influence of vehicle and dose. Eur. J. Clin. Pharmacol. **44**: 315–318 (1993).

Korting, H.C., Schäfer, Korting, M., Klövekorn, W., Klövekorn, G., Martin, C., Laux, P.: Comparative efficacy of hamamelis distillate and hydrocortisone cream in atopic eczema. Eur. J. Clin. Pharmacol. **48**: 461–465 (1995).

Krutmann, J.: Das Immunsystem Epidermis. Allg. Med. **66**: 368–372 (1990).

Lohmann-Matthes, M.-L., Wagner, H.: Aktivierung von Makrophagen durch Polysaccharide aus Gewebekulturen von Echinacea purpurea. Z. Phytother. **10**: 52–59 (1989).

Okuda, T., Yoshida, T., Hatano, T.: Chemistry and Biological activity of tannins in Medicinal Plants In: Economic and Medicinal Plant Research, Farnsworth, N., Wagner, H., (Hrsg.): Chemistry and Biological Activities of Tannins in Medicinal Plants, p. 130, Vol. 5 Academic Press, London (1989).

Patrick, K.F.M., Kumar, S., Edwardson, P.A.D., Hutchinson, J.J.: Induction of vasularisation by an aqueous extract of the flowers of Calendula officinalis L., The European margold Phytomedicine. **3**: 11–18 (1996).

Puhlmann, J., Zenk, M., Wagner, H.: Immunologically active polysaccharides of Arnica montana cell cultures. Phytochemistry **30**: 1141–1145 (1991).

Römmelt, H., Zuber, A., Dirnagl, K., Drexel, H.: Zur Resorption von Terpenen aus Badezusätzen. Münch. med. Wschr. **116**: 537–540 (1974).

Schilcher, H.: Die Kamille. Wissenschaftl. Verlagsges., Stuttgart (1987).

Schmidt, R.: Aloe vera. Apoth. J. **9**: 52–60 (1990).

Sorkin, B.: Hametum-Salbe, eine korticoidfreie antiinflammatorische Salbe. Phys. Med. Rehab. **21**: 53–57 (1980).

Tubaro, A., Tragni, E., Del Negro, P., Galli, C.L., Della Loggia, R.: Antiinflammatory activity of a polysaccharide fraction of Echinacea angustifolia. J. Pharm. Pharmacol. **39**: 567 (1987).

Tünnerhoff, F.K., Schwabe, H.D.: Untersuchungen am Menschen und am Tier über den Einfluss von Echinacea-Konzentraten auf die künstliche Bindegewebsbildung nach Fibrin-Implantationen. Arzneimittel-Forsch. (Drug Res.) **6**: 330–334 (1956).

Varljen, J., Liptak, A., Wagner, H.: Structural analysis of a rhamnoarabinogalactan and arabinogalactans with immunostimulating activity from Calendula officinalis. Phytochemistry **28**, 9: 2379–2383 (1989).

Wagner, H.: Zum Wirknachweis antiphlogistisch wirksamer Arzneidrogen. Z. Phytother. **8**: 135–140 (1987).

Wagner, H., Breu, W., Willer, F., Wierer, M., Remiger, P., Schwenker, G.: In vitro inhibitions of arachidonate metabolism by some alkamides and alkylated phenols. Planta med. **55** 6: 566–567 (1989).

Wagner, H.: Search for new potential plant constituents with antiphlogistic and antiallergic activity. Planta med. **55**: 235–241 (1989).

Wagner, H., Proksch, A., Riess-Maurer, I., Vollmar, A., Odenthal, S., Stuppner, H., Jurcic, K., Le Turdu, M., Fang, J.N.: Immunstimulierend wirkende Polysaccharide (Heteroglykane) aus höheren Pflanzen. Arzneim.-Forsch. **35**: 1069–1075 (1985).

Willuhn, G.: Neue Ergebnisse der Arnikaforschung. Pharmazie in unserer Zeit **10**: 1–7 (1981).

16 Hautkrankheiten

Hauptindikationen für die alleinige oder adjuvante Behandlung mit Phytopharmaka:

Leichtere virale, bakterielle, fungale und parasitäre Hauterkrankungen	16.3 → Seite 401
Herpes labialis und zoster	16.3.2 → Seite 402
Psoriatische Hauterkrankungen	16.4 → Seite 406
Ekzeme, allergische Reaktionen der Haut, Neurodermitis	16.5 → Seite 411
Vitiligo	16.6 → Seite 416
Akne, Seborrhoe	16.7 → Seite 417
Pruritus	16.8 → Seite 420
Hyperhidrosis	16.9 → Seite 421
Warzen, Condylomata acuminata, Hyperkeratosen	16.10 → Seite 422
Narben, Keloide	16.11 → Seite 424
Homöopathie	16.12 → Seite 425

Keine Indikationen

Maligne Hauttumoren (z. B. Melanom, Kaposi-Sarkom)

Gonorrhoe, Syphilis und andere Geschlechtskrankheiten

Schwere virale, bakterielle und fungale Hauterkrankungen

Anmerkung: Eine Begleit- und Nachbehandlung ist mit Phytopharmaka situativ möglich.

16.1 Pathologie und allgemeine Behandlungsprinzipien

Pathologie

Die verwirrende Vielfalt von dermatologischen Krankheitsbildern liegt in der großen Vielfalt der morphologischen Befunde. Auf ihr beruhte lange Zeit die Einteilung der dermatologischen Erkrankungen.

Die **Ursachen** vieler dermatologischer Erkrankungen sind unbekannt. Von einigen weiß man aber, dass sie *immunologische und psychovegetative Ursachen* haben. Einige Erkrankungen beruhen auf *Stoffwechselstörungen*, z. B. Störungen des Leber-, Fett- oder Nierenstoffwechsels, Diabetes, Darmerkrankungen usw. Andere Hauterkrankungen können die Folge einer *Intoxikation,* bzw. *Arzneimittelunverträglichkeit* sein.

Behandlungsprinzipien

Die phytotherapeutische und homöopathische Behandlung von Hautkrankheiten hat von Anfang an auch funktionelle und pathophysiologische Gesichtspunkte mitberücksichtigt.

Das *Konzept einer ganzheitlichen Therapie* von Hauterkrankungen beruht daher sehr häufig auf einer *Kombination von externen und internen* und damit möglicherweise kausal gerichteten Maßnahmen.

Die Phytotherapie kennt die Begriffe „**Umstimmungsmittel**" und versteht hierunter *dermatotrope „Arzneimittel"*, wie sie uns in zahlreichen Diuretika und Laxantia zur Verfügung stehen. Zahlreiche extern und intern verabreichte Reizstoffe (Senföle, Saponindrogen, Scharfstoffe) sind ebenfalls in der Lage, über hormonelle und immunologische Mechanismen sogenannte „Umstimmungen" herbeizuführen. Diese führen oft zu einer schlagartigen Besserung von refraktären und chronischen Hauter-

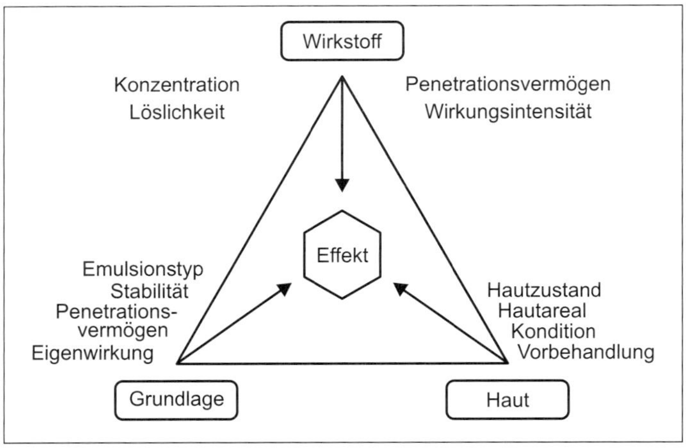

Abb. 16.1: Wechselbeziehung zwischen Wirkstoff, Arzneistoffträger und Haut in der dermatologischen Lokaltherapie nach Tronnier (1977).

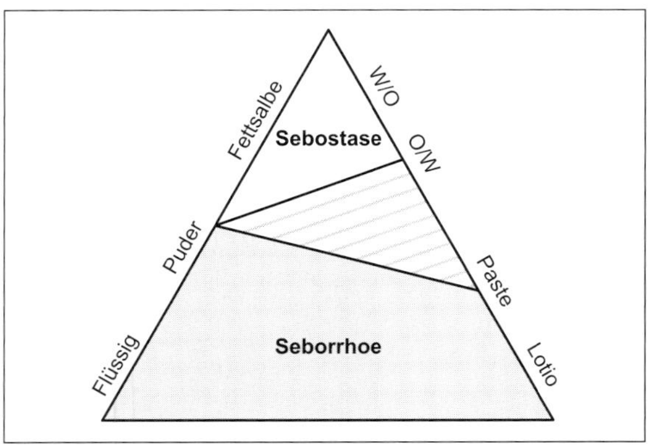

Abb. 16.2: Indikation der geeigneten Arzneistoffträger in Abhängigkeit vom Hauttyp.

krankungen. Eine große Bedeutung wird von vielen Ärzten bei der Behandlung vor allem chronischer Hautkrankheiten der *„Darmsanierung" durch Bakterien- und Hefepräparate* beigemessen zu der inzwischen valide Daten (siehe Kap. 10 S. 307 u. Kap. 5 S. 170), vorliegen.

Das Behandlungskonzept speziell von Hauterkrankungen hat bei äußerlichen Anwendungen die **Art des Arzneistoffträgers** (Vehikel) zu berücksichtigen. Wie bei keiner anderen Applikationsart bestimmt bei den Dermatika der Arzneistoffträger die Anwendungsmöglichkeit und Wirksamkeit des Arzneimittels. Neben dem verwendeten Arzneistoffträger hängt der Effekt eines Arzneimittels in einer Rezeptur darüber hinaus noch vom *Hautzustand*, dem *Hauttyp* und der *Applikationsart* ab (siehe Abb. 16.1 u. 16.2).

16.2 Allgemeine Richtlinien für das Rezeptieren extern anwendbarer Arzneimittelformen

Da in der allopathischen Therapie Hautkrankheiten meistens nur äußerlich behandelt werden, nachstehend einige grundsätzliche **Richtlinien für das Rezeptieren** von extern anwendbaren pflanzlichen Arzneimittelformen.

Arzneistoff – Haut Wechselwirkung

Der therapeutische Effekt einer externen Arzneiform (Salbe, Creme, Paste, Schüttelmixtur, Puder, Pflaster etc.) hängt von vielen Faktoren ab. Wichtig sind die richtige Wahl des *Emulsionstyps*, die *Spreitfähigkeit* und das *Abgabevermögen* der Grundlage, in die der Arzneiwirkstoff oder der Extrakt eingearbeitet wurde.

Ganz entscheidend ist auch, ob die externe Arzneiform auf eine *gesunde, kranke* oder *verletzte Haut,* eine *seborrhoische* oder *sebostatische, trockene* oder *nässende* Haut aufgetragen wird.

Die komplizierten Wechselwirkungen zwischen Wirkstoff, Grundlage und Haut zeigt das Wirkungsdreieck nach Tronnier (1977) (Abb. 16.1).

Da in der Regel die kranke Haut das Ziel der Therapie ist, muss auch zwischen einer *akuten und chronischen Erkrankung* der Haut unterschieden werden. Im *akuten Stadium* ist die Dermatikum-Grundlage besonders wichtig, während die Wirkstoffkonzentration erst sekundäre Bedeutung hat und niedrig sein kann.

Bei *chronischen Erkrankungen* der Haut kommt dem Wirkstoff die Hauptbedeutung zu.

Speziell bei der kranken Haut ist es *schwierig zu verhindern, dass ein Wirkstoff nur lokale Wirkung entfaltet.* In den meisten Fällen kommt es bei krankhaft veränderter Haut zu einer Permeationssteigerung bis zum 5fachen und häufig zur Aufnahme des Wirkstoffes in den Blutkreislauf und damit zu einer *systemischen Wirkung*.

Indikationen und Hauttyp

Wie aus Abb. 16.2 deutlich wird, sind für die *fette, seborrhoische* und *entzündete Haut* die fettfreien Arzneistoffträger wie wässrige Lösungen, Hydrogele, Lotiones und Puder besser verträglich. Pasten und O/W-Cremes sind für beide Hauttypen anwendbar.

Für die *trockene sebostatische Haut* und Patienten mit *chronischen Dermatosen* wie z. B. Psoriasis oder chronischen Ekzemen sind fettende Arzneistoffträger wie Fettsalben und W/O-Emulsionssalben besonders ideal.

Bei *chronischem Ekzem* ist die Permeabilität bzw. Wirkstoffaufnahme durch die Haut vermindert, bei *Schuppenflechte* erhöht.

Erhöhte Hautdurchblutung vergrößert die perkutane Resorption.

Die *kindliche Haut* besitzt bis zum 6. Monat eine wesentlich höhere Permeabilität als die Haut der Erwachsenen.

In der Tab. 16.1 sind die durch die verschiedenen dermatischen Grundlagen ausgelösten *Effekte bzw. Tiefenwirkungen* bei den einzelnen Erkrankungsstadien schematisch dargestellt.

Über Details siehe Lehrbücher der Pharmazeutischen Technologie (Voigt und Fahr 2000; List, 1985), und Übersichtsarbeiten (Fröhlich, 1981; Gloor, 1982, 1986; Tronnier und Schmohl, 1990).

Eine Übersicht über die wichtigsten heute noch verwendeten Phytopharmaka in der Dermatologie mit Angabe ihrer Anwendungsgebiete, den Hauptwirkstoffklassen und Bewertungsergebnissen der Kommission E (Positiv- und Negativ-Monographien) findet sich bei Willuhn (1992, 1995).

16.3 Bakterielle, fungale, virale und parasitäre Hauterkrankungen

16.3.1 Phytotherapeutische Behandlungsmöglichkeiten

Es gibt zahlreiche **ätherische Öle** und daraus isolierte Reinstoffe mit *desinfizierender, antimikrobieller* bzw. *antimykotischer Wirkung* (Deininger, 1985) (siehe Tab. 16.2).

In einer von May und Willuhn (1978) mit 178 Pflanzen durchgeführten Untersuchung auf ihre vi-

Tab. 16.1: Dermatika-Arzneistoffträger und ihre Wirkungen auf die Haut.

Grundlage	Erkrankungsstadium	Effekt	Tiefenwirkung
Feuchter Umschlag	▲	▲	
Puder	akut	kühlend	
Schüttelmixtur		trocknend	
Paste		entzündungswidrig	
Lösung			
Hydrogel	subakut		zunehmend
O/W-Milch			
O/W-Creme			
Kühlsalbe			
W/O-Salbe		wärmestauend	
Lipogelsalbe	chronisch	mazerierend	
Pflaster		aktivierend	
Okklusion	▼	▼	▼

Tab. 16.2: **Ätherischöle, Balsame und Teere mit desinfizierender, antimikrobieller und antimykotischer Wirkung.**

Knoblauchöl	Alii sativi aetheroleum
Nelkenöl	Caryophylli aetheroleum
Zimtöl	Cinnamomi aetheroleum
Eukalyptusöl	Eucalypti aetheroleum
Kampfer	Campher
Thymianöl	Thymi aetheroleum und Thymol
Kamillenöl	Chamomillae aetheroleum
Pfefferminzöl	Menthae pip. aetheroleum
Perubalsam	Balsamum peruvianum
Terpentin	Therebinthinae balsamum
Thujaöl	Thujae aetheroleum
Verschiedene Teere (z. B. Pix liquida, Pix abietinarum, Pix Pinaceae, Pix Betulae, Pix Juniperi)	

rustatische Wirkung gegen Herpes-, Influenza-, Vaccinia- und Poliovirus erwiesen sich 75 Pflanzen *in vitro gegen eine oder mehrere Virusarten als sehr gut virustatisch.* Die Wirkprinzipien gehören sehr unterschiedlichen Stoffklassen an. Hierzu zählen außer einigen Ätherischölen eine Reihe von **phenolischen Verbindungen** wie z. B. **Kaffeesäure-Derivate** und **Gerbstoffe, Alkaloide** oder **Saponine** (siehe hierzu eine Übersicht von Che, 1991). Die Wirksamkeit der meisten Rohextrakte, Öle und isolierten Reinstoffe dieser Pflanzen ist aber, von einigen Ausnahmen abgesehen, nach topischer oder parenteraler Anwendung nicht hoch genug, um bei schweren Hautinfektionen die klassischen Antibiotika und Chemotherapeutika ersetzen zu können. Man findet daher nur relativ wenige Präparate mit diesen Drogen auf dem Markt.

16.3.2 Phytotherapie des Herpes simplex (H. labialis) und Herpes zoster

Das einzige Phytopräparat, das sich für die **alleinige Behandlung** des **Herpes simplex** (HSV) in Form des HSV Typ 1 (Herpes labialis) eignet, ist der

- **Melissenblätterextrakt** (Melissae folium extractum). Prophylaktisch und therapeutisch kann dieser in Salbenform wie Aciclovir mit Erfolg gegen den Lippenherpes als Folge starker UV-Exposition z. B. bei Ski- und Wandertouren im Hochgebirge angewendet werden.
- Das **Enzympräparat** Wobe Mugos® erwies sich auch bei **Herpes zoster** gleich wirksam wie Aciclovir.
- Nur zur adjuvanten Behandlung der **Schmerzen** der **Postzosterneuralgie** kann der **Cayennepfefferextrakt** in Form von Salben oder Cremes (Capsici fructus acer) eingesetzt werden.

16.3.2.1 Melissae fol. extractum (Melissenblattextrakt) M

Off.: Ph. Eur., ESCOP, *Melissa officinalis.*

Der auf dem Arzneimittelmarkt befindliche nach einem Spezialverfahren hergestellte Extrakt (Lomaherpan®) enthält die Phenolcarbonsäuren *Rosmarinsäure, Chlorogensäure, Kaffeesäure, p-Cumarsäure, Ferulasäure* sowie Oligomere und Polymere dieser Säuren (Abb. 16.3). Die Polymere bezeichnet man als *„Labiatengerbstoffe"*.

Pharmakologie

Die ersten Untersuchungen über das *virustatische Prinzip der Melisse* wurden von Cohen et al. (1964), Kucera und Herrmann (1967) sowie Herrmann und Kucera (1967) durchgeführt. Es folgte die Studie von May und Willuhn (1978). In dieser Studie zeigte der Extrakt im Plaque-Hemmtest und im Farbtest nach *Finter* eine Hemmwirkung gegenüber *Herpes simplex.* Darüber hinaus besitzen die

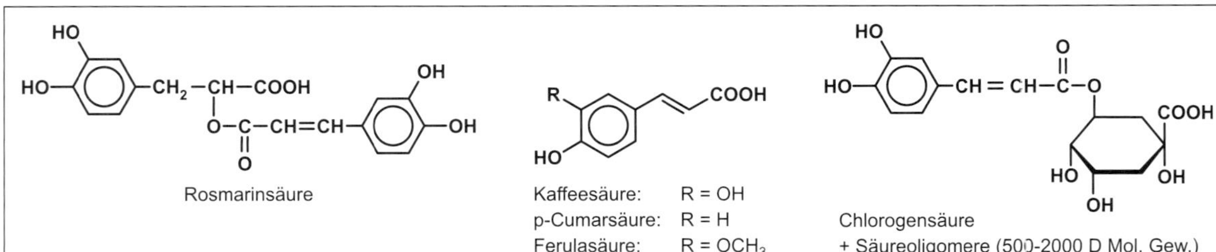

Abb. 16.3: **Phenolcarbonsäuren von Melissa officinalis.**

Melissengerbstoffe eine *antiphlogistische* und schwach *adstringierende* Wirkung.

Therapiestudien: Übersicht

Studien, die mit dem Melissen Spezial-Extrakt (Lomaherpan®) bei Herpes-simplex-Infektionen durchgeführt wurden, kommen zu dem Ergebnis, dass das Präparat in bezug auf die Abheildauer, das rezidivfreie Intervall und die Verträglichkeit den virustatischen Chemotherapeutika mindestens ebenbürtig, wenn nicht sogar überlegen ist (Wölbling und Milbradt, 1984; Wölbling und Rapprich, 1985).

Der Vorteil der Melissencreme besteht darin, dass nicht mit Resistenzinduktionen gerechnet werden muss.

Therapiestudie 1

Indikation. Herpes simplex.

Präparat. Creme enthaltend 0,05 g Trockenextrakt aus Fol. Melissae (Droge: Extrakt 70:1) in 5 g Creme (Lomaherpan® Creme).

Studienart. Offene kontrollierte, multizentrische, klinische Studie mit 115 Patienten. Bei den Patienten handelte es sich um 16 Ersterkrankungen und 97 Rezidiverkrankungen.

Behandlungsart. 2- bis 4mal täglich Aufbringen von 1–2 mm entsprechend 10–20 mg Creme pro cm^2 Hautfläche.

Prüfkriterien. Der Therapieerfolg wurde an der Abheilzeit nach Anwendung des Präparates sowie an der Veränderung des rezidivfreien Intervalls vor und nach Behandlung gemessen. Die Signifikanz des Therapieerfolges wurde im gepaarten t-Test bestimmt.

Ergebnis/Bewertung. Bei knapp 60 % der Patienten ($n = 90$) war bereits am 4. Behandlungstag eine Abheilung eingetreten, am 6. Tag waren es 87 % und am 8. Tag 96 % der Patienten (Abb. 16.4). In 62 Fällen (69 %) trat eine Verlängerung des rezidivfreien Intervalls ein, bei 36 % des Kollektivs fand keine Beeinflussung der Rezidivhäufigkeit statt (Abb. 16.5). 15 Patienten konnten exakte Angaben zur Dauer des rezidivfreien Intervalls während früherer Behandlungen mit Idoxuridin (5-Jod-2-Desoxyuridin) bzw. Tromantadin-HCl und nach Anwendung des Phytopräparates machen. Danach betrug das mittlere rezidivfreie Intervall unter Behandlung mit dem Phytopräparat $2{,}3 \pm 0{,}4$ Monate, unter Therapie mit Vergleichspräparaten $1{,}3 \pm 0{,}2$ Monate (Abb. 16.6). Die Verlängerung erwies sich als signifikant ($p < 0{,}01$).

Bei 115 behandelten Patienten konnte nur in 3 Fällen eine Nebenreaktion beobachtet werden (Wölbling und Milbradt, 1984).

Therapiestudie 2

Indikation. Herpes simplex Infektion der Haut bzw. Übergangsschleimhaut.

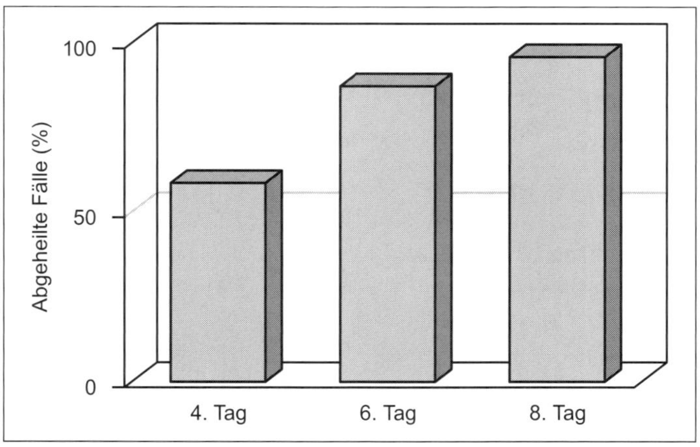

Abb. 16.4: Therapieerfolg mit Phytopräparat (Lomaherpan®), (n = 90).

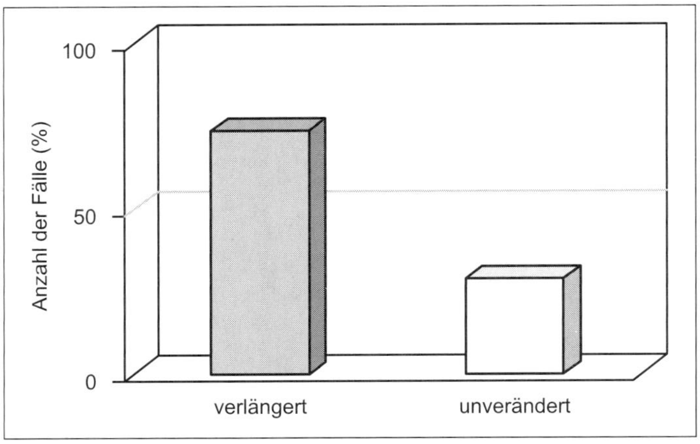

Abb. 16.5: Beeinflussung der Rezidivhäufigkeit durch ein Phytopräparat (Lomaherpan®, n = 62). Rezidivfreies Intervall (Wölbling u. Milbradt, 1984).

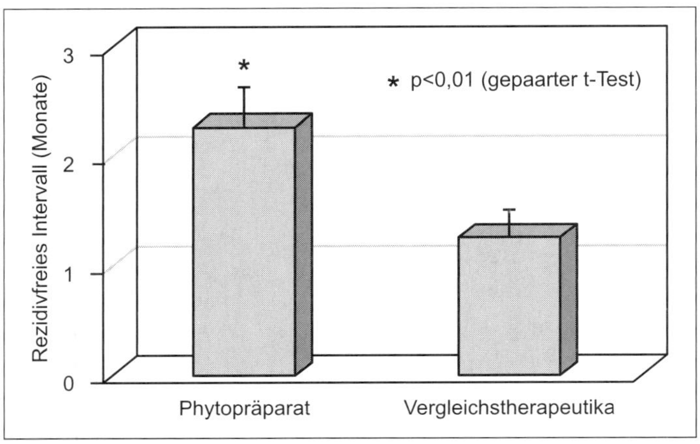

Abb. 16.6: Veränderung des rezidivfreien Intervalls von Phytopräparat und Idoxuridin bzw. Tromantadin (n = 15).

Präparat. Creme enthaltend 0,05 g Melissen-Trockenextrakt (Droge/Extrakt 70:1, Lyophilisat) in 5 g weißer Vaseline (Lomaherpan® Creme).

Studienart. Randomisierte plazebokontrollierte, bizentrische Doppelblindstudie mit 85 nicht vorbehandelten und 31 vorbehandelten Patienten über einen Zeitraum von 5 – 10 Tagen. Die Vorbehandlung bei 31 Patienten hatte in einer Antibiotika-, Corticoid-, Antiseptika oder Virustatika-Therapie bestanden.

Behandlungsart. Die Verum-Creme und Plazebo wurde zwei bis viermal tägl. 5 – 10 Tage lang auf die befallenen Hautbezirke aufgetragen. Für jeden Patienten wurde eine Tube zu 5 g zur Verfügung gestellt.

Prüfkriterien. Die Patienten wurden zum Tag 0, Tag 2 und Tag 5 in Bezug auf die Symptome Rötung, Schwellung, Bläschen, Erosionen, Krusten, Schmerz, Abheilung hin untersucht. Die Symptome wurden mit einem Score von 1 bis 4 bewertet und der Umfang der Läsionen in mm erfasst. Die Signifikanz der nicht parametrischen Daten wurde in dem zweiseitigen t-Test, die der anderen Variablen im Chi^2-Test ermittelt.

Ergebnis/Bewertung. Bei den Leitparametern Rötung und Schwellung konnte eine statistisch gesicherte Überlegenheit der Verum-Gruppe gegenüber Plazebo festgestellt werden.

Die mittlere Größe der Läsionen verringerte sich in der Verum-Gruppe zur ersten Nachuntersuchung deutlich trotz einer ungünstigeren Ausgangssituation.

Die Gesamtbeurteilung der Behandlung durch den Arzt/Patienten wurde in der Verum-Gruppe in 25 bzw. 24 Fällen mit sehr gut, in der Plazebo-Gruppe in 10 bzw. 11 Fällen mit sehr gut angegeben. Die Inzidenz von lokalen, irritativen Nebenwirkungen lag in beiden Gruppen bei 2–3 % zu den ersten Nachuntersuchungen und < 1 % am Ende der Studie (Vogt et al., 1991).

16.3.2.2 Capsici fructus acer (Cayennefrüchte) M

Off.: DAB, *Capsicum frutescens.*

Alkoholische, Öl- oder Pflaster-Zubereitungen des Cayennepfeffers wurden in der Erfahrungsmedizin schon lange äußerlich zur Behandlung lokaler Schmerzzustände (z. B. bei Rheumatismus) verwendet. Die Wirkung beruht auf den sog. Capsaicinoiden, die über verschiedene **antinoziceptive Effekte** eine langanhaltende Schmerzfreiheit erzeugen (Chemie und Pharmakologie siehe Kapitel 9, S. 271).

Die Anwendung von Capsicum-Zubereitungen auch in der Herpes-Zoster-Therapie beruht auf eben dieser analgetischen Wirksamkeit. Es gibt eine Reihe von plazebokontrollierten Studien bei **postherpetischer Neuralgie**, die im Detail in Kapitel 9, S. 272 beschrieben sind. Bei bestimmungsgemäßer Verwendung (0,02–0,05 %ige Capsicinoid-Gehalt der Salbe, keine längere Anwendung als 4–8 Wochen) wurden keine neurotoxischen Schäden festgestellt.

Indikation: laut. Arzneim.-Kommision-E schmerzhafter Muskelhartspann im Schulter-Arm-Bereich sowie im Bereich der Wirbelsäule bei Erwachsenen. und Schulkindern.

16.3.2.3 Oleum Melaleucae (Australisches Teebaumöl)

St,pfl.: Melaleuca alternifolia.

Die Blätter des nicht mit dem Teestrauch von *Camellia sinensis* verwandten *australischen Teebaums* liefern ein ätherisches Öl, das ca. 40 % (+)-Terpinen-4-ol, ca. 30 % α- und γ-Terpinen, 1,8-Cineol und die Sesquiterpene Aromadendren, Viridifloren und λ-Cadinen enthält.

Pharmakologie und Therapiestudien

Im Vergleich zu Phenol erwies sich das Teebaumöl als 11–13 mal potenter gegenüber einer Vielzahl von Mikroorganismen, wie z. B. *Salmonella typhi, Staphylococcus aureus, Pseudomonas aeruginosa, Candida albicans*, u. a. Die minimalen Hemmkonzentrationen, z. B. gegenüber *Propionibacterium acnes* werden auf 0,25 bis 0,5 % geschätzt (Carson and Riley, 1993).

Die antiseptische Wirksamkeit ist belegt für 5 %ige Hand- und Körperlotion bei Onychomykose und Akne.

In einer randomisierten Studie an Patienten mit einer Onychomykose waren nach Therapieende 18 % der Patienten unter 5 %igem Teebaumöl gegenüber 11 % unter Clotrimazol (1 %ig) pilzfrei. Eine symptomatische Teil- bzw. Vollremission wiesen 61 % bzw. 60 % auf (Buck et al., 1994).

In der Behandlung von leichter und mäßiggradiger Akne (119 Patienten) war 5 %iges Teebaum-Öl-Gel etwas weniger wirksam als 5 %iges Benzoylperoxid, aber besser hautverträglich (Bassett et al., 1990).

Übersichtsreferate zur Chemie, Pharmakologie und Therapie des Teebaumöles siehe Saller u. Reichling (1995); Reichling und Saller (1996) sowie Saller et al. (1998).

16.3.2.4 Enzyme

Erfahrungen liegen vor mit der *intraglutäalen Injektion von Enzympräparaten* (z. B. Wobe-Mugos) bei *akuten Herpes-zoster-erkrankten Karzinompatienten.* Das Präparat wurde in einer Dosis von 200 mg tief intraglutäal über mindestens 5 und maximal 8 Tage injiziert. Nach Erreichen der Schmerzfreiheit und bei Abtrocknen der Bläschen wurde die Behandlung abgebrochen. Die Herpes-zoster-Effloreszenzen bildeten sich rasch zurück. Die Abheilung war in der Regel in 4 Wochen erreicht. Es entwickelten sich keine Zoster-Neuralgien. Die Verträglichkeit war gut.

Therapiestudien: Übersicht

In einer von Kleine (1987) durchgeführten offenen Studie an 10 Patienten mit Herpes zoster wurde in durchschnittlich 3 Tagen eine Verkrustung der Effloreszenzen und in 11 Tagen bei 50 % der Patienten eine komplette Abheilung erreicht. Die Schmerzen konnten innerhalb von 7 Tagen von „stark" bis „sehr stark" auf „leicht" bis „schmerzfrei" reduziert werden. Nach 14 Tagen waren 90 % der Patienten schmerzfrei.

Publiziert ist außerdem eine kontrollierte, randomisierte und doppelblinde Multicenter-Studie mit Wobe Mugos® gegen Aciclovir bei 190 Patienten. Die Patienten erhielten über einen Zeitraum von

11 bzw. 14 Tage 5 × täglich 4 Kaps. Wobe-Mugos® bzw. 5 × tägl. 4 Kaps. Aciclovir. In beiden Patientengruppen waren die bewerteten Hauptkriterien statistisch nicht signifikant verschieden voneinander ($p > 0,4$ zweiseitig). (Kleine, 1993).

Es ist anzunehmen, dass die Enzymwirkung einen immunologischen Hintergrund hat.

16.3.2.5 Präparate zur unspezifischen Steigerung der Immunabwehr

Nach neueren Erkenntnissen spielt das epidermale Immunsystem für eine optimale Wundheilung eine wichtige Rolle (Krutmann, 1990). Aktivierte Granulozyten und Makrophagen bzw. Keratinozyten und Langerhanszellen können durch die Synthese von Fibroblasten, Wachstumsfaktoren, Zytokinen, Adhäsionsmolekülen und Angiogenesefaktoren den Wundheilungsprozeß beschleunigen.

Präparate wie z. B. **Echinacea-Extrakte** können extern und intern bei allen infektiösen Hauterkrankungen *zusätzlich zur Antibiotika- oder Chemotherapie* zur Steigerung der Immunabwehr eingesetzt werden. Topisch angewendet hemmt z. B. der Echinacea-Extrakt die Hyaluronidase von Bakterien, so dass die Ausbreitung der Keime in das Gewebe gehemmt wird. Bei p. o. oder p. c. Anwendung kommt die allgemeine immunstimulierende Wirkung auf Phagozyten und andere Immunsysteme zum Tragen (siehe Kapitel 10, S. 294).

16.3.2.6 Phytopräparate – Infektiöse Hautkrankheiten – Herpes

• Lomaherpan® Creme	0,05 g auf Rosmarinsäure standard. Melissenblätter-Extrakt in 5 g Creme
• Capsamol® Salbe	10 g enthalten 0,227 g Capsicum spir. spiss. Extrakt entsprech. 5 mg Capsaicinoide = 2,2 %
• Dolenon® Liniment	100 g enthalten 5 g Cayennepfeffer-Extrakt entsprech. 50 mg Capsaicinoide berechnet als Capsaicin 0,05 %
• Kneipp® Rheuma Salbe	100 g enthalten 4g Cayennepfeffer-Extrakt standard. auf 1,4 % Gesamt-Capsaicinoide
• Thermo Bürger® Salbe	100 g enthalten 1,83–2,5 g Cayennepfeffer-Extrakt entsprech. 40 mg Capsaicinoide berechnet als Capsaicin
• Echinacin® Madaus Salbe	100 g enthalten 16 g Presssaft aus frischem Purpursonnenhutkraut

Anwendungsempfehlung:

Die Salben werden 2 bis 3 mal täglich dünn auf die Hautstellen aufgetragen.

• Wobe-Mugos® E Tabletten	1 Tablette enthält Papain, Trypsin und Chymotrypsin entsprech. einer proteolytischen Gesamtaktivität 1740 F.I.P.-E. nach Papain-Methode

Anwendungsempfehlung:

3 mal 5 Tabletten täglich bis zum Nachlassen der Schmerzen.

16.4 Psoriatische Hauterkrankungen

16.4.1 Pathophysiologie und Behandlungskonzept

Siehe Schröpl, 1983.

Diese Erkrankungen sind durch eine erhöhte Zellteilungsrate der Epidermis und entzündliche Reaktionen der Dermis charakterisiert.

Ihre Ätiologie ist noch nicht genau geklärt. Unbestritten aber ist, dass in den meisten Fällen eine genetische Disposition vorliegt.

Auf biochemischer Ebene wurden eine Erhöhung des Wachstumshormons HGH, eine gesteigerte Konzentration des „Platelet derived growth factors (PDGF)“, eine Erhöhung der Leukotrien-Bildung (Leukotriene B_4, C_4, D_4 und 12 HETE) und eine Abnahme des zyklischen AMP registriert

(Weber et al., 1985). Die Aktivierung der T-Lymphozyten und die Interaktion zwischen diesen und Keratozyten in der Haut scheinen ebenfalls eine zentrale Rolle in der Pathophysiologie zu spielen.

Für die Auslösung eines „Schubes" kommen verschiedene psychische, physikalische und chemische, z. B. auch medikamentöse Provokationsfaktoren in Betracht. Einen nicht unerheblichen Einfluss scheinen Veränderungen im Immunsystem zu haben (Raab, 1981).

Die alleinige **phytotherapeutische Behandlung** ist nur bei leichten Formen der Psoriasis möglich. Bei mittelschweren bis schweren Formen steht die Chemotherapie mit Cyclosporin, Methotrexat oder anderen Zytostatika im Vordergrund, eventuell in Kombination mit topisch anwendbaren Phytopharmaka.

Die Wirkprofile der einzelnen Präparate sind in Tab. 16.3 aufgelistet.

Tab. 16.3: Drogen zur Psoriasis-Behandlung.

Pharmakologische Wirkung	Drogen
Antiphlogistisch	• Mahonienrinde*) • Pflanzenteere • Vitamin-A-Derivate • Psoralene
Keratolytisch	• Mahonienrinde • Salicylsäure • Vitamin-A-Derivate
Antiproliferativ	• Mahonienrinde • Pflanzenteere • Psoralene
Immunsuppressiv	• Sarsaparillwurzel

*) Homöopathie

16.4.2 Drogen und Präparategruppen (Tab. 16.3)

16.4.2.1 Ammi majoris fructus (Ammeifrüchte) Methoxypsoralene – 9-MOP

Chemie, Pharmakologie

Siehe auch Szeimies et al., 1990.

Off.: DAC, *Ammi majus.*

Das früher aus den Früchten isolierte *Furanocumarin Xanthotoxin (Ammoidin)*, das 8-Methoxypsoralen (8-MOP), ist heute synthetisch zugänglich. Wirksam ist auch das *5-Methoxypsoralen (Bergapten)* (Abb. 16.7).

Die MOP-Verbindungen von *Ammi majus* sind *Photosensibilisatoren*. Sie wirken dadurch *antipsoriatisch*, dass sie unter dem Einfluss von UV-A-Licht (Max. 360 nm) in einen angeregten Zustand übergehen und dadurch befähigt werden, kovalent an die Doppelhelix der epidermalen Nukleinsäuren zu binden.

Es bildet sich ein Cyclobutan-Ringsystem zwischen dem Psoralen-Derivat und den Pyrimidin-Basen der DNA aus. Die Bildung des Cyclobutan-Ringes kann über die Lacton-Doppelbindung oder über die Furan-Doppelbindung des Psoralen-Derivates erfolgen (Abb. 16.7).

Auf diese Weise wird die Kernteilung und die Proliferation gehemmt (Faber, 1979).

Klinik

Diese unter der Bezeichnung **PUVA-Methode** oder **SUP** (selektive UV-Therapie) bekannt gewordene Photochemotherapie muss mehrfach wiederholt werden (4 ×/Woche) (Tronnier, 1979, 1980).

Nach etwa 14tägiger Therapie kommt es zu einer deutlichen Verdünnung der Epidermis, die Verhornung normalisiert sich und die Entzündungen klingen ab. Ein erwünschter Nebeneffekt ist die

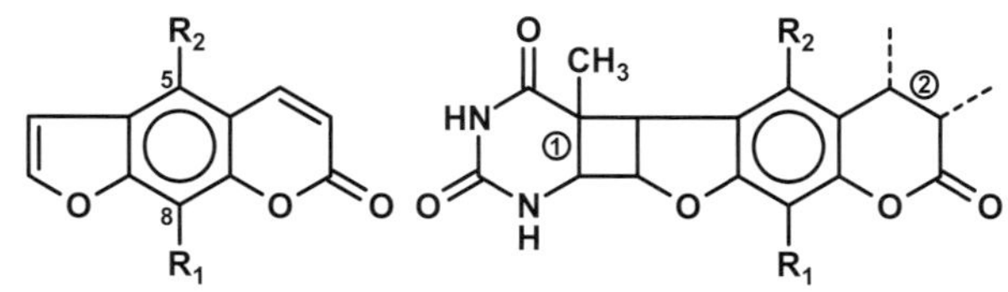

Abb. 16.7: Antipsoriatisch wirksame Furanocumarine von Ammi majus und ihre UV-A-Umwandlungsprodukte.

Bräunung der Haut. Bei Überdosierung kann es zu Erythem- bis zur Blasenbildung kommen. Diese kann durch Verabreichung von β-Carotin vor der Bestrahlung teilweise verhindert werden. Da es bei Langzeitwirkungen zu einer vorzeitigen Alterung der Haut kommt, sollte die Behandlung erst im Alter ab 30 Jahren angewendet werden.

Mit der Möglichkeit einer *erhöhten Photokarzinogenese* durch MOP-Präparate bei längerer Anwendung muss ebenfalls gerechnet werden (Schimmer 1981, Voigtländer 1986).

Kontraindikationen. Gravidität, Tuberkulose, Leber- und Nierenerkrankungen, HIV-Infektionen und gleichzeitige Einnahme photosensibilisierender Pharmaka (Tetracycline, Sulfonamide u. a.).

Neuerdings hat man gefunden, dass die PUVA-Methode durch Stimulierung der T-8-Suppressor-Zellen auch *immunsuppressive* Effekte auslöst, weshalb die Methode auch bei anderen Hauterkrankungen, denen eine autoimmune Genese zugrunde liegt, eingesetzt werden kann.

Präparateanwendung. Die Lösung wird auf die psoriatischen Stellen aufgetragen. Nach etwa 1 Stunde wird mit UV-A bestrahlt. Innerlich wird 8-MOP nüchtern mit reichlich Flüssigkeit in einer Dosierung von 0,6 mg/kg KG oral eingenommen. Nach etwa 2 Std. erfolgt eine Ganzkörperbestrahlung. Initial wird 3- bis 4mal wöchentlich bis zur klinischen Erscheinungsfreiheit behandelt, anschließend Intervallbehandlung in größeren Abständen zur Vermeidung eines Rezidivs.

16.4.2.2 Mahoniae aquifolii cortex (Mahonienrinde)

St.pfl.: Mahonia aquifolium.

Zubereitung und Eigenschaften von Mahonienrinden-Extrakt s. S. Homöopathie: Hautkrankheiten, Abschnitt 427 Psoriasis.

16.4.2.3 Sarsaparillae radix (Sarsaparillwurzel) M

Innerliche Verwendung finden die Extrakte der Wurzel einer in Süd- und Mittelamerika heimischen Liane, vor allem *Smilax aristolochiaefolia*, *S. officinalis* und *S. regelii.*

Als **Hauptwirkprinzipien** sind die **Steroidsaponine** Sarsaparillosid, Smilacin und Parillin anzusehen (Abb. 16.8).

Es fehlen kontrollierte pharmakologische und klinische Untersuchungen.

Nach **M** ist die Wirksamkeit bei *Psoriasis* nicht belegt, die Anwendung angesichts von Risiken *nicht vertretbar.*

Die Erfahrungen in der Volksmedizin bei Psoriasis, chronischen entzündlichen Hautausschlägen, Rheumatismus u. a. spricht dafür, dass die Saponine durch Eingriff in das Hormon-/Immunsystem ihre Wirkung ausüben. Ähnlich anderen Steroidsaponinen ist ein *kortikomimetischer* bzw. *immunsuppressiver Wirkungsmechanismus am wahrscheinlichsten* (siehe Übersicht bei Hobbs, 1988).

16.4.2.4 Dianthranol (Dithranol, Anthralin)

Das früher aus dem in Brasilien heimischen Baum *Andira araroba* erhaltene **Chrysarobin**, ein Gemisch von Chrysophanol- und Physcion-Anthron, wird heute nicht mehr verwendet. Statt dessen wird zur lokalen Therapie das synthetisch zugängliche 1,8-Dihydroxy-Anthranol (Dithranol = Cignolin) (Abb. 16.9) eingesetzt. Es wird in einer 1–2%-, am Anfang in 0,01- oder 0,1%igen Lösung auf die Haut aufgebracht und muss wegen seiner starken Reizwirkung nach 30–40 Minuten wieder abgewaschen werden (Raab, 1975).

Dithranol wird in der Epidermis rasch in das Oxidationsprodukt Chrysazin (1,8-Dihydroxyan-

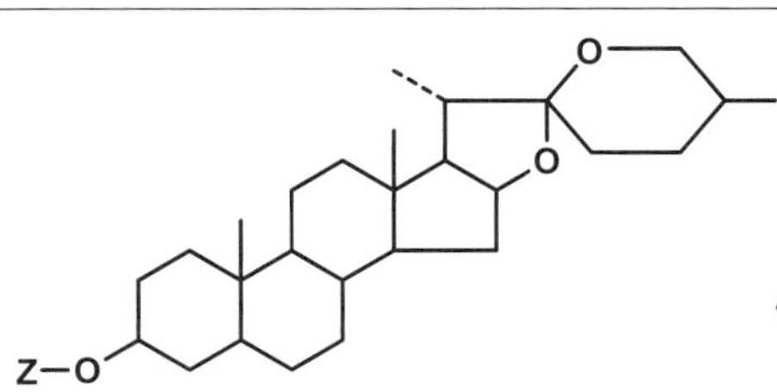

Sarsaparilla Saponine
(Z = Glucose, Rhamnose)
(Smilax utilis)

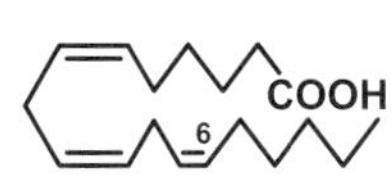

γ-Linolensäure
(ω-6-Fettsäure)
Oenothera Öl
(Oenothera biennis)

Abb. 16.8: Sarsaparilla-Saponine.

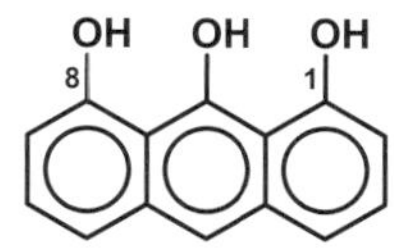

1,8-Dihydroxyanthranol
(Dithranol, Anthralin, Cignolin)
(Pices)

Abb. 16.9: Dianthranol-Struktur.

thrachinon) und ein Bianthron umgewandelt. Für die Hemmung der Zellteilung werden *folgende Mechanismen diskutiert:* Enzymhemmung (z. B. von Glucose-6-phosphat-Dehydrogenase), Bildung aktiver Sauerstoffspezies, Hemmung der 5-Lipoxygenase und Eingriff in den Metabolismus der Lipidmembran oder Interkalierung mit DNA und RNA (Müller et al., 1991). Dianthranol ist selbst ein *Photosensibilisator.* Es kann mit anderen Pharmaka und auch mit der UV-A-Licht-Therapie kombiniert werden. Am besten wirkt Dianthranol in Vaseline als Salbengrundlage (Runne, 1974).

16.4.2.5 Teere (Pices)

Teere entstehen bei der Destillation verschiedener Holzarten und Steinkohle. Verwendung finden die Pflanzenteere:

- Pix (Birkenteer) Betulae
- Pix (Buchenteer) Fagi
- Pix (Nadelholzteer) Liquida
- Pix (Wacholderteer) Juniperi
- Außerdem findet noch der Steinkohlenteer (Pix Lithranthracis) Verwendung.

Als **Wirkprinzipien** der Teere sind vor allem *Phenole, Kresole, Anthracene* und *Naphthalin-Verbindungen* anzusehen. Die Teere wirken *proliferationshemmend*, sie *hemmen* darüber hinaus die *Aktivität von Talgdrüsen* und besitzen einen *antimikrobiellen* und *juckreizstillenden* Effekt (Born, 1983).

Sie können in *reiner Form* oder als Zusatz in *Salben* und *Schüttelmixturen* eingesetzt werden. Teersalben (z.B. Teer-Linola® Fett Creme) werden meist mit Vaseline hergestellt.

! Bei großflächiger Anwendung besteht die *Gefahr einer Nierenschädigung.* Pflanzenteere haben im Gegensatz zum Steinkohlenteer keine photosensibilisierenden Eigenschaften. Bei entzündlichen Hautkrankheiten und nässenden Dermatosen ist die Verwendung *kontraindiziert.*

16.4.2.6 Salicylsäure

Verwendung findet heute nur noch die reine synthetische Verbindung, allerdings immer kombiniert mit anderen Verbindungen, z. B. Teeren oder Dianthranol. Die Salicylsäure wird in der Psoriasisbehandlung *vor allem zur Entschuppung* verwendet, da sie einen *keratolytischen*, d. h. die Hornschicht der Oberhaut ablösenden Effekt besitzt, ohne dabei die Basalzellschicht zu schädigen.

Die Konzentrationen in den Präparaten sollte nicht höher als 10 % sein. Oft genügen auch wesentlich niedrigere Konzentrationen (3–5 %).

Bei großflächiger oder längerfristiger Behandlung besteht vor allem bei Kindern die *Gefahr der Nierenschädigung infolge perkutaner Resorption.* Vorsicht ist auch bei *leberinsuffizienten* Patienten geboten. !

16.4.2.7 Vitamin-A-Derivate (Retinoide)

Diese Verbindungen besitzen für sich gesehen keine ausreichende antipsoriatische Wirkung, eignen sich aber sehr gut für die *Kombinationstherapie.* Sie werden p. o. verabreicht. Bei *Psoriasis pustulosa* sind sie das Mittel der Wahl.

Die heute synthetisch gewonnenen Verbindungen leiten sich vom Vitamin-A-Alkohol (Retinol), vom Vitamin-A-Aldehyd (Retinal) oder von der Vitamin-A-Säure (Retinsäure) ab (Abb. 16.10).

Sie wirken *antikeratotisch, antineoplastisch* und *antiseborrhoisch.* Diese Wirkung kommt zumindest zum Teil durch Bindung an Retinoidrezeptoren zustande.

Die säurehaltigen Verbindungen (z. B. Etretin) wirken in vitro *hemmend* auf die 5-Lipoxygenase und die Ornithin-Dekarboxylase. Eine Hemmung der Leukotrien-B_4-Biosynthese in menschlichen Neutrophilen wurde ebenfalls nachgewiesen (Bray, 1984; Randell et al., 1987). In der Zwischenzeit ist Etretinat durch die Nachfolgesubstanz Acitretin, ein Metabolit von Etretinat, ersetzt worden.

Über das nicht unbeträchtliche *Nebenwirkungsrisiko*, vor allem die *teratogene* Wirkung der Retinoide, siehe Lehrbücher der Pharmakologie sowie Szeimies et al. (1990). !

16.4.2.8 Weitere Drogen zur adjuvanten internen Psoriasistherapie

In *Kombinationspräparaten*, in Pulver- oder Extraktform, sind enthalten:

Retinoide:

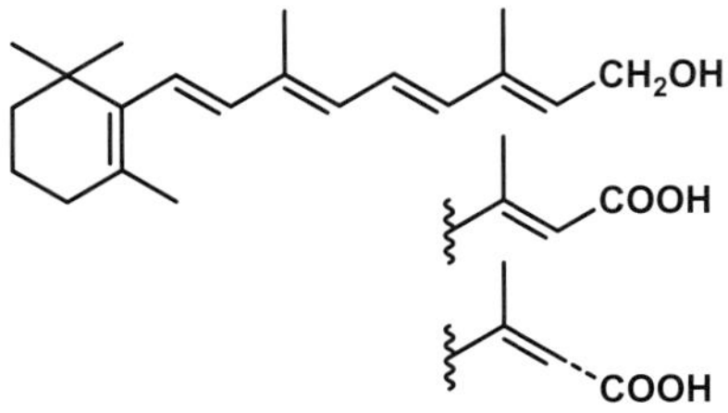

Abb. 16.10: Retinoide zur Psoriasis-Behandlung.

Klettenwurzel	(Radix Bardanae)
Hauhechelwurzel	(Radix Ononidis)
Rhabarberwurzel	(Radix Rhei)
Schachtelhalmkraut	(Herba Equiseti)
Bruchkraut	(Herba Herniariae)
Buchweizenkraut	(Herba Fagopyri)
Holunderfrüchte	(Fructus Sambuci)
Birkenblätter	(Folium Betulae)
Bohnenschalen	(Fructus Phaseoli)

Diese Drogen haben selbst keine direkte antipsoriatische Wirkung, sondern gehören in die Klasse der *antidyskratischen Umstimmungsmittel* (siehe Kap. 9).

16.4.2.9 Phytopräparate – Antipsoriatika

- Meladinine® Lösungskonzentrat — 1 ml enthält 3 mg Methoxysalen (Ammoidin)
- Meladinine® Tabletten — 1 Tablette enthält 10 mg Methoxysalen (Ammoidin)

Anwendungsempfehlung:

Die p. o. Anwendung mit nachfolgender UV-Lichtbestrahlung eignet sich nicht für die Selbstmedikation. Sie hat streng nach Anweisungen des Arztes zu erfolgen.

- Rubisan® Creme — 100 g enthalten 10 g Mahonia aquifolium ∅
- Rubisan® Salbe — 100 g enthalten 10 g Mahonia aquifolium ∅

(siehe auch Kapitel Homöopathie)

- Psoradexan®/-mite/-forte Creme — 1 g Creme enthält 1 mg/0,5 mg/2 mg Dithranol und 170 mg Harnstoff
- Psoralon® MT 0,5/1/2/3 % Salbe — 100 g enthält 0,5 g/1 g/2 g/3 g Dithranol und 2 g Salicylsäure
- Psoralon® MT 2 %/5 % Stift (zur Minutentherapie der kleinfächigen Psoriasis vulgaris) — 10 g Stiftmasse enthalten 0,2/0,5 g Dithranol und 0,2 g Salicylsäure

Pflanzenteere, z. B.

- Polytar® Lösung — 100 g enthalten je 0,3 g Wacholderteer, Holzteer und 0,07 g Steinkohlenteer
- Psorigerb® N Salbe — 100 g enthalten 10 g Steinkohlenteerlösung, 5 g Harnstoff und 2 g Salicylsäure
- Teer-Linola® Creme W/Ö — 100 g enthalten 2 g Steinkohlenteerdestillat

Anwendungsempfehlung:

Morgens und abends, höchstens 2 mal pro Woche bis zu höchstens 4 Wochen auf die befallenen Hautstellen dünn auftragen und gleichmäßig verreiben. Keine Deckverbände! Keine Anwendung im Gesicht!

Retinoide

- Neotigason® 10/-25 Kapseln — 1 Kapsel enthält 10 mg/25 mg Acitretin

16.5 Ekzeme, allergische Reaktionen der Haut, Neurodermitis

16.5.1 Ätiologie, Pathogenese, Klinik und Behandlungsstrategien

Krankheitsbilder, Pathogenese

Bei dem klinischen Bild des **Ekzems** unterscheidet man Reaktionen, die sich vorwiegend an der *Epidermis* (a) und im Corium, d. h. im *kutan-vaskulären Bereich* (b) abspielen.

Zu (a) gehören toxische *Kontaktdermatitis und allergische Kontaktekzeme, Windeldermatitis, atopische Dermatitis (Neurodermitis).*

Siehe auch Agatho, 1989; Gloor, 1983; Tympner und Wechsler, 1989).

Zu (b) Arzneimittelexantheme (hämorrhagisch-nekrotisierende Vaskulitis), Phytoallergien, Urticaria, Quincke-Ödem, photoallergisches Kontaktekzem (Photodermatose, „Mallorca-Akne“).

Nach einer anderen Einteilung unterscheidet man je nach auslösenden Ursachen vorwiegend **exogene Ekzeme**, wie z. B. das toxische oder das allergische Kontaktekzem, und die **endogenen Ekzeme**, wozu z. B. das familiär bedingte dysseborrhoische Ekzem, das dysregulativ mikrobielle Ekzem oder die atopische Dermitis gehören.

Die **atopische (endogene) Dermatitis** oder **Neurodermitis** weist in 2/3 der Fälle eine *familiäre* Disposition auf. Ihre genaue Ätiopthogenese ist weitgehend unbekannt. Alle anderen Erkrankungen werden durch bestimmte *Noxen physikalischer* und *chemischer Art* bzw. durch *Allergene* ausgelöst, wenn gleichzeitig ein Immunmangelsyndrom oder eine hyperaktive Immunabwehrlage besteht. Grundlage der allergischen Reaktionen ist eine vorangegangene Sensibilisierung über eine Antigen-Antikörper-Reaktion.

Man unterscheidet pathogenetisch *4 Typen von Immunreaktionen*, den IgE vermittelten *Soforttyp (Typ I)*, den *zytotoxischen Typ II*, den durch *Immunkomplexe ausgelösten Typ III* und den durch *T-Lymphozyten hervorgerufenen Typ IV.* Die beiden letzten gehören dem *verzögerten Typ* an. Von den 4 Typen sind die Reaktionen vom Typ I und IV am wichtigsten. Das photoallergische Kontaktekzem wird z. B. durch eine Typ-IV-Reaktion ausgelöst.

Tab. 16.4: Pflanzliche photodynamische bzw. photosensibilisierende Substanzen

Furanocumarine (Psoralene)-haltige Extrakte* (→ Wiesendermatitis, Kölnisch-Wasser-Dermatitis)
– **Arzneistoffe** z. B. Sulfonamide, Antibiotika (Tetracyclin), Phenothiazine, pflanzliche Laxantien, Kontrazeptiva, Antihistaminika, Benzodiazepine, Lokalanästhetika, Antiphlogistika
– **Lichtschutzmittel** z. B. Dibenzoylmethane, Benzophenone, p-Aminobenzoesäure-Derivate, Zimtsäureester, Benzimidazolderivate u. a.
– **Duftstoffe, Konservierungsmittel**
– **Farbstoffe** z. B. β-Carotin
– **Dauerwellflüssigkeiten**
– **Mineralische Stoffe** und **Metalle** (Chromate, Nickel)
– **Lichtexposition** (→ Lichturtikaria, Porphyrien, Mallorca-Akne)
– **Endogene Faktoren** Psychischer Stress

* (Pflanzen der Apiaceenfamilie wie z. B. Pastinak, Riesenbärenklau (Heracleum), Sellerie, Petersilie, Fenchel oder Dill).

Auslösefaktoren von Ekzemen

(Siehe hierzu Korting, 1985; Raab, 1989; Schauder, 1991.)

Während das *toxische Kontaktekzem* auf das Areal, auf welches das Agens trifft, beschränkt ist, findet beim *allergischen Kontaktekzem* eine Streureaktion in die Umgebung statt. Das erstere bedarf keiner besonderen Prädisposition. Dieses Ekzem kann sich langsam entwickeln. Das allergische Kontaktekzem entsteht dagegen durch eine spezifische Sensibilisierung im Sinne einer Typ-IV-Reaktion. Ein Großteil der diese Reaktionen auslösenden Agentien gehört in die Klasse der Photosensibilisatoren, die die Lichtempfindlichkeit der Haut steigern und bei Lichtexposition Photodermatosen auslösen.

In Tab. 16.4 sind die wichtigsten möglichen Auslöser von Ekzemen zusammengestellt.

Behandlungsstrategien

Soweit als Auslöser der Krankheit *Allergene* vermutet werden, wird man versuchen, diese soweit möglich auszuschließen. Dazu gehören z. B. Nahrungsmittelkarenz und diätetische Maßnahmen.

Da auch *psychische Auslösefaktoren* in Frage kommen, muss eine intensive psychische Betreuung erfolgen.

Die Behandlung zielt auf drei Aspekte ab: *Vermeidung unspezifischer Irritationen*, wozu auch die Verordnung fetthaltiger Salbengrundlagen gehört, die *antiphlogistische Therapie* des akuten Schubes und die *Unterdrückung des Juckreizes*.

Da zahlreiche chronische Ekzeme bestimmte *Stoffwechselstörungen als Ursache* haben können, wird man primär diese behandeln. Dazu gehört als wichtigstes die *Darmsanierung* z. B. durch Beseitigung von Obstipation und den Einsatz von mikrobiellen Präparaten bzw. durch *lebertherapeutische* Maßnahmen. Aus der Erfahrungsmedizin haben sich zur unterstützenden Behandlung sog. *„Antidyskratika“* oder *„Umstimmungsmittel“* bewährt. Man versteht hierunter Diuretika, Abführmittel und sog. „Blutreinigungs-“ bzw. „Stoffwechseltees“. Genaue Anleitungen zu ihrem rationalen Einsatz können nicht gegeben werden (siehe auch Kap. 8, S. 264 u. Kap. 10 S. 307).

Diese Umstimmung kann auch durch Gabe von *„Reizkörpertherapeutika“* versucht werden. Hierzu zählen innerlich zu verabreichende Drogenpräparate mit *kortikomimetischen* und/oder *immunmodulatorischen* Wirkeigenschaften. Dazu gehört auch die Eigenblutbehandlung.

16.5.2 Drogen und Präparategruppen

Anwendungsbereiche und Regeln

Die Anwendbarkeit von Phytopharmaka, ob allein oder adjuvant, richtet sich nach der Schwere der entzündlichen Erkrankung und welche Verlaufsform vorliegt.

Bei der Behandlung gelten folgende Faustregeln:

- Bei den **akut entzündlichen** und **akut nässenden Verlaufsformen** sind feuchte Umschläge, Gele, wässrige Lösungen und Cremes oder Bäder angezeigt, ausgenommen die nur wenig nässende Dermatosen für die auch Pasten oder Lotionen, aber keine Puder, geeignet sind. Keine fetthaltigen Salben!
- Bei den **chronischen Verlaufsformen** des Ekzemes sind fettende Salben, Ölbäder die Präparate der Wahl.
- Beim **seborrhoischem Ekzem** werden dagegen keine fettenden Salben oder Pasten, nur mild austrocknende Lotionen oder Gele verwendet.

!

Bei *schweren allergischen Hauterkrankungen* (wie z. B. generalisierte Arzneimittelxantheme, akute generalisierte Urtikaria oder *Mycosis fungoides*) sind Kortikoide oder Antihistaminika die Mittel der Wahl.

Der Vorteil der Phytopräparate ist, dass sie wegen ihrer Nebenwirkungsfreiheit zur Langzeittherapie allein oder adjuvant zu den Chemosynthetika eingesetzt werden können.

Nachstehend sind die für eine externe und interne Ekzem- und Neurodermitis-Behandlung in Frage kommenden Drogen oder Drogenwirkstoffe aufgelistet.

Äußerlich
- Chamomilla recutita (Kamille),
- Gerbstoffdrogen (Eichenrinde, Hammamelisblätter),
- Teerpräparate,
- Saponindrogen,
- Phytosterol

Innerlich und äußerlich
- Saponin-Drogen (Sarsaparillae radix, Violae tricoloris herba, Solani dulcamarae stip.),
- Linol-/Linolensäurereiche Öle (Sojae-, Lini-, Tritici-, Helianthi-, Oenotherae Oleum),
- Echinacea-Präparate.

16.5.2.1 Kamillenpräparate

Die **Hauptwirkstoffe** der Kamille (*Chamomilla recutita*), die *Sesquiterpene, Chamazulen, Bisaboloide* und der *En-in-bi-cycloether* sowie die *Flavone* wirken *entzündungshemmend* durch Beeinflussung des Prostaglandinstoffwechsels und andere bis heute noch nicht genau geklärte Mechanismen (siehe Kap. 4, S. 115).

Die **Anwendung** kann erfolgen durch Umschläge, Bäder und Salben (siehe auch Kap. 15: „Hautverletzungen“ u. Kap. 18: „Phytobalneotherapie“ S. 445).

Hauptindikationen: Ekzeme, Dermatiden, Dermatosen, Sonnenbrand, Nachbehandlung im Anschluß an eine Kortikoid-Therapie.

16.5.2.2 Gerbstoffdrogen

Die Gallotannine oder Katechingerbstoffe, z. B. von *Hamamelis virginiana* (Zaubernuss) *Quercus ruber* (Eiche) oder von *Agrimonia eupatoria* (Odermennig) besitzen folgende Wirkungen:

- Auf Grund ihrer polyphenolischen Struktur binden Gerbstoffe leicht an Eiweißstrukturen der obersten Schicht der Haut und wirken dadurch adstringierend.
- Durch reduzierte Gefäßpermeabilität und zusätzliche Hemmung der Cyclooxygenase und 5-Li-

poxygenase üben Gerbstoffe auch eine *antientzündliche* Wirkung aus.

- Infolge der Adstrinktion wird Bakterien der notwendige Nährboden entzogen, so dass auch eine *antibakterielle* Wirkung resultiert.

Anwendungsformen: Lotionen, Lösungen, Bäder.

Hauptindikationen: Akute, nässende Dermatosen und dyshydrotische Ekzeme.

Hamamelidis folium et cortex (Zauberstrauchblätter/-rinde) M

Off.: Ph. Eur., ESCOP (folium); DAC (cortex), *Hamamelis virginiana.*

Von diesen beiden Drogen existieren Extraktpräparate mit hohem Gehalt an Hamamelitanninen und gerbstoffreie Hamamelis-Destillate („Hamamelis-Wasser").

In der Monographie der Kommission E (1985, Erg. 1990) sind für Zubereitungen aus Hamamelis-Blättern, -Rinde und -Zweigen als Anwendungsgebiete genannt:

„Leichte Hautverletzungen, lokale Entzündungen der Haut und Schleimhäute, Hämorrhoiden, Krampfaderbeschwerden".

In der Praxis werden Extrakte und Destillate bei nahezu allen Formen der Dermatitis und des Ekzems, vor allem bei nässenden, stark juckenden und bakteriell infizierten Ekzemen angewendet.

Therapiestudien

Es existieren Studien mit einem gerbstoffhaltigen Hamamelis-Extraktkombinationspräparat (Eulatin®-Salbe) und mit einer aus dem Hamamelis-Destillat hergestellten Creme (Hametum® Extrakt Salbe).

Mit dem Rindenextraktpräparat kam es in zwei kontrollierten klinischen Studien bei Hämorrhoidalleiden Stadium I bis II bei 70–90 % der Patienten zu einem signifikanten Rückgang der Symptome (Juckreiz, Brennen, Entzündung) (Knoch, 1991).

Eine Hamamelis-Destillat Creme schnitt im Vergleich zu einer Hydrocortison-Creme und Bufexamac bei der Behandlung von Patienten mit atopischer Neurodermatitis signifikant besser ab als die Hydrocortison-Creme. (Korting et al., 1993, 1995).

Dieses Ergebnis ist umso erstaunlicher, als das Destillat praktisch frei ist von Gerbstoffen, so dass andere Wirkstoffe (z. B. Ätherischöle) für dieses Ergebnis verantwortlich sein müssen.

Es existiert eine Anwendungsstudie mit Tannolact (Bad und Salbe) bei 256 Patienten mit bevorzugt allergischen und toxischen Ekzemen sowie superinfizierten Dermatitiden. Die Erfolge waren besonders gut bei Ekzemen unterschiedlicher Genese und bei intertriginösen superinfizierten Dermatosen (Wendt, 1990).

16.5.2.3 γ-Linol- bzw. α-Linolensäurereiche Öle (Nachtkerzen- und Borretschsamenöl)

Off.: DAC (Nachkerzenöl), *Oenothera biennis.*

Chemie und Pharmakologie

Das Nachtkerzenöl (evening primeroseoil, Ol. Oenotherae semen) von *Oenothera biennis* enthält ca. 60–80 % α-Linolensäure und ca. 10 % der bisher nur in ganz wenigen Pflanzen vorkommenden γ-Linolensäure (siehe Abb. 16.11). Eine ähnliche Zusammensetzung besitzt das Borretschsamenöl (Ol. Boraginis semen) von *Borago officinalis*. Beide Säuren sind Vorstufen der Arachidonsäure, aus der Prostaglandin E_1 und E_2 gebildet werden. Sie greifen in den Reifungs- und Differenzierungsmechanismus der T-Lymphozyten ein und hemmen die Bildung von IgE in den Lymphozyten. Prostaglandin E_1 fungiert außerdem als Antagonist zum Leukotrien B_4 und wirkt dadurch entzündungshemmend. Es wird weiter vermutet, dass das Nachtkerzenöl den Δ-6-Desaturase Defekt kompensiert, der Mitursache der Neurodermatitis Erkrankung sein soll.

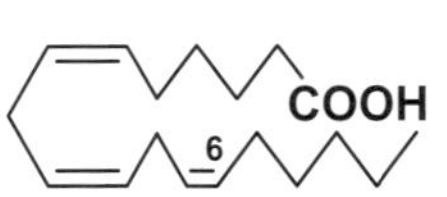

γ-Linolensäure
(ω-6-Fettsäure)
Oenothera Öl
(Oenothera biennis)

Abb. 16.11: Oenothera-γ-Linolensäure.

Klinik-Therapiestudien

In einer randomisierten Doppelblind-Crossover-Studie wurden 99 Patienten (60 Erwachsene und 39 Kinder) mit atopischem Ekzem mit Nachtkerzen-Öl gegen Plazebo (Paraffinöl) 12 Wochen lang behandelt. Die Dosierung betrug bei den Erwachsenen 4, 8 oder 12 Kapseln Öl/Tag (1 Kapsel enthält 360 mg Linolsäure und 45 mg γ-Linolensäure), bei den Kindern 2 oder 4 Kapseln/Tag. Die übliche Therapie mit Kortikoiden, Antihistaminika und einer neutralen Creme wurde beibehalten. Bei der höchsten Dosierung konnte in 43 % der Fälle eine Besserung erreicht werden (Wright und Burton, 1982).

Dieses Ergebnis konnte allerdings von Barnford et al., 1985 in einer ebenfalls doppelblind geführten Studie mit 123 Patienten *nicht bestätigt* werden (siehe hierzu Literaturübersichten von Becker 1983 und Kleijnen et al., 1989).

Spätere Studien ergaben aber nach einer Auswertung von 10 plazebokontrollierten Studien mit Epogam® in einer Meta-Analyse beim atopischen Ekzem eine überzeugende Wirksamkeit (Morse et al., 1989) (siehe Abb. 16.12). Ausgewertet wurden Studienergebnisse von ca. 200 Patienten bei einer Behandlungsdauer von 8 bis 12 Wochen mit einer Tagesdosis von 2–6 g Nachtkerzenöl. Beurteilt wurden Entzündungsgrad, Trockenheit, Juckreiz und Gesamtzustand der Haut. Zu dem gleichen Ergebnis kam eine multizentrische nicht kontrollierte Multizenter-Langzeitstudie mit 179 Patienten (Stewart et al., 1991). Wie aus Abb. 16.11 ersichtlich, wurde bei einer Analyse von 4 klinischen Studien eine positive Korrelation zwischen Dosis und klinischer Besserung hergestellt (Morse et al., 1989). Gleichzeitig erhöhte sich mit der Verbesserung der klinischen Symptome der Plasmaspiegel von Dihomo-Gamma-Linolensäure und Arachidonsäure (siehe Abb. 16.13). Die bisher beschriebenen wenigen Nebenwirkungen waren Übelkeit, Verdauungsstörungen und Kopfschmerzen (siehe hierzu Literaturübersicht von Kleijnen et al., 1989).

In 2 multizentrischen Anwendungsstudien und in 2 randomisierten, plazebokontrollierten Doppelblindstudien mit Neurodermitis-Patienten, kam es nach 6 Monaten mit einer Dosierung von 4 × tägl. 0,5 g bzw. 6 × tägl. 0,5 g Borretschsamenöl (Glandol® Kaps.) bei 70 % der Patienten zu einer signifikanten Besserung. Der Juckreiz reduzierte sich um etwa den gleichen Prozentsatz.

16.5.2.4 Teerpräparate

(Siehe Kap. 16.4: „Psoriatische Erkrankungen“ S. 409).

16.5.2.5 Saponindrogen

(Siehe auch „Psoriatische Erkrankungen“ S. 408).

Von diesen haben **Sarsaparillwurzel** von Smilax-Arten, das *Kraut von Viola tricolor* (Stiefmütterchen) und die *Stengel von Solanum dulcamara* (Bit-

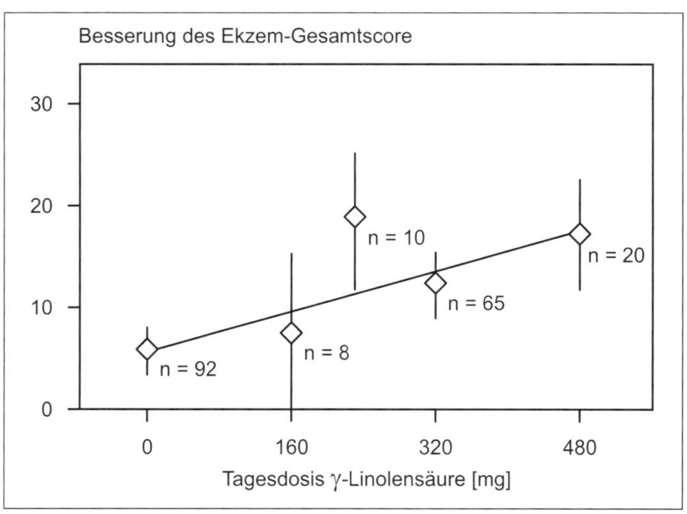

Abb. 16.12: Besserung des Ekzem-Gesamtscore bei Ekzem-Patienten in Abhängigkeit von der mit Nachtkerzenöl eingenommenen Dosis von γ-Linolensäure (nach einer Meta-Analyse von 4 klinischen Studien (nach Morse et al., 1989).

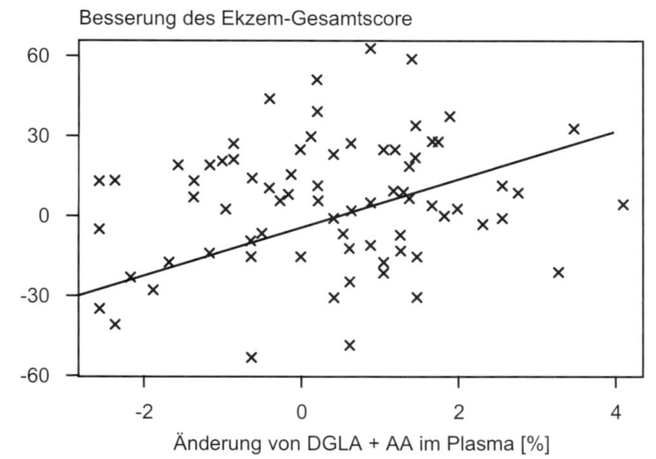

Abb. 16.13: Positive Korrelation zwischen klinischer Besserung und Änderung der Plasmakonzentrationen von Dihomo-γ-Linolensäure (DGLA) und Arachidonsäure (AA) (nach Morse et al., 1984).

tersüßer Nachtschatten) als sogenannte „*Umstimmungsmittel*" Eingang in die Erfahrungsmedizin gefunden. Diese als *kortikomimetisch* und *cortisonsparend* beschriebene Wirkung ist wohl in erster Linie auf die in diesen Drogen enthaltenen *Steroid- bzw. Triterpen-Saponine* zurückzuführen. (Abb. 16.10)

Pharmakologie und Anwendung

Stipites Dulcamarae enthalten das stickstoffenthaltende Saponin **Solasonin**. Dieses leitet sich von dem Steroidalkaloid Solasodin ab. Die Wirkungen der Dulcamara-Steroide werden als *juckreizstillend, antiallergisch, anticholinerg* und als *antiphlogistisch* beschrieben.

Es existieren statistisch ausgewertete Erfahrungsberichte und Ergebnisse klinischer Prüfungen mit Cefabene® für die Indikationen Ekzeme und Neurodermitis (Hölzer, 1992; Eberhardt et al., 1995; Oestreich und Stoeter, 1995).

In In-vitro-Untersuchungen konnte für Solasodin eine *T-Lymphozyten supprimierende Wirkung* ermittelt werden (Bähr und Hänsel, 1982).

Ein Stiefmütterchenaufguß hat sich sowohl äußerlich als Umschlag als auch innerlich bei Säuglingsekzem, Milchschorf und anderen kindlichen Dermatosen bewährt. Der Dulcamara-Extrakt kann ebenfalls äußerlich zu Umschlägen und innerlich verwendet werden.

Die Monographie Dulcamarae stipites (Bittersüßstengel) der Kommission E (1990) nennt als Anwendungsgebiet: „Zur unterstützenden Therapie bei chronischem Ekzem".

16.5.2.6 Phytosterole

Phytosterole kommen als **Sitosterin** oder **Stigmasterin** in vielen ölreichen Samen und Früchten vor. Hohe Gehalte findet man im Weizenkeimöl, Sojaöl oder Maisöl, aus denen sie auch gewonnen werden.

Welcher Wirkungsmechanismus den Phytosterolen bei topischer Anwendung zugrunde liegt, ist nicht genau bekannt. Man vermutet den Prostaglandinstoffwechsel als Hauptangriffspunkt. Da sie *kortikomimetische Eigenschaften* aufweisen, stellen sie eine untoxische Alternative zur Cortisonbehandlung vor allem in der Langzeitanwendung dar.

Indikationen: Exogene Ekzeme, Neurodermitis, Windeldermatitis, Pruritus ani.

Therapiestudie

In einer offenen Studie an 37 Patienten mit Erkrankungen aus dem ekzematösen Formenkreis, davon 23 mit diagnostizierter Neurodermitis, wurde eine Phytosterol-haltige Salbe (Mutabella®) 2- bis 4mal täglich auf die betroffenen Hautflächen aufgetragen und einmassiert. Es kam nach einer 2- bis 6wöchigen Behandlung zu einer kontinuierlichen Besserung aller Symptomatiken mit Ausnahme der Hautrötung (Koch, 1987; Kuhlwein, 1988).

16.5.2.7 Phytopräparate – Ekzem und Neurodermitis

Kamillen-Präparate z. B.

• Azulon® Kamillen Creme	1 g enthält 19,8 mg Kamillenblüten-Extrakt und 0,176 mg Kamillenöl (standard. auf 70–20 µg Levomenol)
• Kamillan® supra Lösung zu Spülungen und Bädern	100 g Auszug aus Kamillenblüten standard. auf mind. 180 mg Ätherischöl
• Kamillin® Konzentrat-Lösung	100 g enthalten 95,8 g Kamillenblütenauszug (standard. auf 50 mg Levomenol)
• Kamillosan® Creme	1 g enthält 20 mg Kamillenblüten-Extrakt (standard. auf Mindestgehalt von 0,2 mg Ätherischöl, davon mind. 0,07 mg Levomenol)
• Sensicutan® Salbe	100 g enthalten 0,3 g Levomenol + 20 000 I.E. Heparin-Na.

Kamillen Bäder siehe Kapitel Balneologika S. 446

Gerbstoff-Präparate z. B.

• Hamamelis-Salbe N LAW	100 g enthalten 5,0 g Hamamelisblätter Fluidextrakt
• Hametum® Creme	100 g Creme enthalten 5,35 g Destillat aus frischen Blättern mit Zweigen von *Hamamelis virginiana*
• Hametum® Extrakt Flüssigkeit unverdünnt oder verdünnt mit Wasser 1:3 zu Umschlägen mit Mullauflage	100 g enthalten 25 g Destillat aus frischen Zweigen und Blättern von *Hamamelis virginiana* (standard. auf 3 mg Hamamelis-Ketone)

Linol-/Linolensäure-Präparate z. B.

• Epogam®/ Epogam® 1000 Kapseln	1 Kapsel enthält 466–536 mg/ 932–1073 mg Nachtkerzenöl entsprechend 40 mg/80 mg Gamolensäure
• Gammacur Kapseln	1 Kapsel enthält 500 mg Nachtkerzensamenöl
• Glandol®/-forte Kapseln	1 Kapsel enthält 500 mg/ 750 mg Borretschsamenöl mit 120 mg/180 mg γ-Linolensäure

Saponin-Drogen-Präparate z. B.

• Cefabene® Film-Tabletten	1 Tablette enthält 200 mg Extrakt aus Dulcamarae stipites

Echinaceapräparate

Siehe Kap. 10: Immundefekterkrankungen, S. 307.

Tee-Rezepturen z. B.

Stiefmütterchenkraut	40,0 g
Bittersüßer Nachtschatten (Stengel)	10,0 g
Hammamelisblätter	30,0 g
Taubnesselblüten	20,0 g
Odermennigkraut	20,0 g

Drogenextrakte zur Badeanwendung siehe Kapitel Balneologika S. 445/446

16.6 Vitiligo

16.6.1 Pathologie und Ätiologie

Vitiligo äußert sich in dem Auftreten alabasterweißer, runder oder unregelmäßig begrenzter Flecke auf der Haut. Die Erscheinung kann in jedem Lebensalter auftreten. Da auch lichtgeschützte Areale wie z. B. die Achselhöhle betroffen sein können, hat die Sonnenbestrahlung keine pathogenetische Bedeutung. Eine Sonderform der Vitiligo ist die *Vitiligo circumnaevalis* (= Morbus Sutton = *Leuco-*

derma acquisitum centrifugum circumnaevale), die sich progredient um einen Pigmentnaevus herum entwickelt (siehe hierzu Schimpf, 1976).

Über die **Ursache** der Erkrankung, bei der genetische Faktoren eine wichtige Rolle zu spielen scheinen, gibt es vier *Hypothesen:*

- eine Erkrankung des Nervensystems,
- Bildung von Hemmstoffen der Pigmentbildung,
- Bildung von biochemisch defekten Melanozyten,
- Auftreten von Anti-Melanozyten-Antikörpern.

Die Beobachtung, dass Glucocorticoide bei Vitiligo zur Repigmentierung führen, spricht dafür, dass eine **Autoimmunopathie** vorliegt.

16.6.2 Drogen und Präparategruppen

16.6.2.1 Methoxypsoralene/Ammi majus fruct.

(Siehe hierzu Kapitel 16.4 Psoriatische Erkrankungen, S. 407).

Durch die **PUVA-Methode** (Psoralene + UV-A) können die wenigen im Vitiligoherd noch vorhandenen, geschwächten Melanozyten zur Pigmentbildung angeregt werden. Bei dieser Behandlung muss die umgebende, normale Haut exakt abgedeckt werden, um nicht den gegenteiligen Effekt auszulösen.

Als *Dosierung* wird für 8-MPO eine Menge von 0,5 mg/kg 2 Stunden vor der UVA-Bestrahlung empfohlen.

Bei der Anwendung, die nur nach sorgfältiger Abwägung des Nutzen/Schaden-Risikos und Anweisung durch den Dermatologen zu erfolgen hat, ist zu beachten, dass alle Sicherheitsvorkehrungen wie Tragen von Schutzbrillen, Abdecken von Gesicht und Genitalregion, Vermeidung starker Sonnenexposition und eventuell Verwendung von Lichtschutzmitteln bei Aufenthalt im Freien, eingehalten werden (Raab, 1981).

16.6.2.2 β-Carotin-Canthaxanthin

Die Behandlung mit Karotinoiden führt *nicht* zur Behebung des Defektes, *kompensiert* aber durch Einlagerung der Karotinoide in die Epidermis das Pigmentdefizit und mindert so die erscheinungsmedizinische Entstellung.

Die **Behandlung** sollte 7–10 Tage lang mit 3 × 15–20 mg β-Carotin + 3 × 25–40 mg Canthaxanthin/Tag begonnen werden. Je nach erzieltem Pigmentierungsgrad kann dann auf 2/3 bis 1/3 der genannten Dosis reduziert werden. Die Behandlung ist absolut gefahrlos und kann über Jahre durchgeführt werden. Durch die Karotinoideinnahme wird gleichzeitig ein *Lichtschutz* erreicht, (Pietzacker und Kuner-Beck, 1977).

16.6.2.3 Harnstoff-Präparate

Harnstoff wirkt *keratolytisch*, die Hornschicht wird aufgelockert, trockene Schuppen abgestoßen. Außerdem bindet Harnstoff Wasser, so dass der Feuchtigkeitsgehalt der Haut ansteigt und die Haut wieder elastisch wird. Gleichzeitig mindert Harnstoff auch den *Juckreiz*.

16.6.2.4 Phytopräparate – Vitiligo

• Meladinine® Tabletten	1 Tablette enthält 10 mg Methoxysalen (Ammoidin)

Anwendung:

Die Anwendung hat ausschließlich nach jeweiliger Anweisung des Dermatologen zu erfolgen. Alle Sicherheitsvorkehrungen sind einzuhalten.

• Carotaben® Kapseln	1 Kapsel enthält 25 mg Betacaroten

16.7 Akne, Seborrhoe

16.7.1 Pathophysiologie und Behandlungskonzept

Die pathogenetischen Säulen der **Akne** sind der gesteigerte Talgfluß (**Seborrhoe**), die Follikelhyperkeratose (**Komedo**) und die **perifollikulären Entzündungsreaktionen** (Luderschmidt, 1987). Die Ursachen für die Entwicklung der verschiedenen Akneformen sind zwar noch nicht in vollem Umfang geklärt, doch scheint so viel sicher, dass sie mit einem *veränderten Androgenstoffwechsel* zu tun haben.

Androgene steuern die Talgsynthese. Das an der Talgdrüse wirksame Androgen ist das Dihydrotestosteron, das durch eine in der Mikrosomenfraktion lokalisierte 5α-Reductase aus Testosteron entsteht. Unter dem Einfluß dieses Androgens erhöht sich die Mitosefrequenz der Hornzellen und die intrazelluläre Talgsynthese. Bei der Akne scheint eine genetisch-kontrollierte, gesteigerte Bereitstellung von Androgenrezeptoren und damit ein erhöhtes intranukleäres Hormonangebot zu bestehen. Für die Entzündungsreaktionen sind auch die Bakterienbesiedelung der Haarfollikel mit *Propionibakterien, Corynebacterium acnes* und *Staphylococcus epidermidis* mitverantwortlich. Die im Talg normalerweise nicht vorkommenden freien Fettsäuren werden durch die Bakterienlipasen aus Glyzeriden der Sebumfraktion gebildet. Die Fettsäuren unterhalten die Follikelhyperkeratose. Andererseits wird die Entzündung durch Chemotaxis und Attraktion neutrophiler Granulozyten aufrechterhalten.

Darüber hinaus gibt es auch noch rein **chemisch** oder **physikalisch induzierte Akneformen** z. B. *Ölakne, Chlor-* und *Jod-Akne* oder *Medikamenten-Akne* (z. B. Steroidhormone, Vitmain B 12 u. a.).

Unter **Seborrhoe** versteht man Störungen der Talgdrüsenfunktionen, die sich in erhöhtem Talgfluss ändern.

Das Behandlungskonzept *orientiert sich an den drei wichtigsten pathologischen Prozessen der Akne:* 1. Talg, 2. Komedo und 3. Entzündung. Bei den relativ umschriebenen kutanen Lokalisationen wird man der topischen Anwendung vor der systemischen den Vorzug geben (Luderschmidt und Plewig, 1986; Luderschmidt, 1987; Neubert, 1989).

Zur *Reduktion der Talgdrüsensekretion*, d. h. zur **antiseborrhoischen Behandlung** stehen heute die Vitamin-A-Säure und die Antiandrogene zur Verfügung.

Zur Beseitigung und Vorbeugung von Komedonen, d. h. zur **keratolytischen Behandlung** werden außer Salicylsäure und Benzoylperoxid Vitamin-A-Säure und 13-cis-Retinsäure eingesetzt (siehe 16.4.2.7).

Zur konventionellen, **antiphlogistischen Behandlung** setzt man häufig systemisch oder topisch Antibiotika (z. B. Erythromycin, Tetracyclin) ein, da die von den Propionobakterien produzierte Lipase und die durch sie gebildeten freien Fettsäuren für die Entzündungsreaktionen mitverantwortlich sind.

Als zusätzliche Maßnahme kommen in Frage

das mechanische Entfernen der Mitesser mit anschließender antiseptischer Reinigung der Haut mit verdünnten alkoholischen Lösungen (ca. 30 Vol %),

tägl. mehrmaliges Waschen der Haut mit sauren Syndets mit entfettender Wirkung,

eventuell Schälbehandlung mit Sesam oder Weizenkleie,

Aufsuchen eines Kosmetikstudios oder Dermatologen zur fachgerechten Entfernung von Komedonen mit anschließender lokaler antiseptischer Behandlung (sog. „Akne-Toilette").

16.7.2 Drogen und Präparategruppen

16.7.2.1 Vitamin-A-Säure, 13-cis-Retinsäure (Isotretinoin) (Vgl. Abb. 16.10)

(Siehe hierzu Schäfer-Korting, 1989.)

Extern applizierte **Vitamin-A-Säure** *hemmt die Komedonenbildung* durch Lockerung der Hornzellverbindungen. Auftretende entzündliche Reaktionen sind als resorbierende Entzündungen zu werten, die zur Heilung beitragen. Vitamin-A-Säure wirkt demnach als *Schälmittel.*

Die *Applikation* erfolgt in 0,02- bis 0,2 %igen Darreichungsformen (alkoholische Lösung, Salben, Cremes und Gele).

Je nach dem Schweregrad der Akne ist erst nach 2–3 Monaten Behandlung eine Besserung zu erwarten.

Die **13-cis-Retinsäure** (Isotretinoin) wird demgegenüber *oral* angewendet. Es kommt zu einer Verringerung der Talgproduktion, Verkleinerung der Talgdrüsen bis zur kompletten Erscheinungsfreiheit.

Da die *Nebenwirkung* in einer Austrocknung der Haut besteht (Vorsicht: Sonnenbrand!), ist diese Therapie nur *bei schwersten Fällen* indiziert (Plewig et al., 1980). **!**

Infolge der *hohen Teratogenität* der 13-cis-Retinsäure besteht eine *Kontraindikation bei Frauen im gebärfähigen Alter.* Wegen des Nebenwirkungsrisikos bedarf die Therapie allgemein einer intensiven Überwachung durch den Arzt (siehe hierzu auch Neubert, 1989). **!**

16.7.2.2 Salicylsäure

(Siehe Kap. 16.4 Psoriatische Erkrankungen, S. 406).

16.7.2.3 Schieferöle

Durch Sulfonierung von wasserlöslichen Schieferölen und Neutralisation mit Ammoniak erhält man wasserlösliche **Ichthyole** (= Tumenol Ammonium = Ammonium-bituminosulfonat). Leukichthol erhält seine hellere Farbe durch vorsichtig durchgeführte Sulfonierung. Die sulfonierten Schieferöle enthalten alkylsubstituierte Thioether, Thiophen, Aliphate, Basen wie Alkylpyridine und Alkylchinoline, alkylsubstituierte Verbindungen und sauerstoffhaltige Heterocyclen.

Pharmakologie

Ichthyol *hemmt die Talgdrüsensekretion und die Hyaluronidase*, wirkt *antibakteriell* und verbessert die *Durchblutung*. Im Gegensatz zu Steinkohlenteer wirkt es nicht lichtsensibilisierend.

Ichthyole *dosiert* man 5- bis 10 %ig bei oberflächlichen, und 20- bis 50 %ig bei tiefer gelegenen Prozessen.

16.7.2.4 Teere (Pices)

(siehe Kapitel 16, S. 409 Psoriatische Erkrankungen).

16.7.2.5 Medizinische Hefe (Faex medicinalis)

Die Anwendung der Medizinischen Hefe basiert auf der Beobachtung, dass sich durch Umstimmung der Darmflora und damit des allgemeinen Fettstoffwechsels oft Hautkrankheiten schlagartig bessern lassen. Ein Einfluss auf diesen über die Modulation des Immunsystems wird angenommen.

16.7.2.6 Phytopräparate – Akne, Seborrhoe

Vitamin A-Säure, 13-cis-Retinsäure z. B.

• Airol® Creme	1 g enthält 0,5 mg Tretinoin (0,05 %) in abwaschbarer Salbengrundlage
• Roaccutan® 10/-20 Kapseln	1 Kapsel enthält 10 mg/20 mg Isotretinoin

Anwendung:
Kapseln und Salben nur nach Anweisung des Arztes. Sonnen- und UV-Exposition ist zu vermeiden.

Schieferöl-Präparate

• Aknederm® Salbe Neu	100 g enthalten 2 g Ammoniumbituminosulfonat + 10 g Zinkoxid
• Aknichthol® N/ -soft N Lotio	100 g enthalten 1 g Natriumbituminosulfonat (Ichthyol®-Natrium) hell + 0,5 g Salicylsäure
• Ichtholan® 10 %/-20 %/-50 % Salbe	100 g enthalten 10 g/20 g/ 50 g Ammoniumbituminosulfonat (Ichthyol®)
• Ichthosin® Creme	100 g enthalten 4 g Natriumbituminosulfonat (Ichthyol®-Natrium) hell
• Levurinetten® N Tabletten	148 mg nicht gärfähige Trockenhefe aus *Saccharomyces cerevisiae*

Tee-Rezepturen z. B.

Stellariae herba (Vogelmiere), Spiraeae herba (Spierblumenkraut), Chelidonii herba (Schöllkraut), Equiseti herba (Schachtelhalm), Violae tricoloris herba (Stiefmütterchen), Ononidis radix (Hauhechel), Galii herba (Labkraut) und Fumariae herba (Erdrauch) sind die häufigsten Bestandteile von Teemischungen.

Bellis-perennis-Tinktur

Ca. 100 frisch gepflückte Blütenköpfchen des Gänseblümchens werden in 100 ml 40 %igem Alkohol 3–4 Wochen in einem geschlossenen Glas an der Sonne stehen gelassen. Nach dem Abseihen wird die Lösung ohne weitere Verdünnung aufgetragen. Anstelle der selbst hergestellten Tinktur kann auch die homöopathische Urtinktur verwendet werden (siehe S. 431). Die flavonreiche Tinktur wirkt ähnlich wie Kamillentinktur entzündungshemmend.

Beispiele für Teemischungen (Potempa, 1989)

1. Rp:
Schachtelhalmkraut (Herba Equiseti)
Hauhechelwurzel (Radix Ononidis)
Erdrauchkraut (Herba Fumariae) aa ad 150,0 g

2. Rp:

Gänseblümchen (Flos Bellidis)	20,0 g
Stiefmütterchenkraut (Herba Viol. tric.)	30,0 g
Labkraut (Herba Galii)	40,0 g
Erdrauchkraut (Herba Fumariae	90,0 g

Beispiel für die Herstellung einer Auflage

Propolisöl 30 % (Oleum Propolis 30 %)	2,0 g
Ringelblumenöl (Oleum Calendulae)	48,0 g
Melissenöl (Oleum Melissae)	1,0 g
Ger. Honig (Mel depuratum)	25,0 g
Gelbes Wachs (Cera flava)	24,0 g

16.8 Pruritus

16.8.1 Pathogenese, Pathophysiologie, Behandlungskonzept

Juckreiz ist ein häufiges Begleitsymptom von Hautkrankheiten. Er kann aber auch Anzeichen einer *Stoffwechselstörung sein* (z. B. Diabetes, Ikterus, Niereninsuffizienz, Gicht).

Weitere auslösende Faktoren können sein:

Arzneimittelallergien, Insektenstiche, Überempfindlichkeiten gegen Textilien, Waschmittel etc.

Die Empfindung Juckreiz wird ausgelöst, wenn durch bestimmte *Noxen* Mediatoren und Gewebshormone (z. B. Bradykinin, Histamin, Prostaglandin E, Proteasen) freigesetzt werden und diese auf einen entsprechenden Rezeptor treffen. Die Vorgänge sind denen der Schmerzauslösung durch Nozirezeptoren sehr verwandt.

Die **topische Behandlung** besteht in der Linderung des Juckreizes durch Präparate mit *Kühlwirkung, lokal anästhetischer* und *analgetischer, antiphlogistischer* sowie *adstringierender* Wirkung.

Die äußerliche Anwendung kann durch eine **systemische** unterstützt werden. Hierfür sind praktisch alle Präparate geeignet, die bei den psoriatischen und ekzematischen Hautkrankheiten beschrieben werden (S. 410 u. 416).

Die zur Verfügung stehenden Phytopräparate reichen in der Regel aus, um auf synthetische Antihistaminika oder Anästhetika verzichten zu können; vor allem wenn man das Phytopräparat im Gegensatz zu den Synthetika genügend oft appliziert. Bei Bedarf können auch beide Präparate im Wechsel angewendet werden.

16.8.2 Drogen und Präparategruppen

16.8.2.1 Ätherischöle zur externen Anwendung (Abb. 16.14)

Menthol ist Hauptterpenbestandteil des ätherischen Öles von *Menthae piperitae folium (Pfefferminzenkraut).* Menthol erzeugt auf der Haut in niedriger Konzentration einen *Kühleffekt*, der durch Erregung der Kälte- bzw. Wärmerezeptoren zustande kommt. Dadurch wird gleichzeitig die Empfindungsschwelle für Hautreize herabgesetzt. Anwendung in Form 0,5- bis 1 %iger Lösungen.

Thymol ist neben Carvacrol Hauptbestandteil des ätherischen Öles von *Thymi vulgaris herba (Thymiankraut).* Thymol *hemmt* in vitro stark die *Arachidonsäure-Cyclooxygenase.* Bei Anwendung in 0,5- bis 2,0 %iger Lösung erzeugt Thymol einen *analgetisch-anästhesierenden* Effekt. Daneben besitzt es eine 20mal stärkere *antiseptische* Wirkung als das Phenol.

Campher ist Hauptbestandteil des Kampferöls, gewonnen aus dem Kampferbaum *Cinnamomum camphora.*

Kampfer wirkt in 0,1- bis 0,3 %iger Lösung *lokal analgetisch* und *anästhetisch.*

Lavendöl von *Lavandulae flos (Lavendelblüten)* enthält als Hauptbestandteil *Linalylacetat*, ferner Campher, Borneol und Terpen-KW. Es wirkt *schwach analgetisch.* Anwendung in Kombinationspräparaten zur externen Anwendung.

Bei *Pruritus ani* sind Ätherischölpräparate (Pfefferminzöl oder Campher) nicht geeignet. Hier werden am besten Hämorrhoidal-Salben oder Zäpfchen verwendet, die neben adstringierend und antiphlogistisch wirkenden Extrakten (z. B. Hamamelis-, Rosskastanien-, Mäusedorn-, Mahonia-, Ringelblumen-, Stiefmütterchenkraut oder Cardiospermum-Extrakte) noch Lidocain oder Benzocain zur Juckreiz-Minderung enthalten.

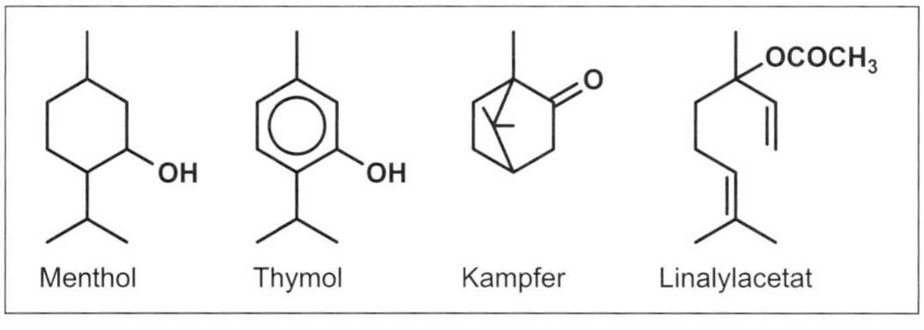

Abb. 16.14: Ätherischölverbindungen mit juckreizstillender Wirkung.

16.8.2.2 Phytopräparate – Pruritus

• China-Öl Destillat	100 ml enthalten 100 % Pfefferminzöl
• Euminz® Lösung	10 ml enthalten 0,81 g Pfefferminzöl (10 % m/m)
• JHP Rödler® Tropfen • Japanöl Ol. Menth. jap. Lösung	100 g enthalten 95 g Minzöl

Anwendungsempfehlung:

- Von den reinen Ölen werden mehrmals täglich einige Tropfen in die juckenden Hautpartien eingerieben.
- Von den öligen Lösungen (10–15 %) trägt man mehrmals täglich ca. 10 Tropfen auf.
- Zur Badeanwendung werden 10 Tropfen Öl in 1 Liter Badewasser gegeben (siehe auch Kapitel Balneologika S. 420).

Sonstige Externa z. B.

- Hamamelis/Kamillen-Präparate siehe Phytopräparate Kapitel 15 S. 396
- Sensicutan® Salbe 100 g enthalten 0,3 g Levomenthol und 20 000 I.E. Heparin-Natrium

Zur Behandlung von *Pruritus ani* werden Hämorrhoidal-Salben oder Suppositorien mit entsprechenden juckreizstillenden Zusätzen verwendet (siehe Kapitel 5.7 S. 183).

Andere Drogenpräparate zur äußerlichen und inneren Anwendung

- Hamamelis-Präparate (Salben, Puder) (siehe Kap. 16, S. 416).
- Kamillen-Präparate (siehe Kap. 15 S. 396).
- Sarsaparilla- und Viola tric.-Extrakte enthaltende Präparate (siehe Kap. 16, S. 416).

16.9 Hyperhidrosis

Die übermäßige Schweißsekretion ist ein Symptom, dessen Ursache vegetativer oder somatischer Art sein kann. Die Behandlung ist extern oder systemisch.

16.9.1 Drogen und Präparategruppen

16.9.1.1 Gerbstoffhaltige Drogen

Die zumeist aus *Eichenrinde (Quercus cortex)* gewonnenen Gerbstoffe wirken durch ihre eiweißfällenden Eigenschaften und den dadurch erreichten mechanischen Verschluß der Schweißdrüsen *antihydrotisch*.

Die *Anwendung* erfolgt als Lotio oder als Bad.

Anstelle von natürlichen gerbstoffenthaltenden Extrakten werden heute in Präparaten meistens „synthetische“ Gerbstoffe verwendet. Es handelt sich um Phenolsulfonsäure-Phenol-Harnstoff-Methanol Kondensate in Form ihrer Na-Salze.

16.9.1.2 Salicylsäurehaltige Drogen

Salicylsäure wirkt in niedriger Dosierung (bis zu 2 %) *keratolytisch* durch Verdickung des *Stratum corneae*. Da es außerdem *antimikrobielle* Eigenschaften besitzt, wirkt es der durch Hautbakterien ausgelösten enzymatischen Bildung unangenehm riechender Abbausäuren entgegen (siehe auch Kapitel Ekzembehandlung S. 409).

16.9.1.3 Kampfersäure

Die durch Oxidation aus dem natürlichen Kampfer erhaltene Säure ist im Gegensatz zum Kampfer wasserlöslich. Sie wirkt *ähnlich wie Kampfer*.

16.9.1.4 Salviae offic. folium/extractum M

Off.: Ph. Eur., ESCOP, *Salvia officinalis*.

Die Blattdroge enthält ein an *Thujon, Kampfer und 1,8-Cineol (Eukalyptol) reiches ätherisches Öl.*

Die *Anwendung* des *antibakteriell* und *adstringierend* wirkenden Extraktes als Gurgelmittel bei Mund- und Rachenentzündungen ist bekannt. Worauf die innerliche Anwendung als Antihydrotikum beruht bzw. wie die Wirkung zustande kommt, ist bislang unbekannt.

16.9.1.5 Phytopräparate – Hyperhidrosis

Gerbstoff-Präparate z. B.

• Tannosynt® Creme/Puder	100 g enthalten 1 g/0,5 g Gerbstoff (synthetisch)
• Tannosynt® flüssig, wässriges Kondensat (zu Voll-, Sitz- und Teilbädern, Waschungen oder Umschlägen 1:1000 bis 1:5000 verdünnen)	100 g enthalten 40 g synthetischen Gerbstoff (Phenolsulfonsäure-Phenol-Harnstoff-Methanol-Kondensat Na-Salz)

Salbei-Präparate z. B.

• Salbei Curarina® Tropfen	100 ml enthalten 100 ml Auszug aus Salbeiblättern
• Salvysat® Bürger Dragees	1 Dragee enthält 100 mg Salbeiblatt-Extrakt
• Salvysat® Bürger Lösung	100 g (101,5 ml) enthalten 80 g Auszug aus Salbeiblättern und 0,1g Salbeiöl
• Sweatosan® N Dragees	1 Dragee enthält 80 mg Salbei-Extrakt

Anwendungsempfehlung:

Zum Einnehmen 3 bis 5 mal täglich 30 Tropfen mit Wasser oder Tee verdünnt oder auf Zucker einnehmen.

- Salicylsäure-Präparate (siehe S. 424)
- Balneotherapeutika (siehe Kapitel 18, S. 445)

16.10 Warzen (Verrucae), Condylomata acuminata, Hyperkeratosen

16.10.1 Pathophysiologie und Behandlungskonzept

Vulgäre Warzen und *Condyloma acuminata (Genital- oder Feigwarzen)* werden durch eine Infektion mit *Viren der Papillomgruppe* (HPV = Human Papilloma Virus) ausgelöst.

Bei den *Hyperkeratosen* handelt es sich um eine exzessive Verhornung der Handlfächen und Fußsohlen. Abzugrenzen davon sind Genodermatosen (z. B. Ichthyosis-Arten) und präkanzeröse Hyperkeratosen des Epithels.

Therapie. Abgesehen von chirurgischen Maßnahmen (Exzision, Entfernung mit der Hochfrequenzschlinge, Elektrokauterisation mit CO_2-Lasertherapie), angezeigt z. B. bei schmerzenden Dornwarzen an den Fußsohlen, besteht die *konservative* Behandlungsform in einem *lokalen schälenden oder ätzenden Verfahren.* Zusätzlich kann auch versucht werden die Immunabwehr zu stimulieren.

Bei einer Lokalbehandlung ist unbedingt darauf zu achten, dass die umgebende Haut durch eine Fettsalbe geschützt wird! !

16.10.2 Drogen und Präparategruppen

16.10.2.1 Podophyllharz = Podophyllin (Podophylli resina) M

Off.: DAC, ÖAB, Ph. Helv., *Podophyllum peltatum.*

Verwendung findet das Rhizom bzw. daraus gewonnenes Harz „Podophyllin" (Resina Podophylli). Da die darin enthaltenen Lignanverbindungen **Podophyllotoxin** und α, -β-Peltatin eine *zytotoxische* (antimitotische) bzw. *antitumorale* Wirkung besitzen, hat man aus diesen Verbindungen effektive Zytostatika entwickelt (z. B. Proresid, Etoposid, Teniposid) (Abb. 16.15).

Da Podophyllotoxin auch eine virustatische Wirkung besitzt, eignet es sich auch zur Warzenbehandlung.

Anstelle von Tinktur, Drogenpulver (Podophyllin) oder 20 %iger Podophyllin-Lösung wird heute wegen des Vorteils der leichteren Handhabung immer mehr die Podophyllotoxin-Creme (0,15-prozentig, Wartec®) zur topischen Behandlung von *Condyloma acuminata* verwendet. Sie ist von Erwachsenen auch zur Selbstbehandlung von kleinen, umschriebenen Warzen im äußeren Genitalbereich geeignet.

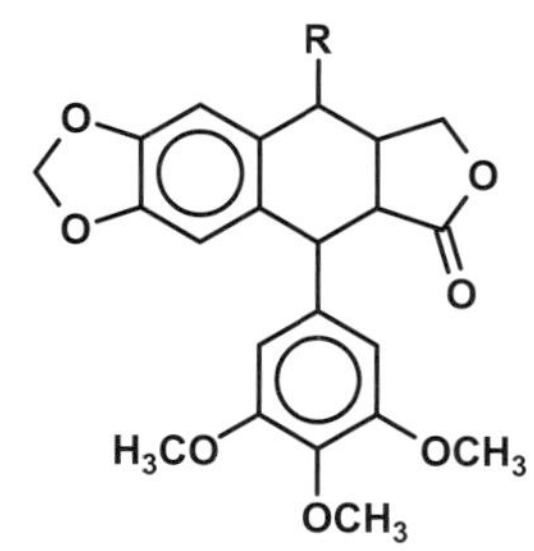

R = OH Podophyllotoxin
R = H Deoxypodophyllotoxin
(Podophyllum peltatum)

Abb. 16.15: Antivirale Lignanverbindungen aus Podophyllum und Thuja.

Klinische Studien: Übersicht

Wie Untersuchungen von Mazurkiewicz und Jablonska (1986) und Edwards et al. (1988) gezeigt haben, führt die Verwendung einer reinen 0,5 %igen Podophyllotoxin-Lösung (Condylox®-Lsg.) oder 0,15 %igen Creme (Wartec®) zu einer schnelleren Abheilungsrate als die früher verwendete 20 %ige Podophyllin-Lösung (Abb. 16.16).

Neben den Vorteilen in der Therapie kann durch Anwendung von Podophyllotoxin im Vergleich zu Podophyllin die applizierte Wirkstoffmenge stark reduziert werden. Dies bedeutet für einen kompletten Behandlungszyklus von 6 Applikationen, über drei Tage verteilt, eine Gesamtwirkstoffmenge von nur 3 mg gegenüber 12–45 mg Podophyllotoxin der Podophyllin-Lösung. Damit verringert sich gleichzeitig das Risiko systemisch toxischer Effekte.

Hauptindikation: Frische, kleine, nicht entzündete Genitalwarzen auf nichtverhornenden Epithelien bei Männern. Nach Arzneimittel-Kommission E: spitze Kondylome.

Nach **M** sind von Podophyllum-Extrakten bzw. „Podophyllin" 2- bis 25 %ige alkoholische, ölige Suspensionen oder Salben zu verwenden. Die behandelte Hautfläche darf 25 cm^3 nicht überschreiten.

16.10.2.2 Thujae occidentalis summitates/extractum (Thuja-Zweigspitzen/Extrakt)

St.pfl.: Thuja occidentalis.

Verwendung finden die Zweigspitzen (Thujae summitates (folium)). Die Droge enthält ein ätherisches Öl mit dem örtlich stark reizenden und in hohen Dosen toxischen α, -β-**Thujon** *als Hauptterpen.*

Die für die Droge beschriebene *virustatische* Wirkung ist mit großer Wahrscheinlichkeit auf das erst kürzlich im Thuja-Extrakt aufgefundene *Deoxypodophyllotoxin* (Abb. 16.15) zurückzuführen (Gerhäuser et al., 1992; siehe auch Podphylli resina Kap. 16.10.2.1).

Angewendet wird eine alkoholische Tinktur zur Pinselung. Erfolgreich ist die Anwendung nur bei kleineren Warzen von weicher Konsistenz.

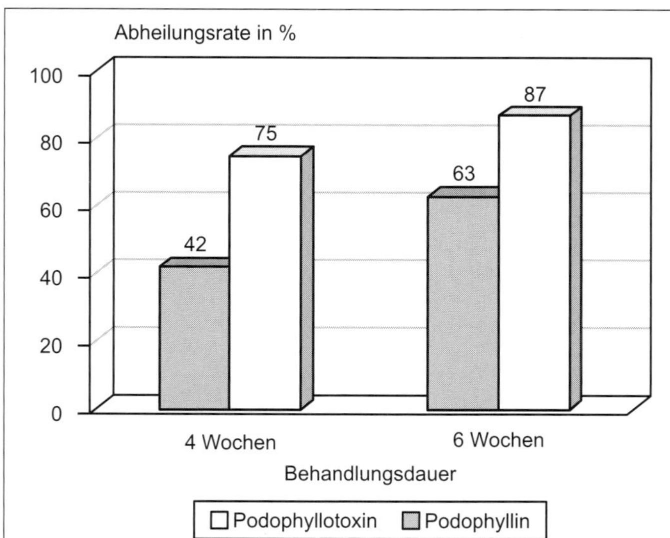

Abb. 16.16: Therapievergleich zwischen 0,5 %iger Podophyllotoxin-Lösung und 20 %iger Podophyllin-Lösung. Podophyllotoxin-Gruppe (32 Patienten), Podophyllin-Gruppe (19 Patienten) (Mazurkiewicz und Jablonska, 1986).

16.10.2.3 Salicylsäure

Die Salicylsäure besitzt in höherer Dosierung eine *keratolytische* Wirkung. Das exzessiv gebildete Keratin, ein fibrilläres, schwefelreiches Protein der Hornschicht, wird aufgeweicht und zur Quellung gebracht, so dass es abgelöst werden kann. Dieser Effekt wird dadurch erreicht, dass die Salicylsäure die Disulfid- und Wasserstoffbrücken der Keratinfibrillen spaltet.

Die Anwendung erfolgt in Form von 5 %igen oder höher konzentrierten Lösungen oder Salben. Die Präparate enthalten oft Zusätze von Harnstoff, Milchsäure, Essigsäure oder Dimethylsulfoxid zur Lösungsvermittlung.

16.10.2.4 Retinoide

Die Anwendung von Retinoiden bei *Hyperkeratosen* geht auf die Beobachtung zurück, dass die Epidermis bei Vitamin-A-Mangel zu Hyperkeratosen neigt. Die Vitamin-A-Säure (Tretinoin) wirkt *hemmend auf Keratinozyten* ein. In Form 0,02- bis 0,1 %iger Darreichungsformen wirkt es als *Schälmittel*.

! Der *innerlichen Anwendung* von Retinoiden zur Therapie der vulgären Warzen und bei *Ichthyosis vulgaris* sind vor allem wegen der notwendigen hohen Dosierung und der damit verbundenen *Nebenwirkungen* Grenzen gesetzt (siehe auch 16.4.2.7 S. 409).

16.10.2.5 Phytopräparate – Warzen

Podophyllum-Präparate z. B.

• Condylox® Lösung	1 ml enthält 5 mg Podophyllotoxin (0,5 %)
• Wartec® Creme 0,15 %	5 g enthalten 7,5 mg Podophyllotoxin

Anwendung:

2 mal täglich an drei aufeinander folgenden Tagen auf maximal zehn Feigwarzen einer Größe von 1 – 10 mm und insgesamt etwa 150 mm^2 Fläche mit Pinsel, Wattestäbchen auftragen, eintrocknen lassen und erst dann mit Kleidung in Kontakt bringen. Die 3-Tage-Therapie/Woche kann wöchentlich bis zu 4 Wochen wiederholt werden.

- Homöopathische Podophyllum Urtinktur ad usum externum

Salicylsäure-Präparate z. B.

• Clabin® plus Lösung	10 g enthalten 1,67 g Salicylsäure und 1,67 g Milchsäure
• Gehwol® Hühneraugen Tinktur	1 g Tinktur enthält 140 mg Salicylsäure und 26 mg Eisessig
• Gehwol® Hühneraugenpflaster	1 Pflaster enthält 26,25 mg Salicylsäure und 4,2 mg Milchsäure
• Gehwol® Schälpaste	100 g enthalten 40 g Salicylsäure

Retinoid/Harnstoff-Präparate z. B.

• Carbamid Creme Widmer	100 g enthalten 12 g Harnstoff
• Balisa VAS® Creme	1 g enthält 120 mg Harnstoff und 0,3 mg Tretinoin
• Ureotop + VAS Creme	1 g enthält 120 mg Harnstoff und 0,3 mg Tretinoin

16.11 Narben, Keloide

Diese vorwiegend bei Kindern und Jugendlichen unter 30 Jahren beobachtete überschießende Narbenbildung, z. B. nach Verbrennungen, tritt *familiär gehäuft* auf. Messungen der Enzymaktivitäten, z. B. der Prolin-Hydroxylase, ergaben in hypertrophen Narben eine 6fache, in Keloiden sogar eine 20fache Erhöhung der Aktivität im Vergleich zur unverletzten Haut.

16.11.1 Drogen und Präparategruppen

16.11.1.1 Hydrocotylidis (Centellae) asiaticae extractum (Wasserschnabelkraut-Extrakt)

St.pfl.: Centella asiatica (syn.: *Hydrocotyle asiatica).*

Der Extrakt dieser aus Madagaskar stammenden und in Ostasien verbreiteten Pflanze wurde früher zur Leprabehandlung eingesetzt. Er enthält die *Triterpensaponine* **Asiaticosid** und **Hydroxyasiaticosid** sowie die *Triterpensäuren* Asiatsäure, Madecassinsäure (siehe Formelbilder S. 393). Ein Gemisch von Asiaticosid und den drei Säuren war als Emdecassol im Handel.

Die Wirkstoffe besitzen eine *selektive Wirkung* auf die *Bindegewebsbildung* im Sinne einer Regulation der Fibroblastenaktivität. Eine *Hemmung* der Bindung von Prolin und Alanin an die mRNA und damit eine Hemmung der Kollagenbiosynthese wird diskutiert.

16.11.1.2 Allii cepae bulbus/extractum (Zwiebelextrakt) M

St.pfl.: Allium capa.

Der Extrakt aus Zwiebelschalen (Allium cepa) zusammen mit Heparin und Allantoin ist als Contractubex® Gel im Handel.

Das Präparat zeigte in einer mit insgesamt 120 Kindern durchgeführten Studie mit Keloidbildung nach Brandverletzungen ein ausgezeichnetes Resultat (Salbenanwendung unter Okklusivverband täglich mindestens 10 Std. über ein Jahr).

In einer Studie, durchgeführt durch Einbauversuche von ^{3}H-Thymidin in menschliche embryonale Fibroblasten und Keloide, zeigte der Zwiebelextrakt eine deutliche Wirkung auf das Wachstum beider Zellarten (Majewski und Chadzynska, 1987). Das für die *antikeloide* Wirkung verantwortliche, vermutlich schwefelhaltige Wirkprinzip der Zwiebel ist nicht bekannt.

Phytopräparate – Narben, Keloide

• Centella asiatica (homöopath. Creme/Salbe)	Homöopathische Urtinktur 5 % in neutraler Salbengrundlage (Rezeptur)
• Contractubex® Gel	100 g enthalten 10 g Extract. Bulb. Cepae fluid spir., 1 g Allantoin und 5000 I.E. Heparin-Natrium
• Madecassol® Salbe (in der Schweiz zugelassen, nach § 73 AMG. in Deutschland verordnungsfähig)	standard. auf Asiaticosid und andere Triterpensäuren

16.12 Homöopathie bei Hautkrankheiten H

Dermatologische Krankheitsbilder sind eines der wichtigsten und zugleich am meisten bewährten Anwendungsgebiete für die Homöopathie. Auch lässt sich am Beispiel von Hautkrankheiten und ihren Verläufen die Wirksamkeit der homöopathischen Behandlung sehr gut demonstrieren.

Die homöopathische Therapie ist in *erster Linie eine interne Therapie*, die somit systemische, „regulationstherapeutische" Effekte auslöst. *Externa haben adjuvanten Charakter* und unterstützen sinnvoll die interne Behandlung.

Zur *Initial- und Intervalltherapie* haben sich gerade die *organotropen Homöopathika* bewährt, während eine Restitutio ad integrum auch bei chronischen Hauterkrankungen nur über eine *individuelle Konstitutionsbehandlung* möglich ist.

Grenzen der Homöopathie sind schwere infektiöse Hauterkrankungen sowie Malignome. Bei den nachstehend genannten, in der Praxis häufig vorkommenden Krankheiten ist eine homöopathische Behandlung sinnvoll, was auch die Literatur belegt. Aus didaktischen Gründen wird das Kapitel wie folgt gegliedert:

- Infektiöse Hauterkrankungen
- Akne vulgaris
- Psoriasis
- Neurodermitis, Ekzem
- Hautverletzungen
- Keloide
- Pruritus
- Hyperhidrosis
- Hyperkeratosen

Trotz unterschiedlicher Diagnosen lassen sich Grundformen der Entzündungsphasen bestimmten Homöopathika zuordnen (Tab. 16.5).

Tab. 16.5: Grundformen der Entzündungsphasen und ihre Hauptmittel.

Symptom	Arzneimittel	Diagnose
Aktive Hyperämie		
Erythem	Aconitum Belladonna	Erysipel Sonnenbrand Verbrennung 1. Grd.
Exsudation		
Ödem, Quaddel	Apis Urtica urens	Insektenstich Urticaria
Blasen	Cantharis Rhus tox.	Verbrennung 2. Grd. Herpes simplex Herpes zoster
Eiterung	Hepar sulfuris Sulfur* Acidum silicium (silicea)	Furunkel Impetigo Fisteleiterung

*) Cave: Erstreaktion

16.12.1 Homöotherapie infektiöser Hautkrankheiten

Homöopathika werden vor *allem bei viralen Hauterkrankungen* eingesetzt, auch im Sinne einer Prophylaxe bei Rezidivneigung (z. B. Herpes labialis).

Bei *bakteriellen Hautinfektionen* (Impetigo, Erysipel, Furunkel) können Homöopathika je nach Progredienz allein, aber auch zusätzlich zur Chemotherapie angewendet werden. Bei parasitären und fungalen Hauterkrankungen hat die Homöotherapie ihren Schwerpunkt in der Konstitutionsbehandlung unter der Vorstellung einer „Terrain-Sanierung".

Pflanzliche Homöopathika

Clematis recta D6, Dil.
Gerötete Haut mit Brennschmerz; Bildung von kleinen Bläschen sowie Krusten.

Solanum dulcamara (Dulcamara) D6, Dil.
Herpes als Folge thermischer Einflüsse wie z. B. rascher Temperaturwechsel, Erkältung, Durchnässung etc.

Rhus toxicodendron D12, Dil.
Herpes im Verlaufe eines fieberhaften Infektes; Neigung zur Eiterbildung.

Atropa belladonna (Belladonna) D6, Dil.
Zur Initialtherapie bei viralen und bakteriellen Hauterkrankungen in der Entzündungsphase.

Myristica sebifera D6, Dil.
Zur beschleunigten Abzessreifung

Tierische Homöopathika
Apis mellifica D6, Dil. Hochakute Entzündungsphase mit oder Ödembildung.
Lachesis mutus D12, Amp. Hochentzündlicher Hautprozess mit septischer Tendenz.
Lytta vesicatoria (Cantharis) D6 Dil. Entzündliche Hauterkrankungen mit Blasenbildungen.

Mineralische Homöopathika
Acidum arsenicosum (Arsenicum album) D12, Dil. Herpes mit Brennschmerz.
Natrium chloratum D12, Dil. Herpes bei deutlicher Verschlechterung durch thermische Einflüsse.
Hepar sulfuris D6, Tbl. Abszedierende Hauterkrankungen.
Acidum silicicum (Silicea) D12, Tbl. Chronisch eiternde Prozesse; Fistelbildungen.

16.12.2 Akne vulgaris

Die *Akne vulgaris* wie auch das *seborrhoische Ekzem* sind einer Homöotherapie gut zugänglich; auch bei schweren Verlaufsformen (*Akne conglobata*) können Homöopathika oft unter Einsparung der sonst üblichen Therapie (Retinoide) eingesetzt werden.

Als *Basisbehandlung* hat sich dabei Echinacea D6 zusammen mit Eigenblut bewährt. Es wird der Kubitalvene entnommen (0,2–0,5 ml) und nach Durchmischung mit Echinacea intraglutäal injiziert (1- bis 2-mal wöchentlich für 2–3 Monate).

Als Externum bewährt sich Mahonia aquifolium als 10 %ige Creme (Rubisan®).

Pflanzliche Homöopathika

Delphinium staphisagria (Staphisagria) D12, Dil.
Seborrhoische Haut mit Entzündungsneigung; übelriechende Schweißsekretion.

Juglans regia D4, Dil.
Akneforme Effloreszenzen mit papulo-pustulösem Hautbild.

Mahonia aquifolium D2, Dil.
Entzündliche Hauterscheinungen; Komedonen.

Pulsatilla pratensis D12, Dil.
Akneformes Hautbild mit deutlicher Verschlechterung bei hormoneller Umstellung (prämenstruell, klimakterisch).

Mineralische Homöopathika
Bromum D12, Tbl. Akne conglobata.
Graphites D12, Tbl. Akne vulgaris.
Hepar sulfuris D6, Tbl. Eitrige Hautprozesse.
Natrium chloratum D12, Tbl. Seborrhoe, Akne.
Selenium D12, Tbl. Komedonen-Akne.
Sulfur D12, Tbl. Akne, Seborrhoe.
Sulfur jodatum D6, Tbl. Akne conglobata.

16.12.3 Psoriasis

Zur *Anfangsbehandlung* werden pflanzliche Homöopathika eingesetzt; *längerfristig* muss mit individuell gewählten *Konstitutionsmitteln* therapiert werden. Es handelt sich dabei überwiegend um mineralische Homöopathika.

Im Hinblick auf den schubweisen Verlauf sowie die unklare Ätiologie der Psoriasis ist der therapeutische Effekt der Homöopathika oft schwer zu beurteilen; in der Literatur wird insbesondere auf Mahonia aquifolium verwiesen.

Pflanzliche Homöopathika

Hydrocotyle asiatica D4, Dil.
Stark schuppende Herde.

Smilax officinalis (Sarsaparilla) D6, Dil.
Stark juckende Effloreszenzen, nässende Bläschen und Pusteln mit eitrigem Sekret.

Mahonia aquifolium ∅, D2, Dil.
Bei Psoriasis zur Initial- und Intervallbehandlung bei den typischen psoriatischen Plaques.

Die Anwendung auch als homöopathisches Externum (Salbe, Creme) ist sehr gut belegt.

Mahoniae aquifolii cortex (Urtinktur)
Die Mahonie ist ein in Nordamerika beheimateter und in Mitteleuropa vielfach angepflanzter Zierstrauch. Der Extrakt aus Rinde und Wurzel wird in der traditionellen Literatur bei chronischen Hautausschlägen empfohlen. Eine standardisierte Mahonia-Urtinktur enthaltende 10 %ige Salbe und Creme sind im Handel (Rubisan®).

Die Wirkung ist vermutlich auf die in der Pflanze enthaltenen **Alkaloide Berbamin, Berberin** und **Oxyacanthin** zurückzuführen. Experimentelle Untersuchungen belegen die *antiphlogistische* Wirkung von Berberin. In vitro konnte außerdem nachgewiesen werden, dass Berberin mit der DNA interagiert und dabei die räumliche Struktur der DNA-Doppelhelix verändert. Dadurch wird die DNA-, RNA- und Proteinbiosynthese beeinflusst. Auf diese Weise erfolgt durch die in Mahonia aquifolium enthaltenen Alkaloide vermutlich eine *Regulation der Zellproliferation und der entzündlichen Prozesse in der psoriatischen Epidermis.*

Klinische Studien: Übersicht

Die Anwendung bei Psoriasis vulgaris ist durch sorgfältig dokumentierte Kasuistiken sowie vier klinische Studien belegt (Wiesenauer, 1992 a und b; Gieler et al., 1995; Wiesenauer und Lüdtke, 1996); eine davon war als Langzeituntersuchung angelegt. Die Behandlungsdauer betrug zwischen 3 und 6 Monaten, mit dem Ziel der individuellen Erfassung von Schuppung und Rötung der psoriatischen Plaques. Dabei waren 11 von 15 Patienten mit Psoriasis vulgaris unterschiedlicher Schweregrade deutlich gebessert im Sinne eines stetigen Rückgangs von Schuppung und Rötung. Über unerwünschte Wirkungen wurde nicht berichtet (Wiesenauer, 1992a).

Anwendungsgebiete von Mahonienrinde sind nicht die akuten Exazerbationen der Psoriasis vulgaris (Schübe), sondern primär die Intervall- und Langzeittherapie. Ob durch eine Langzeitapplikation die Rate der akuten Schübe reduziert werden kann, ist noch nicht untersucht. Weitere Untersuchungen mit 10 %iger Mahoniarinden-Salbe ergaben therapeutische Hinweise, wonach das Externum bei Ekzemkrankheiten (z. B. endogenem Ekzem) und bei Acne vulgaris erfolgreich eingesetzt werden kann (Lampert, 1997).

Therapiestudie

Indikation. Psoriasis vulgaris Typ I und II.

Präparat. Mahonia aquifolium-Urtinktur, 10 %ige Salbe (Rubisan®-Salbe).

Studienart. Multizentrische, randomisierte Doppelblindstudie nach der double-dummy-Technik:

Gruppe A (n = 49): Verum-Salbe und Plazebo-Tropfen.

Gruppe B (n = 44): Verum-Tropfen und Plazebo-Salbe (= wirkstofffreie Salbengrundlage).

Eine zusätzlich antipsoriatische Therapie (medikamentös/nicht-medikamentös) war nicht erlaubt.

Behandlungsart. 3mal täglich Applikation der Salbe und 2mal täglich Einnahme von 10 Tropfen.

Prüfkriterien. Der Behandlungserfolg wurde anhand der Kriterien „Schuppung", „Rötung" sowie einer dreistufigen Einteilung der psoriatischen Plaques („leicht, mittel, stark") überprüft. Die statistische Datenauswertung wurde mit deskriptiver Intention vorgenommen.

Bewertung und Ergebnis. Bei vergleichbarer Gruppenzusammensetzung zeigte Gruppe A tendenziell eine raschere Besserung; in beiden Gruppen kam es nach 10- bis 14tägiger Studiendauer zu einer Reduktion der Schuppung und einer Abnahme der Rötung und somit zu einer Verkleinerung der psoriatischen Plaques. Unter der gesamten Studiendauer von 2 Monaten kam es in zwei Fällen zu einer Verschlechterung, während bei über 70 % der Patienten der Abschlußbefund „Besserung" resp. „Abheilung" lautete. (Abb. 16.17) (Wiesenauer, 1992b).

16.12.4 Neurodermitis, Ekzeme (Entzündliche Hauterkrankungen)

Akut und chronisch entzündliche Hauterkrankungen sind im allgemeinen *homöotherapeutisch gut zu beherrschen*. Der klassische Ansatz vor allem bei Neurodermitis und Ekzemkrankheiten liegt bei den *Konstitutionsmitteln*.

Bewährt haben sich hier auch – insbesondere bei längerer Kortikoid-Vorbehandlung – pflanzliche Homöopathika zur *Initial- und Intervallbehandlung*. In der Regel sind bei Erstellung des längerfristigen Therapieplanes zusätzliche Behandlungsmaßnahmen (s. o.) unumgänglich.

In der homöopathischen Literatur erscheinen häufiger kasuistische Beiträge über Therapieerfolge bei Ekzem und Neurodermitis. Systematische Untersuchungen fehlen aber auch hier. Neuere Erkenntnisse liegen zu den beiden auch extern eingesetzten pflanzlichen Dermatotherapeutika Cardiospermum halicacabum (Halicar®) und Mahonia aquifolium (Rubisan®, s. 16.12.3) vor, die bei Ekzem und Psoriasis angewendet werden.

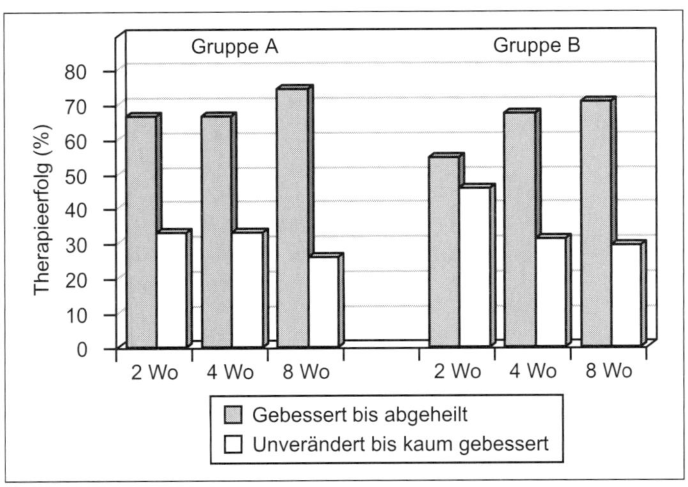

Abb. 16.17: Therapieerfolg von Mahonia aquifolium (Rubisan® Salbe) bei Psoriasis (Wiesenauer, 1994).

Pflanzliche Homöopathika

Daphne mezereum (Mezereum) D6, Dil.
Stark juckendes, nässendes Ekzem. Bildung von Bläschen, die sezernieren und verkrusten.

Nerium oleander (Oleander) D6, Dil.
Juckendes und nässendes Ekzem, insbesondere im Kopfbereich; dabei auch Befall des Gehörgangs.

Cardiospermum halicacabum D3, Dil.
Ekzematöse Hauterscheinungen mit starkem Juckreiz (auch als Externum im Handel).

Solanum dulcamara (Dulcamara) D6, Dil.
Herpetiforme, pustulöse Exantheme, Kälteurtikaria.

Croton tiglium D6, Dil.
Hochentzündliche Haut mit Bläschenbildung, insbesondere im Genitalbereich.

Anacardium occidentale D6, Dil.
Stark juckende Hautentzündungen mit Pusteln; schleimig-eitriges Sekret mit Schorfbildung.

Viola tricolor D3, Dil.
Ekzem mit krustig-borkigem Sekret bei insgesamt trockener Haut; Papeln und Pusteln.

In Tab. 16.6 sind Externa zur adjuvanten Behandlung aufgeführt.

Therapiestudie

Indikation. Neurodermitis.

Präparat. Cardiospermum helicacabum-Urtinktur, 10 %ige Salbe (Halicar®-Salbe).

Studienart. Doppelblinde, randomisierte, im intraindividuellen Halbseitenvergleich kontrollierte Studie mit 55 Patienten über 21 Tage.

Behandlungsart. Cardiospermum-Salbe im Vergleich mit Bufexamac-Salbe.

Prüfkriterien. Die Symptomenausprägung an den Extremitäten zu Beginn und im Verlauf der Untersuchung wurde mittels einer vierstufigen Ratingskala erfasst.

Ergebnis und Bewertung. Die Wirksamkeit von Cardiospermum-Salbe erwies sich als gleichwertig zu Bufexamac-Salbe ($p = 0{,}0003$).

Die Verträglichkeit beider Prüfpräparate wurde in der überwiegenden Zahl der Fälle als gut oder sehr gut beurteilt, wobei sich im Hinblick auf unerwünschte Ereignisse ein Vorteil für Cardiospermum-Salbe ergab (Brüggemann und Rudolph, 1995) (Abb. 16.18).

In einer weiteren prospektiven, doppelblinden, im intraindividuellen Halbseitenvergleich kontrollierten Studie wurden 28 Patienten mit unterschiedlichen Ekzemformen über drei Wochen mit Cardiospermum-Salbe und Salbengrundlage behandelt. Der Erfolg der Therapie wurde anhand der Abnahme des Gesamtscores beurteilt. Cardiospermum-Salbe zeigte sich in allen Parametern der reinen Salbengrundlage als statistisch signifikant überlegen. Die Verträglichkeit wurde überwiegend als gut oder sehr gut beurteilt (Merklinger et al., 1995) (Abb. 16.19).

Weitere Beobachtungsstudien liegen vor und finden sich zusammengefasst bei Niederle (1996).

16.12.5 Hautverletzungen

Einen wichtigen Stellenwert besitzt die Homöotherapie in der Behandlung von *Hautverletzungen (Ulzerationen)* und *Läsionen (Verbrennungen)* sowie deren Folgezustände. Dabei werden viele der auch phytotherapeutisch eingesetzten Pflanzen verwendet, insbesondere Arnika, Calendula und Hamamelis. Ein bedeutender Unterschied liegt allerdings darin, dass in der Homöotherapie diese Stoffe *fast ausschließlich als Interna* zur Anwendung gelan-

Tab. 16.6: Externa zur Behandlung von entzündlichen Hauterkrankungen.

Arzneimittel	Symptomatik
Cardiospermum-Salbe/Creme (Halicar®)	Hochentzündliche, stark juckende Dermatitis
Mahonia-Salbe/Creme (Rubisan®)	Trockenes, schuppendes, psoriatiformes Ekzem, Acne vulgaris

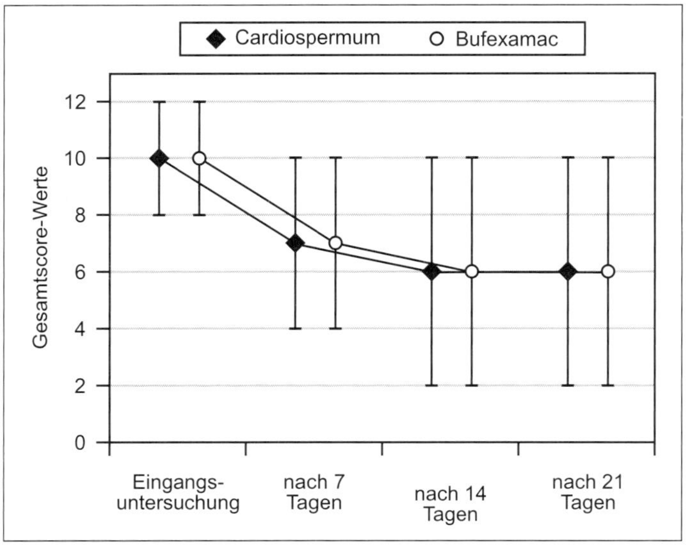

Abb. 16.18: Entwicklung des Gesamtscores der objektiven Symptomatik (Mittelwert ± Standardabweichung) **im Studienverlauf unter Behandlung mit Cardiospermumsalbe und Bufexamacsalbe** (n = 55 Patienten) (Brüggemann und Rudolph 1995).

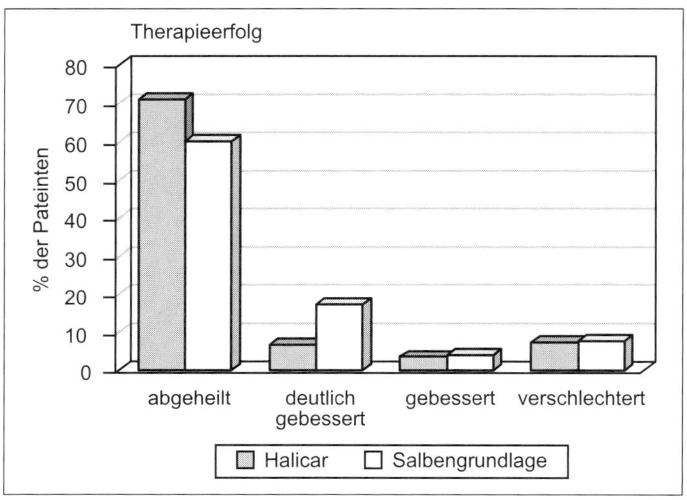

Abb. 16.19: Ekzembehandlung mit Cardiospermumsalbe (Halicar®). Halbseitenvergleich gegenüber Salbengrundlage (21 Patienten). (Merklinger et al., 1995).

gen, während ihr Einsatz als Externa nur eine adjuvante Rolle spielt (ad us ext.). Bemerkenswert ist ebenso, dass die Kamille als Homöopathikum bei Hautverletzungen keine Bedeutung besitzt.

Die *Grenze* liegt, ähnlich wie in der Phytotherapie, bei infektiösen Wunden mit Neigung zur Sepsis.

Die Behandlung des *Ulcus cruris varicosum* kann im Sinne einer *Initialtherapie* durchaus mit den unter Hautverletzungen in Kap. 15 genannten Homöopathika begonnen werden (Arnika, Calendula, Hamamelis). Längerfristig sind jedoch bei diesem häufig therapiefraktären Krankheitsbild *personotrope Homöopathika* notwendig (vgl. Kapitel Venenerkrankungen S. 85).

Pflanzliche Homöopathika

Arnica montana D6, Dil.
Großflächige Weichteilverletzungen mit Hämatombildung; Muskelfaserriß. Allgemeines Wundheilmittel. Postoperative Blutungen; auch bei Wundheilungsstörungen.

Calendula officinalis D4, D6, Dil.
Traumatische Gewebsläsion, insbesondere bei schlecht granulierenden Wunden.

Hamamelis virginiana D4, Dil.
Hautverletzungen mit starken Blutungen, Hämatombildung.

Hypericum perforatum D6, Dil.
Verletzung von Nervengewebe; auch bei Commotio cerebri sowie nach HWS-Schleudertrauma.

Ledum palustre D6, Dil.
Punktförmige Wunden; Insektenstiche, auch bei beginnender Entzündung und starkem Juckreiz.

Ruta graveolens D6, Dil.
Zustand nach Distorsion mit Bänderzerrung und Kapseldehnung; Hämatombildung.

Symphytum officinale D6, Dil.
Zur Anregung der Kallusbildung bei Frakturen sowie zur Resorption von Hämatomen.

Extern anwendbare Homöopathika

Die Homöopathie versteht sich als eine systemische Therapie, weshalb eine äußerliche Behandlung adjuvanten Stellenwert besitzt. Besondere Bedeutung kommt den homöopathischen Externa bei konventionell vorbehandelten Patienten zu. Mittels Schaukeltherapie können die chemisch-synthetischen Externa sukzessive reduziert und auf Homöopathika umgestellt werden. Dies geschieht durch wechselweise Anwendung der Externa, um z. B. corticoidhaltige Dermatotherapeutika auszuschleichen. Dazu werden bevorzugt pflanzliche Homöopathika in Form von Salben oder Tinkturen verwendet; die Anwendungs- und Dosierungshinweise sind wie folgt zu beachten:
Salbe, Creme: 2- bis 3-mal täglich großflächig in die Haut einreiben.
Tinktur (ad usum externum): mit abgekochtem Wasser 1:10 verdünnt zu Umschlägen.

Artemisia abrotanum (Abrotanum) – Salbe
Perniones; Dekubitusneigung; Gangrän.

Arnica montana – Salbe und Tinktur
Hämatom, traumatisch bedingt; Hautverletzungen ohne Hautdefekt.

Bellis perennis – Tinktur
Quetschung, Verstauchung, Verrenkung, Verletzungen und Wunden mit Hautdefekt.

Calendula officinalis – Salbe und Tinktur
Verletzungen und Wunden mit Hautdefekt; Ulcus cruris varicosum.

Cardiospermum halicacabum – Salbe, Creme
Allergische Hauterkrankungen; Sonnenallergie.

Echinacea angustifolia – Salbe und Tinktur
Entzündliche Hautverletzungen; Ulcus cruris varicosum.

Hamamelis virginiana – Salbe und Tinktur
Venenentzündungen; leichte Hautverletzungen.

Hypericum perforatum – Salbe und Tinktur
Verletzungen mit Beteiligung des Nervengewebes; Nervenschmerzen.

Ledum palustre – Tinktur
Infizierte Stichwunden, z. B. Insektenstiche; schmerzende Gichtknoten.

Mahonia aquifolium – Salbe, Creme
Trockene, schuppende Hauterkrankungen.

Ruta graveolens – Tinktur
Stumpfe Traumen; Distorsionen.

16.12.6 Keloide

Die Behandlung von Kelloiden erfolgt mit mineralischen Homöopathika, die längerfristig anzuwenden sind.

Ein pragmatisches Therapiekonzept ist beispielsweise Calcium fluoratum D12, 1 mal täglich 1 Tablette (Tag 1 bis 6), Acidum silicicum D12 als Zwischenmittel (1 Tabl./Tag 7) jeweils über mehrere Wochen.

Hinweis. Bewährt hat sich die Neuraltherapie von Narbengewebe unter der Vorstellung einer Störfeldbehandlung. Dabei kann das Lokalanästhetikum zusammen mit dem Homöopathikum als Mischampulle in das Narbengewebe injiziert werden.

16.12.7 Pruritus

Die Auswahl des Homöopathikums richtet sich in erster Linie nach dem Gesamtbefund. Somit orientiert sich die homöopathische Differentialtherapie an der Morphologie des Pruritus, die ein häufiges Begleitsymptom verschiedenster Hauterkrankungen ist.

Konstitutiotrope Homöopathika werden unter anderen dann notwendig, wenn der Pruritus als selbständige Krankheit auftritt. Nachstehende pflanzliche Homöopathika können *probatorisch* eingesetzt werden.

Erfahrungsheilkundlich bewährt sind auch Lebertherapeutika (Kap. 5.3).

Cardiospermum halicacabum D3, Dil.
Sehr starker Juckreiz bei ekzematösem Hautbild.

Dolichos pruriens D3, Dil.
Bei Juckreiz jeglicher Genese.

Fagopyrum esculentum D3, Dil.
Juckreiz beim Ekzem; auch allergischer Genese.

16.12.8 Hyperhidrosis

Der homöopathische Therapieansatz erfolgt im wesentlichen als *Konstitutionsbehandlung*. Nachstehende *pflanzliche Homöopathika* können probatorisch eingesetzt werden.

Pilocarpus jaborandi D3, Dil.
Hyperhidrosis jeglicher Genese.

Sanguinaria candensis D6, Dil.
Hyperhidrosis, auch klimakterisch bedingt.

16.12.9 Hyperkeratosen

Die Behandlung von Warzen oder Hyperkeratosen erfolgt *bevorzugt mit Konstitutionsmitteln*. Auffallend sind hierbei die Literaturhinweise, demnach das (mineralische) Homöopathikum in hohen Potenzen (z. B. C 1000) als Einmalgabe angewendet werden kann.

Die stereotype Anwendung von Thuja als Homöopathikum bei Warzen bringt erfahrungsgemäß wenig Erfolg (s. u.).

Pflanzliche Homöopathika

Thuja occidentalis D12, Dil.
Weiche Warzen mit dunkler Pigmentierung; isoliert stehend.

Lycopodium D12, Dil.
Verrucae senilis mit dunkler Pigmentierung.

Mineralische Homöopathika
Acidum nitricum D12, Dil. Weiche, gestielte Warzen.
Antimomium crudum D12, Dil. Verhornte Warzen.
Causticum D12, Dil. Verhornte Warzen.

Literatur

Allopathie

Übersichtsartikel und Lehrbüchern

Bauer, K.H., Frömming, K.H., Führer, C.: Lehrbuch der Pharmazeutischen Technologie 6. Aufl., Wissensch. V.G. Stuttgart, (1999).

Fröhlich, H.H.: Externa zur Pflege und Behandlung der Haut. In: Die Haut. Teil A: Pflege und Behandlung, sowie: Wirkstoffaufnahme und dermatologische Wirkstoffe. Teil B Spezifische dermatologische Wirkstoffe. Schriftenreihe der Bayer. Apothekerkammer, Hefte 17 + 22 (1981).

Gloor, M.: Über die Bedeutung der Rezeptur in der modernen dermatologischen Therapie. Pharmaz. Z. **3**: 89–95 (1986).

Gloor, M.: Pharmakologie dermatologischer Externa. Springer, Berlin-Heidelberg-New York (1982).

Morck, H.: Wundversorgung – keine einfache Behandlung: Pharmaz. Z. **49**: 9–14 (1988).

Schöpf, E.: Nebenwirkungen externer Corticoid-Therapie. Hautarzt **23**: 295 (1972).

Tronnier, H.: Arzneitherapie an der Haut. Pharmaz. Z. **122**, 45: 2021–2027 (1977).

Tronnier, H., Schmohl, U.: Dermatologische Rezepturen und Wirkstoffe. Thieme, Stuttgart (1990).

Voigt, R., Fahr, A.: Pharmazeutische Technologie. Für Studium und Beruf, 9. Aufl. Dtsch. Apotheker Vlg. Stuttgart, 2000.

Willuhn, G.: Pflanzliche Dermatika, DAZ Fortbildung 19. Dtsch. Apoth. Z. **132:** 1873–1882 (1992).

Willuhn, G.: Phytopharmaka in der Dermatologie, Zeitschr. für Phytotherapie **16**: 325–342 (1995).

Virale, bakterielle, fungale und parasitäre Hautkrankheiten

Bassett, I.B., Pannowitz, D.L., Barnetson, R.S.C.: A comparative study of tea-tree oil versus benzoylperoxide in the treatment of acne. Med. J. Aust. **153**: 455–458 (1990).

Buck, D.S., Nidorf, D.M., Addino, J.G.: Comparison of two topical preparations for the treatment of onachomykosis: Melaleuca alternifolia (tea tree) oil and clotrimazole. J. Fam. Pract. **38**: 601–605 (1994).

Carson, C.F., Riley, T.V.: Antimicrobial activity of the essential oil of Melaleuca alternifolia. Lett. Appl. Microbiol. **16**: 49–56 (1993).

Che, C.T.: Plants as a source of potential antiviral agents. In: Wagner, H., Farnsworth, N. (eds.): Economic and Medicinal Plant Research Vol. V. Academic Press, London-New York-Tokyo (1991).

Cohen, R.A., Kucera, L.S., Herrmann, E.C. Jr.: Antiviral activity of Melissa officinalis extract. Proc. Soc. exp. Biol. Med. **120**: 431–434 (1964).

Deininger, R.: Neues aus der Terpenforschung, Kassenarzt **7**: 47–55 (1985).

Herrmann, E.C. Jr., Kucera, L.S.: Antiviral substances in plants of the mint family (Labiatae). II. Nontannin polyphenol of Melissa officinalis. Proc. Soc. exp. Biol. Med. **124**: 869–874 (1967).

Kleine, M.W.: Therapie des Herpes zoster mit proteolytischen Enzymen. Therapiewoche **37**: 1108–1112 (1987).

Kleine, M.W.: Comparison between oral hydrolytic enzyme combination and oral acyclovir in the treatment of acute

zoster: a double-blind, conrolled multicentre trial. J. Eur. Acad. Dermatology and Venerology **2**: 296–307 (1993).
Knoch, H.G.: Hämorrhoiden, I. Grades: Wirksamkeit einer Salbe auf pflanzlicher Basis. Münch. Med. Rehab. **21**: 53–57 (1980).
Krutmann, I.: Das Immunsystem Epidermis. Z. Allg. Med. **66**: 369–372 (1990).
Kucera, L.S., Herrmann, E.C.: Antiviral substances in plants of the mint family (Labiatae). I. Tannin of Melissa officinalis. Proc. Soc. exp. Biol. Med. **124**: 865–869 (1967).
May, G.; Willuhn, G.: Antivirale Wirkung wässriger Pflanzenextrakte in Gewebekulturen. Arzneimittel-Forsch. (Drug Res.) **28**: 1–7 (1978).
Reichling, J., Saller, R.: Australisches Teebaumöl. Zeitschr. f. Phytother. **17**: 111–112 (1996).
Saller, R., Reichling, J.: Teebaumöl. Dtsch. Apoth. Ztg. **135**: 3180–3188 (1995).
Saller, R., Berger, T., Reichling, H., Harkenthal, M.: Pharmaceutical and Medicinal Aspects of Australian Tea Tree Oil. Phytomedicine. **5**: 489–495 (1998).
Vogt, H.-J., Tausch, I., Wölbling, R.H., Kaiser, P.M.: Melissenextrakt bei Herpes simplex (Eine plazebo-kontrollierte Doppelblind-Studie), Der Allgemeinarzt **13**: 832–841 (1991).
Wölbling, R.H., Milbradt, R.: Klinik und Therapie des Herpes simplex, Vorstellung eines neuen phytotherapeutischen Wirkstoffes. Therapiewoche **34**: 1193–1200 (1984).
Wölbling, R.H., Rapprich, K.: Herpes simplex. Zur Verträglichkeit von Lomaherpan Creme bei der Behandlung des Herpes simplex. Therapiewoche **35**: 4057–4058 (1985).

Psoriasis

Born, W.: Teer und Teerprodukte in der Psoriasistherapie. Akt. Dermatol. **9**: 151–154 (1983).
Bray, M.A.: Retinoids are potent inhibitors of the generation of rat leukocyte leukotriene B4-like activity in vitro. Europ. J. Pharm. **98**: 61 (1984).
Faber, E.: Die molekularen Ursachen der durch UV-Strahlung ausgelösten biologischen Wirkungen. Pharm. Z. **124**: 2464–2472 (1979).
Hobbs, Chr.: Sarsaparilla. In: Blumenthal, M. (Hrsg.): Herbalgram No. 17, 1, 10–15, (1988).
Müller, K., Seidel, M., Braun, C., Ziereis, K., Wiegrebe, W.: Dithranol, Glucose-6-phosphate dehydrogenase inhibition and active oxygen species. Arzneimittel-Forsch. (Drug Res.) **41**: 1176–1181 (1991).
Raab, W.: Zur antisporiatischen Wirkung von Dithranol (Anthralin). Hautarzt **26**: 452 (1975).
Raab, W.: Psoriasis und Schuppenflechte. Apoth. J. **6**: 24–33 (1981).
Randell, R.W., Tateson, J.E., Dawson, J.E., Garland, L.G.: A commentary on the inhibition by retinoids of leukotriene B4 production in leukocytes. FEBS Lett. **214** (1): 167 (1987).
Runne, U.: Zur Anthralin-Salicylsäure-Therapie der Psoriasis. Hautarzt **25**: 199 (1974).
Schimmer, O.: Die mutagene und kanzerogene Potenz von Furocumarinen. Pharmazie in unserer Zeit. **10**: 18–28 (1981).
Schröpl, F.: Moderne Psoriasis-Therapie. Fortschr. Med. **101**: 924–930 (1983).
Szeimies, R.M., Grimm, W., Ruzicka, Th.: Psoriasis und ihre medikamentöse Therapie. Dtsch. Apoth. Z. DAZ Fortbildung 23/**130**: 2617–2624 (1990).
Tronnier, H.: Die Verordnung der Lichttherapie. Therapiewoche **29**: 7498–7508 (1979).
Tronnier, H.: Indikationen der Lichttherapie in der Dermatologie. Therapiewoche **30**: 1273–1292 (1980).
Voigtländer, V.: Phytopharmaka in der Dermatologie. Ärztezeitschr. Naturheilverf. **27**: 9–14 (1986).
Weber, G., Frey, H., Neugebauer, D.: Neue systemische Therapien der Psoriasis. Hautarzt **36**: 20–24 (1985).

Ekzeme, Neurodermitis, allergische Reaktionen

Agatho, M.: Allergie in der Klinik. Ärztezeitschr. Naturheilverf. **30**: 371–374 (1989).
Bähr, V., Hänsel, R.: Immunomodulating properties of 5,20 α (R)-Dihydroxy-6α, 7α epoxy-1-oxo-(5α)-witha-2,24-dienolide and solasodine. Planta med. **44**: 32–33 (1982).
Barnford, J.T., Burton, R.W., Renier, C.M.: Atopie eczema unresponsive to evening primerose oil (linolenic- and -linolenic acids). J. Amer. Acad. Dermatol. **13**: 959–965 (1985).
Becker, H.: Das Öl der Nachtkerze Oenothera biennis. Z. Phytother. **4**: 531–536 (1983).
Eberhardt, R., Frank-Szentgyörgyi, M., Brand, A.: Phytotherapie: Wirksamkeit und Verträglichkeit einer Dulcamara-Salbe bei Patienten mit chronischem Ekzem. Zeitschr. f. Dermatologie. **181** (4): 202–207 (1995).
Gloor, M.: Neurodermitis atopica. Fortschr. Med. **101**: 919–923 (1983).
Hölzer, I.: Dulcamara-Extrakt bei Neurodermitis. Jatros Dermatol. **6**: 32–36 (1992).
Kleijnen, J., Gerben ter Riet, Knipschild, P.: Evening primrose oil. Pharm. Weekbl. **124**: 418–423 (1989).
Knoch, H.G.: Hämorrhoiden I. Grades: Wirksamkeit einer Salbe auf pflanzl. Basis, Münch. Med. Wschr. **31/32**: 481–484 (1991).
Koch, R.: Die externe Anwendung von Phytosterolen bei durch erhöhte Leucotrienspiegel verursachten Dermatose. Hautnah. **6**: 66–70 (1987).
Korting, G.W.: Wichtige Probleme der Ferien-Dermatologie. Apoth. J. **4**: 48–53 (1985).
Korting, H.C., Schäfer-Korting, M., Hart, H., Laur, P., Schmid, M.: Antiinflammatory activity of hamamelis destillate applied topically to the skin. Influence of vehicle and dose. Eur. Clin. Pharmacol. **44**: 315–318 (1993).
Korting, H.C., Schäfer-Korting, M., Klövekorn, W., Klövekorn, G., Martin, C., Laux, P.: Comparative efficacy of hamamelis distillate and hydrocortisone cream in atopic eczemes. Eur. Clin. Pharmacol. **48**: 461–465 (1995).
Kuhlwein, A.: Phytosterole in der Ekzemtherapie. Therapeutikon. **11**: 644–649 (1988).
Morse, P.F., Horrobin, D.-T., Manku, M.S., Stewart, J.C.M., Allen, R., Littlewood, S., Wright, S., Burton, J., Gould, D.J., Holt, P.J., Jansen, C.T., Mattila, L., Meigel, W., Dettke, T.H., Wexler, D., Guenther, L., Bordoni, A., Patrizi, A.: Meta-analysis of Plazebo-controlled studies of the efficacy of Epogam in the treatment of atopic eczeme. Relationship between plasma essential fatty acid changes and clinical response. Br. J. Dermatol. **121**: 75–90 (1989).
Oestreich, W., Stoeter, M.: Topische Ekzemtherapie mit einem Phytopharmakon. Eine multizentrische Studie. Zeitschr. für Hautkrankheiten (H+G) 471–473 (1995).
Raab, W.: Lichtkrankheiten der Haut: Photodermatosen. Pharmaz. Z. **134**: 48–52 (1989).
Schauder, S.: Lichtdermatosen. Apoth. J. **4**: 35–40 (1991).
Stewart, J.C.M., Morse, P.F., Moss, M., Horrobin, D.F., Burton, J.L., Douglas, W.S., Gould, D.J., Grattan, C.E.H.,

Hindson, T.C., Anderson, J., Jansen, C.T., Kennedy, C.T.C., Lindskor, R., Strong, A.M.M., Wright, S.: Treatment of severe and moderately severe atopic dermatitis with evening primrose oil (Epogam®): a multi-centre study. Journal of Nutritional Medicine. **2**: 9–15 (1991).

Tympner, K.D., Wechsler, M.: Diagnose und Behandlung von Neurodermitis im Kindesalter. Natura-med. **4**: 161–168 (1989).

Wendt, B.: Gerbstoffe bei Ekzem und superinfizierter Dermatitis. Ärztl. Praxis **41**: 12–14 (1990).

Wright, S., Burton, J.L.: Oral evening primrose-seed oil-improves atopic eczema. Lancet **2**: 1120–1122 (1982).

Vitiligo

Pietzacker, F., Kuner-Beck, V.: Behandlung der akralen Vitiligo mit β-Carotin. Med. Welt **28**: 1407–1408 (1977).

Raab, W.: Vitiligo – nur ein kosmetisches Problem. Apoth. J. **12**: 54–60 (1981).

Schimpf, A.: Vitiligo. Fortschr. Med. **94**: 1595–1600 (1976).

Akne, Seborrhoe

90 Jahre Ichthyoltherapie. Firmenschrift Ichthyol-Ges. Cordes, Hermani u. Co., Hamburg (1976).

Derm. Rezeptur, Folia Ichthyoli Heft 10, Ichthyol-Ges. Cordes, Hermani u. Co., Hamburg (1976).

Luderschmidt, Chr.: Acne vulgaris. Dtsch. Apoth. Z. **127**: 2589–2591 (1987).

Luderschmidt, Chr., Plewig, G.: Differente Therapie der Acne vulgaris. Dtsch. Ärztebl. **83**: 258–264 (1986).

Neubert, U.: Die Akne und ihre medikamentöse Therapie. Dtsch. Apoth. Z. **129**: 2555–2766 (1989).

Plewig, G., Wagner, A., Braun-Falco, O.: Orale Behandlung schwerster Akneformen mit 13-cis-Retinsäure. Münch. med. Wschr. **122**: 1287–1293 (1980).

Potempa, K.-H.: Ein Landapotheker berichtet über seine praktischen Erfahrungen. Natura-med. **4**: 194–198 (1989).

Schäfer-Korting, M.: Retinoide. Dtsch. Apoth. Z. **129**: 2039–2044 (1989).

Warzen

Edwards, A., Atma-Ram, A., Thin, R.N.: Podophyllotoxin 0,5 % v. podophyllin 20 % to treat penile warts. Genituorin. Med. **64**: 263–265 (1988).

Gerhäuser, C., Leonhardt, K., Tan, G.T., Pezzuto, J.M., Wagner, H.: What is the active antiviral principle of Thuja occidentalis L. Pharm. Pharmacol. Lett. **2**: 127–130 (1992).

Mazurkiewicz, W., Jablonska, St.: Vergleichende Untersuchungen zwischen 0,5 % Podophyllotoxin-Präparaten (Condyline) und 20 % Podophyllin, gelöst in Alkohol, bei der Therapie von spitzen Kondylomen. Z. Hautkr. **61**: 1387–1395 (1986).

Narben, Keloide

Majewski, S., Chadzynska, M.: Effects of heparin, allantoin and cepae extract on the proliferation of keloid fibroblasts and other cells in vitro. Dermatol. Mschr. **174**: 106–129 (1988).

Homöopathie

Allgemeines

Augustin, M. (Hrsg.): Naturheilverfahren bei Hauterkrankungen. Hippokrates, Stuttgart 2002.

Wiesenauer, M., Elies, M.: Dermatologische und allergologische Praxis der Homöopathie. 2. Aufl. Hippokrates, Stuttgart (1998).

Spezielles

Brüggemann, B., Rudolph, R.: Lokale Therapie der atopischen Dermatitis: Cardiospermum halicacabum und Bufexamac im Vergleich. Haut. **6**: 2818–2822 (1995).

Gieler, U.: Neue Perspektive in der Psoriasistherapie mit Mahonia aquifolium – Therapie mit homöopathischen Externa. Dtsch. Dermatol. **11**: 1201–1207 (1993).

Goldmann, H.: Homöopathie und Hautkrankheiten. Z. Haut-Geschl.-Kr. **37**: 242–263 (1962).

Hauptmann, H.: Homöotherapie der Neurodermitis. Erfahrungsheilk. **37**: 379–383 (1988).

Klaschka, F.: Ekzembehandlung mit Cardiospermum. Der inform. Arzt **6**: 42–45 (1978).

Lampert, M.L.: Mahonia aquifolium (Pursh.) Nutt. als Dermatikum Inaug.-Diss. Basel 1997.

Merklinger, S., Messemer, C., Niederle, S.: Ekzembehandlung mit Cardiospermum halicacabum. Z. Phytother. **16**: 263–266 (1995).

Mössinger, P.: Untersuchung über die Behandlung von Furunkeln und Pyodermien mit Hepar sulfuris calcareum D4. Allg. homöop. Z. **221**: 137–146 (1976).

Mössinger, P.: Zur therapeutischen Wirksamkeit von Hepar sulfuris calcareum D4 bei Pyodermien und Furunkeln. Allg. homöop. Z. **225**: 22–27 (1980).

Niederle, S.: Cardiospermum halicacabum. Z. Phytother. **17**: 61–66 (1996).

Ostermayr, B.: Die biologische Arzneimitteltherapie der Psoriasis, 2. Aufl. Sonntag, Regensburg (1988).

Wiesenauer, M.: Behandlungsmöglichkeiten der Acne vulgaris. Ärztezeitschr. Naturheilverf. **25**: 152–156 (1984).

Wiesenauer, M.: Die Behandlung pruriginöser Dermatitiden mit Cardiospermum. Therapiewoche **34**: 5089–5090 (1984).

Wiesenauer, M.: Psoriasis vulgaris – Möglichkeiten und Grenzen naturgemäßer Heilmethoden. Med. Mo. Pharm. **17**: 78–82 (1994).

Wiesenauer, M.: Behandlungsmöglichkeiten des chronischen Ekzems. Ärztezeitschr. Naturheilverf. **27**: 403–406 (1986).

Wiesenauer, M.: Behandlungsmöglichkeiten dermatologischer Erkrankungen. Ärztezeitschr. Naturheilverf. **27**: 460–466 (1986).

Wiesenauer, M.: Mahonia aquifolium-Salbe bei Psoriasis-vulgaris. Z. Allg. Med. **68**: 670–674 (1992a).

Wiesenauer, M.: Psoriasis-Therapie mit Mahonia aquifolium. Eine plazebokontrollierte Doppelblindstudie unter Praxisbedingungen. Extract. Dermatol. **16**: 23–31, 12 (1992b).

Wiesenauer, M., Lüdtke, R.: Mahonia aquifolium in patients with Psoriasis vulgaris – an intraindividual study. Phytomedicine. **3**: 231–235 (1996).

17 Augenkrankheiten

Hauptindikationen für pflanzliche Reinstoffe und Drogenextrakte:

Glaukom, Xerophthalmie	Pilocarpin	17.1.1 → Seite 435
	Physostigmin (Eserin)	17.1.2 → Seite 435
Iritis, Uveitis, Keratitis	Atropin	17.1.3 → Seite 436
	Scopolamin	17.1.3 → Seite 436
Reizzustände der Bindehaut und des Lidrandes		17.1.4 → Seite 436
(Blepharo-Konjunktivitis)	Drogenextrakte (z. B. von Euphrasia, Hamamelis, Quercus, Rosa)	
Asthenopie, Alters- und Weitsichtigkeit	Digitalis	17.1.6 → Seite 436
Diabetische Retinopathien	Rutin-Sulfat	17.1.7 → Seite 436
	Anthocyane (Vaccinium myrtillus)	17.1.8 → Seite 437
Homöopathie		17.2 → Seite 437

Keine Indikationen für Phytopharmaka:

Bakterielle und virale Infektionen des Auges, Hornhautverletzungen und Katarakt

17.1 Phytotherapie von Augenkrankheiten (siehe Aye, 1981; Krieglstein, 1986)

17.1.1 Pilocarpin

Off.: Ph. Eur. (hydrochlorid/nitrat), *Pilocarpus jaborandi.*

Pilocarpin ist ein *Imidazol-Alkaloid*, das auch heute noch aus den Blättern von *Pilocarpus jaborandi* (Jaborandi folium), einem in Südamerika heimischen Strauch, isoliert wird (Abb. 17.1).

Es ist ein **direkt** *wirkendes Parasympathomimetikum mit muscarin- und acetylcholinartiger Wirkung*. Es bewirkt am Auge eine Kontraktion des *M. ciliaris* und *M. sphincter pupillae* und führt als Miotikum zu einer Herabsetzung des intraokularen Drucks. Außerdem stimuliert es die Sekretion der Tränendrüsen.

Pilocarpin wird in 0,5-, 1,0- oder 2 %iger Lösung bzw. Salbe zur Behandlung des *Glaukoms* eingesetzt. Neuerdings steht Pilocarpin auch in Tablettenform zur innerlichen Anwendung bei *Xerophthalmie* (extreme Trockenheit am Auge) als Folge des sog. *Sjögren-Syndroms* zur Verfügung. Die Dosierung wird mit drei- bis viermal täglich 5 mg angegeben.

17.1.2 Physostigmin (Eserin)

Off.: Ph. Eur. (salicylat/sulfat), *Physostigma venenosam.*

Das *Hauptalkaloid* wird ebenfalls noch aus der Droge, den Calabarbohnen von *Physostigma venenosum*, einer afrikanischen Schlingpflanze, durch Isolierung gewonnen. Chemisch ist es der Methylcarbaminsäureester einer *trizyklisch aufgebauten Indolbase* (Abb. 17.1).

Physostigmin ist ein **indirekt** *wirkendes Parasympathomimetikum*, d. h. es wirkt im Gegensatz zum direkt wirkenden Pilocarpin über eine Hemmung der Cholinester-Hydrolase.

Physostigmin und das razemische Eserin werden als Miotika nur in *Kombinationspräparaten zur Glaukombehandlung* eingesetzt. Als Augentropfen in 0,2 %iger Lösung.

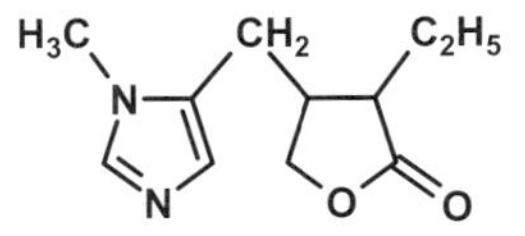

Pilocarpin
(Pilocarpus pennatifolius)

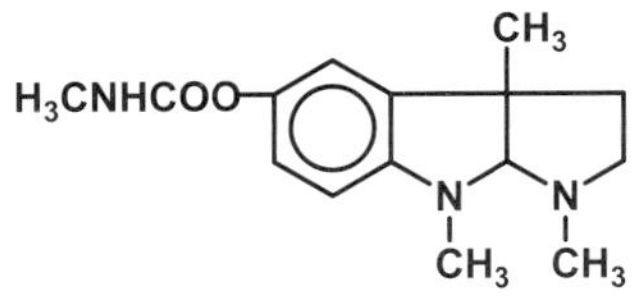

Physostigmin (Eserin)
(Physostigma venenosum)

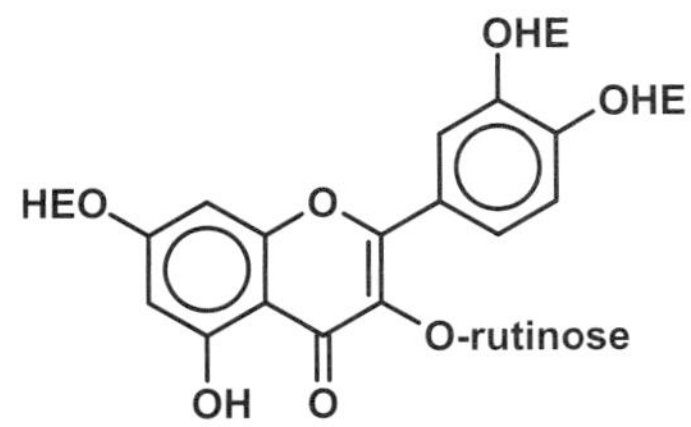

Troxerutin
HE = Hydroxyethyl-

Abb. 17.1: Pflanzenwirkstoffe zur Anwendung bei Augenkrankheiten.

17.1.3 Atropin, Scopolamin

Off.: Ph. Eur. (sulfat/hydrobromid), *Datura stramonium.*

Atropin und Scopolamin werden gleichfalls noch durch Isolierung aus den Drogen Fol. Belladonnae (*Atropa belladonna*) und Fol. Stramonii (*Datura stramonium*) gewonnen. Atropin ist der Tropasäureester des Alkamins Tropan-3-ol, Scopolamin der entsprechende Ester des Scopins (Formelbilder S. 109). Atropin ist ein Razemat (DL), Scopolamin die L-Form. Beide Alkaloide leiten sich biosynthetisch von der Aminosäure Ornithin ab.

Beide Wirkstoffe lähmen den *M. sphincter pupillae* und wirken dadurch *mydriatisch*. Anwendung in Form 0,1-, 0,2-, 0,5- oder 1 %iger Lösungen bei *Iritis, Uveitis, Keratitis.*

17.1.4 Euphrasiae herba (Augentrostkraut)

Off.: DAC, *Euphrasia officinalis.*

Das Kraut von *Euphrasia officinalis* enthält die bitter schmeckenden *Iridoidglykoside* Aucupin, Catalpol, Euphrosid u. a., sowie *Lignane* und *Phenylpropanoidglykoside.*

Auf welche Wirkstoffe die schon alte Anwendung in der Ophthalmologie bei akuten und subakuten Entzündungen (Konjunktivitis, Blepharitis) zurückzuführen ist und welche Wirkmechanismen diesen zugrunde liegen, ist noch unbekannt.

Anwendung. Die Krautdroge, Euphrasiae herba, wird in erster Linie in Form von Augentropfen (Homöopathika) und gelegentlich innerlich als *Tee* verwendet. Außerdem ist die Tinctura Euphrasiae Bestandteil zahlreicher Kombinationspräparate.

17.1.5 Gerbstoffdrogen

Hamamelis virg. (Hamamelidis folium), **Quercus robur** (Quercus cortex) und **Rosa canina** (Rosae flos) gehören zu den Gerbstoffdrogen.

Die gerbstoffhaltigen Extrakte dieser Drogen wirken *schwach adstringierend, antiseptisch* und *lokal entzündungswidrig.*

Anwendung dieser Drogen in Formen von Extrakten und Tinkturen zusammen mit anderen antiphlogistisch wirkenden Zubereitungen.

17.1.6 Digitalisblatt-Extrakt und Digitalisglykoside

St.pfl.: Digitalis purpurea.

Sie wirken lymphflusssteigernd. Entsprechende Präparate werden bei *asthenopischen* Beschwerden eingesetzt.

17.1.7 Rutin

Rutin ist ein von dem *Flavonol Quercetin* abgeleitetes *Rhamnoglucosid*, das erstmals aus *Ruta graveolens* isoliert wurde (Formelbild siehe S. 20). Es kommt weitverbreitet in Pflanzen vor und wird heute im großtechnischen Maßstab aus einigen Pflanzen mit hohem Rutingehalt isoliert. Zur Verbesserung der Wasserlöslichkeit wird heute aus Rutin durch Ethylenoxidbehandlung *Hydroxyethylrutin* (z. B. Troxerutin) hergestellt.

Anwendung. Rutinverbindungen sind *gefäßaktiv* und wirken *antihämorrhagisch, antiödematös* und antiphlogistisch (siehe Kap. 3, S. 76). In der Ophthalmologie zur äußerlichen oder adjuvanten innerlichen **Anwendung** bei *diabetischen Retinopathien* (Retinal- und Glaskörperblutung und Thrombosen).

17.1.8 Anthocyane

St.pfl.: Vaccinium myrtillus.

Die Anthocyane der Heidelbeerfrüchte (*Vaccinium myrtillus*), blau bis rot gefärbte Glykoside des Pelargonidins, Malvidins und Cyanidins besitzen wie das Rutin eine *antihämorrhagische Wirkung*.

Die **Anwendung** beschränkt sich auf *Retinopathien* diabetischer oder vaskulärer Genese.

17.1.9 Phytopräparate – Augenkrankheiten

Pilocarpin/Physostigmin z. B.

- Pilocarpol® 1 %/2 % Augentropfen, ölige Lösung — 1 g 1 %/2 % enthält 10 mg/20 mg Pilocarpin
- Pilo-Eserin® Dispersa Augentropfen — 1 ml enthält 20 mg Pilocarpin-HCl und 5 mg Physostigminsalicylat
- Pilopos® 0,5 %/1 %/2 %/3 % Augentropfen — 1 ml enthält 5 mg/10 mg/20 mg/30 mg Pilocarpinnitrat
- Spersacarpin® 1 %/2 %/3 % Augensalbe — 1 g enthält 10 mg/20 mg/30 mg Pilocarpin-HCl

Atropin-Scopolamin z. B.

- Atropin 1 % Dispersa Augentropfen — 1 g enthält 10 mg Atropinsulfat – 1 H_2O
- Atropin-POS® 1 % Augensalbe — 1 g enthält 10 mg Atropinsulfat
- Boro-Scopol® Augentropfen — 1 g enthält Scopolaminborat entsprechend 2,1 mg Scopolamin

Rutinsulfat z. B.

- Posorutin® Augentropfen — 1 ml enthält 50 mg Troxerutin
- Posorutin® Retard Tabletten — 1 Tablette enthält 300 mg Troxerutin

Extrakt-Präparate

- Augentropfen Stulln® Mono — 10 ml enthalten 0,49–0,54 mg Digitalisblättertrockenextrakt (standard.: Digitoxin-Baljetreaktion 0,2 mg) Aesculin 1 mg
- Difrarel® 100 Dragees — 1 Dragee enthält 100 mg Anthocyane aus Heidelbeeren, 5 mg Betacaroten
- Digophton® Augentropfen — 1 ml enthält Digitalisglykosidgemisch berechnet als Digitoxin 0,02 mg
- Euphrasia- und Hamamelis-Extrakte enthaltende Präparate siehe Homöopathika

Eine neuere Doppelblindstudie mit Ginkgoextrakt bei eingeschränktem Sehvermögen liegt vor (Fies und Dienel 2002).

17.2 Homöopathie bei Augenkrankheiten H

Homöopathisch lassen sich eine Reihe von Augenerkrankungen, z. B. *Hordeolum, Chalazion* oder die *Blepharo-Konjunktivitis* behandeln.

Bei *Iridozyklitis* oder *Glaukom* hat die Homöotherapie *nur adjuvanten* Charakter. Hier werden bevorzugt mineralische Homöopathika eingesetzt.

Im Sinne einer Lokalbehandlung stehen mehrere pflanzliche Homöopathika auch als Augentropfen

Tab. 17.1: Homöopathische Augentropfen.

Arnica montana D3	Blutungen am Auge
Euphrasia officinalis D3	Konjunktivitis
Ruta graveolens D3	Augenbeschwerden infolge Überanstrengung

zur Verfügung (Tab. 17.1) (isotonisch hergestellt nach Vorschrift 15, HAB 1).

Pflanzliche Homöopathika

Atropa belladonna (Belladonna) D6, Dil.
Konjunktiven hochrot entzündet mit starken Schmerzen. Lichtscheu, Tränenfluss.

Allium cepa D6, Dil.
Blepharo-Konjunktivitis viraler und allergischer Genese. Brennend scharfes Nasensekret.

Euphrasia officinalis D3, Dil.
Blepharo-Konjunktivitis viraler und allergischer Genese. Starke Lichtempfindlichkeit mit brennendem Tränenfluss.

Delphinium staphisagria (Staphisagria) D6, Dil.
Akutes oder akut rezidivierendes Hordeolum oder Chalazion.

Pulsatilla pratensis D6, Dil.
Ständiges Augentränen, leichte Reizung der Augenbindehaut; verstärkt durch kalte Luft und Wind.

Ruta graveolens D6, Dil.
Gereizte Augenbindehäute mit Brennen und Tränen, auch in Folge von Überanstrengung.

Literatur

Allopathie

Aye, R.D.: Das Auge – der heutige Wissensstand über medikamentöse Behandlung von Augenkrankheiten. Apothek.-J. **7**: 44–57 (1981).

Fies, P., Dienel, A.: Ginkgoextrakt bei eingeschränktem Sehvermögen – behandlung mit dem Spezialextrakt EGb 761® bei Beeinträchtigung aufgrund seniler trockener Maculadegeneration. Wien. Med. Wochenschrift **152**: 423–426 (2002).

Krieglstein, G.K.: Glaukom und Antiglaukomatosa. Dtsch. Apoth. Ztg. **126**: 2339–2346 (1986).

Homöopathie

Zimmermann, A.: Homöotherapie der Augenkrankheiten, 3. Aufl. Sonntag, Stuttgart (2001).

Stauffer, K.: Homöotherapie, 6. Aufl. Sonntag Verlag Regensburg 1975.

18 Phyto-Balneotherapie

Hauptanwendungsbereiche für Phyto-Balneotherapeutika:

18.1 Allgemeine Wirkungen des medizinischen Bades

Die Verwendung von Arzneipflanzen oder deren Auszügen zur Vorbeugung oder Heilung von Krankheiten als Zusätze zu Voll- oder Teil-Bädern ist traditionell und durch Sebastian Kneipp wieder stark belebt worden. Sie geht von der heute wissenschaftlich belegten Vorstellung aus, dass Arzneistoffe, in dem Trägermedium Wasser gelöst, nicht nur auf die Haut selbst wirken, sondern nach perkutaner Resorption auch systemisch-pharmakologische Wirkungen im Organismus entfalten können.

Der Vorteil eines medizinischen Bades wird darin gesehen, dass sich die Effekte des Arzneistoffes zu den mechanischen und thermischen Einflüssen eines reinen Wasser-Bades in synergistischer Weise addieren. So ist bekannt, dass allein die Kalt- oder Warmwasseranwendung durch den ausgeübten hydrostatischen Druck positive Wirkungen auf das Herzkreislaufsystem (z. B. Steigerung des Herzzeitvolumens), die Nierenfunktion (z. B. erhöhte Harnbildung und Salzextraktion), endokrine Funktionen (Regelung der Katecholamin-, Renin-, Angiotensin-, Aldosteron- und ANF-Produktion) und den Tonus der Haltemuskulatur (z. B. Muskelentspannung) ausübt, die man medizinisch nützen kann. (Siehe hierzu Brandtner et al., 1970; Brüggemann, 1973; Dirnagel und Drexel, 1968; Hentschel, 1957; Hoppe, 1967; Pratzel, 1977; Souci und Schöppe, 1960; Weiß, 1985, Uehlecke, 1996).

18.2 Arten von Badezusätzen

Für Voll- und Teilbäder kommen folgende Phytopräparate als Zusätze in Frage:

Ganzdrogen in geschnittenem oder pulverisiertem Zustand (direkt in das Bad gegeben oder in Leinensäckchen eingebunden((z. B. Heublumen).

Gesamt- oder Vollextrakte, die industriell hergestellt aus der Apotheke beziehbar sind oder durch Wasserextraktion aus den geschnittenen Drogenteilen selbst hergestellt werden können. In der Regel verwendet man 50 bis 100 g Droge pro $^1/_2$–1,0 l Wasser, kocht das Ganze für 10–15 Minuten und verwendet die Abkochung nach dem Abseihen direkt oder bei Drogen mit nichtflüchtigen Bestandteilen nach Einkochen auf etwa die Hälfte der ursprünglichen Wassermenge. Der Extrakt wird direkt in das Vollbad gegeben. Für ein heißes Dampfbad wird die Drogenmenge in einem entsprechenden Gefäß mit 2–3 l kochenden Wassers übergossen.

Im Mittel gelten folgende *Dosierungen* für ein Dampfbad: ca. 2 g Droge/l; Drogenextrakt = 0,1–0,5 g/l.

Beispiele: Extrakte von *Kamille, Baldrian, Hopfen, Heublumen, Rosmarin, Thymian, Schafgarbe, Kalmus, Eichenrinde, Fichtennadel, Zinnkraut* u. a.

Ölbäder. Hier handelt es sich um Zusätze von *ätherischen Ölen (Aetherolea)*, wie sie durch Destillation aus Drogen gewonnen werden, oder solche Öle, die durch Kombination von ätherischen Ölen mit isolierten Einzelterpenen hergestellt werden. Häufig enthalten diese Ölpräparate *auch fette Öle*

(z. B. Sojaöl, Erdnussöl) oder Paraffin wie sie speziell bei trockener Haut in der Dermatologie verwendet werden (siehe Kapitel 16 Hautkrankheiten S. 401).

Die pharmazeutischen Handelsprodukte enthalten häufig Emulgatorzusätze (z. B. Cetylstearylalkohol, Sorbitanmonooleat, 60 % Macrogel (3) laurylether-Tensidgel mit 5 % Sojaöl, Propylenglykol oder Saponin), die eine Mischbarkeit mit Wasser und eine gleichmäßige Verteilung im Wasser gewährleisten. Eine direkte Eingabe von ätherischem Öl in das Badewasser ist aus dem genannten Grund nicht empfehlenswert.

Dosierung: In der Regel rechnet man zwischen 25 und 50 mg reinen ätherischen Öls/Vollbad.

Beispiele: Ätherische Öle von *Fichtennadel, Kamille, Lavendel, Rosmarin, Thymian* u. a.

18.3 Wirkmechanismen

Für Badezusätze ist die **Haut** *mit einer Gesamtfläche von ca. 1,5 m² die Haupteinwirkungsfläche.*

Bei Verwendung von ätherischölhaltigen Badezusätzen kann ein geringer Teil der Wirkung auch nach **Inhalation** durch Reizung von Rezeptoren in der Riechschleimhaut (über das limbische System) oder durch Resorption in der Lunge auf systemischem Wege zustande kommen.

Für Badezusätze kommen wie bei den Dermatologika in etwa **drei Wirkmöglichkeiten** in Betracht:

1. *Topische Wirkungen* direkt auf die Haut und deren Stoffwechsel.
2. *Fernwirkungen*, ausgelöst z. B. durch Reizung von Thermorezeptoren der Haut und Reflexmechanismen.
3. *Systemische Wirkungen* nach kutaner Resorption oder Inhalation.

Es ist wie bei den Dermatologika kaum möglich, anzugeben, welche der drei Wirkmechanismen bei einem bestimmten Badezusatz zum Tragen kommt und dominiert. Es ist aber wissenschaftlich belegt, dass bestimmte Arzneistoffe wie z. B. ätherische Öle oder Huminsäuren im Badewasser gelöst Reizwirkungen auf der Haut auslösen und dadurch Fernwirkungen induzieren können. Eine exakte Quantifizierung solcher Wirkungen ist nur über die Messung von Immun- oder Hormon-Parametern, Enzymaktivitäten oder Biosyntheseraten von DNA- oder Proteinen möglich (siehe Kap. 16: Hautkrankheiten).

Die Hauptfrage ist, wieviel Arzneistoffe aus einem Vollbad perkutan resorbiert werden, um **systemisch** noch eine arzneiliche Wirkung auszulösen.

18.4 Resorption von Arzneistoffen aus Vollbädern

Hierzu gibt es eine Vielzahl von Untersuchungen, die an Tieren und Probanden teils mit oder ohne radioaktiv markierten Pflanzeninhaltsstoffen und vor allem mit Ätherischöl-Einzelbestandteilen und Huminsäuren durchgeführt wurden. (siehe hierzu Römmelt et al., 1974, 1978; Schäfer und Schäfer, 1982; Römmelt und Dirnagel, 1976, 1977; Pratzel und Artmann, 1988; Kaemmerer und Kietzmann, 1987, Nürnberg et al., 1993)

Experimentelle Untersuchungen

1. Versuch

Bei perkutanen Resorptionsversuchen an der Maus mit *Tritium-markierten Terpenen* (Campher, Menthol, α-Pinen, Isobornylacetat und Limonen) aus einem Badekonzentrat (Pinimenthol®) in einer für ein normales Schaumbad üblichen Konzentration (0,02 % Badkonzentrat = 20 ml/100 l Wasser) wurde festgestellt:

Die *Blutspiegelwerte* der Wirkstoffe waren annäherungsweise den Wirkstoffkonzentrationen im Schaumbad direkt proportional, so dass keines der 5 Terpene von der Haut vorzugsweise resorbiert wurde. Maximale Blutspiegelwerte wurden bereits nach 10minütiger Resorptionszeit erreicht (siehe Abb. 18.1).

Die *Terpenkonzentrationen* nahmen im Blut *linear* mit der Größe der *Hautresorptionsflächen* zu.

Die *resorbierte Substanzmenge* hängt in erster Linie von der *Größe der Hautfläche*, der *Hautbeschaffenheit* und der *Substanzkonzentration* im Badewasser ab, während die Badedauer nur eine untergeordnete Rolle spielt.

Daraus folgt, dass ätherische Öle bei Einsatz üblicher Mengen durch perkutane Resorption aus einem Vollbad die für einen therapeutischen Effekt notwendigen Schwellenkonzentrationen im Blut erreichen (Schäfer und Schäfer, 1982).

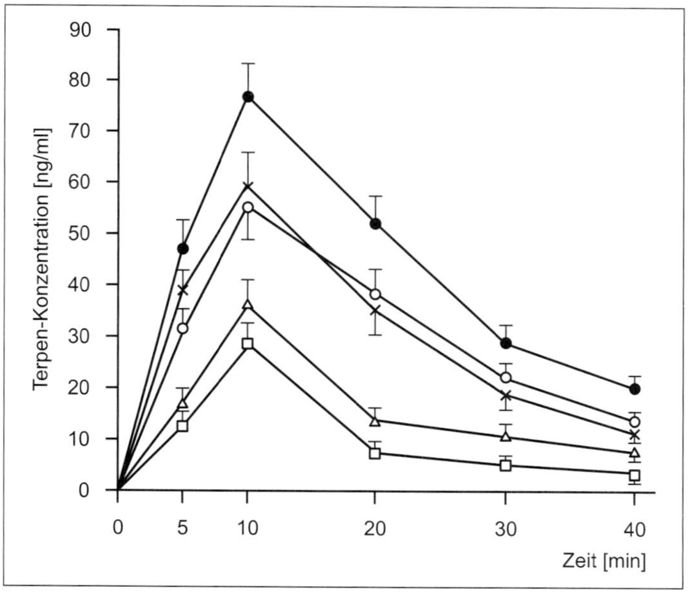

Abb. 18.1: Blutkonzentrationswerte von 5 perkutan resorbierten Terpenen zu verschiedenen Zeiten während des Bad-Hautkontaktes. Die Hautresorptionsfläche betrug 3 cm^2. Die Messpunkte sind Mittelwerte ± Standardfehler aus Proben von je 3 Versuchstieren (pro markierte Substanz wurden 3 Versuchstiere eingesetzt; n = 15). • Campher, (4,50), x Isobornylacetat (3,18), ○ Limonen (2,62), △ Menthol (1,50), □ α-Pinen (1,50). Die eingeklammerten Werte sind die Terpen-Konzentrationen in µg/ml Badewasser (Schäfer und Schäfer, 1982).

2. Versuch

In diesem Versuch wurde bei Versuchspersonen die *Resorption von Fichtennadel-Latschenkiefernöl aus einem Vollbad* über die gaschromatographische Bestimmung der Terpene in der Ausatmungsluft bestimmt.

Wie aus der Abb. 18.2 hervorgeht, wurde das Maximum an abgeatmeten Terpenen bereits nach 50 bis 75 Minuten erreicht.

Unter Zugrundelegung der ermittelten durchschnittlichen Resorptionszahl von 87 µl/cm^2 für die vier Hauptterpene errechnet sich, dass von einem Erwachsenen während eines 20minütigen Vollbades rund 0,04 mg ätherisches Öl (1 ml Badeöl/10 l Badewasser) des Fichtennadelöls perkutan aufgenommen wurden (Römmelt et al., 1974).

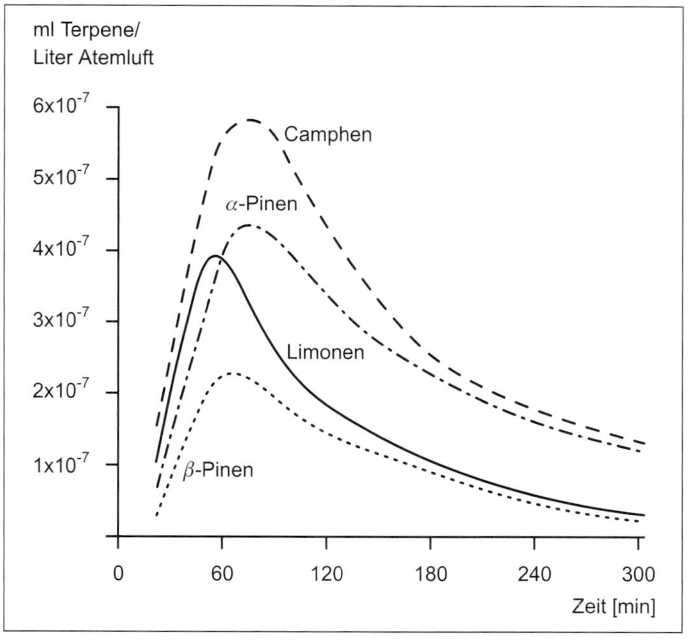

Abb. 18.2: Terpenkonzentration der Ausatmungsluft nach perkutaner Resorption. Konzentrationsverlauf der vier Terpene in der Atemluft während und nach einem 30-minütigen Vollbad in 450 l Badewasser mit 100 ml Fichtennadelöl (α-Pinen 0,000575 ml, Camphen 0,000560 ml, β-Pinen 0,000210 ml, Limonen 0,000364 ml) (Römmelt et al., 1974).

3. Versuch

Es wurden die *perkutane und pulmonale Resorption von sechs Terpenen* (α-Pinen, Camphen, β-Pinen, Limonen, Campher, Borneol) und *zusätzlich Cumarin* aus einem Fichtennadelbadeöl, Rosmarinbadeöl und Heublumenbadeöl durch Messung der Terpenkonzentrationen im Blut der Probanden gaschromatographisch bestimmt (Römmelt et al., 1978). Bei einer Badezusatzmenge von ca. 10 ml/100 l Badewasser wurden nach einem 20minütigen Vollbad die nachfolgenden *Terpenmengen* bestimmt:

α-Pinen	ca. 33,2 mg
Limonen	ca. 15,6 mg
Campher	ca. 1,3 mg
Borneol	ca. 5,8 mg
Cumarin	ca. 3,0 mg

Die *pulmonale Resorption* nach der gleichen Zeit war minimal.

Auch hieraus wird deutlich, dass die für einen therapeutischen Effekt notwendigen Grenzkonzentrationen an Wirkstoffen durch ein Vollbad von der Haut aufgenommen werden.

Bei einem Vergleich der perkutan aus einem Vollbad aufgenommenen Terpenmenge mit der oral zugeführten Wirkstoffmenge aus entsprechenden im Handel befindlichen Präparaten erhielt man ungefähr folgende Mengenverhältnisse:

Terpen	Vollbad	p. o. Tagesdosis
α-Pinen	33 mg	50 mg
Camphen	14 mg	20 mg
β-Pinen	12 mg	12 mg
Borneol	6 mg	20 mg

4. Versuch

In Badeversuchen mit Ratten wurde gezeigt, dass Moorbäder die an der *Proliferation und Differenzierung der Epidermis* beteiligten biochemischen Prozesse beeinflussen (Kaemmerer und Kietzmann, 1987).

Gegenüber reiner Wasseranwendung waren die *DNA-Polymerase-Aktivität* und die *Proteinsyntheseraten* sowie *Leucin-* und *Histidin-Einbauraten* in der Epidermis deutlich *erhöht.*

Es wird gefolgert, aber durch keine exakten Daten belegt, dass über die Beeinflussung der Haut auch hormonelle sowie vegetative Steuerungsfunktionen positiv beeinflusst werden können.

Therapierelevanz

! Trotz zahlreicher Untersuchungen, die eine Therapierelevanz wahrscheinlich machen, gibt es eine Reihe von terpenhaltigen Badezusätzen, die von der Arzneimittelkommission des BfArM ganz oder teilweise „negativ" bewertet wurden. Hierzu zählen Borneol, Bornylacetat, Guajazulen, Linalool, Hopfenextrakt, Kalmusextrakt, Lavendelextrakt, Lavandinöl, Roßkastanienextrakt und Salbeiextrakt (Thesen et al., 1992).

18.5 Anwendungsbereiche

18.5.1 Gynäkologische Erkrankungen

Es kommen in der Regel **Teilbäder** (Sitzbäder oder Fußbäder) und **Packungen** zur Anwendung. Wir unterscheiden

- *Resorptionskuren* bei chronisch entzündlichen Genitalerkrankungen.
- *Stimulationskuren* zur Anregung der Eierstockfunktionen bei Amenorrhoe.
- *Regulationskuren* bei neurovegetativen Störungen des Kleinen Beckens.
- *Rekonvaleszenz- und Präventivkuren* nach schweren Operationen und Geburten sowie infolge konstitutioneller Schwächezustände bei jungen Frauen.

Hauptindikationen (siehe auch Wieck, 1987)

- entzündliche und ekzematöse Prozesse im Ano-Genitalbereich
- Gutartige chronische Erkrankungen mit Folgeerscheinungen
- Zyklusstörungen bzw. ovarielle Dysfunktionen
- Neurovegetative Störungen des kleinen Beckens, z. B. Parametropathien, Beckenneuralgien, Pelvic Congestion.

18.5.1.1 Drogen und Drogenextrakte als Badezusätze (Tab. 18.1)

Diese werden bevorzugt bei entzündlichen Prozessen der Haut und der Genitalorgane, bei Spasmen im kleinen Beckenbereich oder bei vegetativen Störungen verwendet. Soweit es sich um *Ätherischöldrogen* handelt, ist auch eine *emmenagoge*, d. h die Menstruation fördernde Wirkung zu erwarten.

18.5.1.2 Moorbäder

Die hierfür verwendeten **Badetorfe** (Sphagnumtorf) gehören zusammen mit anderen Produkten, die durch geologische Veränderungen aus Pflanzen

Tab. 18.1: Drogen und Drogenextrakte als Badezusätze zur Anwendung bei Frauenkrankheiten.

– Kamillenblüten	– Zinnkraut
– Schafgarbenblüten	– Baldrianwurzel
– Eichenrinde	– Melissenblätter
– Kleie von Weizen und Hafer (Mettler, 1976)	– Hopfenzapfen
– Rosmarinblätter	– Lavendelblüten
	– Senfmehl u. entsprechende Extrakte

und tierischem Material unter anaeroben Bedingungen entstanden sind (Fango, Schlick etc.), zu den *Peloiden*.

Als **Hauptinhalts- und Wirkstoffe** der Torfe gelten die aus Pflanzenprodukten (z. B. Ligninen) durch Abbau entstandenen *Huminsäuren* (Ziechmann, 1985). Diese stellen ein kompliziertes Gemisch von polyzyklischen Polymerverbindungen mit locker gebundenen Polysacchariden und Proteinen dar.

Wirkungen. Torfe sind Produkte mit sehr hoher Wärmekapazität aber sehr schlechter Wärmeleitung. Die dadurch bedingte langsame Abgabe der Wärme im Moorbad wird therapeutisch zur *Erwärmung des Hypogastrium-Splanchnikus-Gebietes* genützt. Über kutisviszerale Reflexe kommt es zu einer *Hyperämisierung* der Organe des kleinen Beckens. Dadurch wird ein Reiz auf Uterus und die Östrogenbildung im Ovar ausgeübt. Da den Huminsäuren selbst östrogene Eigenschaften zugeschrieben werden, ist ein zusätzlicher *stimulierender Effekt auf Ovarien und die Follikelreifung* denkbar. Torfinhaltsstoffe wirken zusätzlich antibakteriell, antiviral und antiphlogistisch. Außerdem wurde für eine Torffraktion (< 3000 D) eine kontraktile Aktivität auf die glatte Muskulatur gemessen, wodurch bei Frauenkrankheiten ein positiver Effekt auf den Tonus der Beckenmuskulatur ausgeübt wird (Beer und Lukanov, 1998). Die aus der wasserfraktion isolierten Verbindungen Fulvin- und Ulminsäure wirken z. T. agonistisch und z. T. antagonistisch auf α_2-Adreno- und D_2-Dopamin-Rezeptoren der glatten Muskulatur des Magens (Beer 2002). Über direkte Einflüsse auf den Stoffwechsel der Haut wurde bereits berichtet (Kaemmerer und Kietzmann, 1987; Lüttig, 1985).

18.5.1.3 Phytopräparate – Balneotherapie bei gynäkologischen Erkrankungen

Dysmenorrhoe und Entzündungen im Genitalbereich z. B.

• Eichenrinde (Quercus cortex)	50 g mit 500 ml Wasser aufkochen, ziehen lassen, abseihen und für Sitzbäder ca. 15–20 l warmes Wasser zugeben
• Kamillan® plus Lösung (mit Schafgarbenkraut)	15 ml auf 20 l Wasser 1 bis 2 mal täglich
• Kamille® Spitzner N Lösung	10 ml Lösung auf 10 l Wasser 1 bis 2 mal täglich
• Kamillin Robugen® Konzentrat Lösung	15–30 ml auf 20 l Wasser 1 bis 2 mal täglich
• Allgäuer Heilmoor	1500 g Naturmoor
• Heublumen Badeextrakt Fritz Schiele	500 g Heublumenextrakt
• Salhumin® Sitzbad N Pulver für Bäder	100 g enthalten 67 g Salicylsäure und 5,5 g Huminsäuren-Na-Salz (45 %)
• Salus® Schafgarben-Tropfen	50–100 ml auf 20 l Badewasser, 2 mal täglich
• Schafgarbenkraut/-blüten	100 g/50 g mit heißem Wasser übergießen, ziehen lassen, abseihen und auf 20 l Badewasser geben, 1–2 mal täglich
• Taubnesselblüten (Lamii albi flos)	50 g mit 500 ml heißem Wasser übergießen, ziehen lassen, abseihen und für Spülungen oder nach Zugabe von ca. 20 l warmem Wasser für Sitzbäder verwenden

18.5.2 Rheuma und Gelenkerkrankungen

Die Anwendung von „Rheumabädern" zur unterstützenden Therapie entspricht in etwa der von extern angewendeten Salbenpräparaten oder Einreibemitteln, mit dem Unterschied, dass z. B. die Behandlung eines begrenzten Schmerzbereiches wegen der durch den Badezusatz erreichbaren geringeren Substanzkonzentration am Ort des Geschehens weniger effektiv sein wird als ein extern angewendetes Antirheumatikum. Andererseits hat hier die Kombination des Arzneistoffes mit der Wasseranwendung den Vorteil, dass der hydrostatische Druck und die Wärme des Wassers zusätzlich auf den Bereich des Bewegungsapparates einen entspannenden Effekt ausüben und den Bewegungsspielraum der Muskulatur erhöhen.

18.5.2.1 Ätherischöldrogen, Ätherischöle und andere Drogen als Badezusätze

- Eukalyptusöl
- Fichtennadelöl
- Haferstroh
- Heublumen
- Rosmarinblätter und -Öl
- Salicylsäurederivate
- Schachtelhalmkraut
- Terpentinöl
- Torf-Präparate
- Wacholderöle

die **Hauptwirkeigenschaften**, die von diesen Badezusätzen erwartet werden können, sind

- *hyperämisierend*
- *durchblutungsfördernd,*
- *antiphlogistisch,*
- *analgetisch* und
- *muskelrelaxierend.*

Über die diesen Pflanzenwirkstoffen zugrundeliegenden Wirkmechanismen siehe Kap. 8: Rheumaerkrankungen S. 269.

In einer Versuchsreihe haben Knorr et al., 1987 eine Reihe von ätherischen Ölen durch Laser-Doppler-Fluxmetrie auf ihre Fähigkeit, die *Durchblutung der Rückenhaut nach einem Vollbad zu steigern,* untersucht.

Deutliche Steigerungen der Durchblutung wurden beobachtet bei:

Eukalyptusöl, Wacholderbeeröl, Wacholderholzöl, Latschenkiefernöl, Kiefernadelöl, sibirisches Fichtennadelöl, gereingtes Terpentinöl, Senföl und den Verbindungen α-Pinen, β-Pinen, Limonen, Camphen, α-Phellandren, 1,8-Cineol und Benzylnicotinat.

Gering war dagegen die hyperämisierende Wirkung des Rosmarinöls.

Keinen Effekt zeigten:

Kalmusöl, Johanniskrautöl, Brennnesselöl, Heublumenöl, Campher, Borneol, Bornylacetat, Menthol, 3-Caren, Eugenol, β-Asaron und Eugenolmethylether.

Gegenanzeige: nicht anzuwenden bei Kollagenosen, Gicht, chronischer Polyarthritis oder Lupus erythematodes. (Herold und Günther, 1996)

Von den **Salicylsäurederivat-Zusätzen** schreibt Pratzel (1989), dass *Wirkungen nur in hautnahen Zonen* im Bereich der Finger-, Knie- oder Ellenbogengelenke zu erwarten sind, da die erforderlichen Blutspiegelwerte für eine systemisch Wirkung kaum erreicht werden.

18.5.2.2 Phytopräparate – Balneotherapie bei rheumatischen Erkrankungen

• Leukona® Rheuma-Bad N Badezusatz	100 g enthalten 15 g Methylsalicylat, 10 g gerein. Terpentinöl und 1,5 g Fichtennadelöl
• Rheumabad Schupp Flüssiger Badezusatz	100 g enthalten Methylsalicylat, Campher, Rosmarinöl, Fichtennadelöl, Salbeiöl und Wacholderbeeröl

18.5.3 Nervenkrankheiten

Die meisten als Badezusätze verwendeten Drogen sind *Ätherischöldrogen* bzw. daraus gewonnene reine Öle und deren Kombinationen.

Ihre Wirkung wird als allgemein *entspannend, spasmolytisch* und *schlafanstoßend* beschrieben.

Drogen- und Ätherischöl-Präparate als Badezusätze

- Baldrianwurzel
- Citronellöl
- Heublumen
- Hopfenzapfen
- Lavendelblüten
- Melissenblätter
- Rosmarinblätter

Untersuchungen über die Bewertung von Sedativ-Bädern, speziell mit baldrian- und heublumenhaltigen Präparaten, liegen vor (Fröhlich und Müller-

Limroth 1975, Bühring 1976, Müller-Limroth und Ehrenstein 1977 und Schäfer et al. 1982).

In einer vergleichenden kontrollierten klinischen Studie mit verschiedenen Badezusätzen wurde vor allem für Citronellöl-Bäder bei Patienten mit Unruhe- und Schlafstörungen eine dosisabhängige sedierende und schlaffördernde Wirkung gemessen. Hopfenzusatz hatte eine geringere Wirkung, Lavendelölzusatz eine mehr „harmonisierende Wirkung" (siehe Uehleke, 1999).

18.5.3.1 Phytopräparate – Balneotherapie bei Nervenkrankheiten

• Kneipp Beruhigungs-Bad spezial Flüssiges Badekonzentrat	100 g enthalten 40 g Citronellöl
• Leukona® Sedativ Badezusatz sine Chloralhydrat	100 g enthalten 13 g methanol. Dickextrakt aus 40,95 g Baldrianwurzel und 1,5 g Hopfenblüten
• Schupp's Lavendel-Ölbad Flüssiger Badezusatz	100 g enthalten 13,79 g Lavendelöl
• Schupp's Melissen-Ölbad Flüssiger Badezusatz	100 g enthalten 21,87 g Citronellöl

18.5.4 Hautkrankheiten

Die Indikationen für die als Badezusätze verwendeten Drogen und Pflanzenextrakte (Tab. 18.2) decken sich in etwa mit denen, die auch in Salben und Gelen verwendet werden (siehe dazu Kap. 16: Hautkrankheiten).

Zusätzlich in Bädern zur Anwendung kommende Drogen sind:

18.5.4.1 Eichenrinde, Kleie und Haferstroh

Eichenrinde besitzt wegen des hohen Gerbstoffgehaltes (25–30 %) eine lokale *adstringierende* Wirkung, die man bei allen chronischen Hauterkrankungen (z. B. nässende Ekzeme, Schweißfüße, Entzündungen im Genital- und Anal-Bereich, Hämorrhoiden) ausnutzt (siehe hierzu Nikolowski, 1965; Schneider, 1981).

Kleie und Haferstroh (wässrige Extrakte)
Nach Pratzel 1985 können sich Kleieinhaltsstoffe vor allem durch wiederholte Bäder in die Hornschicht der Haut einlagern und z. B. bei Verletzungen die *Regeneration der Keratinschicht beschleunigen*. Kleiebäder, oft mit Molkezusatz, eignen sich wegen ihrer *antiphlogistischen* und *antipruriginösen* Wirkung vor allem zur adjuvanten Behandlung von allen Arten von Dermatosen.

Man verwendet ca. 150 g Kleieprodukt auf 200 ml Badewasser, manchmal auch mit Essigzusatz (Johne, 1982; Mettler, 1976; Weitgasse, 1976).

Anmerkung. In der adjuvanten Badetherapie von Dermatosen spielen Zusätze von **fetten Pflanzenölen** mit oder ohne Paraffinzusatz speziell bei Patienten mit trockener, sensibler oder Altershaut eine wichtige Rolle. Es existieren eine Reihe von Untersuchungen über die *antipruriginöse* Wirkung und die Anwendung bei endogenen Ekzemen, Psoriasis und Ichthyosis (Duschmann, 1981; James, 1961; Nürnberg et al., 1993).

Tab. 18.2: Drogen und Pflanzenextrakte als Badezusätze zur Behandlung von Hautkrankheiten.

Drogen/Pflanzenextrakte	Indikationen
Kamillenblüten (Extrakt)	Schlecht heilende Wunden, Entzündungen, Furunkulose, Dekubitus
Schafgarbenkraut (Extrakt)	Entzündungen, schlecht heilende Wunden
Salbei (Extrakt)	Hyperhidrosis, Hautunreinigkeiten
Schachtelhalmkraut (Extrakt)	Chronische Ekzeme, Neurodermitis, postthrombotische Schwellungen
Teere und Schieferöle	Ekzeme, juckende und entzündliche Dermatosen

Phytopräparate – Balneotherapie bei Hautkrankheiten

- Balneum Hermal® Plus Flüssiger Badezusatz — 100 g enthalten 82,95 g Sojabohnenöl und 15 g Polidocanol
- Eichenrindenextrakt FS Flüssiger Badezusatz — 100 g enthalten 99,96 g wässrig eingedickten Auszug aus Eichenrinde
- Hametum Extrakt Flüssigkeit — 100 g enthalten 25 g Destillat aus frischen Zweigen und Blättern von Hamamelis virg. zu Umschlägen bzw. Bädern
- Hoepixin® N Steinkohlenteerbad Badezusatz, flüssig — 100 g enthalten 4 g Steinkohlenteer und 4 g Thymianöl
- Kamillen-Extrakte für Bäder siehe Frauenkrankheiten S. 443.
- Sulfo-Ölbad Cordes® Flüssiger Badezusatz — 100 g enthalten 10 g raffiniertes Kieferöl und 65,5 g Sojabohnenöl

18.5.5 Atemwegserkrankungen

Als Badezusätze kommen die gleichen *ätherischen Öle* zur Anwendung wie sie im Kap. 4: Atemwegserkrankungen zu Inhalationszwecken oder als Einreibemittel beschrieben wurden.

Wie im allgemeinen Kapitel ausgeführt, werden nach Untersuchungen von Römmelt et al. (1982) und Schäfer und Schäfer (1982) durch den Zusatz von vorgeschriebenen Mengen an ätherischen Ölen zu Badewässern die für eine systemische Wirkung nötigen Wirkstoffkonzentrationen erreicht. Trotzdem erhielten eine Reihe von terpenhaltigen Extrakten und Reinterpenen eine Negativmonographie (siehe allgemeine Kapitel S. 442).

18.5.5.1 Phytopräparate – Balneotherapie bei Atemwegserkrankungen

- Bronchicum® Medizinal-Bad mit Thymian Badezusatz — 100 ml enthalten 15 g Thymianöl
- Kamillenbäder (siehe Kapitel Atemwegserkrankungen S. 119). (z. B. Kamillenbad Intradermin® Badezusatz flüssig oder Kamillen-Bad Robugen® Lösung)
- Kneipp® Erkältungsbad spezial Badezusatz — 100 g enthalten 40 g Eukalyptusöl und 2,5 g Campher
- Leukona-Eukalpin-Bad® Badezusatz — 100 g enthalten 20 g Eukalyptusöl und 4 g Fichtennadelöl
- Pinimenthol® Erkältungsbad — 100 g enthalten 13,35 g Eukalyptusöl, 2,15 g Campher und 0,65 g Levomenthol

Anwendungsempfehlung:

Dem Vollbad von ca. 150 l Badewasser werden nach Anweisung 10–25 ml des Präparates zugegeben.

18.5.6 Kreislauferkrankungen, Durchblutungsstörungen

Zu unterscheiden sind *reine kreislaufstimulierende Bäder* für Patienten mit orthostatischen, hypotonen Zuständen, und solche, die zusätzlich Wirkungen z. B. *bei Venenleiden* besitzen.

Cave: Für Patienten mit Herzerkrankungen oder Hypertonie sind Bäder dieser Art, wenn überhaupt, nur nach genauer ärztlicher Anweisung anzuwenden. **!**

18.5.6.1 Ätherischöle als Badezusätze

- Eukalyptusöl
- Fichtennadelöle
- Kalmusöl
- Kampfer

- Rosmarinöl
- Wacholderöl

Für die Behandlung der genannten Beschwerden nützt man die durchblutungsfördernde Wirkung der hautreizenden ätherischen Öle aus. Als *Zusätze bei Venenerkrankungen* kommen Extrakte der Rosskastanie (Extr. Aesculi hippocastani) in Frage.

18.5.6.2 Phytopräparate – Balneotherapie bei Kreislauferkrankungen

• Leukona® Kreislaufbad Badezusatz	100 g enthalten 22,5 g Rosmarinöl, 12,5 g Campher und 1,5 g Eukalyptusöl
• Leukona® Stoffwechsel-Bad Badezusatz	100 g enthalten 22 g Wacholderbeeröl

Anwendungsempfehlung:

Einem Vollbad mit 150 l Badewasser werden 10–20 ml Präparat zugegeben.

Literatur

Allgemein

Brandtner, F., Hohlfeld, R., Schöpp, K., Weiß, R.F.: Medizinische Bäder mit Pflanzenextrakten. Allg. Ther. **10**: 148 (1970).

Brüggemann, W.: Moderne Phyto-Balneotherapie. Physik Med. Rehab. **13**: 262–267 (1973).

Dirnagl, K., Drexel, H.: Die objektive Beurteilung von Behandlungsergebnissen in die Bäder- und Klimatherapie. Arch. phys. Ther. **5**: 253–262 (1968).

Hentschel, H.D.: Wirkung und Anwendung pflanzl. Badeextrakte. Fortschr. Med. **75**: 101 (1957).

Hoppe, K.A.: Pflanzliche Badeextrakte, ein therapeutisches Hilfsmittel der Dermatologie. Derm. Wschr. **153**: 1057 (1967).

Kaemmerer, K., Kietzmann, M.: Wirkungen von Badetorf im Grundlagenexperiment III. Reaktionen an der Epidermis. Z. Phys. Med. Baln. Klim. **16**: 145–156; ibid 215–222 (1987).

Nürnberg, E., Gassenmeier, T., Albrecht, H.P., Harnstein, O.P.: Oleobalneologika. Dtsch. Apoth. Ztg. **133**: 3715–3722 (1993).

Pratzel, A.: Haut und Wasser – biochemische und biophysikalische Phänomene, Z. angew. Bade-Klimahlbd. **24**: 123–126 (1977).

Pratzel, H., Artmann, K.: Einfluss von (–)-α-Bisabolol auf immunkompetente Epidermiszellen. Vortrag auf der 2. Tagung der Gesellschaft für Phytotherapie Münster 1988.

Römmelt, H., Zuber, A., Dirnagl, K., Drexel, H.: Zur Resorption von Terpenen aus Badezusätzen. Münch. med. Wschr. **116**: 537–540 (1974).

Römmelt, H., Drexel, H., Dirnagl, K.: Wirkstoffaufnahme aus pflanzlichen Badezusätzen. Heilkunst **91**: 240–256 (1978).

Römmelt, H., Dirnagl, K.: Experimentelle Untersuchungen zur Resorption, Verteilung und Ausscheidung von ätherischen Ölen bei Anwendung als Badezusatz, – Würzburger Gespräche über die Kneipptherapie, Band 3, Phytotherapie S. 125–133 (1976). Sebastian Kneipp Verlag, Zentral-Institut, das Kneipp-Forschungszentrum des Kneipp-Heilmittelwerkes, D-8939 Bad Wörishofen 1976.

Römmelt, H., Dirnagl, K.: Pulmonale Resorption von sechs Kohlenwasserstoffen, Münch. med. Wschr. **11**: 119 (1977).

Schäfer, R., Schäfer, W.: Die perkutane Resorption verschiedener Terpene – Menthol, Campher, Limonen, Isobornylacetat, α-Pinen aus Badezusätzen. Arzneimittel-Forsch. (Drug Res.) **32**: 56–58 (1982).

Souci, S.W., Schöppe, K.: Medizinische Bäder. In: Uhlmanns Enzyklopädie der technischen Chemie, 3. Aufl. Bd. 12. Urban u. Schwarzenberg München-Berlin (1960).

Thesen, R., Schulz, M., Braun, R.: Ganz oder teilweise „negativ bewertete" Arzneistoffe. Pharmaz. Z. **137**: 416–424 (1992).

Uehleke, B.: Phytobalneologie. Zeitschr. für Phytotherapie. **17**: 26–43 (1996).

Weiß, R.F.: Phyto-Balneologie in Phytotherapie, 6. Aufl., Hippokrates, Stuttgart (1985), S. 427.

Gynäkologie

Beer, A.M., Lukanov, J.: Die Wirkung wässriger Torffraktionen auf die kontraktile Aktivität von glatter Muskulatur. Forsch. Komplementärmed. **5**: 115–120 (1998).

Beer, A. M., Sagorchey, P., Lukanov, I.: Isolation of biologically active fractions from the water soluble components of fulvic and ulmic acids from peat, Phytomedicine **9**: 659–666 (2002).

Lüttig, G.: Wirkmechanismen der Moortherapie. Z. Phys. Med. Baln. Med. Klim. **14**: 392–394 (1985).

Wieck, W.P.: Balneotherapie gynäkologischer Erkrankungen. Therapeutikon. **2**: 124–127 (1987).

Ziechmann, W.: Torfinhaltsstoffe und Balneotherapie – Realitäten und Möglichkeiten. Z. Phys. Med. Baln. Med. Klim. **14**: 350–356 (1985).

Rheumaerkrankungen

Herold, M., Günther, R.: Balneotherapie bei Rheuma. Z. Allg. Med. **72**: 683–686 (1996).

Knorr, H., Schöps, P., Seichert, N., Schnizer, W., Pratzel, H.: Hyperämisierende Wirkung von Badezustätzen. Z. Phys. Md. Baln. med. Klim. **16**: 282 (1987).

Pratzel, H.: Stellenwert der Balneologika in der Rheumatherapie. Pernionin-Pressemitteilung. 75/310-01/89 – 28.10.1989.

Nervenkrankheiten

Bühring, M.: Zur Wirkung eines Baldrian-Hopfenpräparates auf die Reaktionsgeschwindigkeit bei Kurpatienten. Kassenarzt. **16**: 2232–2234 (1976).

Fröhlich, H.H., Müller-Limroth, W.: Zur sedativen Wirkung der Kneippschen Heupacks und balneologischer Heupräparate. Münch. med. Wschr. **117**: 443, ibid. **118**: 317 (1975).

Müller-Limroth, W., Ehrenstein, W.: Untersuchungen über die Wirkung von Seda-Kneipp auf den Schlaf schlafgestörter Menschen. Med. Klinik **72**: 1119–1125 (1977).

Schäfer, D., Schäfer, R., Schäfer, W.: Untersuchungen zur pharmakologischen Wirkung eines Baldrianbades. Z. Phys. Med. Baln. Med. Klim. **11**: 391–395 (1982).

Uehleke, B.: Phytobalneologie, Teil 1. Schweiz. Zschr. Ganzheits-Medizin **11**: 367–374 (1999).

Hautkrankheiten

Duschmann, M.: Experimentelle Untersuchungen zur Wirkung von Balneum Hermal und Balneum F stärker fettend im Vergleich zu einem nicht fettenden Schaumbad. Derm. Kosmet. **22**: 40–43 (1981).

James, A.P.R.: Bath oils in the management of dry pruritic skin. J. Am. Geriatr. Soc. **9**: 367 (1961).

Johne, H.G.: Experimentelle und klinische Erfahrungen mit einer Molke-Kleie bei Hautkranken und Hautgesunden. Med. Klin. **57**: 1754–1756 (1982).

Mettler, L.: Kleie Hautbad in der Geburtshilfe und Gynäkologie. Ärztl. Praxis **28**: 3308–3309 (1976).

Nikolowski, L.N.: Hydro-, Balneo- und Klimatherapie bei Haut- und Geschlechtskrankheiten. Münch. med. Wschr. **11**: 533 (1965).

Nürnberg, E., Gassenmeier, T., Albrecht, H.P., Hornstein, O.P., Oleobalneologika. Dtsch. Apoth. Z. **133**: 3715 (1993).

Pratzel, H.: Grundlagen des perkutanen Stofftransportes in der Pharmako-Physio-Therapie und Balneotherapie. Habilitationsschrift, Ludwig Maximilian-Universität München (1985).

Schneider, G.: Gerbstoffe sind in der Dermatologie noch zeitgemäß. Ärztl. Praxis **333**: 2468–2470 (1981).

Weitgasse, H.: Erfahrungen mit Molke-Kleie-Bädern in der Dermatologie. Prakt. Arzt **23**: 1323–1326 (1976).

Sachregister

In der Homöopathie verwendete Drogen bzw. Drogenbezeichnungen sind durch (H) gekennzeichnet.

A

B

D

E

F

G

L

N

O

P

Q

R

S

T